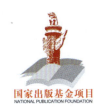
国家出版基金项目
NATIONAL PUBLICATION FOUNDATION

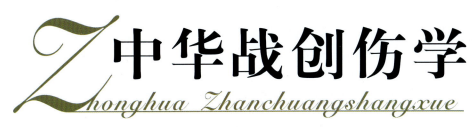

中华战创伤学

Zhonghua Zhanchuangshangxue

总主编　付小兵

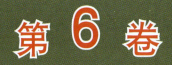

第6卷

DILIUJUAN

胸腹部战创伤

XIONGFUBU ZHANCHUANGSHANG

本卷主编　张连阳　张　茂　赵云平

郑州大学出版社

郑　州

图书在版编目(CIP)数据

中华战创伤学. 第6卷,胸腹部战创伤/付小兵总主编;张连阳,张茂,赵云平分册主编.
—郑州:郑州大学出版社,2016.10
ISBN 978-7-5645-2578-1

Ⅰ.①中…　Ⅱ.①付…②张…③张…④赵…　Ⅲ.①胸腔疾病-创伤-军事医学
②腹腔疾病-创伤-军事医学　Ⅳ.①R826

中国版本图书馆 CIP 数据核字 (2016) 第 113986 号

郑州大学出版社出版发行
郑州市大学路40号　　　　　　　　　　　邮政编码:450052
出版人:张功员　　　　　　　　　　　　　发行电话:0371-66966070
全国新华书店经销
河南省瑞光印务股份有限公司印制
开本:890 mm×1 240 mm　1/16
印张:38
字数:1 223 千字
版次:2016 年 10 月第 1 版　　　　　　　印次:2016 年 10 月第 1 次印刷

书号:ISBN 978-7-5645-2578-1　　　　总定价(11 卷):5 050.00 元　本卷定价:360.00 元

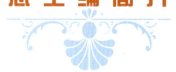

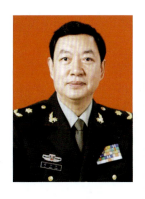

付小兵　中国工程院院士，研究员、教授、博士研究生导师。现任中国人民解放军总医院生命科学院院长、基础医学研究所所长、全军创伤修复与组织再生重点实验室主任，北京市皮肤损伤修复与组织再生重点实验室主任等职务。任南开大学教授，北京大学、中国医科大学等国内 10 余所大学客座教授。

学术任职：担任国际创伤愈合联盟（WUWHS）执行委员、亚洲创伤愈合学会（AWHA）主席、国务院学位委员会学科评议组成员、国家自然科学基金评委和咨询委员、国家技术发明奖和国家科技进步奖评委、国家高技术发展项目（"863"项目）主题专家、中华医学会理事、中华医学会组织修复与再生分会主任委员、中华医学会创伤学分会前主任委员、全军医学科学技术委员会常委、全军战创伤专业委员会主任委员，国际《创伤修复与再生杂志》（WRR）、《国际创伤杂志》（IWJ）、《国际下肢损伤杂志》（IJLEW）、国际《创伤治疗进展》（AWC）、《再生医学研究》（RMR）、《中国科学：生命科学》及《中华创伤杂志》（中、英文版）编委，《军事医学研究》（MMR）主编等学术职务。2009 年当选为中国工程院院士。

研究贡献：长期从事创伤和创伤后的组织修复与再生研究工作，主要领域涉及创伤弹道学、生长因子生物学、干细胞诱导分化与组织再生、严重创伤致重要内脏缺血性损伤的主动修复与再生等。20 世纪 80 年代中期曾赴云南老山前线参加战创伤调查和救治。在国际著名医学杂志 *Lancet* 上报道了表皮细胞通过去分化途径转变为表皮干细胞的重要生物学现象。与盛志勇院士一起带领团队在国际上首先利用自体干细胞再生汗腺获得成功，为解决严重创（烧）伤患者后期的出汗难题提供了基础，该研究被国际同行评价为"里程碑式的研究"。培养博士研究生、博士后研究人员等 50 余人。

作为首席科学家获国家重点基础研究发展计划项目（"973"项目）、国家自然科学基金创新群体项目、国家杰出青年科学基金（1995 年度）、全军"十二五"战创伤重大项目等 28 项资助。主编《再生医学：基础与临床》《再生医学：原理与实践》《现代创伤修复学》等专著 20 部，参编学术专著 30 余部，在 *Lancet* 和其他国内外杂志发表论文 500 余篇。特别是 2012 年应 *Science* 杂志邀请，组织中国科学家在该杂志出版了一期有关《中国的再生医学》（*Regenerative Medicine in China*）的增刊，显著提升了我国再生医学在国际上的影响力。获国家和军队二等奖以上成果 23 项，其中以第一完成人获国家科技进步一等奖 1 项、二等奖 3 项。

个人荣誉：1993 年获"国务院政府特殊津贴"，被评为"首届全国百名优秀中青年医学科技之星"。1995 年和 2004 年分别获"总后十大杰出青年"和"科技金星"荣誉称号。2002 年和 2004 年分别获"求是杰出青年奖"和中国工程院"光华青年奖"。2008 年获"中国人民解放军杰出专业技术人才奖"。2009 年获"何梁何利基金科学与技术进步奖"。2008 年被国际创伤愈合联盟授予"国际创伤修复研究终身成就奖"（Lifetime Achievement Award），为获此殊荣的唯一华人学者。2011 年获中欧创伤修复联盟"终身成就奖"。2012 年当选为"科学中国人 2012 年年度人物"，并被评为"全军优秀共产党员"。2013 年获"中华创伤医学终身成就奖"和"中华烧伤医学终身成就奖"。2014 年被评为"全军优秀教师"。荣立个人一等功、二等功和三等功共 4 次。

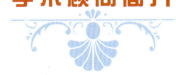

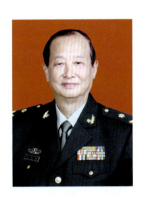 王正国　中国工程院院士,中国人民解放军第三军医大学教授,我国冲击伤、交通伤和创伤弹道学的主要奠基人之一,著名的创伤医学专家。

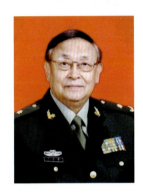 卢世璧　中国工程院资深院士,中国人民解放军总医院教授,我国现代骨科学和骨组织工程与再生医学的重要奠基人之一,著名的骨科医学专家。

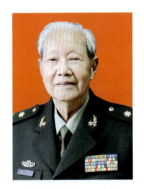 程天民　中国工程院资深院士,中国人民解放军第三军医大学教授,我国防原医学的主要奠基人之一,著名的防原医学专家和教育家。

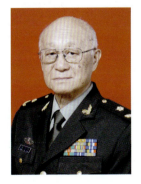 盛志勇　中国工程院资深院士,中国人民解放军总医院教授,我国烧伤医学和创伤医学的主要奠基人之一,著名的烧伤和创伤医学专家。

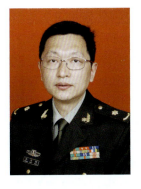

张连阳 博士、教授、主任医师、博士研究生导师。现任中国人民解放军第三军医大学大坪医院野战外科研究所创伤专科医院院长、创伤外科主任。1987年毕业于中国人民解放军第三军医大学,获医学学士学位,留校在大坪医院(第三附属医院)普通外科和创伤外科工作至今。1992年获医学硕士学位,2000年获野战外科学博士学位。

学术任职:担任中华医学会创伤学分会常委、创伤急救与多发伤专业委员会主任委员,中华医学会灾难医学分会常务委员兼秘书长、第一届委员会青年委员会主任委员,中国医师协会创伤外科医师分会副会长兼总干事,中国医师协会外科医师分会委员,中国康复医学会专业委员会常务委员,全军急诊医学专委会常务委员、战创伤学专业委员会委员,重庆市医学会灾难医学专业委员会主任委员、创伤专业委员会前任主任委员,重庆抗癌协会造口及伤口治疗委员会名誉主任委员等。《创伤外科杂志》主编,《解放军医药杂志》副主编,《中华消化外科》《中华实验外科杂志》《中华创伤杂志(英文版)》《解放军医学杂志》《灾害医学与救援(电子版)》《中国肛肠病杂志》《结直肠肛门外科》《中西医结合结直肠病学》《西部医学》《重庆医学》《局解手术学杂志》等10余种杂志常务编委或编委。

专业特长:长期从事创伤外科及普通外科医疗、教学、科研工作,临床上熟练掌握多发伤救治策略和损害控制外科技术,擅长腹部战创伤及其并发症救治。主要研究方向为创伤、休克及手术后腹腔间隙综合征和肠道功能损害的防治研究、严重多发伤救治策略和关键技术的研究。

学术成就:近年来承担国家科技惠民计划、国家重点基础研究发展计划("973"计划)等国家级课题7项,承担全军后勤科研计划重点项目、全军"十一五"面上项目等军队课题6项,总经费1 300余万元。以第一作者发表科技论文160余篇(其中SCI收录30篇),专家评述40余篇。主编专著7部,副主编、参编专著28部。获重庆市科技进步一等奖、军队医疗成果二等奖等军队及省部级二等奖以上科研成果9项,国家专利2项。培养硕士研究生22名、博士研究生7名。

个人荣誉:2006年荣获重庆第10届青年"五四"奖章,2007年被评为中国人民解放军总后勤部优秀教师,2008年荣获中国人民解放军院校育才奖银奖,2010年荣获裘法祖普通外科医学青年奖。

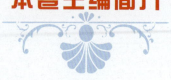

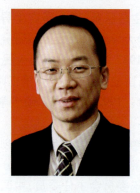

  张茂 博士、教授、主任医师、博士研究生导师。现任浙江大学医学院第二附属医院急诊医学科主任,浙江大学急救医学研究所所长,浙江大学急诊医学教学委员会主任。1996年毕业于原浙江医科大学临床医学系,2003年赴法国巴黎第六大学附属Pittie-Salpetriere医院从事创伤与危重症的临床科研工作1年。

  学术任职:担任中华医学会急诊医学分会常委、中国医师协会创伤外科医师分会常委/急诊医师分会委员,中华医学会创伤学分会创伤感染学组委员,浙江省医学会急诊医学分会主任委员。《中华急诊医学杂志》《中华创伤杂志》《伤害医学(电子版)》、*World Journal of Emergency Medicine* 编委。

  专业特长:从事严重创伤和疑难复杂急危重症的临床救治工作,擅长严重多发性创伤的急救和ICU治疗。主要研究方向为创伤后脏器功能不全的监测与防治,对创伤休克、创伤凝血病、创伤感染等并发症防治,创伤营养治疗、创伤修复以及创伤救治体系建设与质量控制也有深入的研究。

  学术成就:主持国家自然科学基金、"十二五"科技支撑计划项目子课题、国家卫计委行业基金项目子课题、浙江省重大科技计划项目等主要科研课题8项;在国内外医学专业杂志发表论文200余篇,其中第一或通讯作者身份的SCI收录论文近30篇;主译《高级灾难医学救援手册》和《急诊超声实用指南》,主编《医院急诊管理手册》,参与编写著作7本;以第一完成人身份获省部级科技成果二等奖1项,前3位身份获省部级科技成果三等奖2项。培养硕士研究生12名。在国内最早系统开展临床医师应用超声快速评估危重患者的研究和临床应用,已经在国内众多医院得到推广应用。

  个人荣誉:荣获"全国卫生系统青年岗位能手"等多项荣誉称号;入选浙江省卫生厅主编的《天使颂》一书;为浙江省新世纪"151"人才工程第二层次培养人员、浙江省高层次卫生创新人才;担任中华全国青年联合会第十一届委员,浙江省青年联合会第九届委员。

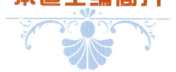

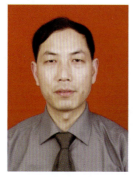

　　赵云平　博士、教授、主任医师、博士生导师。曾任中国人民解放军第三军医大学第三附属医院胸外科主任。现为重庆医科大学第一附属医院胸心外科教授、主任医师。1993年毕业于中国人民解放军第三军医大学,获医学学士学位,留校攻读医学硕士学位,1996年获医学硕士学位,留校在大坪医院(第三附属医院)胸外科工作。2004年获野战外科学博士学位,2006—2008年在中国人民解放军第四军医大学进行博士后研究,2013年到重庆医科大学第一附属胸心外科工作至今。

　　学术任职：担任2011年中国内镜与微创专业技术全国考评专业委员会理事,2011年重庆市胸心外科专业委员会胸腔镜微创胸外科学组委员,2010年中国抗癌协会食管癌专业委员会副主任委员兼秘书。担任2009年《中国肺癌杂志》编委,2011年《中华胸心血管外科杂志》通讯编委,2011年《中华消化外科杂志》通讯编委。

　　专业特长：长期从事创伤外科及胸外科医疗、教学、科研工作,临床上熟练掌握胸外科常见病和疑难危重疾病的诊断与处理,能独立和指导下级医生完成食管癌切除、结肠代食管术、各式肺切除、纵隔肿瘤切除等大型胸部手术,掌握受侵心房部分切除、肺动脉双袖式肺叶切除等高难度、高风险手术。年收治患者1 200余例,开展手术400余台,无医疗差错。掌握国内外胸外科专业发展动态,开展电视纵隔镜+腹腔镜下食管癌切除术、单孔电视胸腔镜胸交感神经链切断治疗手足多汗症、电视胸腔镜+腹腔镜食管癌切除术等多项新业务、新技术,在食管疾病的微创外科治疗和纵隔疾病诊治方面形成了自己的特色和专长。

　　学术成就：参与和主持国家"863"课题分题、国家自然科学基金及重庆市攻关课题等研究。以第一作者共发表科技论文60余篇,其中SCI收录15篇。副主编、参编专著9部。获重庆市科技进步一等奖、军队及省部级二等奖以上科研成果5项,国家专利4项。

　　个人荣誉：获2009年军队优秀专业技术人才岗位津贴。

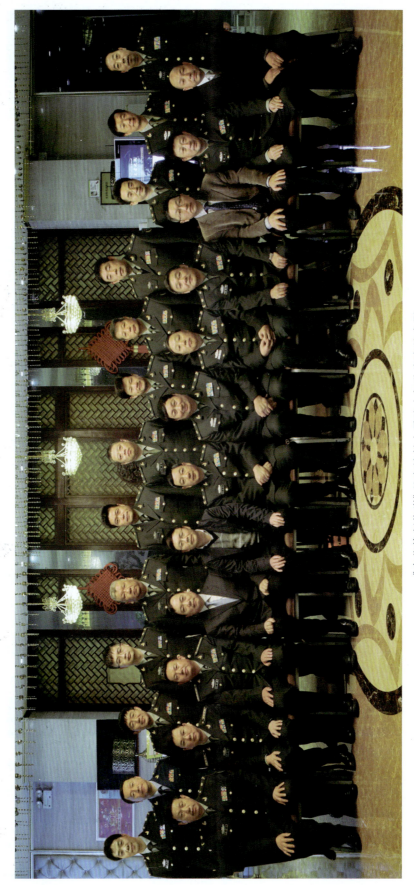

《中华战创伤学》总主编付小兵院士与分卷主编合影

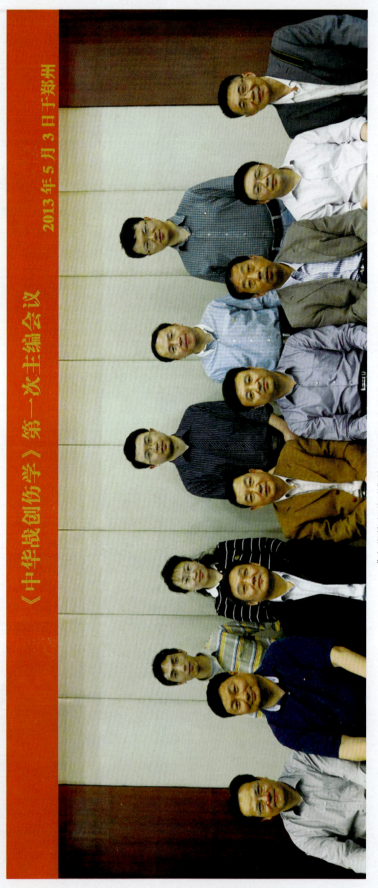

《中华战创伤学》第一次主编会议

2013 年 5 月 3 日于郑州

《中华战创伤学》第一次主编会议参会人员合影

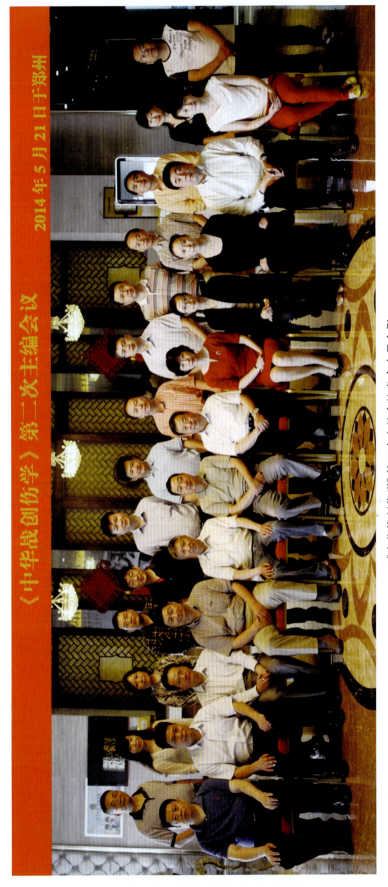

《中华战创伤学》第二次主编会议参会人员合影

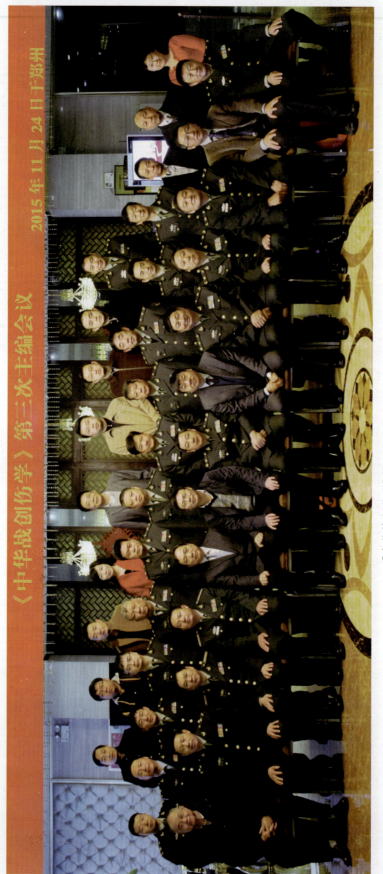

《中华战创伤学》第三次主编会议参会人员合影

《中华战创伤学》第三次主编会议

2015 年 11 月 24 日于郑州

《中华战创伤学》
编委会名单

总 主 编

付小兵　中国工程院院士　中国人民解放军总医院生命科学院、全军创伤修复与组织
再生重点实验室

学术顾问

王正国　中国工程院院士　中国人民解放军第三军医大学野战外科研究所

卢世璧　中国工程院资深院士　中国人民解放军总医院全军骨科研究所

程天民　中国工程院资深院士　中国人民解放军第三军医大学全军复合伤研究所

盛志勇　中国工程院资深院士　中国人民解放军总医院第一附属医院专家组

分卷主编（以卷次排序）

第1卷　战创伤学总论

姚咏明　教授　中国人民解放军总医院第一附属医院创伤外科研究室

刘良明　教授　中国人民解放军第三军医大学野战外科研究所

梁华平　教授　中国人民解放军第三军医大学野战外科研究所,创伤、烧伤与复合
伤国家重点实验室

第2卷　颅脑战创伤

费　舟　主任医师、教授　中国人民解放军第四军医大学西京医院神经外科

冯　华　主任医师、教授　中国人民解放军第三军医大学西南医院神经外科

江基尧　主任医师、教授　上海交通大学医学院附属仁济医院神经外科

第3卷　口腔颌面部战创伤

谭颖徽　主任医师、教授　中国人民解放军第三军医大学新桥医院口腔科

何黎升　主任医师、教授　中国人民解放军第四军医大学口腔医院颌面创伤外科

周中华　主任医师、教授　中国人民解放军第二军医大学长海医院口腔科

第4卷　眼部战创伤

张卯年　主任医师　中国人民解放军总医院眼科

姜彩辉　主任医师　中国人民解放军空军总医院眼科

第5卷　耳鼻咽喉头颈部战创伤

杨仕明　主任医师　中国人民解放军总医院耳鼻咽喉头颈外科

第6卷　胸腹部战创伤

张连阳　主任医师、教授　中国人民解放军第三军医大学大坪医院全军战创伤中心

张　茂　主任医师、教授　浙江大学医学院附属第二医院急诊医学科

赵云平　主任医师、教授　重庆医科大学第一附属医院胸外科

第7卷　四肢、脊柱与骨盆战创伤

唐佩福　主任医师、教授　中国人民解放军总医院骨科

吴克俭　主任医师　中国人民解放军总医院第一附属医院骨科

陈　华　副主任医师　中国人民解放军总医院骨科

第8卷　特殊致伤原因战创伤

黄跃生　主任医师、教授　中国人民解放军第三军医大学西南医院,创伤、烧伤与复合伤国家重点实验室

粟永萍　研究员　中国人民解放军第三军医大学军事预防医学院防原医学教研室、全军复合伤研究所

周继红　教授　中国人民解放军第三军医大学野战外科研究所、交通医学研究所

第9卷　特殊军事作业环境战创伤

高钰琪　教授　中国人民解放军第三军医大学高原军事医学系

殷作明　主任医师　中国人民解放军西藏军区总医院

苏　磊　主任医师　中国人民解放军广州军区广州总医院重症医学科

第10卷　战创伤修复、再生与康复

付小兵　中国工程院院士　中国人民解放军总医院生命科学院、全军创伤修复与组织再生重点实验室

程　飚　主任医师　中国人民解放军广州军区广州总医院整形外科

唐金树　主任医师、教授　中国人民解放军总医院第一附属医院骨科康复中心

第11卷　战创伤护理与心理

魏　力　教授、主任护师　天津医科大学总医院空港医院护理部

冯正直　教授　中国人民解放军第三军医大学心理学院

编写说明

军事医学是现代生物学和医学的重要组成部分,而战创伤救治又是现代军事医学的核心内容,特别是未来战争是新军事变革背景下的信息化战争,要求卫勤保障必须实现"全维、全程、无缝"。各种高、精、尖技术在军事上的广泛运用,使得武器的种类、性能及杀伤能力均发生了巨大变化,从而导致战时伤病的发生机制更加复杂、救治难度更大。与此同时,各种突发事件、自然灾害及非战争军事行动等,对军事医学技术应用于和平时期的医学救援提出了更高的要求。转化医学的提出与实施,为平时和战时医疗救治理论与技术的应用提供了桥梁并受到空前的关注。因此,战创伤救治作为军事医学的核心内容已成为未来战争卫勤保障的重要领域之一,其保障的好坏将可能对战争的结局产生重要影响。据统计,伤后 6 h 内,伤员因大量失血和颅脑伤等死于阵地者约占伤亡总数的 50%。而有研究表明,现场有效的快速急救可挽救 20% ~ 30% 伤员的生命。因此,战创伤救治理论和相关技术的普及与提升,对提高战创伤救治水平十分重要。而出版一部与现代战争战创伤救治有关的学术专著,对进一步提高我军战创伤救治成功率和降低伤死率、伤残率,显著提升部队战斗力,乃至对我军健康保健体系的建设具有非常重要的军事价值和现实意义,是当前应对多种安全威胁、执行多样化军事任务的战略需求,是实现军队"能打仗、打胜仗"的前提和重要保障措施之一。

基于此目的,立足于全军战创伤专业委员会在人才、技术与管理方面的优势,我们以军队著名战创伤临床治疗与基础研究专家为主,同时聘请部分地方著名专家,组成强大的专家队伍,共同编著了这部《中华战创伤学》。全书共 11 个分卷,35 篇 283 章,1 500 余万字(第 1 卷战创伤学总论;第 2 卷颅脑战创伤;第 3 卷口腔颌面部战创伤;第 4 卷眼部战创伤;第 5 卷耳鼻咽喉头颈部战创伤;第 6 卷胸腹部战创伤;第 7 卷四肢、脊柱与骨盆战创伤;第 8 卷特殊致伤原因战创伤;第 9 卷特殊军事作业环境战创伤;第 10 卷战创伤修复、再生与康复;第 11 卷战创伤护理与心理)。本专著的特点:一是在作者队伍上,以具有丰富经验和参加过战创伤救治或重大突发自然灾害医学救援的老一代科学家为学术顾问,以活跃在一线的优秀中青年专家为主,组成强有力的专家型作者队伍,保证了专著的权威性;二是在内容上,既传承国内外战创伤救治已经形成的优秀成果,同时又增加了近年来历次战争或重大自然灾害等非战争军事行动中战创伤救治的宝贵经验,做到了传承与发展并举;三是在选材上,既体现了不同致伤环境和不同武器所致战创伤的特点及其对战创伤救治的特殊要求,同时又反映了在非战争条件下各种自然灾害及意外事故(如地震、火灾及交通事故等)医学救援中对我军战创伤救治的需要,做到平时与战时相结合;四是在内容的安排上,不仅包括战创伤救治从早期救命到后期康复的整个过程,而且还涉及战创伤救治的组织与管理、相关基础理论研究的最新进展及护理与心理干预等,使得本书反映的战创伤救治内容更加全面和系统;五是在编辑形式上,在体现战创伤医学整体性的前提下,按照不同部位、不同原因、不同环境等战创伤救治的特殊性以分卷的形式进行编辑和出版,方便读者阅读和购买。总之,希望这部专著的出版能够为广大医务工作者,特别是从事战创伤救治基础研究和临床治疗的专家、学者、医生、护士和相关人员提供帮助。

这部专著从策划、组稿、撰写、编校到出版是一项系统工程,于2013年启动,计划在2016年全部完成,呈现在读者面前。参编的500多位专家学者群策群力,团结协作,在百忙之中不辞辛苦,贡献了聪明才智,付出了心血和辛劳的汗水。这部专著在策划、组稿、撰写、编辑等方面得到了我国广大从事战创伤基础研究和临床治疗专家的大力支持与帮助。特别是我国战创伤医学领域的老一代著名科学家王正国、卢世璧、程天民、盛志勇等院士给予了大力支持和指导。中国人民解放军总后勤部副部长秦银河中将和中国人民解放军军事医学科学院前院长、中国科学院院士吴祖泽教授在百忙之中为本书作序。郑州大学出版社有限公司董事长王锋教授,社长张功员编审,李振川、赵怀庆等编审校人员,及《感染、炎症、修复》杂志编辑部郭方副编审,在策划、组稿、编辑、校对、出版等方面付出了辛勤劳动。在此一并表示衷心的感谢。

由于本书涉及的内容较多,参与编著的专家多,所以在内容组织与撰写风格和方式等方面可能存在诸多不足,希望广大读者提出批评建议,以利于我们进一步改进。

中国工程院院士
全军战创伤专业委员会主任委员
中华医学会组织修复与再生分会主任委员
中国人民解放军总医院生命科学院院长
《中华战创伤学》总主编

2014年1月30日(农历大年三十)于北京

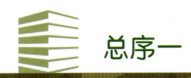

　　战创伤救治的基础理论和临床治疗,一直是世界军事医学界高度关注、聚力聚焦的重大命题,也是我军卫勤保障能力建设紧抓不放、持续攻关的核心要素。近年来,随着各种高精尖和新概念武器的广泛应用,现代战创伤的种类、数量和损伤程度等都发生了根本性改变;由于重大火灾、恶性交通事故和矿难等突发事件,以及地震、洪灾、飓风等自然灾害频发,军队遂行非战争军事行动任务越来越常态化,战创伤救治技术在战时与平时的运用已成为重大使命课题。编著这部《中华战创伤学》专著,对于系统总结我军平战时战创伤救治积累的经验教训,全面深化战创伤救治研究,持续提升我军战创伤救治水平,不断增强保障部队"能打仗、打胜仗"能力,具有重要的指导意义和积极的推动作用。

　　参与本专著撰写的专家,既有我军德高望重的老一代科学家,又有近年来活跃在战创伤救治一线、从事基础研究和临床治疗的中青年科技工作者。本专著的内容,既传承了国内外战创伤研究先进成果,又增加了近年来几次现代局部战争和非战争军事行动中战创伤救治的宝贵经验;既涵盖了不同武器所致战创伤及其救治的原理方法,又论述了各种自然灾害医学救援的应对措施。可以说,是一部理论深度与临床实用、总结经验与前瞻运用相统一,基础研究与临床救治、诊疗技术与勤务管理相结合的精品力作。

　　衷心希望这部专著的出版,能够为从事战创伤基础研究与临床救治工作的同志们提供学习辅导和参考借鉴,为开创中华战创伤事业新局面,实现强军目标和中华民族伟大复兴的"中国梦",做出应有的贡献!

中国人民解放军总后勤部副部长、中将

2014 年 10 月 27 日于北京

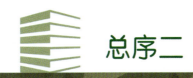

总序二

　　卫勤保障是军事斗争准备的重要环节，战创伤医疗救护工作是卫勤保障的重要组成部分。鉴于我军多年没有经历大规模的战争，部分医护人员虽然有平时普通创伤的救治经验，但缺乏战时战创伤救治的实践。面对严峻的国际形势和平时创伤（尤其是群发性创伤）发生率的不断增高，以及武器装备的更新换代，新型的、大规模的杀伤性武器的使用使致伤机制和伤情更加复杂，对医疗救护人员救治水平的要求也随之增高。

　　《中华战创伤学》由中国人民解放军总医院生命科学院院长、中华医学会组织修复与再生分会首届主任委员、中华医学会创伤学分会前任主任委员、国家"973"创伤和组织修复与再生项目首席科学家、中国工程院付小兵院士担任总主编，并组建了以中华医学会创伤学分会和全军战创伤专业委员会的专家（包括王正国、卢世璧、程天民、盛志勇等院士在内的著名战创伤学专家担任学术顾问）为依托的编写队伍。其中部分专家参加过局部战争战创伤救治或地震、雪灾及矿难等灾害事故的医疗救援，是战创伤学方面的著名专家和（或）优秀的中青年技术骨干。他们提供了珍贵的原始资料，为撰稿奠定了坚实的基础。

　　这是一部科学、实用、高水平的战创伤学学术专著，对于做好军事斗争卫勤准备及应对平时创伤和地震等自然灾害引起的群发性创伤的医疗救治、降低战创伤伤员伤残率和死亡率、提高部队战斗力具有重要作用。这部学术专著代表了目前我国战创伤研究领域的水准，填补了该学科研究领域的空白。它的出版，对于从事战创伤学专业的各级医护人员了解战创伤救治的全过程，进一步提高临床救治能力，促进我国战创伤学领域科研与临床工作的学科发展，具有重要的理论价值和实践指导意义。

中国科学院院士
中国人民解放军军事医学科学院前院长

2014 年 10 月 30 日于北京

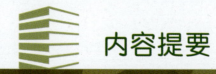

内容提要

　　《中华战创伤学 第6卷 胸腹部战创伤》是一部比较全面、系统介绍胸腹部战创伤学基础研究与临床救治的学术专著。分为2篇25章,全面、系统、详细介绍了胸腹部战创伤流行病学特点,不同类型损伤、不同环境损伤的致伤机制和病理生理特点,战场急救与转运后送、伤情评估与初期救治、麻醉、重症监护与专科护理、临床特征与诊断要点、治疗方法与救治器材、整形修复与功能重建等专业知识,较为详实地描述了各类胸腹部战创伤在初期救治、系统治疗和修复重建等方面的具体方法,并把国内外基础研究和临床救治的新成果、新观点、新材料和实用新技术介绍给读者,使其从中获得启迪。

　　本书内容新颖、文字流畅、图文并茂、层次清楚,凸显"科学、严谨、先进、全面、系统、规范、标准、新颖、实用"原则,并彰显我国胸腹部战创伤学领域的科研和临床诊疗水平。对从事创伤外科研究的科研人员和临床各级医生以及医学院校本科生、研究生与进修医生等具有重要的参考和实用价值,也可作为战创伤救治培训教材使用。

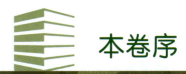

本卷序

战创伤学是与千家万户息息相关的,又是人们越来越密切关注的新兴学科。

科学技术的产生和发展是由人类的生产活动所决定的。创伤医学的起源与发展,也与劳动人民长期的生产劳动实践紧密相关。自人类诞生之日起,就开始出现创伤。最初人类是为了生存,在猎取食物和维持生活的过程中,经常要与毒蛇、猛兽和水灾等自然灾害做殊死的斗争。世界上没有人人都一定要患的病症,只有创伤例外。美国著名创伤外科的专家瓦尔特教授曾说过:"如果死亡和交税是人生逃避不了的两件事,那么第三件事就是创伤了。"他还说:"如果所有的外科疾病均已消灭,创伤仍然会留下来。"众所周知,古今中外,历次战争是创伤发生率较高的时期,创伤的救治知识是在人与自然的抗争中得到积累的,但具有里程碑式意义的救治经验,却是在人类的各次大的战争中获得的。

由国家"973"创伤和组织修复与再生项目首席科学家、著名战创伤学专家付小兵院士任总主编,以中华医学会创伤学分会和全军战创伤专业委员会的专家为依托,由多次参加过局部战争战场救护和地震、雪灾、矿难等灾害医学救援的军内外战创伤学方面著名专家、教授和中青年技术骨干参加编写的《中华战创伤学》是一部比较全面、系统、完整地向人们介绍战创伤学的高水平学术专著。其中由中国人民解放军第三军医大学大坪医院野战外科研究所创伤专科医院院长、创伤外科主任张连阳教授,浙江大学医学院附属第二医院急诊医学科主任、浙江大学急救医学研究所所长、浙江大学急诊医学教学委员会主任张茂教授,重庆医科大学第一附属医院胸心外科赵云平教授共同担任主编的《胸腹部战创伤》是《中华战创伤学》的重要组成部分,即将由郑州大学出版社正式出版。通览全书,我感到本书有以下特点。

其一,重任在肩,职责所在,使命使然。本书的编写和出版体现了现代战争的新特点,符合中央军委提出的部队"能打仗,打胜仗"的要求,是深化军事斗争准备、强化部队应急作战能力、提升战场救治水平的需要，同时是对近期一系列非战争军事行动卫勤保障经验的总结，也是促进现代战创伤学科发展的需要。参编作者不仅具有为维护国家核心利益、促进我国战创伤学的学科建设与发展为己任的使命感，而且具有扎实的战创伤理论知识和丰富的创伤救治实际经验及新思维、新观念，并按照系统工程的要求，比较系统和全方位地介绍涉及胸腹部战创伤基础与临床方面的基本知识与主要进展，把国内外最新的实际经验和新思维、新观念及技术介绍给读者，使其获得新的启迪，对从事战创伤研究的学者和临床各级医生有重要的指导作用。

胸腹部创伤无论是战时还是平时均是十分常见的，发生数占创伤的 8% ~ 12% ，是创伤死亡的重要原因。在战时以开放性伤多见，占 7% ~ 12% ，其中多发伤占战伤的 4.8% ~ 18% ，甚至高达 70% 。腹部战创伤在平时和战时都较为常见，其发生率在平时占各种损伤的 0.4% ~ 1.8% ，在战时占 5% ~ 8% 。与胸腹部疾病的诊治技术相比，我国胸腹部战创伤临床救治发展相对滞后，普及胸腹部战创伤腔镜技术、损害控制技术等新理论、新技术对提高我国严重胸腹部战创伤的临床救治水平具有重要意义。

其二，内容丰富，选材新颖，先进实用。有关胸腹部创伤方面的著作国内外已有一些版本，但是，专门以胸腹部战创伤为题材，全面、系统、详细介绍胸腹部战创伤基础与临床的学术专著尚属首部，其中一些现代胸腹部战创伤救治理念与方法，如腔镜探查手术、合并多发伤时救治等内容新颖，有些观点代表了国内外创伤救治的主要进展和发展方向。本卷分 2 篇 25 章，全面、系统、详细介绍了胸腹部战创伤流行病学、应用解剖、不同种类及不同环境战创伤的致伤机制和病理生理、战现场急救与转运后送、战创伤严重程度评估、重要并发症的防治、麻醉和重症监护、临床护理、不同部位与不同种类战创伤的临床救治。既汇集了国内外有关战创伤学基本科学问题研究的最新进展，又融进了编著者的丰富科研成果和宝贵经验，从理论到实践，充分反映了现代战创伤学重要共性问题的新认识。凡是涉及胸腹部战创伤学的内容基本做到了应有尽有。

本书凝聚了军内外多家知名医院胸腹部创伤外科学专家教授的心血。他们不仅总结了自己的临床经验，还介绍了现代创伤救治理念和成就，包括新技术、新材料和新方法，并且体现了军地专家胸腹部战创伤救治的合作成果。其学术性、实践性、针对性都很强，确实是一部系统、科学、实在、管用的临床实用工具书和案头卷，也是临床医生自学提高、继续教育和轮训短训的好教材。不仅对创伤外科工作者，而且对其他临床学科的医护人员，以及医学院校进修生、研究生等都具有重要的学习参考价值。

其三，专家著述，图文并茂，注重质量。本书的主编张连阳、张茂、赵云平教授，均为连续多届全国或全军创伤学组成员，也是国内、军内知名的胸腹部创伤外科学专家。他们勤奋好学，刻苦钻研，长期从事胸腹部战创伤的临床救治和理论研究，既具有扎实的理论基础、丰富的临床实践经验和新思维与新观念，尤其是在严重创伤救治方面积累了丰富的经验，又熟悉本专业的新进展。参与本书编写的其他作者也都是军内外长期在本专业临床一线从事医疗与科研的专家学者和中青年技术骨干。他们中的许多人或曾参加局部战争战场救护，或多次参加地震、雪灾、矿难等灾害医学救援，具有丰富的第一手原始资料，为书稿撰写奠定了坚实的基础，也保证了本书的编写质量和学术水准，同时以图文并茂的形式编著,便于读者阅读与理解。

　　《中华战创伤学 第6卷 胸腹部战创伤》的出版更加丰富了我国创伤救治的经验和成就,为此我感到由衷的高兴,并愿意推荐给广大创伤医学工作者,期望能成为年轻创伤外科医师阅读的实用参考书,从而提高其对现代创伤、战伤救治的认识。衷心希望我国有更多的青年学者关注临床创伤救治,投身创伤医学事业。也希望本书的出版对创伤医学和相关学科专业医生提高胸腹部战创伤救治水平和培训战创伤救护队伍发挥积极作用,为我国、我军医疗卫生事业发展做出有益贡献。

　　是为序。

中国工程院院士

2015 年 3 月于重庆

第6卷 胸腹部战创伤

作者名单

主　编　张连阳　张　茂　赵云平
副主编　张克勤　钟前进　闫　红　孙士锦　黄显凯
编　委（以姓氏笔画为序）

王洛夫	主任医师	中国人民解放军第三军医大学大坪医院泌尿科
毛庆祥	博士	中国人民解放军第三军医大学大坪医院麻醉科
甘晓琴	副主任护师	中国人民解放军第三军医大学大坪医院麻醉科手术室
闫　红	副主任医师	中国人民解放军第三军医大学大坪医院麻醉科
孙士锦	博士	中国人民解放军第三军医大学大坪医院全军战创伤中心
李占飞	副主任医师	华中科技大学同济医学院同济医院创伤外科
何海燕	博士	中国人民解放军第三军医大学大坪医院护理部
沈　诚	博士	中国人民解放军第三军医大学大坪医院心外科
张　茂	主任医师	浙江大学医学院附属第二医院急诊医学科
张　晔	博士	中国人民解放军第三军医大学大坪医院全军战创伤中心
张克勤	副主任医师	中国人民解放军第三军医大学大坪医院泌尿科
张连阳	主任医师	中国人民解放军第三军医大学大坪医院全军战创伤中心
陈焕文	副主任医师	重庆医科大学第一附属医院胸心外科
周光居	副主任医师	浙江大学医学院第二附属医院急诊医学科
赵云平	主任医师	重庆医科大学第一附属医院胸外科
胡义杰	副主任医师	中国人民解放军第三军医大学大坪医院心外科
钟前进	主任医师	中国人民解放军第三军医大学大坪医院心外科
洪玉才	副主任医师	浙江大学医学院附属邵逸夫医院急诊医学科
都定元	主任医师	重庆市急救医疗中心
郭　伟	副主任医师	中国人民解放军第三军医大学大坪医院胸外科
郭晓丽	副主任医师	中国人民解放军第三军医大学大坪医院疼痛睡眠心理中心
黄　春	副主任医师	重庆医科大学第一附属医院胸心外科

黄显凯　主任医师　　中国人民解放军第三军医大学大坪医院全军战创伤中心
曾登芬　主任护师　　中国人民解放军第三军医大学大坪医院
谭　浩　博士　　　　中国人民解放军第三军医大学大坪医院全军战创伤中心
谭群友　主任医师　　中国人民解放军第三军医大学大坪医院胸外科

其他参编人员（以姓氏笔画为序）
陈　娴　中国人民解放军第三军医大学大坪医院麻醉科手术室
梁泽平　中国人民解放军第三军医大学大坪医院重症医学科

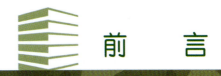

前　言

　　当今世界并不太平,新法西斯主义、极端民族主义、恐怖主义、分裂主义及极端宗教势力抬头,公然挑衅人类良知,威胁着世界和我国的和平安全与发展。严峻的国际和我国周边形势,也时刻警示着局部战争爆发的威胁,因此,也在随时提醒着我们做好军事斗争准备的必要性和紧迫性。同时,人类科学的进步虽然给人们生活带来了许多的便利,但是也增加了发生频繁和严重的突发公共事件的可能性,以及各种严重的自然灾害,其创伤也已成为和平时期一个严重的社会公共卫生问题,也是人类的一大公害。战伤救治与创伤救治尤其是批量伤员的救治是相互关联、相互补充的,需要平战结合、军地联合、军民协同,这既是军事医学的重要组成部分和研究的重要内容,也是公共卫生关注的重点,同时也是广大人民群众普遍关心的问题和需要普及的科学知识。

　　鉴于此,在《中华战创伤学》总主编、国家"973"创伤和组织修复与再生项目首席科学家、著名战创伤学专家付小兵院士的领导下,在王正国、卢世璧、程天民、盛志勇院士等老一代战创伤学专家的指导下,我们牵头组建以中华医学会创伤学分会、全军战创伤专业委员会的专家为依托,来自中国人民解放军第三军医大学大坪医院野战外科研究所全军战创伤中心、浙江大学医学院第二附属医院、重庆医科大学第一附属医院、重庆市急救医疗中心等国内多家单位从事创伤紧急救治的一线专家及技术骨干的编写队伍。参编者都是具有丰富经验和重要影响力的著名专家和中青年技术骨干,具有扎实的战创伤理论知识和丰富的创伤救治实际经验及新思维、新观念,为本卷撰稿奠定了坚实的基础,确保了书稿的质量和学术水准。本卷是《中华战创伤学》的重要组成部分,其编写和出版体现了现代战争的新特点,符合中央军委提出的部队"能打仗、打胜仗"的要求,是深化军事斗争准备、强化部队应急作战能力、提升战场救治水平的需要,同时也是对近期一系列非战争军事行动卫勤保障经验的总结,更是促进现代战创伤学科发展的需要。这是历史和现实赋予我们的责任和义务。

　　胸腹部战创伤是平战时常见的严重创伤,占创伤的13%～20%,是致死、致残和导致脏器功能障碍的重要原因,临床救治面临战现场急救、黄金时间内控制出血及污染等原发性损伤救治的严峻挑战,随后更需要积极防治多器官功能障碍、凝血功能紊乱、脓毒症等严重并发症,后期需要多次计划性手术、康复治疗等。然而我国胸腹部战创伤临床救治发展的相对滞后,普及胸腹部战创伤腔镜技术、损害控制技术等的新理论、新技术对提高我国严重胸腹部战创伤的临床救治水平具有重要意义。为此,在本分卷的编写过程中,编委会先后组织召开了多次编写会议,对本卷的学科门类、体系结构、章节内容、体例格式等,进行了科学规划、认真研讨,特别强调注重内容的系统性、科学性、先进性和实用性,最终确定了本卷的编写指导思想、编写规范和内容等。我们本着"立足平时、着眼战时"的思路,总结了几十年来我军在胸腹部战创伤领域的研究成果和宝贵经验,吸纳了外军最新的胸腹部战创伤救治理念,也融入了国际、国内胸腹部损伤临床、科研最新的研究成果和临床实践经验,包括近些年多项胸腹部战创伤救治研究国家、军队等科技进步奖的主要成果和内容,第一次以战创伤为主题,全面、系统、详细介绍了胸腹部战创伤学的主要内容,全书共分2篇25章,其内容主要包括3个方面:①胸腹部战创伤的致伤机制、病理生理和严重度评估;②胸腹部战创伤的战现场急救、诊断、重症监护、麻醉、胸腔及腹腔探查术;③现代创伤救治理念在胸腹部战创伤救治中的应用,各种胸腹部战创伤、并发症及伴随多发伤时的救治等,推广普及新知识、新概念,具有借鉴价值。

本卷的内容对临床胸腹部战创伤伤员的救治有较大的指导意义和实用价值。可作为从事战创伤研究的科研人员和临床创伤外科各级医生,医科院校高年级本科生、研究生及相关人员的重要参考书。

本卷的编写和出版得到了国内多位著名医学专家的大力支持、帮助和指导,他们不辞辛苦,在百忙之中为书作序和审阅书稿,并且提出了许多宝贵意见,为本卷增辉添色。由于本卷内容涉及面较广,战创伤医学研究进展迅速,许多问题尚存在争议,加之我们的经验和水平有限,难免有不足之处,殷切希望各位专家和广大读者批评指正!

张连阳　张　茂　赵云平

2015 年 1 月 15 日

目 录

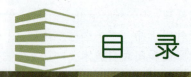

第一篇　胸部战创伤

第二篇 腹部战创伤

第 一 篇

胸部战创伤

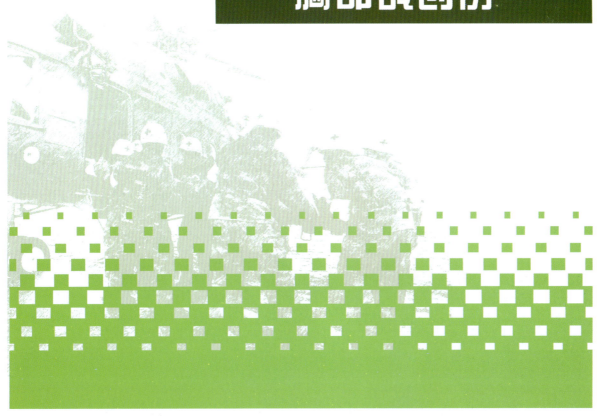

第一章

胸部战创伤概论

第一节　胸部战创伤流行病学

一、胸部战创伤流行病学特征

战创伤流行病学（epidemiology）是指战争中人员伤亡的发生规律和影响因素。19世纪俄国一位著名的军医曾说过，战争就是创伤的大流行。

胸部战创伤流行病学是研究平时与战时胸部战创伤的发生率、致残率、致死率，以及损伤类型、致伤因素等相关特点，并根据这些特点制订相应的预防及救治策略，从而降低胸部战创伤的发生率，提高伤后救治能力，有效降低致残、致死率，减少因胸部损伤所致的战斗减员。

流行病学作为一门医学科学的基础学科和方法学，在其学术体系中体现着如下一些特征：①群体特征。流行病学的着眼点是一个国家或一个地区的人群的健康状况，它所关心的常常是人群中的大多数，而不仅仅注意个体的发病情况。②以分布为起点的特征。流行病学是以疾病的分布为起点来认识疾病的，即通过收集、整理并考察有关疾病在时间、空间和人群中的分布特征，去揭示疾病发生和发展的规律，为进一步的研究提供线索。③对比的特征。在流行病学研究中自始至终贯穿着对比的思想，对比是流行病学研究方法的核心。只有通过对比调查、对比分析，才能从中发现疾病发生的原因或线索。④概率论和数理统计学的特征。在描述某个地区或某个特定人群疾病发生或死亡的情况时，常用相对数，如率，而不是用绝对数来表示。率体现的是某个事件发生的平均强度水平，有助于认识疾病的严重程度。⑤社会医学的特征。人群健康同环境有着密切的关系。疾病的发生不仅仅同人体的内环境有关，还必然受到自然环境和社会环境的影响和制约。在研究疾病的病因和流行因素时，应该全面考察研究对象的生理、心理和社会生活状况。⑥预防为主的特征。作为公共卫生和预防医学的一门分支学科，流行病学始终坚持预防为主的方针并以此作为学科的研究内容之一。与临床医学不同的是，它面向整个人群，着眼于疾病的预防，特别是一级预防，保护人群健康。

创伤是现代社会中的一个突出问题，在我国每年因创伤致死者有十余万人，伤百万余人。创伤已成为40岁以下人群的第一位死亡原因。流行病学资料显示，胸部创伤无论是战时或平常均很常见，其发生数占创伤的8%～12%，是创伤死亡的重要原因。在战时以开放性伤多见，占7%～12%，其中多发伤占战伤的4.8%～18%，甚至高达70%，这与双方的战术和使用的武器密切相关。多发伤最常见的损伤为颅脑伤，其次为胸部及腹部伤。骨关节损伤亦是临床最常见的损伤类型。Regel等报道多发伤患者中69%伴有颅脑损伤,62%伴有胸部损伤,36%伴有腹部损伤,86%伴有骨折。严重的致死性损伤主要是颅脑伤和大出血。在平时多为闭合伤,闭合伤占总数的 5%~7%。严重的胸部创伤常引起呼吸、循环功能障碍,如未能及时而有效地救治,病情进展迅速,可很快引起死亡。创伤致死的伤病员中,25% 由胸部创伤引起,25% 与胸部创伤有关,如果在受伤早期能对伤情进行正确的评估和及时处理,如开放性气胸胸壁创口的封闭、张力性气胸的减压、气道梗阻的解除等,可使伤病员迅速脱离险情,从而得到有效的进一步治疗。西方国家将创伤分为钝性伤(包括冲击伤)和穿透伤两大类,亦有分为穿透伤和非穿透伤者。我国根据致伤原因和伤情分为闭合性和开放性两类。根据是否穿透胸膜或纵隔,又分为穿透伤和非穿透伤。前者创口进入胸腔或纵隔,又称为胸腔伤;后者伤口仅局限于胸壁,亦称胸壁伤。

二、胸部战创伤分类

(一)按致伤原因分类

1. **故意伤害** 指战争中人为的有意致伤因子导致的损伤,如拳击、踢伤、踏伤和棍棒击伤等钝性伤,以及各类冷兵器伤、火器伤和自伤等。

2. **意外伤害** 指战争中因交通事故、工程事故、自然灾害等意外情况导致的损伤。

(二)按致伤因子分类

1. **冷兵器伤(cold weapon wound)** 所谓冷兵器是与火器相对而言的,多指不用火药发射,以其利刃或锐利尖端而致伤的武器,如刀、剑、剪刀、铁钉、竹片、针和冰锥等。由冷兵器导致的损伤,统称为冷兵器伤。

2. **火器伤(firearm wound)** 指在火药燃烧、炸药爆炸等化学能迅速转变为机械能的过程中,将弹丸、弹片、弹珠等物体向外高速抛射,击中机体所造成的损伤。20 世纪 60 年代以后,轻武器逐渐向小型化、轻量化和高速化方向发展,此类高速弹头击中人体时,特别在 200 m 以内击中时,因其速度大、质量小,易发生破裂,能量迅速传递给人体组织,故常造成严重损伤。高速小弹片的速度随距离增加而迅速衰减,但在近距离内却有很大的杀伤力。此外,小弹片常呈"面杀伤",即一定范围内含有许多弹片散布,同一人可同时被许多弹片击中,从而造成多处受伤。

3. **烧伤(burn)** 因热力作用而引起的损伤。近代战争中,常使用各种纵火武器,如凝固汽油弹、磷弹、铝热弹、镁弹、火焰喷射器等,因此烧伤的发生率急剧升高。核武器爆炸时,光辐射引起的烧伤更为严重,在平时,因火灾、接触炽热物(如烙铁、开水等)也可发生烧伤或烫伤。

4. **冷伤(cold injury)** 指因寒冷环境而造成的全身性或局部性损伤。依据损伤性质可将冷伤分为冻结性损伤和非冻结性损伤两类。前者亦称为局部冷伤或冻伤,后者包括一般的冻疮、战壕足、浸泡足和全身冻僵。两类损伤的区别在于:发生冻结性损伤的环境温度已达到组织冰点以下,且局部组织有冻结;而非冻结性损伤是长期或反复暴露于寒冷潮湿环境中导致的无组织冻结和融化过程的寒冷性损伤。在寒冷的地区和季节,若保温措施不力,不论平时还是战时均可能发生组织冷伤。

5. **冲击伤(blast injury)** 在冲击波作用下人体所产生的损伤。冲击波超压常引起鼓膜破裂、肺出血、肺水肿和其他内脏器官出血,严重者可引起肺组织和小血管撕裂,导致空气入血,形成气栓,出现致死性后果,此即临床上常说的爆震伤。动压可造成不同程度的软组织损伤、内脏器官破裂和骨折,类似于一般的机械性损伤。除空气冲击波可致伤外,水下冲击波和固体冲击波(经固体传导)也可造成各种损伤。此外,冲击波还可使建筑物倒塌或碎片飞散而产生继发性损伤。

6. **化学伤(chemical injury)** 指平时因事故造成危险化学物品暴露或战时敌人使用化学武器而致伤。例如,糜烂性毒剂芥子气(mustard gas)和路易剂(Lewisite)可使皮肤产生糜烂和水疱,刺激性毒剂西埃斯(CS)和亚当剂(Adamsite)对眼和呼吸道黏膜有强烈的刺激作用,窒息性毒剂光气(phosgene)和双光气(diphosgene)作用于呼吸道可引起中毒性肺水肿。

7. **放射性损伤(radiation injury)** 核爆炸时可产生大量的电离辐射,其基本类型有两种:一种是电磁波(γ 射线)辐射(electromagnetic or gamma radiation),此种射线具有光速和强穿透力;另一种为粒子

（α射线、β射线和中子）辐射，粒子辐射（particulate radiation）中，中子的穿透力很强，α射线和β射线穿透力很弱。爆炸后数秒内释放出来的早期核辐射（prompt radiation）主要为γ射线和中子射线；爆炸后1 min的辐射称为残余核辐射（residua nuclear radiation），系残留的放射性物质所致：核裂变反应将铀（uranium）和钚（plutonium）变为约150种放射性核素，并以落下灰（fallout）形式在较长时间内不断向四周辐射，落下灰中无中子，有α、β和γ三种射线，其中γ射线的致伤作用最强。人员在接受一定剂量（约1 Gy）γ射线或中子射线后可产生急性轻度放射病；如长期接受小剂量的粒子辐射，可产生慢性放射损伤或慢性放射病。

8. 复合伤（combined injury）　两种或两种以上致伤因子同时或相继作用于机体所造成的损伤。如放射线与热力作用造成的放烧复合伤，热力和冲击波作用造成的烧冲复合伤，毒剂与机械力作用造成的毒剂创伤复合伤（或称为化学毒剂复合伤）等。通常将主要损伤列于前，次要损伤列于后，如烧冲复合伤是以烧伤为主、冲击伤为次的复合伤。有人常把同一致伤因子所致多处或多部位损伤也称为复合伤，这是错误的。

（三）按皮肤完整性分类

按皮肤等体表结构的完整性是否受到破坏，可将创伤分为开放性和闭合性两大类。

1. 开放性创伤

（1）有关概念

1）穿入伤　指利器或投射物穿入体表后造成的损伤，可能仅限于皮下，也可伤及内脏器官。

2）非穿入伤　指体表完整而皮肤下位组织发生的损伤，如挫伤等闭合性损伤。

3）穿透伤（penetrating injury）　指穿透体腔并伤及内脏器官的穿入伤。凡穿透各种体腔（脑膜腔、脊髓膜腔、胸膜腔、腹膜腔和关节腔等）造成内脏器官损伤者均称为穿透伤，反之称为非穿透伤。

4）非穿透伤（nonpenetrating wound）　指仅有入口而无出口的损伤，多见于小弹片或钢珠致伤。

5）贯通伤（penetrating wound）　指既有入口又有出口的损伤，多见于能量大的枪弹致伤。

6）穿通伤　属穿透伤的一种，指某一器官本身出现既有入口又有出口的损伤，一般致伤物仍停留在体内。如投射物穿透腹腔，造成肠管有入口又有出口的损伤，但投射物仍停留在腹腔内，未造成体表的出口。

（2）常见开放性损伤

1）擦伤（abrasion）　指致伤物与皮肤表面发生切线方向摩擦导致的皮肤浅表损伤。通常仅有表皮剥脱，少许出血点和渗血，继而可出现轻度炎症。

2）撕裂伤（laceration）　指钝性暴力作用于体表，造成皮肤和皮下组织撕开和断裂的损伤。此类伤口形态各异，可呈瓣状、线状或星状。皮肤片状撕脱伤指皮肤部分完全游离；皮肤袖套状撕脱伤指撕脱的皮肤呈袖套状，见于上肢和下肢。两者均可有肌肉、肌腱甚至大血管、神经等深部组织的损伤。

3）切伤和砍伤（cut wounds and incised wound）　切伤为锐利物体（如刀刃）切开体表所致，其创缘较整齐，伤口大小及深浅不一，严重者其深部血管、神经或肌肉可被切断。砍伤与切伤相似，但刃器较重（如斧）或作用力较大，故伤口多较深，并常伤及骨组织。

4）刺伤（puncture wound）　刺刀、竹签、铁钉等尖细物体猛力插入所致的损伤。刺伤的伤口多较小而深，有时可伤及内脏器官。此类伤口易并发感染，尤其是厌氧菌感染。

2. 闭合性创伤

（1）挫伤（contusion）　最为常见，系钝性暴力（如枪托、石块）或重物打击所致的皮下软组织损伤。主要表现为伤部肿胀、皮下瘀血，有压痛，严重者可有肌纤维撕裂和深部血肿。致伤力为螺旋方向时所形成的挫伤称为捻挫伤，其损伤更为严重。

（2）扭伤（sprain）　指关节部位一侧受到过大的牵张力，相关的韧带超过其正常活动范围而造成的损伤。常伴有韧带纤维部分撕裂，并有出血、局部肿胀、青紫和活动障碍。

（3）震荡伤（concussion injury）　头部受钝性打击所致的暂时性意识丧失，无明显或仅有很轻微的脑组织形态变化。

(4)关节脱位和半脱位(luxation and subluxation)　指关节稳定结构受到损伤,使关节面失去正常的对合关系。通常肩关节稳定性较差,易发生脱位,而髋关节稳定性好,不易发生脱位。

(5)闭合性骨折(closed bone fracture)　强暴力作用于骨组织所产生的骨断裂。因致伤力和受力骨组织局部特性不同,骨折可表现出不同的形态和性质,如横断形、斜形或螺旋形,粉碎性、压缩性或嵌入性,完全性或不完全性,一处或多处等。骨折断端受肌肉牵拉后可发生位移,并可伤及肌肉和神经、血管。

(6)皮肤潜行性剥脱伤　指皮肤有不同程度的挫伤,但仅有较小的伤口或完全没有伤口,而损伤的皮下组织与深筋膜之间已形成潜在空腔,有的腔隙十分广泛,可伴有广泛的皮下血肿。多为机器绞轧、车轮碾轧所致。

(四)按致伤部位分类

涉及某一部位或系统多称"创伤",如胸部创伤、颅脑创伤等;具体描述某一器官或组织多称"损伤",如食管损伤、肝损伤;也可直接描述为"伤""挫伤"或"撕裂伤"等,如腹部伤、肺挫伤和十二指肠撕裂伤等。

1.部位伤　人体致伤部位的区分和划定与正常的解剖部位相同,即颅脑伤(craniocerebral injury)、颌面颈部伤(maxillofacial and cervical injury)、胸部伤(chest injury)、腹部伤(abdomen injury)、骨盆部伤(pelvis injury)、脊柱脊髓伤(spine and spinal cord injury)、上肢伤(upper extremity injury)、下肢伤(lower extremity injury),是临床上最常用的分类方法。

2.多发伤(multiple injury)　其定义目前未完全统一。一般指机体在单一机械致伤因子作用下,同时或相继遭受两个或两个以上解剖部位的损伤,其中至少有一处损伤可危及生命或肢体。

(五)结合致伤机制和损伤结果分类

1.钝性伤　主要包括战争中交通事故伤、坠落伤、冲击伤和故意伤害致伤。临床上钝性伤伤情变化大,致伤范围很广泛,多发伤、多部位伤常见,强调体腔完整,如胸膜、腹膜等无破裂,可伴内脏器官损伤。早期诊断困难,容易发生误诊或延误诊治,尤其是胸腹部钝性伤。

(1)交通事故伤　包括机动车撞击致伤、摩托车撞击致伤和步行被机动车撞击致伤等。按致伤机制分为被机动车直接撞击的原发性损伤和由于车内物体或人员间的撞击导致的继发性损伤。

(2)坠落伤　指站立时跌倒或从高处坠落致伤。损伤机制包括着地时直接撞击引起的直接损伤(以骨折为主)和在撞击后减速力引起的减速损伤(以内脏器官伤为主)等。

(3)冲击伤(blast injury)　指在冲击波作用下人体所产生的损伤。主要通过超压和动压致伤,主要影响因素包括压力峰值、正压作用时间和压力上升时间等。

(4)挤压伤(crush injury)　指肌肉丰富的肢体或躯干受到外部重物(如倒塌的工事或房屋)数小时的挤压或固定体位的自压(如全身麻醉手术患者)而造成的以肌肉伤为主的软组织损伤等。

2.穿透伤　主要包括火器伤、冷兵器伤、咬伤和其他刺伤,可导致机体组织的撕裂、断裂、毁损和挫伤等损伤。强调体腔穿透,如胸膜、腹膜破裂,常伴内脏器官损伤。临床上伤情紧急,多需紧急救治,如胸腹穿透伤应紧急剖胸、剖腹探查。但由于多数早期手术探查,且伤道有一定规律性,临床延误诊治较为少见。

(陈焕文　赵云平)

第二节　胸部应用解剖

一、概　述

(一)胸部的境界

胸部(chest,thorax)是躯干的上份,上方经胸廓上口与颈部相接,下方隔以膈肌和腹部相连,两侧移行为上肢。胸部的境界是:上界的前方为颈静脉切迹,向外为两侧的锁骨上缘直至肩峰,转向后至第 7 颈椎棘突;下界的前方为剑突,两侧沿肋弓至第 10 肋和第 11 肋的前端,以及第 12 肋,向后至第 12 胸椎棘突;胸部与上肢在体表的分界线是由肩峰分别向前、后至胸壁的连线。

(二)胸部的构成

胸壁以胸廓为支架,外面被覆肌肉、皮下组织和皮肤,内衬胸内筋膜。胸廓的肋间隙有肋间血管、肋间神经、肋间肌及肋间膜。胸壁围成胸腔,胸腔的左、右侧各有一个胸膜囊和肺,胸腔的中间即左、右侧胸膜囊和肺之间的区域为纵隔,纵隔内有心和心包,以及气管、食管、大血管、神经、胸导管、淋巴结群等器官。因此,呼吸系统和循环系统的主体部分均位于胸部,呼吸运动和心的搏动使胸部有节律地活动。

(三)胸部标志线

如图 1-1 所示。

1.**前正中线**　即胸骨中线,为通过胸骨正中的垂直线,其上端位于胸骨柄上缘的中点,向下通过剑突中央的垂直线。

2.**锁骨中线(左、右)**　为通过锁骨的肩峰端与胸骨端两者中点的垂直线,即通过锁骨中点向下的垂直线。

3.**腋前线(左、右)**　为通过腋窝前皱襞沿前侧胸壁向下的垂直线。

4.**腋后线(左、右)**　为通过腋窝后皱襞沿后侧胸壁向下的垂直线。

5.**腋中线(左、右)**　为自腋窝顶端于腋前线和腋后线之间向下的垂直线。

6.**肩胛线(左、右)**　为双臂下垂时通过肩胛下角与脊柱平行的垂直线。

7.**后正中线**　即脊柱中线,为通过椎骨棘突,或沿脊柱正中下行的垂直线。

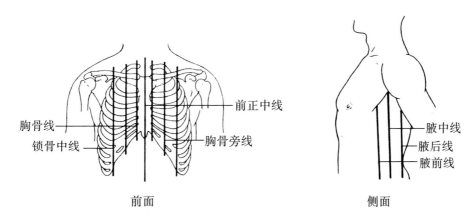

前面　　　　　　　　　　　　　　　　　　侧面

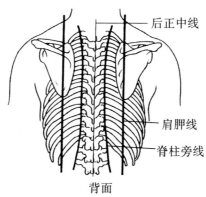

背面

图 1-1　胸部标志线

二、胸　廓

（一）胸廓的组成

胸廓（thoracic cage）近似前后稍扁的截顶圆锥形，上窄下宽（图1-2）。胸廓的前壁较短，由胸骨、肋软骨和肋骨前段构成；后壁较长，由脊柱胸段和肋骨后段构成；侧壁圆凸，由肋骨组成。胸廓有上、下两口。上口（thoracic inlet）呈肾形，前后径约5 cm，左右径约10 cm。上口由第1胸椎体上缘、第1肋和胸骨柄上缘围成，由后上向前下倾斜。成人胸廓上口前缘比后缘约低两个椎骨，后缘最高点在第1肋后端与第1胸椎横突相连处，前缘最低点为胸骨上缘的颈静脉切迹。胸廓上口是胸腔与颈部重要的交通要道，有大血管、气管、食管及神经等出入，相对开放。胸廓下口（thoracic outlet）则较宽阔，斜向后下，由第12胸椎体下缘，第12肋，第11肋，以及第10、9、8、7对肋软骨形成的肋弓和剑突围成。两侧肋弓在前正中线相接，形成向下开放的胸骨下角（infrasternal angle），角内夹有剑突。由于各结构不在同一平面，胸廓下口形态较特殊，左右横径大而前后矢径小。从侧面看，胸廓下口最低处在第10肋，相当于前后（矢状）径的中点处。膈紧密包绕穿经胸腹之间的各结构，将胸廓下口封闭，分隔胸腔和腹腔。

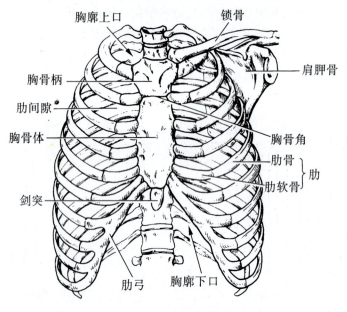

图1-2　胸廓前面观

（二）胸廓的形态差异

胸廓有3个径，即前后（矢状）径、左右（横）径和上下（垂直）径。成人胸廓左右径比前后径大1/4左右，左右径最大处在第9肋平面。胸廓的形态有明显的个体差异。新生儿呈桶状，前后径和左右径相近，而老年人胸廓长而扁。肥胖型个体的胸廓短而宽，瘦长型个体的胸廓则狭长。男性胸廓各径线长度较大，上部与下部直径变化大，即上小下大，胸廓上口的倾斜度较小，上部肋骨的活动度较小；而女性胸廓则相反，短而钝圆，胸骨短，胸腔容量小，上口倾斜度大，上位肋骨活动度也较大。佝偻病患者胸廓前后径大，胸骨明显突出形成"鸡胸"。如果胸骨向内凹陷，则为"漏斗胸"，妨碍心脏的舒张。有气喘及慢性支气管炎的老年患者，胸廓各径都增大，形成"桶状胸"。先天发育或后天疾病使脊柱曲度发生改变时，也可引起胸廓畸形。如脊柱后凸时，与凸部上方脊柱相连的肋及胸骨向下移位，使胸廓横径减小，矢状径增大，身体缩短；脊柱侧凸时，凹侧胸廓的肋间隙变窄，凸侧肋间隙增宽，胸廓丧失左右对称的形态。

（三）胸廓的活动

一个健康完整的胸廓,各肋骨的方向均大致倾向前下,每一肋骨的胸骨端均低于其脊柱端的平面。肋间肌活动,引起肋骨和胸骨的升降移位,使胸廓的矢状径和横径发生变化。一般来说胸廓的活动涉及椎肋关节的运动和肋的弹性。肋结节与胸椎横突构成的肋横突关节是每一个肋骨活动的支点。由于肋结节的位置靠近肋骨后端,肋体在肋结节前段的长度远较后段长,故肋骨后段的少量运动可使前段产生较大幅度的移动。肋的弹性主要取决于肋软骨的长度,尤其是具有较大弹性的肋弓。因此,胸廓不同部位活动幅度的大小与肋骨的长度、肋软骨的长度及肋骨倾斜度成正比。胸廓上部活动度较小,下部活动度较大。

（四）胸部骨性标志

在胸部前面中线上可摸到胸骨全长,胸骨上端是颈静脉切迹,在切迹的深面可摸到气管和气管软骨环。可用一个手指在气管表面上滚动触摸或用两个手指在颈静脉切迹内触摸气管来确定气管是否位于正中或偏离到一侧。胸骨角可在胸骨柄和胸骨体连接处触及,男性较女性明显。它与第2肋软骨内侧端和第4、5胸椎的连结相对应,可作为计数肋的一个重要标志。通过胸骨角的平面被称为胸横平面。该平面标志着上纵隔的下界,是主动脉弓与升主动脉相延续(在前方)以及主动脉弓延续为降主动脉(在后方)的部位。在胸骨下端可触及剑胸关节和剑突,从剑胸关节向外可触及肋缘。在肋缘后方可触及第11、12肋软骨的游离端。在胸部后面可触及胸椎棘突。在棘突的外侧可触及肋角。

（五）脊柱胸段

脊柱胸段(thoracic part of vertebral column)由12块胸椎、椎间盘及众多的韧带相连而成。胸椎(thoracic vertebrae)椎体呈心形,矢径较横径大,后缘较前缘高(图1-3)。胸椎椎体由上至下逐渐加大,第3胸椎的横径较小,第5、6、7胸椎椎体的左侧有主动脉经过,故椎体较扁平。胸椎椎体切面由纵行及横行的骨小梁构成。老年人骨质疏松,横行骨小梁常消失而纵行骨小梁明显,椎体可压缩成扁形或楔形。胸椎棘突细长,伸向后下,彼此叠掩。在12个棘突中,上4个排列接近颈椎,中间4个最为典型,几乎垂直向下,下4个则接近腰椎。胸椎椎孔呈圆形,其矢状径为14~15 mm,第11、12胸椎稍大。第1胸椎椎孔横径与第7颈椎相似,第2、3胸椎横径稍小,第4~10胸椎较恒定,为15~16 mm,第11、12胸椎又增大。胸椎椎孔相对较小是因为胸髓本身较其上、下方的颈膨大和腰骶膨大细小。由于椎管狭小,故其疾病易引起脊髓损伤。胸椎的关节突呈额状位,位于以椎体靠前侧为中心的弧度上,上关节突朝后外,下关节突朝前内,适合于相邻胸椎之间的旋转运动,但肋、肋软骨和胸骨与胸椎相连,使其活动范围受限,因而有利于保护胸腔内重要器官。

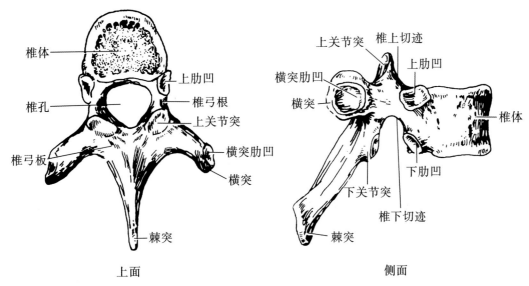

图1-3　胸椎

（六）肋

肋（rib）包括肋骨和肋软骨两部分。人体共有12对肋，第1~7肋借肋软骨与胸骨直接相连，称为真肋；第8~12肋不直接连接胸骨，称假肋；其中，第11、12肋前端游离，称浮肋。不同序数的肋骨在形态上有所差异，如第1~7肋骨长度逐渐增加，第8~12肋骨又逐渐变短。其中，第3~10肋骨形态相对一致，称为典型肋，而第1、2、11、12肋骨为非典型肋。典型肋骨弯曲呈弓形，有内、外两面和上、下两缘（图1-4）。弯曲度最大处为肋角（costal angle），距肋结节3~5 cm，位置表浅，容易摸到。非典型肋中，第1肋骨最短，有上、下两面和内、外两缘。

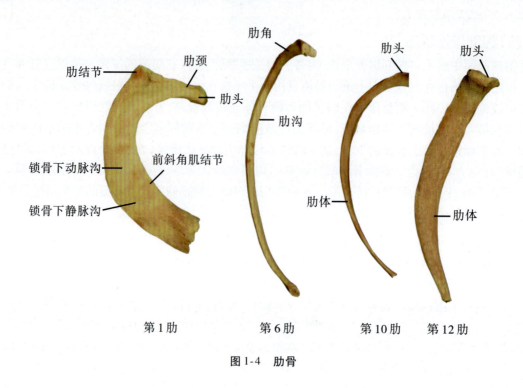

图1-4 肋骨

1. 肋软骨（costal cartilage） 位于肋骨的前端，富有弹性，使肋有一定的活动度。青年人肋软骨弹性大，可保护肋骨和胸骨不易骨折；老年人肋软骨常有表面钙化，使其弹性丧失而变脆。完全性钙化常见于第1肋软骨，其最早出现年龄男性为31岁，女性为36岁。非完全钙化在第2~11肋软骨均可见到，但出现率不同，出现率最高者为第5肋软骨，其次为第4、6肋软骨，第12肋软骨一般不钙化。非完全钙化多见于肋软骨边缘部，最早出现年龄为18岁。上、下位肋的肋软骨，连续地改变其长度和方向，其中第5~7肋软骨从相应的肋骨尖端伸向内下，再转向内上与胸骨相接，长而易弯曲，在肋的运动中是活动度最大者。第7~10肋软骨的融合部共同构成肋弓。

2. 肋骨的数目 可由于颈肋或腰肋的存在而增加，也可由于第12肋骨缺如而减少。颈肋的存在，多不引起任何症状，但当它压迫锁骨下动脉和臂丛下干时，就会产生前臂与手内侧份疼痛、手部小肌肉萎缩、上肢血液循环不良等临床症状。腰肋的出现率较颈肋高，从下向上计数肋骨时，可造成计数错误。

3. 肋骨与肋软骨的血液供应 其表面有骨膜覆盖，骨膜有丰富的血管，供给肋骨和肋软骨营养，且自身有较强的再生能力。切除肋骨或肋软骨后，保留骨膜，可由骨膜再生肋骨或肋软骨。肋和肋骨膜的血供来源于肋间后动脉和肋间前动脉（图1-5）。肋间后动脉起自胸主动脉，是肋最主要的血供来源，其起始处外径平均为2.3 mm，伴行静脉外径平均为3.5 mm。肋间后动脉沿途发出许多管径细小的营养支入肋，故临床上做肋骨或肋骨膜移植时，常直接以肋间后动脉为蒂。肋骨移植常用于修复下颌骨缺损。肋软骨移植常切取第6、7、8肋软骨的一部分。由于软骨本身没有血管和淋巴管，其营养依赖于软骨膜内毛细血管的供应，所以吻合血管的肋软骨移植，常保留前面的肋软骨骨膜在原位，将肋软骨连同后面的软骨膜及血管同时取出。血管蒂宜选取胸廓内血管束或膈肌血管束。

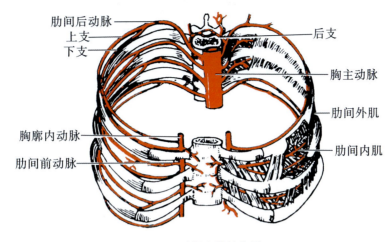

图 1-5　肋间血管的位置

4.肋骨骨折部位与胸壁结构及外力作用的关系　从受力方向看,直接暴力可使肋骨受撞击部位发生断端向内的骨折,甚至刺破胸膜和肺,造成血胸和气胸;而间接暴力,如胸廓前后方受挤压,易导致肋骨中部断端向外的骨折。从肋骨的长度与胸廓的关系来看,第 1～3 肋由于受到锁骨、肩胛骨和肌肉的保护,第 11、12 肋前端游离,故很少发生骨折;而第 4～10 肋是胸廓最突出的部分,其前、后端分别借肋软骨和胸肋关节与胸骨和脊柱相连,容易受到外力打击而发生骨折。从肋骨形态看,肋角处的弯曲度大,容易骨折。另外,肋骨与肋软骨结合处,由于两种不同密度的组织对外力的传导不一致,也是骨折易发生的部位。

三、胸部血管与神经

胸壁软组织可按临床应用分为浅、中、深 3 层,各层的结构、厚薄、大小等因部位不同而有很大差异(图 1-6)。

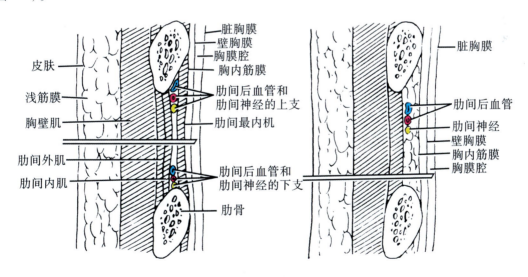

图 1-6　胸壁层次结构及胸膜腔穿刺部位

(一)浅层结构

1.皮肤　胸部前面及两侧的皮肤较薄,尤以腋窝、胸骨浅面、锁骨下部及乳头区等处最薄。胸部后面正中部分及肩胛区的皮肤最厚。胸前部皮肤面积大,颜色、质地与颌面部接近,可用于颌面部创伤的修复。胸部许多区域的皮肤都可找到特定的皮动脉,制成带血管蒂的皮瓣。胸前、后部正中线上皮肤的活动度最小。胸后上部皮肤含有许多较大的皮脂腺,易因腺管堵塞而发生皮脂腺囊肿。

2.浅筋膜 胸部浅筋膜(superficial fascia)的发育与坚韧程度,因营养状况、性别、年龄及部位不同而差异较大。胸部前外侧面的浅筋膜含脂肪较多,胸骨区的浅筋膜含脂肪较少。女性胸部前面的浅筋膜分两层包绕乳腺(mammary gland)。肩胛区及脊柱旁的浅筋膜特别坚韧,后正中线上的浅筋膜几乎不含脂肪,紧密固定于棘上韧带。在浅筋膜内含有皮神经、浅血管及淋巴管等(图1-7)。

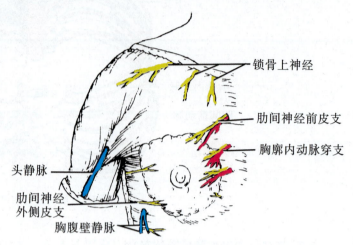

图1-7 胸前外侧壁浅层结构

(1)皮神经的分布 胸骨区皮肤有肋间神经(intercostal nerve)前支分布,胸骨柄区及邻近部位有颈前皮神经的分支分布,锁骨下部第2肋平面以上有锁骨上神经(supraclavicular nerve)末支分布。胸部前面及侧面第2肋以下有第2~11肋间神经前支分布(图1-8)。皮神经(cutaneous nerve)的分布有节段性重叠支配的特点。由于锁骨上神经发自C_3、C_4,所以脊髓C_4~T_2之间任何一处病变,在胸前上部所查到的感觉障碍区皆相同,不能依此决定病变平面,须仔细检查背部及上肢。胸部后面有第3~11肋间神经后支分布。因此,脊髓(spinal cord)在胸部皮肤的节段分布是:锁骨下部为C_4,胸部前面为T_2~T_7,胸骨区仅为T_2~T_6,胸部后面为T_2~T_3。

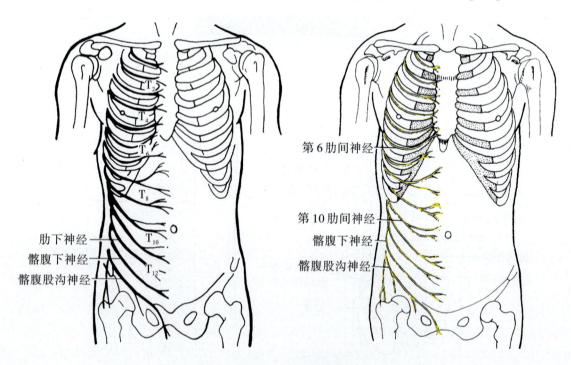

图1-8 肋间神经在胸腹壁的分布

(2)胸壁浅血管 胸前部浅动脉主要有胸廓内动脉的穿支、肋间后动脉和腋动脉的分支等。胸壁浅静脉(superficial vein)在浅筋膜中形成稠密的网状。胸前部浅静脉直接或通过与肋间前静脉的交通支汇入胸廓内静脉(internal thoracic vein);胸前下部的浅静脉通过腹壁上部的静脉汇入胸廓内静脉;胸前上部的浅静脉汇入颈前静脉或颈静脉弓,或汇入颈阔肌外面的浅静脉;胸壁外侧的浅静脉汇入胸外侧静脉(lateral thoracic vein),再进入腋静脉;上外侧浅静脉与上肢浅静脉之间有丰富的吻合。胸壁的浅静脉网中有一条较长的胸腹壁静脉,连接腹前壁上部的浅静脉与腋窝的胸外侧静脉,而腹壁的浅静脉经脐部通过肝圆韧带中的附脐静脉与门静脉交通。因此,胸腹壁静脉构成上、下腔静脉之间与门、腔静脉之间的重要侧支吻合。当门脉高压时,血液可取道胸腹壁静脉经上腔静脉回心。胸腹壁静脉中的静脉瓣,在上部向上,在下部则向下。因门静脉或下腔静脉梗阻而使胸腹壁静脉扩大时,静脉瓣可闭锁不全。

(3)胸壁浅层淋巴回流　胸壁的浅淋巴管主要汇入腋淋巴结。背阔肌与斜方肌浅面的淋巴管汇集成10~12条淋巴管,汇入腋淋巴结肩胛下群。胸大肌与前锯肌浅面的淋巴管汇入腋淋巴结胸肌群。胸骨附近的淋巴管汇入胸骨旁淋巴结,且两侧淋巴管在胸骨前面跨过正中线相交通。胸前上部有少数淋巴管向上跨过锁骨,汇入锁骨上淋巴结(图1-9)。

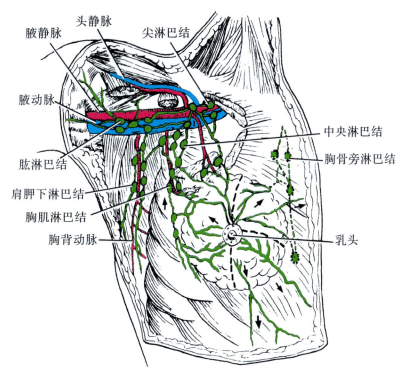

图 1-9　胸壁浅层淋巴结

3. 深筋膜　胸部深筋膜没有肢体部位的深筋膜明显,位于浅筋膜深面、胸廓外肌层的表面。胸部深筋膜在不同部位可形成或延续为特殊的有临床意义的结构,如锁骨下肌表面的深筋膜延续至喙突、胸小肌上缘,形成了锁胸筋膜(图1-10);胸大肌、胸小肌表面的筋膜在其下缘融合至腋窝底,形成了腋筋膜(axillary fascia)。

4. 胸廓外肌层　胸廓外肌层的肌肉,前面有胸大肌、胸小肌,前下部有腹直肌、腹外斜肌、腹内斜肌和腹横肌,前上部有胸锁乳突肌、胸骨舌骨肌及胸骨甲状肌等,后面有背阔肌、斜方肌、菱形肌、大圆肌、小圆肌、前锯肌、下后锯肌和竖脊肌等。这些肌肉各自的形态、大小、所处位置、肌纤维方向及作用各不相同。大部分肌肉起点范围大,止点范围小,呈扇形,位置表浅,血供来源多,可分别裁制成肌瓣或肌皮瓣(图1-11、图1-12)。

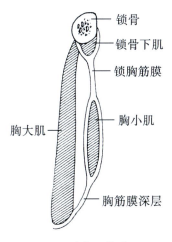

图 1-10　胸部深筋膜

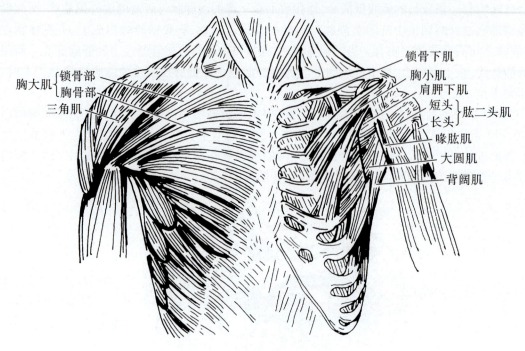

图 1-11 胸肌及上肢肌

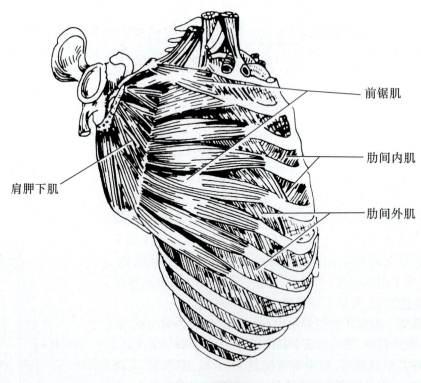

图 1-12 前锯肌

5. 胸壁浅部的动脉及神经

（1）**胸肩峰动脉** 胸肩峰动脉（thoracoacromial artery）为腋动脉第 2 段的分支，经胸小肌上缘上方穿过胸锁筋膜，发出胸肌支，供应胸小肌，再进入胸大肌后面（图 1-13）。

（2）**胸外侧动脉** 胸外侧动脉（lateral thoracic artery）为腋动脉第 2 段的分支，向下绕经胸小肌的下缘,分支供应胸小肌、胸大肌及胸壁前外侧的组织,与胸肩峰动脉及肋间后动脉外侧皮支之间有吻合。

（3）肩胛下动脉 肩胛下动脉（subscapular artery）发自腋动脉第3段,通过腋窝下行,发出旋肩胛动脉后成为胸背动脉,在背阔肌前缘深面下行,供应邻近结构。

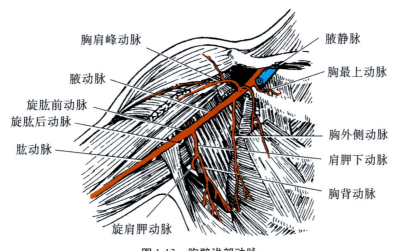

图 1-13 胸壁浅部动脉

（4）颈横动脉 颈横动脉（transverse cervical artery）分出的降支沿肩胛骨内侧缘下降,位于菱形肌与上后锯肌之间。

（5）胸内、外侧神经 胸内侧神经（medial thoracic nerve）起自臂丛内侧束,绕胸小肌下缘,分支供应胸大肌和胸小肌。胸外侧神经（lateral thoracic nerve）起自臂丛外侧束,绕胸小肌上缘穿过锁胸筋膜,分支供应胸小肌及胸大肌。两神经有时分支穿过胸小肌。

（6）胸长神经 胸长神经（long thoracic nerve）在腋窝内侧壁的前锯肌表面下降,位于菱形肌与上后锯肌之间。

6.胸壁的结缔组织间隙 胸壁的筋膜与肌肉之间形成一些结缔组织间隙（space）,在创伤积血或炎症积脓方面具有一定的重要性。在胸前上部,胸大肌深面与锁胸筋膜间含有一层脂肪结缔组织,形成一间隙,上部特别显著,上界达锁骨,下界达胸大肌下缘。在锁胸筋膜与胸廓之间也含有一些结缔组织,形成另一间隙,且在锁骨胸小肌三角内特别明显,即为腋窝尖部。此两间隙借穿过锁胸筋膜的头静脉与胸肩峰血管周围的结缔组织相通。此类间隙中最常发生炎症积脓的部位为胸大肌深面间隙。在锁胸筋膜深面间隙有积脓时,因与肋间隙直接接触而易于引起胸膜炎,并可能沿腋窝的血管、神经蔓延到颈部、上臂或胸后部。胸前下部,前锯肌内面筋膜与覆盖胸廓本部的筋膜之间含有少量脂肪结缔组织,形成一间隙,向后延伸为前肩胛前间隙。在腹直肌起点部的后方有另一间隙,向下通达腹直肌与肌鞘后层间的间隙,患化脓性软骨炎及软骨骨膜炎时脓液皆可进入腹直肌鞘。在胸后上部,斜方肌与菱形肌之间形成一结缔组织间隙,向上延伸到项部。在肩胛下肌与前锯肌之间有后肩胛前间隙,含有较多的脂肪结缔组织,向前与腋窝相延续。在菱形肌的深面还有另一结缔组织间隙。在胸后下部,背阔肌与深面的前锯肌及胸廓本部之间,含有一层疏松结缔组织,形成一个广大的间隙,向前通向腋窝。

（二）中层结构

中层结构包括位于肋间隙（intercostal space）中的肋间肌、血管和神经。

1.肋间肌与肋间膜 每一肋间隙有3层肌及其延续的腱膜,肌与腱膜附着于肋骨上下缘的骨膜。肋骨的上下缘由于有肌附着,骨折时不易移位,骨折后愈合也较快。手术中需切除肋骨时,沿肌肉附着方向剥离骨膜,肋上缘由后向前剥离,肋下缘由前向后剥离,这样操作较为容易,且不致撕裂肌纹。

在肋间隙中,由浅至深可分3层:第1层是肋间外肌（intercostales externi）,肌纤维由上位肋骨的下缘斜行向下前,至下位肋骨的上缘,这层肌由肋结节稍外侧延伸至肋软骨,移行为肋间外膜(external intercostal membrane),直达胸骨边缘。第2层为肋间内肌(intercostales interni),肌纤维在上位肋骨的下缘与下位肋骨的上缘之间伸向下后,由胸骨外侧缘一直抵达肋角的外侧,续为肋间内膜(internal intercostal membrane),向内附着于肋结节及邻近的胸椎(图1-14)。第3层即最深层肌,包括肋间最内肌(intercostales intimi)、肋下肌(subcostale)、胸横肌(transversus thoracis)和它们的筋膜,三者共同形成一个不甚完整的层次。

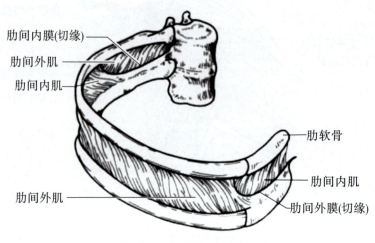

图1-14 肋间肌与肋间隙

2. 肋间血管和神经 肋间动脉(intercostal artery)包括肋间前动脉(anterior intercostal artery)和肋间后动脉(posterior intercostal artery)。肋间前动脉来自胸廓内动脉(internal thoracic artery)或肌膈动脉(musculophrenic artery),每一肋间隙内各有2支。肋间后动脉直接起自胸主动脉,每一肋间隙有1支,在肋角之前分成上下2支,分别于上位肋骨的下缘和下位肋骨的上缘走行。肋间静脉与同名动脉伴行,肋间前静脉注入胸廓内静脉,肋间后静脉直接注入奇静脉系统。肋间神经与肋间血管伴行于肋间内肌与肋间最内肌之间(图1-15、图1-16)。

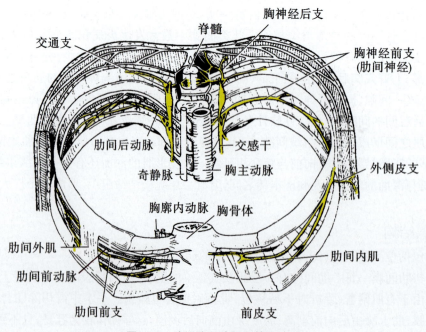

图1-15 肋间隙和肋间血管及神经

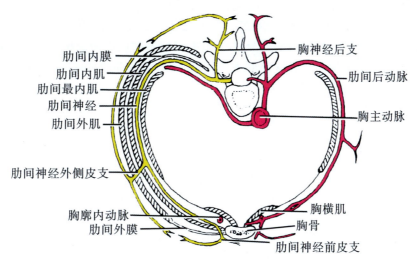

图 1-16　肋间神经和动脉的分支模式

　　肋间神经为胸神经前支,在肋角后方的一段走在两肋的中间,位于动脉的上方;至肋角以前则转位到动脉下方,走在肋沟(costal groove)中,神经沿途分的肌支至邻近的肌肉,分出皮支至前侧及背部皮肤。第 1 对肋间神经很小,不分支到皮肤,参与臂丛。第 2 对肋间神经有分支分布于上臂内侧,称为肋间臂神经(intercostobrachial nerve),伤后可产生上臂内侧麻木,胸部疾病或肺癌累及第 2 肋间隙后端时也会出现上臂内侧麻木症状。下 6 对肋间神经末梢分布于腹壁,称为胸腹神经,并有分支分布到膈肌外缘,所以肋间神经损伤可出现胸痛,而下部肋间神经损伤则可有腹痛或腹壁肌麻痹。肋间血管、神经束靠近肋沟走行,静脉在上,动脉居中,神经在下(图 1-17)。在腋中线以前及肋角以后,肋间血管、神经均暴露在肋间隙中,仅在肋角到腋中线间的一段位于沟内。因此,在进行胸腔穿刺时,最好于中间的一段沿下一肋上缘进针,以免刺伤主要的血管、神经。如果在腋中线以前做胸腔穿刺,即应在两肋间的中点进针。当进行肋间神经阻滞麻醉时,可在腋中线上沿肋骨下缘进针,略超过肋骨下缘时注射麻醉药,多能取得满意效果。

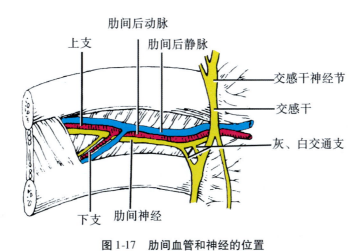

图 1-17　肋间血管和神经的位置

(三)深层结构

　　深层结构包括胸廓内血管、胸横肌、胸内筋膜和胸膜壁层。

　　胸廓内动脉起自锁骨下动脉第 1 段,有时也起自锁骨下动脉第 2、3 段或甲状颈干等。胸廓内动脉沿胸骨两侧,紧贴胸前壁第 1~6 肋软骨后面下行,与胸骨外侧缘平均相距 12~15 mm。在第 6 肋软骨平面附近,动脉分为腹壁上动脉和肌膈动脉两个终支。胸廓内动脉长约 19 cm,起始部外径 2.6~

2.8 mm,第2肋间隙平面外径2.5～2.7 mm,第4肋间隙平面外径2.0～2.4 mm。胸廓内动脉在第3、4肋间平面以下部分与胸膜壁层间隔有胸横肌。在该区自外向内分离胸廓内动脉时,由于胸横肌的保护,不易损伤胸膜和心包壁层;而由内向外分离动脉时,可以胸横肌作为层次标志,需切开胸横肌后才能暴露血管。胸廓内动脉上段与壁胸膜之间无胸横肌,仅有胸内筋膜相隔,手术分离动脉时,需注意避免损伤胸膜。由于第2、3肋间隙前端较宽,于此处结扎胸廓内血管较方便。在胸骨旁做心包穿刺时,应紧靠胸骨边缘进针,避免损伤此血管。胸廓内静脉每侧有两条,与动脉伴行,常在动脉上段合成一支,左侧注入左头臂静脉,右侧注入右头臂静脉或上腔静脉与头臂静脉交角处。

胸横肌是腹横肌向上的延续,起自胸骨剑突和胸骨体下份后面,肌纤维呈扇形散开,向上止于第2～6肋软骨内面和下缘。此肌可降肋,助呼气,由肋间神经支配。

胸内筋膜(endothoracic fascia)是在胸廓和肋间肌内面与壁胸膜之间的一层结缔组织,位于肋间最内肌、胸横肌、肋骨及肋软骨的内面,以及胸椎椎体的前面。胸内筋膜在不同的部位厚薄不一:位于脊柱两侧的较厚,临床上可经此剥离壁胸膜,施行后纵隔手术或进行胸膜外人工气胸;向前在胸廓两侧,此层较薄且疏松,肺切除术中,如果脏、壁胸膜两层粘连严重,则可分离壁胸膜与胸内筋膜,将肺连同壁胸膜一并切除;胸内筋膜至肋软骨部,发育较差,在膈上面消失,使膈胸膜与膈紧贴,故膈损伤极易合并膈胸膜损伤;高于胸廓上口水平的胸内筋膜称为胸顶胸膜,明显增厚,并含有少量肌纤维,使膜紧张而坚韧,呈穹隆状张于胸膜顶的上方、第1肋内缘与第7颈椎横突之间,对胸膜顶有固定和保护作用。

四、胸腔、胸膜与胸膜腔

(一)胸腔

胸腔(thoracic cavity)是由胸壁和膈所围成的腔隙。其上界为胸廓上口,并借此口与颈部相接;下界为膈,借膈与腹腔分开。胸腔中部有纵隔,纵隔的两侧有肺和胸膜腔。

(二)胸膜

胸膜(pleura)是衬覆在胸壁内面、膈上面、纵隔侧面及肺表面的一层薄而光滑的浆膜,可分为壁胸膜和脏胸膜,能分泌和吸收浆液(图1-18)。

1.脏胸膜 脏胸膜(visceral pleura)是覆盖在肺表面的部分,与肺实质紧密结合,并深入肺叶间裂内。

2.壁胸膜 壁胸膜(parietal pleura)是覆盖在胸壁内面、纵隔两侧及膈上面的胸膜部分。

(三)胸膜腔

胸膜腔(pleural cavity)是脏胸膜与壁胸膜在肺根部相互移行而围成左、右两个互不相通的密闭腔隙(图1-18)。腔内呈负压,仅有少量浆液,可减少呼吸时两层胸膜间的摩擦。由于胸膜腔内负压和浆液的吸附作用,脏、壁胸膜紧密贴附在一起,所以胸膜腔实际上是两个潜在性的间隙。胸膜腔的存在,使肺可随胸廓和膈的运动而扩张和收缩,完成对气体的呼吸。胸膜炎、气胸或胸水都可影响肺的呼吸功能。

(四)壁胸膜的分部及胸膜隐窝

1.壁胸膜的分部 壁胸膜按其覆盖部位不同可分为4部分。

(1)膈胸膜 覆盖在膈上面,与膈紧密结合,不易剥离。

(2)肋胸膜 衬贴于肋与肋间肌的内面,由于肋胸膜与肋和肋间肌之间有胸内筋膜存在,故较易剥离。

(3)纵隔胸膜 覆盖在纵隔两侧面,其中部向外侧包被肺根,与脏胸膜相连续。此连续部在肺根下方前、后层胸膜相贴形成冠状位的皱襞状结构,称为肺韧带,对肺起固定作用,也是肺手术时的标志性结构。

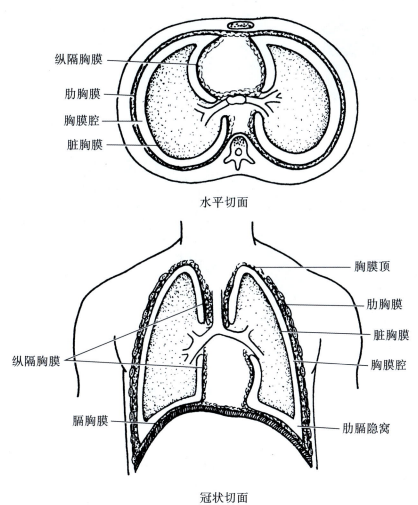

纵隔胸膜
肋胸膜
胸膜腔
脏胸膜

水平切面

胸膜顶
肋胸膜
脏胸膜
胸膜腔

纵隔胸膜

膈胸膜
肋膈隐窝

冠状切面

图 1-18 胸膜与胸膜腔

（4）胸膜顶 是肋胸膜和纵隔胸膜向上延续的移行部,突出于胸廓上口,到颈根部,覆盖于肺尖上方,与肺尖一致。

2.胸膜隐窝 在壁胸膜各部相互转折处,相邻的壁胸膜间形成潜在间隙,即使在深吸气时肺缘也不会伸入其内,胸膜腔的这些间隙称为胸膜隐窝(pleural recess;也称胸膜窦)。胸膜隐窝中最大、最重要的一对是位于左、右侧肋胸膜和膈胸膜转折处的半环形间隙,称为肋膈隐窝(肋膈窦)。坐位和直立时,它是胸膜腔的最低点,胸膜腔积液首先聚积于此,是胸膜腔穿刺术常选的部位。此外,左侧胸膜腔在相当于心切迹处,肋胸膜与纵隔胸膜转折处还形成肋纵隔隐窝。

五、气管与主支气管

（一）气管

气管(trachea)位于食管前方,喉与气管杈之间。上端起于环状软骨下缘,经颈部正中下行入胸腔。于胸骨角平面分为左、右主支气管,分叉处称为气管杈(bifurcation of trachea)。气管杈的底壁形成一个向上凸出的半月形的纵嵴,称为气管隆嵴(carina of trachea),是支气管镜检查的定位标志。根据气管的行程与位置,可将其分为颈部和胸部。

气管由 14~17 个"C"形气管软骨环和其间的环状韧带构成(图 1-19)。气管软骨后壁的缺口由气管的平滑肌和弹性纤维组成膜壁封闭。临床上抢救急性喉阻塞患者,气管切开术通常在第 3~5 气管软骨环处沿正中线切开气管前壁,建立通气口。

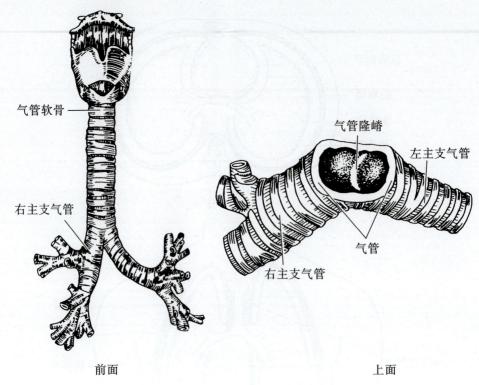

图 1-19 气管与主支气管

（二）主支气管

主支气管（principal bronchus）是气管的第一级分支，左右各一。左右主支气管之间形成一个约60°的夹角。

1. **左主支气管** 长 4.5～5.2 cm，细而长，走行倾斜，与气管中线延长线之间的夹角为35°～40°。

2. **右主支气管** 长 1.9～2.6 cm，粗而短，走行垂直，与气管中线延长线之间的夹角为22°～25°。加上气管隆嵴偏左、右肺通气量较大等因素，经由气管坠入的异物多进入右主支气管。

六、肺

肺（lung）为气体交换器官，同时也具有内分泌功能。正常状态下的肺，质柔软，富有弹性，含有大量空气，呈海绵状。相对密度为 0.35～0.75，能浮于水面。肺表面覆盖脏胸膜，湿润光亮，可以透见肺小叶的轮廓呈多边形小区。脏胸膜构成肺的一部分，不能作为一层剥离。肺在胸腔内只在肺根及肺韧带处与纵隔相连，其他部分皆游离，但在患胸膜炎后，可在脏、壁两层胸膜间产生粘连。肺的体积随呼吸而改变，完整的胸膜腔内的负压环境，使肺处于膨胀状态。如果胸膜腔的完整性受到破坏，大气压力可使肺回缩至原体积的1/3 左右。病态的含有大量液体的肺，相对密度也将增大，会沉至水底。肺的颜色随年龄及生活的周围环境而改变：胎儿肺几乎呈红色；幼儿肺为淡红色；年龄增长之后，空气中的尘埃、炭末等颗粒吸入并沉移于肺内，可使肺变为暗红色、深灰色或有黑色斑点；吸烟者和生活在烟尘浓密环境里的人，部分肺可呈棕黑色或全部肺呈黑色。

（一）肺的形态、位置和结构

1. **肺的外形与位置** 肺位于胸腔内，纵隔的两侧，左右各一。右肺因膈下有肝，左肺因心偏左，故右肺较短而宽，左肺较窄而长，右肺的体积较左肺大，左右肺体积之比男性约10：9，女性约8：7。肺的外形与胸廓内面的形态相适应，肺表面有相邻器官的压迹，这些压迹在经过防腐固定的尸体原位肺更为明显。肺呈纵向切开的半圆锥形，有一个尖细的肺尖和宽阔的肺底。肺的 3 个面分别以其所邻

接的部位命名为肋面、内侧面和膈面,肺的 3 个缘则按其位置分别命名为前缘、后缘和下缘。肺尖
(apex of lung)在锁骨内侧 1/3 段的后方,突向上 2 ~ 3 cm,经胸廓上口伸至颈根部,最高点可抵达第 7
颈椎横突平面。肺尖前邻锁骨下动脉及其分支、前斜角肌、锁骨下静脉、膈神经,左侧有胸导管跨过。
后邻交感干、第 1 胸神经和最上肋间动脉。外侧与中斜角肌毗邻,内侧毗邻在右肺尖为头臂干、右头
臂静脉和气管,左肺尖为左锁骨下动脉和左头臂静脉。颈根部创伤和这个部位的手术,有伤及胸膜顶
和肺尖的危险。肺底(base of lung)即膈面(diaphragmatic surface),位于膈顶上方,形凹陷,与突向胸腔
的穹隆形膈顶相适应,右肺底隔膈肌与肝右叶的上面相邻,左肺底隔膈肌与肝左叶上面、胃底、脾相
邻。内侧面稍凹,可分为前、后两部分,前部与纵隔相接触,为纵隔部(mediastinal part),毗邻心,形成
心压迹(cardiac impression);后部与脊柱胸段相邻,为脊柱部(vertebral part)。前部中份心压迹的后方
是肺门(hilum of lung),连接于纵隔与肺之间的主支气管和肺血管、神经、淋巴管等结构,组成肺根,通
过肺门出入肺,肺门下方有由纵隔胸膜转折至脏胸膜所形成的肺韧带(pulmonary ligament)(图 1-20)。
肋面(costal surface)外凸,与胸廓的前、后、侧壁的内面相接触,紧贴肋和肋间隙内衬的壁胸膜。前缘
(anterior border)薄锐,是肋面与内侧面纵隔部在前方的分界线,位于胸骨体与心包之间,右肺前缘近
于垂直,左肺前缘下份有心切迹(cardiac notch),心切迹下方向内下突出的部分为左肺小舌(lingula of
left lung)。后缘(posterior border)钝圆,位于胸段脊柱两侧的椎旁沟内,此缘为肋面与内侧面纵隔部在
后方的分界线。下缘(inferior border)是肋面、内侧面纵隔部与膈面之间的分界线,其中肋面与膈面之
间的部分薄锐,内侧面纵隔部与膈面之间的部分较钝。下缘的位置最低,呼吸时可上下移动,深吸气
时伸入胸膜腔的肋膈窦。

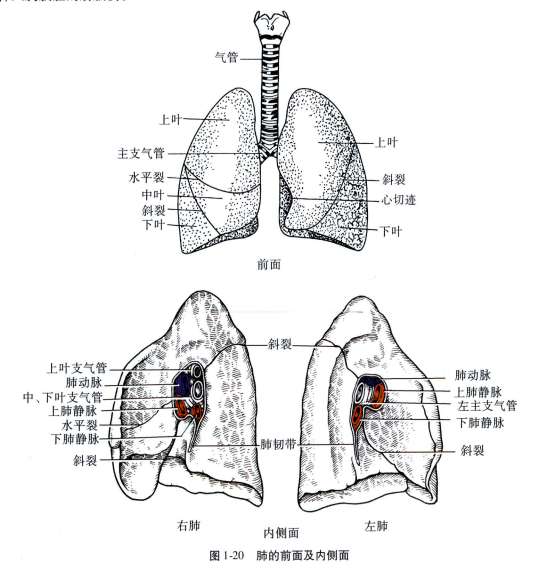

图 1-20　肺的前面及内侧面

2. 肺门与肺根 纵隔面中间有一凹陷,称肺门(hilum of lung)。分布于肺门的支气管、肺动脉、肺静脉、支气管动脉、支气管静脉、淋巴管及神经等结构,被结缔组织包绕,构成肺根(root of lung, radix of lung)。临床工作中,有时将肺门称为第 1 肺门,将肺叶支气管和肺血管等叶支出入各肺叶处称为第 2 肺门或肺叶门。

右肺门在胸前壁第 3 肋及其上下相邻肋间隙深面。左肺门在胸前壁第 2 肋间隙和第 3 肋深面。肺门上缘的投影平面,在胸前壁为胸骨角下方,胸后壁在第 4 ~ 6 胸椎棘突平面、后正中线与肩胛线之间。右肺门平均上下长 67 mm,前后宽 33 mm,奇静脉弓是其上界标志,右上肺静脉与右肺动脉交叉处是它的中点;左肺门平均上下长 61 mm,前后宽 31 mm,主动脉弓是其上界标志,主支气管上缘与左肺动脉交界是它的中点。左肺门上界略高于右肺门。

成人肺根长约 10 mm,中部宽度 30 ~ 76 mm。其外侧份被胸膜的壁、脏层转折部包绕,为纵隔段;内侧份位于心包内,为心包段。成人肺根内各组成结构之间,有大量疏松结缔组织填充,儿童则几乎没有或仅有很少的疏松结缔组织填充。肺根内有疏松结缔组织,可在此处行局部浸润麻醉。肺根前面与胸骨后面相距左侧为 70 ~ 90 mm,右侧为 90 ~ 100 mm;肺根后面与胸椎体前面相距左侧为 60 ~ 100 mm,右侧为 50 mm,与胸廓后壁的真正距离则更大。肺根的体表投影位置,在胸前壁相当于第 3 ~ 5 肋软骨处,在胸后壁相当于第 5 ~ 7 胸椎。右肺根的位置较偏右侧,故手术时由后方入路较易暴露。左肺根前方有左膈神经、心包膈血管与肺前丛,上方有主动脉弓跨过,后方有胸主动脉和左迷走神经与肺后丛。右肺根前方为上腔静脉、右心房和心包,紧贴上腔静脉右缘有右膈神经和心包膈血管与肺前丛,上方有奇静脉弓跨越,后方有奇静脉、右迷走神经与肺后丛。两侧肺根均与大血管和神经干密切相邻,手术中处理肺根时,右侧需注意保护上腔静脉和奇静脉弓,左侧需注意保护主动脉弓和胸主动脉,同时要避免刺激和损伤肺根前面的膈神经和后面的迷走神经。组成肺根的三大主要结构为主支气管、肺动脉和肺静脉。相互间的位置关系及心包包绕关系如下:在肺根的心包段,主支气管及肺动脉均位于上部,而肺动脉又在主支气管前方,肺静脉位于下部,其中上肺静脉在肺动脉后下,下肺静脉位于最下方。由于心包段的范围甚小,在左侧,心包仅覆盖左上、下肺静脉的前、侧壁,包绕左肺动脉起始部周径的前半;在右侧,心包仅有很小的部位居于心包内上腔静脉后方的隐窝中。在肺根的纵隔段,右侧者上肺静脉位于前上,肺动脉略呈水平位居后上,主支气管及上叶支气管位于肺动脉后上方,下肺静脉在上肺静脉及主支气管下方;左侧者上肺静脉位于前方,主支气管在其后方,肺动脉则位于主支气管和上肺静脉两者的上方,下肺静脉在主支气管下方(图 1-21)。

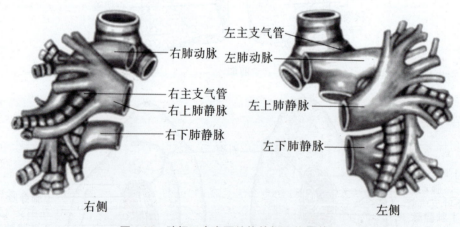

图 1-21 肺根三大主要结构的相互位置关系

影像学所叙述的肺门与解剖学所叙述的肺门含义有所不同。X 射线影像学中的肺门是指组成肺根的肺动脉、肺静脉、支气管、淋巴结和神经等及其周围的结缔组织,与肺门(第 1 肺门)和肺叶门(第 2 肺门)之间的影像。其中肺动脉和肺静脉是肺门影像的主要成分,尤以肺动脉为主。肺动脉干的左缘参与构成心左缘影像,于左主支气管前面分为左、右肺动脉。右肺动脉经气管杈前面向右行,先发右上肺动脉支,本干下行改称叶间干,进入右肺门。右肺动脉全长及右上肺动脉的大部分位于纵隔内,周围没有肺组织形成自然对比,不能显示,因此右肺门上部正位影像是由右上肺动脉的肺内分支、右下肺动脉的返行支与右上肺静脉干及其属支形成的,由此发出分支行向肺野上方及外上方。右肺门下部正位影像则由下肺动脉及其分支形成。左肺动脉跨越左主支气管向后,再从后面绕过左上叶支气管,形成一个向上的弓形部,称为左肺动脉弓,为左肺门上部正位影像的主要部分。左肺动脉进入斜裂发出舌段动脉,参与构成上部影像,本干下行延续为左肺下动脉,发出分支构成左肺门下部影像。左肺门影像较右肺门影像的变异多,其原因有二:一是左肺动脉弓或大或小,二是左肺下动脉或长或短。

　　肺门 CT 影像所包括的解剖结构与 X 射线影像肺门相当,在右肺门上部右肺上叶支气管水平,肺门前缘由尖段肺静脉和右上肺动脉前干构成,外缘由后段肺静脉(亦称中央静脉)构成,后缘是右上叶支气管后壁。在右肺门中部右中间段支气管水平,肺门前缘由右上肺静脉上干构成,外缘由上干和叶间动脉构成,后缘是中间段支气管后壁。右中叶支气管水平,前缘由内向外依次是右上肺静脉、右中叶支气管、右中叶肺动脉,外缘由右下叶肺动脉构成,后缘是右下叶上段支气管和肺动脉。在右肺门下部右下叶支气管层面,肺门的前外侧由右下肺动脉及其分支构成,后缘是下叶底段支气管,内侧与下肺静脉相邻,下肺静脉由于靠近后下呈水平方向走行,与下肺动脉和支气管有较明显的分界。在左肺门上部尖段支气管层面,尖后段支气管内侧是同名肺动脉,前方是尖段肺静脉,外侧是后段肺静脉(亦称半中央静脉)。左上叶支气管起始层面,肺门前缘是尖后段肺静脉和前段肺静脉,后外缘是左肺动脉弓。在左肺门下部左下叶支气管层面,肺门轮廓是由左下肺动脉及其分支构成的。

　　肺门影像有一些规律可循:右肺门上部、中部和左肺门上部,常有分叶状表现,上肺静脉也形成不同类型。在右肺门上部,由于肺静脉位于肺门轮廓的最外侧,故右上肺静脉的不同类型对右肺门上部 CT 影像的影响最大,其中中央型占80%,后段静脉位于后一前段支气管分叉部的外侧,半中央型和无中央静脉型则无此表现。在右肺门中部,右上肺静脉上干的不同汇集方式决定右肺门中部的形态。当尖、后、前段静脉汇成一条总干时,它和叶间动脉形成二分叶轮廓,即双弧形肺门;而当尖、后、前段静脉合成双干或分别引流至右上肺静脉时,则形成多弧形肺门。左肺门上部,左上叶肺动脉和肺静脉毗邻紧密,共同决定肺门 CT 的形态。由于左上叶肺血管变异较多,常形成分叶表现,左上叶肺静脉中,半中央静脉是优势形态,占70%~76%。两侧肺门下部 CT 形态取决于下叶肺动脉的分支方式。总体上看,肺门 CT 影像常造成鉴别困难的结构有右肺门上部的后段静脉、右肺门中部的右上肺静脉上干、左肺门上部的肺静脉和肺动脉。

　　3. 肺裂与肺叶　肺裂是肺叶之间的裂隙,左肺通常有 1 个斜裂(oblique fissure),将左肺分为左肺上叶(superior lobe of left lung)和左肺下叶(inferior lobe of left lung);右肺通常有 1 个斜裂和 1 个水平裂(horizontal fissure),将右肺分为右肺上叶(superior lobe of right lung)、右肺中叶(middle lobe of right lung)和右肺下叶(inferior lobe of right lung)。按照肺裂划分肺叶是常用的划分方法。这种划分方法从外形上看比较合理,但与肺的内部结构并不甚吻合。一些学者认为,从临床应用观点看,按照支气管的分支形式划分肺叶更为实用。左、右主支气管(1 级支气管)的分支形式及其所形成的左、右两肺的解剖结构相似,由主支气管发出的 2 级支气管,其分布范围为肺叶,两肺上叶的支气管为左、右主支气管发出的向上行的 2 级支,而左肺上叶前下部的舌段支气管相当于右肺中叶支气管,此支常单独由左主支气管发出,与右中叶支气管一样行向前,成为主支气管的向前行的 2 级支,两肺下叶上段支均为单独由主支气管发出的向后行的 2 级支,底段支为向下行的 2 级支。如此,左、右肺皆可按主支气管所发出的向上、下、前、后行的 4 个 2 级支,并各分为上、下、前、后 4 叶。

　　肺裂是重要的解剖标志,几乎所有的肺叶切除术,均需经肺裂进行肺叶支气管与血管的分离和解剖。肺裂发育良好,有助于肺叶切除术的进行。肺裂的深度因人而异,肺裂可能不完全,以致相邻的肺叶之间有肺实质的融合。肺实质的融合部以肺门附近多见,右肺斜裂的融合多在肺门后上方,故常出现下叶的后上部与上叶相连;水平裂的融合多见于肺门前下,使中叶与上叶不能完全分开。左肺斜裂的融合多在肺门上下方。有关不完全肺裂致肺实质融合的出现率,国人资料:右肺斜裂不完全的出现率为28.5%,水平裂不完全的出现率为62%,左肺斜裂不完全的出现率为42.6%。由于肺实质的融合,一个肺叶的感染可能通过融合部扩散。手术中分离不完全肺裂时,应注意有迷走支气管和血管通过融合部的可能性。

4.肺界限的体表投影　解剖学描述肺界限的体表投影,常依据人体固定标本的观测数据。肺的上界即肺尖部,体表投影线由胸锁关节后方向上外行,至高出锁骨上缘2.5 cm左右,弯向后下至锁骨内、中1/3交点下行,连接后界。肺的前界即肺的前缘,其体表投影线与胸膜的肋纵隔反折线一致,上端在胸锁关节后方续连上界,向下斜向内行至胸骨角平面靠近前正中线,右侧前缘垂直向下至第6肋软骨平面转向外连接下界,左侧前缘由于有心切迹,其投影线行向下至第4肋软骨平面弯向左,再沿胸骨左缘稍外侧下行至第6肋软骨平面转向外续连下界。在心切迹内侧左肺前缘未伸及处,胸骨与心包前壁仅有胸膜相隔,胸前叩诊时,此处为心浊音区。肺的下界即肺下缘,此缘锐利,伸入胸膜腔的肋膈隐窝上部,其投影线两侧相同,平静呼吸时,由前界的下端即第6肋软骨平面靠近前正中线处开始,沿第6肋软骨向后外并稍向下斜行,依次通过锁骨中线与第6肋相交点,腋中线与第8肋相交点,肩胛线与第10肋相交点,再横向内行至第11胸椎棘突外侧约2 cm处,转向上续连后界(图1-22)。肺的后界即肺后缘,其投影线在紧靠胸段脊柱的两侧,大致相当于脊柱旁线的位置。肺的界限可因年龄、性别、胸廓形状及体位等而有变化。新生儿肺的位置较高,但肺尖较低,随年龄增长,肺的位置逐渐下移,肺尖则因肋骨前端下降而相对升高。呼吸时,肺的下界一般有2 cm左右的升降活动。女性主要为胸式呼吸,肺下界的活动度较男性小。

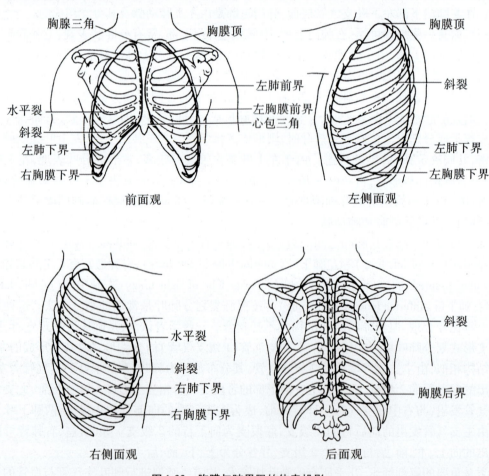

图1-22　胸膜与肺界限的体表投影

活体检测肺界限体表投影的数值,与固定尸体标本的测量值有一定差异。据我国200例正常成人仰卧位呼气末腹部CT片观测结果,右肺下界的体表投影位置,在锁骨中线上有97%居第6或第7肋平面,在腋中线有92%居第8或第9肋平面,在肩胛线有91.5%居第11肋或第12肋平面,在椎体旁则有98%在第11肋平面以下,其中抵达第12肋平面以下者占70%,并有12%下达第1腰椎平面。

可见,活体肺的下界比尸体标本的肺下界位置要低得多。右肺下叶后部及肋膈窦横过肝、肾及肾上腺,经背部穿刺或手术之前,准确确定肺下界和胸膜腔下界实属必要。

肺裂的体表投影线是:两肺斜裂在第3~4胸椎棘突外侧2~5 cm处开始,斜向外下前行,右侧斜裂止于第6肋与肋软骨相接处,左侧斜裂止于第6肋与肋软骨相接处稍下。右侧水平裂由右肺前缘投影线与第4肋软骨交点开始,大致沿水平方向外行至斜裂与腋中线交点。根据肺与肺裂体表投影线的位置,两肺各肺叶与胸壁各肋骨的毗邻关系是:右肺上叶后面与上5~6个肋骨相邻,但其前缘仅达第4肋平面;右肺中叶在腋中线与第6肋相邻,前面则与第5~6肋和第4肋的一小部分相邻;右肺下叶的后面通常与第4~11肋相邻,在腋中线之前最高可邻接第7肋。左肺上叶后邻上3~4个肋骨,在腋中线之前还与第6、7肋相邻;左肺下叶后邻第4~11肋,在腋中线前方,与它相邻的最高位肋骨是第7肋。需要注意的是,肺裂在肺表面不一定都是直线,肺裂由肺表面至肺门的平面也不一定都是平直的,因此,依据肺裂的体表投影线来确定各肺叶与胸壁的毗邻关系并不是绝对的,而是有一定变异度。在一些病变情况下,肺的位置、形态及肺裂与肺叶的体表投影,均可发生显著改变。胸腔积液时,肺向上移位;膈下脓肿时膈上升,活动度降低,亦可使肺向上移位。气胸及血胸时,肺向肺根回缩,纵隔向对侧移位,同时也使对侧肺的位置及局部关系发生改变,此时患侧肺的位置变化则取决于体位和胸膜腔内含物的性质和容量,例如患者平卧时,血胸患者肺及纵隔器官紧贴胸前壁,气胸患者则向后移位,血胸患者后纵隔向对侧移位的程度较气胸患者显著。心包腔内积液可压迫肺使之向后外移位,并使肺下缘伸入胸膜腔肋膈隐窝的程度加大,肺下界可低于正常者1~2肋,膈面变扁平。

5.肺的结构　肺内支气管树逐级分支成为终末细支气管(图1-23),终末细支气管连接呼吸性细支气管、肺泡管、肺泡囊和肺泡。终末细支气管与其附属结构共同构成肺的呼吸单位(respiratory unit),通过肺泡菲薄的上皮与包绕肺泡表面的毛细血管网,进行空气和血液之间的气体交换。一般认为气体穿过肺泡壁及毛细血管壁靠扩散作用。肺内血管与支气管、肺泡之间分布有大量弹性结缔组织。弹性纤维使肺成为一个有弹性的容器,它虽然没有自动增大体积的能力,但具有较强的回缩力,因此肺内弹性纤维对呼吸有重要作用。

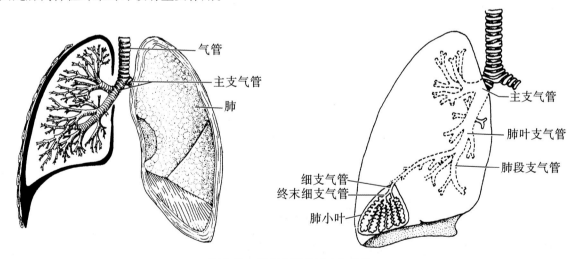

图 1-23　肺及气管的形态与结构

(二)肺的血管

根据其功能可将肺的血管分为两类:一类是组成肺循环的肺动脉和肺静脉,把含有二氧化碳的血液输送到肺进行气体交换,属肺的功能性血管;另一类为体循环系统的支气管动脉和支气管静脉,主要是供应肺的血液,以维持肺本身的活动和新陈代谢,属肺的营养性血管。

1.肺动脉　肺动脉干(pulmonary trunk)起自右心室动脉圆锥,起点的体表投影位置在左侧第2肋间隙或第3肋平面偏胸骨左侧。肺动脉干长度平均4.5 cm,外径3 cm,X射线活体测量成人肺动脉干宽度平均为3.8 cm。发出后向左上后行至主动脉弓下方,分为左、右肺动脉(图1-24)。右肺动脉

(right pulmonary artery)较粗较长,横向右行至右肺门,分为较小的上支(前干)分布于上叶,和较大的下支(叶间干)分布于中叶和下叶。右肺动脉前邻升主动脉及上腔静脉,其前壁被遮掩,使手术时暴露范围受到一些限制。在上腔静脉外侧,右肺动脉前方有右膈神经下行,前下方有右上肺静脉和左心房。右肺动脉与上腔静脉之间有较紧密的结缔组织韧带相连,手术分离有一定难度。右肺动脉后邻食管及右主支气管,奇静脉弓绕右主支气管及右肺动脉上方汇入上腔静脉。左肺动脉(left pulmonary artery)较短较细,斜向左行,跨过左主支气管及胸主动脉前面至左肺门,一般分为两支,分别分布于上下叶(图1-25)。肺动脉的分支一般与支气管伴行。左迷走神经在由主动脉弓的前面下行至左主支气管后方的行程中,紧邻左肺动脉上缘。左肺动脉的外侧段前邻左上肺静脉及左膈神经。在左肺动脉上壁与主动脉弓凹侧壁之间有动脉韧带(arterial ligament)相连,动脉韧带是胎儿动脉导管闭锁形成的。动脉韧带左侧有左喉返神经经过,右侧有心浅丛(图1-26)。左肺动脉虽较右肺动脉短,但它前面没有大血管遮掩,故手术可暴露的范围较大,也较易结扎。

肺动脉在肺外部分的异常甚少,偶见起源变异、肺动脉缺如或发育不全。异常起源的肺动脉可起自升主动脉、胸主动脉、腹主动脉、锁骨下动脉或肋间动脉,此种异常有人认为是围生期间接起自主动脉而分布于肺的动脉的扩大。

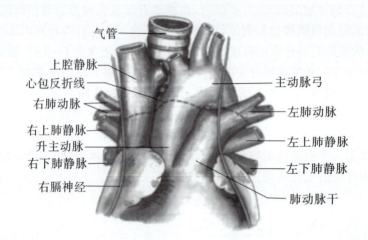

图1-24 肺血管近心段的位置与毗邻

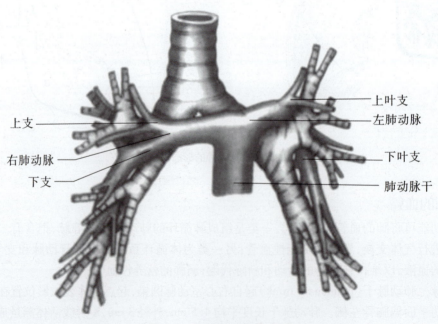

图1-25 肺动脉分支模式图

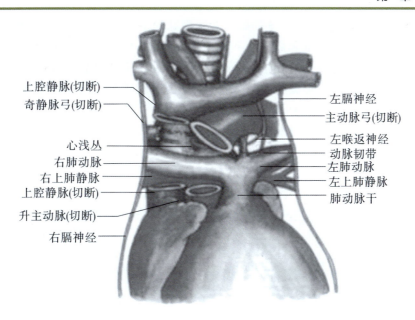

上腔静脉(切断)　左膈神经
奇静脉弓(切断)　主动脉弓(切断)
心浅丛　左喉返神经
右肺动脉　动脉韧带
右上肺静脉　左肺动脉
上腔静脉(切断)　左上肺静脉
升主动脉(切断)　肺动脉干
右膈神经

图 1-26　肺动脉的毗邻

2. 肺静脉　肺静脉回流经过气体交换后富含氧的血液,并收纳胸膜和支气管等处毛细血管网的血液。通常,两肺的静脉分别汇集为左、右肺的上、下肺静脉:左上肺静脉主要由左肺上叶的静脉汇集而成,左下肺静脉主要由下叶的静脉汇集而成;右上肺静脉主要由右肺上叶和中叶的静脉汇成,右下肺静脉由下叶的静脉汇成(图 1-27),出肺门后皆位于肺根的前下份。右上肺静脉(right superior pulmonary vein)平均长 1.5 cm,左上肺静脉(left superior pulmonary vein)平均长 2 cm,右下肺静脉(right inferior pulmonary vein)平均长 1.2 cm,左下肺静脉(left inferior pulmonary vein)平均长 1.5 cm,肺静脉外径为 1~2.5 cm。上肺静脉由外上斜向内下行出肺门,于第 3 肋软骨平面开口于左心房的后外侧壁。在肺门区,此静脉位于前部,手术时采用前入路切开肺根前面的胸膜即可显露。下肺静脉以接近水平的方向前行出肺门,于第 4 肋平面开口于左心房上肺静脉口的后下方。下肺静脉位于肺根的最低部,特别是右下肺静脉较短,位置也较深,手术结扎比较困难。正常情况下,右侧上、下肺静脉注入左心房中下部,左侧上、下肺静脉则开口于左心房上部。肺静脉与左心房交界处没有静脉瓣结构,但左心房肌沿肺静脉口做套袖状伸入管腔达 1~2 cm,生理上起到类似括约肌的作用,在左心房收缩时做相应的收缩,可缓解肺静脉的血液反流。肺静脉的畸形变异较多,可分为孤立性改变和伴有心脏其他畸形性改变两类,其血流动力学改变随所伴畸形而异。

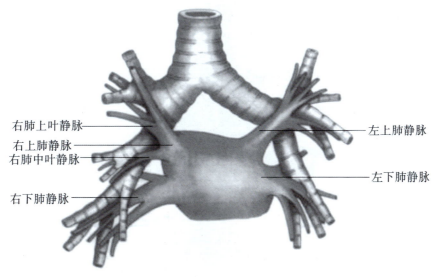

右肺上叶静脉　左上肺静脉
右上肺静脉
右肺中叶静脉
右下肺静脉　左下肺静脉

图 1-27　肺静脉属支模式图

3. 肺动脉、静脉的心包内段 肺动脉的始段和肺静脉的末段，均可被心包包绕，成为心包内段。浆膜心包通常覆盖肺动静脉的前壁和部分上下壁。肺动脉干心包内段平均长 4.2 cm，外径 2.4 cm。右肺动脉全长约 4/5 有心包包绕，其心包内段平均长 4 cm，在主动脉弓后方由左向右行，构成心包横窦的上缘，而后至上腔静脉后方，形成腔后隐窝的上界。左肺动脉全长约 1/2 被心包包绕，心包内段平均长 0.6 cm，行经主动脉弓下方，构成左肺隐窝的上界（图 1-28）。由于肺动脉的心包内段长于心包外段，手术时可经心包腔结扎肺动脉。左、右肺动脉心包内段的直径，据国内 108 例正常成人固定标本的测量结果，右侧为 16.3(11.1~24.5)mm，左侧为 13.1(7.5~18.8)mm，左、右侧比较差异有统计学意义($P<0.001$)，但同侧的男女性之间差异无统计学意义。

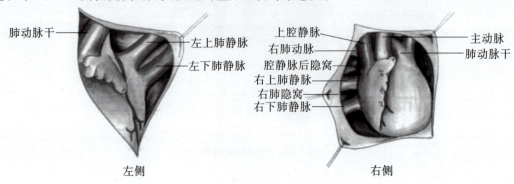

左侧   右侧

图 1-28 肺血管的心包内段

4. 支气管血管 支气管动脉（bronchial artery）的支数和起源常有变异。国人体质调查资料显示，左侧支气管动脉为 2 支的占 66%，1 支的占 26%，3 支的占 7.6%；右侧支气管动脉为 2 支的占 47.6%，1 支的占 41.2%，3 支的占 10.4%。左侧支气管动脉有 97.8% 直接起自胸主动脉或主动脉弓，多数在第 4~6 胸椎平面起于胸主动脉前壁，少数起于右前壁、右壁或左前壁，或主动脉弓的下壁凹侧。右侧支气管动脉起自第 3~5 右肋间后动脉的占 53.7%，尤以第 3 右肋间后动脉最多，而右肋间后动脉起自胸主动脉的右后壁或右壁，因此，这些右支气管动脉可视为间接起自胸主动脉。另有 30.7% 的右支气管动脉直接起自胸主动脉的前壁或主动脉弓的下壁凹侧，故间接和直接起自胸主动脉或主动脉弓的右侧支气管动脉共有 84.4%（图 1-29）。此外，有 8.6% 是由左支气管动脉同时分布至右侧支气管的，还有 7.1% 的右支气管动脉起自锁骨下动脉、肋颈干、胸廓内动脉等。

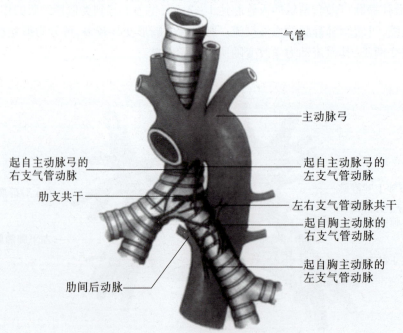

图 1-29 支气管动脉的主要起源模式图

右支气管动脉半数以上来自肋支共干,尤以右第3肋间后动脉为多,而右第3肋间后动脉是从胸主动脉右后壁发出的第1支肋间后动脉,其外径平均2.7 mm,肺移植时,心肺主动脉移植块从供体胸腔内取出时,需保留此支动脉的完整性,将它与受体相应的动脉吻接,以保证右支气管的主要营养动脉。胸廓内动脉末端的平均外径2.1 mm,其终末支腹壁上动脉始端外径1.7 mm,肌膈动脉始端外径1.5 mm,适宜与受体主支气管壁上的左支气管动脉相吻接。

5.**肺血液供应的结构特点** 肺组织的血液供应,来自支气管动静脉和肺动静脉两组血管。在肺的内外,存在支气管动脉与肺动脉,支气管静脉与肺静脉,肺动静脉等3种动静脉吻合系统。肺动脉与支气管动脉,在肺内的分支之间,一般认为有长、短两组吻合支:长吻合支在肺的深部,由围绕小支气管的支气管动脉支和肺动脉分支组合形成;短吻合支在肺表层的胸膜下,由支气管动脉的胸膜下支与肺动脉的小叶间分支组合形成。肺静脉与支气管静脉之间,在肺内有直接的吻合支,使支气管壁相当大的一部分静脉血直接汇入肺静脉中(图1-30)。在小支气管区域、肺的结缔组织间隔及胸膜内,肺动脉与肺静脉的分支之间,常有许多直接吻合支或同有动静脉吻合支;在肺门区及肺外,常有肺血管与体循环血管间的吻合支,脏层胸膜和肺韧带中的动脉网和纵隔静脉网便是肺血管与支气管血管吻合的存在部位。支气管动脉与肺动脉的交通,对于调节肺循环有重要生理功能,肺循环障碍气体交换不良时,交通支扩张,支气管动脉变粗,可代偿肺动脉输送血液,成为气体交换的血管。呼气时,随肺动脉压下降,血液由支气管动脉经吻合支注入肺动脉,支气管动脉内的氧合血,可经毛细血管前吻合支至肺动脉,以代偿供应通气差或膨胀不全的肺区。同时,肺动脉与支气管动脉之间吻合支的存在,使呼吸性细支气管与肺泡区的毛细血管之间,存在丰富的侧副循环通道,是肺栓塞不一定发生肺梗死的原因之一,也是肺移植时不需要吻合支气管动脉,肺切除时要尽量少游离支气管残端,以免影响血运造成残端愈合不良的道理所在。肺内动静脉吻合支的存在,在肺内血流发生阻滞的情况下,行局部代偿作用,肺气肿、肺硬化、高血压以及心脏疾病等情况时,动静脉间的吻合支可扩张1~2倍,支气管血管亦有扩张。先天性肺动脉狭窄或闭锁、肺脓肿、肺结核等疾病时,可见到支气管动脉的肺外及肺内部分皆明显扩张。此外,各不同来源的胸膜下动脉,在胸膜深层形成毛细血管网,这个血管网的存在,可使肺脓肿时肺的表层组织不易坏死。

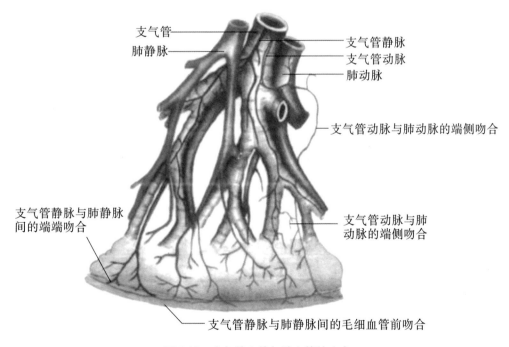

图1-30 支气管血管与肺血管的吻合

(三)肺的淋巴引流

1.**肺淋巴管** 肺的淋巴管有浅、深两组。浅组淋巴管位于胸膜下肺的表层,其管径和密度在肺的各部并不一致,膈面的毛细淋巴管较粗也较密集,由浅组淋巴网发出的淋巴管汇集成胸膜下集合管,从各个方向向肺门集中,或与深组集合管合并,或单独行向肺门。深组淋巴管网位于肺组织内,又可分为小叶间毛细淋巴管和小叶内毛细淋巴管。小叶间毛细淋巴管位于小叶之间的结缔组织隔内,围绕肺小叶,发出的淋巴管主要汇入小叶间隔内静脉周围的淋巴管丛,一部分至肺动脉和支气管周围的淋巴管丛。小叶内毛细淋巴管网位于终末细支气管和呼吸性细支气管的黏膜下层和外膜,有人认为在肺泡壁有毛细淋巴管的单个分布,不吻合成网。淋巴管沿支气管吻合成丛,并与肺动脉和肺静脉周围的淋巴丛相交通。围绕在肺内支气管、肺动脉和肺静脉周围的比较丰富的淋巴管,在小叶尖端相互吻合。伴随支气管与肺血管走行的淋巴集合管,可经过肺实质内的肺淋巴结,或直接行向肺门。肺内浅、深两组淋巴管之间存在下列吻合支:①胸膜下的浅层毛细淋巴管网直接与小叶间和小叶内毛细淋巴管网吻合交通,这种吻合在胎儿多于小儿,小儿多于成人;②部分浅淋巴管可直接进入深层与深组淋巴管吻合;③一部分浅组和深组的集合淋巴管在肺门处汇合。由于上述频繁的吻合交通,所以肺内浅、深淋巴管之间并没有绝对的界限。

2. 肺淋巴结群 肺的淋巴结群有:位于肺叶支气管分支,即段支气管及其分叉处的肺淋巴结;位于肺叶支气管上的叶支气管淋巴结;位于肺门的肺门淋巴结或支气管肺淋巴结;位于主支气管周围的支气管淋巴结;位于气管与主支气管交角处的气管支气管上淋巴结;位于气管分叉角内的气管支气管下淋巴结,即气管杈淋巴结;位于气管周围的气管淋巴结;位于肺韧带处的肺韧带淋巴结;位于主动脉弓前上壁附近的主动脉弓淋巴结和位于主动脉弓前下壁附近的动脉韧带淋巴结(图1-31)。

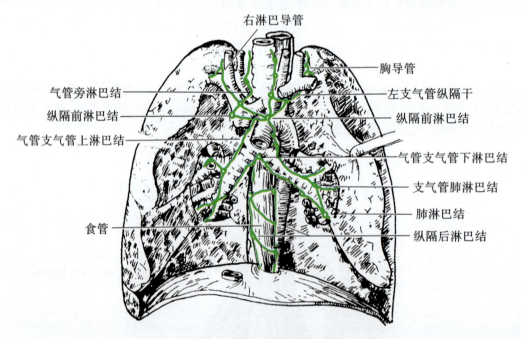

图 1-31 肺的淋巴结群及其引流

右侧的支气管肺淋巴结位于右上叶支气管与右肺动脉之间,称动脉上支气管肺淋巴结。右肺上叶结核常侵及这组淋巴结,成为压迫上叶动脉的原因,如压迫上叶支气管可导致支气管扩张。右中叶支气管根部周围的淋巴结也较发达,肿大时可压迫中叶支气管形成中叶不张,下叶支气管根部的淋巴结一般不集中成群。气管支气管上淋巴结的位置邻近主支气管,但右侧气管支气管上淋巴结肿大很少使右侧主支气管受压,而常压迫其前方的上腔静脉,出现循环障碍。左侧气管支气管上淋巴结肿大,有时可造成左主支气管受压。肺韧带淋巴结位居心及大血管之间,在左、右下肺静脉下方的肺韧带内,放射线检查时,以下肺静脉为标志较易寻找,在左侧常位于左心房后壁、食管左壁、胸主动脉前壁和左侧基底段静脉或左肺下叶之间,在右侧常位于食管右壁以右近于肺处。动脉韧带淋巴结位于主动脉弓前下壁动脉韧带附近,此处有迷走神经心支经过,当这组淋巴结肿大时,可压迫这些神经,导致心功能改变,因此,左肺结核患者有时可出现心功能改变的症状。

3.肺的淋巴引流 肺的淋巴引流一般认为与呼吸活动有关,吸气时肺内一部分淋巴可经肺深部的毛细淋巴管流向浅层毛细淋巴管网,再经浅层淋巴管流向局部淋巴结;呼气时浅层毛细淋巴管内的淋巴,可经深部淋巴管流向肺门。肺的淋巴流向可说明肺各叶的集合淋巴管注入哪些淋巴结群,与肺癌的转移以及肺结核的扩散有一定的关系,对这些疾病的诊断有重要意义。

右上叶的集合淋巴管多经右侧肺门淋巴结注入右侧气管支气管上淋巴结,或直接注入右侧气管支气管上淋巴结,右上叶的一部分集合淋巴管可注入气管支气管下淋巴结(图1-32)。右肺中叶的集合淋巴管,可直接注入或经肺门淋巴结注入右侧气管支气管上淋巴结和气管支气管下淋巴结(图1-33)。右肺下叶的集合淋巴管可直接注入或经肺门淋巴结注入气管支气管下淋巴结(图1-34)。

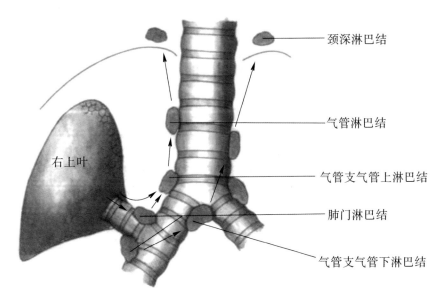

图 1-32 右肺上叶的淋巴流向

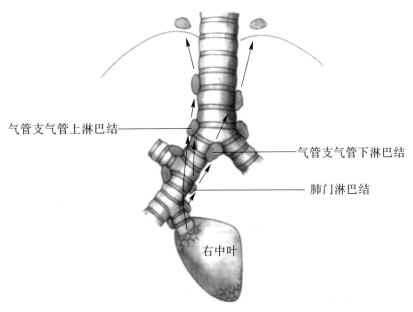

图 1-33 右肺中叶的淋巴流向

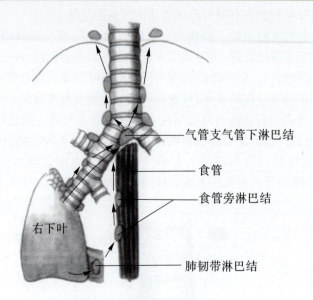

图 1-34 右肺下叶的淋巴流向

　　左肺上叶上部的集合淋巴管,多经肺门淋巴结或直接注入主动脉弓淋巴结和动脉韧带淋巴结。左肺上叶下部的集合淋巴管则直接注入或经肺门淋巴结注入左侧气管支气管上淋巴结和气管支气管下淋巴结(图 1-35)。左肺下叶大部分集合淋巴管,可直接注入或经肺门淋巴结注入气管支气管下淋巴结和左侧气管支气管上淋巴结。

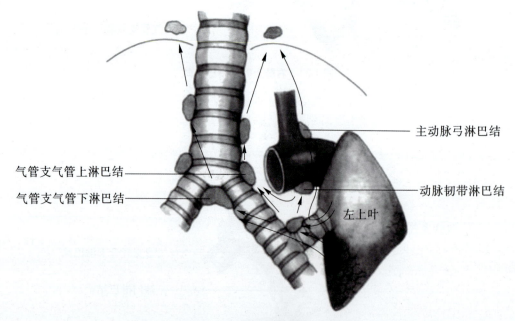

图 1-35 左肺上叶的淋巴流向

　　两肺下叶底部的一部分集合淋巴管,可注入肺韧带淋巴结(图 1-36)或注入食管旁淋巴结。
　　根据各肺叶淋巴所注入局部淋巴结的情况可以看出:气管支气管上、下淋巴结,是导流肺淋巴的主要淋巴结群,气管支气管下淋巴结可收纳左、右两肺的淋巴。有报道认为,右侧气管支气管上淋巴结不仅接受右肺的淋巴,也接受经过气管支气管下淋巴结及左侧气管支气管上淋巴结导流来的左肺的淋巴。动脉韧带淋巴结则是收纳左肺上叶的主要淋巴结。上述 3 组淋巴结被认为是肺的主要局部淋巴结群,肺结核患者尸检中,常见到右侧气管支气管上淋巴结、气管支气管下淋巴结和动脉韧带淋巴结肿大最为明显。左右两侧气管支气管上淋巴结的输出管,注入气管淋巴结,再经支气管纵隔淋巴干注入胸导管和右淋巴导管。气管淋巴结的输出管有时可向上与颈部锁骨上三角内的斜角肌淋巴结相交通。左侧斜角肌淋巴结亦称 Virchow 结,肺癌细胞有可能向这一群淋巴结转移。两肺底部一部分淋巴注入肺韧带淋巴结,而肺韧带淋巴结的输出管向下可汇入腰淋巴结,因此两肺下叶底部如有癌变,有可能经此途径转移到腹部器官。

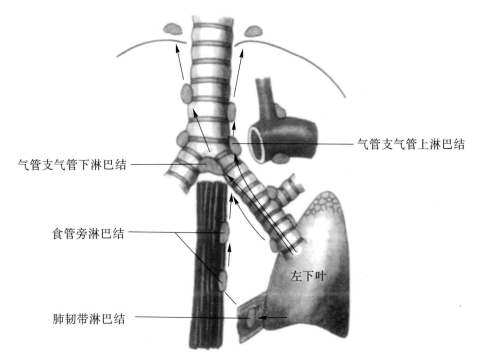

气管支气管上淋巴结

气管支气管下淋巴结

食管旁淋巴结

左下叶

肺韧带淋巴结

图 1-36 左肺下叶的淋巴流向

国外文献报道,经胸膜下肺组织灌注研究 360 具成人的 687 侧肺标本观察到,肺的淋巴管存在下列通道与颈部静脉的吻合交通:①右侧前气管旁链(right preparatracheal chain);②气管-食管链(trache-esophageal chain);③主动脉-颈动脉链(aorto-carotid chain);④左支气管上和左侧返链(left superior-bronchial and left recurrent chain);⑤膈链(phrenic chain)。它们形成许多淋巴弓(lymphatic arches),回流进入身体同侧和对侧的颈-锁骨下汇合点(neck-subclavian confluence),气管支气管间淋巴结也可直接注入颈部静脉汇合点(venous confluence of the neck),左侧纵隔淋巴结链约有 40% 注入胸导管弓部(arch of the ductus thoracicus)。

淋巴干是一个功能性实体,它在颈静脉角处或经胸导管将全身的淋巴导入血液循环。有报道认为,当罹患肺癌时,即使只有一条淋巴干受到侵犯,癌细胞发生转移的可能性已大于 70%;如累及两条淋巴干,转移率可上升到 90%;若肺癌细胞侵及连通对侧淋巴干的通道,则血流转移率可达到 100%;但若进行纵隔淋巴结的局部病灶清扫,可望取得满意疗效。有作者甚至认为,在施行肺癌手术时,不论其肿瘤部位及病理类型如何,主动清除同侧胸腔内淋巴结实属必要,清除纵隔淋巴结可使肺癌 5 年生存率达到 9%~29%。

(四)肺的神经支配

分布于肺的神经包括感觉和运动两部分,其运动部分即分布于肺的自主神经,一般认为是交感神经和副交感神经的双重配布。刺激两类纤维可产生相反的反应,两者协调共同支配肺。

1. 肺的神经分布 分布至肺的交感、副交感神经纤维,在肺根的前、后方组成肺前丛和肺后丛。支配肺的交感神经节前纤维与支配心者有相似的起源,由脊髓 $T_4 \sim T_8$ 节段发出,于相应的胸交感节换元,少数也在颈交感节换元,节后纤维加入肺丛。副交感神经节前纤维通过迷走神经至肺丛,节后神经元位于肺丛或肺内支气管周围丛内。肺的感觉神经纤维与迷走神经和交感神经伴行,参与构成肺丛,胞体分别在迷走神经的结状节和上位 2~3 个胸段脊神经节内。感觉神经末梢分布于各级支气管的黏膜上皮、支气管壁的平滑肌层、肺泡壁以及胸膜等处。肺前丛位于主支气管前方,沿肺动脉的前面和上缘分布;肺后丛较发达,位于主支气管后方。

肺丛的组成概况:迷走神经行至肺门上方通常发2~3支肺支至肺前丛,交感神经纤维来自心丛的交通支,同时,喉返神经和喉返神经发出部以上的迷走神经均发出分支参与肺前丛。迷走神经经肺根后方发出的分支、交感神经纤维和心丛的交通支,共同组成肺后丛。肺前、后丛之间有交通支。一部分交感神经和迷走神经的纤维可经肺韧带进入肺内,右侧迷走神经常发出分支至气管分叉部前面和左侧主支气管前面,右侧第2胸交感节也常发出分支至肺,因而右肺手术时如麻醉不全,有可能通过上述神经联系发生左肺的反射性萎陷。左肺的神经比较多且复杂,通常有2支大的神经干,4~8个分支,右肺则仅有2~3个大的分支。肺丛进入肺内后,分为支气管周围丛(peribronchial plexus)和动脉周围丛(periarterial plexus)。支气管周围丛比较发达,主要由来自迷走神经的副交感纤维组成,其中含有副交感神经节,纤维换元后分布至支气管树。动脉周围丛不甚致密,几乎完全由交感神经节后纤维构成,支配肺内动脉壁。分布于肺的交感神经纤维与副交感神经纤维,通过交感干与迷走神经之间在胸部和颈部的联系,以及感觉纤维的加入,混合起来,难以理清各种纤维,也难以分别证实交感及副交感神经对肺的确切支配作用。

肺丛不仅分布于肺,而且肺后丛有分支经主支气管下面分布至心包的敏锐作用反射区,心包手术时应注意。左、右侧迷走神经的肺支,除分别参与组成两侧的肺丛外,右侧迷走神经常有分支至气管权前面和左主支气管前面。分布于肺的神经除肺丛以外,T_1~T_2交感神经节另有分支单独入肺。膈神经也发出分支至纵隔胸膜、脏层胸膜和肺组织。有报道认为第2~7胸段脊神经有支配肺的分支。可见,分布于肺的神经来源较多,在局部麻醉下进行肺手术时,除阻滞交感神经和迷走神经外,还需阻滞膈神经及相应肋间神经的起始部。

2.肺的神经调节 一般认为,交感神经对肺的作用是使血管收缩和支气管扩张,迷走神经则使支气管收缩和血管扩张。气管和支气管的腺体,主要由交感神经支配,也可能有副交感纤维参与,其作用是使腺体分泌增加。经由迷走神经传入的感觉冲动与肺泡容积的调节有关,吸气时肺扩张,刺激肺泡壁内的牵张感受器,冲动进入延髓的呼吸中枢,终止吸气。接着呼气开始,肺泡及细小支气管收缩,感觉末梢再被刺激,冲动传入呼吸中枢,发放吸气冲动,通过这一径路,形成肺牵张反射(pulmonary stretch reflex;又称Hering-Breuer反射,或称黑-伯二氏反应)。

国内文献报道,对大鼠肺与体表感觉纤维来自同一感觉神经节细胞以及该神经细胞化学性质的研究结果表明,呼吸道感觉神经既有伴交感神经走行而来源于脊神经的纤维,也有伴副交感神经走行的迷走神经感觉纤维。肺泡及肺内支气管的感觉神经支配源于双侧C_1~T_2的背根节和双侧迷走神经上、下节,这些神经元的周围支既分布于躯体部(胸壁、外耳等处),也同时支配呼吸器官(肺及肺内支气管树),其作用是将内脏器官(肺)与体表的感觉,在冲动进入脊髓和延髓以前,汇聚于同一背根节细胞和迷走神经感觉神经元。这一结论,为中医学"肺与体表相表里"的理论,耳针治疗肺科等内脏器官疾病,提供了形态学依据。

关于神经肽对气管、支气管等下呼吸道器官的调控作用,认为神经肽广泛分布于人和动物的呼吸道,参与气道口径、血流量、血管通透性及黏液分泌的调节,与支气管哮喘关系密切。动物实验证实,在气管、主支气管与肺内支气管的黏膜上皮、平滑肌层、外膜疏松结缔组织、肺泡隔、肺内血管壁及其周围,分布有5-羟色胺反应纤维,而5-羟色胺能增强肺血管通透性,使呼吸道平滑肌收缩。广泛分布于呼吸道和肺血管的血管活性肠肽(VIP),具有扩张气道平滑肌、调节黏液分泌及扩张血管的作用。在气管和支气管淋巴结的皮质和髓质,血管壁内皮及血管和淋巴窦周围,以及淋巴结被膜中,分布有P物质(SP)、神经激肽A(NKA)、神经激肽B(NKB)、降钙素基因相关肽(CGRP)等免疫反应神经纤维。淋巴结是免疫系统的重要器官,其内的淋巴细胞是免疫功能的主要执行者,气管和支气管淋巴结内存在SP、NKA、NKB、CGRP免疫反应纤维,可能与神经免疫调整作用有关,而淋巴系统参与的免疫反应有保护呼吸道的作用。

七、心

心是一个肌性纤维性器官,形似倒置的、前后稍扁的圆锥体,周围裹以心包,斜位于胸腔中纵隔内。心的大小与本人拳头相似。正常人心的重量约为体重的 1/200。国人成年男性正常心重为 (284±50) g,女性为(258±49) g,但心重可因年龄、身高、体重和体力活动等因素不同而有差异,一般认为超过 350 g 者多属异常。

(一)心的位置

心约 2/3 位于正中线的左侧,1/3 位于正中线的右侧(图 1-37),前方对向胸骨体和第 2~6 肋软骨,后方平对第 5~8 胸椎,两侧与胸膜腔和肺相邻,上连出入心脏的大血管,下方邻膈。心的长轴 120~140 mm,最大横径 90~110 mm,前后径 60~70 mm。心的长轴自右肩斜向左肋下区,与身体正中线成 45°。心底部被出入心的大血管根部和心包反折缘所固定(图 1-38),而心室部分则较活动。

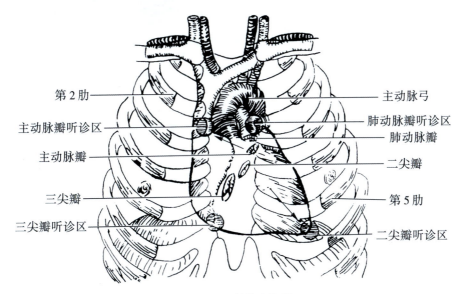

图 1-37　心的体表投影

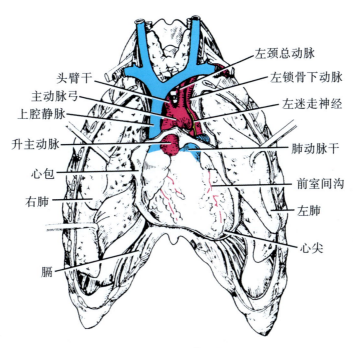

图 1-38　心的位置

心在发育过程中,由于各部发育速度不同而出现盘曲,结果心轴扭转,4个心腔的位置不是呈上下左右正位排列的。总的看来,心室在相应心房的左侧,右心房和右心室在前面,右心房构成心的右缘,在中线居右侧且最浅层。右心耳向前遮盖主动脉,呈尖锐三角形。左心房构成心底,仅左心耳在心的前面露出,左心耳伸向肺动脉干的右缘,长而窄,弯成钩,有狭窄,给自左心耳探查心腔带来一定麻烦。左心室构成心的左缘、心尖和膈面的大部分。

(二)心的外形

心可分为一尖、一底、两面、三缘,表面尚有4条沟(图1-39)。

1. 心尖(cardiac apex) 圆钝、游离,由左心室构成,朝向左前下方,与左胸前壁接近,故在左侧第5肋间隙锁骨中线内侧1~2 cm处可扪及心尖搏动。

2. 心底(cardiac base) 朝向右后上方,主要由左心房和小部分的右心房构成。上、下腔静脉分别从上、下注入右心房,左、右肺静脉分别从两侧注入左心房。心底后面隔心包后壁与食管、迷走神经和胸主动脉等相邻。

3. 心的两面 胸肋面(前面)朝向前上方,为右心室大部分及一小部分左心室构成。该面大部分隔心包被胸膜和肺遮盖;小部分隔心包与胸骨体下部和左侧第4~6肋软骨邻近,故在左侧第4肋间隙傍胸骨左侧缘处进行心内注射,一般不会伤及胸膜和肺。胸肋面上部可见起于右心室的肺动脉干行向左上方,起于左心室的升主动脉

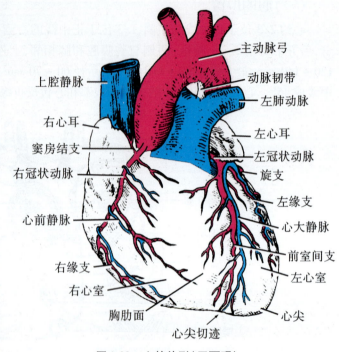

图1-39 心的外形(正面观)

在肺动脉干后方向右上方走行。膈面(下面)几呈水平位,朝向下方并略斜向后,隔心包与膈毗邻,为左心室的大部分及右心室一小部分构成。

4. 心的三缘 下缘(锐缘)介于膈面与胸肋面之间,接近水平位,由右心室和心尖构成。左缘(钝缘)居胸肋面与肺面之间,绝大部分由左心室构成,仅上方一小部分由左心耳参与。右缘(不明显)由右心房构成。心左、右缘形态圆钝,无明确的边缘线,它们隔心包分别与左、右膈神经和心包膈血管以及左、右纵隔胸膜和肺相邻。

(三)心包

心包(pericardium)是包裹心和出入心的大血管根部的纤维浆膜性囊,位于中纵隔,2/3位于正中线左侧,1/3位于正中线右侧,其体表投影大致与心相似而略大。心包为圆锥形,且因年龄、体型不同和病变而有所改变。婴儿的心包近似球形,随年龄的增长,逐渐变为圆锥形。胸廓短而阔者,心近似横位,心包呈宽阔基底的低圆锥形;胸廓窄而长者,心接近垂直位,心包呈窄基底的长圆锥形。心包形状的性别差异不大。心包积血、积液时心包呈球形或圆形。

1. 心包的构成 心包由纤维心包和浆膜心包两部分构成。正常厚1~1.5 mm,患化脓性或粘连性心包炎时增厚可达5~7.5 mm。

(1)纤维心包 纤维心包(fibrous pericardium)位于心包囊的外层,由坚韧的纤维性结缔组织构成,较厚。上方包裹出入心的升主动脉、肺动脉干、上腔静脉和肺静脉的根部,并与这些大血管的外膜相延续,下方与膈中心腱附着(图1-40)。

(2)浆膜心包 浆膜心包(serous pericardium)位于心包囊的内层,又分脏、壁两层。壁层衬贴于纤维性心包的内面,与纤维心包紧密相贴;脏层包于心肌的表面,称为心外膜,与心肌紧密粘连,强行

分离时难免损伤心肌浅面。但在心室的前面及右侧,心外膜与心肌之间常含有一定量脂肪。脏、壁两层在出入心的大血管的根部互相移行,两层之间的潜在性腔隙称心包腔(pericardial cavity),内含少量浆液起润滑作用。

(3)浆膜心包脏壁两层的反折线 心包壁层与脏层互相移行的反折线,在出入心的大血管的根部,可分为动脉部和静脉部。

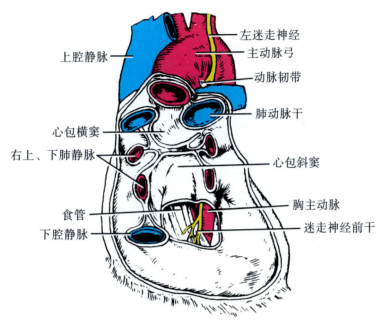

图1-40 心包与心包腔

1)动脉部的反折线 心包脏层在心的胸肋面上行至肺动脉及主动脉根部,形成管状鞘,包绕该两动脉,行至肺动脉分支处的附近,即沿肺动脉及主动脉反折至心包壁层(图1-41)。除主动脉、肺动脉根部外,右肺动脉的下面亦有心包脏层覆盖。动脉韧带(arterial ligament)多数(80%)没有被心包遮盖,少数(20%)韧带前面有心包的一个盲囊遮盖。在动脉导管未闭结扎术中,要注意动脉导管与心包的关系,以免损伤心包。

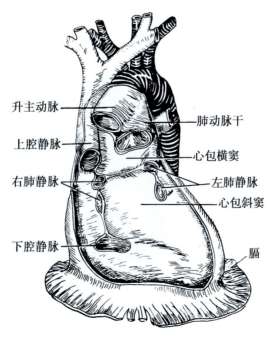

图1-41 心包

2）静脉部的反折线 心包脏层沿心的膈面上行至左心房,反折,与心包壁层后部相续,向左包绕两个左肺静脉,向右包绕右肺静脉及下腔静脉,沿下腔静脉右侧上升包绕上腔静脉的内侧面、前面及外侧面,然后与心包壁层的外侧部相移行。

浆膜心包壁、脏两层反折,在心包后壁形成几个皱襞。围绕左上、下肺静脉者为左心包襞,上、下腔静脉口间为右心包襞,连接左、右心包襞上端者为连合心包襞。由于浆膜性心包脏、壁两层转折线的差异,所形成的心包皱襞可多于上述3处(图1-42)。

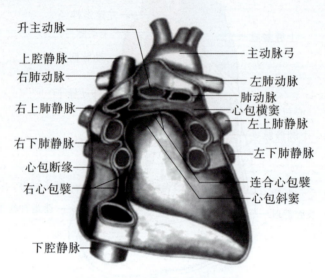

图1-42 心包后壁、横窦和斜窦

2. 心包的血液供应

（1）心包膈动脉 心包膈动脉(pericardiac phrenic artery)来源于胸廓内动脉,于心包两侧伴随膈神经下降,分支分布于心包外侧面(图1-43)。胸廓内动脉在纵隔内分出小支至心包前面,胸腺动脉的心包支、肋间动脉的心包支亦分布至心包前面,膈下动脉、支气管动脉、食管动脉的心包支分布于心包的外侧壁、后壁,膈上动脉心包支分布于心包膈部。供应心包的各动脉之间吻合丰富,形成锁骨下动脉与胸主动脉之间、膈上下血管之间、心包两侧血管之间广泛潜在的侧支循环通道。

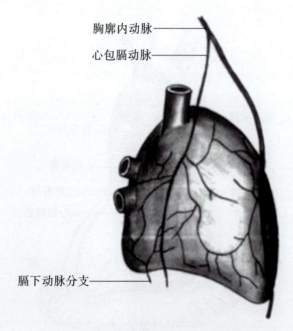

图1-43 心包右面观(示心包血供来源)

浆膜心包脏层的动脉供应来源于冠状动脉的分支。因此,冠状动脉与上述壁层动脉间的侧支吻合,大量存在于脏、壁两层的转折处。

（2）心包的静脉　心包的静脉一般皆与动脉伴行,分别汇入胸廓内静脉、奇静脉、半奇静脉及膈下静脉,静脉间的吻合及与纵隔其他静脉间的吻合,形成上腔静脉梗阻后深在的一部分侧支循环通道。

（3）心包的淋巴回流　心包含有浅、深两组淋巴网,通过心包周围疏松组织中的淋巴管,汇入前纵隔淋巴结、肺根部淋巴结及气管分叉部淋巴结,另有一部分淋巴管通过膈汇入腹腔淋巴结。

（4）心包的神经支配　心包的神经来源较多。心包的自主神经,其交感神经纤维来自颈胸神经节、主动脉丛、心丛、膈丛、肺丛、食管丛等,副交感神经纤维来自迷走神经（左喉返神经）。膈神经是心包的主要感觉神经,肋间神经也分支至心包前壁。

由于心包感觉神经丰富,做心包切开、肺和食管手术时,都要对心包进行严密的麻醉。为避免损伤心包侧壁行走的膈神经和心包膈动静脉,心包切开的部位多选在前壁中部,做纵向切口。

（5）心包窦　心连接了8条出入心的大血管,在这些大血管的根部,心包脏、壁两层之间的移行转折较为复杂,因此在心包腔的某些地方形成较为开阔的心包窦和隐窝。

1）心包横窦　心包横窦（transverse pericardial sinus）为心包腔在主动脉、肺动脉后方与上腔静脉、左心房前壁前方的间隙（图 1-44）。窦的前壁为主动脉、肺动脉,后方为上腔静脉及左心房,上方为右肺动脉,下方为房室间的凹槽。窦的左侧入口在左心耳与肺动脉左侧之间,窦的右侧入口在上腔静脉、左心耳与主动脉之间。刘正津观测国人横窦长平均50.4 mm,内径平均17.9 mm;何娟娟观测横窦长 66 mm,右侧入口宽 39 mm,左侧入口宽 32 mm,中部高 42 mm。从横窦左、右侧入口可伸入两个横指,当心直视手术需阻断主动脉、肺动脉血流时,可通过横窦从前后钳夹两个大动脉。患化脓性心包炎时可因粘连而致横窦成为独立的脓腔。

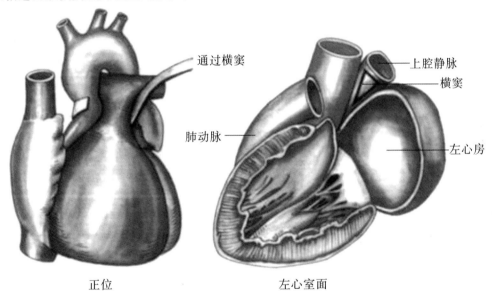

正位　　　　　　　　　左心室面

图 1-44　心包横窦

2）心包斜窦　心包斜窦（oblique pericardial sinus）,又称 Haller 窦,为位于左心房后壁,左右肺静脉、下腔静脉与心包后壁之间的心包腔。其形状似口向下的盲囊,上端闭锁,下端为连于心包腔本部的开口,稍偏右。心包斜窦的右侧界是浆膜性心包脏、壁两层在右上下肺静脉、下腔静脉根部转折形成的右心包襞,左侧界为左上下肺静脉根部的左心包襞,上界为连合心包襞,前界为左心房后壁,后界为心包后壁。刘正津统计,斜窦入口处平均宽38.8 mm,深38.3 mm;何娟娟等观测,斜窦高44 mm,入口宽40 mm,容积为15～35 ml。斜窦的大小因心的位置不同而各异,心为横位者高度较小,心为垂直位者高度较大。手术需阻断下腔静脉血流时,可经过斜窦下部进行。炎症时斜窦入口处可发生粘连,在窦内形成独立的脓腔。

3）心包前下窦　心包前下窦（anterior inferior sinus of pericardium）亦称为心包腔前下隐窝,位于心包腔的前下部,心包前壁与膈之间的交角处,由心包前壁移行至下壁所形成。人体直立时,该处位置最低,心包积液常存于此窦中,是心包穿刺比较安全的部位。从剑突与左侧第7肋软骨交角处进行心包穿刺,恰可进入该窦。

4)心包隐窝 浆膜心包脏、壁两层的复杂转折,使心包腔内除形成上述3个较大的窦外,还在一些地方形成隐窝。常见的隐窝有3处:前上隐窝,又称动脉前隐窝,位于升主动脉和肺动脉干的前方;后上隐窝,又称主动脉上腔静脉隐窝,位于上腔静脉根部的前方及两侧,升主动脉的后方(属于心包横窦的一部分)(图1-45);后下隐窝,为心包后壁转移至下壁所形成。

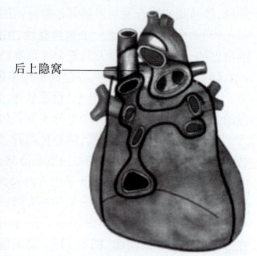

后上隐窝

图1-45 心包后上隐窝

(6)心包内段 出入心的大血管,其根部或多或少地被心包浆膜的脏层所覆盖,亦即位于心包腔内,这部分血管在手术中有其重要性。

1)升主动脉 升主动脉根部与肺动脉主干皆位于心包腔内,同位于一个由心外膜形成的总鞘内,两血管除相互接触部分(占周径1/5)以外,皆有心外膜覆盖。升主动脉心包内段直径28～30 mm。心包反折线至主动脉半月瓣游离缘的距离,前壁48.8 mm,左侧壁41.3 mm,右壁56.9 mm。

2)肺动脉 肺动脉干全长位于心包腔内,直径24～30 mm,干长42～45 mm。心包反折线至肺动脉半月瓣游离缘的距离,前壁34.9 mm,左壁28.4 mm,右壁34.5 mm。左肺动脉起始部1/2可见于心包内,长5.9 mm,直径17.6 mm。右肺动脉全长的4/5位于心包内,长39.8 mm,直径19 mm。

3)肺静脉 左上肺静脉周径的2/3有心外膜覆盖,而左下肺静脉覆盖面积更大,约有4/5周径突入心包腔内。刘正津报道,50例中只有1例全居心包外。左上肺静脉长10～11 mm,直径16 mm;左下肺静脉长7 mm,直径14 mm。右肺静脉在心包内可见部分较少。62%的右上肺静脉周径2/3位于心包腔内,半数右下肺静脉不能从心包腔内见到,如能见到,最多也只有周径的1/3。右上肺静脉长7 mm,直径17 mm;右下肺静脉长4 mm,直径15 mm。除左上肺静脉稍长外,其余各支肺静脉平均长度都小于10 mm,因此,若从心包内结扎肺静脉会有一定困难。左、右的上、下肺静脉,在注入左心房以前,分别汇合构成左、右肺静脉干的出现率,左侧为11.73%,右侧为17.86%。

4)上、下腔静脉 上腔静脉突入心包腔内的情况变化很大,72%上腔静脉突入心包腔形成上腔静脉隐窝,窝深9.98 mm,在此窝中可见右肺动脉。若无隐窝,则在心包腔内仅可见到上腔静脉的前面。上腔静脉直径19～20 mm,心包内段平均长度18 mm。上腔静脉根部心包反折线长度,前壁16.5 mm,后壁15.7 mm,右壁16.6 mm。下腔静脉胸段仅长25 mm,一部分位于心包外,一部分位于心包内,下腔静脉直径23～27 mm,心包内段长度11～12 mm。

(四)心腔

心是主要由心肌构成的中空性血流动力器官,被心间隔分为互不相通的左、右两半心。左、右半心各被左、右心房室口分成左心房、左心室和右心房、右心室4个腔。正常情况下,血液只能从心房流向心室。流动于左半心内的血液是动脉血,流动于右半心内的血液是静脉血,动脉、静脉血互不相混。心房和心室交替收缩与舒张,驱使血液沿大小循环的路径,按一定的方向流动,周而复始,循环不息。

心腔的形态结构是适应循环功能而发展起来的。心在发育过程中出现沿心纵轴的轻度向左旋转,故左半心位于右半心的左后方。若平第4肋间隙上部,通过心做一水平切面并标以钟面数字(图1-46),有助于对心腔位置关系的了解:右心室在5～8点;右心房在8～11点;左心房在11～1点;左心室相当于2～5点;房间隔和室间隔大致在10点半和4点半位上,与身体正中面约成45°角。由上可知,右心房、右心室位于房、室间隔平面的右前方,右心室是最前方的心腔,右心房是最靠右侧的心腔,构成心右缘;左心房和左心室位于房、室间隔平面的左后方,左心房是最后方的心腔,左心室是最靠左侧的心腔,构成心左缘。

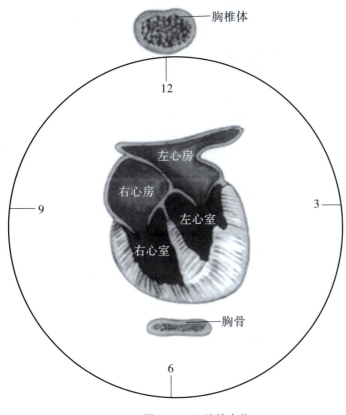

图 1-46 心腔的方位

1. 腔内结构

(1) 右心房   右心房(right atrium)(图1-47)位于心的右上部,为一不规则的卵圆体,壁薄而腔大,壁厚约 2 mm,国人右心房内腔容积约为 57 ml。根据胚胎发育来源,右心房可分为前、后两部,前部称固有心房,由原始心房衍变而来,其前上部的锥体形盲囊突出部称右心耳(right auricle);后部称腔静脉窦,由原始静脉窦发育而成。两者之间在心表面以界沟分界。界沟是位于上、下腔静脉右侧,上下纵行于右心房表面的浅沟,也构成心右缘,窦房结动脉常行于界沟的上部。有时因右心房与右心耳交界处缩小而界沟不明显。在腔面,固有心房与腔静脉窦的分界是与界沟相对应的界嵴(crista terminalis),它是纵行肌隆起,约 4.6 cm×0.6 cm,上部较厚,下部较平坦。其横部起自上腔静脉口前内方的房间隔,呈拱形向外至上腔静脉口前外面,移行于界嵴垂直部,后者与下腔静脉瓣(valve of inferior vena cava)相续。右心房长轴几呈垂直位,可分为 6 壁:上壁为上腔静脉口;下壁有下腔静脉口及冠状窦口;内侧壁为房间隔;外侧壁与内侧壁相对,位居心表面,其外面光滑,而内面有梳状肌分布,韧度较差;前壁为房室孔;后壁位于上、下腔静脉口之间,其内外面皆光滑,肥厚而坚韧。后壁、外侧壁及心耳是手术探查区。

(2) 右心室   右心室(right ventricle)位于右心房的前下方,直接位于胸骨左缘第 4、5 肋软骨的后方,在胸骨旁第 4 肋间隙做心内注射多注入右心室。右心室内腔容积约为 85 ml,内腔整体形状略呈尖端向下的锥体形,锥底被位于右后方的右心房室口和右前上方的肺动脉口占据,锥尖指向左前下方。

右心室前壁与胸廓相邻,介于右冠状沟、前室间沟、心右缘以及肺动脉口平面之间,构成胸肋面的大部。此壁较薄,仅为左心室壁厚度的 1/3(3～4 mm),供应血管相对较少,因切开前壁后可使右心室腔充分显露,是右心室手术的主要切口部位。前壁下部腔面有许多交错隆起的肉柱,呈海绵状,且有节制索(moderator band;又称隔缘肉柱,septomarginal trabecula)存在,不宜选作切口部位。前壁四周有血管围绕,比较大的血管支有前室间动脉和心大静脉,右冠状动脉和心小静脉及右冠状动脉右缘支,做手术切口时要防止损伤这些血管。下壁与膈中心腱相贴。内侧壁为室间隔。

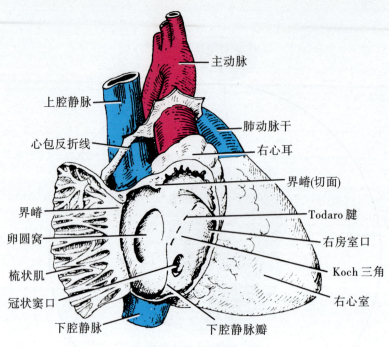

图 1-47 右心房内部结构

右心室腔被一弓形肌性隆起即室上嵴分成后下方的右心室流入道和前上方的流出道两部分。室上嵴(supraventricular crest)可分为壁带、漏斗隔和隔带 3 部分(图 1-48)。如切除右心室游离壁并翻开右心房壁即可见到壁带的断面,它凸向右心房室口,其上方为右冠状动脉的起始部;漏斗隔位于左、右肺动脉瓣的下方,深面为右主动脉窦,其肌束向右前方折转并增厚,形成漏斗部的前壁,即壁带;漏斗隔下方"Y"形的扁平肌隆起,即为室上嵴隔带,其下端移行为隔缘肉柱,向上分为两脚,前脚走向左肺动脉瓣,后脚伸向室间隔膜部,两脚之间的上方即为漏斗隔。室上嵴肌肉若肥大(法洛四联症等)可造成漏斗部狭窄,必要时可手术切除。

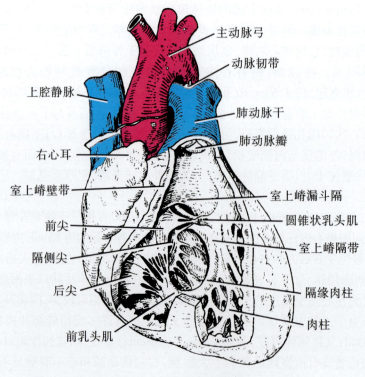

图 1-48 右心室内部结构

1）右心室流入道　右心室流入道，又称窦部或固有心腔，从右心房室口延伸至右心室尖。室壁有许多纵横交错的肌性隆起，称为肉柱（trabeculae carneae），故腔面凸凹不平。肉柱的形态有 3 种类型：①嵴状隆起，附于室壁。②桥索状肉柱，两端固定于室壁或室间隔面，如隔缘肉柱，从室间隔的下部横跨心室腔达前乳头肌基部，形成右心室流入道的下界，有防止心室过度扩张的功能。房室束的右束支及供应前乳头肌的血管可通过隔缘肉柱达前乳头肌，在右心室手术时，要防止损伤隔缘肉柱，以免发生右束支传导阻滞。③乳头肌基部，附着于室壁，尖端突入心室腔。右心室乳头肌分前、后、隔 3 群，但有 3% 分 2 群。前乳头肌（anterior papillary muscle）为 1~5 个，其仅 1 个时较粗大，占 83.5%，2 个者占 14%，起于右心室前壁中下部，由其尖端发出腱索呈放射状分散成 5~10 条细索连于三尖瓣前、后尖，多数连于前尖，少数连于后尖。后乳头肌（posterior papillary muscle）较小，多数为 1~3 个（1 个者占 28%，2 个者占 34.5%，3 个者占 29%），起自心室下壁，发出的腱索多数连于后尖，少数至隔侧尖。隔侧乳头肌（septal papillary muscle）更小且数目较多，位于室间隔右侧面中上部，出现率 71%，以 1~2 个多见，占 49.5%。隔侧乳头肌中有一个较大的乳头肌叫圆锥乳头肌（conus papillary muscle；又称 Luschka 乳头肌），起于室间隔的中上部，在室上嵴隔带上端附近，其尖端发出一束腱索附于前尖和隔侧尖的相邻缘，此乳头肌的后下方有右束支通过。圆锥乳头肌是心内直视手术的重要标志，可以区分室间隔缺损的类型，也可以估计传导束的位置以避免修补缺损时受损伤。

此外，在室间隔后部与右心室游离壁之间，有时还可见到含浦肯野（Purkinje）纤维的游离肌性小梁，称右心室条束，但较左心室者少。

右心室流入道入口处为右心房室口（right ventricular orifice），呈卵圆形，周径可容纳 3~4 个指尖。口周围由致密结缔组织构成的三尖瓣环围绕，三尖瓣前尖、后尖和隔侧尖基底部附于三尖瓣环上。三尖瓣环、瓣尖、腱索和乳头肌形成三尖瓣复合体（tricuspid valve complex），其功能是调节通过房室口的血流，其中任何一部分结构损伤，都将导致血流动力学上的改变。

2）右心室流出道　右心室流出道是右心室腔向左上方伸出的部分，内壁光滑无肉柱，呈锥体状，其上部称动脉圆锥（conus arteriosus）或漏斗部（infundibulum）。流出道长轴与流入道长轴之间的夹角约为 45°。动脉圆锥的上界为肺动脉口（orifice of pulmonary trunk），口的周长 6.5~7.5 cm，口周缘有肺动脉环，环上附有 3 个半月形的肺动脉瓣（pulmonary valve），即前瓣、左瓣和右瓣。瓣膜游离缘朝向肺动脉干方向，肺动脉瓣与肺动脉壁之间的袋状间隙名为肺动脉窦，当心室舒张时，血液流入肺动脉窦，使 3 个瓣膜相互靠拢，肺动脉口关闭，阻止血液倒流入右心室。每个瓣膜游离缘的中部有一增厚的小结，称半月瓣小结，当瓣膜关闭时，3 个小结紧密相贴，使瓣膜之间的空隙暂时完全封闭，有效地防止血液逆流。动脉圆锥的下界为室上嵴，前壁为右心室前壁，内侧壁为室间隔。动脉圆锥的肌肉分浅、深两层，浅层为环行肌，深层为环行和斜行肌束。深层肌中，沿室间隔走行的肌束为隔带（septal band），绕向动脉圆锥前壁的肌束称壁带（parietal band），两者之间斜行的肌束为斜带（oblique band）。3 束肌束的部分纤维形成隔缘肉柱，由室上嵴下缘横跨右心室腔至前乳头肌基底部。

2. 左心房　左心房（left atrium）位于右心房的左后方，位置近身体正中线，构成心底的大部，是 4 个心腔中最靠后的一个腔，也是最大的一个腔，其容积达 100~130 ml，壁厚 3 mm。前方有升主动脉和肺动脉，后方与食管相毗邻。左心房因病扩大时，可压迫后方的食管，X 射线钡餐造影可以诊断左心房有无扩大。左心房为一不规则六面体结构，其外侧壁为左心耳开口处，内侧壁为房间隔，前壁为左心房室口，后壁 4 个角为 4 个肺静脉开口处，上壁对向气管杈，下壁无特殊结构。从外科考虑，左心房比右心房更适合于手术切开探查，除左心耳及左心房可切开外，还可采用肺静脉入路。

根据胚胎发育来源，左心房亦可分为前、后两部，前部为左心耳，后部为左心房窦。

（1）左心耳　左心耳（left auricle）较右心耳狭长，壁厚，边缘有几个深陷的切迹。左心耳突向左前方，覆盖于肺动脉干根部左侧及左冠状沟前部。左心耳根部较细，且与二尖瓣邻近，为二尖瓣闭式分离术的常用路径。左心耳与左心房内侧壁之间形成的夹角外观脂肪组织较多，夹角内左心耳与内侧壁分界处隐藏有左冠状动脉，该动脉的旋支位于左心耳下缘处，左心耳切开时要避免伤及旋支。左心耳上缘面对肺动脉主干凹面处壁较薄，易在手术中撕破。左心耳腔面结构与右心耳相似，其内壁因有梳状肌而凹凸不平，似海绵状。梳状肌没有右心耳发达而且分布不匀，心耳尖部多，基底部较少，上缘较密,下缘稀疏。因此在探查时一旦通过心耳尖,即可顺利进入左心房。由于左心耳腔面凹凸不平,当心功能障碍时,心内血流缓慢,容易导致血栓形成。临床病理资料表明,二尖瓣狭窄时,左心耳腔常有血栓存在。因此,采用左心耳手术入路时,应防止血栓脱落进入体循环。

(2)左心房窦 左心房后部为左心房窦,又称固有心房。腔面光滑,其后壁两侧有左、右各一对肺静脉开口,开口处无静脉瓣,但心房肌可围绕 4 个肺静脉并延伸 10~20 mm,形成具有括约肌样作用的"心肌袖"。新近研究发现,这些心肌袖内含有 P 细胞样细胞,以左上肺静脉壁内多见,可能是左上肺静脉有异位起搏作用的细胞基础,这些 P 细胞样细胞与心房颤动的发生有关。左心房前下部借左心房室口(left atrioventricular orifice)通往左心室。内侧壁为房间隔的左心房面,房间隔前缘与升主动脉后壁弯曲一致;前缘在右肺静脉入口的内侧形成一弓形弯曲;下缘为二尖瓣环。房间隔左侧面突出的特点是具有由原始隔遗迹所形成的肌小梁弓,其中最大的一个半月形肌性隆起位于房间隔前缘上部,是胚胎时期继发孔的遗迹。在大多数心中,该弓是向后通向右心房卵圆窝的通道入口(图 1-49)。

3.左心室 左心室(left ventricle)位于右心室的左后方,呈圆锥形,锥底被左心房室口和主动脉口所占据。室壁厚 9~12 mm,是右心室壁厚度的 3 倍,内腔容积约为 85 ml,与右心室相近。左心室横切面呈圆形,左心室周径的 1/6 是室间隔,5/6 为游离壁。前壁呈三角形,介于前室间沟、左心房室沟和左冠状动脉旋支左缘支三者之间。此三角内血管较少,是进入左心室腔的唯一壁面,被称为外科手术壁。在切开左心室前壁时应注意避开前乳头肌。前乳头肌表面投影在心尖至房室沟中点,前室间沟左侧两横指处。投影区呈圆形,直径 12~20 mm。在乳头肌左侧切开可显示二尖瓣装置,其右侧切开则导向主动脉前庭(图 1-50)。后壁即膈壁,与膈相邻,位于后室间沟后段与左缘支之间,手术时难以显示此壁。在左心室各壁之间或室壁与乳头肌之间,常有一些游离于室腔的细索状结构,称左心室条索(left ventricular band)或假腱索(false tendo),其出现率为 77.7%。多从室间隔至后乳头肌、左心室前壁和前乳头肌,直径一般小于 3 mm。条束内大都含有浦肯野纤维,系左束支分支,机械伸张可使其自律性加强,从而引起室性期前收缩;肉柱形条索游离在左心室流出道中,还可受血流冲击而引起心杂音。左心室肉柱较右心室细小,心壁肌肉最薄处为心尖处,临床外科手术可在此插入引流管或器械。心尖也是室壁瘤容易发生的部位。左心室腔以二尖瓣前尖为界分为左后方的左心室流入道和右前方的流出道两部分。

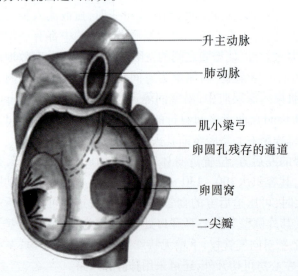

图 1-49 左心房内侧壁

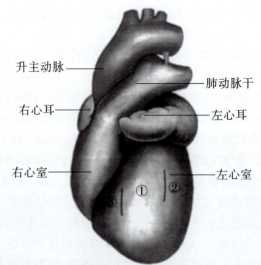

图 1-50 左心室切口
①前乳头肌投影区;②二尖瓣心室切口;③主动脉前庭心室切口

(1)左心室流入道 左心室流入道又称为左心室窦部,位于二尖瓣前尖的左后方,包括上方腔面光滑的狭义窦部和下方凸凹不平的小梁化部(图 1-51)。窦部主要结构为二尖瓣复合体(mitral complex),包括二尖瓣环、瓣叶、腱索和乳头肌。左心室流入道的入口为左心房室口,略小于右心房室口,周径约为 10 cm,可容纳 2 ~ 3 个指尖。口周围的致密结缔组织环为二尖瓣环,二尖瓣前、后尖基底部附着于瓣环上,瓣尖借助腱索附着于乳头肌上。左心室乳头肌较右心室乳头肌粗大,分为前、后两组,即前乳头肌(anterior papillary muscle)和后乳头肌(posterior papillary muscle)。前乳头肌以 1 个最多见(68%),2 个的次之(19%)。位于左心室前外侧壁的中部,常为单个粗大的锥状肌束,其根部在心壁的体表投影相当于冠状沟与心尖连线的中点,也就是心左缘与前室间沟之间的中点。前乳头肌对向二尖瓣前外侧连合。后乳头肌以 1 个最多见(52%),2 个的次之(26%),位于左心室后壁的内侧部,对向二尖瓣后内侧连合。两组乳头肌中,每一个乳头肌尖部有 4 ~ 6 个肌头,由肌头发出腱索连于相邻两个瓣尖的相对应的一半,前乳头肌发出 7 ~ 12 条腱索连于二尖瓣前、后尖的外侧半和前外侧连合,后乳头肌以 6 ~ 13 条腱索连于两个瓣尖的内侧半和后内侧连合。乳头肌的正常位置排列几乎与左心室壁平行,这一位置关系对保证二尖瓣前、后尖有效闭合十分重要。当左心室收缩时,乳头肌对腱索产生一垂直的牵拉力,使二尖瓣有效地靠拢、闭合,心射血时又限制瓣尖翻向心房。如果乳头肌因左心室壁扩张而向外侧移位,此时乳头肌与二尖瓣口的空间关系发生改变,乳头肌收缩时经腱索作用于瓣尖的拉力,由垂直方向的作用力转变成与垂直力相抗衡的侧向拉力,使二尖瓣关闭障碍,发生二尖瓣反流。

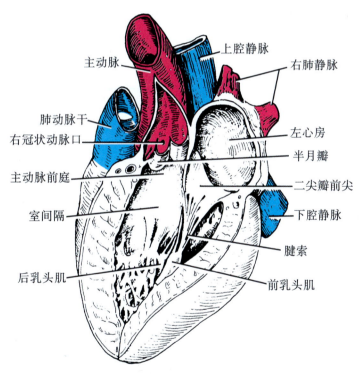

图 1-51　左心室流入道和流出道

（2）左心室流出道　左心室流出道又称主动脉前庭(aortic vestibule)、主动脉圆锥或主动脉下窦,为左心室的前内侧部分,由室间隔上部和二尖瓣前尖组成,室间隔构成流出道的前内侧壁,二尖瓣前尖构成后外侧壁。此部室壁光滑无肉柱,缺乏伸展性和收缩性。流出道的下界为二尖瓣前尖下缘平面,此处室间隔呈一凸起,凸起上方室间隔向右方凹陷形成半月瓣下小窝,室间隔膜部即位于这个平面。流出道的上界为主动脉口(aortic orifice),位于左心房室口的右前方,口的直径男性 28.4 mm,女性 26.7 mm。也有研究认为,主动脉瓣环直径平均为 25.2 mm,周径平均为 74.96 mm。口周围的纤维环上附有 1 个半月形的瓣膜,名为主动脉瓣(aortic valve),分左半月瓣、右半月瓣和后半月瓣。每个瓣膜相对的主动脉壁向外膨出,半月瓣与主动脉壁之间的袋状间隙名为主动脉窦(aortic sinus or Valsalva antrum),可分为左窦、右窦和后窦。左、右窦的主动脉壁上分别有左、右冠状动脉的开口,后窦因无冠状动脉开口,又称为无冠状动脉窦。冠状动脉口一般位于主动脉瓣游离缘以上,当心室收缩主动脉瓣开放时,瓣膜未贴附窦壁,进入窦内的血液形成小涡流,这样不仅有利于心室射血时主动脉瓣立即关闭,还可保证无论在心室收缩或舒张时都不会影响足够的血液流入冠状动脉,从而保证心肌有充分的血液供应。

(五)心壁与心间隔

1.心壁 心壁从内向外由心内膜、心肌层和心外膜组成,心肌层是构成心壁的主要部分。心壁3层结构分别与连接心的大血管的3层膜相对应。心房壁和心室壁以及主动脉和肺动脉起始部都附着于心的纤维支架上。纤维支架将这几部分连接起来,并为房室瓣和主、肺动脉瓣提供附着处,在心肌收缩和舒张及瓣膜开启和关闭时,起到力学支点的作用。

(1)心内膜 心内膜(endocardium)是覆被于心腔内面的一层滑润的膜,与出入心的血管内膜相延续,它由内皮(endothelium)和内皮下层(subendothelial layer)构成(图1-52)。内皮与大血管的内皮相延续,由一层多边形内皮细胞组成,位于薄层连续的基膜上。内皮下层位于基膜外,临床上所指的心内膜炎主要是这层的病变。该层由结缔组织构成,可分为内、外两层:内层薄,由成纤维细胞、胶原纤维和弹性纤维构成,其中含少量平滑肌肌束,尤以室间隔处较多;外层较厚,靠近心肌层,又称心内膜下层,为较疏松的结缔组织,含有小血管、淋巴管和神经以及心传导系的分支。乳头肌和腱索处无心内膜下层。心内膜各部的厚度不同,在心室和心耳处的心内膜较心房和室间隔上的心内膜薄,主动脉口和肺动脉处的心内膜最厚,而肉柱上的心内膜最薄。左心房的心内膜比右心房的心内膜厚。各心瓣膜都由心内膜向心腔折叠而成,中间夹有薄层致密结缔组织。

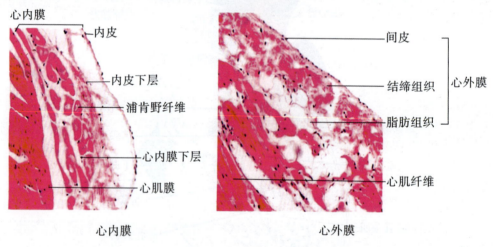

图 1-52 心内膜与心外膜

(2)心肌层 心肌(myocardium)层为构成心壁的主体,包括心房肌和心室肌两部分。心房肌最薄,附着于心纤维性支架的上面;心室肌较厚,其中左心室肌最厚,附着于心纤维性支架的下面。心房肌和心室肌并不直接相连,这也保证了心房肌和心室肌不同时收缩,心房肌收缩在前,心室肌收缩在后。心肌层由心肌纤维和心肌间质组成。心肌纤维呈分层或束状。心肌间质内有结缔组织,含有心肌胶原纤维、弹性纤维、血管、淋巴管、神经纤维及一些非心肌细胞成分,如成纤维细胞等,这些结构成分充填于心肌纤维之间,在心肌局部损伤修复时大量增加。心肌本身分化程度较高,再生修复能力很低。

1)心房肌 心房肌虽薄,但由浅、深两层组成。浅层肌束横行,包绕左、右心房,为左、右心房共有,其前面的心肌较明显,一部分延伸为房间隔的肌纤维。深层肌纤维分别包绕左、右心房,呈袢状或环状。袢状纤维跨过心房的前、后面,到达房室口的纤维环;环状纤维环绕心耳、腔静脉口和肺静脉口以及卵圆窝。当心房收缩时,这些肌纤维具有括约作用,可阻止血液逆流。心房肌出现许多梳状的嵴,称梳状肌。在界嵴和梳状肌处的肌纤维呈束状,肌束之间有较多胶原纤维、弹性纤维,如用强光透照肌束之间的心房壁,则可观察到此处心房壁如薄纸,略显透明,最薄处是右心房后窝,心导管术时应格外小心,防止因损伤导致破裂后大出血。心房肌具有分泌心钠素的功能,心钠素具有利钠、利尿、扩张血管和降低血压的作用。

2）心室肌　心室肌比较发达,尤以左心室为甚。肌纤维层复杂,一般分为浅(心外膜下肌纤维)、中(中层肌)、深(心内膜下肌纤维)3 层(图 1-53)。

浅层肌纤维纵行,起自纤维环,向左下方斜行,在心尖捻转形成心涡,并转入深层移行为纵行的深层肌,上行续于肉柱和乳头肌,并附于纤维环。在左心室,深层肌除形成肉柱和乳头肌外,余为薄层纵行肌纤维。浅层肌收缩时可缩小心室腔。

中层肌纤维环行,亦起于纤维环,位于浅、深两层肌之间,有分别环绕左、右心室的纤维,亦有联系左、右心室的"S"形肌纤维。左心室的环行肌尤其发达,围成圆锥形的左心室腔,环绕左心室的流入道和流出道。浅层肌与深层肌收缩时,可缩短心室,中层肌收

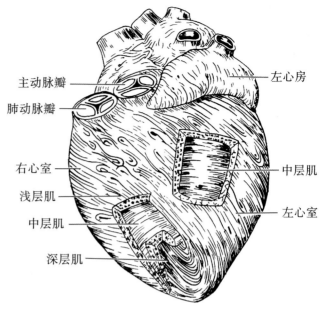

图 1-53　心的肌层

缩时则缩小心室腔。环行肌在左心室底部最厚,心室肌收缩时是向心底运动的,能将血液挤入大血管,对心室的射血起重要作用。部分心肌纤维呈螺旋状走行,收缩时其合力可使心尖做顺时针方向旋转,造成心收缩时心尖向前顶击,因此在体表可扪及心尖搏动。室间隔处由浅、中、深 3 层心肌纤维构成,以中层环行肌纤维为主。心尖部缺乏环行肌纤维,此处心壁最薄,易发生室壁瘤。

乳头肌的心肌纤维为心室浅层肌经心涡处延续为深层肌的伸延,可与心室肌同时收缩。因此,当心室收缩时乳头肌的收缩能防止二尖瓣和三尖瓣各瓣尖的反转。

关于心室壁中层肌纤维,另有研究者认为,此层有较多 M 细胞(middle myocardium cell),可能与心律失常的发生机制有关。

（3）心外膜　心外膜(epicardium)即浆膜性心包的脏层,包裹在心肌表面。表面被覆一层间皮,由扁平上皮细胞组成。间皮深面为薄层结缔组织,在大血管与心接口处,结缔组织与血管外膜相连。深层含有胶原纤维、弹性纤维、血管和许多神经纤维,也有不定量的脂肪组织,脂肪的含量与年龄及胖瘦程度有关,亦有人将此层称为心外膜下层(subepicardium)。心房的心外膜下层,尤其是冠状血管周围和冠状沟附近,脂肪组织较多。心外膜的组织结构使其具有较大的弹性,以适应心舒缩功能。

2. 心间隔　心的间隔,把心隔为左、右两半,分隔心内动脉血和静脉血,左半心容纳动脉血,右半心容纳静脉血。左、右两半心之间互不相通:左、右心房之间为房间隔,左、右心室之间为室间隔,右心房与左心室之间为房室隔。

（1）房间隔　房间隔(interatrial septum)又名房中隔,位于左、右心房之间(图 1-54、图 1-55),在心表面无明显的标志,但右肺静脉与下腔静脉交界的沟可表示房间隔右侧缘的位置。房间隔向左前方倾斜,与人体正中矢状面成 45°角,由两层心内膜中间夹心房肌纤维和结缔组织构成,有前、后、下三缘,其厚度为 3 ~ 4 mm。房间隔的整体形态,约 81% 呈叶片形,19% 呈卵圆形或其他形状。其面积在成人为 953 mm²,在小儿为 499 mm²。其前缘与升主动脉后面相适应,稍向后弯曲,长约 37 mm。后缘上端与前缘交汇点位于上腔静脉口的内侧,后缘由此向后下弯行,经卵圆窝的后方止于冠状窦口的前上方,后缘在心表面正对后房间沟。下缘短直,在左心房面正好与二尖瓣在间隔上的附着缘相平,长约 41 mm;在右心房面,房间隔的下缘约在三尖瓣隔侧尖附着缘上方 10 mm 处。房间隔右侧面中下部有一卵圆形凹陷,名卵圆窝(fossa ovalis),其直径为 15 ~25 mm,为胚胎时期卵圆孔(foramen ovale)闭合后的遗迹,是房间隔最薄弱处(仅 1 mm 厚),尤其是窝的中央处最薄,是房间隔缺损的好发部位,也是从右心房进入左心房心导管穿刺的理想部位。卵圆窝长轴呈垂直方向,右侧面凹成窝,左侧面轻度突向左心房腔内,其面积在成人为 235 mm²,在儿童为 137 mm²。在成人,卵圆窝面积占整个房间隔面积的 24%,在儿童占 28%。卵圆窝前缘较明显,称为卵圆窝缘(limbus fossa ovalis)。分为上、下缘支,

其内含有两个较大的肌束:上缘束较显著,为穿房间隔左心房导管术时的重要标志,当导管由上向下移动滑过该部时有特殊的弹动,而后进入卵圆窝;下缘束与下腔静脉瓣和冠状窦瓣相连,也是心内探查的重要标志。1/4～1/3 正常心中,卵圆窝上缘支与卵圆窝底没有融合,约 50% 的标本其间存在斜位的裂隙或孔,探针可由此通入左心房。正常时由于左心房压力高于右心房,故不会产生病理性血液分流现象。但在右心房压力高于左心房时或做心导管插管时,可以通过此裂隙由右心房进入左心房。即使在卵圆窝缘与窝底融合的标本中,这种融合亦很疏松,用探针轻轻触之即可通入左心房。卵圆窝一般在出生后 1 年左右完全闭合,若仍未闭合即为卵圆孔未闭,是房间隔缺损的一种。卵圆窝与房间隔前缘之间的狭窄区为前峡。成人前峡平均宽为 7.2 mm,James 认为前峡内有前结间束通过。

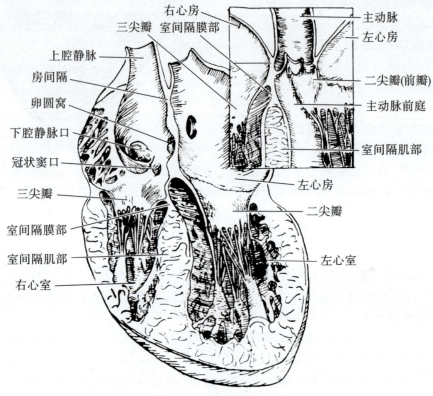

图 1-54　心间隔

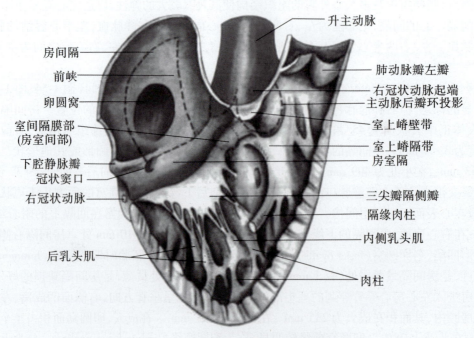

图 1-55　房间隔与室间隔(右侧面观)

（2）室间隔 室间隔（interventricular septum），又名室中隔，位于左、右心室之间，呈45°倾斜。室间隔上方呈冠状位，随后向下至心尖呈顺时针方向做螺旋状扭转，其前部较弯曲，后部较平直，这种扭曲使室间隔中部明显凸向右心室，凹向左心室。室间隔呈三角形，其基底位于上方，顶相当于心尖部，前、后缘相当于前、后室间沟。上缘比较复杂，由前（动脉间部）、中（膜性部）、后（房室部）3部分构成：①动脉间部向上与肺动脉干和升主动脉相连，横切面呈"S"形，其前部凸向左，由肺动脉左窦下缘形成，后部凸向右，由主动脉右窦下缘形成。主动脉右窦下缘比肺动脉左窦下缘低10 mm。②膜性部最小，相当于三尖瓣隔侧尖前1/4及前瓣内侧端附着处。③房室部位于右心房与左心室之间，左上有二尖瓣附着，右下有三尖瓣附着，即房室隔的后部及前部的后端。

室间隔可分为肌部和膜部两部分。

1）室间隔肌部 室间隔肌部（muscular part of ventricular septum）占据室间隔的大部分，由肌组织覆盖心内膜而成。厚1～2 cm，其左侧面心内膜深面有左束支及其分支通过，在右侧有右束支通过，但其表面有薄层心肌覆盖。室间隔肌部功能上属于左心室，参与围成厚而强韧的圆锥形左心室室壁，发挥强而有力的舒缩功能。室间隔肌部从发生和形态上可分为3部分（图1-56）：①窦（后）部，较小，为肌性室间隔靠近房室瓣的部分，表面光滑，又称光滑部，来源于原始肌间隔，被三尖瓣隔侧尖所覆盖，房室通道型室间隔缺损多发生于此部；②小梁化部，为室间隔前下部，表面肌束发达，肉柱明显；③漏斗部，位于左、右心室流出道之间，由胚胎期的中心球嵴愈合而成，与主动脉根部关系密切，表面也较光滑平坦。漏斗部的面积在左心室面因圆锥部退化而很小，在右心室面因圆锥大部分未退化而面积较大，构成动脉圆锥的壁。当进行法洛四联症漏斗部肥厚心肌切除时，应注意不要伤及主动脉根部。

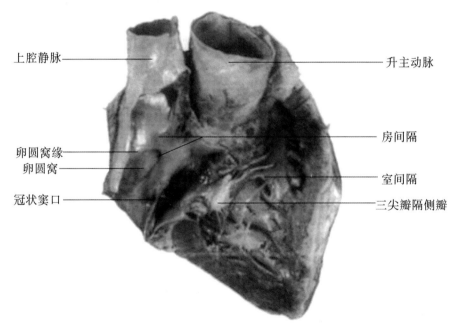

图1-56 室间隔的分部

2）室间隔膜部 室间隔膜部（membranous part of ventricular septum）由胚胎期的室间孔闭合而成，位于心房与心室交界部位，是室间隔上缘中部一致密结缔组织小区域，用光线透照心标本的此膜区为一亮区，其前后长径约13.8 mm，上下宽径约8.4 mm，厚约1 mm。膜部的大小和形状有较大变异，近似三角形者多见，约为63.8%；圆形或卵圆形者较少，占30%。从室间隔左侧面观察，膜部的上界为主动脉右瓣和后瓣下缘，下界为室间隔肌部的上缘，膜部后缘为右心房壁。膜部向后延续为主动脉后瓣环下方的中心纤维体。从室间隔右侧面观察，膜部的前上方是室上嵴壁带的下缘，膜部右侧面中部有三尖瓣隔侧瓣的前端附着，此处也正是隔侧瓣与前瓣之间的前内侧联合的部位，故将膜部分为：①后上部，位于右心房与左心室之间的房室部（房室隔）；②前下部，位于左、右心室之间的室间部。室间隔膜部的室间部范围甚小，位于室上嵴下方，其后上方以三尖瓣隔侧尖附着缘与房室隔相邻，下方是肌性室间隔的嵴,前方为漏斗部肌肉。室间隔缺损多发生于此部。膜部后缘后方约 4 mm 处为房室结,房室束从膜部的后下缘经过,并在膜部下缘与肌性室间隔之间分叉。膜部是室间隔缺损的好发部位,在行缺损修补术时要注意膜部周围的邻接结构,特别是防止损伤后下缘经过的房室束。

(3)房室隔　房室隔(atrioventricular septum)位于右心房与左心室之间的间隔部分,是房间隔和室间隔之间的过渡、重叠区域。其上界是间隔上的二尖瓣环,它高于三尖瓣附着缘约 1 cm,上缘向前是中心纤维体的左上缘,再向前为主动脉后瓣环和右瓣环,因此,房室隔的上界是以间隔左侧面上的主动脉瓣环水平和二尖瓣的附着水平来确定的,两者以中心纤维体的左上缘相连接。房室隔下界为间隔右侧面的三尖瓣隔侧尖附着缘;前界右侧为室上嵴,左侧为主动脉右瓣环;后界为冠状窦口前缘至隔侧尖的垂线,两侧为心内膜。大致呈前窄后宽的三角形,房室隔前后长约 30 mm,前、中、后部的宽度分别为 5、10 和 16 mm,其厚度在前(膜部)、中(房室结处)、后部分别为 1、6 和 10~12 mm。房室隔右侧面全属右心房,左侧面后部属左心室流入道,前部属左心室流出道,两者的分界线是从"转折点"(turning point)连至心尖的假设线,此线界面前方是流出道(主动脉前庭),后方是流入道。此转折点是间隔上二尖瓣环向前上转折为中心纤维体左上缘处,也是二尖瓣环从间隔上转折到左心室腔内的一点。用这点为标志将房室隔分为前部与后部,其前部基本为膜性结构,包括室间隔膜部的房室间部,后部主要为室间隔肌部的上缘。

房室隔的内容:房室隔前部膜部后下缘处主要有房室束,它与隔侧瓣尖附着缘相交叉;在前部后端,中心纤维体的右侧有房室结。在房室隔后部,左侧有二尖瓣环和室间隔肌肉;右侧有薄层右心房肌,它可延伸至三尖瓣隔侧尖的根部;在左、右两侧的肌肉之间为一较大的疏松组织间隙,前至房室结和中心纤维体,后至房室交点区,间隙内有房室结动脉、静脉,神经纤维束,少量神经节细胞和过渡性的少量分散的心肌纤维。此外,连接房肌与室肌的房室副束(Kent 纤维)和连接房室结与房室束或心室肌的 Mahaim 纤维均可通过房室隔。房室隔区域结构有很重要的临床意义,如心内膜垫发育不良、房间隔缺损、室间隔膜部缺损和瓣膜手术等均涉及此部位,临床上提到在射频消融术时所选择的后间隔、中间隔和前间隔分别相当于房室隔区域范围的冠状窦口附近、房室结附近和房室束附近。

(4)心纤维性支架　心纤维性支架又称心纤维骨骼(fibrous skeleton)、心肌支架或心骨骼,位于房室口、肺动脉口和主动脉口的周围,由致密结缔组织构成。镜下观察一般可见大量的胶原纤维、成纤维细胞,有时也可见到纤维软骨组织,在房室口周围的纤维环还可见弹性纤维和少量脂肪细胞。人的心纤维性支架随着年龄的增长可发生不同程度的钙化,甚至骨化。心纤维性支架可提供心房肌和心室肌的各自附着处,尤其是与心室肌的连接强而有力;两部分肌肉互不连续,正常情况下仅通过心传导系组织相联系,所以心房肌与心室肌可不同步收缩。由于心纤维性支架质地坚韧而富有弹性,不仅提供了心肌和心瓣膜的力学附着点,也对心肌运动和瓣膜的活动起了支持和稳定作用。此外,因心纤维性支架由致密结缔组织构成,具有一定形态,对于室间隔缺损的修复和人工心瓣膜的缝合,都是十分重要的。心纤维性支架包括左右纤维三角、4 个瓣纤维环(二尖瓣环、三尖瓣环、主动脉瓣环、肺动脉瓣环)、圆锥韧带、室间隔膜部和瓣膜间隔等(图 1-57、图 1-58)。

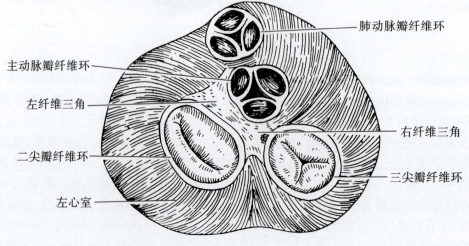

图 1-57　心纤维性支架

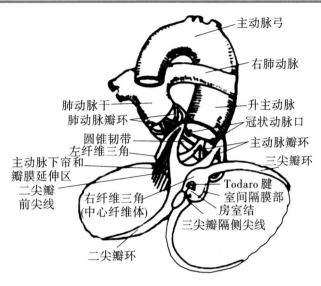

图 1-58　心纤维性支架模式

1）右纤维三角　右纤维三角（right fibrous trigone）位于二尖瓣环、三尖瓣环和主动脉后瓣环之间，向下附着于室间隔肌部，向前逐渐移行为室间隔膜部，略呈三角形或前宽后窄的楔形。因右纤维三角位于心的中央部位，又称为中心纤维体（central fibrous body，CFB）。

婴幼儿与成人 CFB 的形态、位置及与房室结、房室束的关系略有不同。婴幼儿中心纤维体呈低平位，可分为心房面、心室面、左缘和右缘。心房面向上，或稍向右下方倾斜，附有房室结和房间隔肌，房室结的部分可伸入 CFB；心室面向下与室间隔肌部紧密相连；左缘与二尖瓣环相连；右缘指向三尖瓣隔侧尖附着处。

成年人，由于左、右心室压力差的变化，左心室的压力大于右心室，中心纤维体明显向右下方倾斜，左缘抬高，右缘相对降低，出现了三角形的左心室面，CFB 几乎近矢状位，房室结和房间隔肌仍位于心房面，但房室结是明显呈矢状位的扁长形结构，很少见到房室结细胞伸入中心纤维体。心室面附着于室间隔肌部上缘，有许多结缔组织束呈树根样伸入肌内，连结十分牢固。分化出的左心室面朝向左心室流出道，呈前宽后窄微凹的三角形，其下界是稍隆起的肌性室间隔上缘，上界为中心纤维体左上缘。由中心纤维体左心室面、左上缘和二尖瓣前瓣围成一个间隙，名为左心室流出道后隐窝。当心室射血时，有一部分血液可经此隐窝向后流至二尖瓣深面，以利二尖瓣关闭，隐窝的右侧隔着中心纤维体与房室结相对。中心纤维体与房室结、房室束的关系十分密切，已为心脏外科所重视。房室束穿过中心纤维体的右上面，行向下，在室间隔膜部和肌部交界处离开中心纤维体。由于中心纤维体与三尖瓣环、二尖瓣环及主动脉瓣环相关联，因而在手术处理二尖瓣后内连合、主动脉后瓣下端以及室间隔膜部时，都应特别注意房室束，以防损伤。成人中心纤维体厚约 2 mm，前方与主动脉后瓣连接处长约 11 mm；左缘与左心房室瓣环相连，并延伸发出一纤维带（Henle 冠状带），参与二尖瓣环的形成，左缘长约 15 mm；右缘与三尖瓣环相连，其长度约为 13 mm；前面与室间隔膜部相延续；后面有时发出一结缔组织束（即 Todaro 腱），呈白色索状，位于右心房心内膜深面，在接近下腔静脉瓣末端时，纤维分散而终止。从右心房面看，中心纤维体相当于冠状窦口前上方和卵圆窝下缘支前方的部位，有下缘束附着。中心纤维体由胶原纤维和成纤维细胞构成。成纤维细胞形态、大小不一，分布在胶原纤维之间。此外还有肌成纤维细胞和成束的弹性纤维。胶原纤维在婴幼儿排列杂乱，无一定方向，而在成年人排列规则，呈纵向平行排列，这可能与其所承受的张力不同有关。中心纤维体内常可见纤维软骨，有时发生钙化，甚至骨化，从而影响或压迫穿过中心纤维体的房室束，产生房室传导阻滞。

2）左纤维三角　左纤维三角（left fibrous trigone）位于主动脉左瓣环与二尖瓣环之间，呈三角形，体积较小，面积为右纤维三角的一半。其中前方与主动脉左瓣环相连，向后方发出 Henle 冠状带，与右纤维三角发出的纤维带共同形成二尖瓣环。左纤维三角下缘附着于左心室游离壁的上缘，其房面（上缘）有左心房肌附着，相当于左心耳的根部。左纤维三角平均厚度为 2 mm。3 个边的长度：主动脉边长 9 mm,左心房室环边长 8 mm,左冠状沟边长 10 mm。左纤维三角位于二尖瓣前外连合之前,外侧与左冠状动脉邻近,是二尖瓣手术时的重要外科标志,也是易于损伤冠状动脉的部位。

3)二尖瓣环　二尖瓣环(mitral annulus)位于左心房室口周围,又称为左心房室环。作为心房、心室肌的附着处,同时为二尖瓣纤维板提供附着部位。二尖瓣环宽 2 ~ 3 mm,厚约 1 mm,周径 80 ~ 90 mm。环的前内侧部强韧,由瓣间隔下缘和左、右纤维三角的边缘及左、右两个纤维三角沿左心房室口延伸的纤维索构成,环的后外侧部较薄弱,由疏松结缔组织构成。二尖瓣环具有一定的弹性和伸缩性,心收缩时环缩小,舒张时恢复正常,从舒张期到收缩期末,左心房室环周长可缩短 40%,有类似括约肌的功能,在二尖瓣关闭时起一定的作用。在心收缩期,该环向主动脉根部方向移动。

4)三尖瓣环　三尖瓣环(tricuspid annulus)环绕右心房室口的周围,又称右心房室环。环的前内侧部较强韧,由中心纤维体的边缘及其沿右心房室口延伸的纤维索组成;环的后外侧部疏松薄弱,由疏松结缔组织构成。右心房室环宽 2 ~ 3 mm,厚约 1 mm,周径 100 ~ 110 mm。环上有心房肌附着,环的下方有三尖瓣附着,但三尖瓣隔侧尖附着缘的前半并不常止于三尖瓣环,而止于室间隔的膜部和肌部的上部,所以在此处房室环与隔侧尖瓣环分开,两者相距 4.5 mm。三尖瓣环和二尖瓣环虽然几乎均呈垂直位,但两者不在同一平面,在中心纤维体处两环接近,但在后方,三尖瓣环显著低于二尖瓣环。从心间隔上看,二环之间形成一三角区,该三角区在右心房面位于三尖瓣隔侧尖之上,与 Koch 三角位置相当;在左心室面则位于二尖瓣环以下。

5)主动脉瓣环　主动脉瓣环(aortic annulus)为位于心纤维支架的中央、主动脉根部主动脉瓣基底部的致密结缔组织环。由 3 个弧形瓣环首尾相互联结而成,即左、右、后主动脉瓣环,各瓣环的长度为 4 ~ 44 mm,环上有主动脉瓣附着。主动脉后瓣环和右瓣环后 1/3 的下方为室间隔膜部,占主动脉瓣环口周径的 56.6%;左、右瓣环的前 2/3 下方借致密结缔组织与室壁肌肉紧密相连,占主动脉瓣环口周径的 43.4%。这种解剖学关系与猪主动脉瓣环下膜性部分和肌性部分的关系正好相反,而且猪心肌除附于瓣环以外,尚伸展到半月瓣基底侧 1/3 处。因此,在制作猪主动脉生物瓣时,应注意这一解剖关系,去除猪瓣环下的心肌。左、后主动脉瓣环之间的三角形致密结缔组织板,名瓣间隔,向下与二尖瓣前瓣相连续,同时向左延伸连接左纤维三角,向右与右纤维三角相连。多数情况(75%)下左、后瓣环交界处向下正对二尖瓣前瓣尖中线,少数略偏左或右,在先天性心脏病患者,这种位置关系可因胚胎时期主动脉旋转不够而有所变化。

6)肺动脉瓣环　肺动脉瓣环(pulmonary annulus)位于主动脉瓣环的左前方,和主动脉瓣环相似,由前、左、右 3 个弧形的瓣环连接而成。各个瓣环的长度为 4 ~ 43 mm。瓣环向下与右心室肌相连,右瓣环与主动脉瓣环的左面上方,借锥状韧带(conoid ligament),又称漏斗腱(tendon of infundibulum)相连。二尖瓣环、三尖瓣环和主动脉瓣环彼此靠近,而肺动脉瓣环单独地位于较高平面。肺动脉瓣环环口平面高于主动脉瓣环环口平面约 15 mm。

(六)心的传导系统

心传导系统位于心壁内,由特殊分化的心肌细胞构成,主要功能是产生和传导冲动,控制心的节律性活动。心的传导系统包括窦房结、房室交界区、房室束及其分支(图1-59)。

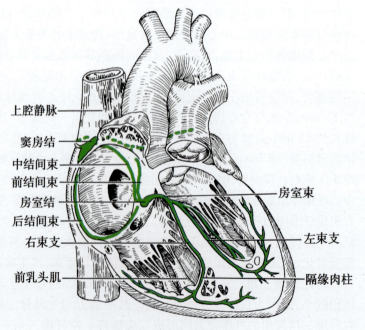

上腔静脉
窦房结
中结间束
前结间束
房室结
后结间束
右束支
前乳头肌
房室束
左束支
隔缘肉柱

图1-59　心的传导系统

八、纵 隔

纵隔(mediastinum)位于胸腔中部,纵向分隔胸腔。一般认为纵隔是两侧纵隔胸膜之间全部器官、结构和结缔组织的总称。另有说法将纵隔界定为两肺之间,则纵隔胸膜应属于纵隔的内容。

(一)纵隔分区和内容

纵隔的前界为胸骨,后界为脊柱胸段,上界为胸廓上口,下界为膈。纵隔的范围和形态不规则,大致呈上口窄小、下口宽大、前短后长的矢状位。胎儿的纵隔多居中位,出生后因心向左侧偏移,纵隔的下部向左凸出。

为便于临床解剖学描述和实际应用,采取几种划分方法将纵隔分为几部分,常用的是四分法。四分法是以胸骨角至第4胸椎下缘的平面将纵隔分为上、下纵隔,再将下纵隔以心包为界分为前、中、后3部:胸骨与心包之间的部分为前纵隔,心、心包及出入心的大血管根部所占据的区域为中纵隔,心包与脊柱胸段之间的部分为后纵隔(图1-60)。

纵隔器官是指除肺以外的全部胸腔内结构,主要包括心、出入心的大血管、气管、食管、胸导管、神经、胸腺和其他血管等。以下内容按四分法归纳叙述。

1. **上纵隔器官** 包括胸腺、出入心的大血管、气管、食管、胸导管、淋巴结、神经等(图1-61)。

为了描述方便,一般将上纵隔器官由浅入深依次分为3层:①直接位于胸骨后方的胸腺及三大静脉(上腔静脉、左头臂静脉、右头臂静脉);②位居中层的主动脉弓及其三大分支(头臂干、左颈总动脉、左锁骨下动脉)、膈神经、迷走神经;③在脊柱前方的气管、食管和胸导管及左喉返神经等。

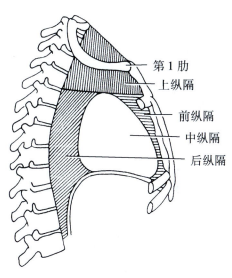

图1-60 纵隔的分区

第1肋
上纵隔
前纵隔
中纵隔
后纵隔

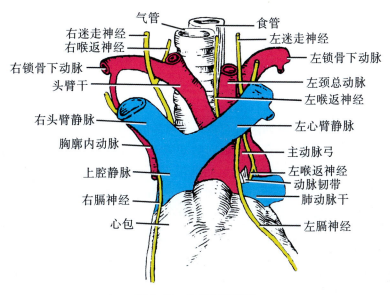

气管
食管
右迷走神经
右喉返神经
右锁骨下动脉
头臂干
右头臂静脉
胸廓内动脉
上腔静脉
右膈神经
心包
左迷走神经
左锁骨下动脉
左颈总动脉
左喉返神经
左心臂静脉
主动脉弓
左喉返神经
动脉韧带
肺动脉干
左膈神经

图1-61 上纵隔的器官

还有人将上纵隔器官由浅入深依次细分为5层:①胸腺层,有胸腺或胸腺遗迹及脂肪组织;②静脉层,该层内有左、右头臂静脉和上腔静脉上半;③动脉层,内有主动脉弓及其三大分支,即头臂干、左颈总动脉和左锁骨下动脉;④气管层,有气管及其周围的气管旁淋巴结和气管支气管淋巴结;⑤食管层,除食管外,还有位于其左侧的胸导管。在胸腺层和静脉层之间有膈神经,静脉层和动脉层之间有迷走神经,气管层和食管层之间有喉返神经。

2.前纵隔器官 前纵隔较狭窄。两侧胸膜在心包之前相互接近,特别在第4肋骨以上,两侧胸膜几乎相互接触,故前纵隔较狭窄。前纵隔内仅有胸腺或胸腺遗迹、疏松结缔组织及少数纵隔前淋巴结,还有胸廓内血管及胸骨旁淋巴结紧贴胸骨深面。

3.中纵隔器官 中纵隔是纵隔中最宽大的部分,其中的器官有心及出入心的大血管根部、心包、心包外侧下行的膈神经和心包膈血管、心神经丛及淋巴结群等。

4.后纵隔器官 在后纵隔内,由前向后,上、下纵行器官依次排列的有:①气管杈,左、右主支气管;②食管,迷走神经在后纵隔下份与食管伴行,在气管杈以下,这些结构则紧邻心包之后;③胸主动脉,上部位于食管左侧,下部移行于食管的后方;④位于最后方紧贴脊柱前面和两侧的有胸导管、奇静脉、半奇静脉、交感神经干、内脏大神经、内脏小神经及纵隔后淋巴结群(图1-62)。其中胸导管位于胸主动脉和奇静脉之间。在后纵隔器官周围,有许多淋巴结。另外,由于交感干胸段紧贴胸后壁,后纵隔结构是否包括交感干胸段尚有争议。

(二)纵隔器官的位置毗邻关系

纵隔内的器官大小、质地和形态结构,个体、年龄差异较大,且走行方向各异,因而导致了纵隔器官结构之间位置毗邻关系的复杂性。为便于理解、记忆和临床应用,可从下列3个方面加以概括。

1.纵隔器官的位置关系 在纵隔诸器官中,血管干和神经干的分布和相互关系比较重要。行经纵隔的血管多是大血管干,神经多是主干部分,误伤受损或发生病变后影响较广泛,后果也较严重。在纵隔内,有3条纵行的大血管干、2条横行的大血管干和3对纵行的神经干。3条纵行的大血管干的位置排列由右至左是上腔静脉、升主动脉和肺动脉干,升主动脉干2/3位于躯干正中线的右侧,1/3在左侧;升主动脉和肺动脉干不是平行排列的,系胚胎发生过程中主动脉、肺动脉隔呈螺旋状分隔的结果,肺动脉干起始部位于升主动脉起始部的前方,继而转至其左后方分为左、右肺动脉。2条横行的大血管干即左头臂静脉和右肺动脉,左头臂静脉位于上纵隔胸骨柄上半的后方,右肺动脉则位于下纵隔,经升主动脉后方向右行。3对纵行的神经干是左右侧膈神经、迷走神经和胸交感干。膈神经、迷走神经与大血管的毗邻关系是:两侧膈神经于颈根部经前斜角肌浅面,向下穿过锁骨下动、静脉之间,于纵隔部经肺根前面,贴心及心包两侧行至膈。左、右迷走神经在颈部都是经颈动脉鞘内,于颈内静脉和颈总动脉之间的后方下行,至胸部,右迷走神经贴近气管、右头臂静脉和上腔静脉的右后侧向下行,左迷走神经则绕经主动脉弓的左外缘下行。两侧迷走神经都行至肺根后方延续为食管丛,分布于食管。两侧的交感神经干都位于后纵隔脊柱两侧,分别经奇静脉或半奇静脉的外侧下行。

纵隔的血管、神经干,与心、心包、气管、肺根、食管等纵隔重要器官的位置排列关系相对较恒定。位于上纵隔的主要结构,由前向后成层排列:最浅层为胸腺或胸腺遗迹,然后向深层是左、右头臂静脉

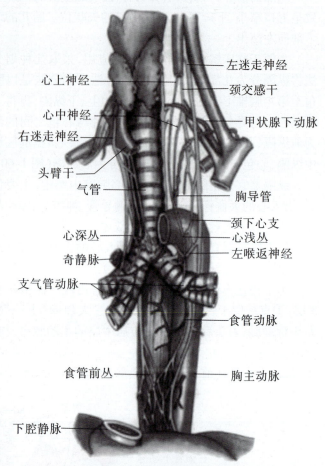

图1-62 后纵隔的结构

（标注：左迷走神经、颈交感干、甲状腺下动脉、胸导管、颈下心支、心浅丛、左喉返神经、食管动脉、胸主动脉；心上神经、心中神经、右迷走神经、头臂干、气管、心深丛、奇静脉、支气管动脉、食管前丛、下腔静脉）

和上腔静脉的上段,静脉的深层是主动脉弓以及它的三大分支——头臂干、左颈总动脉和左锁骨下动脉,再深层是气管及其周围的气管旁淋巴结、气管支气管淋巴结,最深层是食管和它左侧的胸导管。神经穿行于各层之间。值得注意的是,大血管干位于胸腺和气管、食管之间,静脉在前,动脉居后。在下纵隔,各主要结构的位置可以肺根为中心进行描述:行经肺根前方的两侧,均有膈神经和心包膈血管。在肺根后方,两侧均有迷走神经下行至此,形成丛,围绕食管壁下行,两侧肺根的上方都有弓形血管干跨越,左侧是主动脉弓,右侧是奇静脉弓。

  2.纵隔的侧面观察 纵隔胸膜覆盖于纵隔的左、右侧面。以肺根及肺韧带为标志,观察纵隔左、右侧面诸结构的连属关系。

  (1)纵隔的左侧面 因在纵隔的左侧面可以看到若干大动脉,故又称之为动脉侧。该侧以左侧肺根为标志,其前方是心包,上方是主动脉弓,后方是胸主动脉及位置较深的胸导管,再向后是胸交感干(图1-63)。在主动脉弓的上方,有发自主动脉弓的左颈总动脉和左锁骨下动脉。在这两条动脉之间,有左膈神经和左迷走神经下行经过主动脉弓的左前方。在此处,膈神经初位于迷走神经的外侧,向下渐交叉至其前方,再向下行经肺根前方贴心包左侧壁下降至膈,与来自锁骨下动脉的分支——心包膈动脉伴行。左迷走神经在肺根后方至食管,分支吻合参与形成食管神经丛。在主动脉弓下缘,由左迷走神经发出的左喉返神经在动脉韧带之后绕主动脉弓下方行向后上,再继续上升行在气管、食管之间的沟里而入颈部。食管的位置受主动脉弓及降主动脉走行方向的影响,在主动脉弓上缘以上的食管上段和肺根下方的食管下段均可见,但中段被主动脉遮掩,位置较深。

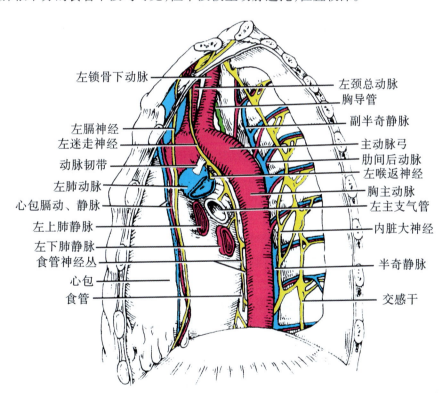

左锁骨下动脉   左颈总动脉
            胸导管
            副半奇静脉
左膈神经   主动脉弓
左迷走神经   肋间后动脉
动脉韧带   左喉返神经
左肺动脉   胸主动脉
心包膈动、静脉   左主支气管
左上肺静脉   内脏大神经
左下肺静脉
食管神经丛   半奇静脉
心包
食管   交感干

图1-63 纵隔左侧面

  (2)纵隔的右侧面 因为在该侧面可以看到若干大静脉,故又称之为静脉侧。该侧的主要结构可以右肺根为标志来观察(图1-64)。右肺根前方有心包,前上方有与心包相连的上腔静脉及其属支右头臂静脉(右无名静脉),上方是奇静脉弓,右后方是奇静脉、胸交感干等。右侧面其他主要结构还有右膈神经和右迷走神经。右膈神经经过上腔静脉的右侧,过肺根的前方,贴心包侧壁下降到膈。在上腔静脉的后方,有右迷走神经下行,经奇静脉弓的深面到肺根的后方,也分支参加食管神经丛的形成。右迷走神经下经右锁骨下动脉的前方时,发出右喉返神经,该神经绕右锁骨下动脉下方向后上行至颈部。在肺根和心包后方,还可见到食管。食管的后方还有胸导管,食管的右后方即上行的奇静脉,在第4~5胸椎的高度,奇静脉呈弓形绕肺根上方向前注入上腔静脉。在上腔静脉后方的深处,牵开迷走神经,还可看到气管,其后方即食管。

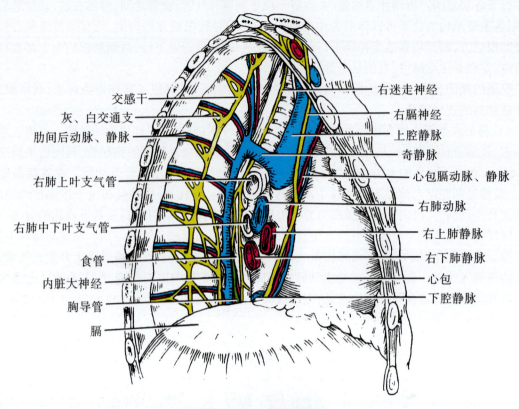

交感干
灰、白交通支
肋间后动脉、静脉
右肺上叶支气管
右肺中下叶支气管
食管
内脏大神经
胸导管
膈

右迷走神经
右膈神经
上腔静脉
奇静脉
心包膈动脉、静脉
右肺动脉
右上肺静脉
右下肺静脉
心包
下腔静脉

图1-64 纵隔右侧面

3. 纵隔的筋膜间隙 在纵隔内,各纵隔器官结构之间的间隙充填有疏松结缔组织,以适应各器官的自由活动以及胸腔和各中空器官容积的变化,如心及大血管的搏动、呼吸时气管的运动和食管的容量改变等。纵隔器官间隙内的疏松结缔组织向上经胸廓上口与颈部器官周围的结缔组织及间隙相续;向下经食管裂孔、主动脉裂孔及膈的腰肋三角,与腹膜后隙的结缔组织及间隙相联系。因此,纵隔气肿、渗血或感染向上可以蔓延至颈部,向下可以蔓延至腹膜后间隙;反之,颈深部的感染或渗出物亦可经颈筋膜间隙向下蔓延至纵隔器官间隙。临床上可利用这些间隙及间隙的相互邻接关系做某些疾病的诊断或进行间接纵隔充气造影等。

从临床解剖学角度,一般将纵隔筋膜间隙大致分为3个主要的纵向筋膜间隙,由前向后依次为胸骨后间隙、气管周围间隙和食管后间隙。

(1)胸骨后间隙 胸骨后间隙(retrosternal space)位于胸骨后面,心包及大血管根部前面,是上纵隔前部及前纵隔内的蜂窝组织间隙,上至胸廓上口,下至膈肌上面。该间隙内含有胸腺及其残余物、前纵隔淋巴结及脂肪组织。胸骨后间隙与颈部气管前间隙的炎症、出血或气肿可上下互相蔓延;胸骨后间隙内的炎症、出血可以向下至膈,甚至穿破胸廓内筋膜、膈肌及膈下筋膜而蔓延至腹膜后间隙。

(2)气管周围间隙 气管周围间隙(peritracheal space)即以气管为中心的周围疏松结缔组织间隙。又可按方位将其再分为气管前、后、左、右4个间隙。

1)气管前间隙(pretracheal space) 位于气管胸段及气管杈的前面与主动脉弓、上腔静脉及肺动脉之间,其前界为颈部气管前筋膜向下的延伸部分。

2)气管后间隙(retrotracheal space) 在上纵隔内,食管与气管之间的疏松结缔组织不甚发达,或者缺如。在气管分叉部下方,主支气管与食管之间的疏松结缔组织则较发达,形成间隙,内含淋巴结,与食管间隙相续。

3)左气管旁间隙(left paratracheal space) 其内侧界为气管及食管侧壁,外侧界为主动脉弓、左颈总动脉及左锁骨下动脉。该间隙内的蜂窝组织与左侧肺门及食管与主动脉间的蜂窝组织相续,内含迷走神经、胸导管及一些淋巴结。

4)右气管旁间隙(right paratracheal space) 其内侧界为气管,外侧界为纵隔胸膜,前界是上腔静脉。该间隙向后可与食管后间隙相续。

(3)食管后间隙 食管后间隙(retroesophageal space)位于食管后方、脊柱前方、两侧纵隔胸膜之间。该间隙范围广泛,疏松结缔组织丰富,内含胸导管、胸主动脉下段、后纵隔淋巴结等结构。该间隙向上与颈部椎前筋膜前方的咽后间隙相延续,向下通过膈肌脚间的裂隙与腹膜后间隙相通。此外,颈部椎前间隙(脊柱颈部与椎前筋膜之间)结核脓肿破溃后,也可经咽后间隙向下至食管后间隙。

(陈焕文 赵云平)

第三节 胸部战创伤致伤机制与生物力学特性

胸廓的骨性结构由胸椎、12对肋骨及胸骨构成,胸部遭受强大暴力可引起这些骨骼骨折。肋骨、肋软骨和胸骨发生骨折,可伴有致命性的胸腔内器官损伤。创伤时骨性胸廓的损伤范围与程度往往表明暴力的大小。在钝性暴力作用下,胸骨或肋骨骨折可破坏骨性胸廓的完整性,并使胸腔内的心、肺发生碰撞、挤压、旋转和扭曲,造成组织广泛挫伤。暴力直接传递可引起肺及心肌挫伤。骨折断端若刺破血管,可引起胸内大出血;刺破肺,引起肺裂伤。强大暴力作用于胸廓,使胸腔缩小,胸内压增高;外力消除后,变形的胸廓弹回,胸内压降低。这种胸内压突然升高和降低所形成的压力差,可引起肺挫伤。肺挫伤后肺泡及间质充血、水肿,肺顺应性降低,气体交换障碍,导致低氧血症及二氧化碳潴留。如果在胸内压增高的瞬间,同时有声门紧闭,则可引起肺裂伤,其机制类似密封充气的纸袋加压后引起的破裂。声门紧闭时气道压力随之增高,亦可导致气管及支气管破裂。气管或肺破裂后,血液及气体进入胸膜腔引起血气胸,正常双侧均衡的胸膜腔负压维持纵隔位置居中。一侧胸腔积气或积液会导致纵隔移位,使健侧肺受压,并影响腔静脉回流。上腔静脉无静脉瓣,骤升的胸内压会使上腔静脉压力急剧升高,导致上半身毛细血管扩张和破裂;气体进入纵隔及皮下引起纵隔及皮下气肿;血液流入气道,出现咯血。当多根多处肋骨骨折时,局部胸壁失去完整肋骨支撑而软化,出现胸壁浮动,称之为连枷胸(flail chest),产生与正常呼吸活动相反的反常呼吸运动,导致通气及换气障碍,严重时可引起急性肺损伤(ALI)或发展为急性呼吸窘迫综合征(ARDS)。

胸部穿透伤及肺、气管或食管后,引起破裂,引起肺萎陷,导致呼吸和循环功能不全,纵隔内器官损伤,其后果是非常严重的。心脏、大血管损伤可因大出血而立即死亡。食管或气管破裂时气体可进入纵隔或胸腔,并由纵隔迅速扩散至颈部,引起严重的纵隔及皮下气肿。食管破裂后,带有大量需氧菌和厌氧菌的唾液、食物或胃液流入纵隔,可迅速引起严重的纵隔感染。炎症不易在纵隔疏松结缔组织内局限,会很快向四周扩散,可穿破胸膜,产生一侧或双侧脓气胸。下胸部及上腹部的穿透伤或非穿透伤均可导致膈肌破裂。膈肌分隔两个压力不同的体腔,胸腔压力低于腹腔,若裂口较大,腹腔器官可疝入胸腔,引起严重的呼吸和循环障碍,如不及时救治,可很快死亡。

胸腔为呼吸和循环等重要器官所在部位,因此,胸部创伤的病理生理改变,除了局部损伤变化和全身创伤反应外,多有不同程度的急性呼吸和循环功能障碍,且二者互相影响、互为因果。

引起呼吸功能障碍的主要原因有通气障碍、肺实质损伤和继发性病理因素影响3类。通气障碍主要包括:①疼痛和胸廓稳定性破坏使胸壁顺应性降低,呼吸运动受限致有效通气减少;②开放性气胸、连枷胸所致纵隔摆动和胸膜腔负压破坏;③血胸、气胸或膈疝使肺受压萎陷及纵隔移位;④膈肌损伤致呼吸泵功能主要部分丧失;⑤血液、分泌物潴留或误吸引起呼吸道阻塞及损害。肺实质损伤主要见于胸部钝性伤所致的肺挫伤或冲击所致的肺爆裂伤,可引起广泛的肺泡和毛细血管破裂、肺出血和肺水肿。继发性病理因素影响最重要的是引起急性呼吸窘迫综合征。

严重胸部创伤发生循环功能紊乱的主要原因有：①心脏及胸内血管损伤所致的失血性休克；②急性心脏压塞使心脏舒张受限，静脉回流受阻，心排血量降低，血压下降；③心肌严重挫伤及心内结构损伤引起的心力衰竭；④胸膜和肺遭受刺激，可引起胸膜肺休克。

（陈焕文　赵云平）

第四节　胸部战创伤病理生理学

一、炎症与免疫反应

在致伤因子的刺激下，伤后数小时内就会出现炎性反应。如有细菌污染、异物存留或有较多坏死的组织，则炎性反应更为严重。其病理变化与一般急性炎性反应基本相同：伤后局部小血管先有短时间的收缩，很快转为扩张，毛细血管壁的通透性增高，血浆和血细胞渗至间质内。起初，游走出的白细胞以中性粒细胞为主，继而以单核细胞为主，后者在血管外成为巨噬细胞。临床上创伤性炎症表现为局部红、肿、热、痛。红、肿、热主要是因为肥大细胞释放组胺，使微血管扩张和通透性增高，形成充血和渗出所致；疼痛是因组织内压增高，缓激肽等引起。适当的创伤性炎症对组织修复有积极作用，如中性粒细胞在补体和免疫球蛋白的调理下吞噬和杀灭细菌；巨噬细胞可清除局部的组织碎片、死菌和异物；渗出的血浆纤维蛋白原转变为纤维蛋白后，能在组织间隙内起支架作用；局部血流量增加，为增生细胞提供充分的营养成分。但是，过度的炎性反应可因大量血浆渗出而使血容量减少，组织内压过高，局部血液循环受阻，组织破坏产物和细胞碎片入血后可损害其他器官。炎性反应与免疫反应两者关系很密切：许多免疫因子可激发、诱导甚至调控炎性反应，炎症细胞，如中性粒细胞和单核细胞也是有重要免疫功能的细胞成分。

以往认为，严重创伤后，免疫功能常发生不同程度的抑制，如中性粒细胞和单核巨噬细胞的趋化性、吞噬能力和杀菌作用降低，标志吞噬活性的细胞发光活性和酸性磷酸酶含量降低；辅助T细胞减少，抑制T细胞增加，并易发生感染。现已认识到，严重创伤后机体免疫功能发生紊乱或失调，既可能低下，也可能亢进。

严重创伤后早期，各种免疫细胞和多种液体介质也参与了早期的炎性反应，补体系统，如C3a、C3b、C5a、C5b等活化，对中性粒细胞、单核巨噬细胞等的功能起调理作用。此时免疫细胞处于一种激发状态（preprimed），如病情稳定，则炎性反应逐渐消退，损伤组织得以修复；如再次出现致伤因素（如组织坏死、出血、感染等），则可使处于激发状态的炎症细胞释放大量炎性介质，如吞噬细胞释放肿瘤坏死因子α（TNFα）、白细胞介素（IL；如IL-1β、IL-6、IL-8）等，作用于某些靶细胞后，又使靶细胞释放新的介质，这样多级的介质释放，称为瀑布样反应，或称级联反应（cascade reaction），最终可形成全身炎症反应综合征（systemic inflammatory response syndrome，SIRS）。SIRS是"免疫亢进"的表现，此时促炎反应占优势，由于对外界刺激反应过于强烈，因而会导致自身细胞损伤；反之，当抗炎反应占优势时，则表现为"免疫麻痹"，或称代偿性抗炎症反应综合征（compensatory antiinflammatory response syndrome，CARS），使机体对外来刺激反应低下，因而易于引起感染。SIRS和CARS都反映了机体炎性反应的失控，严重者可导致多器官功能障碍综合征（multiple organ dysfunction syndrome，MODS）。

二、神经内分泌系统反应

创伤后失血、疼痛和精神紧张等因素的作用，可引起一系列神经内分泌系统的变化，其中以交感-肾上腺髓质、下丘脑-垂体和肾素-醛固酮3个系统的反应最为重要。

1. 交感-肾上腺髓质系统　创伤后应激性刺激通过神经传导或循环径路作用于下丘脑,使该部交感中枢兴奋,由此促进交感-肾上腺髓质释放儿茶酚胺(肾上腺素和去甲肾上腺素)。儿茶酚胺的作用是,调节心血管功能,增加心率和心肌收缩力,使皮肤、骨骼肌、肾、胃肠道的血管收缩,从而维持心、脑等生命器官的血液供应。此外,还可动员体内能源,促使肝、肌肉的糖原分解和酵解,抑制胰岛素和增加胰高血糖素,使血糖增高;激活脂肪酶,将甘油三酯分解为游离脂肪酸和甘油,使血浆脂肪酸含量增多;促进脂肪酸、葡萄糖更多地被氧化利用,以适应机体的需要。去甲肾上腺素可降低细胞的环磷酸腺苷(cAMP),而肾上腺素可增高细胞的 cAMP,两者的作用相反。持续过高的儿茶酚胺,会引起组织器官的缺血性损害。

2. 下丘脑-垂体系统　这一系统被认为是创伤反应的"枢纽",包括下丘脑-腺垂体-肾上腺皮质轴和下丘脑-神经垂体轴两部分。

(1) 下丘脑-腺垂体-肾上腺皮质轴反应　伤后下丘脑腹侧正中隆起部释放促肾上腺皮质激素释放激素(CRH),CRH 到达腺垂体并使其释放促肾上腺皮质激素(ACTH)。在不同创伤情况下,腺垂体释放的激素常有所不同:在低血糖时主要导致 ACTH 及生长激素(GH)的释放;低血容量性休克可促使 ACTH 及抗利尿激素(ADH)的释放;疼痛、手术及精神紧张时主要释放 ACTH、ADH、生长激素及催乳激素;单纯血液渗透压升高时仅释放 ADH,感情刺激时仅释放 ACTH,任何创伤均可促进 ACTH 的分泌亢进,从而使肾上腺皮质激素分泌增加。其意义在于:促进葡萄糖异生,使血糖增高,还能与 GH 共同促进脂肪分解,产生能量;参与儿茶酚胺对血管功能的调节,以维持血压;能抑制炎性反应,减少血管渗出,抑制白细胞活动,稳定其溶酶体膜,由此减轻炎症的损害作用。

(2) 下丘脑-神经垂体轴反应　创伤后引起的低血容量刺激心房的容量感受器及颈动脉窦的压力感受器,使神经垂体的 ADH 分泌增加,细胞外液晶体渗透压增高、疼痛、缺氧、情绪紧张等均可刺激 ADH 增多。ADH 通过腺苷酸环化酶使 cAMP 增加,激活肾小管腔面细胞膜上的蛋激酶,促使膜蛋白磷酸化,改变膜蛋白构形,细胞膜通透性也随之改变,从而加速肾远曲小管和集合小管对水分的重吸收。其作用在于维持循环血量和内环境稳定。

3. 肾素-醛固酮系统(肾素-血管紧张素系统)　肾素是一种酶,作用于血浆中的血管紧张素原(α_2 球蛋白),形成血管紧张素 I。血管紧张素 I 经血浆转换酶的作用,形成血管紧张素 II。创伤后出现心排血量或循环血量减少时,球旁器分泌肾素增多,由此降低肾滤过率以维持循环血量。血管紧张素 II 增强交感-肾上腺髓质系统的升压反应,并促使肾上腺皮质分泌醛固酮。醛固酮使远端肾小管减少钠离子(Na^+)排出,代之以钾离子(K^+)和氢离子(H^+)排出,从而可保存体内水分,在失血、体液丧失等有效灌流量降低时,对恢复循环血量有重要作用。

创伤后儿茶酚胺、胰高血糖素、皮质醇、生长激素分泌增多,使得胰岛素分泌减少或胰岛素作用受抑制,因此,伤后早期常出现高血糖和糖尿,即创伤性糖尿症。高血糖对脑组织提供了充分的能量,还有利于机体对休克的耐受。如发生严重低血糖,则是一种危象。脂肪是伤后最重要的能源。伤后儿茶酚胺、ACTH 等分泌增多,在皮质醇协同下,通过脂肪细胞膜上的特异性受体,使细胞内环磷酸腺苷增多,从而增强了脂肪酶活性,促使脂肪分解,以适应伤后机体的需要。

严重创伤后,蛋白质分解显著增强,合成代谢受抑,即使摄入大量蛋白质,仍会发生负氮平衡,可能是由于皮质醇水平增高和胰岛素作用受抑制,限制了肌细胞对氨基酸的摄取所致。骨骼肌丢失蛋白质是尿氮排出增多的主要原因。

三、主要内脏器官的功能变化

1. 心血管　创伤后出现血容量减少,儿茶酚胺分泌增多,后者通过减少皮肤、肌肉等处的血流量来维持生命器官的血液灌流(或称血流灌注)。待病情稳定后,心血管功能可自行调整,增加心搏出量和末梢血流,以弥补早期组织缺血。如血容量减少 1 000 ml 以上,可发生休克,原有心脏病或动脉硬化的患者代偿能力低,易引起心律失常以致心力衰竭。

2. 肺　伤后因能量需要或失血、感染等,常出现呼吸增强。胸腹部损伤和疼痛等原因影响换气时,可发生呼吸障碍。换气障碍能引起低氧血症和高碳酸血症,即呼吸性酸中毒;过度换气则导致低碳酸血症,即呼吸性碱中毒。肺挫伤和胸外严重损伤、休克、大量输血输液等情况下可发生急性呼吸窘迫综合征(ARDS)或急性肺损伤(acute lung injury,ALI)。

3.肾 失血、失液导致肾血流量减少,经垂体抗利尿激素和醛固酮的作用,加强排钾保钠和肾小管对水分的再吸收,有助于体液保留。如伤后血红蛋白、肌红蛋白游离分解产生卟啉类和其他组织损伤崩解产物,可损伤肾小管,导致急性肾功能衰竭。

4.肝 严重创伤后肝血流量减少,血清胆红素和氨基转移酶增多,蛋白质代谢和解毒作用增强。

5.胃肠 大面积烧伤、颅脑伤或腹部大手术后可发生应激性溃疡,表现为胃肠黏膜急性出血、糜烂和坏死,是上消化道出血常见的病因之一。发病原因除应激外,还与再灌注后胃酸增多、胃黏膜缺血和黏膜屏障破坏有关。

6.脑 体温中枢受损时可出现体温过高或过低;脑血流不足可发生低血氧,进而诱发脑水肿;颅脑创伤后还可发生躁动或嗜睡以至昏迷。

(陈焕文　赵云平)

第五节　胸部战创伤分级救治

战创伤救治工作服从和服务于军事斗争和作战行动的需要,遵循分级救治、分类救治、时效救治、治送结合、前后继承和精确高效的原则。

分级救治又称阶梯治疗,是各级救治机构对战创伤伤员进行分工救治的总称,是根据各种条件和医学要求,将伤病员的整个救治过程,由纵深梯次配置的各级救治机构,按照各自的救治范围分工完成。目的是充分利用有限资源,及时救治危重者,使绝大多数伤员获益,降低死亡率,提高救治效果。分级救治主要用于战争和大型灾害时批量伤员救治,包括:①医疗资源相对于伤病员的需求不足,需要将有限的资源首先用于最需要救治和救治效果最显著的伤员;②危及生命或肢体的严重创伤需紧急救治,不允许长时间转运到下一级救治阶梯、大型医疗中心,只能就近就急,在黄金时间内给予紧急救治。

一、概　述

(一)战伤分级救治原则

分级救治起源于战时医疗救护,各国军队分级救治模式不一。俄军战伤救治一般设为五级阶梯:初步医疗救护、非医生救护、初步医生救护、优良医疗救护、专科救护,分别在连、营、旅(团)、师、军及后方医院实施。美军战时医疗分级救治分为5级:第一级为紧急救命,包括自救互救和卫生员、医生救护;第二级为初级救治,以救命为主,包括有限的外科处置;第三级为部分专科治疗;第四级为确定性治疗;第五级为康复治疗。各级救治机构根据战场环境和保障能力分别承担以上某一类救治任务,具体任务的区分由后勤(卫勤)领导确定。

我军战伤分级救治体系按照救治技术体系划分为战现场急救、紧急救治、早期治疗、专科治疗和康复治疗5个基本救治环节。分级救治应以伤病员尽早得到确定性治疗为目的,根据各类救治机构所处环境、保障能力和实际需求,因时因地制宜,灵活机动和掌握分级救治任务。在保证救治与后送连续性和继承性的前提下,尽量减少救治的分级。有条件时,救治技术和力量应前伸配置,并可越级后送。

为达到最佳救治效果,战创伤救治技术措施应在人员受伤后尽早实施。首次战现场急救,宜在人员负伤后 10 min 内实施;紧急救治,宜在人员负伤后 1 ~ 3 h 内实施;早期治疗,宜在人员负伤 3 ~ 6 h 内实施;专科治疗,宜在人员负伤后 6 ~ 12 h 内实施。

(二)胸部战创伤分级救治

胸部战创伤的救治重点是保持呼吸道通畅和胸壁完整,恢复呼吸、循环功能,解除血气胸和心包积血的压迫,防治胸腔内感染。胸部伤员除胸壁浅表伤外,均应当按重伤员处理。

1.胸部战创伤战现场急救　指由作战人员,卫生战士和营、连抢救组人员完成的自救互救。作战人员在战场指挥员指挥下,积极开展自救互救。卫生战士积极开展并指导作战人员自救互救,包括搜寻伤员、检伤分类、进行基础生命支持、通气、止血、包扎、固定、搬运等处置,呼吸不畅者置安全体位,将伤员搬运到相对安全地带等。

(1)清理呼吸道　保持呼吸道通畅,有条件者置口咽呼吸管或鼻咽通气管,或环甲膜穿刺或切开。

(2)张力性气胸　明确有气管偏向健侧者,可在伤侧锁骨中线第 2 或第 3 肋间穿刺排气,安放单向排气针头。

(3)开放性气胸　对于开放性气胸的胸部伤口均需用厚而大的急救包或不透气的敷料紧密包扎,并留置闭式引流管。伴有多根肋骨骨折或多根多处肋骨骨折者,应当再用胸带固定。

(4)其他　有条件者应吸氧,开放性伤口应尽早给予抗感染药物防治感染,并应给止痛剂和镇静剂、保温等。

2.胸部战创伤紧急救治　由机动外科医疗队、团救护所及相当救治机构完成,包括前接伤员、紧急救治和联系后送等,基本技术范围包括检伤分类、气胸处置、休克复苏、感染防治,条件许可时积极开展以抗休克和损害控制手术为主的紧急救治。待伤情稳定后迅速后送,后送时用仰卧或伤侧卧位,呼吸困难者用半坐卧位。

(1)保持呼吸道通畅　鼓励伤员咳嗽或用鼻导管吸痰,必要时做气管切开术。

(2)张力性气胸或血气胸　检查、评估和处理张力性气胸和开放性气胸,应行闭式引流术,伤口包扎,并迅速后送。在抽吸胸腔血过程中,若伤员有头昏、心慌、出冷汗等不适,应当减慢速度,控制排血量。对失血性休克伤员,应输全血、右旋糖酐或平衡盐液。有必要和有可能时,利用无污染的胸腔积血回输,好转后迅速后送。

(3)心包积血　怀疑有心包积血者应当做心包穿刺(用长针头从左肋缘下与剑突间角,在正中线稍偏左方,与腹壁成 45°角,针尖指向左锁骨中点刺入),排空积血,或留置心包引流管。

(4)肋骨骨折　疼痛剧烈的伤员,给予止痛药物,肋间神经封闭镇痛,并用胶布或胸带固定伤侧胸壁,按重伤员优先后送。

3.胸部战创伤早期治疗　由野战医院、师救护所及相当救治机构完成,包括前接和收容前方及附近部队伤员,实施早期救治,基本技术范围包括实施紧急手术,如:对呼吸道阻塞行紧急气管切开术;对开放性气胸行封闭缝合,张力性气胸行闭式引流;实施胸腔探查止血,对有脏器和组织损伤者进行缝合、切除、修补、吻合等手术。此类伤员应当避免过量输液、输血,以防肺水肿。留治 1 周内能治愈归队的轻伤员,组织伤员后送。

(1)开放性气胸　伤口清创后,逐层缝合胸膜和肌肉层,但皮下组织和皮肤留待延期缝合。张力过大不易缝合时,可部分切除上、下两根肋骨再行缝合,或用带蒂肌瓣、膈肌等修补缺损部,封闭胸膜腔。手术后置胸腔闭式引流管。

(2)血胸　中等量以上的血或张力性气胸,应当做胸腔穿刺术或闭式引流术,有活动性出血时应当开胸止血,结扎、缝扎控制肋间或胸壁等血管出血,肺裂伤行肺切除修补术。

(3)心包积血　可穿刺减压,持续出血者应开胸探查。

(4)纵隔气肿　引起呼吸困难和发绀时,可经胸骨上窝切开纵隔排气。

4.胸部战创伤专科治疗　专科治疗通常由基地医院和后方医院完成,其基本技术范围包括开展胸腔脏器损伤修复等专科治疗和确定性手术,进行机械通气、重症监护等战创伤后并发症防治,继续全面抗休克和全身性抗感染等。

（1）胸骨或肋骨骨折 有胸骨下陷性骨折或多根多处肋骨骨折引起浮动胸壁者,应当争取用特制固定架、巾钳或不锈钢丝做牵引固定,必要时做内固定。

（2）胸腔持续出血或凝固性血胸 有胸腔持续活动性出血者,应当及时开胸止血;心脏或大血管损伤应修补缝合,必要时行体外循环。心包切开术后在心包上保留小窗,以便充分地向左(右)胸腔引流。对凝固性血胸应当及时开胸,清除血块和异物,修补、缝合血管。对血胸感染形成脓胸者,可争取早期(在1周内)开胸做清胸术,手术后加用闭式引流术,已形成慢性脓胸者行开放引流术。

（3）严重的胸腹联合伤 应争取早期手术,修补膈肌破口。手术前常规做胸腔闭式引流术。根据伤情决定处理程度:腹部伤为主者,经腹部探查;胸部伤为主者,经胸部探查;胸腹腔均需要探查时,应当分别做胸、腹部切口,尽量避免做胸腹联合切口。胸、腹部同时有开放伤,应当优先处置胸部伤。

（4）气管、食管损伤 应根据具体情况予以残端修复、缝合或吻合。

二、胸部创伤分级救治

创伤急救系统(trauma systems)是在特定地理区域内经组织和协调,和当地公共卫生系统整合,为所有创伤伤员提供全方位医疗救治的体系。其关键是整合现有资源,实现救治各个阶段的无缝隙衔接,改善伤员结局。快速转运创伤伤员到有条件救治的医疗机构,在黄金时间内及时正确地复苏并给予确定性处理治疗,可以使创伤后死亡的第2高峰从34%降低到20%,挽救相当部分很可能死亡的伤员的生命。2004年Demetriades等分析4 151例创伤死亡伤员数据,已经未见这种三峰曲线,以后的多项研究也仅观察到伤后1 h的单一显著高峰。发达国家和地区严重创伤死亡的时间曲线由三峰模式转变为单峰模式,最重要的影响因素是创伤后确定性手术时间显著缩短,降低了第2、3峰的死亡率,是20世纪70年代以来创伤救治体系建设和发展的成果。国内创伤死亡模式仍以三峰模式为主,加强城市救治体系建设是国内创伤救治发展的重要方向。胸部创伤是导致创伤死亡的第2位原因,更需遵循分级救治的策略,以提高救治水平,降低死亡率。

（一）国外胸部创伤分级救治主要模式

胸部创伤分级救治模式沿用严重创伤救治模式。发达国家构建了以分级救治为主体的创伤救护系统。创伤救护系统是指有组织地为特定区域内的急症创伤伤员提供全方位的最佳的救治服务,并与当地的紧急医疗服务(EMS)系统密切合作的系统。1966年美国科学院发表了题为《意外伤害导致的伤亡,被现代社会忽视的疾病》的纲领性文件,从而改变了人们对创伤的认识,即从"创伤为意外事件"转变成"创伤是可以防治的疾病",有效地推动了现代创伤救治系统的发展,美国各州相继建立各自的区域性创伤救护体系。区域性救护系统根据救治中心救治水平不同专门设立了Ⅰ~Ⅳ级创伤中心分级救治:①Ⅰ级救护中心大多建立于大学附属医院,这些医院通常具有适合伤者救护的资源,并提供伤者救护的装备、创伤医师培训以及创伤中心的评估。②Ⅱ级创伤中心大多能提供伤者必要的救护,但不具备Ⅰ级创伤中心的资源,大批量或复杂的伤员需运至Ⅰ级创伤中心。另外,Ⅱ级创伤中心并不承担创伤相关的研究工作。③Ⅲ级创伤中心针对社区成立,不具备前两级创伤中心的救治能力,仅执行伤情评估、复苏和固定,并将严重创伤伤员转运至Ⅰ~Ⅱ级创伤中心。④Ⅳ级创伤中心,大多位于乡村或偏远的地区,仅能提供早期固定,和转运伤员至Ⅰ~Ⅲ级创伤中心。另外,在美国还设置了专科创伤中心(儿童、烧伤中心等)及康复中心。强调各机构之间的合作,以最大限度挽救伤员的生命。

参照美国模式,其他国家也陆续构建了分级救治体系。新西兰的创伤救治体系也分为初级创伤救治—区域性创伤救治—高级创伤救治—专科救治四级模式。初级创伤救治是指是指对伤员进行简单的复苏及伤员转运。区域性创伤救治负责伤员的初始评估、复苏、稳定伤员伤情、确定性治疗。如伤员病情严重,则负责伤员转运到更高级创伤中心。高级创伤救治负责重症创伤救治及协调全国的创伤救治。专科救治包括烧伤救治和儿童创伤救治等。

（二）我国胸部创伤分级救治模式

我国20世纪80年代中期逐渐依托城市急救中心和120急救电话建设了急诊医疗服务体系,也用于创伤救治;少数大城市建有依托综合性医院的创伤中心,尚无按照创伤分级救治原则设置的专业创伤治疗中心;多数综合性医院采用专科医师会诊处理创伤伤员的形式,尚无标准的固定的专业创伤外科医师负责严重创伤救治或固定的创伤队伍的模式。

2008 年 5 月 12 日的汶川地震医学救援使我国地方医院积累了创伤分级救治的初步经验,主要按二级或三级救治的模式展开。二级救援模式为"现场急救—灾区内医院(建制完整、运行良好)",三级救援模式为"现场急救—灾区内医院—灾区外医院"。震区内医疗单位根据医疗单位受灾情况、单位时间内的伤员流量、救治技术和条件承担相应级别的救治任务,原则上主要承担紧急和早期救治任务,特殊情况兼顾紧急和早期救治、专科救治,如震区内的华西医院、四川省人民医院和成都军区总医院等。如果不遵循分级救治的任务,在一级阶梯实施超范围救治,则必将侵占有限的医疗资源,或者降低诊疗操作的技术标准,导致较高的后期感染发生率、再次手术率等。临床上严重创伤救治"无法可依,救治无据"导致的死亡、残疾、并发症和高费用等并不鲜见,构建主要适用于平时单个或批量伤员救治的创伤分级救治体系迫在眉睫。

结合我国医疗单位的等级制度和急救医疗体系,初步制订的三级救治阶梯方案,同样适用于胸部创伤的分级救治。

1. 一级创伤中心 为拥有有限临床救治资源的社区或乡镇卫生院;不需要设置 24 h 的院内值班,但在有效时间内能获得外科医师的支持,具备对伤员的快速评估、复苏、简单急诊手术和稳定生命体征的能力;具备运送伤员至上级医院救治的能力。

2. 二级创伤中心 为拥有类似三级创伤中心临床资源的区、县、市级医院,为创伤急救系统最普遍的机构;创伤队伍可以不在院内设值班,但在伤员到达时应能及时到位,能救治绝大部分创伤伤员;具备运送伤员至上级医院救治的能力;不需要承担创伤急救的教学、科研和预防工作。

3. 三级创伤中心 为拥有综合的创伤研究、教育、预防、康复等创伤救治资源,通常为三级甲等医院,是创伤救治系统的最高权威专业机构,在创伤急救中起主导作用;提供 24 h 在位的、有能力进行创伤伤员完全复苏的院内创伤队伍,能救治批量的、各种类型的创伤伤员;提供确定性的外科专科处理;负责创伤急救的教学、科研和预防工作;制定和规划创伤急救系统。

借鉴国际先进的创伤急救系统建设经验,结合我国实际情况,构建具有法律效应的创伤分级急救系统,严格规范各级创伤中心的准入制度、硬件要求、院前急救和院内急救运行模式,并根据胸部创伤严重度制定分级救治规范,是我国现阶段提高胸部创伤救治水平的有效途径和方法,需要积极进行理论探索和实践检验,在此基础上提出具体可行的实际方案。

(陈焕文 赵云平)

参考文献

[1] 朱晓东. 心脏外科基础图解[M]. 北京:人民卫生出版社,1980.

[2] 刘正津,陈尔瑜. 临床解剖学丛书:胸部和脊柱分册[M]. 北京:人民卫生出版社,1989.

[3] 尉挺. 现代临床心脏病学[M]. 北京:人民军医出版社,1991.

[4] WLIAMS D L,BANNISTER L H,BERRY M M,et al. 格氏解剖学[M]. 38 版. 杨琳,高英茂,主译. 沈阳:辽宁教育出版社,1999.

[5] 刘正津,姜宗来,殷玉芹. 胸心外科临床解剖学[M]. 济南:山东科学技术出版社,2000.

[6] 中国解剖学会体质调查委员会. 中国人解剖学数值[M]. 北京:人民卫生出版社,2002.

[7] 顾恺时. 顾恺时胸心外科手术学[M]. 上海:上海科学技术出版社,2003.

[8] 汪曾炜,刘维永,张宝仁. 手术学全集:心血管外科卷[M]. 北京:人民军医出版社,1995.

[9] 朱晓东,张宝仁. 心脏外科学[M]. 北京:人民卫生出版社,2007.

[10] 王正国. 创伤研究[J]. 成都医学院学报,2010,5(3):185.

[11] 张擎,李金年,李继良,等. 我国院前医疗救治体系的建设与管理[J]. 中国科技信息,2010(14):

184-185.

[12]王正刚,张连阳.创伤死亡曲线研究现状[J].中华创伤杂志,2011,27(4):382-384.

[13]朱根法,李杰,庄则华,等.374例严重创伤病例院前死亡因素探讨[J].上海交通大学学报(医学版),2008,28(7):912-914.

[14]王正国,张连阳.汶川特大地震医学救援的经验教训与发展建议[J].解放军医学杂志,2009,34(2):121-124.

[15]梁华平,王正国.战伤分级救治体系对灾害医学救援的启示[J].中国急救复苏与灾害医学杂志,2008,3(1):34-36.

[16]张连阳,王正国.灾难时批量伤员救治的损害控制策略[J].中国急救复苏与灾害医学杂志,2010,5(6):485-487.

[17]罗飞,王序全,周强,等.汶川大地震中伤员阶梯救治原则探讨[J].中华创伤杂志,2008,24(8):583-586.

[18]张连阳.中国大陆交通事故伤救治体系现状[J].交通医学,2011,25(3):217-219.

[19]班雨.第27例:创伤严重程度评分与分级救护[J].中国危重病急救医学,2001,13(2):124-127.

[20]BASMAJIAN J V,SLONECKER C E. Grant's methord of anatomy:a clinical problem-solving approach[M]. 11th ed. Baltimore:Williams & Wilkins,1989.

[21]TRUNKEY D D. History and development of trauma care in the United States[J]. Clin Orthop,2000,374:36-46.

[22]DEMETRIADES D,MURRAY J,CHARALAMBIDES K,et al. Trauma fatalities:time and location of hospital deaths[J]. J Am Coll of Surg,2004,198(1):20-26.

[23]DE KNEGT C,MEYLAERTS S A,LEENEN L P. Applicability of the trinodal distribution of trauma deaths in a level Ⅰ trauma centre in the Netherlands with a population of mainly blunt trauma[J]. Injury,2008,39(9):993-1000.

[24]LEPPANIEMI A. Trauma system in europe[J]. Curr Opin Crit Care,2005,11(6):576-579.

[25]CIVIL I,TWADDLE B. Trauma care system in New Zealand[J]. Injury,2003,34(9):740-744.

第二章
胸部战创伤战现场急救

第一节　胸部战创伤急诊处理

一、检伤分类

检伤分类也称分拣(triage),目的是尽可能救治多的伤员,仅在救援人员数量、仪器、药品和血液等可获得的资源有限时采用。不但是战争中,也是和平时期各种灾害发生时批量伤员救治的重要原则。

检伤分类早在第一、二次世界大战期间就应用于伤员的现场处置,是根据伤员需要得到医疗救援的紧迫性和救活的可能性,在战场上决定哪些人优先治疗的方法,后来逐步发展并应用于大型灾难和医院急诊伤员的病情评估。1963 年最早建立急诊检伤分类制度,由医生评估伤员并将伤员分为危急(emergent)、紧急(urgent)和不急(non-urgent)3 类。目前国际上的检伤分类渐趋一致,大致分为立即治疗(immediate treatment,T_1)、延后治疗(delayed treatment,T_2)、轻伤(minimal treatment,T_3)及期待治疗(expectant treatment,T_4)4 级,分别用不同的颜色来加以区别和显示:T_1 为红色,T_2 为黄色,T_3 为绿色,T_4 在不同的国家和地区不尽相同,大多数采用黑色,英国则使用白色。

检伤分类的目的和意义:在短时间内导致大批伤员产生的大型事故及灾难的现场急救中,降低死亡率及伤残率最关键的不是技术,而是高效的组织。

战时常常产生大量伤员,在相当一段时间内,大批急救人员、物资及设备不可能立即到达现场,故现场急救时医疗资源不足在所难免。实施检伤分类是尝试将有限的急救资源做最大的利用,其道德基础来源于有效性原则。有效性原则认为,一个行为的正确与否应该由它的结果来判断,当一个行为能够产生最大的利益时,这个行为就是正确的或者是好的。有效性原则必须考虑到所有人的利益,但并不对所有人均产生相同或相似结果。为了产生最大的利益,一个行为对某些个体产生不良后果也被认为是公平的。为了争取最大的整体利益,有时会否决一个受伤严重的伤员的治疗权甚至生命,以换取更多的伤员得到治疗资源,挽救更多的生命,也就是说,为了抢救更多人的生命,允许个体伤员死亡。有人将检伤分类原则称为功利主义原则,即"为最大多数人谋求最大的利益"或"牺牲小我,完成大我"的原则,这是检伤分类的哲学及伦理基础。

战时大规模物质损失和人员伤害是不以人的意志为转移的,损失和牺牲在所难免,关键是如何将损失和牺牲降至最小。伤后 1 h 是挽救生命、减少致残的"黄金时间"。在这段珍贵的黄金时间内,将有限的医疗资源用在最需要的患者身上,首先抢救最有抢救价值的患者,这就是检伤分类的意义所在。在众多患者中,有的是已失去生命迹象的特重伤员,有的是奄奄一息的重伤员,有的则是轻病微伤。特重伤员已无生命体征,说明其伤情已经造成不可挽回的结果,因此没必要耗费有限的急救资源;轻伤员不管有没有治疗均会存活,并且能够忍耐和等待一段时间,因此不立即治疗也不会产生严重后果;而重伤员则是有治疗就会存活,没治疗就会死亡,得到及时救助就能增加生存希望。检伤分类的目的就是将最需要得到抢救的重伤员甄别出来,给予及时的救助,以达到利益的最大化,尽可能减少损失。此时的主要救治目标首先是拯救生命,其次是保全肢体及内脏器官功能,再次是避免各种并发症的出现及减轻痛苦、降低治疗费用等。此外,还可避免非重伤伤员的过度转运,节省宝贵的急救资源。

(一)检伤分类应用的基本内容

检伤分类的应用是根据意外事件的规模随时调整的,其主要内容如下:①收容分类,决定患者在哪个救治地点(如红区、黄区等)或机构、职能组(室)接受治疗;②救治分类,明确患者救治的优先等级及采用何种救治措施;③后送分类,明确患者后送的目标救治机构,运送的体位、工具及顺序等。

1.伤情分类标准和特征 检伤分类是将患者的情况区别开来,并以不同的级别表示,不同的级别用不同的颜色为标志,体现在伤票标识系统(tag system)的应用上。伤票有不同的颜色及患者的各种信息(图2-1),由现场急救人员填写,并牢固放置在患者身体的明显部位。以下是世界卫生组织推荐的急救检伤分类标准:①生命垂危,需要立即治疗,且有望救活的伤员(红色标志,提示优先1级);②生命没有立即的危险,需要紧急但不是立即处理的伤员(黄色标志,提示优先2级);③需要简单处理的伤员(绿色标志,提示优先3级);④心理受到创伤需要安慰和镇静的患者(没有特别的分类标志);⑤患者的伤情超过目前已有的救治能力,如严重的辐射伤害或严重烧伤,当时当地无法救治或复杂手术患者迫使医生不得不在这个患者和其他患者间做出取舍(黑色标志,提示暂时放弃治疗)。

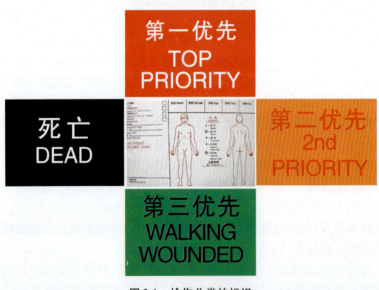

图2-1 检伤分类的标识

2.伤情判断方法和评估依据 院前急救时判断伤情的主要依据是通过对受伤类型、部位、致伤原因及伤势的综合检查和分析,询问患者伤史或他人相关情况,进行身体检查及查看相关医疗文书等。

(1)确认患者意识情况和精神状态 通过观察、呼唤及询问患者来了解患者的意识情况和精神状态,应用格拉斯哥昏迷评分(Glasgow coma score,GCS)实施评估。

(2)几项重要生命征象的检查 包括面色、呼吸、脉搏、血压、心率、经皮血氧饱和度、毛细血管充盈度(用手压患者嘴唇或甲床,观察其充盈时间)、尿量等。

(3)伤情检查 充分暴露伤员身体,通过目视及适当的触摸、局部按压、关节移动等自上而下实施检查,其顺序是头面部、颈部、胸腹部、四肢,边检查边询问。通常将受伤部位划分为9个部位(CHAN-

SPEMS),即胸部(chest,C)、头部(head,H)、腹部(abdomen,A)、颈部(neck,N)、脊柱(spine,S)、骨盆(pelvis,P)、上下肢(exthemities,E)、颌面(maxillary,M)、体表皮肤(skill,S),其中以CHANS(胸部、头部、腹部、颈部和脊柱)最为重要。

(二)伤情程度的认定及其临床意义

1.极重伤　指伤员受伤极其严重,即将发生临床死亡或已经死亡,占灾害人员伤亡总数的5%～20%。严重创伤造成的第一死亡高峰在伤后1 h内。死亡的标志为脑死亡和自主循环停止,临床特征是生命体征的丧失,如无呼吸和心搏,心电图持续呈直线,或发生直观的严重损伤,如胸腔及心脏破裂、头颅严重变形、颈动脉及主动脉等大动脉严重破裂出血等。大多数情况下此类伤员的死亡已不可逆转,现场实施心肺脑复苏不可能成功,故基本无抢救价值。

2.重伤　指伤员身体的重要部位或内脏器官遭受严重损伤,伤员濒临死亡,如严重出血(包括直观的外出血和内脏器官损伤导致的内出血等)、呼吸道异物堵塞、张力性气胸、较重的脑挫裂伤、特殊部位的损伤(如吸入热气导致的呼吸道烧伤、颌面部及颈部损伤)等,占伤亡总数的20%～25%。伤员如果能得到及时的医学救援,生还的希望较大,须优先救治;反之,如果一定时间内未得到及时救治,就可能丧失生命,因而此类伤员的抢救价值最大。重伤员治愈时间一般超过2个月,部分伤员的预后较差,可遗留终身残疾。

3.次重伤　也称中度伤,指伤情介于重伤与轻伤之间的情况,发生率为25%～35%。此类伤员身体的重要部位或内脏器官有损伤,如胸腔器官损伤、腹腔器官损伤、严重的长骨骨折、多发性肋骨骨折、较高位的脊柱损伤、盆腔及相应器官损伤、严重的挤压综合征、较大面积烧伤等。此类伤员的伤势尽管严重,但其情况相对稳定或进展较慢,故伤员通常可坚持一定时间(通常>1 h)。虽然伤员短时间内不会发生心搏骤停,但如果伤情发展及恶化则有潜在的生命危险。此类伤员如果在若干小时内得到救治则可以存活,且预后良好,治愈时间为1～2个月,部分伤员可能遗留功能障碍。

4.轻伤　指伤员身体的重要部位和内脏器官均未受到损伤,一般多为皮肤及软组织损伤或远端肢体闭合性骨折,在整个灾害事故中的发生率为35%～50%。伤员的生命体征平稳,在一定的时间内(24 h以上)即使没有得到治疗也不会有生命危险。轻伤员的预后很好,一般1～4周痊愈,基本不会遗留后遗症。

(三)现场检伤评估人员的基本要求

现场检伤评估人员一般由医生担任,要求头脑冷静、目光敏锐、视野开阔,并具有一定的临床经验,最好受过急救医学的专门培训;尽可能采用简便易行、无须复杂设备的评估手段;仅评估伤情轻重,不要求做出诊断;评估人员要不断地走动,不要在一个地方停留过长时间,以发现更多的伤员。如果现场有成批伤员,评估者在每位伤员前的停留时间应<1 min,因此要求评估人员在1 min内就能得出伤员情况的结论。此外还要根据伤员情况变化实施二次评估,这也是要求评估人员不断走动的原因。评估人员的主要任务是甄别伤员情况,因此多数情况下在完成评估前一般不参与抢救,尤其不实施现场心肺脑复苏术,但遇到如下情况应立即投入抢救:对严重出血者,应立即采取止血措施;对急性呼吸道异物堵塞者,应立即解除其病因;对处于有危险因素现场的患者,应帮助其迅速脱离险境。

二、战现场伤情评估

为了有效地对患者实施救治,必须先对伤员的病情做出正确判断,其目的是发现可能危及生命的重要因素,及早进行预防和处理,加强院前伤员的监护,保障患者院前的生命安全,减少或减轻伤员的器官功能损害。

(一)胸部战创伤伤情严重程度评估方法

由于时间和条件有限,胸部战创伤伤情严重程度评估多采用呼吸、脉搏、血压和意识等生理参数的具体数字表达,如院前指数(prehospital index,PHI)或CRAMS评分法等。

1.院前指数　院前指数于1986年由Kochler等经过前瞻性研究提出,由收缩压、脉搏、呼吸、意识

4 项生理指标按 0～5 分的标准相加得出。总分 0～20 分,分值越高伤情越重:0～3 分为轻伤,4～20 分为重伤,胸腹穿透伤另加 4 分。第三军医大学大坪医院全军战创伤中心启动严重创伤救治绿色通道的指标是院前指数≥4 分。

院前指数使用方便,沿用至今。应注意其计分特点为:分数越高,表示伤情越重,与其他生理指标相反。院前指数的计分中每分脉率及呼吸频率计分跨度太大(分别为 0 分、3 分、5 分),而 4 分以上即列为重伤,可能导致在现场被判断为重伤的伤员过多。

2. CRAMS 评分法 CRAMS 评分法于 1982 年由 Gormican 等提出,1985 年由 Clemmer 修改。该评分法将循环(circulation,C)、呼吸(respiration,R)、胸腹部压痛感觉(abdomen,A)、运动(motor,M)和言语(speech,S)5 个项目逐项按正常、轻度和重度改变,各项分别计 2 分、1 分、0 分,正常总分 10 分,分值越低表示伤情越重:9～10 分为轻伤,7～8 分为重伤,≤6 分为极重伤。CRAMS 的敏感性为 83%～91.7%,特异性为 49.9%～89.8%。CRAMS 的分级转运标准为≤8 分。

CRAMS 法将"无毛细血管充盈或收缩压<11.3 kPa(85 mmHg)"列为循环情况中最重要的一项,包括了从无毛细血管充盈、收缩压为 0 至毛细血管充盈正常而收缩压为 11.3 kPa(85 mmHg)及收缩压正常而毛细血管不充盈的范围,临床应用可能评分偏低而伤情判断偏重。

3. 创伤计分和修正创伤计分 创伤计分(trauma score,TS)和修正创伤计分(revised trauma score,RTS)是从生理学的角度来评价损伤严重性的数字分级方法。

(1)创伤计分 1981 年 Champion 等将创伤计分作为现场分拣系统提出。经过对 1 084 例病例的分析,筛选出具有独立预测功能的 5 个指标,即格拉斯哥昏迷评分(GCS)、呼吸频率(RR)、呼吸幅度、收缩压(SBP)和毛细血管充盈等来评价损伤的严重性。将 5 项分值相加,总分 1～16 分,分值越低表示伤情越重,≤12 分视为重伤。创伤计分在 1～3 分者生理功能紊乱严重,病死率高达 96%;4～13 分者生理功能紊乱显著,救治及时者可能存活,抢救价值很大;14～16 分者,生理功能紊乱较轻,存活率高达 96%。Champion 发现创伤计分>13 分者有 10% 死亡可能性,故提出需住院治疗的分拣标准为创伤计分≤13 分。

(2)修正创伤计分 鉴于毛细血管充盈情况及呼吸幅度两项在现场不易确定,尤其是在夜间,此外,创伤计分低估了头伤伤员的生理紊乱,故 1989 年 Champion 等将这两项指标删除,其他计分标准也做了调整,提出了修正创伤计分,并经华盛顿医学中心和重伤结局研究两大数据库中 2 166 个和 26 000 个病例验证成功。修正创伤计分值与生存率明显相关。修正创伤计分是院前抢救评价伤情时运用最广泛的一种方法,修正创伤计分≤11 分是转院到创伤中心的标准,敏感性 59%,特异性 82%。也可不将 3 项分值相加,现场 GCS<13 分、收缩压<12 kPa(90 mmHg)、呼吸频率>29 次/分或<10 次/分中的任一指标异常即为转送至相应医院的标准,同时可根据损伤原因、环境、伤员年龄,有躯体伤可疑者即为转送指标。

但临床上对一些重伤员,为维持呼吸道通畅而在现场或急诊室紧急插管,GCS 及呼吸频率就无法测定,在一定程度上限制了修正创伤计分的应用。

4. GCS GCS 是一种从大脑功能的角度来评价损伤程度的方法。由 Teasdale 和 Jennett 首创于 1974 年,最初被用来评价脑损伤的预后,以后逐渐被应用到许多评分系统中。它对弥漫性和局灶性损伤的结果预测可靠,现场 GCS 在预后评价的准确性上不如入院后 GCS。

GCS 以睁眼、言语和运动反应 3 项指标的 15 项检查结果来判断患者的伤情严重程度,按睁眼、语言和运动 3 项分别的分值相加计分,最低 3 分,最高 15 分。注意,运动评分左侧、右侧可能不同,用较高的分数进行评分。凡积分低于 8 分者,预后不良;5～7 分者预后恶劣;积分低于 4 分者,罕有存活。

(二)现场伤情评估原则

1. 时效性原则 多发伤伤员病情判断的首要原则是迅速,要在抢救工作不间断的过程中进行,一旦发现可疑的危及生命的伤情,立即果断地予以处置,做到迅速、准确和有效。

2. 避免漏诊原则 评估应相对全面,减少漏诊,不遗漏重要部位的致命伤,主要是呼吸和循环功能的判断。为避免漏诊和检诊无序,创伤患者的检查可以概括为 CRASHPLAN,即循环(circulation,

C)、呼吸及胸部(respiration,R)、腹部(abdomen,A)、脊柱脊髓(spinal cord,S)、头(head,H)、骨盆(pelvis,P)、四肢(limb,L)、动脉(arteries,A)和神经(nerve,N)等多系统多部位。

3."救治-诊断-救治"程序　虽然全面诊断有利于救治方案的综合实施,但多发伤伤员院前救治的急迫情形使得在院前难以进行全面的诊断工作,因此,不可采取"诊断-救治"的程序,而应采用"救治-诊断-救治"的方式,即判断病情,发现并立即解决主要问题,然后发现并解决次要问题。抢救工作不可等待全面病情评估完成才开始。

4.抢救生命第一原则　维持生命和维护内脏器官功能是院前救治的关键。多发伤伤员病情的评估以维持生命为目的,要求必须以最快的速度发现对生命最有威胁的病情。所以,病情评估必须遵循一定的顺序,从最可能危及生命的部位开始,逐渐检查到对生命威胁可能性较小的部位。尤其在多发伤或创伤部位不明确的伤员,一定要坚持这一程序原则,以实现全面、快捷的病情评估。为了使最紧迫、危险的创伤能够被最早发现和处理,根据各部位创伤后危及生命的紧迫程度,伤情评估按以下程序进行,亦称"ABCDEF程序":①A(airway,气道),指呼吸道是否通畅;②B(breathing,呼吸),指有无影响呼吸功能的创伤;③C(circulation,循环),包括两个方面,一是对周围循环血容量和大出血的判断,二是对心泵功能的估计;④D(disability,神经系统障碍),包括两个部位,一是对脊髓损伤的判断,二是对颅脑损伤的估计;⑤E(exposure,暴露),指在上述工作程序完成后,应充分暴露伤员全身,检查和发现除上述部位以外的内脏器官创伤;⑥F(fracture,骨折),四肢骨折和骨盆骨折的判断。

胸部伤的轻重有很大差别,胸壁软组织,骨性胸廓,胸膜和肺,纵隔内的心脏、大血管、心包、气管、主支气管、食管、胸导管、膈肌也都可有轻重不等的损伤,或几个内脏器官同时受伤。并存损伤有颅脑伤、颈部伤、脊柱伤、腹部伤、四肢伤,同时存在头部和(或)腹部伤者更加危险,因为它们在诊断上互相混淆,在处理上互相有干扰和治疗矛盾,所以胸部外伤要做全面分析。

极重胸部伤容易引人注意,抢救措施得力,有的胸部伤表现很重,而经上述复苏术往往效果好;但表面不重或开始表现不太重的胸伤,实际有严重的内脏器官伤者,诊断处理往往不够,反而导致抢救失败。有些胸部损伤的伤员,如果原来就有心脏病,肺功能受损如慢性气管炎、哮喘或肺气肿,以及老年或肥胖,则可加重胸部伤的严重性。

这些事实说明,对每一个胸部损伤伤员,不论其表现得如何轻,开始检查时表现得如何平稳,都需要进行全面的检查,不仅要查胸部,还要检查其他部位。对每一个创伤患者都要想到有潜在的死亡可能性,直到除外为止。

三、紧急救治原则

胸部战创伤是导致死亡的创伤类型中仅次于颅脑损伤的第2位原因。胸部战创伤直接导致的死亡占战创伤死亡的25%,其引起的并发症与另外25%的死亡有关,尤其是伤后数分钟到数小时内早期死亡的主要原因。及时处理可使部分伤者获救,也是健全创伤救治体系、提高创伤救治水平面临的重大挑战之一。胸部战创伤常合并颅脑、腹腔器官或脊柱、四肢损伤,因此必须充分把握全局观点,认识各部位损伤的轻重缓急,坚持对致命的损伤优先进行抢救的原则。应遵循高级创伤生命支持的原则,保持气道通畅,维持呼吸和循环功能。

尽管近年来胸部战创伤相关基础研究、救治体系和诊断治疗技术有了较大进展,但对伤者的处理仍然存在争议。由于胸部战创伤可伴广泛的全身反应,引起远隔部位器官功能损害,常合并严重失血性休克,成功的救治要求具有丰富的病理生理知识和掌握外科处理原则。提高救治率的主要方法是:①提高战地自救和互救知识水平;②缩短后送时间;③专科救治力量前伸;④提高对胸部损伤病理生理的认识,做到早期救治的及时性和合理化;⑤救治技术和装备的改善。

呼吸和循环功能紊乱是胸部损伤后两个最严重的后果,不论哪个医生,不论在现场、急救站、后送途中,还是在医院,都必须充分利用当时的条件进行抢救。需要立即解救的最常见的问题是:①呼吸道梗阻;②连枷胸;③开放性气胸;④张力性气胸;⑤大量血气胸;⑥心包充填;⑦急性呼吸窘迫综合征;⑧休克。

这些威胁生命的损伤在大多数情况下,能立即用下述方法解救:①清除咽部和口腔的血液、呕吐物或异物,保证舌或义齿不致后倒进入咽部;抬高下颌角改进呼吸通道;鼻腔出血不止时用橡皮导管附带小纱布团,经过鼻腔从口腔拉出,将纱布团填塞在软腭后上的出血处,导管在鼻唇沟处结扎固定;伤员侧卧以免舌后倒,并利于口腔分泌物排除;维持良好的氧供,必要时做环甲膜紧急切开;气管切开或气管插管进行机械通气治疗,必要时采用呼气末正压。②控制反常呼吸运动,轻度反常呼吸可加压包扎,多发性肋骨骨折用手压法暂时固定,继用半环式胶布在呼气末固定患处。明显者卧向伤处并垫一枕靠体重压迫固定,或用大弯针及不锈钢丝或布巾钳绕过连枷胸中心部位的肋骨行重力牵引;前胸有反常呼吸者,用克氏钢针横穿过胸骨后面,两端用马蹄形牵引弓固定行重力牵引。③立即对开放性胸部伤口进行封闭。④张力性气胸的减压,包括粗针穿刺、活瓣针排气及闭式引流等。⑤大量血气胸进行穿刺排气或闭式引流,有活动性出血者应立即手术。⑥血气胸的胸腔穿刺和(或)胸腔闭式引流。⑦立即建立至少两条静脉通道补充血容量,输新鲜血补液,但有肺挫伤时电解质液勿过量。⑧心搏骤停的胸内心脏按压,心包充填的心包穿刺。

上述复苏术需要迅速、有效地清除呼吸道阻塞,处置受伤的和不稳定的胸壁,使肺完全膨胀,恢复有效的心排血量和血容量。

尽可能缩短伤后确定性手术时间,并遵循损害控制(damage control,DC)原则,迅速控制出血,缩短手术时间和减少手术创伤,力求避免生理功能的进一步紊乱。个体化确定各部位伤的救治程序,多发伤优先处理顺序合理与否是抢救成功的关键,必须根据每个患者的具体伤情个体化确定。如有合并其他部位的创伤,通常的原则是:先治致命性损伤,后治其他伤;先治头胸腹部伤,后治四肢脊柱伤等。胸部外伤合并其他内脏器官损伤时,胸部穿透伤应优先进行胸部手术,胸部钝性伤不严重者可在安置胸腔闭式引流后,先处理腹部等其他部位损伤。

(黄　春　赵云平)

第二节　胸部战创伤急救技术

一、止血、包扎、固定及搬运技术

(一)止血

止血(hemostatic)是最基本、最紧急的急救技术,止血的目的在于控制出血,保存有效的血容量,防止出现低血容量性休克。各种创伤一般都会有出血,出血可分为内出血和外出血。内出血时血液流向体腔或组织间隙,外出血指血液自创面流出。战现场急救止血主要适用于外出血,是对周围血管创伤出血的紧急止血。对于伤员,除了判断有无出血外,还要判断是什么部位、什么血管出血,以便采取正确有效的止血方法。①动脉出血:血色鲜红,血液随心脏的收缩而大量涌出,呈喷射状,出血速度快,出血量大。②静脉出血:血色暗红,血液缓缓流出,出血速度较缓慢,出血量逐渐增多。③毛细血管出血:血色鲜红,呈渗出性,可自行凝固止血。若伴有较大的伤口或创面,不及时处理,也可引起失血性休克。夜间抢救,不易辨别出血的性质时,应从脉搏的强弱、快慢,呼吸是否浅而快,意识是否清醒,皮肤温度及衣服被血液浸湿的情况来判断伤员出血的程度,并迅速止血。

战现场止血术常用的有直接压迫止血法、指压动脉止血法、钳夹或结扎止血法、加压包扎止血法、填塞止血法、止血带止血法、加垫屈肢止血法和药物止血法等,使用时要根据具体情况,可选用一种,也可把几种止血法结合在一起应用,以达到最快、最有效、最安全的止血目的。

人体的血液有一定的路线(图2-2),要准确地止血,就必须掌握主要动脉的压迫点(图2-3)。

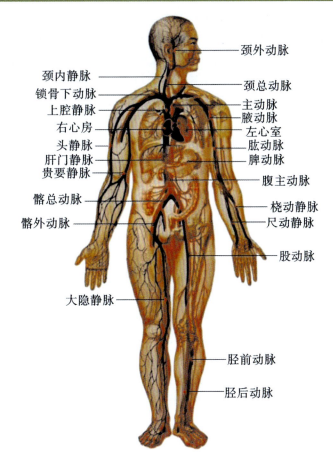

图 2-2　人体主要动脉行走路线

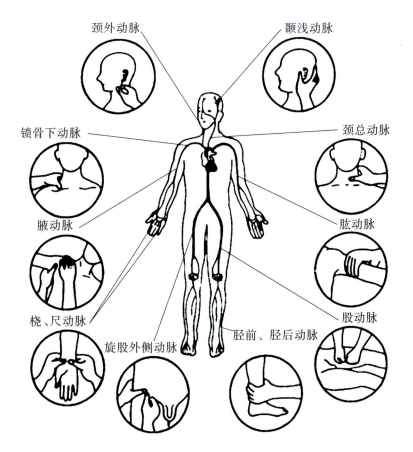

图 2-3　人体主要动脉行走路线及指压止血压迫点

在常规战争中,大量失血仍是伤员早期死亡的重要原因,如越南战争时美军因四肢出血就曾导致10%伤员死亡。因此,及时而有效的止血,对于挽救伤员生命、稳定伤情、为后续治疗创造条件十分重要。

胸部战创伤多采用包扎填塞止血法和钳夹或结扎止血法。①包扎填塞止血法:对于深部伤口出血要用消毒的大块纱布条、纱布、绷带等敷料填充在伤口内,外面再用绷带、三角巾成四头带加压包扎,松紧度以达到止血为宜,常用于颈部、臀部等较深伤口,以防止血液沿组织间隙渗漏。注意不要将伤裂的皮肤组织、污物一起塞进去,所用的填塞物一定要尽量无菌或干净,并且应使用大块的敷料,以便既能保障止血效果,又能避免在随后处理时遗漏填塞物在伤口内。此法的缺点是止血不彻底,并且可能增加感染的机会。②钳夹或结扎止血法:用止血钳直接钳夹或结扎出血点或损伤出血的血管,是最有效、最彻底、损伤最小的止血方法,有条件者尽早选用此方法止血。应避免盲目钳夹,此时有可能损伤并行的血管、神经或其他重要组织。钳夹后在搬运过程中还存在松脱或撕裂大血管,造成出血加重的可能,因此,钳夹或结扎止血法必须在直视下准确实施并进行有效的固定。

(二)包扎

伤口包扎(dressing)在急救中应用广泛,其主要目的是压迫止血,保护伤口,固定敷料,减少污染,固定骨折与关节,减少疼痛。在战现场应根据实际情况尽快使用三角巾急救包或炸伤急救包、多头带、绷带等包扎伤口。有条件时,应用止血敷料或消炎敷料进行包扎。紧急情况下亦可用毛巾、手绢、布单、衣物等替代。对脑膨出、肠脱出、眼球脱出伤员进行局部保护性包扎,对开放性气胸做封闭包扎。

1. 包扎的注意事项 ①迅速暴露伤口并检查,采取急救措施;有条件者应对伤口妥善处理,如清除伤口周围油污,用碘酒、乙醇消毒皮肤等。②包扎材料,尤其是直接覆盖伤口的纱布应严格无菌,没有无菌材料时亦应尽量用相对干净的材料覆盖,如清洁毛巾、衣服、布类等。③包扎不能过紧或过松。④包扎打结或用别针固定的位置应在肢体外侧面或前面。⑤开放性颅脑损伤的包扎,用干净的碗扣在伤口上,或者用敷料或其他布类做成大于伤口的圆环状,放在伤口周围,然后包扎,以免包扎时骨折片陷入颅内,同时保护膨出的脑组织。⑥开放性气胸的包扎,如果胸部外伤且伴有气胸(伤口有气体进出),要紧密包扎,阻断气体从伤口进出,先用厚敷料或塑料布覆盖伤口,再用纱布垫或毛巾垫加压包扎。⑦胸部外伤伴有多根肋骨骨折时,胸壁失去支持而出现反常呼吸运动。可用衣物、枕头等加压包扎伤侧以遏制胸壁浮动,必要时(无适当物品可用时)将伤员侧卧在伤侧。⑧开放性骨折且骨端外露,包扎时外露的骨折端不要还纳,若自行还纳应该注明。⑨腹部外伤并有内脏器官脱出,脱出的内脏器官不要还纳,包扎时屈曲双腿,放松腹肌,将脱出的内脏器官用大块无菌纱布盖好,再用干净饭碗、木勺、钢盔等凹形物扣上,或用纱布、布卷、毛巾等做成圆环状,以保护内脏器官,再包扎固定。⑩若有异物插入身体内,包扎伤口时不要移动异物,周围用物体如保护环等支持,再包扎固定。目的是保护伤口,减少污染,固定敷料,帮助止血。

常用的材料是绷带、三角巾和多头带。无论何种包扎,均要求包扎人员动作迅速,包扎的松紧度适宜,以免影响血液循环,并防止敷料脱落或移动,注意保持肢体的功能位置,尽量做到无菌操作。

2. 三角巾包扎法 三角巾是一种制作简单、便捷好用的包扎材料,分为普通三角巾、燕尾式和带式三角巾,几乎能对全身各部位进行止血和包扎,操作简单,使用方便,容易掌握,包扎面积大。同时还可作为固定夹板、敷料和代替止血带使用,而且还适合对肩部、胸部、腹股沟部和臀部等不易包扎的部位进行固定。目前军用的急救包,体积小(仅一块普通肥皂大小),能防水,其内包括一块无菌普通三角巾和加厚的无菌敷料,使用十分方便,建议推广配用(图2-4)。

(1)单胸(背)包扎法 将三角巾底边横放在胸部,顶角超过伤肩,并垂向背部;两底角在背后打结,再将顶角系带与之相结(图2-5)。用此法包扎背部时,在胸部打结。口诀:顶角对准伤肩缝(患侧),底边围胸背后结,顶角系带要结牢。

(2)双胸(背)包扎法 将巾打成燕尾状,两燕尾向上,平放胸部;两燕尾在颈后打结;将顶角系带拉向对侧腋下打结(图2-6)。此法用于背部包扎时,将两燕尾拉向颈前打结。口诀:折成等大燕尾巾,顶角系带底边结,燕尾系带背后拉,套住系带结结牢。

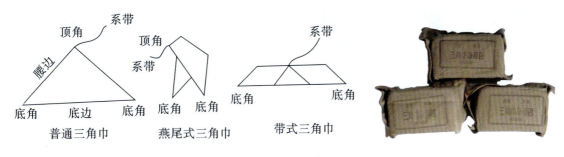

图 2-4　三角巾

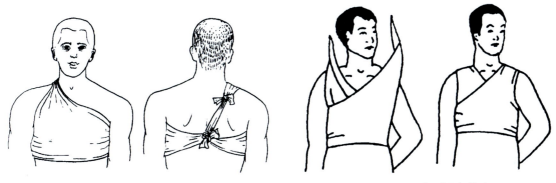

图 2-5　单胸(背)包扎法　　　　　　图 2-6　双胸(背)包扎法

（3）开放性气胸包扎法　在胸部贯通伤、开放性气胸时,应立即以大块无菌敷料堵或三角巾包装袋内面塞封闭伤口,然后采用三角巾胸(背)部包扎法包扎(图 2-7)。这样既帮助止血,更重要的是可将开放性气胸变成封闭性气胸,防止纵隔扑动和血流动力学严重改变而危及生命。在转送医院的途中,伤员最好取半卧位。

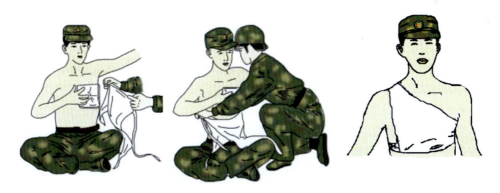

图 2-7　开放性气胸包扎法

3.绷带包扎法　用绷带包扎时要掌握好"三点一走行",即绷带的起点、止血点、着力点(多在伤处)和走行方向的顺序,以达到既牢固又不能太紧的目的。包扎伤臂或伤腿时,要尽量设法暴露手指尖或脚趾尖,以便观察血液循环。由于绷带用于胸、腹、臀、会阴等部位效果不好,容易滑脱,所以绷带包扎一般多用于四肢和头部伤。

胸部(乳部)受伤时可采用"8"字绷带悬吊包扎法,如图 2-8 所示。

4.胸带包扎法　用于胸部包扎(图 2-9)。操作方法:平卧,脱去上衣,将胸带平放于背下;将肩带从背后越过肩部,平放于胸前;从上向下包扎每对带子并压住肩带;最后一对带子在无伤口侧打活结。一次性胸带形同背心,方便适用。

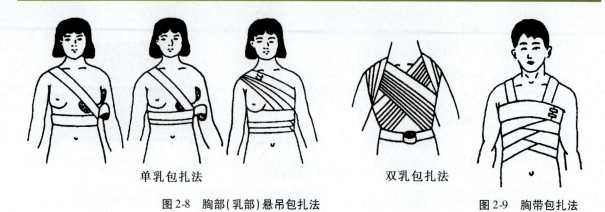

单乳包扎法　　　　　　　　双乳包扎法

图2-8　胸部(乳部)悬吊包扎法　　　　　　　图2-9　胸带包扎法

(三)固定

固定(fixation),即对长骨、脊柱、大关节伤及肢体挤压伤和大块软组织伤必须给予固定制动,防止骨折端移动,从而减轻伤员疼痛,也可有效地防止骨折端损伤血管、神经等组织,并可防治休克,有利于伤员的转送。骨折固定的材料可采用合适的木制或金属夹板、可塑性或充气性塑料夹板。紧急时也可因地制宜,就地取材(如木棍、树枝、木板等)做临时性固定或借助躯干、健肢固定。

1.骨折固定应遵循的原则　①固定骨折前,应注意伤员全身状况,如伴有创伤性休克,要先或同时抗休克;如伤口有出血,应先止血、包扎,然后再做固定。②外露的骨折端暂不应送回伤口,畸形的伤部也不必复位。固定范围应超过骨折上下相邻的两个关节。③固定要牢靠,松紧适宜,固定材料不应直接接触皮肤,皮肤与夹板之间尤其骨突处应垫以棉垫或衣服、毛巾等物,以免局部受压引起坏死。四肢骨折时,应由上而下固定,固定时要露出指(趾),以使观察血液循环情况。④离体断肢应包好并随伤员一起后送,以便再植。⑤伤员需运送时,应注意外固定部位便于随时拆开,尤其对伴有伤口感染和肢体存在挤压者,以便迅速解除血液循环障碍。

2.锁骨骨折固定法

(1)双三角巾固定法(图2-10)　①伤员取坐位,抢救人员接近伤员。②打开三角巾,将小敷料放置于伤员肩前锁骨位置,将大敷料对折后放置于伤员两侧腋下。③两条三角巾分别折成四横指宽带状,环绕两肩关节,于背部打结。注意两个结要打在同一个水平线上,结要尽可能打紧。④伤员挺胸,抢救人员用膝盖顶住伤员的背部,在伤员背后将两个余角拉紧固定。⑤伤员两肘关节屈曲,两腕于胸前交叉,用一根三角巾折成四横指宽的带状,由背后往胸前环绕并打结固定。⑥在胸前醒目处挂白色伤标。

(2)单三角巾固定法(图2-11)　①伤员取坐位,抢救人员接近伤员。②打开三角巾,将小敷料放置于伤员肩前锁骨位置,将大敷料对折后放置于伤员两侧腋下。③将三角巾底边朝内折两横指宽,沿伤员衣领平铺于肩部并压住两侧小敷料,拉住三角巾两底脚环绕两肩关节,穿过腋下压住大敷料于背后打结。注意要把结打在顶角上并压住顶角。④用膝盖顶住伤员的背部,用力将被压住的三角巾顶角往外拉出,向上环绕打结处并缠绕两圈,多余的顶角塞入空隙中。⑤伤员两肘关节屈曲,两腕于胸前交叉,用一根三角巾折成四横指宽的带状,由背后往胸前环绕并打结固定。⑥在胸前醒目处挂白色伤标。

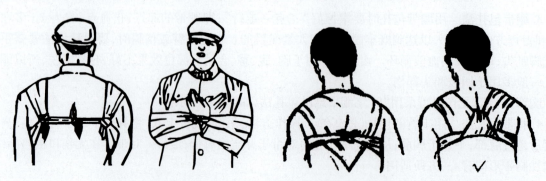

图2-10　锁骨骨折双三角巾固定法　　　　　　图2-11　锁骨骨折单三角巾固定法

（3）"T"形夹板固定法（图2-12）　①伤员取坐位，抢救人员低姿匍匐接近伤员。②取夹板两块，制作成"T"形夹板，且宽度要过肩，长度要过腰，在三端分别加衬垫，用绑带缠好。③将制作好的"T"形夹板放在伤员背部，用三角巾或绑带分别绕腰部及两腋窝固定。④在胸前醒目处挂白色伤标。

（4）锁骨骨折的"8"字包扎固定法　如图2-13所示。

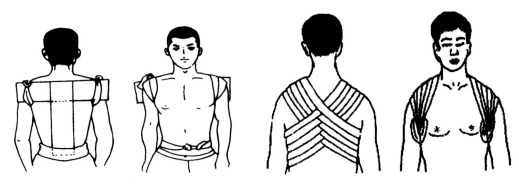

图2-12　锁骨骨折"T"形夹板固定法　　　图2-13　锁骨骨折的"8"字包扎固定法

3. 脊柱骨折固定法　凡疑有脊柱、脊髓损伤者，在急救和搬运时都必须十分小心，避免因搬动不当而加重脊柱的移位和脊髓损伤的程度。只要怀疑颈椎损伤，即应进行颈部固定。目前院前急救推广应用由高分子塑料制成的颈托。真空领围轻便易携，固定牢靠，也可选择使用。现场没有颈托时，可将伤员移至木板上，取仰卧位，在其肩背部垫以软枕，使颈部略向后伸展，头两侧各垫枕头或沙袋，并将头用绷带固定在木板上，以免头部晃动。胸椎、腰椎骨折固定应将伤员平放在垫有软垫的木板上，保持脊柱正常曲度，并用绷带将伤员固定在木板上，以免在搬运时骨折部位移动而使损伤加重（图2-14）。

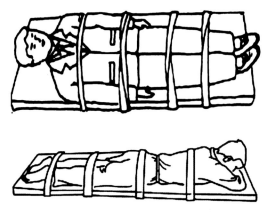

图2-14　胸椎、腰椎骨折固定法

4. 肋骨骨折固定法　在战现场如遇单根或2~3根肋骨单处骨折，一般以胸带固定，亦可用大号膏药贴敷在局部胸壁或用胶布条固定胸廓。若为大块胸壁软化或两侧胸壁有多根多处肋骨骨折发生反常呼吸运动，则可用厚敷料压盖于胸壁软化区，用胸带包扎固定胸廓，或粘贴胶布固定。

（四）搬运

搬运（handling）伤病员的主要目的是使伤病员迅速得到医疗机构及时的抢救治疗；及早离开战现场，以免延误抢救治疗时机，并可防止再次受伤，有利于安全运送。危重伤病员经过战现场初步救护后，必须迅速安全地使伤病员脱离战现场，并根据伤情和战现场实际情况正确地选择适当的搬运方法和工具，有秩序地搬运后送伤病员到医院或救护站进一步治疗。

一般情况下，单个伤病员的处置较简单，因为人力、物力均较充分，战现场处置完毕后可尽快后送。但对于批量伤病员，必须在战现场对伤病员进行初次评估及快速分类，合理组织分配救治力量，使全体伤病员尤其是重伤病员得到及时、有效的救治。

1. 战现场评估和分类后送总原则 ①已死亡或判断为无救治希望者,可在其身体显著位置标以黑牌,暂不予后送。②呼吸循环不稳定、随时有生命危险者,如心肺复苏成功后或正在进行心肺复苏,需立即进行紧急抢救性手术和改善通气者,标以红牌,表示"紧急后送"的危重伤病员,需有医护人员专人护送,同时不间断地进行心肺复苏,即刻转运至最近的有救治条件的救护机构紧急救治。③生命体征平稳,但伤情较重,如不伴大出血和呼吸循环衰竭的胸腹贯通伤、轻中度烧伤、骨折、严重软组织挤压伤、切割伤等,标以黄牌,表示"优先后送"的重伤病员。有运输工具时,分别转送至多家医院,避免过多伤病员集中于一家医疗机构。④一般的轻伤,标以绿牌,表示"暂缓后送"的轻伤病员,待战事平静后组织后送,或由伤病员互相协助,自行乘坐普通交通工具分散就医。

2. 搬运后送的一般原则 ①必须在原地进行伤口检查、包扎止血、固定等救治之后再行搬动及转运。②首选用装备较齐的救护车运送伤病员,以提高转运的效率,提高救治成功率。在救护车不能迅速到达的边远地区,宜选择能使伤病员平卧的车辆转运伤病员,条件允许时最好采用航空救护。③颈部要固定,注意轴线转动,骨关节、脊椎要避免弯曲和扭转,以免加重损伤。尽量减少严重创伤伤员的不必要搬动,以免损伤加重和出血增加。④要有专业医务人员在转运中严密观察其生命体征变化,保持呼吸道通畅,防止窒息。寒冷季节应注意保暖,但意识不清或感觉障碍者忌用热水袋,以免烫伤。⑤战创伤伤病员,若无明显禁忌证,可以使用小剂量吗啡或哌替啶针镇痛,以减轻转运途中的疼痛,防止创伤性休克。

3. 搬运伤员的要求 ①搬运前应先进行初步的急救处理;②搬运时要根据伤情灵活地选用不同的搬运工具和搬运方法;③按伤情不同,注意搬运的体位和方法,动作要轻而迅速,避免震动,尽量减少伤病员的痛苦,并争取在短时间内将伤病员送往医院进行抢救治疗。

4. 搬运伤员的方法

(1)单人徒手搬运方法　如图2-15、图2-16所示。

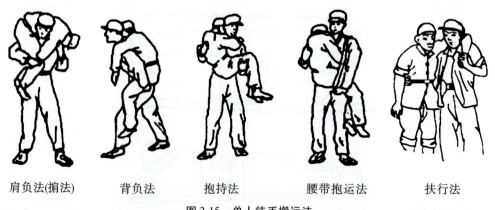

肩负法(掮法)　　背负法　　抱持法　　腰带抱运法　　扶行法

图2-15　单人徒手搬运法

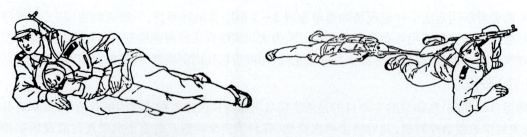

侧身匍匐式搬运法　　　　　　牵拉式搬运法

图2-16　侧身匍匐式搬运法和牵拉式搬运法

（2）多人徒手搬运法　如图2-17～图2-19所示。

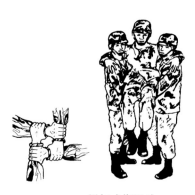
轿杠式搬运法

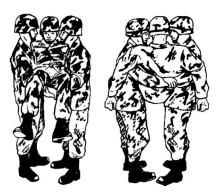
椅托式搬运法

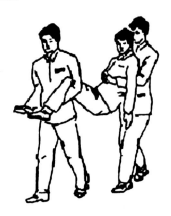
拉车式搬运法

图2-17　双人徒手搬运法

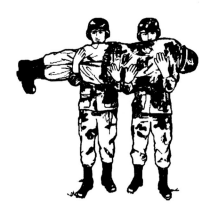
双人平抬式

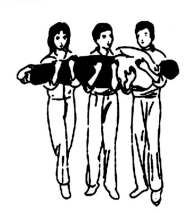
三人平抬式

图2-18　双人和三人平抬式搬运法

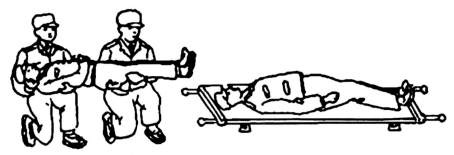
搬运法　　　　　　　　　　　固定法

图2-19　胸腰椎骨折伤病员搬运及固定法

5.搬运后送的常用工具　现已生产出了很多适合在各种条件下针对各部位的搬运、固定工具,可根据实际情况选用配备。常用的搬运工具如下。

(1)就地取材,制作简易担架　如椅子、门板、毯子、衣服、绳子、梯子等(图2-20)。

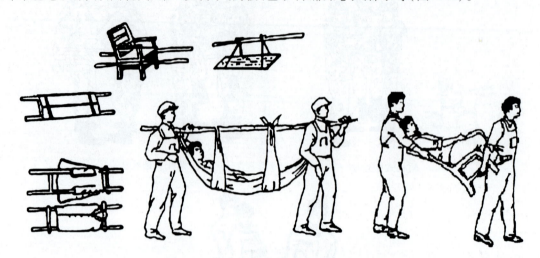

图2-20　就地取材制作简易担架搬运伤员

(2)帆布担架　是应用最为广泛的担架。现代的乙烯尼龙材料、管型构造的担架可用于体重达150 kg的伤病员。通常在缺少空间放救护车担架床或担架不够用的情况下很有价值。缺点是不可直接放置有脊柱损伤的伤病员(图2-21)。

(3)铲式担架　这种担架分成纵长的两块相等的铲式叶片,以便在伤病员位置不变动的情况下抬起。它的优点是可以在短距离垂直运送伤病员;缺点是由于全部为金属制成,易受环境等因素影响(图2-22)。

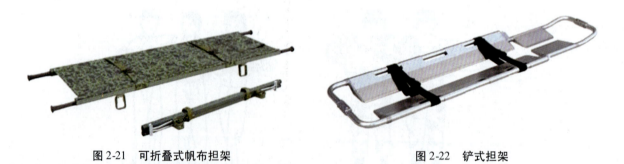

图2-21　可折叠式帆布担架　　　　　　　　　图2-22　铲式担架

(4)篮式担架　外形像篮子,有两种基本形式(图2-23)。一种为金属框架细金属网,包括几个分离的腿;另一种为铝合金管聚乙烯壳,没有腿。篮式担架的优点是可以从任何地方完全固定伤病员。重量轻的聚乙烯担架非常容易滑动,因此可拖动伤病员经过不平的地面。注意在使用时要垫上床垫以保证伤病员的舒适。

(5)救护车担架　救护车担架设计可承受180 kg以上体重的伤病员。目前有两种救护车担架:一种是提放担架,需要两人抓住两边将担架从救护车上拿下或放上;另一种为滚动担架,利用担架头端的特殊放置轮而放置或拿下担架,这种担架减少了提放和转弯时所需的救护人员人数。一般担架重量为30～35 kg,由铝合金制成(图2-24)。

(6)轻型担架　主要由管型铝合金外框、套在铝合金圆管两侧的乙烯尼龙帆布和一根长约180 cm的硬质韧性带形高分子硬塑或尼龙组成。该担架长约210 cm,宽约55 cm,重量仅4 kg,最大荷重约160 kg,可拆卸。硬塑带交叉穿在两块尼龙布中间即可搬运伤病员。将伤病员搬至病床上时,只要抽去中间硬塑带即可在不移动伤病员的情况下撤去担架,可避免伤病员在搬动时的震动。该担架的优点是重量轻,可在同一水平上移动伤病员,同时可在担架上将伤病员扣好保险带后,向任何方位搬动而不使其翻落。

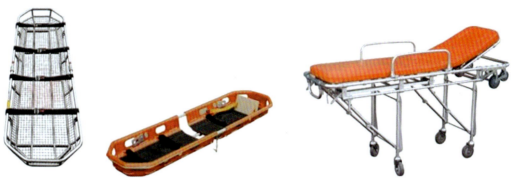

图 2-23　篮式担架(左为斯托克斯担架)　　　图 2-24　救护车担架

(7)充气担架　与帆布担架相似,它可以将伤病员通过固定在担架上的充气囊充气后而捆绑,结合捆绑带的使用,可同时起到固定躯体、四肢和防止坠落的作用,特别适合野外、战场和有大批量伤病员的情况应用。

(8)真空担架　采用高质量耐用的尼龙布制成。担架根据人的体形制作成型并可用于 X 射线透视。救护人员可根据伤病员的伤势轻重使用气筒抽气,调节担架的软硬度。其操作安全,简便快捷。真空担架能根据伤病员的身体轮廓塑造成型,从而快速、有效、方便地制动,减少伤病员身体承受的压力及搬运时间(图 2-25)。

(9)浮力担架　这是一种特殊的担架,因放在水中有强大的浮力,足可以托起一个人的重量而不下沉,故常用于抢救溺水者。该担架长约185 cm,宽约45 cm,重量7 kg,最大荷重约160 kg(图 2-26)。

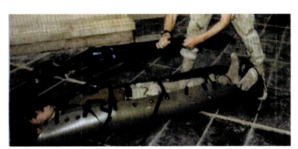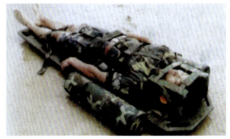

图 2-25　真空担架　　　　　　图 2-26　浮力担架

(10)创伤伤病员生命支持与运送系统　创伤伤病员生命支持与运送系统(life support for trauma and transport,LSTAT)由担架、担架基座和防护罩组成,在担架基座内装有微机系统、微型通气装置、监视器、除颤仪、吸引器、复苏液输入泵、脉搏血氧传感器、心电监测仪、血压传感器等。在野战条件下,整套系统可以起到术前等待、手术平台、术后特护、特殊防护、生理监测等作用。美军曾在科索沃维和行动中使用该系统,效果满意(图 2-27)。

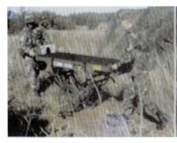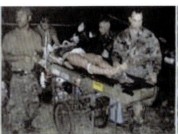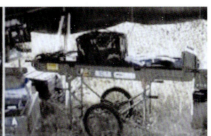

图 2-27　创伤伤病员生命支持与运送系统

二、解除呼吸道梗阻

所有急救处理中最紧急的情况是呼吸道梗阻,其危险性甚至超过严重出血。一个休克伤员,血压、脉搏测不到时还能存活几小时,而不能呼吸的伤员只能存活几分钟。

(一)呼吸道梗阻的病理生理

1.上呼吸道梗阻 高位气路梗阻可使伤员在几分钟至几小时内窒息死亡。梗阻如果是完全性的,呼吸立即停止,发绀,5~6 h内心搏停止。

2.下呼吸道分泌物梗阻 常累及肺的一部分,经过几小时、几天或几周的发展,可导致通气障碍、肺部感染甚至死亡。

(二)急性呼吸道梗阻的症状

1.上呼吸道(喉部)梗阻症状 极度烦躁,焦急面容,面唇发绀或苍白,吸气困难,强力吸气时有哨鸣音及四凹征(胸骨上窝、锁骨上窝、肋间及上腹部凹陷),主要吸气肌(肋间肌、膈肌、前斜角肌)强力收缩,并动员全部辅助吸气肌(胸锁乳突肌、颈胸小肌群、中斜角肌和后斜角肌,以及肩背肌群)。

2.下呼吸道(无喉部)梗阻症状 面唇发绀,呼吸极度困难,咳嗽频繁而无效,肺内有干湿啰音,不用听诊器即可听到喘鸣,胸片有肺不张和肺炎表现,$PaCO_2$升高,PaO_2降低,血 pH 值降低。

(三)急性呼吸道梗阻的治疗

根据梗阻的原因、平面和性质正确选择治疗措施。

1.辅助排痰 胸部损伤如主要在胸壁,肋骨骨折数目不太多,可用胸带包扎或半环式胶布固定,必要时给予止痛剂,用手支持骨折部位和上腹部,使伤员能做有效的咳嗽,这是排除支气管内血液和分泌物最简便有效的方法。同时清除口、鼻、咽部分泌物、积血、呕吐物,去掉义齿使之不阻塞喉部,可用手挖、吸引器抽吸,紧急时口对口吸痰。昏迷伤员由于咽部软组织松弛,舌后倒造成伤员不能够翻身时,可将伤员置于侧卧或半俯卧位,以使舌头向前移位,减少口咽部软组织松弛引起的呼吸道阻塞,使血液和分泌物借重力作用引出,下颌角抬高并向前托起,使舌头随舌骨向前而让出气路。如果口能张开,可用纱布包裹舌头,或用布巾钳、别针,或缝一针线穿过舌头,将之牵出唇外。鼻咽部或后鼻腔出血不止者,常用后鼻腔纱布团填塞法控制。置入口咽气路或鼻咽气路,保证咽部呼吸通畅。

(1)鼻导管吸痰法 气管、支气管内有分泌物淤积,伤员不能咯出,引起气短缺氧者,可间断用鼻导管吸痰。此法简便有效,医护人员均能掌握,如处理得法,可免除气管镜吸痰。

备用物品:14 号或 16 号 French 导管(末端有两个开口),电动吸引器,纱布,液状石蜡,三通玻璃管。

操作方法:导管上涂液状石蜡,经鼻腔送入咽部,嘱患者用纱布包裹舌尖将之拉出,患者深吸气时将导管迅速插入气管内。导管末端接三通玻璃管,一头接电动吸引器,另一头用拇指堵塞和开放。置入气管内时,开放三通管,以免吸附于气路周围黏膜妨碍送入,待送入支气管深处再堵塞三通管以吸痰;导管刺激呼吸道黏膜产生咳嗽反射,分泌物从下呼吸道咳到气管或咽部经导管吸除;同时另一人支持肋骨骨折部,以减轻咳嗽时的胸痛。

导管进入右(左)主支气管时,头转向左(右)侧,下颌抬高,每次堵塞三通管吸痰时间不宜持续3 s以上,否则易引起患者恐惧和连续咳嗽。如果患者的肺储备力处于衰竭的边缘状态,这样做就有可能引起严重缺氧甚至心搏骤停。

只要有指征就可重复使用鼻导管吸痰,但有些不合作或昏迷患者,则可后送做气管切开。

(2)气管镜吸痰法 适用于呕吐和吸入胃内容物的麻醉或昏迷患者,这种情况下紧急气管镜吸痰常能挽救生命。此外,气管镜吸痰还适用于广泛肋骨骨折。支气管内分泌物多,经辅助排痰、鼻导管吸痰仍无效,胸部拍片有一叶或多叶肺不张等,伤员有明显缺氧时,应及时施行气管镜吸痰法。吸痰后以青霉素20 万单位经气管镜注入患侧支气管内。支气管黏膜如有明显红肿等炎症表现,可同时注入麻黄素 15 mg,收缩黏膜,扩张支气管以利排痰。

气管镜吸痰法优于鼻导管吸痰法,因为它是在直视下吸出分泌物和异物,对于可疑气管、支气管损伤的患者也能观察出来,还能鉴定出血来自哪个肺叶。

病情较重的患者可把氧气接于气管镜上以持续给氧。如患者有呼吸困难或发绀,可将患者放在半直立位,以便于呼吸。患者有明显呼吸困难时,此操作也可在没有麻醉的情况下进行。气管镜可经口腔入路或气管造瘘口进入。

2.环甲膜切开　在完全性或几乎完全性上气路梗阻,伴有颌面部、喉部广泛创伤,或异物坠入咽部的濒死状态下,用过多的时间行典型的气管切开术是来不及的。气管穿刺因空气出入的阻力太大也是没有用的,必须毫不犹豫地行环甲膜切开术。

3.喉镜下气管内插管　上述方法使用后,昏迷伤员仍没有自主呼吸反应时,如果有插管的条件,应行气管内插管。如伤员躁动,可静脉注射丙泊酚 2 ~ 2.5 mg/kg。插管后须做肺部听诊,如双侧呼吸音不等,则可能有血气胸,或插入一侧主支气管。此法仅需几分钟,而气管切开至少需要十几分钟,故战现场急救医务人员应掌握此常用的方法。

三、控制反常呼吸

在胸部创伤中,肋骨骨折最为常见,致伤原因为子弹、弹片等火器伤、锐器伤,占胸部创伤的50% ~ 80%。肋骨骨折多发生在第4 ~ 7肋。第1 ~ 3肋肋骨较短,且有锁骨、肩胛骨和肌肉的保护,很少发生骨折,一旦发生骨折,提示胸部创伤较严重,常合并胸腔内器官和大血管伤。第8 ~ 10肋肋骨较长,但不与胸骨直接连接,弹性较大,不易折断。低位的肋骨(第8 ~ 12肋)损伤提示有腹部内脏器官(肝、脾)损伤。第11和12肋肋骨前端游离,不固定,活动度较大,骨折少见,肝、脾破裂合并第11肋骨骨折较为常见。

(一)反常呼吸的病因与病理生理

肋骨骨折可由直接暴力或间接暴力所造成。直接暴力多由钝器撞击胸部而产生,使承受暴力处向内弯曲而折断,断端可陷入胸腔,损伤肋间血管、胸膜及肺等;间接暴力多由前后胸壁受挤压而产生,使肋骨向外过度弯曲而折断,多发生在肋骨中段,骨折的断端向外,但前胸肋软骨骨折在 X 射线片上不能显示征象。枪弹伤引起的骨折常为粉碎性骨折。

相毗邻的3根以上肋骨双骨折或同时有肋骨、肋软骨关节脱位,使受累的胸壁失去同胸廓的骨性连接时,可产生连枷胸(flail chest)或浮动胸壁。此时胸壁不稳定,失去了支持的部分,出现反常呼吸运动现象,即吸气时,胸腔内负压增加,软化区的胸壁内陷;呼气时则相反,使伤员借以保持肺膨胀收缩功能的胸腔内负压消失,下气道分泌物集聚,迅速增加通气阻力,降低了肺的顺应性,肺内气体弥散不均匀。这些异常变化增加了呼吸功,如不能及时纠正,则伤员可发生进行性低氧血症、碳酸血症、呼吸短促,以至迅速死亡。

(二)创伤性连枷胸的治疗

1.保持呼吸道通畅　充分给氧和清除呼吸道分泌物,必要时行气管切开,对严重胸部挤压伤患者可减少呼气时的阻力及呼吸功的消耗,减少呼吸道无效腔容量,以便于呼吸道管理。

2.止痛　由于连枷胸患者创伤较重,一般止痛药物效果不好,故应首选肋间神经阻滞或骨折处封闭,硬膜外阻滞亦有较好的止痛效果。有人以硬膜外阻滞或肋间神经阻滞止痛,测定患者的潮气量和肺活量,发现在止痛后,患者的潮气量和肺活量显著增加,呼吸次数减少。

3.纠正反常呼吸

(1)压迫包扎固定法　适用于胸壁软化范围小或位于背部者。方法是于胸壁软化区,置厚层敷料垫,外用胸带或绷带加压包扎。胸壁软化范围较大时,应用此种方法可引起胸壁塌陷畸形,而且效果也不理想。目前仅在急救中应用。

(2)巾钳重力牵引法　在浮动胸壁的中央选择1 ~ 2根能持力的肋骨,局部麻醉后分别在其上下缘用尖刀刺一小口,用无菌巾钳夹住肋骨,接绳带通过滑轮做重力(2 ~ 3 kg)牵引1 ~ 2周,注意勿损伤肋间血管和胸膜。多数人认为牵引治疗连枷胸的效果是肯定的,牵引治疗后,肺顺应性增加,潮气量、肺泡通气量加大,呼吸频率及呼吸道阻力下降,PaO_2升高及$PaCO_2$下降,治愈后不会遗留胸廓变形;但也存在一些缺点,如患者须卧床休息,护理要求高,搬运及活动时均不方便,部分患者在牵引中出现巾钳脱落影响治疗效果。

(3)胸壁外固定牵引架 针对重力牵引法的缺点,为了利于下床活动,有人设计了浮动胸壁外固定牵引架。牵引架构造简单,使用时将特制的钩穿过肋骨,固定于牵引架上。这种方法不仅能立即纠正凹陷的胸壁和反常呼吸,而且可带着牵引架搬运或后送。

(4)呼吸内固定法 机械通气治疗连枷胸是20世纪50年代提出的,最初采用持续正压通气(CPPV),后有人采用间歇性强制通气(IMV)和呼气末正压通气(PEEP)等方法,直至患者胸壁稳定性建立后停止。应用此法,患者不需要用力吸气,所以也就不存在胸壁反常运动,保证了足够的通气量,同时可以促进肺间质水肿的吸收,防止肺萎陷。此法在国外曾广泛应用于连枷胸的治疗,但经过长时间的临床应用,发现此法并未降低连枷胸的病死率,因此目前主要用于连枷胸并有严重肺挫伤、明显呼吸窘迫及低氧血症的患者。

(5)手术恢复胸壁的稳定性 内固定治疗连枷胸效果是肯定的,随着固定器械与方式的改进,手术越来越倾向于操作简单和微创化。多数人认为,手术固定胸壁可缩短患者住院时间,缩短机械通气的时间,减少机械通气导致的各种并发症,恢复快,不留胸壁畸形。有剖胸探查适应证的胸部损伤患者,可于开胸处理胸内损伤后附带固定1~2根肋骨;无开胸指征者,无须进胸,仅做胸壁切口行骨折固定。主要固定方法有:①线类。单纯使用线或钢线固定,固定力量较弱,但操作简便。使用较多、较早的是基施纳钢线。②针类。此类固定器械常与钢线合用,固定效果尚可。常用的为2.5 cm克氏针或骨圆针,将其弯曲成肋骨形状,将骨折两端固定于正常肋骨,外加钢丝或粗丝线捆绑,克氏针或骨圆针可通过骨髓腔,也可不通过骨髓腔而放置于肋骨表面,具有操作简单、不开胸、局部麻醉下就可进行等优点。③板类。目前多数学者推荐3.5 mm的重建钢板和3.5 mm的多孔螺丝钉,采用国际内固定研究学会(AO-ASIF)的标准和技术,已在临床上广泛应用,具有简便、快速、安全等优点,但常需开胸。因此Reb等人提倡使用小钢板和自动扣锁的网状螺丝钉,或以氯乙烯锁扣取代皮质骨螺丝钉,它们具有矫形效果好、不开胸和达到微创化要求的优点。④网类和栓类。Klin以金属钛网加螺丝钉对动物连枷胸模型进行固定;Heriot应用厚Marlex网和缝线固定连枷胸患者,效果满意;Tukioka报道用铝硅陶瓷制成的连接栓,对连枷胸也可起到较好的固定作用。⑤棒类。采用弹性固定原理,Garbognani等1999年报道使用25 cm长的不锈钢棒治疗复杂肋骨骨折,于开胸后将海鸥状的棒置于胸骨后和双侧肋弓上,再用钢线绑在胸骨上固定胸骨。如为单侧连枷胸,局部麻醉下小切口,在特制导针引导下将棒两翅置于未发生骨折的肋骨上,取出时也方便。也有人用改良Luque棒与置胸壁外的外固定装置相连,达到固定作用。国外常用Judet架固定连枷胸,此架外形呈"H"状,两侧为突出的肋骨爪,中间为连接板。

4.防治休克及应用抗生素 严重肋骨骨折,应特别注意防治休克及肺部并发症。常规应用抗生素,严格控制晶体溶液的入量,以防发生肺水肿及ARDS。

四、气胸处理

胸部创伤累及胸膜、肺或气管,使空气进入胸膜腔,称创伤性气胸。在胸部创伤中气胸的发生率仅次于肋骨骨折,约占胸部创伤的50%,且常伴有血胸,称为血气胸。气胸多由肺组织、支气管破裂,空气逸入胸膜腔,或因胸壁伤口穿破胸膜,使胸膜腔与外界相通所致。根据胸部创伤的开放性或闭合性,以及胸膜腔内压力的改变情况,一般将气胸分为闭合性、开放性和张力性3类。

(一)闭合性气胸

创伤后气体经伤口进入胸膜腔,伤口很快闭合,已进入胸膜腔的气体无法再出去,称为闭合性气胸。多见于一般胸部闭合性损伤,空气主要来自肺组织裂口。胸膜腔内压力保持稳定,仍然低于大气压。

1. **病理生理**　少量空气进入胸膜腔,肺压缩<30%,患者能较好地耐受,常无明显症状。大量气体进入胸膜腔,肺压缩超过50%者,因肺萎陷,纵隔推向健侧,如健侧肺功能尚好也不会危及生命,但出现明显的胸闷、气促、呼吸困难等症状,活动后明显。萎陷肺内自右向左的分流可造成严重缺氧。

2. **临床表现及诊断**　根据胸膜腔空气量及肺萎陷程度可分为少量气胸、中量气胸和大量气胸。少量气胸(肺压缩<30%)患者可无明显呼吸循环功能紊乱,常无明显症状,常于X射线检查时发现。中量气胸(肺压缩30%~50%)及大量气胸(肺压缩>50%)最常见的症状是胸闷、气促、胸痛,检查时可见气管偏向健侧,叩诊伤侧胸部呈鼓音,呼吸音明显减弱或消失。少数患者可出现皮下气肿。胸膜腔穿刺不仅有助于诊断,同时也是一种常用的治疗手段。

3. **治疗**　闭合性气胸的治疗取决于气胸的量、肺萎陷的程度、呼吸症状的严重性和有无合并伤等。少量气胸的患者若无合并损伤,一般无须特别治疗,只需卧床休息,密切观察,气体可自行吸收,萎陷的肺随之复张。中量及大量气胸须采用胸腔穿刺抽气治疗或放置胸腔闭式引流,促使肺及早膨胀。目前对采用哪种方法治疗,尚存在分歧。一般认为存在以下几点者可作为胸腔闭式引流的适应证:①中量到大量的气胸;②无论气胸多少,只要有呼吸困难者;③非手术治疗中气胸增加者;④胸腔闭式引流拔管后气胸复发者;⑤须用机械通气者;⑥须行全身麻醉者;⑦合并血胸者;⑧双侧气胸;⑨张力性气胸。

放置胸腔闭式引流的方法:单纯性气胸常选择锁骨中线第2肋间,合并血胸者可选用腋中线与腋后线之间第6~8肋间。取半卧位或健侧卧位。消毒后,在选定的肋间以1%普鲁卡因3~5 ml浸润麻醉。做一长1~2 cm的切口,用血管钳在肋骨上缘分开肌层,直达胸膜腔,将一带侧孔的胸管经切口插入胸膜腔内4~5 cm,并固定在皮肤上,外端连接无菌水封瓶。气胸时间较长者,应逐渐使肺复张,以防发生急性肺水肿。

(二)开放性气胸

开放性气胸多由刀刃锐器、弹片或火器伤所致,胸壁伤口使胸膜腔与外界相通,空气可随呼吸自由出入胸膜腔,能迅速引起呼吸、循环功能紊乱。

1. **病理生理**

(1)肺萎陷　伤侧胸膜腔负压消失,肺受压而萎陷。胸膜腔负压消失及肺萎陷后,呼吸量明显减少,吸气时空气从胸壁伤口进入胸腔,更加重伤侧肺受压,两侧胸腔压力不平衡,将纵隔推向健侧,健侧肺发生膨胀不全,严重影响肺通气功能。

(2)纵隔扑动　吸气时,纵隔因健侧胸膜腔负压升高,与伤侧压力差增大而向健侧移位;呼气时,两侧胸膜腔压力差减小,纵隔遂摆向伤侧。这种反常运动称纵隔扑动。纵隔扑动能刺激纵隔及肺门神经丛,而加重或引起胸膜肺休克。

(3)残气对流(气摆动)　吸气时,健侧肺膨胀,吸进的气体不仅来自外界空气,也来自伤侧肺排出含氧量低的气体;呼气时,健侧肺的气体也有一部分进入伤侧肺。这样造成残气在双肺间来回流动,影响气体交换,加重低氧血症。

(4)循环功能紊乱　胸腔失去负压,以及纵隔扑动引起心脏及大血管移位,影响静脉回流,导致循环功能紊乱。

(5)感染机会增加　通过胸壁伤口,可带入大量细菌,加之伤时可能有异物及弹片遗留,可升高肺及胸腔内的感染率,甚至并发脓胸。

2. **临床表现及诊断**　患者气促、呼吸困难和发绀,严重时可有烦躁不安、脉搏快而弱、血压下降以及休克表现。胸壁有开放性伤口,呼吸时能听到空气出入胸膜腔的响声。伤侧叩诊呈鼓音,听诊呼吸音减弱或消失。X射线检查可了解肺被压缩、纵隔移位情况,同时可了解有无合并损伤及胸腔异物(如弹片等)。

3. **治疗**

(1)急救处理　迅速清洁消毒伤口周围皮肤,在患者呼气末用无菌敷料如凡士林纱布加棉垫封盖伤口,再用胶布或绷带包扎固定,使开放性气胸转变为闭合性气胸,然后做胸膜腔穿刺、抽气减压暂时解除呼吸困难。转运途中,应密切观察患者的呼吸情况,警惕张力性气胸的发生。同时注意观察包扎是否严密,敷料有无松动及滑脱。

(2)一般治疗 患者取半卧位(休克时取平卧位),吸氧,保持呼吸道通畅。补液、输血,迅速纠正呼吸、循环功能紊乱。

(3)手术治疗 除较小的刃器伤所致胸壁创口外,对较大的创口应在气管插管麻醉下行清创术。气管插管成功后,方可揭开敷料进行伤口检查,剪去失活的软组织,摘除异物或游离骨片,修整肋骨残端。胸内有活动性出血或合并肺损伤严重时可延长切口,但如创口部位不便胸内手术操作,可另做剖胸切口。胸壁有软化时同时行肋骨固定术。缝合伤口前应先放置胸腔引流管,行闭式引流,逐层缝合胸壁肌肉及皮肤。胸壁缺损较大时,应予修补,一般采用游离附近胸壁肌肉形成肌瓣的方法闭合创口。

(4)其他治疗 因开放性气胸污染概率高,术前、术后应常规应用抗生素,同时注意水、电解质及酸碱平衡紊乱的纠正。保证胸管通畅,并详细记录胸腔引流量。

(三)张力性气胸

张力性气胸又称高压性气胸或活瓣性气胸,常见于胸部穿透伤、肺裂伤或支气管破裂,其伤口与胸膜腔相通且形成单向活瓣,胸膜腔内空气不断增加,压力不断升高,压迫肺和纵隔,进而压迫健侧的肺,迅速引起呼吸和循环功能紊乱。若未及时处理,可很快导致患者死亡。

1.病理生理 张力性气胸时,与胸膜腔相通的伤口形成一单向活瓣,吸气时空气经裂口进入胸膜腔内,而呼气时活瓣关闭,空气不能排出。胸膜腔内空气不断增加,压力不断升高,高度压迫肺组织,并将纵隔推向健侧,使健侧肺受压迫,肺通气面积减少。患者出现极度呼吸困难,被压缩的肺组织仍有血液分布,导致自右向左的分流,引起严重低氧血症。此外,纵隔移位使大血管扭曲及胸腔内压升高,影响静脉回流,心排血量下降,迅速引起呼吸与循环功能衰竭。

2.临床表现及诊断 患者大汗淋漓,呼吸极度困难,发绀,烦躁不安,严重时出现休克,以致昏迷。检查时可见胸廓饱满,肋间隙增宽变平;呼吸幅度减小,可有皮下气肿;若胸壁有伤口,吸气时可听到"吸吮声";气管移向健侧,叩诊呈高度鼓音,听诊呼吸音消失;胸腔穿刺测压,胸腔内压力为正压,在0.98 kPa(10 cmH$_2$O)以上。虽然X射线检查显示胸腔大量积气,肺可完全萎陷,纵隔明显向健侧移位,但应指出,张力性气胸根据临床症状及体征容易诊断,这种情况下行X射线检查是非常危险的,需要了解胸内损伤的病例,也应在急救处理而病情有所稳定后,最好在床旁进行。

3.治疗 张力性气胸的急救处理是立即排气,降低胸膜腔内压力。在危急时,用一粗针头,在伤侧锁骨中线第2肋间刺入胸腔,能收到暂时排气减压的效果,穿刺针可经乳胶管连接于水封瓶中。在转送途中,于插入针的接头处,缚扎一橡胶手指套,指端剪开1 cm,制成活瓣排气针,防止空气进入。近年来临床广泛应用的胸腔闭式单相引流袋,不仅能排气,还能排出液体,且利于转送后送。经急救处理后,一般情况有所改善,若拔除针头后不再出现气胸,留院观察即可。若气胸不能控制,可在局部麻醉下,于伤侧锁骨中线第2肋间放置胸腔闭式引流管,连接水封瓶。有时也可用负压吸引装置,以利排净气体,促使肺复张。同时应用抗生素,预防感染。漏气停止及肺充分复张后,24~48 h即可拔除胸管。拔管前应先用止血钳闭管24 h,观察患者,若不再出现气胸,方可拔除。经闭式引流1周后,若仍有严重漏气,或闭式引流后漏气严重,呼吸困难无明显改善,胸透肺未能复张,疑有支气管断裂或严重肺裂伤,则应积极行开胸探查术,根据情况施行裂伤缝合、气管修补、肺切除术等。

五、神经封闭止痛

严重胸壁损伤所致疼痛,行肋间神经封闭既能立即止痛,又不影响咳嗽反射,不影响肺功能(给止痛剂有影响),对呼吸困难和发绀患者有明显效果。

常用1%普鲁卡因80 ml或0.5%利多卡因80 ml,有时只需用一半或1/3即可止痛1~2 d。乙醇封闭可维持更长时间,但常合并严重神经炎,故已不用。

（一）骨折局部封闭

骨折局部封闭是简单有效的止痛方法,但此法止痛不完全,也不像肋间封闭那样持久,且骨折处常合并有污染,再加上封闭,更易感染。

（二）肋间神经封闭

肋间神经封闭可在任何肋间,常用肋骨角、腋后线、腋前线、胸骨旁(图2-28)。最适宜的封闭点是骨折近侧及上下各两肋间,因它们之间有皮下神经互相重叠,所以即使封闭10根神经也不会发生危险。但需要封闭的神经超过6根时就应选用充分有效的止痛剂,并行气管造瘘和气管插管机械呼吸。

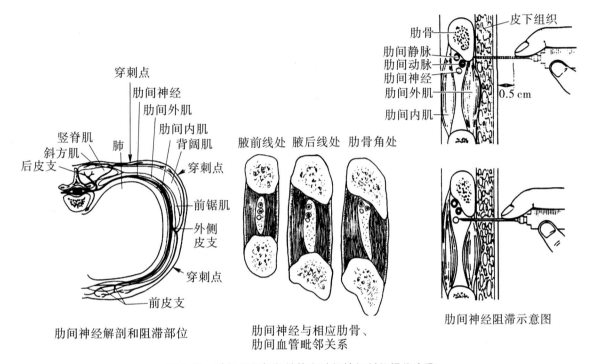

图2-28　肋间组织解剖结构和肋间神经封闭操作步骤

（三）肋骨角封闭

肋骨角很表浅,第2肋骨角距胸椎棘突6 cm,第10肋骨角距胸椎棘突10 cm,第3~9肋的肋骨角在此两点之连线上。此处封闭只麻醉其前面区域。用10 ml注射器、5 cm(肥胖或肌肉厚者用8 cm)长的22号针头,通过局部麻醉皮丘刺入肋骨下缘,略拔出后再向下4 mm,抽无回血后注入5 ml局部麻醉药。

（四）腋后线肋间封闭

腋后线肋间封闭可阻滞外侧支及其前、后侧神经的皮肤分支,止痛范围在所封闭神经的外侧和前部,用于此范围内的肋骨骨折、肋软骨离断和软骨损伤。方法同肋骨角封闭,但较前者易并发气胸。

（五）腋前线肋间神经封闭

方法同肋骨角封闭。由于它不阻滞外侧皮神经支,故麻醉范围小,不包括封闭点以远的范围。如系胸骨损伤,还需封闭上下各1~2个肋间。

（六）脊柱旁神经封闭

与肋间神经封闭不同,脊柱旁神经封闭包括后侧肋间神经的分支(与交感神经互相交叉)、交感神经节以及前侧肋间神经分支,故其效果更好,范围更大,可阻滞肋骨颈骨折以及脊柱损伤的疼痛。由于它阻滞内脏器官和自主神经支,故还能解除内脏器官痛、痉挛和其他创伤性反射。

操作方法：患者取侧卧或俯卧位，距脊椎棘突外侧4 cm，经过局部麻醉皮丘用10 cm长的22号针头直刺到横突背面，略退针并向前内和臀部方向刺入，直至椎体，此时针头已临近交感神经链，抽吸看有无血液或延长的蜘蛛膜下腔的脑脊液。如未抽出就可注入5 ml局部麻醉药，操作正确时可立即止痛（图2-29）。

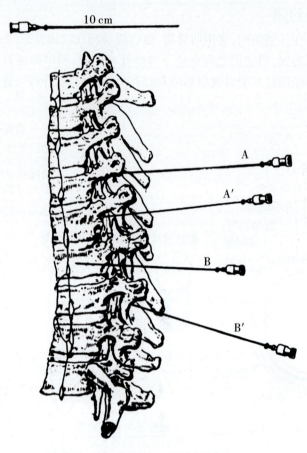

图2-29　脊柱旁神经封闭操作步骤

A针穿刺成功；B针内偏角度不够，针尖沿椎体滑向前方造成交感神经阻滞而脊神经阻滞失败

　　脊柱旁神经封闭能包括几节胸椎，故对动脉硬化或心肌病患者禁用。这些患者封闭了几个交感神经的血管收缩纤维，可导致血压立刻和明显的下降，而封闭后是无法恢复至封闭前状态的，故应严密观察血压变化，并准备好血管收缩剂。

六、胸腔穿刺和闭式引流术

（一）胸腔穿刺术

　　1. 紧急胸穿排气法　用软橡皮套的近端扎于粗针头后端，远端切一小排气口，可在远端横置一小火柴棍，其长度较指套横径略长，使之形成活瓣，粗针穿过倒置的青霉素瓶的橡皮盖。无菌下经锁骨中线第2～3肋间刺入胸腔，胶布连同橡皮盖固定在胸壁上。

　　2. 胸腔穿刺

　　（1）体位　常用坐位或斜坡卧位。如伤员很虚弱、多汗或晕厥，则可用仰卧或侧卧位。

　　（2）穿刺部位　抽气时用锁骨中线第2～3肋间，抽液时常用腋后线第6～7肋间或腋中线（仰卧或侧卧）第5～6肋间，腋中线第5～6肋间不易损伤膈肌、肝或结肠。有的医生想完全排空胸腔内容，因而选取的部位过低（或膈肌位置过高），如此取坐位从第9～10肋间穿刺，这样稍不留心就可能刺入横膈和结肠,形成结肠损伤和膈下脓肿。这种情况并不少见。为使穿刺部位准确,尤其血胸和气胸较局限者,穿刺前应做体检、透视、拍片、超声波等定位。无此条件的应尽可能在较高位置穿刺。

(3)穿刺方法　在所选择的部位消毒铺巾,实施局部麻醉。胸后壁的肋间血管和神经位于肋骨下沟中,故在胸后壁应沿下一肋的上缘刺入,而在前胸壁应于肋间隙中部刺入。碰到胸膜时患者有痛感,此时略拔出并给局部麻醉,边刺入边抽吸看是否刺入血管,同时注入普鲁卡因。如抽出积气或积液,说明部位深浅和方向正确,即换用胸腔穿刺用的长 17 号针头,针头后接三通管,将抽出的内容经另一出口排到消毒盘内,或针头后接橡皮管,抽完后用血管钳夹住,排出针管内容再抽,另由助手钳夹针头与皮肤交界处以免针头移动。

(4)注意事项　①膈神经有神经纤维分布到同侧颈肩部,故针头刺到膈肌时患者诉颈有痛感,此时应退回针头,另找方向,以免刺入膈下组织。②刺入肝(右)或脾(左)的血管或其他血管内,可连续不断地抽出暗红色血,与胸廓创伤后胸腔积血的区别在于,肺、膈肌和心脏的正常活动使积血有"脱纤维蛋白"的作用,故血不凝固,而正常血管内血液很快凝固。③如积气、积液进行性增多,抽不完,则须做闭式胸腔引流以至开胸止血手术。如有支气管损伤,则注入亚甲蓝后很快咯出。④每次胸穿液均做检查:血细胞比容不减少,同时抽出的胸血很快凝固,表明有活动性出血,是开胸手术的指征;血细胞比容减少,表明胸血已有稀释,是血胸逐渐停止的征象;胸液中有胆汁、食物、粪便等,表明有消化道损伤或胸腹联合伤,如 2~3 d 后胸穿液的上层清液逐渐混浊,就表示有继发性感染,此时胸血内红细胞与白细胞的比例达到 100:1[正常为 500:1(涂片法)],或将胸血 1 ml 加蒸馏水 5 ml 稀释,放置 3 min,无感染时,液体上层红色透明有溶血现象,而感染时,上层液体混浊(溶血法)。⑤胸穿过程中患者有胀感多系肺在膨胀;如有心慌、气促、大汗淋漓,甚至晕厥,多系胸膜肺神经丛受刺激,应立即结束胸穿,将头部放低;怀疑刺破肺静脉有气栓时,宜左侧向上侧卧,以免气栓进入冠状动脉和脑血管。

(二)胸腔闭式引流术

1.优点　胸腔闭式引流术是胸部严重创伤最常用的急救基本技术之一。其目的在于排除胸腔内的积气、积液,恢复胸腔负压,使肺及时膨胀,同时预防及治疗胸膜腔感染。其疗效优于胸腔穿刺,主要表现在:①可避免反复胸穿,如为进行性张力性气胸,胸穿满足不了要求,只能用闭式引流;如仍不能解除张力性气胸,可在引流瓶上加以速度缓慢的负压吸引装置。大多数伤员可一期治愈,部分伤员可改善呼吸、循环功能,为后续治疗创造条件。②比胸穿更快地持续地引流出积气、积液、积血,能严密观察胸腔内的变化,使肺尽快膨胀,填满胸腔,仅这一点就可防治血胸感染、凝固血胸、纤维胸。③胸穿到肺接近膨胀完全时,容易刺伤肺,造成新的漏气处。④引流出来的血液较多时,经过处理,如有适应证,可自体回输。

2.方法

(1)体位和引流部位　同胸腔穿刺术。

(2)引流方法　局部麻醉下在腋中线第 5~6 肋或腋后线第 6~7 肋上缘做 2 cm 切口,用血管钳钝性分离并刺入胸腔,送入引流管。引流管内径不能太细,内径至少在 1.5 cm;引流管不能太软,以免折叠或被压迫而引流不畅。缝合皮肤,并将引流管包扎固定。如目的为排气,则可经锁骨中线第 2~3 肋间送入粗导尿管。另一种方法是用粗套管针刺入胸腔,拔出针芯经套管送入引流管。距导管尖端 7 cm 处扎一线作为导管插入深度的皮肤表面标志,如用 36 号以上的导管做引流,则末端须剪断,并做 3 个侧孔以利引流。导管及其远端橡皮引流管总长要有 60 cm 以上,连接在水封瓶上。引流瓶内排液的玻璃管的下端应保持在液面以下至少 3 cm,全套设备应完全灭菌。

(3)水封瓶引流　瓶子容量必须达到在原有液体量以外还能容纳 500 ml 左右的引流液。瓶子放在地上,最好装入一固定箱内,以免碰倒、打破。应准备两把血管钳,在管道破裂或瓶子打破时将引流管夹住。野战条件下,须用塑料化、成套化、具有活瓣的闭式引流装置,以便大批应用。引流瓶内的血需自体回输时,可在瓶内放 300 ml 静脉用生理盐水或另放抗凝液,且用物必须严格无菌。

(4)术后处理　插入胸腔引流管后如伤员呼吸时明显疼痛,可调整引流管内端方向或向外拉出少许,但不可将内端侧孔拉出胸膜腔。引流不畅的原因:①引流口过低,膈肌上升或肺膨胀后堵塞管口;

②为气血双重引流而采用腋中线第4肋间者,效果不满意,战时血胸多,应选用第6肋间;③引流管过细、过软,易被压折;④引流管被凝血块或纤维素块堵塞时,要能够及时发现并及时用负压吸引,以清洗和捏挤的方法清除堵塞物。如发现引流管阻塞不通,应及时查找原因,可用手反复挤捏引流管,将血凝块等挤出,或调整引流管与胸壁的夹角。如不奏效,则应拔除引流管,必要时另做切口重新放置。观察有无肺泡等漏气及其程度,手术后若见有较大量气体源源不断从引流管中逸出,表明肺表面肺泡或支气管破裂、漏气。

3. 并发症及其处理

(1)肋间血管损伤 插管时应避免损伤。如果有损伤性出血,引流管本身常可压迫止血,有时需适当扩大切口以暴露并结扎血管。

(2)肺裂伤 用套管针插入胸腔时如肺已膨胀,可能刺破肺,故只在张力性气胸的紧急情况下,或胸部X射线检查后才用套管针法。

(3)引流管意外地插入膈下 在膈肌升高或膈疝时易发生,故应先用胸穿明确胸腔位置再置引流管。

(4)引流管滑脱及接头脱落 引流管口皮肤缝线连同引流管一起结扎固定,接头用胶布妥为固定,移动患者时勿牵扯引流管或碰坏水封瓶。如出现脱落现象,立即用备用的止血钳把管夹住。

(5)拔管时机及方法 引流管一般放置24~72 h。原则上,胸腔已无积气或积液,或术后引流液为少量淡黄色血清样渗液,肺膨胀良好,方可拔管。拔管前应常规胸透或拍摄胸片。将无菌凡士林纱布5~6层置于纱布及棉垫上,消毒创口,拆除缝线,嘱患者深吸气后屏气,迅速将引流管拔除,创口立即以准备好的敷料覆盖包扎,24 h内严防敷料移位和脱落,拔管前后常规听诊呼吸音。

七、心包穿刺术

心脏损伤合并急性血心包和心包充填时,心包穿刺是极其重要的治疗方法。抽出15~20 ml心包内血或液体,就足以恢复心脏充盈和正常血压,否则心排血量的明显和突然降低可导致死亡。

心包穿刺是确定有无创伤性血心包的诊断方法,但常常由于穿刺方法不正确或没有血心包而直接穿刺到心室内。新鲜血心包的血与刺入心室内抽出的血二者均很快凝固。如血心包已存在一些时候,则持续心搏所产生的积血的脱纤维蛋白作用使血不凝,可用来鉴别是否为心室内抽出的血。

心包穿刺可损伤冠状血管诱发心律失常等,故除非紧急情况下,一般应在手术室内操作。心电监护既可观察有无心律失常,又可发现针头是否碰到心脏。

(一)胸骨左缘入路

胸骨左缘入路适用于心包容量很大者。胸骨左缘入路,经胸骨左缘第5~6肋间刺入1.5~4.5 cm,因胸壁厚度不同而深浅不一。此入路也有可能损伤冠状血管,诱发心律失常,伤及乳内血管、胸膜和肺。因患者取平卧位,积液多集中在斜窦和后部,不易吸净,故除非心包积液量很大,一般不用此入路。

(二)剑突左侧与肋缘交界处入路

剑突左侧与肋缘交界处入路适用于心包液量较少者。左剑突肋缘角入路:取18号针头,经左剑突肋缘角刺入,针的方向为上、后,与皮肤成45°角,向右肩刺入5~6 cm深时,可有韧性心包膜感觉,再进入就可抽出血或感觉到心脏搏动。此入路容易抽净心包积血。

上述两种方法均在伤员平卧或半卧位进行,消毒前胸和上腹部,偶尔需要立即开胸以恢复心搏。穿刺处实施局部麻醉,垂危患者不需要,也没有时间给麻醉药。

(黄 春 赵云平)

参考文献

[1]尉挺.现代临床心脏病学[M].北京:人民军医出版社,1991.

［2］顾恺时.胸心外科手术学［M］.2 版.北京:人民卫生出版社,1993.

［3］顾恺时.顾恺时胸心外科手术学［M］.上海:上海科学技术出版社,2003.

［4］朱晓东,张宝仁.心脏外科学［M］.北京:人民卫生出版社,2007.

第三章
胸部战创伤诊断

第一节 伤史采集

一、受伤史

　　胸部创伤(thest trauma)在平民伤中较为常见,有报道其发生率为39%~48%,而现代战场中军人的胸部创伤则远远少于平民胸部创伤。最新资料显示,美军在伊拉克战争(2003—2011年)和阿富汗战争(2001—2012年)中发生胸部创伤者约占损伤构成的10%(7 570/75 378),病死率达10.5%。在受伤人员构成上,陆军受伤者最多,高达75.5%,其次是海军陆战队、海军、空军。胸部战创伤伤员一般有明确的外伤史,并且多伴有合并伤。胸部战创伤可由穿透物(如枪弹武器、弹片、刀具等)、爆炸、烧伤、钝性力、吸入有害毒物等引起。有资料显示,在克罗地亚战争(1991—1995年)伤亡者中,弹片损伤占67%,集束炸弹损伤占17.3%,子弹伤占9.7%,一般爆炸、碎石片及刀刺伤占6%。穿透伤占绝大多数,主要为枪弹伤。在伊拉克和阿富汗战争中,美军伤员胸部穿透伤占胸部总损伤的67.2%。此外,一半以上的胸部创伤与爆炸有关。在恐怖袭击事件中,爆炸成为主要的胸部致伤因素,主要为简易爆炸装置发生的爆炸,其次为手榴弹爆炸和炮弹爆炸。对于穿透伤者,须仔细检查伤口,包括伤口的大小、走向、有无出口等。结合受伤时姿势,对估计可能损伤的内脏器官有一定的帮助。

二、伤后表现

(一)损伤部位

　　胸部战创伤中最常见的损伤主要为肺挫伤、气胸、肋骨骨折和血胸,肺是解剖学上最常见的损伤部位。气胸者可达39%,这与平民胸部创伤气胸发生率相似。但肺挫伤显著多于平民伤,连枷胸发生率则低于平民伤。一组克罗地亚战争中胸部创伤的资料显示,血胸最为常见,约41.7%的伤员在X射线摄片及开胸术中发现有血胸,血气胸占13.6%,单纯气胸占13.1%,连枷胸占4.6%。25.5%的伤员入院时表现为失血性休克。在损伤部位构成上,两侧肺叶和右心室损伤较为多见。37.2%的伤员合并其他部位损伤:①6.4%的伤员伴有头部、颈部、中枢神经系统损伤;②21.1%的伤员伤及肢体,伴骨折和血管损伤;③16.7%的伤员合并腹部穿透性损伤;④8.6%的伤员合并其他损伤,包括烧伤;⑤另有3.8%的伤员合并食管及膈肌损伤。

(二)死亡率

胸部创伤的死亡率有报道高达25%。大多数伤员死于受伤现场和运送途中,其中院前占80%,院内早期占10%。爆炸所致的死亡率高于穿透性损伤。虽然烧伤在胸部战创伤中的比例很低(1.57%),但病死率可高达19.33%。胸部严重创伤患者如果烧伤面积超过50%,总病死率则高达38.4%,常并发严重感染。院前发生心搏骤停者,经过心肺复苏(cardiopulmonary resuscitation,CPR)恢复自主循环后存活率仍很低,有报道仅为16.6%。院内发生心搏骤停者也只有25%的存活机会。大血管损伤引起的失血性休克(hemorrhagic shock)则是早期最主要的死亡原因。后期与死亡相关的因素包括吸入损伤、急性呼吸窘迫综合征、菌血症、脓毒血症及凝血功能障碍。死亡者的损伤严重度评分(injury severity score,ISS)、简明损伤评分(abbreviated injury scale,AIS)一般高于存活者。死亡者伴有的合并伤通常比存活者多,包括头颈部、面部、腹部、骨盆、四肢及皮肤软组织的损伤。但肺炎、肋骨骨折、性别、年龄、机械通气时间、重症监护室(intensive care unit,ICU)住院时间对死亡风险的影响可能不大。

(三)症状

与平民伤类似,胸部战创伤的主要症状是胸痛,多位于受伤部位,且伴有压痛,呼吸时加剧,尤以伴有肋骨骨折者为甚。其次是呼吸困难,疼痛可抑制呼吸,并使胸廓活动受限,引起呼吸浅快。肺实质损伤包括肺挫伤与肺撕裂伤,也可造成呼吸短促和缺氧。肺或支气管损伤者,痰中常带血或咯血,若为大支气管损伤,则咯血量较多且出现时间较早。若气管或支气管损伤出血或分泌物由于疼痛而不能将其咳出,则可致气道通气受限;加之肺挫伤后产生出血或肺水肿,易导致和加重缺氧及二氧化碳潴留,并发呼吸衰竭和肺性脑病,表现为口唇发绀、头痛、头昏等症状。如有多根肋骨骨折、连枷胸形成,胸壁软化,则可影响正常呼吸,体检时发现胸廓反常呼吸运动、气促、发绀、烦躁不安等,甚至端坐呼吸。一侧大量气胸将纵隔推向对侧,加上胸内压增高使心排血量(cardiac output,CO;又称心输出量)减少,如果不立即处理,可造成心搏骤停。

(四)并发症

直接肺损伤还可引起空气栓塞,通常是在正压通气的情况下发生。当损伤的支气管毗邻损伤的血管壁时,机械通气可将空气挤压进入循环系统。因此,在气管插管后出现呼吸困难时应怀疑是否有空气栓塞发生。爆炸冲击波可引起严重的肺出血和肺水肿,爆炸性碎片可致胸部开放性损伤,引起肺、心及胸腔大血管破裂出血。肺爆震伤后,多咳出泡沫样血痰。气胸特别是张力性气胸,除影响肺功能外还可阻碍静脉血液回流,引起循环功能障碍。心包腔内出血则引起心脏压塞症状和体征。枪弹损伤累及食管者可表现为胸痛、呕血、吞咽困难、上腹部压痛、皮下气肿等。不到1/4的伤员表现为以上症状,大约只有18%表现为上述症状的患者诊断出食管损伤。

三、伤后救治及效果

在战时,特别是大规模战争中,要求对火器伤伤员进行分级处理。严重胸部战创伤的救治包括早期抢救生命、中期防治感染和多器官功能衰竭,以及后期的矫正畸形、治疗各种后遗症和康复治疗。院前及院内治疗应该紧密结合。院前通过直升机、列车转运可缩短重症患者的转运时间。胸部创伤的急救应遵循高级创伤生命支持的基本原则,保持气道通畅、呼吸和循环功能维持。

(一)院前急救

根据战时胸部创伤的特点,对大批胸部伤员可按轻、中、重伤分类,按照病情急缓依次处理。院前急救处理包括基本生命支持和严重胸部创伤的紧急处理。改善呼吸和循环功能,清除口腔和上呼吸道分泌物,保证呼吸道通畅。呼吸困难者,经鼻孔或面罩供氧,并给予补液以防治休克。任何胸部创伤的患者均应给予高流量氧气吸入。有胸壁软化、反常呼吸运动者，需局部加压包扎或稳定胸廓，封闭开放性伤口，对张力性气胸进行穿刺减压，固定长骨骨折，保护脊柱尤其是颈椎，并迅速转运。直升机可快速将伤员转送至附近医院。列车后送伤员由于转送时间相对较长，须对患者做进一步的监护及治疗。列车上可配备大型检测仪器，可进行血气分析，以及时了解患者水、电解质和酸碱平衡状态，以及胸部创伤后呼吸与循环功能。利用战时急救包也可对多根多处肋骨骨折以及血气胸做初步的处理。

（二）急诊室一般处理

面对众多伤员时，应根据伤员的临床表现及体格检查做出及时正确的处理，对特别紧急者应当机立断，不要因等待 X 射线检查结果等而延误抢救时机。患者送达急诊室后按伤情不同施行个体化治疗。大多数胸部创伤患者可以非手术治疗，18%~40% 的患者行胸腔闭式引流即可。一项来自于伊拉克战争中有关美军伤员救治情况的数据显示，在 2003—2011 年入院的胸部战创伤患者中，胸腔闭式引流是最常见的手术治疗方式，其次为支气管镜、胸廓切开术、针刺减压、膈肌修补、气管切开术、大血管损伤结扎、部分肺切除术、心包切开术等。一般轻的胸部创伤只需镇痛和胸廓固定即可。有研究表明，创伤后呼吸循环并发症都可能与创伤疼痛及应激有关，胸部创伤常导致剧烈的胸痛，且持续时间较长，患者不能有效地咳嗽、排痰致使通气功能降低，容易发生肺部感染、肺不张等，导致病死率上升。持续硬膜外用药能减轻或防止这种反应，是安全有效的镇痛方法。它可以降低肺挫伤的病死率，缩短机械通气时间，降低肺炎发生率。相比口服或静脉给药，硬膜外用药镇痛效果更明显，咳嗽、咳痰反应及血氧饱和度监测等也明显改善。重度胸部创伤伴有胸腔积气、积血者，应迅速抽出或引流积气、积血，解除肺等器官压迫。必要时可行气管内插管术或气管切开术，以利排痰和辅助呼吸。如胸部有伤口但无严重污染，则应清创缝合。胸壁枪弹损伤者在充分安全性评估后应拔除子弹，并进行广泛的清创。应用抗生素防治感染。在进行抢救手术前、手术中都要预防感染，除注意无菌操作外，还要静脉注射抗生素。

失血性休克时需要进行输血、输液治疗。但输液时需注意遵循损伤控制复苏原则。有文献报道，失血性休克、多器官功能障碍综合征（multiple organ dysfunction syndrome，MODS）、肺部感染、合并腹腔器官损伤、胸部 AIS≥4 是影响严重胸部创伤病死率的独立危险因素。因此，对胸部战创伤患者，积极治疗失血性休克、防治 MODS 具有重要的临床意义。对失血性休克患者，液体复苏需综合患者情况，严密监测重要内脏器官功能，合理选择液体的质和量，在出血未控制前进行限制性液体复苏。止血后的液体复苏应避免过量输液，因为过量输液可引起肺水肿、脑水肿、急性呼吸窘迫综合征（acute respiratory distress syndrome，ARDS）、急性肾功能不全、腹腔间隙综合征（abdominal compartment syndrome，ACS）等。高级创伤生命支持（advanced trauma life support，ATLS）指南建议，对于未控制失血性休克者，院前可采用等渗或高渗晶体液进行复苏。院内对于需要进行大量输血的患者应紧急启动大量输血的方案，最好是在血栓弹力图的指导下进行个体化凝血功能监测和输血。合并有重型创伤性颅脑损伤（GCS<8 分）者禁用白蛋白，因为后者可增加重型创伤性颅脑损伤患者的死亡率。最近关于胶体液复苏安全性的研究认为，羟乙基淀粉无论其分子量大小，均可加剧危重患者肾功能损害和凝血功能障碍。因此，危重患者的液体复苏应慎重使用羟乙基淀粉。严重肺挫伤后肺泡膜的通透性增加，过量补液也会加剧肺水肿，在保证血容量足够、血压稳定的前提下，应减少晶体液的摄入量。应用肾上腺糖皮质激素和呋塞米可利于早期肺挫伤的恢复。此外，积极防治 ARDS 的发生、发展，可以有效地预防 MODS 和肺部感染的发生。

（三）急诊室剖胸

胸部战创伤行开胸手术者仅占 3%~9%。即便是穿透性损伤的患者，也仅有 14% 的刀刺伤与 15%~20% 的枪伤需要开胸手术治疗。文献报道的手术病死率也不同，波动在 5%~45% 之间，这主要与损伤机制、肺叶切除的范围、合并胸外损伤等有关。大约 30% 的患者在开胸术时需要进行肺叶切除术。急诊室剖胸术（emergency room thoracotomy，ERT）对危重及濒死的胸部创伤，特别是穿透伤的救治效果目前已得到公认，但对钝性胸部伤效果较差。穿透伤手术后的存活率，报道在 2.7%~18% 不等。在穿透伤中枪弹伤术后存活率较低,其原因是火器伤多为贯通伤,创口较大,且常合并广泛的心肌损伤。

急诊开胸的目的是解除心脏压塞或张力性气胸,钳夹胸主动脉制止出血,直接控制出血和修补胸腔内大动脉,可实施心脏按压,最终达到恢复并维持心脑血液灌流及避免继续出血的目的。患者到达急诊室后,应立即快速气管插管辅助通气并建立静脉通道。若患者意识消失,在紧急情况下可不用麻醉。手术多采用前外侧切口,快速进入胸腔,迅速控制出血或解除心脏压塞,启动大量输血方案快速补充血容量。因此,临床医生应该充分认识急诊室剖胸手术的适应证,它包括:①胸壁大块缺失;②创伤性心包积血;③心脏瓣膜与间隔破裂、心室游离壁;④影像学或内镜发现的气管、支气管、食管及大血管损伤;⑤大量血胸,初次胸管引流血液量>1 500 ml,连续 3 h 胸管引流血液量>200 ml/h;⑥大量气体泄漏;⑦明显胸导管或支气管损伤;⑧纵隔枪弹损伤伴胸管引流出大量血液或气体;⑨心包破裂;⑩大量空气栓塞。

近年来,外科手术方式也在发生变化,电视胸腔镜手术(video-assisted thoracoscopic surgery,VATS)作为诊断与治疗胸部创伤的重要革新方式,已广泛用于胸腔止血、肺修补、血块或异物清除、膈肌修补等。但出血量较大(>500 ml/h)或血流动力学不稳定的情况下则禁忌使用 VATS。对自身心脏储备功能极差而不能耐受单肺通气的胸部创伤患者也不宜采用 VATS。早期 VATS 的适应证包括切除周围肺组织破口以封堵持续的胸膜腔漏气、结扎损伤的肋间动脉、肋骨骨折复位、清除积脓或凝固性血胸。对于凝固性血胸 VATS 被证明是目前最有效的方式。对于手术时机的选择,时间不宜过长,超过 72 h 后胸腔内积血或感染病灶纤维化可能降低 VATS 手术的安全性。

为胸部创伤选择最理想的治疗方式仍然是一个挑战。诊断技术的发展,尤其是成像技术在损伤评估中的进步,使得临床诊断严重胸部创伤更加迅速。重症监护水平的提高也使得术后管理更加精细。非手术治疗方法的进步使得手术探查的概率减小。尽管如此,院前急救的进步也使得更多有严重生理紊乱的创伤患者被送达医院急诊室。对胸腔内大出血或急性心脏压塞导致的中重度休克、急性心功能衰竭或处于濒死状态者,在急诊室进行紧急开胸手术,才有可能挽救垂危的患者,为后续的内脏器官功能支持治疗赢得时间。

患者经过前期的积极处理病情稳定,后期如果出现以下情况则应积极行开胸手术:①凝固性血胸、肺脓肿、创伤后脓胸经闭式引流无效者;②慢性创伤性膈肌破裂、支气管破裂、气管食管瘘、胸导管损伤;③心内结构损伤、慢性创伤性胸主动脉假性动脉瘤、创伤性动静脉瘘;④肺内异物>1.5 cm 且邻近重要内脏器官,形状不规整,有咯血等症状者。

(四)特殊胸部战创伤的处理

肺冲击伤的救治应遵循以下几项原则:①卧床休息,镇静止痛。②保持呼吸道通畅,吸氧,必要时机械通气辅助呼吸。③高压氧治疗(有空气栓塞时)。④防治肺水肿,保护心功能,如给予脱水、利尿、强心药物。早期给予大剂量皮质类固醇激素可能对间质性肺水肿有良好的疗效。⑤防治出血和感染。⑥外伤失血和低血容量时予以输血、输液治疗。⑦防治弥散性血管内凝血和低血钾。

(周光居 张 茂)

第二节 伤员体格检查

对于胸部战创伤,应在不影响紧急救治的情况下做有重点的体格检查,包括全身和胸部检查。全身检查应注意伤员的生命体征,注意有无其他部位的活动性出血、脊柱与四肢骨折、腹腔开放损伤等。而胸部体格检查则侧重引起胸腔内心脏、大血管以及两肺损伤的病理表征,其次是胸廓创伤的改变,检查方法同胸部一般检查类似。

一、全身检查

全身检查首先评估伤员的生命体征。低血压、呼吸急促常提示大量失血引起的失血性休克,排除外出血后可进一步提示胸腹腔有无活动性出血。出血量多,超过1 000 ml且出血速度快者,呈面色苍白、脉搏加快、呼吸急促、血压下降等低血容量性休克的表现,以及胸膜腔大量积血压迫肺和纵隔引起呼吸困难和缺氧等。注意有无皮肤苍白、四肢厥冷、冷汗、尿量减少或消失、脉搏细速,意识是否清楚。自发性低体温是创伤伤员的死亡危险因素之一,因此需注意有无低体温。头颈部检查注意有无气管移位,后者对血胸或气胸的诊断具有重要意义。颈段气管在发生穿透性损伤时可有大量皮下气体或气体经子弹通道溢出,钝性损伤时颈部皮下积气较为广泛。伤员通常表现为呼吸窘迫,需要紧急建立通畅的气道。如发现在颈部穿透伤出口有唾液或食物残渣溢出,则有助于颈段食管损伤的诊断。

二、胸部检查

胸部体格检查的阳性发现根据损伤性质及伤情轻重而各有不同,体检可发现胸壁挫裂伤或烧伤、肋骨骨折、气胸、血胸等。

(一)肋骨骨折

单处肋骨骨折对呼吸的影响不大,多根双处或多根多处肋骨骨折,尤其前侧局部胸壁因失去完整的肋骨支持而软化,吸气时软化区的胸壁内陷,而不随其余胸廓外展,呼气时则相反,称为反常呼吸运动(paradoxical respiratory movement)。反常呼吸运动是一种病理的呼吸运动,正常人在吸气时胸廓抬起,呼气时胸壁下降,反常呼吸运动正好相反。这类胸廓又称为连枷胸(flail chest)。反常呼吸运动可使伤侧肺受到塌陷胸壁的压迫,呼吸时两侧胸腔压力不平衡造成纵隔扑动,影响肺通气,导致体内缺氧和二氧化碳滞留,严重时发生呼吸和循环衰竭。肋骨骨折因合并胸壁挫伤,局部多有肿胀及皮下瘀血,明显压痛点往往就是肋骨骨折处,有时可扪及骨折断端或摩擦感,胸廓挤压试验阳性。多肋多处骨折可见伤处胸壁塌陷及反常呼吸运动,患者常发绀、呼吸急迫、脉快、血压低,甚至休克。

(二)气胸

气胸是严重创伤患者常见的情况,主要由直接创伤所致,也见于机械通气并发症和各种有创操作(胸腔穿刺、中心静脉置管、支气管镜检查、心包穿刺、气管切开等)后。气胸直接抑制呼吸和循环功能,对严重创伤患者的影响尤为明显,特别是大量气胸和张力性气胸可迅速造成患者死亡。因而,及时发现和处理气胸是严重创伤评估和救治的重要内容。气胸可来源于钝性伤所致的肺破裂。少量气胸时患者可无明显呼吸与循环功能紊乱,大量气胸时可出现胸闷、气急及低氧血症的表现。体检可发现气管向健侧移位,伤侧胸部叩诊呈鼓音,肋间隙增宽,听诊呼吸音减弱或消失。由火器伤或锐器伤造成的胸壁缺损创口,胸膜腔与外界大气直接相交通,空气可随呼吸自由进出胸膜腔,形成开放性气胸。患者常在伤后迅速出现严重呼吸困难、惶恐不安、脉搏细弱频数、发绀和休克。检查时可见胸壁有明显创口直入胸腔,并可听到空气随呼吸进出的"嘶嘶"声。伤侧叩诊鼓音,呼吸音消失,有时可听到纵隔摆动声。

(三)血胸

胸部战创伤时血胸较为常见,可同时合并气胸。少量血胸常无异常体征,大量血胸则可呈现气管、心脏向健侧移位,伤侧肋间隙饱满,叩诊呈实音。一侧上肢动脉搏动消失提示近端动脉损伤。心包积液时听诊心音遥远。

(周光居　张　茂)

第三节 影像学及实验室检查

一、X射线检查

普通X射线检查价格低廉,操作方便,是胸部创伤最常用的检查手段。胸部X射线床旁摄片简单易行,对危重伤员可减少移动次数,避免病情加重。但目前部分医院用于急诊床旁摄片的X射线机容量小,散射线量较多,防护不足,照片质量不高,诊断效果受限。所以应根据自身设备的容量与功能,严格控制床旁摄片的适应证。确定肋骨骨折时以往尽可能采取多体位检查;但对危重患者,由于检查时无法合作或临床检查不仔细,不能提供受伤部位,易造成遗漏。少量气胸或少量胸腔积液及轻度肺挫伤患者,由于胸部X射线检查需要卧位或半卧位投照,或由于密度分辨率低,气体聚集前胸壁下或积液平摊于后胸膜腔,不足以引起肺野透亮度改变或不能显示肺受压边缘,故难以诊断,应特别注意。站立位摄片可发现肋骨骨折、胸骨骨折、锁骨骨折、肩胛骨骨折、肺挫伤、气胸、血胸、肺不张、肺内血肿、膈疝、纵隔增宽或积气、心包积气或积血、金属异物等。碘水造影可用于膈疝、支气管或食管损伤的诊断。检查时如为枪伤则应标记入口和出口。

二、CT检查

胸部X射线检查虽是胸部创伤的最基本影像学检查方法,但其敏感性较低,特异性差,局灶小面积病变或摄影条件不当都容易发生漏诊、误诊。而X射线计算机断层扫描(computed tomography,CT)具有分辨率高、解剖关系清楚等优点,可明确病变的部位、性质和程度,尤其对伤势严重的多发伤患者能快速明确诊断。在诊断肺挫伤、气胸、血胸等时,CT明显优于X射线检查(图3-1)。相比X射线检查,常规CT扫描避免了组织的重叠,对于肋骨、肩胛骨、胸骨及平片不易发现的骨折(图3-2)、错位甚至大血管损伤,CT具有明显的优势。此外,CT检查可发现X射线胸片上不能发现的少量气胸或胸腔积液,而短期复查X射线胸片只有在气胸或积液量明显增多时才可以发现。因此,胸部CT在获得治疗相关信息方面明显优于X射线。多层螺旋CT采用容积扫描、三维重建技术,在观察肺部损伤的同时,通过调节窗宽、窗位,可对肋骨及肋软骨骨折做出及时可靠的诊断。多层螺旋CT比普通CT扫描速度更快、范围更大,最大限度减少了呼吸及心搏的伪影,使成像更清晰、快捷,有利于对急诊胸部外伤患者进行快速而准确的诊治,提高疾病诊断的准确性。因此,对严重胸部创伤、多发伤,急诊检查应采用多层螺旋CT扫描,以尽快明确诊断。但在临床检查时,需要立即治疗的胸部创伤一般都能靠X射线片诊断,而采用CT才能检出的胸部创伤大多不需立即治疗,因此主张有选择地使用CT检查,而不作为早期常规检查。对于纵隔的枪弹损伤,CT扫描可发现枪弹轨迹以帮助决定是否有必要继续其他诊断措施。对于血管损伤,CT扫描结合传统血管造影技术可发现直接和间接损伤。对穿透性食管损伤的辅助诊断也有一定的临床意义。对于特定区域的血管评估,可采用CT血管成像(CT angiography,CTA)以及计算机重建技术发现特异性和非特异性的损伤。

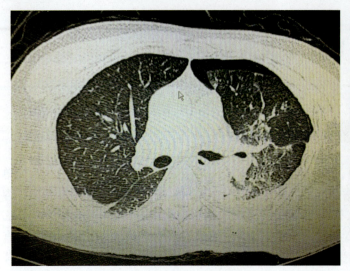

图 3-1 CT 检查示左侧气胸

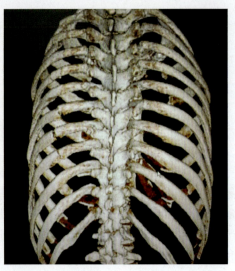

图 3-2 肋骨 CT 重建示左侧第 2～9 肋
多发肋骨骨折

三、超 声 检 查

与 X 射线摄片和 CT 相比,床旁超声检查无须搬动患者,安全、无创、无射线,能够实时成像,特别适合于腹部内脏器官、心脏、血管和软组织的检查。尤其是超声检查由临床医生来进行时,可以随时反复检查,大大缩短了等待超声专科医生到来的时间,可以对严重创伤伤员做出快速的判断,从而有助于提高救治效率和水平。创伤重点超声评估(focused assessment of sonography for trauma,FAST)是超声用于创伤快速评估的成功范式,最开始通过超声检查腹腔有无游离积液来快速判断明显的腹内出血,进而决定是否需要急诊手术止血。现在超声也广泛用于血胸和心包腔积血的快速诊断,可快速明确严重胸腔、心脏损伤出血,进一步扩展了 FAST 的内容,并于床边指导救命性手术,大大缩短了临床等待时间,其优势和临床价值显而易见。

由于超声波不能穿透空气,而肺是富含气体的器官,长期以来一直认为超声对胸部病变的诊断价值有限,通常只限于胸腔积液、胸壁病变检查以及引导肺、胸腔肿块的穿刺活检等。超声波能穿透除骨骼外的胸壁组织,到达胸膜时遇到富含气体的肺的反射,表现为高回声的白线条,称为胸膜线。脏层胸膜随着呼吸周期相对壁层胸膜运动,在实时 B 型超声上形成肺滑行征,M 型超声可记录为静止的图像。从胸膜线开始可以观察到与胸膜线平行、重复的数条高回声线,其间距等于皮肤到胸膜线的距离,称为水平伪影(horizontal artifact),也称为 A 线。还有一种是从胸膜线垂直发出的窄条、激光束样的高回声条,直达屏幕边缘,称作彗尾征(comet tail artifact),认为与肺水肿有关。发生气胸时,壁层和脏层胸膜间充满气体,超声波被气体反射而不能到达肺,因而正常情况下的肺滑行征和彗尾征均消失,凭借这两个征象即可做出诊断。以肺滑行征和彗尾征消失诊断气胸具有很高的阴性预测值,也就是说发现肺滑行征或彗尾征之一时就可以排除气胸,这在某些严重创伤伤员初步评估及病情突变时对快速判断和决策具有重要价值。床旁超声对于胸骨骨折、肋骨骨折的诊断也有帮助。此外,超声检查更重要的是用于心脏创伤的诊断,如房间隔缺损、瓣膜腱索断裂、胸主动脉及其分支破裂和主动脉假性动脉瘤形成等。经食管超声心动图较经胸超声心动图对于心脏创伤的诊断更有意义,这主要是因为前者克服了后者某些方面的局限,如不受胸部外伤程度的影响,影像更清晰,观测更全面等。

四、其他影像学检查

磁共振成像(magnetic resonance image,MRI)在胸部战创伤的应用远没有 CT 广泛,但由于心脏具有周期性搏动的特点,运用心电门控触发技术,可采用 MRI 对心肌、心包病变做出准确诊断。MRI 在心血管显影上存在流空效应(flowing void effect),可直观地显示胸部创伤所致的主动脉瘤、主动脉夹层等大血管疾病。食管造影不仅可明确诊断食管穿孔,而且还能确定食管破裂部位、范围及穿孔方向,对整个食管都可进行评估,必要时行手术探查加以诊断。但食管造影对食管损伤可发生漏诊。有报道采用食管镜诊断的食管损伤中,食管造影检查可遗漏其中的 1/3。食管镜检查则灵敏度更高。联合食管镜和食管造影检查对食管损伤的诊断更加全面。纤维支气管镜检查对早期诊断和治疗气管及支气管损伤具有重要的临床意义,如患者病情危重可以在床旁施行。VATS 对于胸内损伤、出血部位可做出及时准确的诊断和治疗,使胸内手术简单化。创伤性血胸多数为肋间血管损伤出血,在 VATS 指导下使用高频电刀电凝或缝扎,一般都能止血,同时为膈肌或胸腹联合伤的患者提供剖胸探查的确切依据,减少胸腹联合伤因诊断不明而进行的不必要手术探查。但大量出血或血流动力学不稳定的情况下禁忌使用。

五、实验室检查

血常规有助于判断急性失血时血液量丢失的多少。常规凝血试验,包括凝血酶原时间(prothrombin time,PT)、活化部分凝血活酶时间(activated partial thromboplastin time,APTT)、纤维蛋白原,可发现凝血功能障碍。但常规凝血试验都是在 37 ℃条件下检测,并不能反映患者真实的凝血功能水平。有条件的单位可采用血栓弹力图检测,后者能更早地发现凝血功能障碍,并指导输血治疗。普通血气分析仪可同时测定动脉或静脉酸碱状态及电解质水平。含乳酸的血气分析仪可以检测碱缺失和乳酸水平,对于指导液体复苏达到复苏终点具有重要的临床意义。严重胸部创伤的患者都应定时动态监测血气。心电图在钝性心脏损伤时可有异常变化。乳酸脱氢酶及其同工酶、肌酸磷酸激酶同工酶、心肌肌钙蛋白等心肌酶学标志物对诊断心肌挫伤有重要意义。肝肾功能检查,如丙氨酸氨基转移酶、天冬氨酸氨基转移酶、血肌酐、尿素氮,可发现是否并发有急性肝、肾损伤并指导治疗。

（周光居　张　茂）

参考文献

[1]王正国.实用创伤外科学[M].福州:福建科学技术出版社,2009.

[2]刘维永.论当前严重胸部创伤早期救治中的几个问题[J].中华创伤杂志,2005,21(1):53-56.

[3]张连阳.胸部创伤救治现状[J].创伤外科杂志,2007,9(5):475-477.

[4]王希龙,姚元章,刘朝普,等.223 例胸部创伤的院内早期救治[J].第三军医大学学报,2008,30(14):1395-1396.

[5]赵云平,蒋耀光.电视胸腔镜在胸部创伤中的应用[J].创伤外科杂志,2010,12(5):469-471.

[6]张娟,阎成美,王爱民.卫生列车后送途中胸部战创伤患者的急救护理[J].解放军护理杂志,2010,27(7):534-535.

[7]张道全,石云.穿透性胸部创伤诊治的进展[J].西南国防医药,2011,21(7):795-797.

[8]刘云,都定元,胡旭,等.严重胸部创伤病死率的相关因素分析[J].中国医学科学院学报,2013,35(1):74-79.

[9]MATTOX K L,MOORE E E,FELICIANO D V. Trauma[M]. 7th ed. New York:McGraw-Hill Companies Inc,2013.

[10]MOLNAR T F,LUKACS L. Tolstoy's report of five cases of chest trauma:its relevance to contemporary military surgical experience[J]. World J Surg,2006,30(8):1400-1402.

[11]MURRAY C K. Epidemiology of infections associated with combat-related injuries in Iraq and Afghanistan[J]. J Trauma,2008,64(3 Suppl):S232-S238.

［12］CONGER N G, LANDRUM M L, JENKINS D H, et al. Prevention and management of infections associated with combat-related thoracic and abdominal cavity injuries［J］. J Trauma, 2008, 64 (3 Suppl) :S257-S264.

［13］SEGO K, DULICG, UGLJEN R, et al. The outcome of surgical treatment in patients with penetrating chest wounds［J］. Coll Antropol, 2009, 33(2) :593-597.

［14］EDENS J W, BEEKLEY A C, CHUNG K K, et al. Long term outcomes after combat casualty emergency department thoracotomy［J］. J Am Coll Surg, 2009, 209(2) :188-197.

［15］BUSCHE M N, GOHRITZ A, SEIFERT S, et al. Trauma mechanisms, patterns of injury, and outcomes in a retrospective study of 71 burns from civil gas explosions［J］. J Trauma, 2010, 69(4) :928-933.

［16］DANKS R R, LAIRET K. Innovations in caring for a large burn in the Iraq war zone［J］. J Burn Care Res, 2010, 31(4) :665-669.

［17］BELMONT P J, SCHOENFELD A J, GOODMAN G. Epidemiology of combat wounds in Operation Iraqi Freedom and Operation Enduring Freedom: orthopaedic burden of disease［J］. J Surg Orthop Adv, 2010, 19(1) :2-7.

［18］ROUND J A, MELLOR A J. Anaesthetic and critical care management of thoracic injuries［J］. J R Army Med Corps, 2010, 156(3) :145-149.

［19］PROPPER B W, GIFFORD S M, CALHOON J H, et al. Wartime thoracic injury: perspectives in modern warfare［J］. Ann Thorac Surg, 2010, 89(4) :1032-1035.

［20］MACKENZIE I M, TUNNICLIFFE B. Blast injuries to the lung: epidemiology and management［J］. Philos Trans R Soc Lond B Biol Sci, 2011, 366(1562) :295-299.

［21］ALMOGHRABI A, ATANNAZ J. The overall patterns of burns［J］. Ann Burns Fire Disasters, 2011, 24 (4) :209-213.

［22］DOMINGUEZ F, BEEKLEY A C, HUFFER L L, et al. High-velocity penetrating thoracic trauma with suspected cardiac involvement in a combat support hospital［J］. Gen Thorac Cardiovasc Surg, 2011, 59 (8) :547-552.

［23］TRUITT M S, JOHNSON V, RIVERA M, et al. Civilian and military trauma: does civilian training prepare surgeons for the battlefield? ［J］. Am Surg, 2011, 77(1) :19-21.

［24］IVEY K M, WHITE C E, WALLUM T E, et al. Thoracic injuries in US combat casualties: a 10-year review of Operation Enduring Freedom and Iraqi Freedom［J］. J Trauma Acute Care Surg, 2012, 73 (6 Suppl 5) :S514-S519.

［25］RENZ E M, KING B T, CHUNG K K, et al. The US Army burn center: professional service during 10 years of war［J］. J Trauma Acute Care Surg, 2012, 73(6 Suppl 5) :S409-S416.

［26］KRISTEK J, SEGO K, HAS B. Surgical treatment of patients with penetrating chest injuries sustained in war［J］. Med Glas(Zenica), 2012, 9(1) :56-60.

［27］STANNARD A, MORRISON J J, SCOTT D J, et al. The epidemiology of noncompressible torso hemorrhage in the wars in Iraq and Afghanistan［J］. J Trauma Acute Care Surg, 2013, 74(3) :830-834.

［28］KENEALLY R, SZPISJAK D. Thoracic trauma in Iraq and Afghanistan［J］. J Trauma Acute Care Surg, 2013, 74(5) :1292-1297.

第四章
胸部战创伤严重程度评估与特殊监护

第一节　胸部战创伤严重程度评估

一、生理学伤情严重程度评估

(一)呼吸功能紊乱

1.通气功能紊乱　胸部创伤后引起肺通气功能紊乱,主要有下列因素:①肺的顺应性降低。胸壁的软组织损伤或(和)肋骨骨折,引起胸痛,导致胸壁肌肉的保护性痉挛状态,使胸壁呼吸运动减弱,患者不敢咳嗽和深呼吸,从而使潮气量下降,肺泡不能充分膨胀,引起肺泡表面活性物质减少,肺泡表面张力相应增加,易造成肺不张。此外,肺本身的损伤引起肺组织的出血或渗出,同时肺泡及支气管内分泌物不能排出,使支气管引流不畅,导致肺泡膜及毛细血管内膜缺氧,增加了毛细血管的通透性,使肺泡内渗出液增加。上述原因均可引起肺泡及支气管内分泌物的潴留,如不能及时得到控制或解除,将进一步引起肺不张,甚至导致急性呼吸窘迫综合征(ARDS)。②浮动胸壁。多根多处肋骨骨折引起浮动胸壁,吸气时胸膜腔内压力降低,浮动胸壁受到大气压的影响而内陷,伤侧肺不能膨胀而影响空气吸入;呼气时伤侧胸膜腔内压力上升,使浮动胸壁外凸,不能排出伤侧肺内气体。浮动胸壁的这种与正常胸壁运动相反的活动称为反常呼吸运动(paradoxical respiratory movement)。反常呼吸运动降低肺的通气功能,并使咳嗽和排痰作用减弱,呼吸道内分泌物积聚,阻力增加,同时也导致不同程度的支气管痉挛,这些都增加了呼吸道的阻力,使通气量相应地减少。此外,多根肋骨骨折、创伤性血胸和气胸,以及创伤性膈疝等,都会使胸膜腔正常的负压变小甚至消失,同时也使两侧胸腔压力失去平衡,这样就影响了胸廓的正常运动,并限制了肺的膨胀,加之膈肌的升降活动受损,最终导致通气功能的障碍。

2.换气功能障碍　①肺泡壁肿胀:在通气功能障碍的情况下,通气量减少,导致肺泡膜及毛细血管内膜缺氧,因而肺泡壁肿胀,使肺泡与毛细血管内血流的氧气和二氧化碳的交换发生障碍。②ARDS和肺不张:在ARDS和肺不张的情况下,肺通气量减少。部分血液不能充分摄取氧气与排出二氧化碳,因而使通气/血流比例降低,产生右向左分流。③血胸和(或)气胸:胸内积血或积气均可使肺萎陷,降低通气/血流比例,产生右向左分流。④胸廓和肺的顺应性降低,导致通气功能障碍,进一步加重通气/血流比例失调。

上述各种因素致使经过肺的血液不能得到充分的氧合,二氧化碳也不能及时排出,引起缺氧和二氧化碳潴留,造成不同程度的呼吸性酸中毒。

(二)循环功能障碍

胸部创伤后循环功能障碍,主要有以下几方面原因:①胸部创伤引起的失血导致循环血容量减少,甚至产生失血性休克。②心包腔内压力增高,血胸和气胸使胸腔压力增高,间接使心包腔压力升高;心包腔内出血,尤其是急性心脏压塞时,直接使心包腔内压力增高。这些使得心脏静脉血回流受阻,限制心脏的收缩与舒张功能,心搏出量减少。③浮动胸壁和开放性气胸,均可引起纵隔摆动,使上、下腔静脉扭曲,导致回心血量减少,同时引起心搏出量下降。④心脏本身的损伤,直接使心功能降低。⑤胸部创伤引起的通气或换气功能障碍可造成呼吸衰竭,出现缺氧、酸中毒和高血钾,使心功能受到抑制而出现心律失常。

胸部 X 射线检查有助于明确肋骨骨折的部位、数目及性质,了解创伤性血胸、气胸和血气胸的性质、程度和变化情况,对心脏损伤、肺损伤、支气管损伤和创伤性膈疝等各种胸部损伤的诊断有重要意义。胸部创伤的伤员如有典型的临床表现,或经过一般体检能明确诊断,而且病情危重不允许或来不及进一步检查时,为争取抢救时间,并不一定对每个患者都进行 X 射线检查。

二、解剖学伤情严重程度评估

胸部战创伤的致伤机制包括火器伤、减速伤以及挤压伤。当胸部遭投射物击中时,爆炸效应所产生的冲击波传导至邻近的肺组织可引起挫伤,引起肺泡组织广泛出血和水肿,其范围在高速枪弹伤可达 4~8 cm 直径。这种挫伤区如果范围不大,可于 2~3 周内完全吸收,在 X 射线胸片上不留任何痕迹。如果挫伤范围大,当肺静脉血流经水肿、出血和肺实变的肺泡组织时,未能进行充分氧合而流入左心房,引起肺内分流,导致低氧血症。爆炸效应所产生的冲击波也可以传导至较远处的实质性器官,引起损伤。富有弹性的大、中血管对传导的冲击波有较大的抗损伤能力,但肺静脉较之肺动脉低。此外,投射物如从肺底部或膈面穿过,其冲击波也可导致膈下实质性或空腔器官损伤,遇此情况,必要时应探查腹部。肺实质损伤一般因肺循环压力低,且多为肺泡毛细血管出血,以及伤道周围的小动、静脉可因挫伤易于形成血栓,自行止血,所以一般出血不严重。如果肺门大血管直接遭击中破裂,则可引起严重出血,多需立即手术。所以伤道靠近人体中线,即在肺野内带者,应视为高危伤员,应严密观察。胸壁肌肉丰富,肋骨多,遭受高速投射物射击后,损伤比较严重,受击中的肋骨碎片可呈圆锥放射状散布,造成胸壁及肺组织的继发性损伤。此外,胸壁和肺组织遭射击后所形成的瞬间空腔呈负压,可将骨和(或)衣服碎片等异物吸入伤道内。由于胸壁组织比重大,遭射击后所造成的破坏冲击力,即使在胸膜完整的胸壁切线伤,也能传递给胸膜下邻近的肺组织,造成肺挫伤,有时甚至很严重。对这种情况如缺乏认识,治疗未能及时跟上,可造成伤员死亡。人体由相对固定的骨骼和具有相对活动度的体腔内器官组成。当人体由高处跌下或车祸时,人体在车内受到撞击,或高速载体突然受阻,人体除受到撞击伤以外,人体内脏器官尚可发生减速伤。例如人体从高处跌下,臀部着地,人体(包括骨骼)突然中止运动,然而受惯性的影响,有一定活动度的内脏器官(如心脏)仍继续向下或向前急速移动,撞击于胸壁,造成心肌挫伤;同时,大动脉(如升主动脉)的根部、峡部与心脏之间均处在相对固定与相对活动的界面,因此在减速伤时这些部位可以引起撕裂。减速的强度以及力的方向不同,可导致不同密度与比重的内脏器官承受不同程度的挤压力和剪应力(shear stress;也称剪切应力),造成损伤。

在诊断伤情时,单纯依靠枪弹出入口的理论上解剖连线来考虑损伤的范围是不够的,这是因为:①损伤物在人体中通过时不一定呈直线,当遇到阻力较大的组织时,会转变方向;②造成的人体损伤不仅限于投射物通过人体的伤道,也可因爆炸效应所产生的冲击波造成伤道邻近及远处组织、器官的损伤;③遭射击瞬间伤员的姿势和医生检查伤员时伤员的姿势往往不相同,所以战时胸部火器伤的诊断,应注重临床表现和 X 射线检查。

伤情评估有许多评分系统,包括:解剖评分,采用简明损伤评分(abbreviated injury scale,AIS)和损伤严重度评分(injury severity score,ISS),即 AIS-ISS,评分越高表示伤情越重;综合评分,采用评估创伤程度(trauma and injury severity scale,TRISS)法计算生存概率(probability of survival,Ps)。解剖评分胸部 AIS 和 ISS 有赖于手术发现及最终诊断方能予以准确评分,对急诊危重患者的预后判定和指导抢救,具有时间的滞后性,而简便易行的修正创伤评分(revision of trauma score,RTS)对开放伤的敏感性和准确性又存在不足,故有学者建议在开放伤的入院评估中可试用穿透伤进程评分(penetrating injury course score,PICS)以及胸部穿透伤进程评分(penetrating thoracic trauma course score,PTTCS)取代 RTS。

三、超声评估胸部创伤的严重程度

超声对创伤患者几乎能进行从头到脚的评估,已经整合到高级创伤生命支持(adranced trauma life support,ATLS)的流程中,而且能够反复进行,对严重创伤的动态评估具有重要价值。除了在急诊室,超声也已经广泛地应用在 ICU、手术室、现场急救和灾难救援中。FAST 是超声在创伤中应用的经典,最初的内容是检测左右上腹部、盆腔有无游离液体,从而快速判断有无内脏器官出血,决定是否需要急诊手术。后来 FAST 进一步扩展到心包积液,其含义也转变为"创伤重点超声评估"(focused assessment of sonography for trauma,FAST)。此后 FAST 的范围继续发展,增加了血胸、气胸、心脏功能、血容量、气道等内容,也相应提出"extended FAST""BEAT"等检查流程。超声对胸部创伤严重程度的评估包括以下内容。

1.**胸腔积液/积血**　超声对胸腔积液/积血具有很高的诊断效能,能够鉴别积液的性质和有无分隔,指导处理方式的选择。传统做法是超声通过测定胸腔积液的厚度来粗略估算积液量,笔者的研究小组则以积液面积和高度的测定实现了更精确的估算,尤其是对于 500 ml 以下的积液具有很高的准确性,从而为动态观察积液量的变化、决定是否引流和手术提供更直接的依据。超声还能引导胸腔积液/积血的穿刺置管引流,提高操作的安全性,在置管后评价引流效果和有无气胸等并发症(图 4-1)。

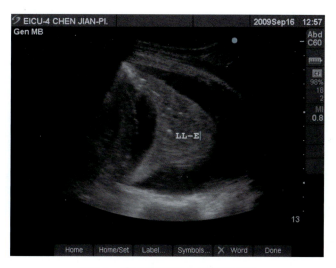

图 4-1　胸腔积液/积血的超声表现

2.**定性和半定量诊断气胸**　由于气体会阻碍声波的传递,过去一直认为超声无法用于含气器官的检查,因而不可能诊断气胸。但如今已有大量的研究表明,利用壁层和脏层胸膜间超声征象的改变,包括肺滑行(lung sliding)、彗尾征(comet tail artifact)、肺点(lung point),超声可以实现气胸的定性和半定量诊断(图 4-2)。笔者小组完成的 meta 分析显示,超声诊断气胸的敏感性高于胸部正位 X 射线片(88%比52%),而特异性相似(99%比100%);超声由临床医生完成时总体的诊断效能没有变化,但受操作者的水平影响。

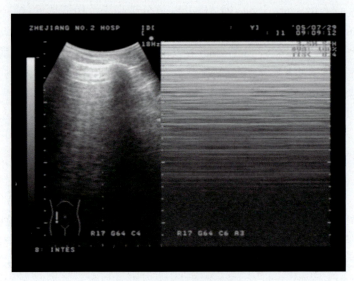

图4-2 气胸的超声表现

3.肺挫伤/肺实变/肺不张 正常的肺组织超声无法成像,但肺挫伤/肺实变/肺不张时由于气体含量减少,声波可以穿透而能够成像。此时肺的超声图像与肝、脾相似,残留的气体形成散在的高回声点或线,较大的含气支气管则表现为特异性的支气管充气征(图4-3)。对于严重的胸腹部损伤患者,通过超声评估肺不张/肺实变的区域及大小,可以有效诊断肺挫伤、继发的肺炎,指导呼吸机参数的设置、选择最佳PEEP、评估肺复张效果、协助撤机等,为呼吸支持提供了一种新型的直观监测手段。

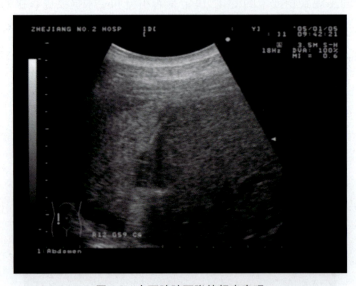

图4-3 右下肺肺不张的超声表现

4.肺水肿 正常肺组织在超声上出现与胸膜线平行的数条高亮回声,称为A线。当肺组织含水量增加时,可出现从胸膜线发出、直达屏幕边缘、类似于激光束的高亮回声(图4-4),即所谓的B线,其数目和宽窄度反映了"肺泡-间质综合征"的程度。根据B线在不同肺区的分布情况,可以协助判断肺水肿的类型和原因,以及指导血容量控制。

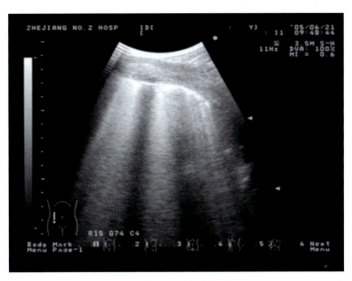

图 4-4　肺水肿的超声表现

5. 血容量和心脏功能评估　通过检测下腔静脉的大小/呼吸变异,能快速对血容量做出评估。笔者发现颈内静脉检测比较方便,也可以达到同样目的。经胸超声心动图简单方便,适用于绝大部分患者,粗略的目测法能迅速估计心脏的充盈程度和收缩能力。经食管超声成像质量高,适用于机械通气、皮下气肿、肥胖等影响经胸检查时。创伤患者心脏复苏时,通过超声观察心脏活动情况能够更有效地预测监测复苏成功率,指导是否继续或中止复苏措施。

四、其他伤情严重程度评估

动态监测血常规有助于判断有无活动性出血。常规凝血试验,包括凝血酶原时间(prothrombin time,PT)、活化部分凝血活酶时间(activated partial thromboplastin time,APTT)、纤维蛋白原等,可判断有无凝血功能障碍。血栓弹力图检测能更早地发现凝血功能障碍,并指导输血治疗。普通动脉血气分析仪可同时测定酸碱状态及电解质水平。含乳酸的血气分析仪检测可以检测出碱缺失和乳酸水平,对于指导液体复苏达到复苏终点具有重要的临床意义。严重胸部创伤的患者都应定时动态监测血气。心电图在钝性心脏损伤时可有异常变化。乳酸脱氢酶及同工酶、肌酸磷酸激酶同工酶等心肌标志物对心肌挫伤有诊断意义。血生化肝肾功能检查,如丙氨酸氨基转移酶、天冬氨酸氨基转移酶、血肌酐、尿素氮,可以发现是否并发有急性肝肾功能损伤。

（周光居　张　茂）

第二节　胸部战创伤特殊监护

一、血流动力学监测

胸部战创伤时血流动力学监测主要包括血压(有创或无创)、中心静脉压、肺动脉导管、脉搏指示连续心排血量(pulse index continuous cardiac output,PiCCO)监测等,详见本书第 13 章。

二、呼吸功能监测

（一）基本监测方法

呼吸功能基本监测方法主要包括各种物理检查方法，通过望诊、触诊、叩诊、听诊等可观察到呼吸功能的变化。

1. 呼吸运动的观察 检查伤员胸廓的形态，有无扁平胸、桶状胸、佝偻病胸及由脊柱病变引起的胸廓畸形等。观察胸廓与上腹部的活动情况，男性及儿童呼吸方式以膈肌运动为主，胸廓上部及上腹部活动比较明显，形成所谓腹式呼吸。女性呼吸以肋间肌运动较为重要，形成所谓胸式呼吸。实际上这两种呼吸单独存在的机会很少。同时还应观察呼吸的频率和节律，呼吸周期中呼气相与吸气相的比率。麻醉或接受机械通气时则可观察呼吸机监测的相关参数（包括频率、节律、潮气量）来判断呼吸运动的变化。开胸手术时可直接观察肺的膨胀及膈肌活动情况。

2. 呼吸音的监测 利用听诊器或食管听诊器，监听呼吸音的强度、音调、时相、性质的改变，可鉴别正常与病理呼吸音及其部位，如呼吸音的消失、减弱、增强，呼气延长，断续呼吸音，鼾音，哮鸣音，水泡音，捻发音，胸膜摩擦音等。

3. 呼吸状态的观察

（1）呼吸困难 患者主观感觉为空气不足，表现为呼吸费力，严重时鼻翼扇动，张口呼吸，甚至辅助呼吸肌亦参与呼吸运动。如上呼吸道部分梗阻时，吸气相出现胸骨上窝、锁骨上窝、肋间隙向内凹陷的三凹征，吸气时间延长，为吸气性呼吸困难；下呼吸道梗阻时，呼出气流不畅，呼气用力，呼气时间延长，出现呼气性呼吸困难。不论何种呼吸困难均可引起呼吸频率、深度、节律的异常。心源性呼吸困难出现端坐呼吸并有呼吸音的变化。

（2）发绀 发绀是指血液中还原血红蛋白增多，使皮肤与黏膜等部位呈紫蓝色的体征。也包括少数由于异常血红蛋白衍生物，如高铁血红蛋白或硫化血红蛋白引起的皮肤、黏膜发绀的现象。在皮肤菲薄、色素较少和毛细血管丰富的部位，如口唇、鼻尖、颊部、耳郭、甲床等处，较易观察，变化也明显。手术时可观察手术区血液的颜色变化，但应注意，出血过多、严重贫血（Hb<50 g/L）时可不表现发绀。

（3）咳嗽、咳痰 咳嗽、咳痰是一种保护性反射，可将呼吸道内的分泌物或异物借咳嗽反射咳出体外。胸部创伤后由于肺挫伤或呼吸道原有病变对呼吸道的刺激，分泌物增多，引起咳嗽和咳痰。观察咳嗽反射的强度、自主咳痰的能力，对于预测和评估呼吸功能衰竭、肺部感染的发生具有重要参考价值。

（二）其他临床检查

1. 痰液检查 包括每日咳痰的量、颜色、性状，以及必要的显微镜检查和细菌培养，可作为诊断肺挫伤程度、肺部感染的依据，以便采取相应的治疗措施，改善呼吸功能。

2. 呼吸系统的放射学检查 主要包括X射线摄片、CT检查，可以了解胸内病变部位、性质及严重程度，以及肺、纵隔、气管的情况，如有无占位病变、是否压迫重要器官、气道有否梗阻移位等。

（三）呼吸功能的简易测定

1. 屏气试验 即俗称的"憋气"，先令患者深呼吸数次后，深吸一口气屏住呼吸。正常人可持续30 s以上，呼吸循环功能代偿差者，屏气时间短于30 s。

2. 吹气试验 患者深吸气后，将手掌心对准患者的口，让患者尽快将气呼出，如感觉吹出气体有力、流速快，且能在大约3 s内呼尽，则肺功能正常。常用以下方法。

（1）火柴试验 将点燃的火柴置于患者口前一定距离，让患者用力将火柴吹灭。如不能在15 cm的距离将火吹灭，则可估计时间肺活量1秒率<60%，1秒量<1.6 L，最大通气量<50 L/min。如距离为7.5 cm时仍不能吹灭，估计最大通气量<40 L/min。

（2）蜡烛试验 与火柴试验相似，患者如能将90 cm以外的蜡烛吹灭，说明呼吸功能基本正常；反之，则说明可能不正常。

（3）呼吸时间测定　置听诊器于患者的胸骨上窝,令患者尽力呼气,然后测定呼气时间。如果超过 7 s,估计最大通气量<50 L/min,时间肺活量 1 秒率<60%。

上述呼吸功能的监测方法不需要特殊的仪器设备,是临床上对呼吸系统疾病及其功能检查常用的基本方法,虽然对患者的肺功能仅是粗略了解,但方法简单、易行、直观,在临床上仍有重要参考价值。某些危急情况中,它们还可能是最迅速、直接的判断指标,不容轻视。

（四）血气监测及临床意义

通气、换气、血流及呼吸动力功能等方面发生的障碍,最终都导致血气发生变化,因此血气分析仍是测定肺呼吸功能的重要指标。从动脉血直接测得 PaO_2、$PaCO_2$ 和 pH 值,由这些数值又可推算出 HCO_3^-、SaO_2、BE 等。根据以上参数变化可以对气体交换、酸碱平衡及心肺的整体状况做出估价。随着科技进步与发展,患者体内血气的变化也可用直观而又无创的方式获得。

1. 动脉血气　采取动脉血做血气分析仍是目前临床上常用和可靠的监测手段,有助于全面了解肺功能的状况。随着测定仪器的不断改进,动脉血气分析已经具有了反应迅速、需血量少、连续分析等优点,但仍属于创伤性,使用起来仍有局限性,如动脉损伤、感染、并发假性动脉瘤等;多次取血仍可丢失可观的血容量,对危重患者、严重贫血者或婴幼儿增加了一定危险性。近年来有人根据荧光学原理研制更细微的电极,置于动脉内可持续、定时监测 PaO_2、$PaCO_2$、pH 值的变化,能及时了解病情的瞬息改变。需要提及的是 PaO_2 正常值随年龄而改变,一般讲,每增加 10 岁,其平均值下降约 0.53 kPa（4 mmHg）。正常肺泡气–动脉血氧分压差 P(A-a)O_2 为 1.33 ~ 4 kPa（10 ~ 30 mmHg）,也随年龄增加而增加。另外,PAO_2/PaO_2、PaO_2/FiO_2 的比值也可评定氧合情况,但后者的临床意义稍差,因为它不能反映通气状况。$PaCO_2$ 主要受通气的影响,静脉血 $PvCO_2$ 值亦可大致反映 $PaCO_2$ 的情况,但它们之间并无恒定的关系。pH 值对判断患者全身酸碱平衡有重要意义。

2. 脉搏氧饱和度仪　无创性监测技术的发展越来越受到人们的重视,脉搏氧饱和度仪就是其中之一,它除测定指端、耳垂末梢循环的血氧饱和度外,同时可得出血管容量曲线（SpO_2/Pleth）。使用的大部分仪器仍采用 Beer 定律,基本原理是血红蛋白吸收光线的能力与其含氧浓度的相关性。通过发光二极管发射出一定波长的红光（660 nm）和红外光（940 nm）,由于氧合血红蛋白（HbO_2）与去氧血红蛋白（Hb）对这些特定波长的光线吸收度不同而用来监测血氧饱和度（SpO_2）,又称双光光谱法。近年来已有人将磁声技术使用到这个领域。

多数临床情况下,SpO_2 结果是准确的。但在有些情况下会出现误差,如严重低氧,当氧饱和度低于 70% 时,其测定数据可能不准;因肢体活动发生接触不良时亦可误读;异常血红蛋白（如碳氧血红蛋白或正铁血红蛋白）也可影响测定效果。碳氧血红蛋白症还可出现于吸烟者或长期滞留 ICU 的患者中,正铁血红蛋白水平升高可能是先天性的,也可能是药物影响,包括常用的硝酸盐类药物、利多卡因、苯佐卡因、甲氧氯普胺（灭吐灵）、氨苯砜及一些含硫酸根的药物,某些色素,如藏青、蓝色、洋红等可影响测定,皮肤颜色太黑或黄疸,以及涂有黑、绿、蓝的指甲油也会影响 SpO_2 的读数;贫血（Hb<50 g/L）及末梢血液灌流差（如低血压、体温降低）时,由于信号较弱,仪器亦可表现出误读。这些应在临床使用中仔细加以鉴别。

三、血栓弹力图监测

血栓弹力图（thromboela-stogram,TEG）仪（图 4-5）由德国的 Harter 博士于 1948 年发明。通过微量（0.36 ml）血样的检测,TEG 标准图形能提供由凝血启动到纤维蛋白形成、血小板聚集、纤维蛋白联结和血块形成至溶解的连续的实时的全部信息,这是一种可用于检测患者凝血全貌的检测系统。与常规的凝血功能检测方法相比,TEG 更加快捷、精确,是整体评价凝血功能的一个敏感试验,被广泛用于手术中监测凝血功能并指导输血及治疗,对战创伤引起的凝血功能障碍性疾病能快速诊断,指导治疗并判断疗效。

（一）血栓弹力图仪的工作原理

血栓弹力图仪主要由一个可振荡的加热杯和一支垂直自由悬挂的探针组成（图 4-6）。抽取的新鲜血液(0.36 ml)放于小试杯内,将探针置入试杯内,试杯以4°45′角左右摆动,一旦凝血块开始形成,凝血块中的纤维素和血小板形成凝块状物将小杯的运动和探针形成偶联,这种剪切弹力的变化和血凝块的弹性通过与探针连接产生效应信息传递,经放大传至TEG描记仪,输入计算机形成凝血弹性图形,即血栓弹力图(图4-7)。

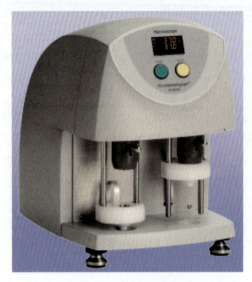

图4-5 血栓弹力图仪

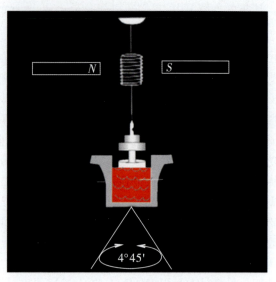

图4-6 血栓弹力图仪的工作原理

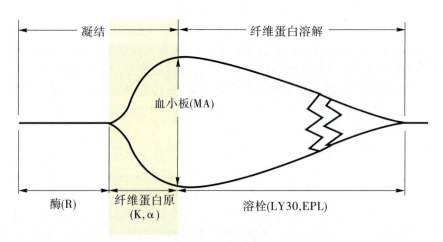

图4-7 血栓弹力图

(二)血栓弹力图参数的意义

1. 反应时间(reaction time,R值) 正常范围4~8 min,反映参加凝血启动过程的凝血因子的综合作用。R值越小,说明凝血因子的活性水平越高;R值越大,说明凝血因子活性水平越低。

2. 血凝块形成时间(clot formation time,K值) 正常范围1~4 min,反映血凝块形成的速率,其中以纤维蛋白的功能为主。

3. angle角度(rate of clot formation,α值) 正常范围47~74,从血凝块形成点至描记图最大曲线弧度做切线与水平线的夹角。α参数在极度低凝时要比K参数更直观。K值增大、α值减小,说明纤维蛋白功能低;K值减小、α值增大,说明纤维蛋白功能高。

4. 最大反应幅度(maximum almplitude,MA值) 正常范围55~73 mm,TEG描记图上的最宽幅度。反映了血凝块的最大强度,主要受血小板及纤维蛋白原两个因素的影响,其中血小板的作用占80%。血小板质或量的异常都会影响MA值。

5. 凝血指数(coagulation index,CI) 反映血样在各种条件下的凝血综合指数,在第一时间内判断出低凝、高凝状态。正常值为-3～+3。>+3 是高凝，<-3 是低凝。

6. LY30（lysis after 30 minutes）　测量在 MA 值确定后 30 min 内血凝幅度减小的速率。

7. EPL 值（estimate percent lysis）　预测 MA 值出现后 30 min 内血凝块将要溶解的百分比。

（三）血栓弹力图的临床价值

TEG 不同的参数反映了凝血不同阶段异常的原因，借此可以通过干预来纠正凝血功能异常，同时又可以通过 TEG 来评价这种干预的效果。在没有应用肝素的情况下 R 值变大提示凝血因子缺乏（图 4-8），输入含有凝血因子的血浆就可以逆转这个病理过程。如果有肝素存在就可以用鱼精蛋白来中和。α 值变小提示低纤维蛋白水平（图 4-9），可以通过补充纤维蛋白复合物来纠正。MA 值小提示血小板数量不足或功能不良（图 4-10），输注血小板就可以改善。根据 LY30 和 CI 指数以及综合 TEG 图形特点就可了解患者纤维蛋白溶解水平，从而区分患者是原发性纤溶亢进（图 4-11）还是继发性纤溶亢进（图 4-12），这对患者的诊治是十分重要的，临床上一旦对原发性和继发性纤溶亢进区分错误，其结果往往是致命的。原发性纤溶亢进需抗纤维药物治疗，而继发性纤溶亢进则需要抗凝治疗。

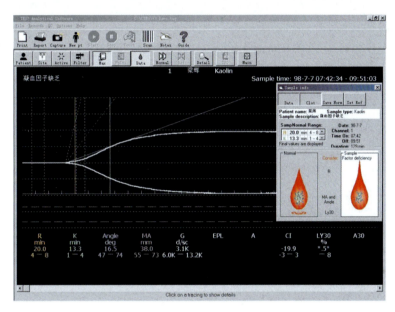

图 4-8　凝血因子缺乏所致低凝

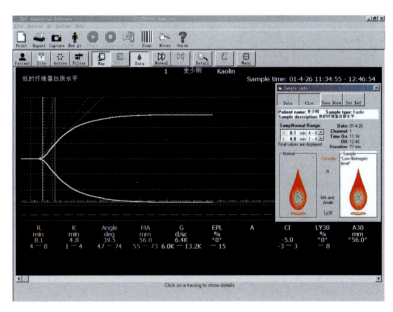

图 4-9　纤维蛋白原降低所致低凝

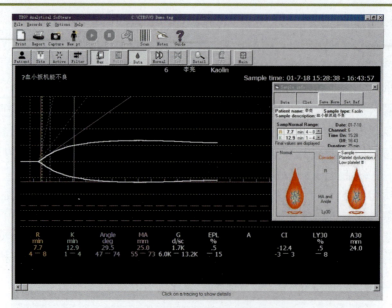

图 4-10 血小板缺乏或功能不良所致低凝

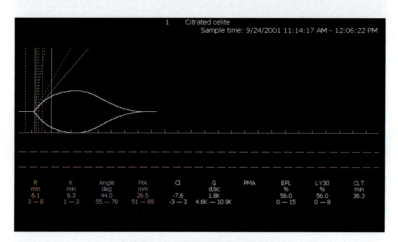

图 4-11 原发性纤溶亢进

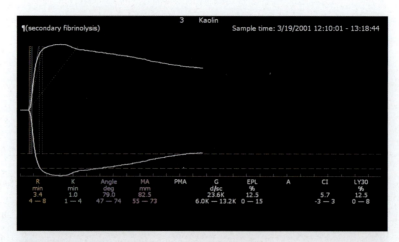

图 4-12 继发性纤溶亢进

（周光居 张 茂）

参考文献

[1] WANEK S,MAYBERRY J C. Blunt thoracic trauma:flail chest,pulmonary contusion,and blast injury [J]. Crit Care Clin,2004(20):71-81.

[2] RODRíGUEZ-GONZáLEZ F,MARTíNEZ-QUINTANA E. Cardiogenic shock following blunt chest trauma [J]. J Emerg Trauma Shock,2010(3):398-400.

[3] NAIR S C,DARGAUD Y,CHITLUR M,et al. Tests of global haemostasis and their applications in bleeding disorders[J]. Haemophilia,2010(16):85-92.

[4] FIGUEIREDO A,GERMANO N,GUEDES P,et al. The evolving concepts of hemodynamic support:from pulmonary artery catheter to echocardiography and theragnostics[J]. Curr Cardiol Rev,2011(7):136-145.

[5] LITTON E,MORGAN M. The PiCCO monitor:a review[J]. Anaesth Intensive Care,2012(40):393-409.

第五章

胸部战创伤常用麻醉

胸部战创伤可分为钝性伤和穿透伤两大类。钝性伤常见原因是减速伤、加速伤(车祸)和重物挤压(塌方),穿透伤多由子弹、弹片击穿胸腔或锐器刺入胸腔所致。穿透伤的伤情相对容易判断,而钝性伤伤员伤情不一,从软组织挫伤、肋骨骨折到心脏挫伤、气管破裂,甚至立即致死的大血管破裂均有可能发生,胸腔内器官损伤往往需要影像学检查协助诊断。胸部战创伤还可与其他部位创伤并存,而麻醉管理中两个重要环节"呼吸"和"循环"所依赖的两个器官均位于胸腔,因此胸部战创伤伤员的麻醉处理十分困难。对麻醉医生而言,只有掌握胸部战创伤的特点,才能迅速为伤病员提供安全合适的治疗措施。

战时伤员处理不仅需要掌握广泛的救治原则和技术方法,而且需要具备灵活应对复杂多变环境的能力。麻醉医生在气道管理、麻醉与复苏、疼痛管理方面接受培训和具有丰富经验,使其能在胸部战创伤伤员分类、现场急救、围术期管理和重症监护等方面发挥重要作用。

第一节　术前评估及麻醉前准备

一、术前评估

对战创伤伤员的早期评估和处理可按照美国外科医师学会制定的高级创伤生命支持(advanced trauma life support,ATLS)指南进行,其步骤包括首次评估、复苏与急救、二次评估、持续监测和再评估、专科治疗。大批伤员到达时,检伤分类是救治的首要任务。一般将伤员分为4类:轻伤、延期处理、立即救治和期待治疗(即将死亡)。多发伤伤员的检伤分类和复苏需要同时进行。

(一)首次评估与急救

首次评估的主要目的是立即确定并处理有生命危险的伤情,评估顺序是"ABCDE",即气道(airway)、呼吸(breathing)、循环(circulation)、伤残(disability)和环境(exposure)。首次评估的辅助检查包括心电图(electrocardiogram,ECG)、放置尿管和胃管、X射线检查、创伤重点超声评估(focused assesment of sonography for trauma,FAST)、诊断性腹腔灌洗(diagnostic peritoneal lavage,DPL)。在未证实之前,所有伤员应按有颈椎损伤、饱胃和低血容量处理。

1.气道评估　评估有无口腔异物、面部和喉部骨折以及颈部血肿,尽快清理口咽部分泌物。如果伤员有窒息风险,应建立人工气道,但对于颈部钝性或穿透伤伤员,经口气管插管可能会加重喉部或支气管损伤。

2.**呼吸评估** 评估胸壁完整性,通气功能是否正常。张力性气胸、大量血胸和肺挫伤是胸部创伤伤员肺通气功能受损的常见原因。

3.**循环评估** 可通过触诊脉搏和测量无创血压初步评估。迅速建立两条粗的静脉通道(口径>18 G),如果怀疑胸部创伤伴有上腔静脉、无名静脉或锁骨下静脉破裂,静脉通道应建立在膈肌水平以下。外周静脉置管失败可考虑深静脉置管、静脉切开置管或经胫骨骨髓内补液。

4.**伤残/神经功能评估** 常用格拉斯哥昏迷评分进行评估。胸部创伤伤员意识改变常提示循环和呼吸功能恶化。

5.**环境/暴露** 创伤伤员往往会伴有低体温,需积极保温和复温。如果伤员有化学或放射性物质污染,应及时清理衣物和皮肤。

(二)致命性胸部战创伤的评估与急救

胸部战创伤可能导致生命威胁的伤情包括气道梗阻、张力性气胸、开放性气胸、连枷胸、心脏压塞、大量血胸。这些伤情在首次评估中是必须发现或排除的。

1.**气道梗阻** 伤员昏迷后舌后坠或口咽部异物积存可致上呼吸道梗阻,应立即清除分泌物、食物残渣、义齿、血块等口咽部异物,放置口咽通气道。对颈部的直接打击可产生"晾衣绳"样创伤,导致喉部、环状软骨和隆嵴等部位断裂,气管环碎裂。此类伤员不一定会有颈部开放性损伤,但呼吸困难、颈部皮下气肿、咯血、喘鸣、发音困难或低氧血症往往提示气道损伤。处理时应当保留伤员自主呼吸,在纤维支气管镜引导下清醒气管插管建立气道。盲探法气管插管是气道损伤伤员的相对禁忌,因为盲探操作大大增加气道再次损伤的风险。不要过度镇静和使用肌松药,避免导致伤员无法通气的状况。

2.**张力性气胸** 气体从肺或胸壁的"单向活瓣"破口进入胸腔并积聚,就会出现张力性气胸,患侧胸内压增加,使肺压缩,将纵隔向对侧推移,影响中心静脉回流。临床表现为:呼吸窘迫,患侧呼吸音消失,叩诊过清音,肺顺应性降低,气管向健侧偏移,心动过速和低血压,颈静脉怒张等,不及时处理可致心搏停止。如怀疑有张力性气胸,无须 X 射线检查即可处理。一般安放胸腔闭式引流管即可,情况紧急时可用粗针头在患侧第 2 肋间与锁骨中线交点刺入胸腔,立即减压。闭合性气胸伤员在正压通气情况下,可转变为张力性气胸,因此这类伤员如需行全身麻醉,则必须先安放胸腔闭式引流管,术中不要使用氧化亚氮(笑气)。全身麻醉中伤员出现低氧血症、气道压上升、呼吸音消失时,应当怀疑张力性气胸(如正压通气致肺大疱破裂、深静脉穿刺误入胸腔),避免使用呼气末正压通气(positive end expiratory pressure,PEEP),停止吸入氧化亚氮,并做相应处理。

3.**开放性气胸** 若胸壁破口直径达到气管直径的 2/3,则在伤员自主通气时,气体不再是通过正常气道进出肺,而是优先经胸壁破口进出胸腔。伤员患侧肺塌陷,纵隔向健侧移位,呼吸时出现"钟摆呼吸""纵隔扑动",导致回心血量减少,肺内动静脉分流增加,通气血流比失调,进行性低氧血症和高碳酸血症。伤员低氧血症明显时,应考虑气管插管正压通气。

4.**连枷胸** 胸壁发生多根多处肋骨骨折,呼吸时出现反常胸壁运动,即吸气相内陷,呼气相外突,称为连枷胸。通常可伴有肺挫伤、气胸或血胸。反常呼吸运动导致无效通气,加上骨折部位疼痛,伤员呼吸受限,肺活量和功能性残气量降低,引起低氧血症。伴有肺挫伤时可进一步加重缺氧。处理方法包括吸氧、固定软化胸壁、行硬膜外镇痛或者持续胸椎旁神经阻滞缓解呼吸疼痛,部分重症伤员需要行气管插管正压通气纠正缺氧。

5.**心脏压塞** 心脏压塞是心脏穿透伤伤员的主要死亡原因之一,体格检查有贝克三体征(颈静脉怒张、低血压和心音低钝)和奇脉。大血管钝性伤也可导致心脏压塞。当心脏压塞伴有严重的低血容量时,颈静脉也不一定怒张。ECG 有心电交替表现。行心脏超声检查可快速确诊。伤员须立即开胸手术,术前在局部麻醉下行心包穿刺引流术,可暂时稳定病情。

6.**大量血胸** 大量血胸是指单侧胸腔出血超过 1 500 ml,多见于大面积肺撕裂伤、胸腔内大血管或肋间血管损伤。单侧胸腔可容纳 50%~60% 的全血容量,胸部钝性伤或穿透性伤均可导致大量血胸。伤员大量失血和纵隔偏移可致静脉回心血量减少,出现休克症状。另外,胸腔积液压迫肺组织可使呼吸功能受损。体格检查有胸壁活动度降低、呼吸音消失、叩诊浊音(区别于张力性气胸)等表现。早期治疗包括吸氧、快速容量复苏和放置胸腔闭式引流管使肺组织复张。如果首次胸腔引流积血超过1 500 ml,或者出血超过250 ml/h持续3 h以上,或者需要持续输血才能稳定病情,则应立即行开胸探查术。

(三)胸部战创伤二次/再次评估

胸部战创伤伤员经过急救处理,生命体征相对平稳后,应接受更详细的检查(包括影像学检查和实验室检查),以明确其他暂不威胁生命的伤情,并对病情进行诊断与鉴别诊断。胸部战创伤二次/再次评估中需要排除的伤情有大血管损伤、肺挫伤、气管支气管破裂、心肌挫伤、膈肌破裂、食管破裂等。需要指出的是,胸部钝性伤的临床表现常常有延迟,因此这类伤员需要多次评估。

1. 大血管损伤 心脏位置较为固定,而大血管移动性较大,因此,胸部钝性伤伤员大血管损伤好发于右心房腔静脉入口、左心房后壁肺静脉入口以及主动脉根部。降主动脉近心端有动脉韧带附着,是钝性主动脉损伤的好发部位之一。

绝大部分的钝性主动脉横断伤伤员可立即死亡,能被送入医院的伤员往往是轻微或不全撕裂伤,出血被主动脉外膜、壁层胸膜和纵隔组织包裹,胸片上纵隔增宽可能是唯一征象。一般认为这类伤员可随时死亡,但循证医学提示急性主动脉横断伤伤员如能坚持到就诊,其短期预后比以往想象的要好。因此,如果伤员伴有其他致命性创伤,如脾破裂引起的大失血,可优先于主动脉横断伤进行治疗。主动脉横断伤伤员可能会有尖锐、撕裂样胸痛并有肩胛骨间区域放射痛。部分伤员由于疼痛、焦虑和重要内脏器官氧供不足,会出现高血压和心动过速;但如果伴有大量失血,则可能会出现低血压和心动过速。CT和经食管超声心动图(transesophageal echocardiography,TEE)可快速诊断主动脉横断伤。主动脉横断伤伤员可出现动脉夹层,导致下游器官血液灌流不足。

大血管穿透伤的临床表现与创伤位置和程度有明显相关性。控制活动性出血和恢复器官血液灌流是救治的关键,须立即开胸止血。

2. 肺挫伤 肺挫伤多见于钝性伤,其严重程度与胸部创伤严重程度呈正相关。症状和体征包括呼吸困难、低氧血症、发绀、心动过速、呼吸音减弱或者消失。胸部创伤伤员在复苏或手术过程中,出现肺泡-动脉氧分压差增大时,应考虑可能合并肺挫伤。胸片改变通常滞后于病情变化和实验室检查,即肺损伤程度通常比X射线表现更为严重。肺挫伤具有自限性,一般吸氧即可,症状严重者则需要行机械通气。

3. 气管支气管破裂 气管支气管的穿透性损伤较容易识别和处理。钝性气管损伤(减速)好发于隆嵴周围2.5 cm内的气管支气管树。症状和体征包括咯血、呼吸困难、低氧血症、皮下气肿、呼吸音不对称、叩诊鼓音或浊音。胸片可有气胸、胸腔积液、纵隔积气或者皮下气体。纤维支气管镜检查是最可靠的确诊手段。细小损伤有时不易被发现,易漏诊。

伤员伴有上呼吸道梗阻、喘鸣、颈根部创伤,胸骨骨折伴有胸锁关节缺损或胸腔引流管持续有气体逸出时,应当怀疑可能伴有气管支气管受损。伤员在无明显原因情况下出现皮下气肿、纵隔积气或气腹也提示可能存在气管支气管破裂。预防性放置胸腔引流管,可以缓解气胸,改善肺动脉或静脉损伤后血胸,促使肺复张。美国疾病预防和控制中心推荐对所有可疑的肺钝性伤伤员行双侧胸腔引流术,避免气胸危及生命。

支气管与毗邻肺静脉同时破裂时,气体可从气道裂口进入肺静脉,导致危及生命的气体栓塞。典型症状有咯血,正压通气后急性心功能或肺功能不全,视网膜血管气栓和动脉气栓等。此类伤员应立即行肺隔离术和支持治疗。

4. 心肌挫伤 心肌挫伤常见于有胸部钝性伤病史的伤员,可有心律失常和超声心动图异常。右心室处于心脏前端,最容易发生钝性损伤,受伤后导致左心室充盈减少,引起全身低血压。右心室挫伤常伴有肺挫伤,肺挫伤后肺间质水肿和出血,导致弥散功能障碍和低氧血症,使肺动脉阻力增加,进一步诱发右心衰竭。

确诊心肌挫伤很困难。胸部创伤病史有时是唯一诊断依据。体格检查和 X 射线检查发现有肋骨、胸骨、锁骨骨折，肺挫伤、气胸、血胸或纵隔增宽可提示伴有心肌挫伤。心肌挫伤的初步诊断工具是 ECG、肌钙蛋白 I 和超声心动图。TEE 的诊断价值高于经胸超声心动图，而且可以用于大部分创伤伤员。

心肌挫伤伤员容易出现低血压和心律失常。围术期死亡的危险因素包括心房颤动、主动脉破裂和高龄。

5.膈肌破裂　常见于钝性腹部创伤，好发于左侧。大量腹腔内器官疝入胸腔，可使胸腔内负压消失，压迫心脏和大血管，引起呼吸困难和休克症状。放置鼻胃管后行 X 射线、腹部超声、CT、腹腔镜检查均可提供诊断依据。钝性膈肌破裂常由于合并其他部位创伤而漏诊。对此类伤员给予肌松药后膈肌松弛，可能会使膈疝突然加重，导致严重的呼吸循环抑制。

6.食管破裂　创伤性食管破裂很罕见。钝性伤多见于上腹部冲击伤后，好发于下段食管；穿透性损伤多由吞食尖锐物品所致。可发生纵隔炎，出现与已知损伤不符的疼痛和休克。伤员伴有左侧持续气胸，但无肋骨骨折时，应当怀疑可能伴有食管破裂。

二、麻醉前准备

战时伤员具有成批发生、伤情复杂等特点。应当根据伤员主诉进行检伤分类，首次救治的目标是稳定病情，根治性治疗措施应当延期，将有限医疗资源应用于更多的伤员。手术室应当将所有择期手术延期，以备紧急手术。

胸部战创伤的麻醉处理类似于平时创伤救治，但是在确定手术类型、麻醉方式和后续治疗计划时必须考虑其他因素，比如极端温度、缺少水源、沙尘污染、电力缺乏等环境因素，便携式麻醉机、呼吸机的性能和使用可能不同于平时。

胸部战创伤伤员的术前评估与临床救治之间应当平衡，在麻醉之前获取完整的病史和实验室检查结果往往是不可行的。若伤员的血流动力学不稳定，常来不及进行任何术前检查。如果伤员的生命体征平稳，术前可行胸部 X 射线、动脉血气分析、全血细胞计数及 FAST 等检查。这些检查与氧饱和度、无创血压和 ECG 等麻醉监测相结合，即可对伤员进行麻醉前评估。

胸部战创伤伤员在围麻醉期均应吸入高浓度氧气。伤员麻醉前常规建立大口径静脉通道。气胸或怀疑气胸伤员在麻醉诱导前应当预防性放置双侧胸腔闭式引流管，避免张力性气胸形成。胸部战创伤伤员麻醉前一般不给镇静和镇痛药物，以免呼吸功能恶化。可酌情给予抑制腺体分泌药物。术前应预防性给予广谱抗生素。

（毛庆祥　闫　红）

第二节　胸部战创伤常用麻醉技术

一、局部麻醉

局部麻醉，适用于单纯胸壁伤行清创缝合术、胸腔闭式引流术、多发性肋骨骨折镇痛治疗等。开胸手术创伤较大，对呼吸循环生理影响较大，一般选择气管插管全身麻醉。胸腔器官受损导致肺功能不全、循环不稳定的胸部创伤伤员，选择在全身麻醉下手术较为安全。

（一）局部浸润麻醉

该方法是将局部麻醉药注入手术切口周围皮内、皮下组织，阻滞神经末梢以产生麻醉镇痛作用。

一般是在手术切口一端进针,针的斜面向下刺入皮内,注药后皮肤呈橘皮样隆起,称皮丘。将针拔出,在第一个皮丘的边缘再进针,如法操作形成第二个皮丘,如此在切口线上形成皮丘带。再经皮丘向皮下组织注射局部麻醉药,即可切开皮肤和皮下组织。如手术要达到深层组织,可在肌膜下和肌膜内注药。注意局部麻醉药总量不宜过大,防止局部麻醉药中毒。

(二)肋间神经阻滞

胸段脊神经出椎间孔后即分为前后两支,第 2 ~ 11 对胸神经前支称为肋间神经,第 12 胸神经前支称肋下神经,后支分布于背部皮肤、肌肉。肋间神经可分为后部、中间部和前部。后部神经为椎间孔与肋角之间部分,位于肋间隙中间,紧贴胸膜;中间部神经为肋角至肋骨末端,沿肋下缘前行;前部神经走行各有差异。一般在肋弓下腹肌内浸润阻滞前部肋间神经。肋间神经阻滞可经皮穿刺,也可在开胸术中直视下完成。

1.适应证 肋间神经阻滞可用于胸廓造口术、胸腹部大手术的辅助麻醉,肋骨、胸骨骨折的疼痛治疗,胸腹部手术后镇痛。肋间神经阻滞易操作,但多根神经阻滞时局部麻醉药中毒风险增加,单次给药镇痛持续时间较短。

2.操作方法 经皮穿刺时伤员体位不限,应尽量暴露肋间隙。穿刺部位常选肋角至腋中线之间,但越靠近腋中线,肋间神经外侧皮支阻滞不全风险越大。皮肤消毒后,用 22 G 针头在肋骨下缘稍上方垂直于皮肤进针,针尖触及骨面后沿肋骨面向肋骨下缘滑动,直至针尖脱离肋骨下缘,继续进针 2 ~ 3 mm。回吸无血、无气后注入局部麻醉药 3 ~ 5 ml。阻滞范围通常为 5 个肋间:切口处及上、下各两个肋间。

超声引导下肋间神经阻滞,可清楚识别肋骨、肋间肌、胸膜及注入间隙的药液,降低并发症的发生率。穿刺体位、定位、消毒同经皮穿刺阻滞,超声探头尽量与躯体纵轴平行,穿刺针与皮肤成 30° ~ 45° 角进针,并始终位于探头长轴平面内保持显影,到达肋骨下缘后,注射局部麻醉药,可见低信号液体在肋间肌下扩散。

冷冻镇痛法(cryoanalgesia)一般是在开胸术中分离肋间神经,用-60 ℃探针冷冻 30 ~ 45 s 使神经髓鞘受损,阻断传导功能,发挥镇痛作用。镇痛作用可维持 1 ~ 6 个月,神经髓鞘再生后感觉传导功能恢复。但冷冻镇痛法有继发慢性神经痛的风险。

其他用于肋间神经阻滞的方法还有胸膜外阻滞(extrapleural block)、胸膜间阻滞(interpleural block)、射频消融术(radiofrequency)等。

3.并发症 气胸是经皮肋间神经阻滞的常见并发症,表现为呼吸困难、胸痛等,胸壁薄弱或躁动、不合作者气胸风险增加;局部麻醉药误入血管内可致中毒反应;穿刺部位出血、血肿、感染;长期反复肌内注射局部麻醉药可以引起肌肉毒性和肌肉坏死。局部麻醉药误入蛛网膜下隙致高位阻滞,虽然罕见,但也有报道。

(三)胸椎旁神经阻滞

椎旁间隙是脊柱两侧的楔形解剖腔隙,后壁是肋横突上韧带,前面是壁层胸膜,内侧是椎间盘和椎间孔,外侧是肋间内膜后缘。脊神经前支(肋间神经)、后支和交感神经链行走于该间隙内。胸椎旁神经阻滞仅阻滞单侧感觉、运动和交感神经,对心血管功能和呼吸肌的抑制不及硬膜外麻醉显著,因此血流动力学平稳,对呼吸功能储备影响小。可留置导管行术后镇痛。不足之处是阻滞多个节段需要较大容量的局部麻醉药。另外,椎旁间隙神经不含阿片受体,因此,合用阿片药物不能减少局部麻醉药用量。

1.适应证和禁忌证 胸椎旁神经阻滞的适应证包括肋骨骨折、开胸手术及术后镇痛等。除局部麻醉的禁忌证外,胸椎旁神经阻滞的相对禁忌证还包括既往开胸手术史、脊柱后侧凸及胸廓畸形等,因为这些会增加阻滞失败和气胸的风险。

2.操作方法 胸椎旁神经阻滞可经皮穿刺,也可于开胸手术中完成。经皮穿刺操作时,伤员侧卧位或坐位,低头、弓背。皮肤消毒后,用 22 G 穿刺针在胸椎棘突上缘向术侧旁开 2 cm 处垂直于皮肤进针,进针 2 ~ 4 cm 可触及骨质(椎板或横突),向外、向头侧调整进针方向至针尖滑过椎板外侧缘,刺入肋横突上韧带。在针尾连接玻璃注射器,并推注生理盐水试探有无阻力感。边进针、边推注生理盐水试探阻力。

穿刺针突破肋横突上韧带,进入椎旁间隙后,推注生理盐水阻力消失。回吸无血、脑脊液或气体即可注射局部麻醉药液 20 ml,可阻滞上、下两个椎体节段对应的神经,同时还可以放置导管持续镇痛。

周围神经刺激仪辅助经皮胸椎旁神经阻滞可提高成功率,降低并发症风险。将电极片置于伤员前外侧胸壁,连接神经刺激仪,设初始参数为 2～5 mA、1～2 Hz。穿刺方法同上,神经刺激针穿过肋横突上韧带后,可以观察到相应节段肋间肌收缩。将电流调小至 0.4～0.6 mA,如果仍观察到肋间肌收缩,说明针尖已进入椎旁间隙,距离肋间神经很近,可以注入局部麻醉药液。

超声引导下椎旁神经阻滞可以直视神经结构、邻近解剖结构和局部麻醉药扩散情况,可减少局部麻醉药用量,提高神经阻滞成功率,降低并发症的发生率。

开胸直视下放置椎旁阻滞导管时,先用硬膜外针在胸腔引流管附近行经皮穿刺,刺入胸腔后放置导管,外科医生在椎旁沟做一切口,将导管送入椎旁间隙,并缝合筋膜及壁层胸膜,防止局部麻醉药渗漏。也可在开胸直视下辅助经皮椎旁神经阻滞,这样可以明确针尖未进入胸腔,提高成功率。

3.并发症　经皮胸椎旁神经阻滞的并发症包括气胸,药物误入蛛网膜下隙、硬膜外或血管等,其他罕见并发症有穿刺部位感染和局部麻醉药过敏。

(四)硬膜外麻醉

硬膜外麻醉是治疗开胸手术术后疼痛的首选方法。但胸交感神经阻滞可导致血压下降和心率减慢,双侧肋间肌和膈肌阻滞可能会影响呼吸储备,以及胸段硬膜外穿刺难度大、并发症后果严重等因素,在一定程度上限制了胸段硬膜外麻醉的应用。研究发现,硬膜外麻醉中给予局部麻醉药和阿片药物混合液,可同时降低两者浓度和减少用量,减少运动神经阻滞。采用旁正中法行胸段硬膜外阻滞,可大大提高穿刺成功率。

(五)局部麻醉药物

局部麻醉药物的选择必须综合考虑手术持续时间、局部麻醉方法、手术要求、局部麻醉药毒性等因素。一般而言,局部麻醉药的剂量越大,起效越快,持续时间越长。使用缩血管药物,如肾上腺素(5 mg/L,或 1∶200 000)可以降低局部麻醉药经血管吸收速度,延长作用时间(仅对短效局部麻醉药有用),还可作为局部麻醉药误入血管的指示。鞘内给药时,肾上腺素可直接作用于脊髓内神经元 α 受体,增强阻滞效果。

局部浸润和神经阻滞麻醉常用局部麻醉药如表 5-1 所示,硬膜外麻醉常用局部麻醉药如表 5-2 所示。

表 5-1　局部浸润和神经阻滞麻醉常用局部麻醉药

局部麻醉药	起效速度	常用浓度/(g/L)	维持时间/min	最大剂量/mg	加用肾上腺素后持续时间/min	加用肾上腺素后最大剂量/mg
普鲁卡因	快	10～20	20～30	400	30～45	600
氯普鲁卡因	很快	10～20	15～30	800	30	1 000
利多卡因	快	50～100	30～60	300	120	500
甲哌卡因	中等	50～100	45～90	300	120	500
布比卡因(丁哌卡因)	慢	25～50	120～240	175	180～240	200
罗哌卡因	慢	20～50	120～240	200	180～240	250

表 5-2 硬膜外麻醉常用局部麻醉药

局部麻醉药	起效时间/min	常用浓度/(g/L)	维持时间/min	容量范围/ml
氯普鲁卡因	5～15	20～30	15～30	15～20
利多卡因	5～15	10～20	30～60	15～20
甲哌卡因	5～15	10～20	45～90	15～20
布比卡因	15～20	2.5～5	120～300	20～30
左旋布比卡因	15～20	2.5～7.5	120～300	20～30
罗哌卡因	15～20	2～7.5	120～300	15～30

二、全身麻醉

全身麻醉简称全麻,通过呼吸道吸入或静脉注射的方式给予麻醉药物,使伤病员镇静、遗忘、无痛和制动。如前所述,单纯的局部麻醉仅适用于胸壁短小手术或术后镇痛,涉及胸腔器官的手术一般采用全身麻醉或者全身麻醉联合局部麻醉;全身麻醉下行单肺通气也有利于胸腔手术操作。全身麻醉可使心肺功能受损伤员的氧合极大改善,一些胸部创伤伤员术前已经行气管插管。

1. 麻醉诱导 诱导方法取决于伤员的病情、预期气道管理风险和伤员意愿。休克、心肌挫伤伤员诱导时,应选用对循环干扰小的麻醉药物,少量多次"滴定"给药,并严密观察伤员反应,避免血压骤降。气管断裂伤员,可能无法行面罩控制呼吸,可采用伤员自主吸入挥发性麻醉药的方法进行诱导。预计气管插管困难或通气困难的伤员,可选择保留自主呼吸气管插管的方法。气胸或怀疑气胸伤员避免使用氧化亚氮诱导,因其可增加密闭空腔的容量。创伤性心脏停搏伤员可在未麻醉诱导情况下行气管插管。许多胸部战创伤手术都是在紧急情况下实施的,需要注意预防伤员反流误吸。

2. 全身麻醉常用药物 全身麻醉应选对心血管系统无明显抑制,也不明显增加颅内压的药物。丙泊酚和硫喷妥钠可以扩张血管,具有负性肌力作用,不宜用于出血性休克伤员的诱导;依托咪酯对循环的影响较小,常替代丙泊酚和硫喷妥钠进行麻醉诱导。氯胺酮也可用于胸部创伤伤员的诱导,它具有促儿茶酚胺释放作用,可抵消其对心脏的直接抑制,总体表现为血压增高和心动过速。如果交感神经兴奋已处于衰竭状态,氯胺酮可表现出循环抑制作用。另外,氯胺酮还有支气管扩张作用,可用于缓解哮喘症状,但它不适用于颅内高压伤员的麻醉诱导。芬太尼、舒芬太尼对循环的影响较小,常用于心胸外科手术麻醉。

绝大部分吸入全身麻醉药均可抑制循环功能,其抑制程度与麻醉深度成正比。胸部创伤伤员不宜采用氧化亚氮麻醉。吸入全身麻醉药除异氟醚在 1～1.5 最低肺泡有效浓度(minimal alveolar concentration,MAC)范围不影响缺氧性肺血管收缩(hypoxic pulmonary vasoconstriction,HPV)外,其余均对 HPV 有不同程度的抑制,可能会加重肺内通气/血流比例失衡。

需要指出的是,对于大量失血伤员,即使是少量的麻醉镇痛药也可引起严重的循环衰竭,因此麻醉诱导药物应减量。对于已经处于昏迷状态的严重休克伤员,单纯给予肌松药即可完成气管插管的操作。

琥珀酰胆碱是目前起效最快的去极化类肌松药,持续时间短,可迅速控制气道,但可引起高钾血症,增加眼内压和颅内压。罗库溴铵、维库溴铵、顺式阿曲库铵较为常用。阿曲库铵和米库氯铵组胺释放作用较强,慎用于循环不稳定伤员。泮库溴铵具有解除迷走神经兴奋作用,可引起心动过速,亦不宜使用。

常用全身麻醉药物见表 5-3。

表 5-3　全身麻醉常用药物用法用量

药物 （静脉注射）	诱导剂量	维持剂量	镇静剂量
丙泊酚	1 ~ 2.5 mg/kg	0.05 ~ 0.15 mg/(kg·min)	25 ~ 75 μg/(kg·min)
咪达唑仑	0.05 ~ 0.15 mg/kg	0.5 ~ 1.5 μg/(kg·min)	0.5 ~ 1 mg/次
氯胺酮	0.5 ~ 2 mg/kg	15 ~ 90 μg/(kg·min)	0.1 ~ 0.8 mg/kg
依托咪酯	0.2 ~ 0.6 mg/kg	10 μg/(kg·min)	—
硫喷妥钠	3 ~ 4 mg/kg	—	—
芬太尼	2 ~ 6 μg/kg	0.5 ~ 5 μg/(kg·h)	—
瑞芬太尼	—	0.1 ~ 1 μg/(kg·min)	—
舒芬太尼	0.5 ~ 1 μg/kg	0.5 ~ 1.5 μg/(kg·h)	—
罗库溴铵	0.6 ~ 1 mg/kg	4 ~ 12 μg/(kg·min)	—
顺式阿曲库铵	0.15 ~ 0.2 mg/kg	1 ~ 3 μg/(kg·min)	—
维库溴铵	0.1 ~ 0.2 mg/kg	0.8 ~ 2 μg/(kg·min)	—
阿曲库铵	0.5 ~ 0.6 mg/kg	4 ~ 12 μg/(kg·min)	—
米库氯铵	0.2 ~ 0.25 mg/kg	3 ~ 15 μg/(kg·min)	—
司可林 （琥珀酰胆碱）	0.5 ~ 1 mg/kg	60 ~ 100 μg/(kg·min)	—

3. 气道管理　实施紧急气道处理时,麻醉医生首选最熟悉的气管插管方法。创伤伤员一般优先选择经口气管插管,经鼻插管会造成颅底骨折伤员的继发性损伤。胸部创伤伤员如果行肺隔离术,也需经口气管插管。颈部、咽部气道创伤伤员行全身麻醉插管时,应当保留自主呼吸,在纤维支气管镜引导下清醒气管插管建立气道。80%气管支气管损伤部位在气管隆嵴 2.5 cm 范围内,因此必须在纤维支气管镜引导下放置气管导管,避免盲探插管。

胸部战创伤伤员开胸手术时考虑到肺保护(避免健侧肺被血或分泌物污染)和便利手术操作(胸腔镜)等因素,可能需要放置双腔气管导管行肺隔离术。双腔气管导管管径较大,塑形困难,易导致插管困难。纤维支气管镜引导下插管有利于准确定位,还可避免盲探操作造成二次损伤。

降主动脉横断修补术需要行肺隔离术,便于外科暴露和修补,但是横断部位往往有血肿或动脉瘤形成,压迫气道特别是隆嵴以下部分,使之变形、移位,导致双腔气管导管放置和对位困难,可能对气道造成损伤,甚至侵入血肿,因此推荐使用支气管封堵器行肺隔离术。另外,预计术后需要继续行机械通气呼吸支持者,也可考虑使用支气管封堵器,避免更换气管导管。伴有困难气管插管、身材矮小、已留置单腔气管导管且无法耐受短时间脱机的伤员也不宜使用双腔气管导管。

胸部战创伤术后要严格掌握拔管指征:伤员自主呼吸完全恢复,潮气量充足,无肌松剂残留,神志基本清醒,循环稳定。拔管前尽量吸尽口咽和气管内分泌物,加压膨肺以建立术侧胸膜腔正常负压。须留置气管导管的伤员可考虑术后改经鼻插管。拔管后应常规给氧。

（毛庆祥　闫　红）

第三节 围术期麻醉管理及并发症防治

一、麻 醉 管 理

(一)麻醉监测

常规的无创监测包括心电图、无创血压、脉搏氧饱和度、呼气末二氧化碳分压、体温,有创监测包括有创动脉压、中心静脉压、肺毛细血管楔压、TEE 等。

对主动脉横断伤伤员而言,选择外周动脉置管位置时应根据动脉横断类型和手术方式而定。降主动脉近端横断伤伤员首选右桡动脉置管,因为术中可能需要在左锁骨下动脉近心端夹闭主动脉,其间左桡动脉无血流,失去监测意义。升主动脉近心端破裂或横断伤伤员行左桡动脉置管可以避免术中误夹无名动脉。如果桡动脉置管失败,可考虑行同侧肱动脉或腋动脉置管。主动脉弓修补需要深低温停循环,在停循环期无须监测血压,左、右桡动脉置管均可。如果降主动脉近端夹层修补术中行部分心脏转流,推荐放置第二个动脉导管(足背动脉)监测下肢血压。

若伤员有心力衰竭表现可放置肺动脉漂浮导管或者应用脉搏指示连续心排血量(pulse indicator continuous cardiac output,PiCCO)监测技术。一般认为,监测肺动脉血氧饱和度和持续心排血量可以为处理重症伤员提供实时有价值的信息。混合静脉血氧饱和度下降常见于氧耗增加或氧运输减少。

TEE 在心脏和主动脉手术的麻醉处理中发挥重要作用。TEE 可快速、精确诊断主动脉横断或夹层,评估心脏结构完整性和功能,诊断心脏压塞等致死性疾病。伴有食管损伤的伤员是 TEE 监测的禁忌。

(二)肺隔离术

1.气管导管选择

(1)双腔气管导管 目前行肺隔离术的标准方法是插入双腔气管导管,分别对左、右侧肺进行通气和隔离。这是一种具有气管和支气管双腔的分叉型导管,根据预定置入支气管不同,分左、右两种类型。右侧双腔气管导管为了便于右上肺通气,其顶端套囊和开口设计与左侧导管略有不同。使用双腔气管导管的主要顾虑是,位置不当可影响通气和手术操作,以及较高的气道损伤风险。右侧主支气管较短,右肺上叶开口较高,使得导管开口对位准确的难度增加,因此临床医生一般更倾向于使用左侧双腔气管导管。但是在一些特殊情况下必须使用右侧双腔气管导管,如胸段降主动脉瘤、手术部位涉及左主支气管、放置左侧双腔气管导管失败等。目前大多数双腔气管导管由聚氯乙烯材料制成,型号大小与年龄、身高、体重间无明确的相关性,一般是男性 37 ~ 39 F(F 为导管外径的 3. 14 倍,单位 mm),女性 35 ~ 37 F,可根据实际情况进行调整。

(2)支气管封堵器 除双腔气管导管外,支气管封堵器和支气管导管也可用于肺隔离术。支气管封堵器是一种远端带充气套囊的细长、中空、硬质导管,可经单腔气管导管放入一侧支气管内,套囊充气后完全阻塞支气管,肺随之塌陷,气管导管通过特制的三通道的连接管(气管导管、纤维支气管镜和通气环路)与通气环路连接,对另一侧肺进行通气。也可以在气管导管外放入封堵器,但是肺隔离成功率较低。支气管封堵器还可以进行肺叶隔离,这是双腔气管导管或支气管导管无法完成的。常用的支气管封堵器有带引导线的 Arndt 封堵器、Univent 封堵器、Cohen 尖端偏转封堵器、Fuji 联合封堵器等。

Arndt 封堵器尤其适用于隔离右上肺叶,其尖端有一个引导线环,封堵器与纤维支气管镜头端固定后,随纤维支气管镜送入目标支气管,然后松开引导线环,退出纤维支气管镜,套囊充气后即可隔离肺叶。

Univent 封堵器自带一根气管导管,管腔内置封堵器通道,当气管内插管完成后,从主腔内放入纤维支气管镜,引导封堵器放入支气管,通过转动封堵器或者气管导管以及伤员头位,调控封堵器的方向。同样外径情况下,Univent 封堵器气管导管的内径较小,通气阻力较大。

Cohen 尖端偏转封堵器的尖端为预成角设计,以便顺利置入目标支气管。其远端气囊上方有一箭头,可判断尖端偏转方向。放置 Cohen 封堵器时,箭头方向与目标支气管方向保持一致,有利于放置。

Fuji 联合封堵器的放置与 Cohen 封堵器相似,不同之处是前者不带转盘装置。

在放置过程中,如果单腔气管导管顶端靠近隆嵴,则变换封堵器尖端角度会十分困难。使导管顶端远离隆嵴,有利于封堵器转向。支气管封堵器的缺点包括需要纤维支气管镜定位、封堵侧支气管分泌物较难吸出、放置过程中需要助手帮助等。如果术中支气管封堵器套囊移入主支气管,会导致缺氧;如果套囊充气不足,会出现双肺通气。

(3)支气管导管　支气管导管实质上是一种延长了的单腔气管导管,将其送入目标支气管,连接回路,通气即可。其套囊设计与常规单腔气管导管不同,是与双腔导管类似的短套囊,有利于封堵支气管。其放置过程与常规气管插管基本一致,但必须在纤维支气管镜引导下置入一侧支气管。其不足之处是,无法对隔离肺吸引分泌物,无法行纤维支气管镜检查或加用持续气道正压(continuous positive airway pressure,CPAP)。

2.通气管理　成人单肺通气时,潮气量不宜过大,5~6 ml/kg 较合适。设定每分通气量,维持呼气末二氧化碳分压在 5.32 kPa(40 mmHg)附近(低碳酸血症可以抑制 HPV 功能,高流量通气会增加气道压并促进血液流向上肺),可接受动脉血二氧化碳分压增高或者"允许性高碳酸血症"。容量或压力控制通气模式均可采用。控制气道压不超过 3.43 kPa(35 cmH$_2$O),平台压<2.45 kPa(25 cmH$_2$O),可适当加 PEEP 0~0.49 kPa(0~5 cmH$_2$O),但慢性阻塞性肺疾病(chronic obstructive pulmonary disease,COPD)患者不宜使用 PEEP 通气,此类患者已经存在较高的内源性 PEEP。术中应持续监测脉搏氧饱和度和呼气末二氧化碳分压,并尽量缩短单肺通气时间。

除 HPV 外,体位、麻醉药物、扩血管药物、心排血量等因素均可以影响肺氧合功能。无论是肺功能正常者还是 COPD 患者,单肺通气时侧卧位动脉血氧分压优于仰卧位。吸入麻醉药对 HPV 具有剂量依赖性抑制作用,吸入浓度不宜超过 1 MAC。心排血量过高或降低均不利于改善肺氧合,因此应当维持正常的心排血量。

单肺通气期间,如果患者出现低氧血症,处理步骤如下:①确定吸入纯氧;②使用纤维支气管镜检查双腔导管位置;③维持最适心排血量,降低吸入麻醉药浓度(<1 MAC),停用扩血管药物;④通过人工通气来判定潮气量的高低或吸入气体压力是否合适;⑤通气侧肺行 PEEP 0.49 kPa(5 cmH$_2$O),适用于非 COPD 患者;⑥使用差别性 CPAP/PEEP,对非通气肺行 CPAP,同时通气侧肺给予 PEEP,使分流适应通气,对 COPD 患者可只对非通气侧肺给予 CPAP;⑦间断膨胀非通气肺;⑧对非通气侧肺吹入氧气(3 L/min)或者行高频通气;⑨暂时阻断非通气侧肺的肺动脉;⑩改双肺通气。

(三)输液管理

输液管理应首先恢复血容量,其次维持合适的血红蛋白浓度,最后保持凝血功能正常,防治电解质和酸碱平衡紊乱。

失血性休克患者,应尽早控制出血、容量复苏。对严重的胸部创伤或胸腹联合伤伤员在上腔静脉和下腔静脉的分支血管分别建立输液通路。如上腔静脉或下腔静脉受阻,可经另一通道输注液体。对伴有肺挫伤者,应限制输血、输液量,防止液体过量导致或加重肺水肿。伴有急性心脏压塞者的中心静脉压监测往往不能正确反映血容量。在心脏压塞解除前尤其是麻醉诱导前,输液应谨慎,适量补液可以提高心脏有效充盈压,提升动脉血压,但输液过快反而会影响心室充盈,引起血压下降,使脉压减小。

如果伤员急需输血但尚未交叉配血试验结果,则可给予伤员输注 O 型 Rh 阴性浓缩红细胞 1~2 单位,当同型血准备好后,立即更换。大部分伤员开始为正常或高凝状态,但严重创伤伤员可能早期会有低凝和(或)纤溶亢进,出现急性创伤性凝血病。术中根据凝血功能、血栓弹力图(TEG)、临床表现,及时补充血小板和凝血因子。大出血伤员给予氨甲环酸行抗纤溶治疗可提高伤员30 d生存率;氨甲环酸应在严重创伤后尽早给药,伤后3 h给药效果较差甚至会使死亡率升高。大量输血、输液时,应给液体加温,避免伤员发生低体温。

(四)术后镇痛

胸廓及胸腔器官的感觉信号由多个不同来源的神经传入中枢,包括肋间神经、支配纵隔胸膜的迷走神经、支配中央膈胸膜的膈神经以及同侧肩部对应的臂丛神经。因此,单凭局部麻醉往往难以有效镇痛,应当联合使用静脉镇痛药物如阿片类药物和非甾体抗炎药。

开胸手术伤员的术后疼痛治疗通常是静脉给予阿片类药物辅助局部麻醉。胸段硬膜外镇痛是首选方式,但操作风险很高或术后可能伴有凝血功能异常的伤员不宜行硬膜外镇痛。椎旁神经阻滞致硬膜外血肿的风险较小,留置导管可发挥与硬膜外镇痛类似的作用。肋间神经阻滞也可作为胸部切口镇痛手段,不足之处是很难留置导管持续镇痛。开胸手术伤员同侧肩痛多为膈神经刺激所引起的牵涉痛,硬膜外镇痛无效,但使用非甾体抗炎药治疗效果明显。

肋骨骨折伤员行硬膜外镇痛或持续胸椎椎旁阻滞可以缓解疼痛,促进自主呼吸,避免或缩短机械通气的持续时间。连枷胸伤员行肋间或椎旁神经阻滞后,可使呼吸动度减弱,避免用力呼吸加重胸壁矛盾呼吸。但是神经阻滞可引起反射性支气管分泌物增加,如果伤员有阻塞性肺炎风险,应避免使用这种镇痛方法。

胸膜腔内放置导管可发挥胸膜间肋间神经阻滞作用,但是胸膜腔内给予局部麻醉药后,局部麻醉药的血浆峰值浓度较高,局部麻醉药中毒的可能性增加。另外,同时放置胸腔引流管的伤员还有将局部麻醉药吸入的风险,使胸膜腔导管远离胸腔引流管或在胸膜腔内注射局部麻醉药15~30 min后再行胸腔引流可降低风险。胸膜腔内导管可受伤员体位影响,若位置发生转移,则导致镇痛不全。

二、几种常见胸部战创伤的麻醉管理

(一)心肌挫伤

胸部遭受冲击波或物体撞击的伤员均有可能出现心肌挫伤。心肌挫伤好发于右心室,常与肺挫伤并存,相互影响,最终导致肺动脉高压形成和右心室功能衰竭。确诊心肌挫伤很困难,心律失常是心肌挫伤的典型症状,实验室检查、X射线检查和TEE有助于诊断。心肌挫伤在功能改变上与心肌缺血类似。在病因上可能也有联系,因为心肌挫伤的病理生理改变与不稳定性动脉粥样硬化斑块受外力脱落有关。一旦确诊可按照缺血性心脏病治疗原则进行救治,控制液体容量,给予冠状动脉扩张药,阿司匹林或肝素抗凝治疗可能有利,但是应根据具体情况而定。心肌挫伤对麻醉管理有一定影响,此类伤员麻醉诱导后易出现心律失常或者低血压,应严密监测和对症处理。心肌挫伤伤员围术期死亡的危险因素包括心房颤动、主动脉破裂和高龄。

(二)心脏穿透伤

心脏穿透伤可致伤员立即死亡。如果出血未进入胸腔,形成心脏压塞反而会提高伤员存活率。此类伤员由于失血或心脏压塞,循环极不稳定。根据病史、体征和创伤重点超声评估可快速诊断。多数伤员须紧急开胸手术,术前准备时,局部麻醉下行心包开窗术可暂时稳定伤员状态。

术前确认是否备血,对此类伤员应建立多个大口径静脉通道以备快速补液。因为有张力性气胸的风险,双侧胸腔引流管可以在麻醉诱导前放置完毕或者同时进行。

麻醉诱导时,选用依托咪酯、氯胺酮、芬太尼等药物,避免使用丙泊酚、硫喷妥钠。清醒的休克伤员麻醉诱导给药应当减量,决定药物剂量比选择诱导药物更重要。心脏压塞伤员在解除心脏压迫之前,避免使用正压通气或大潮气量通气,因为胸腔内正压可进一步减少心脏充盈。如出现血压下降,可加快输液,使用正性肌力药物,避免使用负性肌力药物。麻醉维持可采用持续静脉注射或者单次推注等方式。肌松剂应全程维持。创伤性心脏停搏伤员不需要在插管和开胸手术前行麻醉诱导。

部分心脏穿透伤可以在非体外循环下完成心脏修补术。如有必要,术中可静脉注射腺苷6~

12 mg,快速抑制窦房结和房室结功能,引起窦性心动过缓、暂时性房室传导阻滞和心搏停止。在心搏停止期,心脏完全松弛,为缝合伤口提供充裕时间和良好术野,特别是心脏侧壁的外科操作。腺苷的半衰期极短,心搏停止持续 15～20 s,随后恢复窦性心律。行腺苷暂时性诱导心脏停搏时,应监测 ECG,准备好血管活性药物(麻黄碱、肾上腺素、去氧肾上腺素)、起搏器和除颤仪。给予腺苷后可能会发生低血压和支气管痉挛。

此类伤员还可能伴有创伤性食管穿孔,行 TEE 检查会加重食管创伤,因此不宜实施 TEE。心脏枪击伤还可能伴有弹片栓塞。子弹或者弹片进入血管系统,可经血流移动直至动脉远端分支,致器官缺血梗死。由于对穿刺性心脏创伤的专注,极易忽视可能存在的弹片栓塞,因此心脏枪击伤伤员在离开手术室前应当评估有无弹片栓塞的可能,避免再次行栓塞清除术。

(三)主动脉横断伤

能坚持到入院的主动脉横断伤伤员多数未发生血管全层破裂,但可伴有主动脉夹层,而且继发性完全破裂的风险很高。研究显示,主动脉损伤伤员院内血管破裂率高达 13%。因此需加强监测,尽早手术。术前积极控制血压,避免动脉夹层延伸或破裂。另外,使用药物降低心率和心肌收缩性,降低血流剪应力,也可延缓动脉夹层延伸。可静脉给予血管扩张药(硝普钠、硝酸甘油、尼卡地平、酚妥拉明)和 β 受体阻滞剂(艾司洛尔、美托洛尔、拉贝洛尔),控制收缩压使之低于 13.33 kPa(100 mmHg),心率慢于 80 次/分。严格的血压和心率控制也是此类伤员术后管理的基本要点。

非诺多泮是临床用于治疗高血压的 D_1 受体激动剂,无肾上腺受体激动作用,可以提高肾和肠道血液灌流,而主动脉夹层可造成肾和腹部器官的血液灌流不足,因此非诺多泮治疗主动脉夹层伴高血压作用独特。小剂量[0.03～0.05 μg/(kg·min)]静脉输注仅增加肾和胃肠道血液灌流,要发挥降压作用需达到 0.1～3 μg/(kg·min)。非诺多泮可降低主动脉瘤修补术伤员的死亡率。

右美托咪定是 $α_2$ 受体激动剂,镇静作用强且无呼吸抑制,还具有交感神经阻滞和镇痛作用。右美托咪定可抑制儿茶酚胺分泌,降低血压,减慢心率,降低动脉血流剪应力,而且镇静伤员易唤醒,可配合体格检查,因此用于包裹性主动脉破裂伤员具有一定的优势。常规用法是先给予负荷剂量 1 μg/kg,10～15 min 内给完,然后以 0.2～0.7 μg/(kg·h)的速度持续输注。需要指出的是,如果右美托咪定负荷剂量输注过快,可造成一过性高血压,然后是心动过缓和低血压。右美托咪定的禁忌证是低血容量、低血压、心脏传导阻滞和充血性心力衰竭。

术前应该至少建立两个大口径外周静脉通道,备足血制品。麻醉诱导应当平稳,备好艾司洛尔和硝酸甘油等药物,以便快速处理气管插管时出现的血压升高。主动脉横断伤的部位对气道管理有一定影响。升主动脉横断伤伤员可插单腔气管导管。降主动脉横断伤手术多需行肺隔离术,此类伤员可选用支气管封堵器,因为降主动脉血肿可以压迫胸腔内气道,放置双腔气管导管对扭曲气道造成损伤,甚至突入主动脉血肿。另外,伴有肺挫伤以及术中失血和快速大量液体复苏,使伤员肺功能下降显著,往往需要留置气管导管行呼吸支持,而术后上呼吸道继发性水肿使双腔管换为单腔管时的风险加大。

凝血功能异常以及脊髓和肾的缺血损伤是主动脉修补术后常见的严重并发症。术中采用左心旁路转流可以使手术更方便,同时保证内脏器官和脊髓的血液灌流。阻断主动脉期间降温,可提高肾和神经缺血耐受时间,同时需要采取保温措施,避免长时间低温影响凝血功能。研究显示,甘露醇、多巴胺、非诺多泮具有一定的肾功能保护作用,而巴比妥类药物、纳洛酮、糖皮质激素等具有神经保护作用,但是这些药物的保护作用尚存在争议。另外,术中脑脊液引流术可降低脑脊液压,提高脊髓灌注压,降低脊髓缺血损伤风险。术中应行 TEG 检查,监测伤员凝血功能改变,指导合理用血。

(四)胸部钝性伤

爆炸和撞击是胸部钝性伤常见的致伤原因。钝性肺损伤伤员可表现为呼吸困难、心动过缓和低血压三联症。任何怀疑肺挫伤的伤员在麻醉诱导前应当预防性放置双侧胸腔闭式引流。绝大部分爆炸伤伤员需放置外周动脉导管,监测动脉血压和血气改变。是否放置中心静脉导管和肺动脉导管视伤员情况而定。术中使用 TEE 监测前,应当考虑爆炸波阵面超压导致食管损伤的可能。术前预防性给予广谱抗生素,防止肺炎和其他感染。

麻醉诱导前评估反流误吸风险。给予一定的液体负荷可以增加诱导期间血流动力学稳定性。调整通气参数,维持最低气道压和允许性高碳酸血症。肺挫伤伤员机械通气期间限制峰压值、平台压、潮气量,避免肺过度膨胀,然而许多双肺挫伤伤员早期需高 FiO_2 和高水平 PEEP 以维持充分氧合作用。使用压力控制模式通气可以最小化气道峰压和平台压,有助于避免气压伤。

钝性创伤常引起隆嵴周围 2.5 cm 的气管支气管树损伤,术前易漏诊。气管插管正压通气后,伤员出现皮下气肿、纵隔积气、心包积气或气腹均提示可能存在气管支气管损伤。

围术期不要使用氧化亚氮。爆炸伤伤员多伴有气胸或空气栓塞,氧化亚氮可轻易弥散至体内闭合空腔内,加重病情。

对肺功能恶化的顾虑以及可能合并有心肌挫伤使此类伤员的液体管理难度加大,保证有效的器官血液灌流,维持收缩压>13.33 kPa(100 mmHg),心率<120 次/分是可接受的。积极保温,防止凝血功能异常和机体氧耗增加。伤员入院时伴有代谢性酸中毒,提示创伤后出现急性肺损伤的可能性较大。

(五)胸部穿透伤

应当尽早在远离伤口的位置安放胸腔闭式引流管。如果伤员伴有呼吸困难,应当尽早气管插管,行正压通气。大的胸壁开放性缺损通常需要在全身麻醉下进行外科清创和封闭缺损。

来自低压肺循环的出血通常具有自限性,必须采取手术治疗的血胸可能是肋间或乳内动脉以及肺实质的损伤。处理大量胸腔出血的方法是控制出血,而不是静脉输液。如果失血控制前少量(500 ml)液体负荷无明显效果,则不宜行快速容量复苏。手术控制出血后,快速纠正低血容量,恢复内脏器官血液灌流,积极防治低体温和凝血功能障碍。

(六)膈肌破裂

膈肌破裂应尽早行手术修补。术前可服用抑酸药,常规放置胃管行胃肠减压。术前明确膈疝位置及严重程度。左侧膈疝对心脏的直接影响更大,体位改变时,特别是在改为左侧卧位时,膈疝内容物会加重对心脏的压迫。麻醉前调整伤员体位,呈头高足低位或半坐位,以减少疝内容物对胸腔的挤压。麻醉诱导期间,膈肌松弛,腹腔内容物可进一步疝入胸腔,加重对肺和心血管的压迫,甚至导致心搏骤停。

胸内疝内容物较少、呼吸循环障碍较轻的伤员可选择静脉快速诱导插管,麻醉诱导时按压环状软骨,防止胃肠胀气和误吸。膈肌破裂口大、病情较重的伤员可选择清醒气管插管,保留自主呼吸,避免使用肌松药,不宜面罩加压给氧,避免胃肠进气而加重膈疝。如果麻醉诱导时伤员心搏骤停,应立即开胸,还纳膈疝内容物,直接心脏按压。此类伤员胸外按压效果不佳,还可导致胸腔疝内容物增加,进一步加重心血管压迫症状。围术期加强监测,积极抗感染。疝内容物回纳,解除胸腔压迫后,可能会发生复张性肺水肿,应积极防治。

(七)食管破裂

胸部钝性或穿透性伤均可导致食管破裂,食管内容物可污染纵隔,引起纵隔炎和细菌性坏死,继发肺气肿和气胸或液气胸。好发于左侧胸腔。伤员可有上腹部剧烈疼痛,放射至胸和背部,继发呼吸困难、发绀和休克。X 射线和食管镜检查有助于确诊。麻醉操作如放置胃管、插管型喉罩、气管食管联合导管、TEE 等也可引起食管损伤。快速诱导期间发生呕吐时,压迫环状软骨也可能导致食管撕裂。处理食管破裂的原则是早期手术,单肺通气,手术清创、修补和大面积引流。食管破裂开胸手术修补需要行单肺通气,但是胸腹入路手术可以在双肺通气下完成。

(八)肋骨和胸骨骨折

肋骨、胸骨骨折与胸部创伤后并发症和死亡率明显相关。骨折可引起严重疼痛,限制伤员的咳嗽和深呼吸能力,导致积痰、肺不张和功能残气量减少,进一步导致肺顺应性下降、通气血流比失调、低氧血症,这比创伤本身危害更大。当然,骨折还可能伴有血气胸和肺挫伤。肋骨骨折通常 10～14 d 就会稳定,6 周后可骨痂愈合。

肋骨骨折伤员可行肋间或椎旁神经阻滞,缓解疼痛,减弱呼吸动度,避免胸壁矛盾呼吸。神经阻滞可引起反射性支气管分泌物增加,导致阻塞性肺炎。硬膜外镇痛可为多发性肋骨骨折伤员提供良好的镇痛,提高肺活量、功能残气量,降低气道阻力,改善动力性肺顺应性,缩短机械通气时间,降低气管切开率。

三、麻醉相关并发症防治

胸部战创伤的特定并发症有急性呼吸窘迫综合征、多器官功能衰竭和脓毒血症。胸部战创伤急症手术后,伤员通常需要行呼吸和心血管支持以及氧疗,术后不宜过早拔除气管导管,应继续适当给予呼吸支持,掌握好拔除气管导管的指征。肺挫伤伤员早期使用 CPAP 可以改善通气血流失调,提高功能性残气量和肺顺应性,增加气体交换效率和自主通气效率。自主通气和双水平间歇正压通气较机械通气更有助于提高氧合和通气效率。尽管开始阶段需要较高水平的 PEEP 和吸入氧浓度,亦应尽量限制峰压值和平台压,小潮气量通气以避免肺过度膨胀。

胸部战创伤伤员围术期往往需大量输血输液,易出现凝血功能障碍、电解质紊乱、低体温等并发症。除严重创伤和休克直接引起急性创伤性凝血病外,复苏过程中大量输血还可引起稀释性凝血功能障碍、纤溶亢进、弥散性血管内凝血。因此,除输注红细胞悬液外,还应根据伤员的凝血实验室检查、TEG 等检查结果,补充新鲜冰冻血浆、冷沉淀、血小板等血制品;及时纠正伤员休克、组织低血液灌流状态,避免凝血功能障碍恶化。

大量输注红细胞悬液后,伤员体内柠檬酸浓度增高,柠檬酸可与钙离子结合,降低钙离子水平,影响心脏功能以及凝血功能。如果库存血中的钾离子偏高,同时伤员伴有休克、酸中毒,大量输血后易出现高钾血症。大量输血也可引起低钾血症,主要是由于库存血中柠檬酸代谢为碳酸氢钠致代谢性碱中毒以及库存血中红细胞摄取钾离子。库存血 pH 值为 6.8,大量输注后还可能会加重伤员酸中毒。

伤员长时间暴露于低温环境或大量输液后易出现低体温(<35 ℃)。低体温可使伤员的氧离曲线左移,凝血功能下降,增加体内儿茶酚胺水平致血管收缩,诱发心室颤动;伤员伴有寒战时,可使氧耗增加,加重缺氧。应积极给伤员保温,通过提高环境温度、输注液体加温、使用保温毯等方式给低体温伤员复温。

胸腔器官创伤手术由于术中血块和黏稠分泌物堵塞呼吸道,常出现肺不张,术中应经常吸痰,术后膨肺,严重时需行纤维支气管镜治疗,清除分泌物。

胸部战创伤急诊手术的术前检查、诊断多不完善,易出现漏诊。术前未能发现的肋骨骨折或其他基础疾病须在术后及时发现并处理。对术后未能及时苏醒者应鉴别有无未发现的颅脑损伤等。

(毛庆祥 闫 红)

参考文献

[1]王正国.外科学与野战外科学[M].北京:人民军医出版社,2007.
[2]朱莉莉.创伤性膈疝修补术的麻醉处理体会[J].临床麻醉学杂志,2010,26(9):822-823.
[3]MILLER R D. Miller's anesthesia[M].7th ed. Philadelphia:Churchill Livingstone,2010.
[4]YAO F F. Yao and Artusio's anesthesiology:Problem-Oriented patient management[M].7th ed. Philadelphia:Lippincott Williams & Wilkins,2011.
[5]SMITH C E. Trauma anesthesia[M].Cambs:Cambridge University Press,2008.
[6]LEVINE W C. Clinical anesthesia procedures of the massachusetts general[M].8th ed. Philadelphia:Lippincott Williams & Wilkins,2010.

[7] SINGH K E,BAUM V C. The anesthetic management of cardiovascular trauma[J]. Curr Opin Anaesthesiol, 2011,24(1):98-103.

[8] MOLONEY J T,FOWLER S J,CHANG W. Anesthetic management of thoracic trauma[J]. Curr Opin Anaesthesiol,2008,21(1):41-46.

[9] TRUITT M S,MURRY J,AMOS J,et al. Continuous intercostal nerve blockade for rib fractures:ready for primetime? [J]. J Trauma,2011,71(6):1548-1552.

[10] BERNARDIN B,TROQUET J M. Initial management and resuscitation of severe chest trauma[J]. Emerg Med Clin North Am,2012,30(2):377-400.

[11] CRASH-2 TRIAL COLLABORATORS,SHAKUR H,ROBERTS I,et al. Effects of tranexamic acid on death,vascular occlusive events,and blood transfusion in trauma patients with significant haemorrhage (CRASH-2):a randomised,placebo-controlled trial[J]. Lancet,2010,376(9734):23-32.

[12] MCCUNN M,GORDON E K,SCOTT T H. Anesthetic concerns in trauma victims requiring operative intervention:the patient too sick to anesthetize[J]. Anesthesiol Clin,2010,28(1):97-116.

[13] ROUND J A,MELLOR A J. Anaesthetic and critical care management of thoracic injuries[J]. J R Army Med Corps,2010,156(3):145-149.

[14] KIRALY L,SCHREIBER M. Management of the crushed chest[J]. Crit Care Med,2010,38(9 Suppl): S469-S477.

第六章

胸部战创伤并发症

胸部战创伤无论在平时或战时,无论其发生率或危害程度,在创伤中均具十分重要地位。在平时的交通伤中 35%~40% 有胸部创伤,而在战时胸部创伤占 7%~12%,在战伤死亡者中有 25% 是由胸部伤所致。因胸腔内有重要解剖器官结构及其相关的生理功能,当其受严重创伤时即会引起明显的呼吸、循环功能障碍,如抢救治疗不及时或不正确,则可导致严重的并发症甚至死亡。此外,胸部创伤病情变化快,常合并颅脑、腹腔器官或脊柱四肢等多发伤(占胸部伤的 8%~10%),增加了病情的复杂性,也给诊断和治疗带来困难。因此,临床必须认真对待每一例胸部创伤,进行全面检查和严密观察,在未判明伤情轻重之前,均应以重伤对待,积极治疗,方不致延误抢救时机。大多数胸部创伤只要早期采取正确的治疗措施,均可获良好效果,而真正需要急症开胸手术者仅占 10% 左右。虽然随着现代医疗技术的进步,不少伤员可安全地度过休克期和手术关,直接死于创伤者明显减少,但仍有不少伤员在治疗过程中,或病情一度稳定后,尚可发生急性肺损伤(acute lung injury,ALI)、急性呼吸窘迫综合征(acute respiratory distress syndrome,ARDS)或多器官功能障碍综合征(multiple organ dysfunction syndrome,MODS,或称多器官功能不全综合征)等严重并发症,甚至死亡。因此,对胸部战创伤的并发症必须充分认识和高度重视。

第一节　感染性并发症

一、肺部感染

【概述】

1. **概念及流行病学资料**　在胸部战创伤导致的感染性并发症中,肺部感染是常见的并发症。肺部感染是指远端肺组织包括终末细支气管、肺泡腔和间质的感染。肺部受伤出血及分泌物增多,导致下呼吸道梗阻,易引起肺部感染,特别在老年人、既往有吸烟史或合并慢性肺部疾病的伤员更容易发生。据统计,有超过 25% 的胸部战创伤伤员并发肺部感染,而且预防性使用抗生素并不能减少其发生。

2. **病因及发病机制**　严重胸部创伤或胸腔手术后,常因伤员抵抗力下降,易招致细菌对肺的侵袭而发生肺部感染。常见原因如下:气管和支气管的防御机制包括咳嗽,气管、支气管及终末细支气管对痰液的输送和声门的关闭,这些防御机制中的任何一个环节被破坏,均易出现下呼吸道阻塞而发生肺部感染。口腔及咽部致病菌株感染,伤员吸入自身口腔、咽部的致病菌是发生肺部感染的主要原因之一,当分泌物中细菌浓度超过 $10^5 \sim 10^6$ 个/ml 时,即使吸入少量分泌物也可引起细菌大量繁殖,导致严重的肺部感染。另外,机械通气可直接影响痰液运输,气管插管内球囊上、下端分泌物不能及时清除,感染可向下蔓延,气道内球囊还可招致局部气道粘连破损,细菌可直接进入黏膜下层而发生局部感染。术中、术后误吸或呼吸道管理不当,易发生肺部感染。一组研究结果表明,在深睡后有近半数正常人发生胃食管反流,合并反流或误吸的伤员,也常易发生肺部感染。最后,既往有慢性肺部疾病、肺功能低下、老年、肥胖者、术后气胸、咳嗽无力者亦容易发生肺部感染。

【临床表现与诊断】

1. 临床表现　创伤或术后肺部感染依严重程度不同可有不同症状,轻者仅表现为咳嗽、咳痰,伴或不伴体温升高;严重者除咳嗽、咳痰及发热以外,还可出现呼吸困难。查体可发现伤员呼吸浅快,肺部出现细湿性啰音。辅助检查除外周血白细胞计数升高外,胸部 X 射线片或 CT 扫描是重要的检查手段,影像学上可发现范围不等的肺部密度增高影像。

2. 诊断与鉴别诊断　创伤或术后肺部感染的诊断与术后其他并发症有时难以区别。当伤员有体温升高,合并不同程度的呼吸困难,气道分泌较多脓痰,外周血白细胞计数升高,肺部听诊有啰音,胸部 X 射线片有典型的浸润性改变时应确定肺部感染的诊断。以气道分泌物培养来区别有否是肺部感染往往较困难,其原因是假阳性率较高。目前有些方法可进一步减少假阳性的发生率,如保护性检样标本培养和支气管肺泡灌洗样本监测,可减少从咽部获取的分泌物得出的假阳性结果。

【治疗】

1. 呼吸道分泌物的充分引流　对于创伤或术后发生肺部感染的伤员,应及时清除呼吸道分泌物,出现呼吸困难经鼻导管给氧难以维持伤员氧耗时,应及时进行气管插管或气管切开,并予呼吸机辅助呼吸。

2. 敏感抗生素的应用　应立即给予大剂量广谱抗生素,此后根据支气管内分泌物培养结果,及时调整应用。

【预防】

胸部创伤后肺部感染的预防主要在于及时清除呼吸道内分泌物,避免引起下呼吸道阻塞,术后鼓励咳嗽排痰。已行气管切开或使用呼吸机的伤员,应定时吸痰,吸痰时严格无菌操作技术,避免带入感染。直接吸入空气或氧气时极易使气道黏膜干燥而降低对细菌侵袭的抵抗力,干燥的呼吸道也易形成痰痂,痰液黏稠后更不易咳出,因此,呼吸道湿化甚为重要。

二、支气管胸膜瘘

【概述】

1. 概念及流行病学资料　支气管胸膜瘘是指各级支气管与胸膜腔交通形成的窦道。可由多种原因引起,如结核性脓胸、大叶性肺炎、肺脓肿及术后感染等。其形成是由于慢性脓胸的脓液腐蚀邻近肺组织后穿破支气管,或因肺内病灶直接侵袭胸腔或破溃至胸膜腔形成瘘管,也有因胸腔穿刺或手术切除脓腔感染造成者。脓液可从支气管咳出,严重时大量脓液被吸进支气管,可使伤员窒息而死。支气管胸膜瘘较多见于外科手术特别是肺叶或全肺切除术后,由于感染、血供以及对合不佳等,支气管残端形成与胸膜腔相通的瘘口。

支气管胸膜瘘按发生的原因可分为感染性、损伤性及并发于手术后者。感染性以结核最为多见,其他包括细菌化脓性感染或真菌感染等,可侵入胸膜腔引起脓胸等,也可由肺脓肿或空洞病变溃入胸膜腔。外伤时累及肺和较大支气管后继发感染也可引发本症。长期使用呼吸机的伤员因气道压力过高引起细支气管和肺泡撕裂,经久不愈亦可形成支气管胸膜瘘。目前临床所见,支气管胸膜瘘 2/3 以上并发于肺部手术之后。文献报道其发生率为2%~4%,全肺切除术后最为多见,为2%~16%,二叶切除或袖式切除(4%~10%)高于一叶切除(0~2%);因支气管扩张、结核、真菌、脓胸等慢性感染性病变而行全肺切除者发生率可达23%。术前全身营养状况较差、糖尿病、放射性治疗或支气管动脉化学药物治疗,手术中局部支气管周围淋巴结清扫,残端过长或吻合口有张力,以及病灶切除不彻底造成残端肿瘤或结核浸润都是术后支气管胸膜瘘的易发因素。肺裂不全、粗糙面未予牢固结扎缝合也是引发本症的原因之一。术后胸膜腔感染之脓胸病例中更有一半以上伴有支气管胸膜瘘。

一般来说,胸部创伤后支气管胸膜瘘的发生较为少见,常常由气管、支气管损伤形成破口后引起。气管、支气管损伤多发生于严重的胸部撞击伤或挤压伤,如被汽车撞伤或车轮挤压引起。也有相当一部分为刀砍、刺伤,或子弹、弹片穿透所致。破口较大者往往引起较为明显的临床症状,一般均得到及时处理;而破口较小者如未能及时发现和有效处理,则有可能发生支气管胸膜瘘。由于此类创伤多数合并其他内脏器官的损伤,临床心、肺功能改变突出,伤情严重,死亡率高。因此,尽早准确判断有无损伤及损伤部位,及时采取正确救治措施,对于减少死亡、防止肺功能永久性损害,具有重要意义。

2.病因与发病机制 胸部创伤后支气管胸膜瘘的病因与机制包括:穿透伤锐器、火器所致的气管、支气管损伤可发生于气管及支气管树的任何部位,一般与创道一致。颈部及上胸部的穿透伤都有可能伤及颈段气管。伤口多位于喉头以上、胸骨切迹以上的正中线上,或近中线的两侧,且呈吸吮伤,此类损伤一般不会导致支气管胸膜瘘。胸内气管、支气管被尖刀、子弹或其他锐器损伤时,伤情远较颈部气管损伤严重得多。由于常合并相邻大血管损伤,往往迅速死亡。

3.病理生理 极少数病例可由医源性引起,如在气管镜下取除铁钉、别针等异物时可造成气管穿孔。钝性伤所致气管、主支气管断裂的机制尚不完全清楚,但比较一致的看法是:当胸腹部在爆炸或受到严重撞击时出现胸前壁突然受压,前后径减小,横径加宽,将两肺拉向侧方,强烈牵拉主支气管,使其分叉成角加大,在其相对固定与游离的部位发生断裂。当胸部突然受压时,声门关闭,气管内压力骤增,远远超过胸膜腔压,气流可冲破气管壁软骨环之间膜部导致气道破裂。

【临床表现与诊断】

1.临床表现 支气管胸膜瘘的临床表现随病因不同而各异。继发于慢性感染者起病较缓慢,多表现为原发病症状逐步加重;肺脓肿或空洞溃破引起者起病较急,有突发胸痛,随后出现全身症状,常与X射线表现不符,因胸膜腔渗出需在12~24 h后方可在X射线胸片上表现出来。肺切除术后并发者最多见于术后2~3周,主要与手术操作因素有关,后期支气管胸膜瘘可发生于术后2~3个月,一般为感染所致。本症为肺切除术后最严重的并发症之一,手术死亡率很高,为16%~23%,全肺切除术后更可高达25%~71%。胸液灌入健肺引起吸入性肺炎和呼吸衰竭是早期瘘的主要死亡原因,故全肺术后支气管胸膜瘘发生越早,瘘口越大,死亡率也越高。后期瘘残端完全裂开者少,胸内残腔变小且多已为纤维组织分隔,死亡率明显降低。

2.诊断与鉴别诊断 持续刺激性咳嗽并咳出胸液样痰,尤其是健侧卧位明显而患侧卧位减轻或缓解,具有诊断意义。本症的X射线征象为液气胸(图6-1),在原来没有液气胸的病例出现液平面,或全肺切除术后早期液平面下降,或后期再次出现液平面,均有怀疑本症的可能。较大的瘘口可经气管镜窥见。上述检查无法确诊时应行胸膜腔穿刺,抽出与痰液相似的胸腔积液及抽不尽的气体,注射亚甲蓝后经呼吸道咳出有助于诊断。由于支气管胸膜瘘伴有很高的病残率和死亡率,治疗十分棘手,故预防其发生至关重要。

【治疗】

支气管胸膜瘘的治疗原则是充分引流、关闭瘘口和消灭脓腔。胸部创伤后早期(1~2周内)发生者,在24 h内得以确诊、尚未发展成脓胸的病例,可立即再次剖胸行手术修补,并以胸

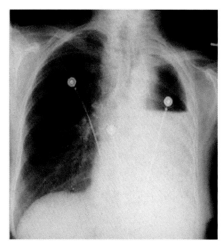

图6-1 支气管胸膜瘘

膜、心包或肋间肌瓣予以覆盖加固。

1. 引流 支气管胸膜瘘一经确诊,应立即引流胸腔,并取患侧卧位,避免吸入性肺炎及呼吸衰竭,降低死亡率。按胸液培养和药敏结果选用适当的抗生素控制感染,同时加强营养支持,闭式引流至少应保持2周直至纵隔固定,不至于产生纵隔摆动。全身情况未能好转者可考虑切除数段肋骨行开放引流,并冲洗胸腔或以碘仿、醋酸氯己定(洗必泰)等抗菌药物浸泡纱布填塞胸腔,每日更换,以控制感染,改善通气。经上述保守治疗后有10%~20%的病例瘘口可能自行闭合,不能闭合者应根据情况考虑再次手术修补瘘口,治疗脓胸。必须强调的是,只有在伤员全身情况改善、胸膜腔感染确切控制后进一步的治疗方可能成功。对于高龄、全身情况较差的伤员,如没有进一步手术指征,可考虑终身引流。

2. 关闭支气管胸膜瘘 再次手术关闭瘘口,手术操作有一定困难,手术死亡率较高,再次发生瘘导致失败的可能性也较大,故应慎重考虑。手术时机亦十分重要,对胸腔感染较重的伤员应首先予以充分引流,并使用广谱抗生素控制感染后方可考虑手术。手术时应选用双腔气管插管,防止胸液灌入健肺,并可避免因瘘口存在影响对侧肺的通气。

理想的手术方式为胸膜纤维板剥脱加瘘口修补术。适用于患侧仍有肺组织存在(如胸部创伤后、肺叶切除术后或脓胸引起的支气管胸膜瘘),支气管残端较长而脓腔不大者。手术经后外切口进胸,吸尽脓胸腔内残余脓液,可见与之相通的支气管瘘口,显示不清时可请麻醉医师加压鼓肺以明确瘘口。游离瘘口或支气管残端时必须紧贴支气管壁,防止损伤邻近肺动脉。残端游离后切除瘘口顶端的瘢痕直至正常组织,间断缝合关闭残端,并鼓肺检查有无漏气。然后沿增厚纤维化的脏层和壁层胸膜与胸外筋膜及邻近组织间的解剖面,剥除胸膜,游离余肺粘连至余肺能充分扩张为止。游离中尽量勿损伤肺组织以减少粗糙面。最后以邻近的肋间肌或胸膜包盖支气管残端,充分冲洗并置管引流,一期关闭胸腔。

【预防】

对于存在胸腔积液或积血的胸部创伤后伤员,应保持充分引流,防止在胸腔感染基础之上增加支气管胸膜瘘发生概率;而对于接受肺部手术的伤员,除保持充分引流外,术中注意对支气管残端的处理有助于预防支气管胸膜瘘的发生,具体措施可采取以带蒂的胸膜片、肋间肌瓣或膈肌瓣包绕支气管残端。

三、食管穿孔

【概述】

自1724年Boerhaave首次报道自发性食管破裂以来,有关食管穿孔病例的报道逐渐增多。1947年,Barretts首次报道修补食管穿孔成功。时至今日,食管穿孔的发病率较前明显增高,可能系诊断技术和对其认识不断提高的原因。另外,食管内镜检查增多而造成食管穿孔并发症也是因素之一。在消化道穿孔中,食管穿孔最为严重,死亡率极高,因此,及时正确地处理食管穿孔甚为重要。近年来,由于抗生素的广泛使用及外科技术的进步,食管穿孔的死亡率已有明显下降。但目前报道死亡率仍为15%~30%,未经治疗的食管穿孔死亡率则可高达100%。若能在穿孔后24 h内采取积极治疗措施,死亡率可下降至9%以下;但若延误治疗,死亡率仍可高达86%。所以,早期诊断、早期治疗是目前提高治愈率和降低死亡率的关键所在。

食管穿孔的病因分类及特点如下。

1. 创伤性食管穿孔 创伤性食管穿孔包括食管枪弹伤、炸弹伤、刺刀伤以及由其他事故造成的金属穿入伤等,在胸骨与脊柱间突然受压的闭合性胸部外伤也可导致食管的广泛破裂。由于食管处于中央位置,单纯的外伤性食管破裂并不多见,在Sbeelyll统计的39例颈部食管贯通伤中就有55处合并伤;胸内的食管外伤更为少见,George统计912例胸部穿透伤中仅有4例食管穿孔伤,占0.44%;而在中越边境对越自卫反击作战的胸外伤统计中,食管伤更为少见。食管伤在战伤中之所以甚少,是因为食管位于后纵隔内,后有脊柱,前有心脏、血管、气管和胸骨,两侧有肺和肋骨保护。战时食管伤常常合并有心脏、大血管、肺门、脊髓的损伤,来不及抢救即已死亡,所以在战地存活的伤员中食管伤较少见。

外伤性食管穿孔多见于颈部(Symbas 等统计 22 例食管贯通性损伤中,颈部食管损伤 12 例,胸段食管损伤 7 例,腹段食管损伤 3 例),这可能与颈段食管伤的合并伤没有胸部复合伤严重而致死有关。

食管贯通性损伤虽然表现有吞咽疼痛、呕血,以及插入胃管后血液自胃管内流出,但 X 射线检查发现的阳性率仅占 18%,而大部分是在外伤探查中确定的。探查方法为:将胃管置入食管内,由胃管内注入空气,术者以手指压闭食管远端,如果有破裂,则可见空气由裂口逸出。

2. 医源性食管穿孔　指因内镜检查、食管扩张、食管黏膜组织活检以及食管旁手术等造成的穿孔,也有因鼻胃管插入咽隐窝、三腔管的气囊爆炸及胸腔引流管插入过深等引起,通称为医源性食管穿孔。Berry 曾报道因紧急气管插管,气管切开而致食管破裂。尽管这些病例较为罕见,仍须引起注意。

医源性食管穿孔在食管穿孔中所占比例最高,其中又以器械检查所致食管穿孔为多见,发生率约为 75%。硬质金属食管镜检查致穿孔发生率为 0.2%~1.9%。随着硬质食管镜检查越来越多地为纤维食管镜所取代,由食管镜检查导致的食管穿孔大为减少,但这种危险仍然存在。

内镜检查所致食管穿孔通常发生于下咽部环咽肌以下的食管。该处是食管的第一个生理狭窄口,解剖学上食管和颈椎并列,硬质食管镜的尖端强行对着颈椎通过食管,极易造成食管后壁穿孔,故在插入食管镜时切记勿用力过猛。食管镜一旦通过环咽肌,发生穿孔的机会就大大减少。在食管中段及下段发生破裂通常是在原有疾病基础上发生的,如憩室、痉挛、食管炎等。这类食管穿孔死亡率低于其他原因所致的穿孔。Bergdahl 等统计,器械检查穿孔死亡率为 12%,而其他类型为 23%,其原因是:①约 40% 的穿孔发生在颈段食管,而颈段食管的穿孔预后较之胸内穿孔明显为好;②这类穿孔多发生在住院伤员,能做到早期发现、及时治疗;③伤员因行器械检查而禁食,相对而言可以减少食管及胃内容物外泄导致的污染;④检查造成的损伤往往较轻,而自发性食管破裂常为爆破性的,常有胃内容物反冲流入纵隔,引起化学性纵隔炎和胸膜炎。

手术所致穿孔常发生在迷走神经切断术及膈肌裂口修补术中。常发生于食管下段或腹腔内部分,而且往往在食管的后壁,由手指牵拉食管后壁或盲目解剖所致。兼之食管炎症也增加了手术操作引起损伤的可能性。

3. 异物食管穿孔　异物食管穿孔发生率仅次于医源性食管穿孔,常见的是误吞骨刺、义齿等所致的损伤。异物多为锐利不整形或体积较大,以致刺破食管壁或压迫食管壁导致坏死。由于受损的食管壁局部炎症水肿未得到及时有效控制,继而引起食管壁穿孔。穿孔常见的部位有 3 处:一是环咽肌或食管上端开口的括约肌处,二是主动脉弓处,三是下食管括约肌处。异物易嵌顿在这 3 个食管的生理性狭窄区,其中以主动脉弓处穿孔更为严重,异物可穿破主动脉,而引起急剧大出血。食管异物致主动脉穿孔在发生大呕血前,往往先有少量缓慢出血或形成纵隔血肿,这可能是由于开始时穿孔较小,后因动脉内高压,血流冲击裂口使其扩大,或者血凝块形成堵住裂口,继而发生感染,引起大出血。大出血前的先兆表现与食管壁出血难以鉴别,应予以高度警惕。若能事前考虑主动脉穿孔,做好低温或阻断循环的术前准备,抢救成功并非没有希望。借助近 10 年来逐渐广泛开展的介入技术置入主动脉覆膜支架,也可增加此类伤员的抢救成功率。

4. 自发性食管穿孔　自发性食管穿孔的原因目前尚不清楚,可能与食管本身存在隐性疾病有关。多数发生在暴饮暴食及大量饮酒产生剧烈呕吐后,也有约 25% 的自发性穿孔不是随着呕吐发生,Velnon 等曾报道一例在食管下段、胃食管交界部上方 6 cm 处肠原性囊肿破裂引起食管自发性穿孔病例。Maieski 等认为,自发性食管穿孔伤员可能存在由反流性食管炎引起的食管破坏的软弱部,由于急性胃扩张产生的胃内压力作用于此处而导致穿孔。因此,对急性胃扩张应给胃肠减压管持续吸引,以防止这种并发症的发生。自发性食管穿孔病员的表现特征为呕吐后突然感到上腹部及下胸部刀割样剧痛,并常向肩、背、腰部放散,且持续性加重,并随呼吸或体位改变而加剧。自发性食管穿孔多数发生于食管下段,Mckenzie 认为食管上段系以横纹肌为主,对刺激反应快,迅速相应收缩,不易破裂。

而食管下段以平滑肌为主,对刺激反应比较缓慢,易破裂。中段食管的肌层兼具横纹肌和平滑肌的特点,破裂机会居于上段和下段之间。Mosher 等认为,食管下段解剖上稍向左弯曲,该部位肌层较为薄弱,血管神经由此通过,附近软组织较少,易致破裂。自发性食管破裂穿孔多为纵向单一裂口,长度2～9 cm 不等,但也有极少数报道存在两个裂口。自发性食管穿孔需与自发性气胸、心肌梗死、胸主动脉瘤破裂及急性胰腺炎或腹部内脏器官穿孔等鉴别。自发性气胸的疼痛很少像食管穿孔那么严重,也不会迅速发展。而心肌梗死用心电图检查即可排除。胸主动脉瘤破裂疼痛往往很快消失。腹部内脏器官穿孔伤员膈下可见游离气体。急性胰腺炎可有血清及尿淀粉酶增高。需注意以上特征,加以鉴别。

5. 冲击波或钝性伤引起的食管穿孔 国内曾有报道,因轮胎突然爆炸,气浪冲击使食管发生破裂。这种食管穿孔甚为罕见,但随着现代战争武器的发展,这种食管穿孔值得重视。笔者曾遇一例车祸所致胸部钝性伤,合并多根肋骨骨折、血胸和颅脑损伤,在外院安置胸腔闭式引流1周后发现引流液为脓性,予胸腔镜下脓胸廓清术,术后1周开始经口进食后发现有食物残渣自胸腔闭式引流管流出,进一步行上消化道碘水造影,发现食管下段有一长3 cm 破口。再次手术行食管腔内置管加胃造瘘,最后治愈。此例伤员食管穿孔原因考虑为胸部钝性伤引起,因此如遇胸部创伤伤员,不论为穿透伤或钝性伤,在极短时间内出现脓胸者,均应考虑食管穿孔的可能性。

【临床表现与诊断】

1. 临床表现 食管穿孔后,由于带有各种细菌的唾液和食物及反流消化液溢入纵隔内,可迅速引起严重的纵隔感染并在纵隔内迅速扩散,脓液可穿破胸膜进入胸腔,形成一侧或双侧脓气胸。纵隔和胸腔发生严重感染后,每小时可有1 000 ml 的液体渗出。由于大量体液丢失、毒素吸收,伤员可很快发生休克。有时因吞咽而使空气不断地由破裂口进入胸腔产生张力性气胸,进而加重呼吸与循环功能紊乱,如果不及时救治,伤员可迅速致死。纵隔内感染之所以能迅速扩散是因为:①纵隔内均为疏松的结缔组织,除胸廓入口处稍狭小外,并无其他的器官组织足以阻挡感染的扩散,食管穿孔后空气进入纵隔形成纵隔气肿,进一步造成了含有多种细菌的消化液进入纵隔的有利条件;②吸气过程中,纵隔负压增加,更有利于空气和消化液吸入纵隔;③心脏、大血管的运动,食管的蠕动及吞咽活动等对感染的扩散均起促进作用;④口腔内含有多种细菌,如螺旋菌、梭形菌、微量需氧菌、非溶血性链球菌及其他一些细菌,尤其是口腔有感染存在时,对纵隔感染及炎症的扩散起着重要的作用。

2. 诊断与鉴别诊断 食管穿孔的早期诊断之所以被延误,往往是由于没有意识到它发生的可能性。诊断除根据有可能使食管破裂的病史外,还应根据临床表现和体征。在有较严重复杂合并伤的情况下,食管损伤常易被忽略。如果在胸部及颈部发现有皮下气肿,应高度怀疑食管穿孔。此时 X 射线检查常有助于诊断,口服造影剂摄片往往可以得到可靠的阳性结果,但即使为阴性结果也不应排除穿孔的可能。目前尚无可靠的诊断方法,只有临床上高度警惕,必要时做重复食管造影剂造影。有学者报道5 例早期以造影剂检查均未发现食管裂口,但在几天后复查就有2 例出现裂口。使用的造影剂一般为碘化油或碘水溶性造影剂,钡剂已不常采用,因碘化油或水溶性造影剂残存在纵隔或胸腔内不会引起并发症。

用纤维食管镜诊断食管穿孔目前在临床应用已较为广泛,特别在食管造影检查仍不能确诊,而仍怀疑有食管穿孔时,应当用纤维食管镜观察有无穿孔。纤维食管镜检查对食管穿孔诊断的敏感性高于食管造影,两者相结合可以提高食管穿孔的诊断率。另外,胸部 CT 在食管穿孔伤员中的诊断价值目前已得到越来越多的认可,胸部 CT 扫描很少能直接显示食管穿孔部位与破口大小,但借助胸部 CT 扫描可以发现纵隔以及胸腔感染和积气征象,对于判断食管穿孔部位、评价纵隔及胸腔感染波及范围和决定下一步治疗方式具有重要价值。

(1)颈段食管穿孔 颈段食管穿孔由于部位高而较表浅,且常发生于器械检查后,容易早期确诊。其临床表现为颈部疼痛及胀感,吞咽或颈部活动时症状加剧,或出现吞咽困难及呼吸困难。但此种表现易与一般器械检查损伤或异物等引起的疼痛相混淆,应注意颈部体征,在胸锁乳突肌前缘往往有压痛,可有皮下气肿。如果纵隔炎症逐渐形成,体温及血中白细胞均有增高,X 射线摄片或 CT 扫描常发现颈筋膜层有游离气体,倘若能排除气管损伤,食管穿孔诊断基本可确立。若已形成脓肿,X 射线片可出现致密阴影,其中或呈气液面。以造影剂造影,如果见造影剂渗出食管壁外面,即可明确诊断。

(2)胸段食管穿孔 胸段食管穿孔较颈部穿孔紧急而危重,若未及时发现处理,死亡率极高。胸部食管穿孔常伴有剧烈疼痛,主要位于胸骨下或上腹部。若已破入胸腔,刺激胸膜可出现患侧胸痛。下段食管穿孔常出现上腹壁肌肉紧张,易误诊为胃十二指肠穿孔,而进行剖腹探查。当有纵隔炎时,脊柱活动可使疼痛加剧,伤员多不愿意改变体位。如感染扩散至下肺韧带及膈肌以上的胸膜,伤员可有肩部疼痛。但于胸内食管旁区手术操作致穿孔时,临床上往往无法将疼痛作为食管穿孔的主要症状来判别诊断。由器械检查所致的食管壁较小穿孔,疼痛表现亦不明显或较隐蔽。吞咽困难往往是胸部食管穿孔的常见症状,Seybold 报道在 50 例食管穿孔中有 35 例出现此症状。胸膜受到刺激,限制呼吸动度可使伤员常感呼吸困难。引起一侧甚至双侧液气胸,甚至引起张力性气胸时,伤员可表现极其严重的呼吸困难伴有发绀。胸腔及纵隔的严重感染可引起全身中毒,表现为脉率加快,体温逐渐增高,严重时发生休克。

胸段食管穿孔时,除非纵隔间隙因原有的炎症发生粘连而闭塞,几乎所有病例均在损伤后 1 ~ 12 h 内出现纵隔气肿,有 50% 以上的病例可在颈部及面部扪及皮下气肿。因此,根据胸腹部疼痛和皮下气肿的存在,结合外伤史,一般即可确诊。

X 射线检查对诊断有决定性意义。对不明原因的下胸及上腹部疼痛伤员,结合临床表现,均应常规给予胸部 X 射线摄片或胸部 CT 检查,如发现纵隔影增宽或纵隔积气及一侧或双侧胸腔积液积气,结合病史应考虑到食管破裂的可能。由于食管下段偏向左侧,且食管表面与纵隔面胸膜密切接触,故食管下段破裂多累及左侧胸腔。对胸腔积液可行穿刺,如果抽出液类似消化液,对诊断有很大帮助。也可口服亚甲蓝,若胸腔抽出液呈现蓝染,可为食管穿孔的有力依据。至于食管造影,不仅可明确诊断,而且还能确定破裂部位。应当指出,如伤员神志不清或处于濒死状态,则不应口服造影剂。在这种情况下,造影剂可能进入气管,因而对昏迷伤员,可以胃管注入造影剂进行造影。

【治疗】

食管穿孔治疗能否成功往往取决于穿孔的部位、破口的大小、早期诊断和所采用的措施。如果治疗时间延误在 24 h 以上,其死亡率高于早期治疗的 3 倍多。但是,如何做出最好的治疗方案,以及决定和选择手术仍有颇多争论。

1. 颈段食管穿孔 对颈段食管穿孔的治疗意见比较一致,主张采取非手术治疗。其理由为:颈部食管穿孔大多是器械损伤引起,破口往往较小,发现较早,经非手术治疗 80% 以上病例可获治。

(1)非手术治疗

1)禁食:疑有食管穿孔时,应即嘱伤员禁食,以免食物由破口流入纵隔或胸腔内,加剧感染扩散。尽量吐出唾液或于食管破口上方放置胃管持续负压吸引,将吞咽的唾液尽量吸出。

2)支持疗法:伤员禁食,加之严重感染,常常引起水、电解质平衡失调及全身消耗衰竭。因而在治疗上除纠正脱水及电解质紊乱外,应加强营养支持,除肠外高价营养外,以鼻饲或行胃或空肠造口术饲食。近年来,应用鼻胃管进行肠内营养及全静脉补充营养已广泛用于食管穿孔的治疗。

3)抗感染:须使用大剂量抗生素。对胸腔穿刺液或切开引流分泌物,应根据细菌培养及药物敏感试验,选用合适的抗生素。

(2)手术治疗 在以下情况应考虑手术治疗:①裂口较大和贯通伤引起的穿孔。伤后 24 h 内,可将食管破裂处做一期缝合;24 h 以后,多不主张行一期缝合,而是放置引流。②损伤时间已较久,或经保守治疗伤员出现发热、血中白细胞升高,X 射线或 CT 检查已出现颈部纵隔感染、积脓。一般对于第 4 胸椎平面以上的纵隔感染均可经颈部切开引流。如果是远端无梗阻的穿孔,采用禁食、换药等支持疗法创口均能愈合。③有远端梗阻的穿孔,应给予解除梗阻的手术治疗。

手术途径的选择:颈部食管手术一般采取胸锁乳突肌前缘做斜行切口,小心避免损伤喉返神经及大血管,逐层解剖进入食管间隙。因为颈部脓肿可能引起大血管糜烂,易发生致命大出血,故需准备颈动脉结扎术的器械。颈部食管略偏向左侧,如行修补术,可用左颈部切口;如行感染引流,则应根据颈部压痛和脓肿部位决定。如肿块压痛在颈部两侧均较弥漫,一般主张行右侧引流,因为食管距右侧胸膜较远,其间隔较宽,可获较好引流且不易误伤胸膜。

2. 胸段食管穿孔 胸段食管穿孔的死亡率比颈段穿孔高3倍。由于其预后较差,多数学者提倡早期手术治疗。Mengoli 等以非手术治疗亦得到较好结果。综合各家意见,对某些胸段食管穿孔的病例尚不能完全排除非手术治疗,但明确地指出适于非手术治疗的情况则很困难。如早期发现较小的食管穿孔,而穿孔为器械检查所致,此时纵隔炎症还不明显,并且食管造影仅见纵隔积气而未见造影剂漏出或漏出较少,则允许在非手术治疗下严密观察。Foster 等指出,对较小穿孔的诊断比较困难,只有以 X 射线胸部检查的早期变化和确定的破口大小提供治疗依据。而 Morris 则认为这是冒险的,因为观察往往造成手术时机的延误,以致形成纵隔炎及其他并发症。对穿孔发现较晚,但症状轻微、全身情况较好者,穿孔转向自然愈合趋势,也可考虑给予非手术治疗。对年纪较大、一般情况不佳且有心肺功能不全的伤员,开胸手术风险致高,亦以非手术治疗为宜,尤其以器械检查损伤,为时较短的病例,非手术治疗可能得到好的结局。此外,对自发性或创伤性胸段食管穿孔,经 X 射线食管造影发现穿孔较大或已造成纵隔感染及脓气胸者,都应该抓紧时机进行手术治疗。

(1)手术方法的选择 多数学者认为穿孔在24 h 之内,应给予急诊开胸做食管穿孔一期缝合。Triggiani 即主张于穿孔12 h 内行破裂处的初期缝合。然而有些学者报道在伤后24 h 以上行修补术也可获得成功。曾有学者报道在穿孔6 d 以后一期修补成功。故穿孔后的时间并不是决定是否行手术修补的唯一标准,而感染程度和食管壁的炎性水肿表现则是重要决定因素。Grillo 等曾对4例延误诊断的胸段食管穿孔做一期缝合而用带蒂胸膜瓣覆盖其上,获得成功。

食管穿孔修补后一般均放置胃管,给予胃肠减压并排出吞入的唾液。但 Bombeck 认为,放置胃管可造成胃的反流,且刺激唾液分泌增多。若穿孔在中段而未进入腹腔,其远段又无狭窄,则可不置胃管。Panagiotis 主张在主动脉弓以下的食管穿孔,应予以胃造口或空肠造口术,而不放置胃管;在高位的食管穿孔,放置胃管往往是成功的。

穿孔超过24 h,纵隔或胸腔发生腐败性感染,食管壁炎性水肿,一般不主张行初期缝合,而只行纵隔或胸腔引流。若感染仅限于纵隔,尚未穿入胸腔,可自背部做后纵隔切开引流,切除1~2根肋骨的后段,将胸膜推开暴露后纵隔。注意勿损伤胸膜造成胸腔感染。

当穿孔的远端有食管狭窄或贲门失弛缓症、裂孔疝等基础疾病时,在早期若伤员全身情况允许,可针对基础疾病,切除病变行食管胃吻合术。亦有对狭窄进行扩张,再行食管穿孔的初期缝合。如不能初期缝合,则在扩张或插管后,给予充分引流。Fulton 等曾对狭窄处穿孔的病例只给置留腔内导管(Celestin 管),防止唾液和胃内容物污染纵隔而获得治疗成功。如果上述措施不能实行,Johnson 等提倡以颈部食管外置,使每日大约150 ml 唾液不流经食管,以利于裂口愈合。这种方法也适用于颈部食管穿孔,其下端并有梗阻者。对食管癌又并发食管穿孔者,Keighley 等认为是致命的,而 Sandrasagra 等以置管方法治疗6例有4例获得成功。对晚期不能耐受切除和食管重建术者,为解决伤员进食问题,采用置管术似乎也是一种合理的措施。

经胸腔引流及抗生素应用等治疗仍不能控制的严重纵隔及胸腔感染和食管广泛损伤的病例,目前多提倡手术切除全食管来解除严重的纵隔炎。可以考虑行全胸段食管切除、胃造口术,结肠重建食管。由于有严重感染,消化道重建需二期实行,即切除胸内食管全段,上端食管外置于颈部,下端缝合贲门,做胃或空肠造口饲食,待2~3个月,纵隔及胸腔感染得到有效控制,伤员全身情况好转后再行消化道重建术。如果只用胸腔引流及空肠造口等非手术疗法,此类伤员很少存活。

【预防】

食管穿孔特别是胸段食管穿孔一旦发生,往往会严重威胁伤员生命。因此,在进行内镜检查等有可能出现食管损伤的操作时,医师应熟悉食管解剖,操作应仔细轻柔,防止因操作不当或不熟悉食管解剖结构导致的医源性食管穿孔。另外,怀疑有食管异物的伤员应及时进行内镜检查,必要时可在静脉麻醉下,食管肌层较为松弛时进行内镜检查取出异物,以免异物随吞咽不停活动导致食管穿孔。

(郭 伟)

第二节　非感染性并发症

一、肺不张

【概述】

1. 概念及流行病学资料　肺是胸腔内体积最大、血供最为丰富的含气器官,无论是胸部创伤还是胸腔手术后均易发生肺部并发症。蒋耀光等报道闭合性胸部损伤中有13%的伤员发生肺部并发症。黄国俊报道1 874例食管癌切除患者中,手术后出现肺部并发症者占3.9%,其中20例(27%)死亡。Chevret等报道在ICU的严重胸部创伤伤员,肺部感染的发生率为4%~60%,死亡率为37%~50%,发生在创伤后10 d内的死亡率高达73%。大多数肺部并发症的发生与呼吸道分泌物、血凝块淤积于气管或支气管内引起呼吸道梗阻,出现小叶性或大叶性肺不张,进而发生感染有关。

胸部创伤后呼吸道梗阻常首先导致小叶性梗阻性肺不张,主要系分泌物淤积引起的下呼吸道梗阻所致,是严重胸部创伤或开胸手术后常见而严重的并发症,可发生在直接或间接暴力引起的胸部创伤伤员,也可发生在胸部手术后伤员,如连枷胸、肺挫伤、肺裂伤、支气管内异物存留和术中纵隔组织广泛分离,特别是既往患有呼吸系统疾病,如慢性支气管炎、阻塞性肺气肿、支气管哮喘的伤员更易发生。小叶性梗阻性肺不张早期常出现一些临床征象,如未能得到及时有效的处理或误认为是胸部创伤或胸腔手术后的自身反应,致使梗阻进一步加重,则可使伤员很快死亡。

2. 病因与发病机制　发生肺不张的原因及机制如下。

(1)胸部创伤　①遭受严重胸部创伤时,气道分泌物增多,而伤员因胸部疼痛又无力将分泌物排除,引起小气道梗阻,发生小叶性梗阻性肺不张。②创伤性气胸、血胸或血气胸时,胸腔内压增高,导致部分肺组织容积减少,萎陷部位的细支气管由于缺乏张力,分泌物不易排除。③严重肺裂伤或较大的支气管断裂时,胸腔内或裂伤部位的血液可涌入或吸入气管内。④多发伤合并休克、昏迷伤员,可将口腔内的血液、唾液及胃内容物误吸入呼吸道,酸性胃内容物吸入呼吸道后,短时间内可出现化学性支气管炎,加重细支气管梗阻。⑤胸部创伤合并颅脑外科,使咳嗽反射受到影响,加之支气管纤毛运动发生障碍,导致呼吸道分泌物难以咳出。

(2)胸部手术　开胸手术后梗阻性小叶性肺不张多发生于术后24~72 h内。常见原因如下:①肺组织结构柔弱,开胸术中过多搓捻、压迫,易造成肺间质水肿、出血。②气管肿瘤、隆嵴切除、支气管袖状切除重建的伤员,术中纵隔组织的广泛分离及隆嵴重建后的功能丧失,使支气管分泌物不易排除。③术后大剂量使用镇静、镇痛剂,伤员虽然安静,但潴留于支气管内的痰液不能及时排除,常引起呼吸道阻塞。④部分高龄、吸烟的伤员,术前未能进行良好的肺功能训练或未及时戒烟,致术后支气管分泌物增加。上述一种或多种因素,即可导致下呼吸道的机械性梗阻,而发生小叶性梗阻性肺不张。

【临床表现与诊断】

1. 临床表现　无论何种原因引起的小叶性梗阻性肺不张,其临床经过非常典型,其阻塞范围决定了对生理功能的影响。当阻塞系缓慢发生时,常很少或没有症状,低氧血症亦较轻微;相反,大的肺段急性不张,可出现明显呼吸困难和严重的低氧血症。伤员表现为心率加快,体温升高,痰多黏稠,不易咳出。肺听诊有干性或湿性啰音或局限性哮鸣音。血气分析显示动脉血pH值降低,$PaCO_2$增高,PaO_2下降。胸部X射线片检查早期可无异常表现,随阻塞范围扩大,可表现为肺段、肺叶或全肺不张。

2. 诊断与鉴别诊断　多数小叶性梗阻性肺不张是逐渐产生的,严重胸部创伤早期常伴有气胸、血胸或其他合并伤以及开胸手术等多种因素的影响,常给诊断造成一定困难。如果胸部伤经处理已好转,开胸手术后除呼吸功能外,其他各项生命体征平稳,而出现前述临床表现,应警惕小叶性梗阻性肺不张的存在。

【治疗】

1.保持呼吸道通畅

(1)早期做好呼吸道护理 协助伤员咳嗽排痰。

(2)稀释痰液 痰液黏稠不易咳出者可采用鼻导管吸痰或超声雾化吸入,必要时行环甲膜穿刺,注入生理盐水3~4 ml,可诱发自主咳嗽排痰。

(3)充分给氧 吸入湿化的氧气是一种重要的辅助措施,有助于稀释黏稠的支气管分泌物。

(4)解除气道解痉 小叶性梗阻性肺不张,常有不同程度的支气管痉挛,可适当应用解痉挛药物,如氨茶碱等,也可采用喘乐宁、必可酮气雾剂,交替咽喉部喷射。

(5)纤维支气管镜吸痰 对病情严重、经治疗无好转、胸片提示仍有肺不张者,可采用纤维支气管镜吸痰。纤维支气管镜是去除支气管内黏稠痰液、渣滓和碎屑的一种高效的治疗方法,必要时这种方法可反复使用。

(6)支气管灌洗 可在纤维支气管镜吸痰的同时进行,也可对气管切开后的伤员施行。支气管灌洗必须严格执行无菌操作,以减少污染。

2.止痛 包括全身应用止痛剂、经皮肋间神经封闭、术中冷冻止痛和术后硬膜外插管止痛等方法。近年来有学者对开胸术后伤员采用胸膜外置管的方法治疗开胸术后切口疼痛。此法是在术中向胸膜外间隙置管,从伤员疼痛开始时,经导管内注入含肾上腺素的布比卡因溶液,直接阻滞肋间神经,获得与哌替啶类药物相同的止痛效果。

3.维持内环境稳定 限制液体速度和输液量,及时纠正酸碱失衡,维持水、电解质平衡。

4.感染的防治 小叶性梗阻性肺不张常合并感染,应及时应用广谱抗生素进行抗感染治疗,并进行痰培养和药物敏感实验,以指导抗生素的应用。

5.强心利尿剂的应用 本病多合并不同程度的肺水肿,可根据情况,静脉给予洋地黄制剂改善心功能,同时可应用利尿剂,减轻局部肺水肿。

6.呼吸机治疗 经处理后呼吸仍不能改善,PaO_2下降者,应积极采用呼吸机进行治疗并在治疗过程中经常经气管内吸痰,以避免分泌物潴留于呼吸道内。当病情好转,一般情况稳定,吸入空气时$PaO_2>9.33$ kPa(70 mmHg)、$PaCO_2<6.67$ kPa(50 mmHg)时,可逐渐停止呼吸机支持治疗。

【预防】

预防胸部创伤后肺不张的关键是保持呼吸道通畅,并采取各种措施促进呼吸道分泌物及时排除。对于需要进行手术治疗的胸部创伤伤员,术中应重视呼吸道管理,定时吸痰,及时排除呼吸道分泌物;对于术后或不需手术治疗的伤员,可以采用雾化吸入法降低痰液黏滞度,同时定时翻身拍背,鼓励伤员及时排出呼吸道分泌物。

二、急性肺损伤及急性呼吸窘迫综合征

【概述】

1.概念及流行病学资料 急性肺损伤(acute lung injury,ALI)是各种直接和间接致伤因素导致的肺泡上皮细胞及毛细血管内皮细胞损伤,造成弥漫性肺间质及肺泡水肿,导致的急性低氧性呼吸功能不全。以肺容积减少、肺顺应性降低、通气/血流比例失调为病理生理特征,临床上表现为进行性低氧血症和呼吸窘迫,肺部影像学上表现为非均一性的渗出性病变,其发展至严重阶段(氧合指数<200)被称为急性呼吸窘迫综合征(acute respiratory distress syndrome,ARDS)。

ARDS是病因各异而临床表现雷同的一种急性进行性呼吸功能不全病征。1946年Major首次描述,1967年Ashbaugh等以其临床表现类似于婴儿呼吸窘迫综合征而定名为成人呼吸窘迫综合征(adult respiratory distress syndrome,ARDS)以示区别。进一步的研究表明,ARDS不仅发生于成人,也

发生于儿童。为了防止混乱,规范定义,目前已主张用"acute"取代"adult",即用急性呼吸窘迫综合征这一命名。

2. 病因与发病机制　ALI 或 ARDS 伤员原来的心肺功能大多正常,系创伤、休克、严重感染等多种原发伤病引起的急性进行性缺氧性呼吸衰竭。过去有多种命名,如休克肺、灌注肺、湿肺、出血性肺不张等,现已不用。其发病机制尚未完全阐明,可能是由于不同致病因素导致机体内部体液系统和细胞系统免疫功能障碍,触发全身炎症反应综合征(systemic inflammatory response syndrome,SIRS),包括补体、中性粒细胞和血小板被激活、聚集,细胞因子释放,激活单核巨噬细胞和释放前炎性反应细胞因子,形成恶性循环和级联反应,直接或间接损伤了肺血管内皮细胞及肺泡基质,引起肺血管通透性增加致肺水肿,使肺泡萎陷,导致肺内分流增加,通气与血流比例失衡。

3. 病理生理　胸部损伤后 ARDS 的发病一般经过原发性损伤和继发性损伤两个阶段,即外伤直接打击(第一次打击)造成肺挫伤或称原发性急性肺损伤(ALI),是创伤本身所致,又称为"原发性器官功能不全";机体的应激反应(第二次打击)包括一系列生理、代谢和免疫功能障碍,如果引起炎性反应失控,激活肺内的效应细胞,引起呼吸爆发和失控性炎症介质释放,致使全身炎症反应综合征与代偿性抗炎症反应综合征平衡失调,引起全身一连串的病理变化,其中肺是最容易受损伤的靶器官,导致继发性 ALI 和(或)ARDS。因此,目前认为 ARDS 可能就是多器官功能障碍综合征(MODS)在肺部的表现,这也可能是 ARDS 病死率之所以居高不下的原因之一。

ARDS 出现时肺血管内血液成分外渗,毛细血管内皮细胞及肺泡上皮细胞变性及坏死,其病变分布不均匀,有轻有重,病肺重量显著增加,可达正常的 3 ~ 4 倍,含水量达80%。肺实质充血、硬变,切面呈牛肉样。有大片肺不张及多发小浸润灶。肺病理变化分期:①渗出期,主要为充血性肺泡不张,伴中性粒细胞浸润,后者并可阻塞肺毛细血管腔,肺毛细血管及肺泡上皮细胞肿胀、变性和坏死。在呼吸性细支气管、肺泡管以及肺泡上皮细胞上有含纤维蛋白丰富的水肿液形成透明膜,一般在发病 72 h 才出现。②增生期,一般在发病 3 d 后出现,7 d 后肺上皮细胞和间质成纤维细胞增生或广泛纤维化。

【临床表现及诊断】

1. 临床表现　一般是在创伤后 12 ~ 72 h 突然出现呼吸困难,过度通气导致呼吸性碱中毒,进行性中央性发绀。吸氧治疗无效,并逐渐加重,甚至死亡。按 Moore 标准可分为 4 期。

Ⅰ期(创伤早期):伤后 24 h 内,在外伤急救复苏后,动脉血氧饱和度开始下降,血中乳酸增加,表现为自主的持续性过度换气及低氧血症。胸部 X 射线片可正常。

Ⅱ期(相对稳定期):一般在伤后 24 ~ 48 h,也可早在伤后 6 h 就出现,或发生在 3 ~ 5 d 内。此时伤员循环稳定,心排血量可为正常的 2 ~ 3 倍,而呼吸困难加重,突出的症状是过度换气,$PaCO_2$ 降低,PaO_2 下降至 8 ~ 9.33 kPa(60 ~ 70 mmHg)。若吸入纯氧 20 ~ 30 min 后仍无明显改善,提示肺内已发生右向左分流,可占心排血量的 10% ~ 15%,甚至高达 30%。体征可能为阴性,胸部 X 射线片示肺野网状纹理增加,再晚时肺内有片状阴影出现。

Ⅲ期(进行性肺功能不全期):由于肺顺应性降低和肺内右向左分流增加,临床上可出现高潮气量、高气道压力、低氧血症和高碳酸血症并存。呼吸困难和发绀加重,虽吸入纯氧亦无法改善。两肺可闻干性或湿性啰音。胸部 X 射线片显示弥漫性小片状阴影,随后可融合成大片实变阴影。此时应用气管内插管,采用呼气末正压通气(positive end expiratory pressure,PEEP)行机械通气,若病情改善,伤员仍有获救机会。如心排血量下降,PaO_2 亦进行性下降,自主呼吸减弱或消失,酸中毒加重甚至昏迷,病情危重,仍应积极抢救,但死亡率很高。

Ⅳ期(终末期):此时肺泡有的有灌注而无通气,有的有通气而无灌注。持续严重低氧血症,动脉血中乳酸急剧上升,pH 值下降,昏迷加深,心电图 QRS 波增宽,S-T 段下降,心动过缓,或出现 MODS,最终可因心搏停止而死亡。

2. 诊断

(1)诊断标准(1992 年欧美 ARDS 联席会议通过)

1)ALI　①急性起病;②$PaO_2/FiO_2<300$(不论 PEEP 值为多少);③后前位胸片示双侧肺浸润影;

④肺动脉楔压(pulmonary artery wedge pressure,PAWP)<1.6 kPa(12 mmHg)或临床上无左心房高压证据。

2)ARDS ①急性起病;②PaO_2/FiO_2<200(不论 PEEP 值为多少);③后前位胸片示双侧肺浸润影;④PAWP<1.6 kPa(12 mmHg)或临床上无左心房高压证据。

(2)诊断依据

1)创伤史 可见于严重胸部闭合性损伤,特别是伴有创伤性休克,经过大量输血后才复苏,或伴有继发感染者。

2)临床表现 起病急,有进行性呼吸困难症状,吸氧难以改善,呼吸频率一般>28 次/分,伴有心动过速,唇指发绀,烦躁不安,查体肺部可闻及干性或湿性啰音。

3)胸部 X 射线检查 肺部广泛浸润性阴影,先是间质性而后是肺泡性,由散在小片状阴影迅速融合成大片实变阴影。

4)动脉血气分析 当 FiO_2>0.6 时,PaO_2<8 kPa(60 mmHg),$PaCO_2$一般正常或低于正常,后期可高于正常。肺泡气-动脉血氧分压差[$P(A-a)O_2$]明显增加,吸纯氧时大于 26.27 kPa(200 mmHg)。

5)氧合功能指标 氧合指数(PaO_2/FiO_2),动脉血氧分压/吸入氧分压<0.2 或动脉血氧分压/吸入氧浓度<200;呼吸指数 $P(A-a)O_2/PaO_2$>1。

6)血流动力学检查 平均肺动脉压增高,肺毛细血管楔压<2.13 kPa(16 mmHg)。

【治疗】

对于 ARDS,首要问题是早期防治。其本身尚无特异治疗,当前仍以对症和支持疗法为主,重点在于治疗原发病因,预防感染,矫正缺氧和保护生命器官。

1. 改善氧供,纠正低氧血症

(1)吸氧 早期轻症伤员吸入高浓度(50%以上)氧,维持 PaO_2 在 8 kPa(60 mmHg)以上。

(2)机械通气 当伤员吸氧浓度为 50%,而其 SaO_2<90%、PaO_2<8 kPa(60 mmHg)、PaO_2/FiO_2<200 时应使用机械通气。PEEP 一般从 0.29～0.49 kPa(3～5 cmH_2O)开始,逐步增加,以 1.96 kPa(20 cmH_2O)以下较为安全而有效。PEEP 或压力控制反比通气(pressure controlled-inverse ratio ventilation,PC-IRV)都会增加气道平均压力和胸内压力,可使回心血量减少而降低心排血量,导致氧供减少,在使用时应引起注意。目前一般多主张低潮气量通气加适度 PEEP,既可保证适当的通气,防止肺不张,减少机械通气所致的肺损伤,也可改善心排血量从而增加氧供。

(3)体外膜肺氧合支持疗法 应用体外膜肺氧合(extracorporeal membrane oxygenation,ECMO)支持疗法治疗急性肺功能衰竭的主要目的是利用体外呼吸法去除过多的 CO_2,纠正呼吸性酸中毒,同时减轻肺的负荷,增加氧供应,以利肺损害修复。其适应证是经气管切开和采用呼气末正压通气及循环支持疗法无效,FiO_2>60%,而 PaO_2持续低于 6.77 kPa(50 mmHg)者。

目前应用体外膜肺氧合支持疗法治疗 ARDS 的病例较少,甚难评价其效果,尚无法确定它是否能促进肺损伤的愈合与防止肺纤维化,但多数治疗者效果是好的。Gahinoni 等报道 43 例有 90%死亡可能性的 ARDS 患者,用 ECMO 治疗后 72.8%的患者肺功能有改善,48.8%的患者存活,反映出 ECMO 在治疗 ARDS 中的重要价值。

2. 预防和控制感染,清除败血症源 尽早拔出不必要的各种插管,合理使用抗生素,也是预防或阻止 ARDS 发生和发展的重要措施。一般主张使用广谱抗生素或两种以上抗生素联合静脉给药。最好依据痰、血、尿等细菌培养结果来指导抗生素应用。尚应注意防治真菌感染,以及应用 H_2受体拮抗剂,预防急性胃黏膜病变。

3. 一般性药物治疗

(1)肾上腺皮质激素 常用者为地塞米松或甲基泼尼松龙静脉给药,肾上腺皮质激素可穿透入肺内,改善已增加的肺血管通透性及肺血管阻力,减少白细胞和血小板的激活,抑制多核白细胞的聚集和黏附于血管内皮细胞上,稳定内皮细胞膜,有助于肺表面活性物质的产生和分泌,减轻恢复期肺间质纤维化。原则上是早用、大量、早撤(一般应用 2～3 d)。

（2）非皮质醇类抗炎药物　包括环氧化酶抑制剂,如消炎痛、布洛芬等,主要是对抗血栓素等的血管收缩作用,改善心功能。

（3）磷脂酶 A_2 抑制剂　有减低中性粒细胞(polymorphonuclear neutrophils,PMN)及内皮细胞对细胞因子的反应,干扰 PNM 与内皮细胞的黏附,减少血小板聚集等作用。

4.注意调整水、电解质平衡　要严格控制液体输入量,在治疗中应监测 PAWP,以防输血、输液过量。纠正低蛋白血症时有学者建议输入胶体溶液或血浆蛋白以提高血液的胶体渗透压,有利于肺水肿消退;但也有人认为应用白蛋白也有不妥之处,因为输入的白蛋白可进入肺组织间隙,其浓度与血浆近似,反而使间质肺水肿不易消除。

利尿剂的应用宜早,剂量亦宜大,以便尽早把抢救过程中输入的大量液体排出体外,减轻肺间质水肿,促进肺顺应性和弥散功能的恢复。

近年来,床旁血液滤过在治疗 ARDS 中显示出一定的临床价值,采用床旁血液滤过方法在一定程度上可以加快排出炎症介质,减轻全身炎性反应,又可减少组织间隙水钠潴留,在一些有条件的医疗单位已经显示出满意的治疗效果,值得进一步推广应用。

5.免疫疗法　创伤后参与免疫反应的细胞系统以单核巨噬细胞因子和炎症介质为中心,是创伤诱发病理变化的基础。细胞因子由活化的免疫细胞分泌,可介导创伤、炎症失控综合征等一系列局部或全身性反应。由此认为阻断、中和或抑制这些炎症介质或细胞因子的免疫治疗,可能是预防和治疗 ARDS 伤员最有前途的新疗法。

（1）抗内毒素或脂多糖抗体　对于 ARDS 伴革兰氏阴性菌感染伤员,可增强机体的防御能力,中和内毒素毒性,制止有害细胞因子如肿瘤坏死因子(tumor necrosis factor,TNF)释放,从而提高伤员存活率。

（2）抗 TNFα 抗体　感染过程中革兰氏阴性菌内毒素可刺激宿主体内单核细胞系统过度产生和释放 TNFα,是导致内毒素休克与多器官损害的关键媒介因子。因此认为及早使用抗 TNFα 抗体进行被动免疫,阻断其大量诱生释放,将有助于严重感染及其他并发症的防治。但是,由于 ALI、ARDS 和 MODS 发病机制及细胞因子和炎症性介质网络关系非常复杂,阻断其中一环难以阻止疾病的进展,所以不少炎症介质拮抗剂,包括内毒素抗体、抗 TNFα 抗体和抗 IL-8 抗体等,虽然在动物实验中显示出满意疗效,而用于临床却令人失望,故此项治疗尚有待进一步研究和评价。

ARDS 伤员死亡率达 50% ~ 60%,伴有脓毒血症者死亡率达 90% ~ 100%。虽然近 10 年来各种新的治疗措施不断涌现,对其病理改变的认识也不断深化,有部分伤员治愈后肺功能恢复正常,但 ARDS 伤员死亡率仍居高不下。ARDS 康复期间的肺功能恢复时间不一,一般在几周后活动后气促或呼吸困难可消失。有限制性肺功能异常者多在 ARDS 治愈后 4 ~ 6 个月恢复,有的超过 1 年。肺活检无纤维化者预后较好,有纤维化者晚期死亡率可达 60% 以上。

【预防】

对于胸部创伤后伤员,应针对 ARDS 的诱因重视预防 ARDS 的发生,注意控制液体输入速度及补液量,避免过多过快补液,尽量避免长时间高浓度氧气吸入对肺泡造成损伤。对于危重伤员应加强呼吸道管理,及时清除呼吸道分泌物。

三、急性心脏压塞

【概述】

1.概念及流行病学资料　在穿透性心脏创伤伤员中,枪弹、弹片及刃器(如刀、剪、匕首)穿透入心脏时,往往导致急性心脏压塞(acute pericardial tamponade),近来由心导管检查和心腔造影造成的心脏穿孔亦时有报道。枪弹及刃器引起的心脏创伤往往由于严重大出血而当即死亡,但亦有半数刀刺伤和15% ~ 20% 枪弹伤伤员可到达治疗机构。另外,随着伤员转运体系的发展及条件的改善,更多的伤员有望因及时处理而获救。如果能及时进行抢救,伤员存活率可达85% ~ 97%,甚至有不少濒死的伤员亦被挽救了生命。

2. 病因与发病机制　心包为包裹心脏及大血管根部的纤维囊,分为纤维层及浆膜层,浆膜层于大血管根部反折至心脏而形成心外膜。浆膜层与心外膜间形成心包腔,正常情况下心包腔内含有20~30 ml液体。当心脏穿透性损伤时,出血首先流入心包腔内。如果心包的裂口较大,血液可迅速流入胸腔或经创道流向体外,心脏压塞可不发生或不明显。如心包创口不大,通过心包裂口不能将血液及时排出,血液在心包腔内积聚,使心包腔内压力急剧升高,除对心脏出血的创口有一定的压迫作用外,尚对心脏本身产生压迫作用。

3. 病理生理　急性心脏压塞可以引起一系列病理生理改变:心脏舒张受限,腔静脉回流受阻,右心室舒张终末压和中心静脉压均升高;回心血量减少,导致心排血量减少,血压下降及冠状动脉血液灌流不足,产生心肌缺氧甚至衰竭;心排血量减少,早期可反射性引起全身血管收缩,使周围血管阻力增加以代偿,故有时尽管心排血量进一步减少及静脉压进一步增高,而血压可为正常,甚至高于正常。这种情况如未能正确认识和及时处理,可迅速导致死亡。

【临床表现及诊断】

1. 致伤武器及伤道　仔细了解致伤武器及伤道,对急性心脏压塞的诊断很有帮助。胸前区靠近胸骨缘和剑突附近上腹部的穿透伤,均应注意可能损伤心脏。另外,有时后胸部及颈部的枪弹伤亦可能引起心脏损伤。

2. 临床表现　伤员表现为躁动不安、面色苍白、皮肤湿冷、脉搏速弱、血压下降等休克症状。休克可由大量出血引起的血容量急剧减少所致,也可由心脏压塞造成的回心血量及心排血量减少引起,或两者兼而有之,有时不易鉴别。一般心脏创伤所致之失血性休克,在伤后出现较早,且逐渐加重,心脏压塞症状不明显,中心静脉压低于0.49 kPa(5 cmH$_2$O);而心脏压塞引起的休克,出现时间稍迟,伤道无明显出血,胸腔积血量不多,难以用失血性休克解释,而中心静脉压明显升高。心脏压塞的典型表现为心音遥远、血压下降、静脉压升高等(即 Beck 三联征)。如出现明显的心前区杂音,应考虑合并室间隔或瓣膜等的损伤。若心脏传导系统遭受损伤,可出现低血压,并伴有心搏徐缓。

3. 诊断性心包穿刺　凡疑有心脏压塞的伤员,心包穿刺不仅有助于诊断,而且可缓解心包腔压力,改善全身血液循环。但应注意,有15%~20%的心脏压塞因积血成为血凝块而导致心包穿刺结果为阴性,此时不能完全排除心脏损伤的诊断。

4. 胸部 X 射线或 CT 检查　如有条件而伤情允许,可行胸部 X 射线或 CT 检查,观察合并肺损伤和胸腔积血情况。胸部 CT 对心脏损伤和急性心脏压塞的诊断价值大于 X 射线摄片,但大多数伤员情况难以施行。

5. 中心静脉压测定　中心静脉压测定对区别失血性休克与急性心脏压塞引起的休克有很大帮助。心脏压塞时中心静脉压均在1.18 kPa(12 cmH$_2$O)以上,失血性休克则常在0.49 kPa(5 cmH$_2$O)以下。动态观察中心静脉压,对病情进展与治疗效果的判断均有一定价值。

6. 心电图检查　可无特殊发现,也可能出现类似急性心包炎的表现。

7. 超声心动图检查　对诊断有一定帮助。

对穿透性心脏创伤合并急性心脏压塞,只要足够重视,结合伤道、胸内出血及心脏压塞等表现,诊断多不困难。紧急情况下,不可做过多的辅助检查,必须及时果断地进行开胸探查。

【治疗】

1. 心包穿刺减压术,同时给予输血、输液及抗休克治疗

(1)心包穿刺指征　临床上出现血流动力学障碍,如静脉压升高、脉压小、心动过速或低血压,胸片或二维超声心动图显示中等量以上心包积液,是进行心包穿刺的指征。

(2)穿刺方法　伤员取半卧位,一般主张在局部麻醉下用18 F针头由剑突下和左肋弓交接角处进针,针尖向后上方指向左锁骨中点慢慢刺入,边穿刺边抽吸,针头刺入心包腔内即有积血抽出,即使排出少量血液,伤员情况亦可得到明显好转。此项操作可在二维超声心动图或心电图监测下进行,较为安全。当针尖接触心脏表面时,心电图上 QRS 波立即呈负向,此时可将针头稍后退,以避免刺伤心肌。

2.**心包开窗引流术**　急性心脏压塞的伤员,若心包穿刺后症状未见改善,或短期改善后又复恶化,则是进行性出血的征象,应在积极抗休克治疗的同时在剑突下做紧急心包开窗引流术。心包开窗排除积血和血凝块后,心脏压塞症状得到解除,在心包腔内放置引流管后闭合胸壁切口。若发现心包腔内有活动性出血,可将开窗术切口向上延伸,进行紧急开胸手术,修补心脏及大血管伤口,彻底止血缝合。

近年来,对明显心包积血或心脏压塞伤员多主张积极手术治疗,手术可以彻底清除积血及血凝块,防止积血机化后导致的缩窄性心包炎。

【预防】

应重视医源性心脏穿孔或血管损伤导致的心脏压塞。预防的关键是进行心导管检查和心腔造影时,术者熟悉心脏解剖,动作轻柔仔细。

四、室壁瘤

【概述】

1.**概念及流行病学资料**　1892 年 Patain 首先报道一例车祸后 13 个月死于充血性心力衰竭的病例,经尸检诊断为左心室室壁瘤,直到 1965 年 Green 方第一次应用手术切除室壁瘤获得成功。1969 年 Killen 回顾性总结了创伤后没有处理的外伤性室壁瘤的相关文献,所有伤员的自然转归无一例外均为死亡。1989 年 Grieco 收集全世界范围内文献,共计报道胸部钝器伤所致左心室壁瘤 35 例。近几年来国内也不断有此类手术治疗病例报道。

2.**病因与发病机制**　室壁瘤作为闭合性胸部创伤的结局之一,其发生率不高。根据室壁瘤形成机制大致可分为两类:一类是心脏严重挫伤区的心肌坏死后穿破,形成假性室壁瘤,这类室壁瘤瘤壁仅含心包及心包外围组织而无心肌纤维;另一类是由冠状动脉损伤和闭塞引起,或挫伤区心肌坏死瘢痕形成,室壁变薄向外突出形成真性室壁瘤,构成瘤壁的除纤维结缔组织外,尚有部分残余心肌纤维。Silver 认为冠状动脉损伤,特别是前降支闭塞导致的心肌梗死,较局部心肌挫伤更容易导致室壁瘤的发生。

3.**病理生理**　创伤性室壁瘤的病理,视其类型不同瘤壁的结构各异,但其共同特征均为局部心室壁在心腔压力持续作用下逐渐向外膨出,在一开始,局部心室壁失去收缩力,继而产生反向搏动,其病理生理和缺血性心脏病心肌和缺血性心脏病心肌梗死后形成的室壁瘤相似,严重影响心脏排血功能。根据 Laplace 定律,心脏为了保持正常排血量,这时就必须提高张力并大于正常的数倍,因此心肌耗氧量异常增高,瘤壁越来越薄。瘤腔内可有血栓形成,而瘤壁,尤其是假性室壁瘤,随时都有穿破致大出血和死亡的危险。

【临床表现及诊断】

创伤性室壁瘤的临床症状缺乏特异性,按 Grieco 综合 35 例文献资料分析,男女之比为 32:3,年龄 23(3~59)岁,主要临床征象有充血性心力衰竭(11 例)、心律失常(10)例、动脉栓塞(6 例)、心前区有搏动性包块(1 例),7 例无明确主诉和症状。该组伤员从受伤到明确诊断时间为 3 个月(5 d 至 18 年)。在体征方面,胸部查体可发现心界扩大,大的室壁瘤在心前区可闻及收缩期吹风样杂音和第二心音分裂,并有心功能不全的一系列征象。

外伤后心电图检查呈现缺血和透壁性心肌梗死波形,同时出现心源性休克和反复发作的心律失常,对这类伤者应高度怀疑可能出现创伤性室壁瘤。结合随访观察,如胸部 X 射线片提示心影扩大,临床上应考虑室壁瘤诊断。超声心动图检查和心血管造影检查对诊断创伤性室壁瘤具有极高的特异性和敏感性,可以帮助明确诊断。

【治疗】

创伤性室壁瘤,特别是假性室壁瘤,若不进行手术干预则预后不良。外科手术是唯一有效的治疗方法。

1. 手术适应证 ①较大的室壁瘤,出现持续难以控制的充血性心力衰竭;②室壁瘤,特别是假性室壁瘤,瘤壁有穿破征象者;③有复发性动脉栓塞的伤员;④频繁发作室性期前收缩者。

2. 手术方法 室壁瘤切除术均应在体外循环下进行。一般先将瘤体顶部切开,进入心腔彻底清除附壁血栓,从瘤腔内分清瘤体边界,第一层以间断褥式缝合纵形闭合室壁切口,切口两侧各采用一长条垫片垫于缝线下方以防心肌割裂,第二层应用连续缝合。

3. 治疗效果 外伤性室壁瘤若不手术,主要死亡原因是严重心律失常、进行性心力衰竭和心脏破裂。室壁瘤切除后,如果剩余的心肌功能良好,则手术的近期和远期疗效均较满意。

【预防】

室壁瘤大多由心肌坏死导致心室壁变薄膨出而形成。目前尚无有效方法可以避免其发生。对于存在创伤性室壁瘤诱因的伤员,通过控制血压和必要的冠脉再灌注手段以降低心肌损害,有可能在一定程度上降低室壁瘤发生的风险。

(郭 伟)

参考文献

[1]王正国.实用创伤外科学[M].福州:福建科学技术出版社,2009.

[2]郭庆山,黄显凯,任家顺.实用战创伤临床治疗学[M].郑州:郑州大学出版社,2012.

[3]SIMON B,EBERT J,BOKHARI F,et al. Eastern Association for the Surgery of Trauma. Management of pulmonary contusion and flail chest:An Eastern Association for the Surgery of Trauma practice management guideline[J]. J Trauma Acute Care Surg,2012,73(5 Suppl 4):S351-361.

[4]PROPPER B W,GIFFORD S M,CALHOON J H,et al. Wartime thoracic injury:perspectives in modern warfare[J]. Ann Thorac Surg,2010,89(4):1032-1035.

[5]POON H,MORRISON J J,APODACA A N,et al. The UK military experience of thoracic injury in the wars in Iraq and Afghanistan[J]. Injury,2013,44(9):1165-1170.

[6]BOSMAN A,DE JONG M B,DEBEIJ J,et al. Systematic review and meta-analysis of antibiotic prophylaxis to prevent infections from chest drains in blunt and penetrating thoracic injuries[J]. Br J Surg,2012,99(4):506-513.

第七章

胸腔探查术

第一节　紧急剖胸术

一、损害控制性剖胸术

损害控制性手术(damage control surgery，DCS)的理念首先来源于腹部创伤外科,特别是严重的肝大出血损伤的救治。因为该器官严重损伤的早期死亡率很高,通过纱布填塞配合后期的 ICU 复苏以及再次确定性手术,采用损害控制性手术可明显降低死亡率。损害控制性剖胸术(damage control thoracotomy，DCT)正是从早期的腹部创伤损害控制性手术逐渐发展到胸部战创伤的救治而形成的。因为在现代社会,战创伤尤其是胸部严重战创伤或合并多发伤是威胁人类生命健康的重要因素。胸部战创伤与腹部战创伤外科有一定的共同之处,将损害控制性手术理念与方法用于胸部战创伤的救治,也使胸心外科严重战创伤手术伤员的死亡率大大降低。

传统的外科手术包括入路选择、手术野暴露、彻底止血、针对性切除以及重建、充分引流等,外科医生需要严格遵守固定的手术操作原则,尽可能实现一次性彻底完全治疗。这种传统的救治模式由于忽视了伤员的病理生理状态,虽在手术意义上获得成功,但部分危重伤员可能在后期的恢复中死亡。因此,在现代胸部战创伤救治,特别是严重胸部战创伤伤员的救治中,胸心外科医生的理念应从传统的单纯依赖手术成功的治疗模式中摆脱出来,把伤员的存活率放在首要位置。由此产生的损害控制性剖胸术近年来已有了较大的发展,从当初仅适用于濒死胸部战创伤伤员的外科救治技术,逐步扩展为急危重胸部伤伤员外科救治的一种新理念与新方法。

（一）严重胸部战创伤后的病理生理改变

严重胸部战创伤后机体病理生理改变的基础通常是大量失血,其后出现的低体温、凝血功能障碍和代谢性酸中毒三联征可导致机体生理功能衰竭。因此,正确认识严重胸部战创伤后机体的病理生理改变,是理解损害控制性剖胸术的基础。

1.低体温　创伤后机体产能明显减少,开胸后大量热量散失,大量输血、输液等抢救性措施的降温作用,加上外科医生在忙于抢救伤员时容易忽视手术室升温、伤员躯体保温、输注液体及胸腔冲洗液加温等环节,故严重胸部损伤的伤员普遍存在低体温。低体温可影响凝血功能,导致全身细胞代谢障碍、心律失常、心排血量减少、氧离曲线左移而降低组织间氧的释放等。

2.凝血功能障碍 多种因素均可影响严重胸部战创伤伤员的凝血功能,特别是低体温时促凝血酶原时间和活化部分促凝血酶原时间均可显著延长,加之低体温时血浆中血栓素水平、丝氨酸酯酶活性、血小板功能、内皮功能的改变均可影响凝血功能。低体温对纤溶过程也可产生一定的影响。同时,大量输血、输液后的稀释作用可引起血小板及第Ⅴ、Ⅶ、Ⅷ因子减少,与低体温产生协同作用,从而加剧凝血功能障碍。

3.代谢性酸中毒 严重胸部战创伤后的大量出血及广泛的组织间渗液可导致全身组织发生严重且持续的低灌注和"氧债",细胞代谢从有氧状态逐步转变为无氧状态,由此产生大量的酸性代谢产物导致代谢性酸中毒。未能及时发现和纠正的严重代谢性酸中毒可加重机体的损伤并造成复苏的困难。

(二)损害控制性剖胸术的适应证

大多数胸部战创伤伤员可按常规手术进行救治处理,仅有少数伤员的生理潜能临近或达到极限时,才需采用损害控制性剖胸手术。这就要求手术医生必须尽快评估伤员的损害及生理状况,而不是在病情加重难以控制时才进行干预。因此,正确且熟练掌握损害控制性剖胸术的适应证是成功应用这项技术的关键。此类手术的重点是控制出血,减少处理未出血内脏器官消耗的时间。若动脉血气分析发现碱剩余(BE)>-18 mmol/L,应采用损害控制性剖胸术;55 岁以上或伴有头部损伤的任何年龄伤员,如BE>-8 mmol/L,也应考虑损害控制性剖胸术;如伤员年龄>70 岁,入院前曾有钝挫伤导致的心搏骤停或致命性头颅损伤,若采用常规手术救治死亡率可达100%,此时也应尝试损害控制性剖胸术。

(三)损害控制性剖胸术的程序

损害控制性剖胸术通常由 3 部分组成,包括首次简短的剖胸探查术、ICU 复苏和后期确定性手术,根据需要有时可能增加"计划外再手术"。由于实施"损害控制"的伤员通常濒临生理耗竭,救治小组必须预先制订有效的协调治疗方案,参与部门包括急诊室、手术室、ICU、血库、检验科及放射介入治疗室等,而胸外科医生是治疗小组的领导和核心。

1.首次手术 首次手术是损害控制性手术的第一部分,也是这一理念的最重要部分,通常在急诊科或医院的急诊室进行。伤员进入急诊手术室之前,救治小组成员必须准备好抢救复苏设备(必要时包括体外循环及自体血回收回输设备)及剖胸探查所需手术器械,同时将室温适当升高并预热加温装置。手术的目的是控制严重的出血。根据伤员的情况和当时的设备条件,手术通常采用患侧胸部前外侧切口或后外侧切口,开胸后采取结扎、钳夹、压迫的方式止血。控制出血的同时,快速探查心包腔、纵隔大血管、气管、较大的支气管以及食管等,通过简单的缝合、夹闭内脏器官破裂处控制住漏气、出血以及污染部位,而不需要进行尝试性的重建修复手术,力争在尽可能短的时间内迅速关闭胸腔。但胸部创伤损害控制性手术与腹部创伤不同,大多需要初期手术即行确定性的处理,如此才能确保循环以及呼吸功能的稳定。术中需要特别注意有无心脏压塞,有无心脏大血管损伤,有无气管、支气管、食管、膈肌的破裂,有无大的空气栓塞,能否通过简单结扎、缝扎、电凝等办法控制出血,有无必要钳闭降主动脉以控制胸腔或腹腔内的大出血等,并对手术的止血效果进行评估。有时为了减少热量丢失,可用巾钳钳夹伤口暂时关闭胸腔,但巾钳不能起到胸壁止血的作用,故有时也可连续交锁缝合肋间、胸壁肌层以及皮肤,以更好地减少胸壁出血。当心脏应激扩张时,若强行关闭胸腔,由于胸壁压迫可能导致低心排血量性低血压或者伤员换气困难。此时用"Bogota 袋"暂时覆盖胸壁切口或缺损,不会产生过度的胸腔压力。对心包的中量或大量积液可采取心包穿刺安置引流的方法结束手术。多根多处肋骨骨折可采取简单悬吊的方法或者加压包扎固定。对有食管破裂的伤员可采取缝合、结扎、钳夹破裂处等临时措施,但若伤后时间不长,最好采取一期缝合。

2.ICU 复苏 此为损害控制性手术的第二部分,主要在 ICU 内完成。一旦胸腔临时关闭,应立即开始 ICU 复苏。由于严重胸部战创伤的伤员通常全身连接有大量设备,包括辅助呼吸机、静脉输液和输血装置、液体加温器、监护仪等,若需在损害控制性剖胸术前后搬动伤员,必须进行周密考虑与计划安排,往往需要救治小组的多位成员通力合作才能将伤员转移至 ICU,而且在此过程中需要维持对伤员的复苏及加温。ICU 复苏的重点包括机械通气、液体复苏、复温、纠正酸中毒、水和电解质失衡及凝血障碍等。此阶段治疗主要由重症治疗医生承担,但手术和麻醉医生应积极参与救治。

(1)机械通气 由于本身存在严重的胸部损伤,可能同时还合并腹部的损伤,因此接受损害控制性剖胸术的伤员,大部分已存在或者很快会出现急性肺损伤(acute lung injury,ALI)和急性呼吸窘迫综合征(acute respiratory distress syndrome,ARDS)。除创伤伤员常见的肺间质损伤和休克外,复苏初期大量补液是损害控制性剖胸术伤员易发生 ALI 以及 ARDS 的特有诱因。大量补液将降低肺泡壁的顺应性,导致肺水肿。同时存在的膈肌损伤或者手术压迫止血均导致膈肌的活动度降低,肺的动度以及顺应性也会降低。因此,伤员在复苏阶段均需要机械辅助通气,且吸入气体需加温至40 ℃,才可维持良好的氧合及通气功能,并预防容积性伤害的发生。

(2)液体复苏 应采用大口径的静脉导管,最好经颈内或锁骨下中心静脉或者静脉切开置管建立输液通道。液体复苏程度需根据重要器官的血液灌流水平来判断,主要指标包括足够的尿量、重要生命体征的恢复及体内过多乳酸的清除等。血乳酸水平的动态变化是反映复苏进展的重要指标,而伤员重要生命体征的恢复意味着复苏成功。因此,除常规检测外,血乳酸水平的监测非常重要,每 4 h 监测 1 次,直至连续 2 次监测值≤2 mmol/L。如复苏后乳酸清除不佳或继续升高,可采用温乳酸林格液进行大容量复苏。如伤员尿量减少、混合静脉血氧饱和度降低或肺动脉监测指标提示低血容量,静脉补液量一般按照每次 1 000 ml 的梯度增加。如果血中乳酸水平持续增加,须调整静脉补液量,最好放置与肺血流方向一致的肺动脉导管监测血氧分压和血容量,以维持血流动力学稳定,并使全身血容量达到机体氧耗与血流速度无关的水平。随着人们对肺动脉置管及其他有创监测手段潜在并发症顾虑的增加,越来越多的新型微创技术已开始应用于危重伤员心脏指数的监测。但这些监测数据大多数来自心脏手术伤员,目前还缺乏有关损害控制性剖胸术伤员的数据资料。此外,由于这些方法仅能动态监测心排血量,无法监测混合静脉血氧饱和度,也限制了它们在损害控制性手术伤员中的应用,这一难题需在今后的研究和临床实践中探索解决。

(3)复温 迅速结束手术并临时关闭胸腔是积极复温的第一步。成功复温可恢复凝血因子的正常功能,有利于控制出血和清除乳酸酸中毒,对伤员的复苏具有重要作用。在伤员从手术室转移到ICU 过程中,应采用保温装置维持伤员体温。ICU 室温应预设保持超过 29 ℃。伤员到达 ICU 后,迅速除去湿的衣物并擦干全身,覆盖加热到 40 ℃ 的空气对流毯,所有输液管道均须接有精确加热控温装置,呼吸机管道也须加热。尽可能做到伤员进入 ICU 的 4 h 内复温至 37 ℃。如果伤员体温无变化,仍维持在 35 ℃ 以下,可考虑通过多个胸腔管用温盐水进行胸腔灌洗。如果体温仍低于 33 ℃,应考虑采用特殊装置连续动静脉加温。复苏过程中应将温度探头置入伤员体内进行体温监测,目标体温预设为 37 ℃ 为宜。

(4)纠正凝血功能障碍 复苏过程中伤员需要大量输血、输液,通常需要 24～48 h 才能恢复正常的生理状态。在最初的 24 h 内,输血可按照 10 个单位的原则进行,即浓缩红细胞悬液、新鲜冰冻血浆和血小板各 10 个单位。但如果凝血酶原时间≥15 s 或血小板计数≤100×10⁹/L,则需继续给予更多的血制品。如果纤维蛋白原＜1 000 mg/L,须给予冷沉淀,每 4 h 一次,直至纤维蛋白原水平>1 000 mg/L。作为治疗大出血后凝血障碍的有效止血因子,重组活化凝血因子Ⅶa 已得到越来越多的应用。一旦伤员得到充分复苏和加温,酸中毒多可自行缓解,氧债也将被消除,此时机体逐渐从无氧代谢回到有氧代谢状态。除非 pH 值<7.2,复苏过程中一般不需使用碳酸氢钠,尤其是在使用正性肌力药物时,因其在低酸环境下能更好地发挥作用。

(5)计划外再手术 在损害控制性剖胸术实施计划中,首次手术后,伤员可能存在部分出血的表现,一般无须特别处理,通常只在伤员血流动力学稳定、体温完全恢复及生理指标基本恢复后,才考虑施行再次手术。但在复苏过程中出现以下几种情况可能需要施行计划外再手术:①进行性或活动性出血;②残留食管损伤导致全身炎症反应综合征和休克;③肺、气管、支气管较大的漏气。此类手术目的在于控制出血和污染,减少无效通气。需要注意的是,此时进行急诊再手术常存在较大风险,因为伤员生理状态尚不稳定,而且伤员全身连接有大量设备,搬动困难。但如果出血超过一定数量,无法在短期内采用保守方法有效控制而伤员体温正常、无凝血功能障碍,则须考虑进行计划外再手术。此时的出血通常是由于首次手术效果不佳,继续存在机械性出血。如果怀疑实质性器官出血,首选对可疑器官进行血管造影并栓塞出血部位。如果伤员表现为容量分布性休克,可能因为遗漏损伤部位,或损伤修补失败,或消化道器官缺血坏死导致消化液外漏。如果确实无法移动伤员而需要在床边进行开胸手术,应该慎重考虑,因为充足的照明、良好的吸引装置、足够的仪器和器械,对于手术的成功至关重要,而绝大多数情况下病床边缺乏这些手术必要条件。有时候麻醉医生以及体外循环小组的加入有助于计划外再手术的正确决策与成功实施。

3.确定性手术　损害控制性剖胸术的第三部分是确定性手术。当伤员血流动力学稳定、体温恢复且无明显的凝血功能障碍时,即可考虑进行确定性手术。确定性手术通常在首次手术后24~48 h进行。手术目的包括清除胸腔或胸壁的填塞物、胸腔充分探查并重新评价损伤程度、广泛冲洗并放置引流、恢复气道以及食管的连续性等。但若在手术过程中伤员再次出现生理状态不稳定情况,则应该迅速果断结束手术。损害控制性手术后一个棘手的问题是纵隔或胸腔感染,常常表现为较难控制的发热,故术后充分有效的引流是关键。伤员常需要气管插管或长时间使用呼吸机辅助通气,因此,若伤员情况允许,宜在伤后72 h即行气管切开。早期气管切开由于减少了无效通气腔,有助于肺部物理治疗、支气管镜吸痰和支气管肺泡灌洗,并能够缩短呼吸机使用时间,增加伤员的舒适度。

综上所述,损害控制性剖胸术既是一种手术方案,又是严重胸部战创伤的一种救治理念。它根据伤员全身情况、损伤范围、术者的技术、后续治疗条件等,为伤员设计最佳的手术救治方案。损害控制性剖胸术以伤员的生存为目标,以术后的生活质量为前提,而不是追求手术台上的所谓理想和完美的手术操作。与腹部损伤比较,大多数胸部损伤需要确定性修复,但在胸部创伤救治的过程中应用损害控制性手术的理念,先简化剖胸处理致命性胸伤和简单胸部固定,待ICU复苏生理指标改善后再进行确定性手术,是胸部严重战创伤综合治疗的重要方面,提高了抢救的成功率。损害控制性手术理念之所以引起广泛兴趣并能够得以推广应用,就在于它能摆脱传统救治方法的束缚,实事求是地面对创伤过程中出现的种种新问题。

二、急诊室剖胸术与急诊剖胸术

按照体表结构的完整性是否遭到破坏,一般将胸部战创伤分为闭合性和开放性两大类。胸部开放伤以战时多见,而且多见于火器伤,也有锐器伤;以胸膜为界,胸部开放伤又可进一步分为非穿透伤(胸壁伤)和穿透伤(胸腔伤)。胸部战创伤的特点是急、危、重,故及时正确地认识最直接危及伤员生命的紧急情况与损伤部位至关重要,包括病史的询问、严格的查体,然后评估伤员的损伤部位以及伤情进展速度,并立即进入紧急处理程序。紧急处理包括院前急救处理和入院后急诊处理。前者包括基本生命支持,即维持呼吸道通畅,给氧,控制外出血,补充血容量,镇痛,长骨骨折固定,保护脊柱,特别是颈椎,并迅速转运,同时处理危及生命的张力性气胸,如放置穿刺针或者闭式引流、开放性胸伤变开放为闭合、大面积的胸壁软化连枷胸使用人工呼吸等。随着院前急救的进步,更多的严重胸部战创伤伤员有机会转送到医院急诊室。急诊室剖胸术与急诊剖胸术在胸部战创伤的急救中占据重要地位。

(一)急诊室剖胸术的适应证

最需要损害控制的伤员是那些不稳定的穿透性胸部创伤伤员,如动脉收缩压 < 10.67 kPa (80 mmHg),或呈濒死状态而且高度怀疑心脏压塞者应紧急施行急诊室剖胸术(emergency room thoracotomy,ERT),方能争取挽救生命的时机。急诊室剖胸术对重危及濒死胸部创伤,尤其是穿透伤的效果已得到公认,可挽救一些伤员的生命。穿透性胸部损伤实施急诊室剖胸术的预后较好,钝性损伤伤员生存率很低。穿透伤急诊室剖胸手术生存率为2.7%~18%,而闭合伤在0~2%。穿透伤中刀刺伤急诊室开胸手术的生存率为8.3%~20%,而枪弹伤的生存率非常低,其原因是火器伤多为贯通伤,创口较大,常合并广泛的心肌挫伤,损伤严重,救治困难。

急诊室剖胸术的主要适应证有胸腔内大出血伴重度休克、心脏大血管损伤或心包穿刺未能缓解的心脏压塞、为控制腹腔大出血而阻断胸主动脉等。对于手术前已无生命体征,以及心电机械分离/无脉搏或有心电活动而无脉搏、血压的濒死伤员,抢救成功率很低,但仍应尽力抢救,急诊室剖胸术可挽救部分伤员的生命。

1. 胸腔大出血 一般意义上的进行性出血尚可有出血观察的时间,但胸腔内大出血往往提示为心脏或较粗血管的损伤出血。比如心包外肺动静脉主干或者较大的分支出血,可无心脏压塞,开始即可能出现濒死的低血压休克等表现,需要立即在急诊室进行剖胸止血。手术常采取伤侧胸部切口,开胸后迅速找到并钳闭出血部位,控制住活动性出血,并大量输血补充血容量等。钳夹出血点也不能盲目进行,以免造成损伤而加重出血,失去止血的机会。

2. 心脏、大血管损伤或心脏压塞 心脏、大血管损伤后通常出血迅猛,伤员大多死于现场,少数可转至医院急诊室。其诊断的要点是:胸部伤口位于心脏、纵隔大血管体表投影区域或者附近,伤后短时间内迅速出现贝克三体征(Beck triad)、失血性休克或大量血胸。手术在急诊室气管插管、全身麻醉下进行,切开心包,缓解压塞,控制出血,迅速补充血容量。大量失血可采取回收胸腔内积血,经大口径输液通道回输。情况稳定后,采取无损伤带针缝合线加垫片修补心脏或大血管破口。这也属于胸部损害控制性手术的一部分。心脏、大血管损伤手术多采取左前外侧开胸术的标准切口,范围是从胸骨到第5肋间乳头下,用手术刀迅速分离胸壁肌肉到肋间肌层面。在肋缘上分离肋间肌,分离可容两手指时,将手指插入胸腔以避免损伤肺和心脏,然后用剪沿着胸膜和肋间肌分离打开胸腔。如有需要,适当延长切口达到良好的视野。若为穿透性损伤,必要时可横断胸骨。

3. 控制腹腔大出血而阻断胸主动脉 腹腔大出血,如腹主动脉以及较大的分支血管出血或者大面积的肝脾破裂出血、多器官损伤的出血等,其特点是出血点多,重要器官多,面积广,短期内难以找到出血点或同时处理多个出血点。为控制腹腔的大出血,可采取急诊室紧急剖胸的办法暂时阻断胸主动脉,从而为腹腔止血赢得宝贵的时间。手术可采用左胸前外侧切口或者胸腹联合切口,避免过多的体位搬动以减少出血,减少手术准备时间。

(二)急诊剖胸术的适应证

在某些情况下,伤员有明确的手术适应证需要急诊剖胸手术,但允许有较短时间的术前准备,纠正伤员的病理生理紊乱,暂时改善伤员情况,以期在手术室内完成手术,术中病情相对平稳,取得良好的救治效果。急诊剖胸术适用于严重休克、血压低于 8 kPa(60 mmHg),或者轻度休克、血压 8 ~ 12 kPa(60 ~ 90 mmHg)者。如下情况应行急诊开胸探查手术:心脏大血管损伤,胸膜腔进行性出血,严重肺裂伤或者气管、支气管损伤,食管破裂,胸腹联合伤,大面积的胸壁缺损,胸内存留较大的异物等。

1. 心脏、大血管损伤 指心脏、大血管损伤破口不大的情况,其诊断的要点是:胸部伤口位于心脏、纵隔大血管体表投影区域或者附近,伤后逐渐出现失血性休克或者大量血胸。稍事准备即应行急诊剖胸术。手术在气管插管、全身麻醉下进行,多采取左前外侧开胸术的标准切口,入胸后迅速吸净胸腔内血液或凝血块,找到出血部位,控制出血,迅速补充血容量。采用无损伤带针缝合线加垫片缝合修补心脏或大血管破口。如前所述,术中可回收胸腔内积血并回输。

2. 胸膜腔进行性出血 又称进行性血胸(progressive hemothorax)或活动性血胸。可根据胸腔闭式引流情况来判断是否存在胸膜腔进行性出血。有下列情况者应诊断为胸膜腔进行性出血:①持续脉搏加快、血压下降等进行性休克的表现,或虽经补充血容量血压仍不稳定,或者稍减慢输液速度后血压即下降或者不稳定;②在置入胸腔闭式引流管的初期引流量达到 1 000 ml 以上或者积血排出后引流管持续有血液引流出,胸腔引流量每小时超过 200 ml,持续 3 h;③未放置胸腔闭式引流者,多次复查血常规提示血红蛋白量、红细胞计数和血细胞比容进行性降低,引流胸腔积血的血红蛋白量和红细胞计数与外周血接近;④胸部 X 射线检查提示胸部阴影进行性增大。肋间血管、乳内动脉等相对较小的血管出血、胸膜腔的大量渗血等均属急诊剖胸手术止血的指征。手术多采取伤侧胸部后外侧切口。随着胸腔镜技术的进步,除心脏大血管损伤、心脏压塞、胸廓出口处血管损伤、气管支气管食管损伤所致的出血外,血流动力学相对稳定的伤员,可考虑胸腔镜下手术止血。

3. 严重肺裂伤或气管、支气管损伤 气道损伤的诊断要点是咳嗽、咯血、呼吸困难、血性泡沫痰、颈部皮下气肿、纵隔气肿、张力性气胸等。治疗上首先保持呼吸道通畅,纠正休克,缓解张力性气胸。

深在或大面积的肺裂伤会出现严重的肺部漏气、张力性气胸,手术要点是修补肺损伤部位的破口。如果肺裂伤严重,无法修补,可施行肺楔形切除、肺段切除、肺叶切除或全肺切除手术。支气管损伤的手术方式是胸腔探查后,通过鼓肺试水的办法找到漏气的部位,然后行支气管修补成形手术。如果修补后肺复张不良,必要时也可行肺段切除、肺叶切除甚至全肺切除。颈段气管损伤常见于刎颈自杀的伤员,也见于穿透性气管损伤者,应行紧急气管插管,阻断血液或者分泌物进入远端气管,保持呼吸道通畅。手术常采取低位的颈部横切口或颈前正中切口,切开气管前筋膜,手指探查后用组织钳夹住远侧断端,插入气管导管,然后修补吻合,同时吸净远端呼吸道内分泌物。如果该段气管壁严重挫裂伤,则可以切除2~4个气管环后再行气管端端吻合。

4. **食管裂伤** 食管损伤常位于颈部,以刀伤为主。刀伤或者枪弹伤可直接造成食管穿孔。胸内食管损伤多为间接损伤,可因胸部压迫性钝伤而造成食管破裂甚至气管食管瘘,爆震伤(blast injury)以及冲击波也可造成食管穿孔。临床上可表现为皮下气肿、纵隔气肿,胸腔穿刺可穿出积液、积气等,胸部平片可见"V"形征。因为常伴有严重而广泛的感染中毒表现,伤员可很快出现呼吸循环衰竭。急诊胸部CT可以帮助诊断食管裂伤。手术切口的选择需要根据伤情、损伤部位和需采取的手术方式来决定,可经颈部或经胸部入路。手术时间常要求在伤后12 h以内,胸段食管损伤修补的时间更为严格。手术时间越早,裂口处肿胀越轻,感染概率越低,一期修补成功率越高。

5. **胸腹联合伤** 胸部战创伤合并膈肌和腹部器官的损伤也不少见。临床表现视具体的受伤部位而定,较为复杂。开放伤可经胸腔进入腹腔,也可经腹腔进入胸腔,多根多处肋骨骨折常合并肺裂伤、肝脾破裂出血。胸部伤的处理如上所述。肝、脾、肾损伤的手术重点是控制活动性出血,也属于腹部损害控制的一部分。空腔器官损伤的手术重点是彻底探查,找到破口,以免出现后期的急慢性腹膜炎、腹腔脓肿甚至感染性休克、死亡等。胰腺损伤的救治重点是防治胰瘘,有时甚至需要行R-Y式手术。胸腹联合伤(thoracoabdominal injury)由于伴有膈肌损伤,为防治膈疝的发生,必须行膈肌修补。

6. **大面积的胸壁缺损** 大面积的胸壁缺损时,由于暴力破坏了胸壁结构,导致胸膜腔与外界相通,患侧胸腔负压状态消失,肺受压,呼吸功能受到严重影响。处理的要点是立即进入胸部损害控制程序,行机械通气,消除纵隔摆动,促进肺复张,抗休克,扩容补液等。因为胸部缺损较大,目前的确切修补材料较少,而且手术时可能为感染期,不宜采用Gore等一些人工修补材料重建胸壁。此时游离的肋骨及周围的肌肉常是良好的修补支撑材料。

7. **胸内较大的异物存留** 清洁、较小的异物若对胸内结构无明显影响,不一定专门手术取出。若异物>1.5 cm、形状不规整或靠近心脏、大血管等重要结构,常常需手术取出。因为胸内较大的残留异物既可继续对胸内结构造成损伤,又是感染的重要来源,故需要急诊予以取出。手术相对简单,重点是彻底清除异物以及保留相对健康的肺组织等,但应注意异物可能在探查术中移位,有时寻找困难。

8. **其他损伤** 枪弹等横穿纵隔伤常可导致急性大出血,故应早期手术探查。多根多处肋骨骨折、肋骨合并胸骨骨折等,因为胸壁软化,反常呼吸面积大,严重影响伤员的呼吸功能,而且须使用呼吸机辅助呼吸,若条件允许,应及早施行胸壁固定手术。

(谭群友)

第二节　择期剖胸术

一、延期剖胸探查术

胸部战创伤在急诊剖胸术或损害控制性剖胸术后,部分伤员病情趋于相对稳定,但因为伤后的情况稳定只是暂时的,部分伤员的恢复仍需要手术干预。延期剖胸探查术通常适用于以下情况。

1. **凝固性血胸**(coagulating hemothorax)　胸部战创伤后胸腔内的血凝块应尽早清除。只要伤情稳定,影像学显示胸腔内有较多的血凝块未排出,即应进行手术。因为此时血胸尚未进入慢性机化期,与周围的组织特别是脏层胸膜无明显的粘连,剥离相对容易,只需要进行较小切口的剖胸甚至胸腔镜下即能清除血凝块。手术对肺实质的损害相对较小,壁层胸膜的渗血也相对较少,手术时间短,术后恢复快。

2. **慢性创伤性膈肌破裂**　膈肌破裂早期可无明显的临床表现,但由于胸腹腔内的压力差导致腹腔内器官疝入胸腔的内容物可能较多,影响呼吸功能及消化功能,特别是可能出现后期粘连较重的膈疝,因此,在病情稳定后,复查胸片或胸部 CT 怀疑存在膈疝时,应行剖胸腹腔内容物还纳、膈肌修补术。若伤后时间不长,可尝试胸腔镜下膈肌修补术。

3. **慢性创伤性胸主动脉假性动脉瘤**　此类动脉瘤在伤后任何时间都可能发生破裂出血危及生命,甚至部分伤员在伤后 1 年或更长时间才发生破裂。故怀疑有此种疾病可能性并经过主动脉造影或胸部 CT 增强下的重建明确诊断后,应立即行手术治疗。

4. **创伤性心脏结构损伤**　胸部战创伤可导致心室间隔缺损或心脏瓣膜损伤及腱索断裂、乳头肌断裂。在经过心脏彩超或心脏导管明确诊断后应及时行手术治疗,因为此类损伤导致的心功能降低可随着时间的推移进行性加重,严重影响生活质量,并增加后期手术的风险与难度。

5. **胸导管损伤**　胸腔闭式引流液或胸腔穿刺液呈乳糜样,乳糜试验为阳性,应考虑有胸导管破裂。胸导管损伤所致的乳糜胸若破口较大,胸腔引流量多,则对伤员的营养消耗很大,水、电解质丢失严重,给胸部创伤的后期恢复带来不利影响。若已明确有胸导管损伤并经过内科保守治疗无效,则应该早期行低位胸导管结扎术。

6. **创伤后脓胸**　经过普通引流的方式不能痊愈的伤员,若一般情况允许,可及早行脓胸廓清术或开放引流术。

7. **创伤后无名动脉-气管瘘**　此类伤员随时可能出现大咯血甚至窒息死亡,一旦通过造影确诊,即应该手术治疗。

8. **胸内异物**　位于心脏、大血管或其他重要结构旁的胸内异物,特别是体积较大或形态不规则者,若早期未能发现或及时清除,可能引起周围组织的感染或致命性的大出血,故主张早期手术治疗。

二、晚期剖胸手术

部分伤员由于受到病情或当时医疗条件的限制,不适合或未能施行延期手术,可能需要施行晚期剖胸手术。

1. **创伤后慢性纤维性脓胸形成**　部分胸部战创伤伤员合并有胸膜腔的结核,或者创伤后已形成慢性纤维性脓胸,可能需要行胸廓成形术或肺叶部分切除。在经过抗感染、抗结核、营养支持治疗后,病情相对稳定时,需要晚期剖胸手术治疗。

2. **慢性创伤性膈疝**　创伤后慢性膈疝(diaphragmatic hernia)大部分是未能早期对创伤性膈肌破裂明确诊断所致。因为胸膜腔为负压,腹腔为相对的正压,伤情稳定后在用力排便、屏气等活动时腹腔内器官经膈肌的破口逐渐进入胸腔。伤员可逐步出现气急、胸部闷胀、进食异常等表现,通过消化道造影、胃镜、胸腹部 CT 等检查可以明确诊断。手术的目的是将疝入胸腔的腹腔内容物还纳,同时行膈肌修补。

3. **创伤后肺脓肿**　早期常以保守治疗为主,因为很大部分伤员可通过保守治疗康复。但若经正规的保守治疗无效,可考虑行晚期剖胸肺叶切除或肺楔形切除术治疗。

4. **创伤性气管食管瘘**　若错过早期手术时机,小的气管食管瘘(tracheoesophageal fistula)可进行禁食、抗炎等治疗。若病情无好转,瘘口较大且经久不愈,应该行晚期剖胸手术治疗。因为需要行食管瘘部分切除、食管壁附着在气管上双重缝合或重建消化道等复杂的手术方式,不宜延期剖胸手术,需待伤员一般情况稳定并支持治疗后进行晚期剖胸手术。

5. **创伤性动静脉瘘**　创伤所致的动静脉瘘诊断相对较困难,伤员在平静状态下可无明显临床表现,但因为分流的存在,可出现发绀等表现,晚期心功能受损。随着诊断治疗技术的进步,较小的瘘口可通过介入治疗的方式修复,瘘口较大、无法介入治疗的伤员可采取晚期剖胸手术治疗。

6.胸内异物存留 部分有胸内异物存留的胸部战创伤伤员早期无明显的症状,胸部 X 射线片或胸部 CT 也未能发现异物存留。随着时间的推移,伤员出现咯血、胸膜腔持续感染表现,且通过胸腔闭式引流不能治愈,再经进一步仔细检查才发现特殊部位或特殊材料的异物,此时即有晚期剖胸的指征。手术的目的是彻底清除异物,消除感染源,避免异物对胸腔内结构的进一步损伤。

(谭群友)

第三节 胸腔镜探查术

一、胸腔镜探查术的优势

如前所述,由于胸部战创伤种类繁多,受累器官可能也较多,伤情轻重缓急存在很大的不同,特别是严重的复合型胸部外伤,如心脏、大血管、气管、支气管断裂伤等,大多需要开胸探查才能完成确切的诊断和进行及时有效的处理。有些胸部战创伤的伤情复杂,病情严重,情况紧急,不允许医生花较多的时间做复杂的术前准备,或者伤员不能耐受单肺通气,此时就不得不采取传统的剖胸手术。有时甚至必须争分夺秒,进行紧急剖胸、急诊剖胸或急诊室剖胸术。但传统剖胸手术胸壁切口大,可能加重本已严重的胸部伤情。

电视胸腔镜手术(video-assisted thoracoscopic surgery,VATS)是应用现代摄像技术和高科技手术器械,通过胸壁微小切口完成胸内手术的微创胸外科新技术,可明显地减小手术创伤。20 世纪 90 年代初期以来,已广泛应用于胸腔内疾病的诊断与治疗。若选择指征恰当,胸部战创伤后 VATS 既可及早完成胸腔内探查,进行及时、准确的诊断和治疗,又可避免保守观察的漏诊、误诊,避免传统剖胸手术所带来的创伤。电视胸腔镜胸腔探查术既可以处理非穿透性胸部损伤,也可以处理穿透性胸部损伤。特别是一些相对简单、伤情较轻的胸部战创伤,完全可采取电视胸腔镜胸腔探查术进行微创诊断和手术治疗。电视胸腔镜胸腔探查术可诊断或处理肺部裂伤、膈肌损伤,控制胸壁血管出血,清除凝固性血胸,取出胸内异物,治疗外伤性乳糜胸等。随着设备的改进、手术技术的进步和微创理念的深入人心,电视胸腔镜胸腔探查术已越来越多地应用于胸部战创伤的诊治。

与传统剖胸术比较,电视胸腔镜胸腔探查术诊治胸部创伤有如下优势:①胸腔镜技术能将胸部战创伤的诊断与治疗有机结合,避免剖胸术的二次大创伤而探查为阴性的情况发生;②使无创性胸腔探查成为现实,因为开放性胸部战创伤,存在胸膜腔与外界相通的通道,可在相对无损伤的状态下经原有伤口置入胸腔镜探查胸腔内伤情,进一步帮助明确诊断,甚至完成相应治疗;③实现了胸部战创伤的微创诊断与治疗,因为胸部切口小(图 7-1),不需要切除肋骨或撑开肋间隙,呼吸肌不受新的破坏,术中出血量相对较少,术后并发症减少,术后恢复快,住院时间短,同时能提高伤员术后的生活质量;④改变了先

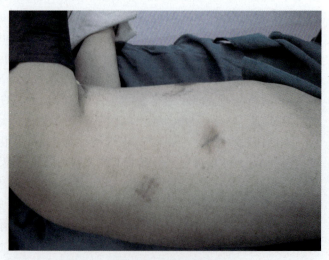

图 7-1 胸腔镜手术切口(已愈合)

观察后剖胸的胸部战创伤传统单一模式,变被动观察为主动诊治。

二、胸腔镜探查术的适应证

(一)早期胸部损伤适应证

胸腔镜探查术可应用于早期胸部损伤的如下情形:①进行性血胸,血流动力学或生命体征相对平稳,或对晶体液反应良好的低血压伤员,也可适用于中等或者大量血胸,出血量 500 ml 以上或胸腔引流量大于 200 ml/h,或者在止血情况下经过 2~3 h 的观察出血量仍然不减少者。但重度休克,循环不稳定,抗休克治疗效果不佳或休克继续加重者,疑有心脏、大血管损伤必须行修补手术者,不宜采用胸腔镜探查术。②中到重度漏气原因不明,疑有肺部较大损伤者。③怀疑有膈肌损伤者。④受伤部位接近心脏或大血管,但无明显心脏、大血管损伤表现的穿透性损伤,若伤员病情稳定,血压正常或血压偏低,但对晶体液反应良好者。

(二)后期胸部损伤适应证

胸腔镜探查术可应用于后期胸部损伤的如下情形:①凝固性血胸,宜尽可能早期胸腔镜下探查清除血凝块,超过 2 周的凝固性血胸通常在胸腔镜下处理相对困难。②创伤后气胸,大量或中量气胸,经胸腔穿刺气体无法抽净或胸腔闭式引流气体无明显减少。③创伤后脓胸,对渗出期或化脓期疗效最佳,因为该期的脓胸由感染的血凝块和纤维蛋白组成,没有明显的机化纤维蛋白沉积。若为脓性纤维蛋白期的脓胸,肺表面已形成纤维蛋白层,也可在胸腔镜下完成胸膜纤维层的剥脱,以利术后肺复张。④胸内异物残留,适用于较小的异物,且不伴由异物所致重要结构损伤者。⑤胸导管损伤,经过短期的严格内科保守治疗无效,每日引流量较大,超过 1 000 ml/d,或引流量 500~1 000 ml/d 持续 1 周以上,考虑自行愈合的可能性小。⑥膈肌破裂,下胸部、上腹部钝挫伤怀疑有膈肌破裂,其他检查无法明确诊断者;上腹部、下胸部创伤后,临床上有呼吸、循环功能障碍,腹部有阳性体征者;有肠梗阻表现,或者同时有血气胸表现,但胸腔和腹腔穿刺结果为阴性者;胸部叩诊呈鼓音,可闻及肠鸣音,胸片怀疑有膈肌破裂征象者;下胸部穿透伤或刀刺伤,可能膈肌破口较小,无膈疝和临床表现,需要早期明确诊断并行相应治疗者;膈肌损伤已明确,伤后时间不长,考虑胸腔内粘连不严重,伤员一般情况可耐受单侧肺通气者,首选胸腔镜下手术治疗。⑦食管外伤,有胸部外伤史,临床表现怀疑食管破裂者;食管破裂已经确诊,但时间未超过 12 h,仍有修复成功可能者;食管有较大异物,估计经过口腔取出困难或试取失败者;无法行食管修补或修补失败,胸段食管游离或纵隔感染的处理可以在胸腔镜下进行者。但食管异物已穿透食管壁抵达大血管、气管等重要器官,取出时可能加重对上述重要器官的损伤,除食管穿孔外,另有贲门失弛症或食管憩室病变或合并其他严重胸部伤员需要同时治疗者,不宜采用胸腔镜手术。

三、胸腔镜探查术的手术原则

虽然胸腔镜手术相比传统的剖胸手术有上述优势,但也存在一定局限性。胸腔镜手术设备要求较高,准备时间相对较长;需要经过严格训练的胸外科医生方能掌握其手术技巧,因为胸腔镜手术是在监视器显示二维图像的基础上进行手术,要求术者有很好的空间感觉。而早期严重胸部战创伤的伤员,应尽可能快地进行损害控制性手术,特别应该抓紧时间控制出血,尽可能挽救伤员的生命。因此,对病情特别危重、伤情过于复杂的伤员,不宜施行胸腔镜探查术。除如前所述的适应证外,选择胸部战创伤后胸腔镜探查术应掌握如下原则:①术前正确评估闭合性胸部战创伤史,伤员血流动力学相对稳定,允许适当的术前准备时间;②伤侧既往无手术史,胸膜腔内无广泛致密的粘连或其他较严重的合并疾病;③伤员心肺功能能耐受单肺通气;④根据伤情估计胸腔镜下能充分显示手术视野;⑤胸腔镜下能完成彻底的止血、缝合、修补、结扎等手术操作;⑥单纯明确诊断的胸腔镜探查术,手术切口尽可能小,最大限度地减小创伤;⑦尽可能选择已经开放的伤口而不增加手术切口,减少二次手术创伤及出血;⑧胸腔镜探查应尽可能准确可靠,不遗漏伤情,若遇术野暴露不佳或手术操作困难,应果断适当延长手术切口或转为传统的剖胸手术。

四、胸腔镜探查术围术期处理

胸腔镜探查术的围术期处理包括手术病例选择、术前准备、术中处理及术后处理等方面的内容。

(一)手术病例选择

1.一般情况估计 胸腔镜探查术前应对伤员进行全身状况的评价,包括体力、精神状态、日常生活能力,原有合并疾病及其是否对本次手术有影响,特别应关注心肺功能不全、肝肾功能不良、糖尿病、凝血功能障碍等,以判断对手术的耐受性。

2.呼吸系统 传统的开胸手术由于胸壁肌肉的切开和肋骨的牵拉或断裂,术后可能有不同程度的胸痛和肌肉僵直,影响伤员术后的呼吸功能。若伤员术前已有慢性阻塞性肺疾病或肺间质纤维化,肺功能明显异常者,上述影响显得更为突出,严重者不能耐受开胸手术。胸腔镜手术可很大程度地避免这些生理干扰,减少由胸部疼痛所造成的术后并发症。但是,胸腔镜探查术中需要萎陷患侧肺组织,依靠健侧单肺通气,因而伤员呼吸功能能否耐受术中单肺通气就成为选择病例的重要因素之一。理论上应评估伤员肺功能的1秒用力呼气量(FEV1),但因为胸部创伤伤员不能进行严格的肺功能检查及按 Mountain 法进行肺功能评估,所以较详细的病史询问在胸部创伤伤员的术前准备中显得尤为重要。应询问(若伤员病情不允许,可由家属或者其他知情者回答)平时能否登楼或登几层楼,登楼需要花费的时间,或平路行走时的速度与距离等。上述资料仅供参考,术前的血气分析对伤员当时的肺功能判断更为重要。

3.循环系统 胸部战创伤伤员通常本身即存在心肺的损伤,加之麻醉对循环系统影响较大,故对既往有严重心脏疾病的伤员,选择胸腔镜手术更应慎重。若有以下情况,应暂时推迟手术,经内科治疗病情控制后再酌情考虑手术:①全心衰竭伴心脏明显扩大,心功能Ⅲ级者;②近3个月内发生急性心肌梗死者;③近期内严重心绞痛发作者;④严重室性心律失常者。

4.小儿胸部伤病例 年龄小于6个月、体重小于8 kg 的婴幼儿不宜行胸腔镜手术。因为此时患儿胸腔狭小,呼吸频率快,手术侧肺常不能完全萎陷而使手术操作困难。

5.合并严重传染性疾病 如病毒性肝炎、艾滋病患者或病毒携带者应暂列为胸腔镜手术禁忌。因为多数内腔镜摄像系统或部分操作器械不能高温消毒杀灭病毒,目前尚无可靠的快速消毒方法。

6.其他 如术侧既往有感染性胸膜疾病,考虑有严重的胸膜粘连,各种原因所致的气管、支气管严重畸形,无法行双腔管气管插管或单侧支气管插管者,均应视为胸腔镜手术禁忌。

(二)胸腔镜术前准备

1.术前常规检查 胸腔镜手术虽然创伤较小,但仍属大手术范畴,因为胸腔内的操作与传统开胸手术一样。因此,胸腔镜探查术对麻醉的要求与普通开胸手术一样,甚至要求更高。若在术中遇到不能用胸腔镜处理的情况,需延长手术切口甚至紧急转为开胸手术。所以,应与开胸手术一样重视胸腔镜手术的术前准备。适当的术前检查既可尽可能多地了解胸外伤的具体情况,又能发现伴随疾病及评估伤员的全身状况,有利于确定是否采用胸腔镜手术、手术方式及手术时间。

(1)病史和体格检查 全面而准确的病史采集是术前准备的第一步。除询问本次主要的受伤情况外,还要详细了解伤员的既往史,尤其要了解既往有无胸部结核、胸膜炎、胸部外伤、手术史及液气胸史等。因为上述情况会改变胸膜腔的正常解剖,给胸腔镜手术带来困难或无法进行胸腔镜手术。另外,还要重视伤员心血管系统和呼吸系统的情况,了解能否耐受术中单肺通气和手术创伤。系统的体格检查是术前准备又一重要内容,有助于更加准确地了解伤情和发现伴随疾病。

(2)实验室检查 术前常规血液、尿液及粪便检查,若有异常应及时复查并查找原因,并给予及时正确的处理。如血红蛋白低提示贫血、营养差,术前可给予少量多次输血,使血红蛋白尽快接近正常水平。水、电解质检查若有异常,应于手术前纠正。肝、肾功能检查可帮助了解伤员肝、肾功能状况及手术耐受力。由于胸部战创伤时可能有胸腔内出血,且胸腔内出血不易自止,术前要检查伤员的凝血功能,必要时行血栓弹力图检查。伤员术前近期内若有冠心病史,需做心肌酶检查。常规血糖检查可发现一些无症状的 **II** 型糖尿病患者等。较为全面的术前实验室检查可提高手术的安全性,有利于伤员顺利康复。

(3)其他辅助检查 胸部 X 射线检查是了解胸内情况快捷而有效的方法。但由于胸部创伤后伤员不能站立甚至不能半卧时,平卧位的常规 X 射线胸片通常会遗漏血胸或气胸等伤情,因此,只要条件允许,术前最好做胸部 CT 平扫甚至增强扫描,以提供更多有关伤情和胸内结构的信息,为术前制订手术方案提供较充分的依据。术前心电图检查对了解心脏情况有一定帮助,必要时还需做超声心动图、动态心电图、心肌显像等检查。B 型超声波检查可发现胸腔积液情况及腹腔器官情况。胸腔镜术后肺部并发症主要缘于伤员肺功能低下。胸腔镜手术虽然对伤员肺功能影响较小,但术中需单肺通气,术后需安置胸腔闭式引流管,部分病例需要行肺的部分切除,甚至肺叶或全肺切除术,对伤员肺功能的要求较高。术前肺功能检查不仅可了解伤员的肺功能状况,判断伤员对手术的耐受力,而且有助于把握手术指征和制订出符合伤员情况的围术期处理方案。

上述任何检查均需在伤情允许的情况下进行,有的只适用于延期或晚期胸部手术者。

2. 精神心理准备 医护人员术前应耐心向伤员介绍手术的必要性及可能出现的不适感,解除伤员思想顾虑,增强其对手术治疗的信心,以便更好地配合胸腔镜手术治疗。

3. 术前常规准备 胸腔镜手术的术前准备与同类伤情开胸手术的术前准备相同。由于胸部伤情的复杂性,主张常规术前备血。术中若遇不能在胸腔镜下处理的伤情或并发症,需要及时中转开胸手术,所以术前还需准备好开胸手术器械(图 7-2),以备急用,部分病例甚至还需准备体外循环设备及人员。

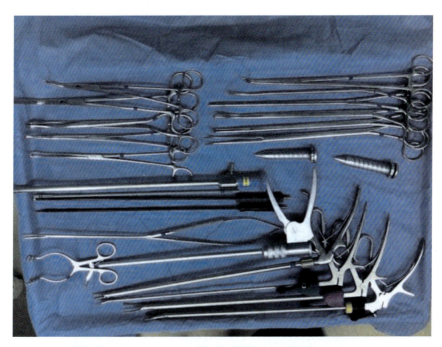

图 7-2 胸腔镜常用手术器械

(三)胸腔镜手术的术中处理

1. 手术操作 如图 7-3～图 7-8 所示。

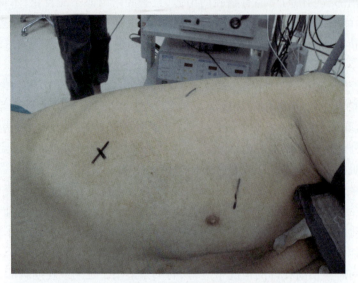

图 7-3　胸腔镜常用手术切口位置选择（未切开）

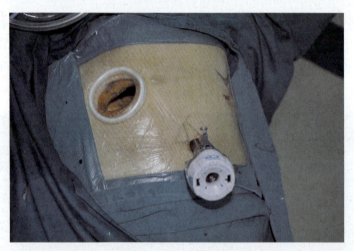

图 7-4　胸腔镜常用切口位置选择（已切开）

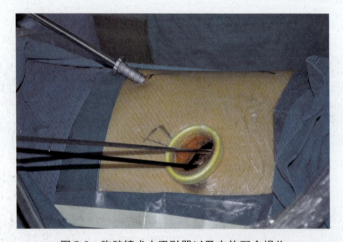

图 7-5　胸腔镜术中吸引器以及电钩配合操作

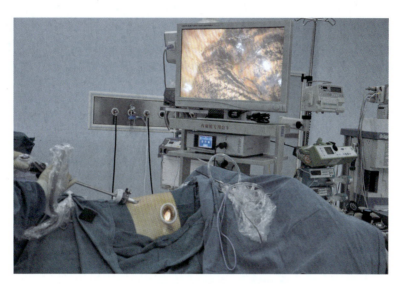

图 7-6　胸腔镜术中探查以及影像显示

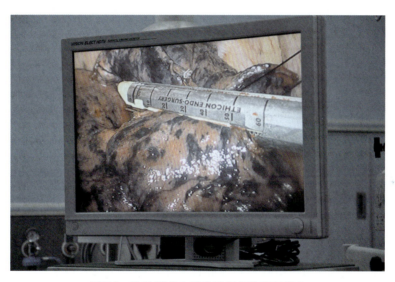

图 7-7　胸腔镜术中受伤肺组织的切割缝合

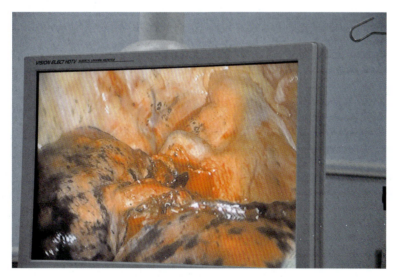

图 7-8　胸腔镜术中受伤肺叶切除术后影像（右肺上叶切除术后）

2.术中处理 胸腔镜手术的术中处理需要根据具体的伤情而定。

(1)血胸 进入胸膜腔后,迅速吸出胸腔内积血,寻找出血部位,血凝块用卵圆钳夹出或捣碎后吸出。出血的常见部位包括肋间血管、乳内血管、肺血管、椎旁血管、奇静脉等。根据情况可采用电凝、内镜下金属夹夹闭、结扎或缝扎处理。锁骨下血管或上腔静脉、主动脉等较大血管的出血不宜在胸腔镜下处理,往往需要剖胸直视下手术。

(2)气胸 气胸的来源主要为气管、支气管及肺的裂伤。胸腔镜探查时可于胸腔内注入生理盐水后膨肺寻找破口。肺裂伤大多可用细丝线或 Prolene 线缝合,较大的破口可选用腔内直线切割缝合器切除坏死的肺组织。气管、支气管损伤不便在腔镜下处理时,可转为常规开胸手术妥善处理。

(3)胸导管损伤 进入胸膜腔后,首先吸净乳糜液,大量生理盐水冲洗,去除纤维素,然后向前方牵拉肺,充分暴露后纵隔,寻找胸导管。一般右侧显露较好,易于发现和处理。左侧胸导管显露相对困难,可首先在主动脉弓上寻找,切开弓上三角纵隔胸膜,食管稍做分离后向外牵拉,于左侧锁骨下动脉后方进行寻找处理。若寻找破口困难,可经胃管注入牛奶等脂肪含量较高的物质帮助,继续流出乳糜液处即为胸导管破口。若仍不能发现破口的准确位置,可直接选择于膈肌主动脉裂孔上方低位寻找处理胸导管。可采取生物夹或合成夹钳夹、丝线结扎或连同周围组织缝扎等方法处理。无论采取何种办法处理后,均应观察一段时间,确认再无乳糜液漏出,以免术后复发。

(4)膈肌破裂 外伤性膈肌破裂胸腔镜探查方法同开胸术。首先按血胸探查处理,然后仔细探查膈肌,确定有无破口,破口的位置、大小,以及有无膈疝存在。手术时要注意充分探查止血,全层粗线缝扎,且边距足够。若有膈疝形成存在,还纳腹腔内容物和修补膈肌时避免损伤腹腔器官,还纳困难时可适当辅助开胸小切口或辅以腹部切口手术。

(5)食管损伤 首先冲洗吸净胸内食物残渣、消化道液体等,充分显露可能破裂的食管段。寻找破口可经过胃管注入亚甲蓝进行指引,也可采取于胃管下方阻断食管后,胸腔内注生理盐水,再从胃管内注气的方法。根据受伤后的时间长短,破口位置、大小,决定是否修补或如何修补。如能修补,切除周围失活组织,止血后用4-0可吸收缝合线行全层间断缝合,也可采取 4-0 Prolene 线连续缝合。缝合时注意勿使食管狭窄。修补完毕后用邻近组织包埋加固。若镜下操作困难,可适当延长胸部切口,直视下缝合修补。若破口过大,食管损坏严重,已无法修补,可切除受损段食管,经膈肌游离胃后行胃食管吻合术。术毕彻底冲洗胸腔,安置胸腔闭式引流。

(四)胸腔镜手术的术后处理

1.术后早期处理 术后伤员应由麻醉师和外科医生一同护送至监护室或恢复病房,并与病房医护人员进行床旁交接。重点交代术中特殊情况及术后应特别注意的事项。术后刚回病房的伤员宜取平卧位,未完全清醒者将头偏向一侧防止误吸,并检查各项生命指征、各种引流管连接及通畅情况。同时进行心电监护,必要时加血流动力学监测。根据需要给予相应的供氧措施。至少每隔 15 min 检测和记录呼吸、脉搏、血压、神志各 1 次。待伤员病情平稳和神志清楚后改 30°斜坡卧位,根据病情适当延长生命体征检查的间隔时间。同时注意观察胸腔引流液的数量、色泽和引流气体情况。手术当日应保证输液通畅,根据需要调节输液速度,保持出入量平衡。若伤员伴有高血压、冠心病、哮喘、肺气肿、糖尿病等慢性疾病,应给予相应的处理或预防性治疗。因为现代胸腔镜手术均需全身麻醉,手术时间相对较短,术后搬运伤员、支气管吸痰、拔除气管插管等刺激虽可使伤员暂时清醒,但伤员体内麻醉药物有一定的半衰期,当伤员返回病房安静后,其体内的麻醉药物仍有可能再次造成呼吸抑制。因此,对胸腔镜探查术后伤员的呼吸和神志状况更应予以密切观察。

2.胸腔引流管的管理 胸腔镜手术后需保持胸腔引流通畅,其拔除引流管的指征同开胸手术。

3.术后止痛 胸腔镜手术的主要优点是伤员术后疼痛相对轻微,但不等于完全无疼痛。伤员多可于手术后 24 h 内停用麻醉类止痛药物。但由于胸部创伤本身的影响和胸腔闭式引流管的刺激,伤员仍可能有一定程度的疼痛,可适当口服非麻醉类止痛药物或 PCA(伤员控制的镇痛泵)镇痛。若使用非甾体镇痛药物,需注意对消化道的保护,避免出现药物性溃疡、出血等并发症。

4.并发症处理 胸腔镜手术创伤小,并发症发生率虽低于同类胸部战创伤的开胸手术,但仍需注意相关的并发症。根据胸腔镜探查术的并发症与胸腔镜手术本身的相关性可将其分为直接并发症和间接并发症,根据发生时间又可分为术中并发症和术后并发症。胸腔镜手术并发症大多同开胸手术,但也有其特殊性。

(1)麻醉并发症　由于电视胸腔镜手术需要双腔气管插管、健侧单肺通气,其麻醉并发症较普通手术相对偏高,且多数麻醉相关的并发症是由术中单肺通气所致。在紧急双腔气管插管时,若导管对位不当,可造成支气管膜部撕裂等并发症。因此,麻醉插管时应根据伤员的身高、性别等选用恰当型号的双腔管,对位确切,并根据气囊压力充入适量气体。插管过程和插管后可用支气管镜检查插管位置,确保插管角度与深度准确性,避免出现上述并发症。长时间单肺通气后术侧肺复张时可能产生复张性肺水肿,可采取间断双肺通气的方法尽可能地避免此类并发症的发生。一旦发生复张性肺水肿,可参照内科急性肺水肿的处理方法治疗。此外,单肺通气还可能导致一系列心肺血流动力学变化和低氧血症等并发症,须在术中、术后注意监测与处理。

(2)胸内充气的并发症　胸腔镜手术与腹腔镜手术的最大技术差异是前者一般不需向胸腔充入CO_2气体。但在某些特殊情况下,向胸内充入适量CO_2气体可能有助于患侧肺萎陷和手术操作。由于人体正常的血流动力学稳定有赖于胸膜腔内负压,向胸内充入大量CO_2气体会使胸膜腔内形成正压,导致一系列生理变化及严重的并发症。比如,部分伤员胸内正压的CO_2气体可通过受损的肺静脉进入血液造成高碳酸血症或CO_2气栓引起致命的心、脑后遗症,胸内正压还会导致纵隔移位以及血压、心律的变化。因此,除非特殊需要,胸腔镜手术中一般不充CO_2气体。若确实需要,应缓慢低流量充气,充气压力低于$1.33\ kPa(10\ mmHg)$,流量小于$1.5\ L/min$,并密切监测伤员的血流动力学变化、血氧饱和度等指标。一旦发生充气相关的并发症,应立即排出积气,降低胸内压,并及时正确地对症处理。

(3)手术操作并发症

1)放置套管的并发症　在胸腔镜手术中,胸壁穿刺套管所致的并发症比较常见。常见并发症有放置套管时套管刺伤肺实质或胸内其他器官,因套管未突破胸膜放在胸膜外而损伤肋间神经、肋间血管等。套管损伤肺实质常由肺与胸壁紧密粘连,或放管时用力过猛,套管被推入胸腔深部所致。这种肺损伤可能出现较严重的出血或漏气,必须先予妥善处理后再继续进行胸腔镜手术。有时套管位置过低,可能放在膈肌以下,由此刺伤肝、脾等腹腔器官引起较严重并发症。在肥胖者或小儿伤员这种情况尤易发生。套管位置不合适或用力过大甚至可能损伤主动脉、心脏等胸内重要器官,引起致命的并发症。所以术前要根据病变部位、伤员体型、手术种类、胸部X射线检查结果以及侧卧位时膈肌可能的抬高程度等因素,设计胸腔镜胸壁套管的位置。放置套管前先用手指检查切口处胸腔情况可减少或避免上述并发症的发生。肋间神经和肋间血管损伤常常由不正确的放置套管操作所致。肋间神经损伤可能会引起术后严重疼痛或感觉迟钝。胸壁套管的直径一般不要大于$15\ mm$,以避免增加肋间神经损伤的机会。若术中有肋间动脉和乳内动脉的损伤而手术结束时尚未发现或有效处理,可能会发生威胁生命的大出血。若术中及时发现了这些并发症,一般可以直接在胸腔镜下进行处理,不需中转开胸止血。用电凝抓钳或金属夹常可进行有效止血。有时套管切口处的出血不易准确定位,处理较费时,可从切口中放入Foley导尿管,气囊充气后从切口加压外拉并固定,用气囊压迫暂时止血,或直接用小块纱布挤压入切口止血,待手术结束前再仔细处理出血。一旦发生无法在胸腔镜下处理的严重出血,应毫不犹豫地中转开胸手术止血。

2)器械损伤　手术操作器械使用不当或器械损坏也是较常见的并发症。术中操作器械破碎不但影响手术操作,而且可能在胸内残留器械碎片。一旦发生类似情况,除非已找到完整的断端或碎片,否则手术结束前应行X射线胸片检查,以免器械碎片残留于胸内引发感染或后续损伤等并发症。内镜缝合切割器使用不当或反复超限度使用,易造成钉合不全、创面出血或切割欠佳等并发症。创面缝合欠佳时,应及时补用新的内镜缝合切割器,并进行重新缝合切割,将创面妥善修补好。肺组织较脆,不宜使用较锐的器械钳夹或用力牵拉。一旦术中因器械使用不当致肺组织出血、漏气时应及时稳妥地处理。胸腔内注生理盐水后膨肺试验是检查有无漏气最好的方法。

3)胸腔感染　胸腔内无严重污染或感染的胸腔镜手术一般不会发生术后胸腔感染。术后感染的常见原因主要包括手术器械消毒不严格、切除胸内原有感染灶时防护不够以及术中未执行严格的无菌操作等。其中最常见的原因是内镜器械污染。所以，胸腔镜手术也应与常规开胸手术一样，认真对待器械消毒和严格执行无菌操作。一旦发生胸腔感染，要进行有效的脓胸引流，选用敏感抗生素，加强营养支持等。必要时可于脓胸急性期后再次胸腔镜下施行脓胸廓清和纤维膜剥脱术，以免演变成慢性脓胸导致后期处理困难。

4）术中出血和漏气 一般的出血或漏气可以通过电凝、氩气刀凝固、金属夹钳夹、结扎或缝扎等方法进行有效控制。若肺实质有很大的创伤，可以用内镜缝合切割器控制出血或漏气。若发生威胁生命的严重出血或经胸腔镜难以处理的出血，应及时延长为辅助小开胸切口，甚至中转为常规开胸手术止血。

（谭群友）

参考文献

[1]何建行.微创胸外科手术与图谱[M].广州:广东科学技术出版社,2005.
[2]陈效平.外科学[M].北京:人民卫生出版社,2005.
[3]潘铁成,殷桂林.胸心外科急症和并发症[M].北京:人民卫生出版社,2006.
[4]范士志,蒋耀光.现代创伤治疗学[M].北京:人民军医出版社,2009.
[5]彭忠民,张林,张孟远.胸部微创外科学[M].北京:军事医学科学出版社,2009.
[6]丛波,赵小刚,彭传亮.胸部微创外科技术[M].济南:山东科学技术出版社,2010.
[7]倪小冬,李幼生,黎介寿,等.损伤控制外科理论在腹部外科择期手术中的应用[J].医学研究生学报,2007,20(4):388-389,393.
[8]李宁.外科新理念:损伤控制性手术[J].中国实用外科杂志,2007,27(1):28-32.
[9]陈振岗.电视胸腔镜在开放性胸部创伤中的应用[J].武警医学院学报,2009,18(4):343-344.
[10]张晔,张连阳.胸部损伤的损害性控制手术[J].野战外科通讯,2010,35(5):43-45.
[11]张道全,石云.穿透性胸部创伤诊治的进展[J].西南国防医药,2011,21(7):795-797.

第八章

胸壁战创伤及血气胸与胸腔异物

第一节　胸壁战创伤

一、胸壁软组织战创伤

【概述】

1. **概念及流行病学资料**　胸壁软组织损伤是指胸壁的皮肤、皮下组织、胸肌及肋间组织在外力的作用下造成的机械性损伤,单纯胸壁软组织损伤占胸部创伤病例的 40% ~ 60%。无论穿透性或闭合性胸部创伤,胸壁软组织均为其直接致伤部位,因此应该说所有的胸部战创伤伤员均存在不同程度的胸部软组织挫伤。

2. **致伤机制**　闭合性损伤多为挤压、钝器打击、爆震等所致。轻者可致胸壁软组织挫伤,重者造成胸壁肌纤维断裂和血管损伤。开放性损伤可由锐器、钝器和火器等致伤物造成,常见的损伤有胸壁擦伤、挫裂伤、刺伤、切伤、火器伤。

3. **病理生理**　胸壁软组织战创伤依据致伤因素及轻重程度不同、是否累及胸腔以及伤道有无与大气相通,可以有不同的病理生理改变。闭合性损伤轻者表现为局部疼痛及咳嗽、呼吸受限;重者如合并多根多处肋骨骨折可有反常呼吸进而出现严重的呼吸循环障碍,如合并心脏、大血管损伤,伤者可因短期内大量出血出现失血性休克表现。开放性损伤如进入胸腔的伤道与大气直接相通,可出现开放性气胸等。

【临床表现及诊断】

1. **临床表现**　典型表现为局限性疼痛,深呼吸、咳嗽时加剧。闭合性损伤可见胸壁皮肤瘀斑,局部血肿。开放性损伤可见胸壁伤口,伤口的类型由于致伤物不同而表现各异。擦伤的伤口皮肤表面有擦痕,同时伴有组织液渗出,点状出血;挫裂伤的伤口边缘不整齐,周围组织挫伤较重;刺伤的伤口小而深,有时可见伤口内遗留的致伤物;切伤的伤口多呈直线状,边缘整齐,周围组织损伤较轻,出血较多;火器伤的伤口周围组织损伤较大,污染较重,致伤物可遗留在胸壁组织内。如合并肋骨骨折、胸膜和胸内器官的损伤,则有相应的症状和体征。

2. **诊断与鉴别诊断**　如有胸部创伤史,胸壁有瘀斑、血肿或伤口,诊断可确定,但要仔细判断受伤范围,实际损伤常较胸壁表面所显示的更为严重。

【治疗】

1. 治疗原则

(1)闭合性胸壁损伤 轻度挫伤可不必治疗,重者可对症治疗。包括:①口服或肌内注射止痛剂。②及时正确处理并发症,如胸壁血肿可行穿刺抽出积血或切开引流;合并多根多处肋骨骨折导致的反常呼吸运动,应及时固定软化的胸壁;合并胸内器官损伤者应首先处理损伤器官。③适量应用抗生素防治感染。

(2)开放性胸壁损伤 ①处理伤口:伤口周围以乙醇消毒,创面用3%过氧化氢溶液和无菌生理盐水棉球擦拭并冲洗,伤口内异物和无生机的组织应全部清除,伤口污染不重时可做一期缝合,否则延期缝合。胸壁擦伤则在伤面清洗后涂以红汞或敷以凡士林纱布。②口服或肌内注射止痛剂。③除胸壁擦伤外均应注射破伤风抗毒血清。④根据伤情适量应用抗生素预防继发性感染。

(3)穿透性胸壁损伤 立即封闭伤口,可用凡士林纱布5~6层,在患者深呼气末封闭伤口,再用棉垫覆盖,加压包扎,待病情稳定后,进行清创缝合和胸腔闭式引流。如胸壁伤口较大,应在全身麻醉下行清创术,并修补胸壁缺损,术后放置胸腔闭式引流。

2. 战现场急救处理 对于胸壁软组织战创伤应重视战场或受伤现场处理。一般情况下,应优先处理危及伤员生命的合并伤情,如合并多根多处肋骨骨折导致胸壁软化的伤员,现场处理时应立即有效固定软化的胸壁和控制反常呼吸;开放性损伤存在进入胸腔的伤道者,应立即以敷料包扎封闭伤道,防止因开放性气胸导致严重的呼吸循环障碍;如伤情较轻,仅仅累及胸壁,现场处理应以止痛为主。

3. 后期治疗方法 胸壁软组织战创伤的后期治疗主要针对合并骨性胸壁及胸腔内器官损伤者,依据伤情不同而异。对于存在胸壁大块软组织缺损的伤员,在局部感染控制较好、伤员一般情况稳定的条件下可以用游离或带蒂皮瓣、肌皮瓣修复局部缺损。

二、肋 骨 骨 折

【概述】

1. 概念及流行病学资料 肋骨骨折在胸部战创伤中甚为多见,既往在全军第二届野战外科科研协作会议所综合的 2 374 例胸部战创伤中,肋骨骨折有 1 448 例,占61%,而国外报道高达90%左右。按致伤原因分为钝性伤和穿透伤导致肋骨骨折,钝性伤多由爆炸引起冲击波或重物冲击所致,而枪弹及爆炸物碎片引起胸部穿透伤时亦可出现肋骨骨折。按照骨折范围分为单根肋骨骨折、多根单处肋骨骨折及多根多处肋骨骨折。

2. 致伤机制 肋骨骨折可由直接暴力或间接暴力所造成。直接暴力引起的肋骨骨折,肋骨断端可陷入胸腔,损伤肋间血管、胸膜及肺等,因而产生血胸、气胸或血气胸;间接暴力如胸部前后受挤压,多在肋骨中段折断,骨折的断端向外。枪弹伤或爆炸伤产生的骨折,常为粉碎性骨折。在儿童和青年时期,肋骨富有弹性,不易折断,常见有严重的胸内及腹内器官损伤而无骨折,甚至没有明显的胸壁软组织损伤。成年人,特别是老年人,肋骨逐渐失去弹性,肋软骨也常有钙化而脆弱,容易发生骨折。偶尔甚至胸部肌肉突然剧烈收缩,如咳嗽、喷嚏等亦可引起骨折。

肋骨骨折一般发生在第4~7肋。第1~3肋有锁骨及肩胛骨保护而不易伤折;第8~11肋连接于肋软骨上,有弹性缓冲,亦不易折断;第11和12肋为浮肋,活动度较大,骨折更为少见。但当外来暴力强大时,这些肋骨仍可引起骨折。Bassett 报道 783 例肋骨骨折中,右侧第1肋骨骨折15 例,左侧第1 肋骨骨折21 例。这些患者平均有5.9 根肋骨骨折,30% 并发连枷胸,死亡率达17%。Harrism 报道第1肋骨骨折死亡率为36%,第2肋骨骨折死亡率为29%。Albers 报道指出,第1肋骨骨折合并多发肋骨骨折,常伴有严重的胸内器官损伤,其中58% 有主动脉损伤。所以,遇上述肋骨骨折,应做全面系统检查,不可忽视。当第1 或第2肋骨骨折合并锁骨骨折时,应密切注意有无胸腔内器官及大血管损伤、气管或支气管破裂、心脏挫伤等。对于第11 及第12肋骨骨折的伤员,要注意有无腹腔内器官损伤,特别是肝、脾及肾破裂。

3.病理生理 由于致伤暴力不同,可以产生单根或多根肋骨骨折,每根肋骨又可在一处或多处折断。每肋仅一处折断者称为单处骨折,有两处以上者则称为多处骨折。单处骨折如无严重的胸内损伤,多不严重;但多根多处骨折则造成胸壁软化,形成浮动胸壁,亦称为连枷胸,严重影响呼吸与循环功能。

除多根多处肋骨骨折能引起连枷胸外,多根肋骨骨折又可合并肋骨和肋软骨交界分离,或胸骨骨折,受伤胸壁失去前端支持,均可加重胸壁浮动。吸气时胸廓扩张,肋骨上举,胸腔内负压增加,浮动胸壁向内凹陷;呼气时,肋骨下降,胸廓缩小,胸内压增大,损伤的胸壁浮动凸出。这种与健康的胸壁方向相反的活动称为"反常呼吸运动"。反常呼吸运动可使两侧胸腔压力不平衡,因而纵隔随呼吸来回摆动,称为"纵隔摆动",影响血液回流,造成循环功能紊乱,为导致和加深休克的重要因素之一。胸部创伤后气管内分泌物增加,伤员由于疼痛不敢深呼吸和咳嗽,所以呼吸浅快,呼吸道易为分泌物及血液所堵塞,引起严重的呼吸功能障碍。特别是反常呼吸运动,使呼吸受限,咳嗽无力,而且肺活量及功能残气量减少,肺顺应性和潮气量降低,常伴有严重的呼吸困难及低氧血症,因而更易导致 ARDS。

过去认为,发生浮动胸壁后,吸气时软化的胸壁内陷,使伤侧肺内部分气体进入健侧肺内,呼气时软化的胸壁向外凸出,健肺的部分气体又进入伤侧肺内,如此来回随呼吸流动,始终有部分气体不能与大气交换,形成所谓"摆动气"(pendelluft),为造成呼吸功能障碍的主要原因。但 Maloney 等根据动物实验及临床研究认为,在闭合性创伤中,这种摆动气是不存在的,并建议在浮动胸壁中,放弃这一概念。Duff 等报道在浮动胸壁伤员中,伤侧每分通气量和氧摄入量增加,未能证明有气体在两肺间来回流动。某些作者亦认为浮动胸壁导致的呼吸窘迫和低氧血症等现象,主要是肺挫伤所致肺实质性的损害引起,并非来自反常呼吸。肺挫伤可使肺泡内和间质出血、水肿,使功能残气量减少,进一步影响氧合作用。低氧血症的严重程度通常和肺挫伤的范围有关。由于功能残气量减少及肺间质出血、水肿,可使肺顺应性进一步降低,并增加了肺的呼吸做功,为维持每分通气量,势必加重反常呼吸运动。

【临床表现及诊断】

1.临床表现 肋骨骨折的临床表现主要有:①胸部战创伤病史。②疼痛,是肋骨骨折最为显著的症状,疼痛随呼吸、咳嗽和喷嚏而加重,伤员因疼痛不敢深呼吸及咳嗽,易使气道分泌物潴留,加重呼吸困难。③骨折处有明显压痛,有时可以触到骨折的断端或局部凹陷,或者感到骨擦音,以手前后挤压胸廓,可引起骨折部位剧痛(间接压痛阳性)。④存在浮动胸壁的伤员,伤情多较严重,可出现反常呼吸运动、呼吸困难、发绀,甚至休克。呼吸道分泌物增多,无力咳嗽,可出现痰鸣音。若多根多处肋骨骨折发生在背部,伤员仰卧位往往可使胸壁稳定,反常呼吸表现较轻。前胸壁的多根多处肋骨骨折,合并胸骨横断骨折时,反常呼吸运动幅度大,造成的呼吸困难及循环障碍也较严重。存在浮动胸壁的伤员,在其早期或因体质肥胖,反常呼吸运动有时不明显,以后由于分泌物潴留等原因导致呼吸困难,反常呼吸运动才变得明显。有时由于严重的胸部合并伤忽视了不甚严重的反常呼吸,因而延误了浮动胸壁的诊断。Duff 等报道的 70 例浮动胸壁中,16% 的伤员明显地延误了诊断,该组的死亡率达 36%,而立即得到诊断组死亡率仅 20%。

2.辅助检查 ①严重病例应进行血气分析检查,以明确低氧血症的严重程度。②X 射线检查不但可以观察骨折情况,而且可以了解胸内器官有无损伤及并发症(如气胸、血胸、肺损伤、显示主动脉破裂的纵隔增宽、创伤性膈疝等)。X 射线检查应重复进行,以排除延迟性血胸、气胸、肺不张及肺部感染。但应注意到,如果骨折无明显移位,或骨折在肋骨与软骨交界处,在 X 射线片上则不易看出骨折线,而在伤后 3 ~ 6 周可在胸部 X 射线片上看到骨折骨痂形成的阴影。③胸部 CT 检查对于观察胸内器官有无损伤及并发症方面较 X 射线检查更为准确直观,结合骨性胸壁三维重建,对于判断肋骨骨折的部位和范围的敏感性和准确性亦明显高于 X 射线检查,因而在肋骨骨折的诊断及明确有无合并胸内器官损伤方面具有重要的临床价值。对于无法搬动的严重病例,在有条件的医疗单位建议行床旁胸部 CT 检查。

3.诊断与鉴别诊断 肋骨骨折主要表现为胸壁局部疼痛,尤在深呼吸及咳嗽时加重。体检时骨折的肋骨局部有明显压痛,有时可触摸到骨折线或骨摩擦感。间接挤压前后胸时可引起骨折部位剧痛(胸廓挤压试验阳性)。在多发多处肋骨骨折患者,如有较大面积之"浮动胸壁",可出现气短、发绀或呼吸困难。局部可见胸壁的反常呼吸运动,并可严重影响呼吸、循环功能。骨折刺破胸膜和肺组织可出现气胸、血胸、皮下气肿或咯血。

根据受伤史和临床表现,肋骨骨折的诊断并不困难,但应仔细全面检查,注意有无血胸、气胸、胸内器官或身体其他部位的损伤。对第1肋骨骨折,应注意有无血管神经的损伤。对下胸部肋骨骨折,应仔细检查腹部有无压痛和肌紧张,必要时行腹腔穿刺和腹部CT检查,以排除肝、脾破裂及空腔器官损伤的可能性。胸部CT扫描检查对有无并存肺挫伤及其严重程度和范围有诊断价值,动脉血气分析对了解病情严重程度有帮助。

【治疗】

1. **无反常呼吸单处肋骨骨折的治疗** 主要是止痛和预防肺部感染,采取以下措施:①口服或必要时肌内注射镇静及止痛药物。②肋间神经或痛点封闭。肋间神经或痛点封闭有较好的止痛效果。由于疼痛减轻,对伤员呼吸、咳嗽、咳痰及预防肺部并发症均有好处。肋间神经阻滞可用1%奴夫卡因5~10 ml,注射于骨折部的脊柱旁肋间神经处,注射应包括骨折的上、下各1根肋骨的肋间神经;痛点封闭可用0.5%~1%奴夫卡因10 ml,直接注射于骨折部位及其周围,必要时可以重复施行。③胶布固定制动。于伤员呼气末,用宽6~8 cm、长度超过伤员胸围半周的胶布数条,由后向前、由下向上像叠瓦样将胶布贴于胸壁,每条胶布互相重叠2~3 cm,起固定作用。用胶布固定的目的在于限制呼吸运动,使骨折断端减少活动而达到止痛目的,但对患有支气管炎、哮喘、肺气肿者及老年伤员应禁忌使用。④胸束带固定。针对胶布固定的缺点,亦可使用胸束带固定法。这种市售的胸束带分为弹力胸束带或非弹力多头胸束带两种,具有对胸壁的固定确实、伤员舒适、不影响胸廓运动的作用,有利于保持正常的静息通气量,且无皮肤过敏等反应。

2. **多根多处肋骨骨折合并反常呼吸运动的治疗** 保持气道通畅、保证充分供氧、镇痛、控制反常呼吸、有效固定软化胸壁、积极治疗合并伤及呼吸机辅助治疗,是治疗创伤性连枷胸合并肺挫伤的有效方案。

(1)保持气道通畅,保证充分供氧 必要时可行气管内吸痰或气管切开术。在严重胸廓挤压伤时做气管切开的优点是:减少呼气时的阻力,改善反常呼吸;减少呼吸道无效腔容量;便于清除气道分泌物,有利于呼吸道管理。

(2)止痛 多根多处肋骨骨折合并反常呼吸运动患者最突出的症状是胸部疼痛。如不能采取有效的镇痛措施,可导致一系列并发症,包括肺不张、呼吸功能障碍、肺部感染等,严重的患者甚至可引起急性呼吸窘迫综合征。因此,有效的止痛治疗是稳定患者伤情,为后续治疗提供保障的重要措施。若骨折固定、骨折痛点封闭尚不能有效镇痛,则可常规给予药物镇痛,根据患者的疼痛评分,还可行肋间神经阻滞及持续硬膜外麻醉。

战时,为伤员止痛的传统方法是全身麻醉,抑制整个神经系统,使伤员完全处于镇静状态。目前,战场上为伤员止痛采用区域麻醉,就是连续阻滞周围神经,阻断身体受伤部位传来的疼痛信号,对准目标治疗,称之为目标疗法。区域麻醉并不是一种新的麻醉方法,在越南战争中,美军就进行过脊椎麻醉和硬膜外麻醉,使身体的整个下部处于麻醉状态。现在的创新点是利用微型控制泵,连续给受伤部位输注药物(如甲哌卡因)。这种方法不仅可以在战场上应用,而且可以立即止痛。

(3)手术内固定 多根多处肋骨骨折合并反常呼吸运动患者及时行手术内固定,不仅可减轻疼痛,还可控制多种并发症的发生。临床常用的手术内固定材料有镍肽记忆合金环抱器、聚左旋乳酸肋骨钉及钢丝加克氏针等。各种内固定材料均有利弊,在使用时应根据患者的损伤情况选择使用。钢丝加克氏针内固定简单、经济、有效;聚左旋乳酸肋骨钉与镍肽记忆合金环抱器是新型的内固定材料,其优点是内固定更可靠,矫形效果更佳。手术内固定治疗连枷胸可大大降低死亡率,缩短伤员的康复时间,降低并发症的发生率,同时具有功能恢复好及美容效果好的优点。对于有下列情况的患者,可优先考虑选择手术治疗:①需开胸处理胸内损伤或活动性出血者;②前、侧大面积浮动胸壁;③合并胸骨骨折或双侧重症浮动胸壁;④患者持续性胸痛,骨连接不佳;⑤伤员在呼吸机脱机时出现明显反常呼吸。

（4）积极治疗合并伤　创伤性连枷胸合并肺挫伤患者主要的死亡原因是 ARDS,因此,积极对合并伤进行治疗,可降低死亡率。对于合并伤的患者应及时给予消炎痛（吲哚美辛）,同时给予肾上腺皮质激素。消炎痛可阻断前列环素和血栓素表达,肾上腺皮质激素可降低毛细血管通透性和炎性反应,稳定溶酶体膜,当创伤性连枷胸合并肺挫伤患者出现失血性休克,进行复苏时,应对晶体液与水分的输入进行限制,避免对挫伤肺造成进一步的损害,而给予适量血浆、全血及白蛋白。

（5）呼吸机治疗　创伤性连枷胸合并肺挫伤患者常出现低氧血症和呼吸窘迫,当患者出现机械通气指征时,应及早行机械通气治疗。有学者对两种通气方法进行对比研究,结果显示,持续正压通气能降低肺部感染的发生率与患者死亡率,使单侧肺挫伤后的肺功能得到显著改善,同时可减轻健侧肺组织的继发性损害。

（郭　伟）

第二节　胸部战创伤合并血气胸

气胸和血胸在胸部战创伤中最常发生,及时发现和正确处理创伤后血气胸有时对挽救伤员的生命具有重要意义。

一、创伤性气胸

（一）概述

1.概念及流行病学资料　正常情况下胸膜腔内没有气体。任何原因使气体进入胸膜腔造成积气状态,均称为气胸（pneumothorax）。气胸的形成通常在以下 3 种情况下发生:①肺、气管、支气管或食管破裂,突破脏层或壁层胸膜,由于压力差气体进入原为负压的胸膜腔,直至压力差消失或破口闭合;②胸壁创伤穿破壁层胸膜,气体自外界进入胸膜腔;③胸腔内有产气的微生物,此种情况较为少见。

创伤性气胸（traumatic pneumothorax）在钝性伤中占 15%～50%,在穿透伤中占 30%～87.6%。在胸部损伤中,气胸的发生率仅次于肋骨骨折。

2.发病原因　创伤性气胸发生的原因主要有:①胸部穿透伤;②肺实质或支气管、气管破裂;③食管破裂;④医源性损伤,在救治胸部创伤过程中胸腔穿刺、胸外心脏按压以及锁骨下静脉穿刺等操作导致胸膜腔完整性破坏。

3.致伤机制　绝大多数病例气胸的空气来源于被肋骨骨折（rib fracture）断端刺破的肺裂伤,也可源于暴力作用所致的支气管或肺组织挫裂伤,或创伤过程中气道内压力急剧升高引起的支气管或肺破裂。锐器伤或火器伤穿通胸或伤及肺、支气管、气管、食管等,只要破坏了胸膜的完整性,也可引起气胸,且多为血气胸,以后可能发展为脓气胸。闭合性或穿透性膈肌破裂伴有胃破裂,若未及时处理,也可导致脓气胸。根据致伤因素以及胸膜腔压力的变化,将创伤性气胸分为闭合性气胸、开放性气胸和张力性气胸。

4.临床表现及诊断　气胸的诊断依赖于胸部战创伤史、临床表现和相关的检查。气胸的临床表现受气胸产生的速度、气胸量、胸膜腔的压力或气胸类型及伤员的身体状况等因素影响。

（1）X 射线胸片　X 射线胸片是诊断气胸最可靠的方法,可显示肺萎陷的程度,肺部情况,有无胸膜粘连、胸腔积液及纵隔移位等。胸片上可显示无肺纹理的均匀透亮区的胸膜腔积气带,其内侧为与胸壁平行的弧形线状肺边缘即"气胸线"。少量气体往往局限于胸腔上部,常被骨骼掩盖,此时嘱患者深呼气,使萎陷的肺更为缩小,密度增高,与外带积气透光区形成更鲜明的对比,从而显示气胸带;大量气胸时,患侧肺被压缩,聚集在肺门区呈球形阴影,有时肺压缩可达100%。存在血气胸时,可见液气平面;当胸膜腔内有粘连时,X射线胸片上萎陷的肺不再呈现均匀向肺门压缩的状态,而是显示出不规则状压缩或肺压缩边缘呈分叶状。气胸时由于胸腔内压力增加,X射线显示患侧膈肌明显下移,气管、心脏向健侧移位,合并纵隔或皮下气肿时,可见纵隔或皮下积气影。

根据X射线胸片,大致可计算气胸后肺受压缩的程度,对气胸的临床处理有一定指导意义。当胸腔内积气带宽度相当于患侧胸廓宽度的1/4时,肺被压缩大约35%;当胸内积气带宽度相当于患侧胸廓宽度的1/3时,肺被压缩约50%;当胸内积气带宽度相当于患侧胸廓宽度的1/2时,肺被压缩约65%。

临床实践中,某些情况下气胸不易识别。例如,外伤患者由于伤情的原因只能采取仰卧或半卧位,此时若用便携式放射照片机照床旁胸片,气胸征象可能模糊不清,尤其在胸顶部或胸膜腔外侧区域积气不会显示出明显的气胸征象。此外,由胸膜疾病、胸部外伤或既往手术引起的多处胸膜粘连可表现为局限性气胸,容易与肺大疱或肺囊肿等疾病相混淆。

(2)胸部CT 胸部CT扫描图像能清晰显示胸腔积气的范围和积气量,肺被压缩的程度,在有些患者可以见到肺尖部肺大疱的存在。同时胸部CT还能显示胸腔积液的多少,尤其是对含极少量气体的气胸和主要位于前中胸膜腔的局限性气胸,在X射线胸片上容易漏诊,而CT则无影像重叠的弱点,能明确诊断。

(3)诊断性胸膜腔穿刺 胸膜腔穿刺是气胸简便而可靠的诊断方法。若X射线检查条件不允许,应及早进行胸膜腔穿刺。胸膜腔穿刺可判断是否存在气胸、气胸的压力等。

(4)与膈疝的鉴别 胸部战创伤所致的气胸应与创伤性膈疝相鉴别。创伤性膈疝常为多发伤,主要为胸腹部暴力所致膈肌破裂,腹腔内器官经过膈肌裂口进入胸腔而形成。因胃、空肠、回肠、盲肠、横结肠、乙状结肠和脾等腹内器官活动性较大,当膈肌破裂时,这些器官容易疝入胸腔。由于此时患者病情危重,膈疝的症状常常被掩盖,救治过程中不易及时正确诊断。一旦误诊、漏诊创伤性膈疝,其预后较差,死亡率较高,因此,高度怀疑膈疝时应进行针对性检查,以便及时发现并妥善处理,提高救治成功率。尤其要注意的是,在严重的胸部战创伤病例中,强大的胸腹腔压力差也可致膈肌破裂。有时因为膈肌裂口较小,伤后时间短,膈疝尚未形成,一些辅助检查包括CT扫描也未能发现膈疝的存在。有些应用呼吸机的病例,由于呼吸机正压通气可能暂时干预膈疝的形成,脱机后由于胸内负压的作用,腹腔内容物不断经膈肌裂口进入胸腔,呼吸困难持续加重,此时腹部平片、钡餐、胸部CT等检查才确诊膈疝。故对严重胸部战创伤伴血气胸的病例,应充分考虑膈疝的可能性,并及时进行检查加以鉴别。

5.治疗

(1)胸腔闭式引流术 胸腔闭式引流术是气胸最简单而有效的治疗手段,是抢救患者生命的有效措施。它不仅有利于肺的复张,改善患者的呼吸和循环状况,有利于观察胸腔内出血和漏气的情况及速度,而且能对气胸的治疗决策提供依据。

胸腔闭式引流术时患者宜取平卧位或斜坡卧位。手术部位应根据体征、X射线胸片或超声检查确定,并在胸壁做标记。若无特殊情况,于患者锁骨中线第2肋间放置引流管。常规皮肤消毒,术者戴无菌手套,铺无菌巾,局部麻醉。首先用注射器做胸膜腔穿刺,以确定有效引流位置。做皮肤切口,用直钳分开各肌层(必要时切开),最后分开肋间肌进入胸膜腔,置入较粗的橡胶管。引流管留置在胸腔内的长度一般不超过5cm,以缝线固定引流管于胸壁皮肤上,末端连接无菌水封瓶。

胸腔闭式引流术后应保持引流管通畅,不使其受压、扭曲、打折等,以免影响引流效果。逐日记录引流量及其性质和变化。每日帮助患者起坐及变换体位,挤压引流管,使引流充分通畅。定期胸部X射线摄片,了解胸膜腔积气和肺膨胀情况。若患者症状消失,胸壁伤口愈合,X射线检查气体消失,无明显积液,肺复张良好,可考虑拔除胸腔引流管。

(2)其他合并伤的诊治 胸部战创伤中单纯的气胸非常少见,常常合并有其他损伤。因此,在诊断治疗气胸的同时,要对其他合并伤进行准确判断与及时处理。有时其他合并伤对气胸疗效具有重要的影响。

1）心脏、大血管损伤 抢救心脏、大血管损伤成功的关键是快速诊断、及早手术。对心脏开放伤同时伴有大出血、休克或怀疑有心脏压塞者，应立即送手术室开胸手术，情况危急时应果断行急诊室剖胸术，特别应注意避免任何延误救治的检查。

2）创伤性血胸 除心脏、大血管损伤外，气胸还常常合并有其他部位损伤所致的血胸，此时又称之为创伤性血气胸。创伤性血气胸常伴肋骨骨折及肺挫裂伤，如患者休克时间过长或合并感染，加之抗休克时输入大量晶体液，容易诱发 ARDS。创伤性血气胸，尤其是双侧肺挫裂伤合并休克及多器官损伤时，应考虑 ARDS 的可能。休克纠正后要严格控制输液量，及早补充血浆、白蛋白，及时检测肝、肾功能及血生化，定时检测动脉血气，及时发现 ARDS，及早进行抢救治疗。

3）腹部损伤 在受伤瞬间，腹压骤增，膈肌和腹部内脏器官上抬而可能导致胸腔、腹腔内器官及膈肌的同时损伤，称之为胸腹联合伤。胸腹联合伤时，腹部损伤可能比较隐蔽，易被忽略，因此，遇到有下胸部损伤时应想到合并膈肌和腹腔器官损伤的可能。若同时存在血气胸和腹膜刺激征，应及早做腹腔穿刺和 X 射线检查，早期明确诊断。一旦确诊或高度怀疑，应首先建立有效的静脉通道，明确危及患者生命的主要矛盾，有针对性地进行抢救。胸部损伤合并多发伤，尤其是腹部损伤，往往出现休克和呼吸功能衰竭，死亡率高。因此，接诊时应根据外伤史结合查体进行诊断，胸腹腔穿刺是简便、快捷而可靠的诊断方法。根据胸部、腹部的 X 射线及 CT 检查可基本明确诊断。若术前未能诊断，胸腔探查术中发现膈肌损伤时，必须进行腹腔探查。若探查伤情确切，应尽可能经膈肌裂口对损伤的腹腔器官进行修补，必要时应开腹探查。

（二）闭合性气胸

【概述】

胸部战创伤后若胸膜裂口较小或胸壁创口较小，肺部或胸壁破口随着肺萎缩、浆液性渗出而封闭或胸壁切口因周围肌肉收缩很快封闭，不再有空气进入胸膜腔，胸内压接近或低于大气压，称为闭合性气胸（closed pneumothorax）。闭合性气胸通常抽气后胸内压即下降。根据胸腔积气的多少和胸部 X 射线检查结果，闭合性气胸可分为：①少量气胸，肺压缩 30% 以内；②中量气胸，肺压缩 30%～50%；③大量气胸，肺压缩超过 50%。

【临床表现与诊断】

1．少量气胸 大部分无明显症状，仅在 X 射线上有表现，但既往有慢性支气管炎、肺气肿等肺部陈旧性疾病存在阻塞性或者限制性肺通气功能障碍的患者，即使肺压缩 5% 左右也可能出现明显的症状。听诊常发现肺尖部或外带呼吸音减弱，既往有肺气肿的患者叩诊为过清音或鼓音，有时无法判断是否存在气胸。

2．中量以及大量气胸 患者常常有胸闷、气急等低氧血症和呼吸困难表现。气管向健侧移位，听诊患侧呼吸音明显减弱或消失，叩诊呈鼓音或过清音，在肋骨骨折部位可有皮下肿胀、捻发音、捻发感等皮下气肿表现。

3．胸腔穿刺 自胸腔内抽出气体，不仅能明确气胸的诊断，而且对少量气胸的患者还可作为治疗手段。穿刺点一般在锁骨中线第 2 肋间，但有时需要根据患者的情况适当调整。

4．辅助检查 X 射线胸片是最常见的诊断手段，可发现胸腔积气以及肺萎缩现象，但部分患者需要行胸部 CT 平扫，因为前者不能很好地与肺大疱、肺气肿鉴别。X 射线胸片和 CT 检查还可以明确有无肋骨骨折以及肺部损伤等，伴有胸腔积液时可见液平面。

【治疗】

1．少量气胸 发生气胸时间已较长且积气量少的患者，一般无须特殊处理，胸腔内的积气通常可在 1～2 周内自行吸收。可以休息、给氧等，必要时行胸膜腔穿刺抽气，除非合并有血胸，一般不需要安置胸腔闭式引流。

2．中量气胸 首先行胸腔穿刺术，然后密切观察患者的临床表现，复查胸片，根据情况再决定是否需要放置胸腔闭式引流等进一步处理,并警惕张力性气胸的发生。

3. **大量气胸** 可试行胸腔穿刺术。若无法抽尽或抽气不久很快又达到抽气前的积气量,则应积极行胸腔闭式引流术。胸腔闭式引流术可使胸腔内积气及早排出,促进早期肺复张,同时有利于持续观察有无明显漏气,以便决定是否需要行手术治疗。如果持续有大量气体引流出,考虑破口较大,近期不能愈合或已形成交通性气胸,则应该行手术治疗。手术首选胸腔镜探查术,找到肺部破口后进行缝合修补,但若镜下修补困难,可适当延长切口进行妥善修补。安置引流管的位置根据具体情况而定,一般安置在锁骨中线第2肋间,术后关键在于保持引流管通畅。

4. **其他特殊情况** ①单纯闭合性气胸一般并不危及生命,但治疗中应警惕发展为张力性气胸;②若对侧也同时存在气胸或血气胸,需行全身麻醉或需机械通气时,对侧也应放置胸腔闭式引流,以防机械通气时造成对侧张力性气胸;③原来肺功能差、老年患者或有其他部位严重合并伤(例如重型颅脑伤和重度休克)者,对闭合性气胸的处理应更加积极。

(三)开放性气胸

【概述】

由火器伤、锐器伤或胸壁缺损造成胸壁创口,胸膜腔与外界大气直接相交通,空气可随呼吸自由进出胸膜腔,形成开放性气胸(open pneumothorax)。开放性气胸伤侧胸腔压力等于大气压,肺受压萎陷和呼吸困难的程度与胸壁缺损的大小密切相关,并受肺顺应性和胸膜有无粘连等因素影响。开放性气胸时健侧胸膜腔仍为负压,伤侧胸内压显著高于健侧,使纵隔向健侧移位,健侧肺亦有一定程度的压缩萎陷。同时由于健侧胸腔压力仍可随呼吸周期而增减,两侧胸膜腔压力不均衡并出现周期性变化,使纵隔在呼气时移向伤侧,吸气时移向健侧,称为纵隔扑动(mediastinal flutter)。纵隔扑动和移位,可导致残气对流(或摆动气),导致严重的通气、换气功能障碍,同时可引起心脏、大血管来回扭曲以及胸腔负压受损,静脉血回流受阻,心排血量减少,出现循环障碍。

【临床表现与诊断】

1. **临床表现** 开放性气胸患者常在伤后迅速出现明显的呼吸困难、口唇发绀、惶恐不安、脉搏细数、颈静脉怒张,严重者伴有休克。体格检查时,胸壁可见有明显创口通入胸腔,并可听到空气随呼吸进出胸腔发出吸吮样"嘶嘶"声,称为胸部吸吮伤口(sucking wound)。气管向健侧移位,伤侧胸部叩诊呈鼓音,呼吸音消失,有时可听到纵隔摆动声。

2. **诊断** 诊断依据:①胸壁有伤口,胸膜腔与外界相通,呼吸时空气可经伤口自由出入;②有严重发绀、缺氧及呼吸困难;③多伴有休克。

【治疗】

1. **现场急救及转运** 根据患者当时所处现场的条件,迅速采取自救或互救,尽快封闭胸壁创口,变开放性气胸为闭合性气胸。可用大型急救包、无菌敷料、多层清洁布块或厚纱布垫,在伤员深呼气末敷盖创口并加压包扎固定。若有大块凡士林纱布或无菌塑料布则更为适用。要求:①封闭敷料足够厚,以免漏气,但不能往创口内填塞;②范围足够宽,应超过创缘5 cm以上;③加压包扎,固定牢靠。在转送途中要密切注意敷料有无松动及滑脱,不能随便更换。同时应时刻警惕张力性气胸的发生。若伤员呼吸困难加重,应在呼气时开放密闭敷料,排出高压气体后再封闭伤口。

2. **送达医院后的处理** 患者到达医院后首先给予给氧,输血、输液补充血容量,纠正休克等治疗,纠正呼吸和循环功能紊乱,同时进一步检查和弄清伤情,放置胸腔闭式引流。待全身情况改善后,尽早在气管插管和麻醉下进行清创术。清创既要彻底,又要尽量保留健康组织,胸膜腔闭合要严密。若胸壁缺损过大,可用转移肌瓣和转移皮瓣来修补。给予抗生素,鼓励患者咳嗽排痰,预防感染。若疑有肺、支气管、心脏和血管等胸内器官的严重损伤或进行性血胸,应尽早剖胸探查处理。

(四)张力性气胸

【概述】

张力性气胸(tension pneumothorax)是由于胸部战创伤后胸壁、肺、支气管或食管上的创口呈单向活瓣,与胸膜腔相交通,吸气时活瓣开放,空气进入胸膜腔,呼气时活瓣关闭,空气不能从胸膜腔排出,伤侧胸膜腔内压力随着呼吸不断增高,以致超过大气压而形成,又称高压性气胸或活瓣性气胸。创伤性气胸的肺、支气管、胸壁损伤等的创口均可呈单向活瓣膜作用。由于气体持续进入胸膜腔而不能排出,胸膜腔内压力持续升高。张力性气胸可造成如下病理生理改变:①患侧肺被完全压缩萎陷,通气面积减少和产生肺内分流,引起严重呼吸功能不全和低氧血症;②纵隔持续向健侧移位,使与心脏连接的大血管发生扭曲,加之胸腔内压力增高以及常伴有的纵隔气肿压迫心脏、大静脉和肺血管,造成静脉回心血流受阻,心排血量减少,引起严重的循环功能障碍甚至休克;③健侧肺部分被压迫,进一步影响健侧肺的通气和换气功能。当胸膜腔内压增高到一定程度时,气体经支气管、气管周围疏松结缔组织或壁层胸膜、纵隔胸膜进入胸壁或纵隔,产生纵隔气肿或患侧胸部、头部、面部、颈部的皮下气肿。皮下气肿标志胸膜腔内气体蓄积的程度,同时也可暂时减低胸膜腔内的压力。但若治疗不及时,会造成气体交换严重障碍,静脉回流受阻,心排血量下降,组织缺氧,伤侧胸廓饱满,严重呼吸困难,发绀,休克或死亡。

【临床表现与诊断】

1.**临床表现**　发生张力性气胸时,患者常表现有严重呼吸困难、发绀、烦躁、大汗淋漓、意识障碍。气管显著向健侧偏移,伤侧胸壁饱满,肋间隙变平,呼吸动度明显减弱,伤侧胸部叩诊为高度鼓音,听诊呼吸音消失,并可发现胸部、颈部和上腹部皮下气肿,触之有捻发感,严重时皮下气肿可扩展至头面部、腹部、阴囊及四肢。若用注射器在第2或第3肋间穿刺,针芯可被空气顶出。另外,检查时可发现脉搏细弱,血压下降。X射线胸片可直观显示胸腔大量积气,肺萎缩成小团,纵隔明显向健侧移位,以及纵隔、胸壁肌间隙和皮下的气肿表现。但需强调指出的是,千万不可依赖和等待X射线检查而耽误诊断和处理时机,引起不良后果。

2.**诊断**　张力性气胸的诊断依据有:①胸部外伤史;②进行性呼吸困难和休克;③气管偏向健侧,常伴有皮下气肿;④患侧胸部饱满;⑤胸部呈鼓音,呼吸音消失或减弱;⑥胸腔穿刺可抽出高压气体。

【治疗】

张力性气胸是可迅速致死的危急重症,其救治处理包括院前急救和院内治疗。

1.**院前急救**　张力性气胸院前或院内急救都在于迅速行胸腔排气解压。现场紧急情况下可用大号针头在锁骨中线第2或第3肋间刺入胸膜腔,即刻排气减压。将针头固定于胸壁后,在其尾端接上乳胶管,连于水封瓶。若现场无水封瓶,可将乳胶管末端置入盛有100~200 ml无菌生理盐水的输液瓶内底部,做成临时胸腔闭式引流。也可在穿刺针尾端附一剪有小口的柔软塑料袋、气球、橡皮指套或避孕套等,制成活瓣排气针,使胸腔内高压气体易排出而外界空气不能进入胸腔。目前已研制出特制胸腔引流套管针和胸腔闭式引流装置,封袋消毒,随时可用,且适于后送。

2.**院内治疗**　患者经急救处理后,一般需送入医院进一步检查和治疗。若气胸仍未能消除,应在局部麻醉下经锁骨中线第2肋间放置胸腔闭式引流,然后行X射线检查,适当应用抗生素预防感染。闭式引流装置可外接负压吸引,加快气体排除,促使肺复张。若漏气停止24 h以上,X射线检查证实肺已复张,可拔除胸腔引流管。若持续漏气或肺难以复张,应追查原因。疑有严重的肺裂伤或支气管断裂或食管破裂(口服亚甲蓝观察胸腔引流物的颜色、性状或碘水造影X射线摄片可协助诊断),应及时施行电视胸腔镜探查术或开胸探查术。纵隔气肿和皮下气肿一般不需特殊处理,在胸腔排气解压后多可缓解并自行吸收。但极少数严重的纵隔气肿,可于胸骨上窝做2~3 cm长的横切口,逐层切开皮肤、颈浅筋膜和颈阔肌,钝性分离颈部肌肉,直至气管前筋膜,切口内以疏松的纱布条或橡皮管引流,气体即可排出。

二、创伤性血胸

【概述】

血胸(hemothorax)即胸膜腔内积血。血胸与气胸同时存在时,称为血气胸(hemopneumothorax)。

创伤性血胸在钝性伤中占25%～75%,在穿透性伤中占60%～80%。胸腔内任何结构损伤均可导致血胸,主要的出血来源有以下几种情况:①心脏、大血管,通常出血迅猛,大多数病例死于现场;②肋间血管,常为肋骨骨折断端出血经壁层胸膜上的破口流入胸膜腔,出血也较快,不易自行停止;③肺裂伤,肺周边部的裂伤出血常较缓慢,且大多可自行停止,但较深部位的肺裂伤出血也可能需手术止血。

【临床表现与诊断】

1. **血胸的常见表现与诊断方法** 创伤性血胸的病理生理变化和临床表现取决于出血的量和速度、患者的体质及伴发损伤的严重程度。急性失血可引起循环血容量减少,心排血量降低。多量积血可压迫肺和纵隔,引起呼吸和循环功能障碍。①少量血胸,胸腔积血量在500 ml 以下,患者无明显症状和体征。X 射线检查可见肋膈角变浅变钝,胸腔积液在膈顶以下。②中量血胸,胸腔积血量为500～1 000 ml,患者可有呼吸困难、面色苍白、脉细而弱、血压下降等出血症状。查体发现伤侧呼吸运动减弱,下胸部叩诊浊音,呼吸音明显减弱。X 射线检查可见胸腔积液在膈顶以上、肩胛角平面或肺门平面以下。③大量血胸,胸腔积血量在1 000 ml 以上,患者有较严重的呼吸、循环功能障碍和休克,出现严重的呼吸困难、躁动不安、面色苍白、口渴、出冷汗、脉搏细数和血压下降等症状。查体可见伤侧呼吸运动明显减弱,气管向对侧移位,胸壁饱满,肋间隙变宽变平,叩诊为浊音或实音,呼吸音明显减弱以至消失。X 射线检查可见胸腔积液超过肺门平面,甚至全血胸。

根据受伤史,出血和胸腔积液的症状、体征,并结合 X 射线胸片的表现,创伤性血胸的诊断一般不困难。但应注意以下几点:①对积血量的估计应考虑到患者年龄和体格差异的影响;②合并气胸时,同时表现有气胸的症状和体征,且 X 射线胸片上积血的上缘为液平面而非弧形阴影;③重症患者只能于卧位进行 X 射线检查时,少量血胸常被遗漏,中、大量血胸的影像也不典型,判断难以准确。立位时200 ml 以上的胸腔积液即可由胸片发现,但卧位时1 000 ml 以上的胸腔积液也可能被漏诊。超声波检查可探测到胸腔内液休,对估计积血量的多少、判别是否为凝固性血胸,以及在少量血胸选定穿刺部位有一定帮助。诊断性胸腔穿刺抽出不凝固的血液时具有确诊价值。诊断时应注意与肺不张、膈肌破裂及伤前就已存在的胸腔积液等情况相鉴别。

2. **几种特殊类型的血胸**

(1)进行性血胸 对于早期血胸的诊断,除明确血胸存在之外,尚需判定胸腔内出血是否已经停止。具备下列征象时应考虑为进行性血胸:①持续脉搏加快、血压降低,经输血、补液等措施治疗不见好转或对输血速度快慢呈明显相关,或暂时好转后不久又恶化。②胸腔穿刺抽出胸腔内积血后,很快又见积血增加。③胸腔闭式引流或胸腔穿刺出来的血液很快凝固,引流出的血液颜色鲜红,温度较高。④胸腔闭式引流每小时引流量超过 200 ml,持续 3 h 以上。⑤红细胞计数、血红蛋白量和血细胞比容持续进行性下降,检查胸腔积血的红细胞计数和血红蛋白量与外周血液接近。⑥凝固性血胸未抽出或胸腔闭式引流无引流液,但病情不断恶化,肺与纵隔严重受压,胸部连续 X 射线检查胸腔内阴影逐渐扩大。

(2)凝固性血胸 患者有胸腔出血的临床表现,体格检查和 X 射线检查可见胸腔积液,但胸腔穿刺不易抽出,或放置胸腔闭式引流后仅有少量血液引流出,此时应诊断为凝固性血胸。

(3)感染性血胸 血胸早期未及时引流出,由于血液是细菌很好的培养基,极易继发胸腔内感染。出现如下情况时应考虑感染性血胸:①有畏寒、发热等感染的临床表现;②胸液蒸馏水试验阳性(胸腔积血1 ml,加入5 ml 蒸馏水,若出现混浊或絮状物提示存在感染);③胸腔积血感染时红细胞计数与白细胞计数之比达100∶1(无感染时为500∶1,与外周血相似);④胸腔积血涂片和细菌培养发现有致病菌。

【治疗】

创伤性血胸的治疗原则是及早清除胸膜腔积血以解除肺、纵隔受压,改善呼吸功能,并使用抗生素防治感染;积极防治休克;处理合并伤和并发症。

1. **血胸的自体血回输** 在观察、治疗血胸的过程中,胸腔穿刺抽出来的血液、胸腔闭式引流出来的血液或胸腔探查术中吸引出的胸腔内积血,可采用自体血回收装置,过滤处理后回输给伤员。不论是闭合性伤还是火器伤引起的血胸患者,在战时或平时血源紧缺的情况下,这种自体输血方法均可采用。但在采用自体回输时应当注意以下几点:①必须证明胸腔积血无污染或感染(无胆汁、食物或粪便等);②采用严格的无菌技术收集血液,并经过有效滤过处理,目前国内外已研制出多种自体输血器;③收集回输的血液量最好不超过自体血容量的1/4,以免影响凝血功能;④伤后24 h以上的胸腔积血不宜再行回输,对闭合性血胸未伴发感染者可适当放宽时限。

2.血胸的治疗方法

(1)非进行性血胸　可根据胸腔内积血量的多少,进行观察或胸腔穿刺、胸腔闭式引流术治疗。少量血胸多能自行吸收,但要密切观察是否有积血增多的趋势。中量血胸可行胸腔穿刺抽出积血,但对于积血量较多的中量血胸和大量血胸,或几次胸腔穿刺后又出现的中量血胸,均应进行胸腔闭式引流术。对创伤性血胸应适当放宽安置胸腔闭式引流的指征,因为血胸持续存在会增加发生凝固性血胸和感染性血胸的可能性,早期放置胸腔闭式引流还可观察是否存在胸腔持续出血或进行性血胸。

(2)进行性血胸　应根据伤员的血流动力学情况及时行胸腔镜探查术或剖胸探查术。创伤性血胸的开胸率在穿透性伤中为18%~34%,在闭合性伤中为10%~15%。根据术中探查所见决定手术方式,对肺裂伤进行修补,对严重肺裂伤或肺挫伤必要时需施行肺切除术;对胸廓的破裂血管予以缝扎;对心脏、大血管破裂进行缝合修复等。

(3)凝固性血胸　对中等量以上的凝固性血胸应进行血凝块清除术,根据当时条件可采用胸腔镜探查或剖胸探查术。手术清除血块和积血,检查胸腔内器官并进行妥善处理,剥除脏、壁层胸膜表面的纤维膜,膨肺使肺充分复张,冲洗胸腔,放置胸腔闭式引流。手术宜在伤员情况稳定后尽早进行,一般不宜超过3周。有时由于凝固性血胸的封堵作用,血管破裂出血或肺与支气管破裂漏气暂时停止,在血块清除后可再出现,术中应注意探查处理。胸膜腔内注入链激酶的方法目前已很少使用。对机化性血胸应尽早行胸膜纤维层剥脱术,一般在伤后5周左右进行,过晚则手术困难或术后肺难以复张。对于中、大量血胸患者以及胸腔手术后的患者,应常规使用抗生素。

(4)感染性血胸　根据患者的状态、胸腔内感染性积血量的多少和是否形成脓胸,可采取反复胸腔穿刺抽液、胸腔闭式引流和全身应用抗生素等方法治疗。若疗效不明显或肺复张不良,应尽早手术清除感染性积血,剥离附着于胸膜的脓性纤维膜。

(谭群友)

第三节　胸腔异物

一、非心血管内胸腔金属异物

【概述】

战时因枪击或爆炸等,胸壁或胸腔内存留有各种金属物品,即为胸部金属异物,包括子弹、弹片、金属碎片及碎屑等。这些异物可以存留在胸壁、胸膜腔、肺、纵隔,也可以存留在心脏、大血管内。

胸腔内异物,因为异物的种类不同,以及存留在胸内的不同部位,产生的影响也不尽相同。大致有两种表现,一种为异物本身造成阻塞和压迫,另一种为异物带入的污染或进入呼吸道、消化道引起的继发感染。高速运动的弹头、弹片等金属异物,温度高,可不引起感染,长期存留很少出现临床症状。但外伤常将泥土、衣服碎片带入胸内,造成胸膜腔内感染,形成脓胸或胸壁窦道,长期不愈。

【临床表现与诊断】

1.临床表现　临床上可出现发热、胸痛、咳嗽等症状。胸壁内异物可致局部疼痛、肿胀,触痛明显。气管内异物,主要表现为剧烈呛咳,呼吸窘迫。较大的气管内异物可以立即引起呼吸道梗阻,出现呼吸困难、缺氧、发绀。检查可见三凹征,听诊发现气管内有吸气性哮鸣音。支气管内异物最常引起支气管堵塞,引起反复继发感染,出现咳嗽、咳痰、发热,甚至肺不张或肺实变。存留在肺内的异物常引起发热、咳嗽、咳痰、咯血等肺部感染的症状和体征。纵隔异物常由外伤所致,容易造成纵隔内大血管出血,引起纵隔血肿,严重大出血可立即死亡,少数可致纵隔血肿感染或再次出血。

2. 诊断 典型的胸部外伤史、临床症状和体征,均可提示胸内异物诊断。胸部 X 射线平片和 CT 扫描检查有助于发现胸内金属异物的位置、大小、形状,以及是否合并其他损伤。

【治疗】

原则上有临床症状的胸腔异物,无论金属或非金属异物,在胸内任何部位,均应积极手术摘除。肺内异物应及时开胸探查摘除异物,若深在肺组织实质内,可行局部肺切除,甚至肺叶切除。因为肺内异物迟早会发生感染或形成肺脓肿。

(钟前进 胡义杰)

二、心 脏 异 物

【概述】

心脏异物常为盲管性火器伤所致,致伤物可留存于心包腔或嵌入心肌内,也有少数锐器或异物沿周围静脉被血流带到心脏者。

心脏异物存留既有直接危害,如引起心肌溃破出血、感染和栓塞,也常造成伤员的沉重负担。小的异物对血流动力学没有影响,心脏异物存留除本身危害外,其病理生理变化和心脏穿透伤一样。

【临床表现与诊断】

1. 临床表现 临床表现常与心脏穿透伤一样,主要为心脏压塞、出血和休克。小的心包异物或心脏异物可不引起任何症状,仅于胸部 X 射线下偶然发现。

2. 诊断 胸部,特别是心前区的非贯通伤,有低血压、躁动、呼吸急促、脉压小以及有奇脉者均应想到已伤及心脏,或伴有心脏压塞,在这种情况下同时要想到异物存留的可能性。胸部 X 射线照片可以明确诊断。对心脏异物的诊断一般不困难,但准确定位有时并不容易。双相或多体位 X 射线片、CT 及二维超声心动图检查,可帮助异物定位。二维超声心动图检查特别有助于非金属异物的诊断和定位。

【治疗】

异物摘除术是唯一安全而有效的方法。

1. 适应证 要根据异物大小、部位和有无症状等予以考虑。细小异物,无症状者可不予处理。最近有报道 1 例心肌内弹头存留长达 45 年而无症状。对心脏、心包和大血管上的异物应限期或择期手术摘除,且多主张在伤后 1 周左右,待心肺功能及创伤反应恢复后进行手术,比较安全。

2. 术前准备 除按心脏穿透伤做一般术前准备外,术前 1 日一定要在 X 射线和二维超声心动图下做好异物定位,以便准确而安全地摘除异物。手术在全身麻醉、气管插管下进行。

3. 手术方法 心脏异物摘除一般应取仰卧位,胸部正中切口。根据异物所在部位和情况不同而选用不同的摘除方法。

(1)嵌于心壁或部分进入心腔的异物 先切开心包探查,沿异物旁做好止血的褥式或荷包缝线后,再将心壁异物摘除,清创并缝合心脏伤口。若异物在心肌深层,扪诊时有可能将异物推入心腔,可将手指经心耳插入,经过心房或心室腔抵住异物,再用止血钳夹住取出。应用电磁铁取金属异物,也是比较简便的方法。

(2)位于心房或心室内的异物 可在同侧心耳根部做好荷包缝线,将示指经心耳切口插入心腔触及异物后,用插入心腔内的示指将异物顶至心腔游离壁,对准异物部位并在该处房壁或室壁预置好2针宽褥式止血牵引线或荷包缝线,在缝线之间做一切口,送入异物钳,将夹住的异物取出,交叉收紧止血缝线,退回示指,再缝合心脏切口。

（3）心室内异物　摘除心室内深部异物,一般主张在体外循环阻闭上、下腔静脉血流和诱导心脏停搏下进行。

（4）心前区尖刀或木桩类插入性异物　异物柄露于体外,特别是随心搏而摆动者,切勿轻易拔出。对这类患者应立即进行手术,待开胸探查确认异物部位并做好止血措施后再拔出异物。这类异物插在心腔有暂时的止血作用,所以在未开胸或未做好止血措施前,切勿轻易将异物拔出,否则会立即导致大出血而死亡。

4.术中注意要点

（1）大出血　插入心腔或大血管内的异物随时有松脱,造成大出血、心脏压塞和发生心脏停搏的可能,特别当麻醉诱导时,要做好一切复苏准备。

（2）血管栓塞　心腔及大血管内游离异物,因血流冲击,随时有移位可能,术中操作应轻柔,尽量少翻动心脏或改变体位,防止异物离开心腔,导致体循环或肺循环栓塞等不良后果。Graham报道有1例碎铜片异物,由右腋静脉通过右心进入肺动脉,在左侧卧位下手术时,异物落入左肺动脉内;1周后在右侧卧位下手术,异物又落回右下肺动脉内。对这类异物,手术前定位后尽量不要再搬动患者,以采取仰卧位胸骨正中切口或前外侧切口手术为宜。

（钟前进　胡义杰）

三、肺 内 异 物

【概述】

一般在平时较少见,战时多见,早期除特殊情况外不需要紧急手术处理,但病情稳定后一般需要行肺内异物的处理。

部分肺内异物可能发生并发症,其中肺内及支气管化脓性感染的发生率为10%~20%,咯血的发生率为30%~50%。并发症与异物的种类、大小、形状以及位置密切相关。

异物存留于肺内可发生如下病理改变:①肺脓肿。肺脓肿属严重的并发症,由异物带入的感染所致。异物包埋在脓腔内,并在其内游离,可随体位的变化而变化,可早期出现,也可伤后数年出现。②肺纤维化及支气管扩张。肺内异物感染反复发作并转为慢性化脓性病变,纤维瘢痕增生,可引起肺纤维化或支气管扩张。③脓胸。肺部创伤后多有胸腔内积血,异物带入的细菌导致胸膜腔感染,即为脓胸。④胸壁窦道。少数病例肺内异物感染可沿伤道形成窦道通往体外,若不取出异物,窦道难以愈合。

【临床表现与诊断】

1.临床表现

（1）疼痛　可以表现为闷痛、刺痛,持续性或者间歇性疼痛。疼痛可以有如下原因:伤道瘢痕刺激肋间神经;肺内神经传导性疼痛。由异物刺激气管或血管周围的神经所致;肺胸膜粘连牵拉性疼痛。但部分患者异物取出后仍不缓解。

（2）咯血　咯血为肺内异物的常见表现。早期咯血由肺部机械性损伤所致,与异物的大小、种类有关;后期咯血多由支气管扩张、肺脓肿所致。

（3）肺脓肿或支气管扩张　由肺内异物引起的肺脓肿以及支气管扩张等感染并发症,可导致发热、咳嗽、咳脓痰等症状。

2.诊断　肺内异物的诊断通常并不困难。有胸部穿透伤病史,结合X射线片大多可以明确诊断。胸部CT检查可对异物进行较为准确的定位。异物定位对指导手术有很重要的价值,特别有助于鉴别下胸部或靠近后胸壁的异物及腹腔的异物等。诊断时还需要详细检查异物所导致的继发病变,必要时可以行纤维支气管镜检查,明确病变的性质及范围,为手术方式的选择提供依据。

【治疗】

1. **手术适应证** 需要根据异物大小、种类及有无并发症等来考虑治疗方式。手术取出肺内异物的适应证为:①有出血或感染并发症;②直径大于1.5 cm的异物;③位于肺表层的多枚异物;④位于心脏、大血管、气管、食管附近的异物,特别是形态不规整或较锐利的异物,更应尽早取出。

2. **手术时机** 一般在伤后2周至3个月,在胸部外伤早期全身紊乱症状消失后,尽早取出肺内异物,以减少并发症的发生。

3. **手术方式** 根据当时条件可选择开胸或胸腔镜手术取出异物。手术前对异物的定位很关键,肺部表面的异物可根据术前胸部CT的定位直接取出。深部异物术中应小心探查,准确定位,避免误判而损伤正常的肺组织。对于无感染的异物,取出后可以直接缝合肺部裂口。局部感染者可以行肺段或肺楔形切除术。有肺脓肿或支气管扩张的病例必要时行肺叶切除,术前、术后合理使用抗生素治疗。

（谭群友）

参考文献

[1]覃少洲.创伤性连枷胸合并肺挫伤诊治进展[J].中国医疗前沿,2013,8(4):11,48.

[2]郭庆山,黄显凯,任家顺.实用战创伤临床治疗学[M].郑州:郑州大学出版社,2012.

[3]张志庸.协和胸外科学[M].2版.北京:科学出版社,2010.

[4]SIMON B,EBERT J,BOKHARI F,et al. Eastern Association for the Surgery of Trauma. Management of pulmonary contusion and flail chest:An Eastern Association for the Surgery of Trauma practice management guideline[J]. J Trauma Acute Care Surg,2012,73(5 Suppl 4):S351-361.

[5]PROPPER B W,GIFFORD S M,CALHOON J H,et al. Wartime thoracic injury:perspectives in modern warfare[J]. Ann Thorac Surg,2010,89(4):1032-1035.

[6]POON H,MORRISON J J,APODACA A N,et al. The UK military experience of thoracic injury in the wars in Iraq and Afghanistan[J]. Injury,2013,44(9):1165-1170.

第九章

心脏及胸内大血管战创伤

第一节　心脏战创伤

心脏战创伤是暴力作为一种能量作用于机体,直接或间接转移到心脏所造成的心肌及其结构的损伤,直至心腔破裂。心脏战创伤可分为闭合性和穿透性损伤。

一、心包损伤

【概述】

1.**概念及流行病学资料**　心包损伤是指暴力导致的心外膜和(或)心包壁层破裂和出血。心包腔内积血称为血心包。积血在心包腔迅速增长,形成张力而影响静脉回流,从而造成循环功能障碍,可产生急性心脏压塞。心包壁层裂口较大时,部分心脏可疝出心包腔,或嵌顿于心包裂口上,形成心脏脱位或嵌顿。心脏脱位或嵌顿是心包裂伤少见的两个并发症,可以引起严重循环功能障碍。

血心包无心脏压塞者在闭合性胸部伤中不少见,常继发于心包出血。积血不多无临床症状者多可自行吸收,但严重者可造成心脏压塞。1761 年 Morgani 即已认识到急性心脏压塞是心脏损伤的重要致死原因之一。单纯性心包破裂很少见,1958 年 Parmleg 报道闭合性心脏损伤 546 例尸检中仅 18 例,约占 3.3%。这类单纯性心包破裂在临床上多无重要性。1990 年 Fasol 报道 1 例车祸导致单纯性心包破裂,心脏完全疝入右侧胸腔,经手术治愈。1997 年 Colliver 报道应用二维超声心动图诊断心包内膈疝 1 例。

2.**致伤机制**　心包是一个闭合的纤维浆膜囊,分脏、壁两层,紧贴于胸骨。心包损伤可分为胸膜-心包撕裂伤和膈-心包撕裂伤两大类。前者可因钝器从前后方向撞击引起心包与左或右侧胸膜撕裂,同时造成心肌挫伤,膈-心包裂伤则常与膈肌破裂共存。单纯心包裂伤,若破口小可产生血心包或急性心脏压塞;若破口较大,最危险的情况就是出现心脏脱位,脱入或嵌顿于胸腔,或引起心包内膈疝,出现严重循环功能障碍。

3.**病理生理**　心包伤的病理生理变化取决于创伤的病理损害程度。

(1)血心包与急性心脏压塞　钝性胸部伤合并单纯性血心包,后者常继发于心包出血,或由心肌表层出血进入心包腔引起。轻型不引起明显生理功能紊乱,且可很快吸收;有部分血心包早期无明显心包积血,而在伤后几周内逐渐出现慢性血心包、缩窄性心包炎。

严重心包伤,如心包裂口大,出血多且流入胸膜腔内,可呈现急性失血性休克。若心包裂口小,血液在心包腔内积聚;但由于心包是一层坚韧而缺乏弹性的包膜,急性心包积血达 120 ml 时可压迫心脏,达 150～200 ml 时则可引起致命性心脏压塞。此时,心包腔内压力急剧增高,心房和腔静脉首先受压,以致无法充分舒张,中心静脉压升高,心脏充盈减少,心排血量下降,冠状动脉血液灌流不足,造成心脏功能受抑制,继而出现脉搏加快,血压下降,组织血液灌流不良。心包腔内压力急剧增高对肺循环影响亦很大,并可形成恶性循环。急性心脏压塞若合并低血容量,静脉压可不高,肝不大,则情况更为严重,心功能可突然失代偿而发生循环衰竭。静脉压急剧增高,1.96 kPa(20 cmH$_2$O)为临界压力点,达此临界压力点后心包内再增加少量积血(30 ml),即可引起血流动力学功能代偿失调。

(2)心包破裂伴心脏脱位 心包破裂多位于心脏基部,若暴力为垂直方向,破裂口则多在膈神经前上方或后方,左侧比右侧多见。单纯心包裂伤无症状则可自愈,有时因肺裂伤合并气胸,气体进入心包腔形成气心包。心包破裂的最大危险是心脏通过破裂口脱出至心包外而发生嵌顿,虽少见,但也是导致急性死亡的主要原因之一。心脏嵌顿后可引起静脉回流障碍,心动过速和低血压;冠状动脉受破裂口的压迫,可产生心肌供血不足。心脏脱出心包腔,可立即出现,也可于伤后数日发生。

(3)心包内膈疝 此类损伤甚为罕见。1990 年徐建华报道 1 例,术前曾疑诊为左侧膈疝,伤后 7 d 开胸探查发现左肺膨胀不全,左胸腔心包明显扩大,切开心包,见心包横膈部分完全破裂,裂口长约 10 cm,胃及部分肠管疝入心包,心脏受压,但无损伤。

【临床表现与诊断】

1.临床表现 单纯性心包裂伤或伴少量血心包时,大多数无症状。心音往往正常,有时有一过性心包摩擦音,或喀喇音,且不固定。伤员烦躁不安、气急、胸痛,特别当出现循环功能不全,低血压和休克,并与创伤严重程度或与失血量不成比例时,应想到可能是急性心脏压塞的临床征象。心包破裂发生心脏脱出虽然也可以出现类似的临床表现,但很少见。典型的 Beck 三联征是中心静脉压升高、低血压和心音低弱,这只见于 35%～40% 的心脏压塞伤员。奇脉则是急性心脏压塞具有的特征性表现。

单纯性心包裂伤或血心包预后良好。这类伤员因无特征性表现,多数难以确诊。少数血心包开始无症状,但在伤后几周内可出现缓慢心包渗液,甚至发生慢性心脏压塞,或缩窄性心包炎征象,所以对这类伤员必须密切随访观察,以便及时发现和处理。

1990 年 Fasol 报道 1 例闭合性胸部损伤,合并右侧心脏疝。入院时除发现两根肋骨骨折和右侧血胸外,无其他致命性征象。胸部 X 射线和食管二维超声心动图检查亦无重要发现。随即插胸管引流。但伤后 12 h 突然出现中心静脉压升高,心排血量下降,有心脏压塞征象。X 射线检查示心脏向右侧胸腔移位,在胸前右侧可扪及心脏搏动。

2.诊断与鉴别诊断 当心包腔内积血不多时,胸部 X 射线检查无明显异常。心电图一般有低电压,ST 段和 T 波的缺血性变化。二维超声心动图显示心包腔内低回声区,心搏幅度减小,心包腔内有纤维素样物沉积,有助于血心包和心脏压塞的诊断。

若胸片示心脏轮廓外周有局部隆起阴影,加上心脏疝在二维超声心动图上的特征性表现,则有助于心脏嵌顿的诊断。但有时也难以和室壁瘤鉴别,后者心电图上可见心肌梗死图形。

心包内膈疝在临床表现上很难与心脏压塞鉴别,二维超声心动图能做出诊断和鉴别诊断,应及早进行床旁检查。

疑诊急性心脏压塞时,应行心包穿刺,若抽出积血,则不仅能克服血流动力学障碍,而且可以进一步确立诊断。心包穿刺中或穿刺后不断有新出血征象,提示可能有心脏或大血管损伤,是早期手术探查的指征。

【治疗】

1.心包穿刺术

(1)指征 胸片或二维超声心动图上显示中等量以上积液,临床出现血流动力学障碍(如脉压小、心动过速或低血压等),是进行心包穿刺术的指征。若心包腔仅少量积液,以心影扩大为主,则不宜行心包穿刺术。

（2）操作技术　伤员半坐位,在局部麻醉下进行。穿刺点有心尖和剑突下两个径路供选择,前者积液不多时有可能刺伤肺引起气胸。经剑突下径路,通常采用18号针头从剑突左侧与第7肋软骨夹角处进针,针头与皮肤成45°角,针尖指向左锁骨中点。当针尖深度到达胸骨后方时,使空针筒内保持低负压,由膈肌止点上方进针,针尖一进入心包腔,即可吸出心包腔内血性积液。为避免穿刺针损伤心脏,在穿刺时亦可将心电图上一个导联夹于穿刺针头上,当针尖接触到心肌表面时,QRS综合波立即呈负向,此时将针头缓慢后退;当心电图变为正常时,表示针头已离开心肌表面。如为血心包,即可抽出血性积液。也可以在心脏超声引导下进行心包穿刺,较为安全。

心包腔积液应尽可能吸尽,即使抽出20～30 ml,也足以达到心包腔内减压和缓解症状的目的。穿刺抽吸后这类伤员情况在短时间内有好转,又迅速恶化,或抽吸中发现有血凝块,反映出血量较大,应想到可能伴有心脏或大血管出血。对这种情况,立即开胸止血比反复进行心包穿刺术更为安全有效。

2. 心包开窗探查术

（1）指征　血心包做心包穿刺术时,约有25%的病例抽不出积血,此时若仍有急性心脏压塞症状,应立即做心包开窗探查术。

（2）操作技术　仰卧位,或上半身略垫高,在局部麻醉下于剑突平面做上腹中线切口,长约5 cm,切开腹白线,切除剑突,推开两侧胸膜,将膈肌向下推开。在胸骨后下方的心包上开一小窗,并应用4针牵引线悬吊心包,清除心包腔内积血。探查时若未发现有继续或明显出血,可安置心包引流管,松松闭合上腹部切口;若发现心包腔仍在继续出血,立即做胸骨正中切口,扩大心包切口,寻找出血源,缝合心脏或心包伤。

（3）术中注意要点　①经切口伸入示指推开两侧胸膜时应紧贴胸壁分离,以免刺破胸膜。②在切除剑突后,推开膈肌时不要分穿膈肌,防止进入腹膜腔。

3. 开胸探查术

（1）适应证　①急性心脏压塞;②心脏嵌顿;③心脏破裂大出血,或血胸需排除心脏裂伤者;④心包内膈疝。

（2）术前准备　继发于闭合性心脏、大血管损伤的急性心脏压塞或心脏嵌顿诊断一旦建立,必须立即开胸探查,进行心包减压和止血。术前或在转运伤员到手术室途中应给予输血和静脉滴注多巴胺。输血可以提高静脉压和增加静脉血回流量,以改善心排血量。应用多巴胺可以增加心肌收缩力,提高外周血管阻力和灌注压。

（3）技术操作　仰卧位,全身麻醉,气管插管,控制呼吸。值得注意的是,当心脏压塞未解除前,在麻醉诱导期间有可能发生心搏骤停。所以在麻醉前,手术医生应消毒好手术野,铺好消毒单和穿上手术衣;或先用局部麻醉于剑突下做心包开窗术,排出积血和改善循环状态后再开始全身麻醉和气管插管。

可根据伤情选胸骨正中切口,或左侧第4肋间前外侧切口,二者均可得到适当显露。在出血来源不能肯定时,宁愿选用纵劈胸骨正中切口。此切口可以较好地显露全部心腔和大血管的起源,无论何处损伤,修复都比较方便,必要时切口还可向上腹部延伸探查腹腔器官。

纵劈和撑开胸骨后,如发现心脏疝出心包外,应先扩大造成心脏嵌顿的心包破口,将心脏还纳于心包腔。Fasol报道的1例右侧嵌顿性心脏疝,术中心包破口紧紧套在疝出心脏的基底部,主要是主肺动脉和腔静脉受压而导致循环功能障碍。当心脏还纳后情况立即改善,术后心功能恢复正常。

对心包内膈疝手术时,应根据术前心影突出方向和膈肌破裂情况选用胸腔切口位置。一般多选左侧前外开胸切口,切开膈心包,还纳腹腔器官,修复膈肌裂口。

寻找心包内出血来源。若为动脉性积血,应把注意力集中于左心;若为静脉性积血,就应把注意力集中在右心,包括腔静脉或肺动脉,找到出血点,进行彻底止血。

冲洗心包腔,修整心包裂口。若有心包缺损则不闭合心包腔或松松缝合心包。于心包和纵隔内各置引流管1根,按常规闭合胸壁切口。

（4）术中注意要点　此类伤员到达急诊室时若发生心搏骤停,应不失时机地在急诊室进行开胸急救。做胸内心脏按压,缝合心脏裂伤,并诱导心脏复苏。

(5)主要并发症 ①低血压。要及时补充失血量,血容量补足后血压仍偏低,需考虑心功能不全,给予多巴胺静脉滴注,以改善心功能和维持循环稳定。②感染。应以预防为主,术中注意无菌操作。若在急诊室开胸抢救,无菌条件一般较差,关胸前应用抗生素溶液反复冲洗伤口,术后保持心包及纵隔引流通畅,并使用高效广谱抗生素1周以上。

【预后】

单纯性血心包,量少,往往不被察觉,多可自行痊愈。中等量以上血心包,或伴心脏压塞者,若处理不及时,可立即死亡。1983年Clark收集创伤性心包破裂文献报道的142例患者,总死亡率为25%。发现和治疗及时,则预后良好。仅有极少数处理不及时的病例,后期可发展为慢性心脏压塞,甚至缩窄性心包炎等。

至于心包破裂造成的心脏疝或心包内膈疝,伤情往往比较重而急。若能及时诊断和手术,预后也良好。若有误诊,则可造成严重后果。

二、心肌挫伤

【概述】

1. 概念及流行病学资料 所有由钝性暴力所致的心脏创伤,如果无原发性心脏破裂或心内结构损伤(包括房室间隔、瓣膜、腱索或乳头肌损伤),则统称为心肌挫伤。在闭合性心脏伤中心肌挫伤最为多见。其临床表现差别也很大。轻者可毫无症状,康复后不残留后遗症;重者病情可迅速恶化,于短时间内死亡。若合并多发伤还容易漏诊。心肌挫伤发生率文献报道不一致,占胸部创伤的9%~76%。在致命性交通事故死亡患者中,约有15%的尸检病例证实有心肌挫伤。

早在1676年Borch就对心肌挫伤有过描述。1764年Akenside首次报道经尸检证实的心肌挫伤病例。1929年Kaha等首先对心肌挫伤的病例做过临床描述,指出可以发生各种心律失常和急性心力衰竭。1935年Bright等对钝性心脏伤进行实验研究,并做了病理观察,进一步深化了对心脏损伤的认识。1953年Bright和Back收集了175例心脏伤病例,其中152例有一至多个心腔破裂,23例为严重心肌挫伤,11例死于心力衰竭,仅12例恢复健康。近几十年来随着高速交通事故、自然灾害等所致的钝性胸部伤日益增加,临床心肌挫伤及其并发症病例数也逐年上升。

2. 致伤机制 心肌挫伤一般认为主要是由于心脏与胸骨直接撞击,心脏被压缩而造成不同程度的心肌损伤。心脏作为一个充满血液的空腔器官,对这类应力或变形若未超出其心壁或心肌的耐受限度,则不会引起心腔破裂及心内结构损伤。右心室位于前方,心肌挫伤发生率右心室高于左心室。最常见的原因是汽车突然减速时方向盘的撞击,也有报道发生于爆震伤、高处坠落伤、动物踢伤和上腹部创伤等。

3. 病理生理

(1)心肌挫伤可发生多种节律障碍 临床上常见的心律失常多发生于伤后24~48h,并可以出现类似心肌缺血和梗死的ST段和T波改变。此类心律失常的解释可能是:①心肌挫伤区出现了异位兴奋灶;②在正常和挫伤的心肌之间产生了电位差,引起了折返运动;③病变区的传导组织缺氧所致。

(2)重度心肌挫伤早期血液流变学的异常 低切变下全血黏度、红细胞聚集指数明显升高,组织型纤溶酶原激活剂(t-PA)活性降低和纤溶酶原激活剂抑制物(PAI)活性增高,可导致血液凝固性增高和纤溶活性下降,这可能是血管内皮细胞广泛损伤和(或)发生血栓性病变的危险信号,并可进一步导致微循环障碍及心肌缺血,加剧心肌水肿和继发性心肌损害。

重度心肌损伤后血中白细胞介素-8(IL-8)浓度显著升高,其原因可能是创伤后肿瘤坏死因子α(TNFα)、血小板活化因子(PAF)、白细胞介素-1(IL-1)等增加,刺激单核细胞和内皮细胞产生大量IL-8。而IL-8是目前已知最强的中性粒细胞趋化因子,可引起心肌病变组织内的中性粒细胞浸润。中性粒细胞具有吞噬和清除坏死组织能力,并在吞噬过程中释放蛋白溶酶、氧自由基和花生四烯酸代谢产物,使缺血-再灌注损伤加重和钙超载。这是心肌挫伤后继发性损害加重的原因。

(3)心肌挫伤可造成心脏储备功能下降和心排血量减少　Utley 等通过犬实验研究发现,心排血量减少,与心肌挫伤范围、程度及心泵功能下降相关。Baxter 等认为心功能障碍是由于:①短暂的冠状动脉血流量减少,导致心肌普遍缺血和心电不稳定;②不可逆的心肌细胞损伤。心肌酶水平的升高可以反映心肌细胞损伤程度。冠状血流恢复时,心肌细胞损伤程度决定了最终的心脏功能。Doty 等发现心肌挫伤后对低血容量和低血压的耐受性很差,心排血量下降 33%~40%。

(4)在钝性心脏损伤病例中冠状动脉出现血液灌流异常　冠状动脉血液灌流异常可能导致或加重挫伤区心肌组织坏死。广泛的挫伤性坏死有可能穿破室壁发生迟发性心脏破裂,或引起心力衰竭,或发展为室壁瘤、室间隔穿孔,以及心肌梗死样血流动力学变化。另外,Doty 等发现心肌挫伤后可出现侧支血管扩张,这一代偿机制将血流带入慢性低灌流区,可能有助于保护临界缺血组织。

【临床表现与诊断】

1. 临床表现

(1)症状　虽然大多数心肌挫伤患者有较明显的外部损伤证据,但亦有严重心肌损伤的患者,其外部损伤轻微或无明显胸壁伤存在。其症状主要取决于创伤造成心肌损伤的程度和范围。轻者可无明显症状。窦性心动过速和期前收缩(早搏)是轻度心肌挫伤的主要表现。这类症状常因存在多处伤而被掩盖。心悸、气短或一过性胸骨后疼痛可见于中度损伤。严重心肌挫伤可出现类似心绞痛症状,或向左肩部放散,但不能为冠状血管扩张药物所缓解。患者可同时伴有心慌、气短、血压下降。对血压下降者要注意是否伴有血心包。挫伤面积大而严重者,有时也出现心功能不全,甚至心力衰竭。

(2)体征　心肌挫伤的阳性体征不多,有时出现心律失常,心音可呈钟摆律,偶有心包摩擦音。若伴有心包积血或心功能不全,表现为中心静脉压和肺毛细血管楔压升高及低血容量性血压下降,需要使用升压药物支持。

(3)辅助检查

1)心电图检查　轻者无特征性改变,但正常心电图不能排除心肌挫伤,因此必须多次检查或连续监测。异常心电图大致可分为两类:①心律失常和传导阻滞,以窦性心动过速最常见(72%),其次为房性或室性期前收缩(40%~83%),短暂房室传导阻滞或束支传导阻滞较少见。②复极化紊乱,以 ST 段抬高、T 波低平或倒置常见。Cane 报道最常见的是对称的高尖 T 波(56%),T 波低平或倒置分别占 24% 和 44%,ST 段平坦或上升约占 16%,QT 时间延长约占 60%。有时颇似心肌梗死图形。心电图变化可在到达急诊室时即出现,或受伤后 24~72 h 方有改变,但恢复正常远比心肌梗死要快。虽然心电图是诊断心肌挫伤简便而可信赖的检查方法,但是非特异性的,易受心外和心内诸多因素的影响。

2)胸部 X 射线检查　一般无明显变化,有时可见心脏收缩幅度减小。若心影增大,需要排除血心包或由心包积液引起。

3)二维超声心动图检查　二维超声心动图能直接观测心脏结构和功能变化。其中经胸超声心动图在诊断心肌挫伤及其并发症,以及评估心肌损伤程度方面是简便、快速、实用的无创伤检查方法。但严重的胸壁损伤使经胸检查方法受到限制。近几年来不少学者采用经食管超声心动图诊断心肌挫伤及其并发症,克服了经胸检查的局限性,并适用于各种危急情况下,可充分观测心脏变化,影像清晰且敏感性高,在评价心肌损伤方面是一项较理想的检测手段。心肌挫伤在二维超声心动图中表现为心腔大小和结构可大致正常,心肌挫伤区可见局部心壁变薄,搏动减弱和节段性室壁运动异常,射血分数下降,有时可探到心包腔内有积液征象。

4)核素心肌显像术　心肌显像主要分心肌灌注显像和心肌断层显像两类。前者为 ^{99m} 锝(^{99m}Tc)焦磷酸盐热点显像和 ^{201} 铊(^{201}Tl)心肌显像,用于心肌挫伤早期诊断,敏感性较差,确诊率低。若心肌挫伤同时合并胸壁肌肉、骨骼损伤,产生异常干扰,更使其识别能力降低,诊断价值有限。

近年来心肌断层显像用于诊断心肌挫伤,取得较大进展。①单光子发射计算机断层成像(single photon emission computed tomography,SPECT):Godbe 等定量分析 SPECT 结果,发现心肌挫伤最多见于前侧壁远端和心尖部,其次为下壁近端。心律失常与心肌挫伤灶部位、数目及大小有一定关系。由于心肌挫伤常位于薄壁的右心室,右心室又在胸骨后面,心肌挫伤病变反应有可能在^{99m}Tc 扫描敏感阈值以下,特别是胸骨、肋骨和胸壁肌肉创伤后的干扰,均可使其识别能力降低,使它的应用受到限制。②^{111}铟(^{111}In)抗肌凝蛋白抗体显像:1992 年 Hendel 等首次将^{111}铟标记的单克隆抗肌凝蛋白抗体显像用于诊断心肌挫伤。其原理是心肌挫伤时肌细胞遭到破坏,肌凝蛋白丝暴露,注入^{111}铟标记单克隆抗体得以与其具有特异性的肌凝蛋白紧密结合,病变区显影成像效果清晰,对诊断心肌挫伤具有较高的特异性。

5)心血池显像 ①放射性核素心血管造影(radionuclide angiography)。近年来有不少学者将核素心血管造影用于心肌挫伤的诊断。双心室造影可较精确测定左右心室射血分数,观察室壁节段运动,评估心脏功能和心脏解剖结构情况,有助于诊断心肌挫伤。伤者 24~48 h 内检查,才可能有较高阳性率。②门电路血池闪烁显像。Lee 等发现心肌挫伤时门电路血池闪烁显像心室壁运动减弱,假阳性率仅 2%。但对轻度心肌挫伤也难以查出,且仪器设备复杂,尚需搬运患者,所以在临床上应用并不广泛。

6)血清酶学测定 血清酶用于诊断心肌挫伤已有很长时间,创伤后血清磷酸肌酸激酶(CPK)、丙氨酸氨基转移酶、天冬氨酸氨基转移酶、乳酸脱氢酶(LDH)均显著升高,但这些酶的升高是非特异性的。因为其他器官如肝、肾、脑、骨骼肌损伤时也可升高。为此,CPK 同工酶(CPK-MB)的增高才被认为是心肌细胞损伤特异而敏感的变化。CPK-MB 多在心肌损伤后 6~24 h 达到高峰,至 72 h 逐渐恢复正常。伤员入院后必须在头 24 h 或 48 h 内每 8 h 测一次 CPK 或 CPK-MB,若 CPK-MB/CPK≥5%,应高度怀疑心肌挫伤。Healay 发现当 CPK≥200 U/L 时,100% 发生了心肌损伤。Reller 等研究发现血清 CPK-MB 与明显的心肌损伤相关性差,特别有严重多发伤时 CPK 显著升高,但即使 CPK-MB 升高,也很难达到 CPK-MB/CPK≥5%。另外,其他肌肉损伤时也释放 CPK-MB,交叉反应可达 20%,因此就很可能出现假阴性和假阳性结果,值得注意。LDH 的测定对心肌挫伤的诊断有一定价值。但在肾疾病和溶血情况下 LDH 及其同工酶亦可升高,在骨骼肌损伤时 LDH 值不升高。

7)心脏肌钙蛋白(cardiac troponin,cTn)测定 现已发现心脏肌钙蛋白有肌钙蛋白 T(cTnT)、肌钙蛋白 I(cTnI)和肌钙蛋白 C(cTnC)3 种,临床上主要测定前两种。cTnT 和 cTnI 都是心肌特有抗原,其血清值增高是心肌损伤的特异性变化。和当前诊断心肌损伤的其他指标相比,cTn 具有血中出现早、灵敏度高、特异性高和持续时间长等优点,因而是目前诊断心肌细胞损伤最敏感和最特异的指标。一般认为正常成人血清 cTnT 浓度为(0.18±0.10)μg/L,cTnI 的正常值<301 μg/L。当前 cTnI 检测更为普遍。

2. 诊断与鉴别诊断 研究发现 60.6% 的心肌挫伤伤员胸部无骨折。胸壁骨折是否增高心肌挫伤发生率尚存在争议。因此,仅从胸壁受伤情况难以确定有无心肌挫伤及挫伤程度。Rosato 发现伤员有创伤性窒息,特别是遭受重物快速挤压时,心肌挫伤等钝性心脏损伤发生率明量增高。创伤性主动脉破裂者心肌挫伤发生率相当高。仔细询问受伤史,警惕并尽早给予必要的辅助检查是提高心肌挫伤早期检出率的关键。

心电图在急诊室就可以进行,是有助于心肌挫伤诊断最简单的方法,可反映有无心律失常或心肌缺血变化,但特异性较差。Norton 等对急诊室用于心肌挫伤诊断的多因素逻辑分析发现,急诊室心电图异常和损伤严重度评分(ISS)≥10 可用于筛选发生心肌挫伤的高危人群。当急诊室心电图正常和 ISS<10 时,心肌挫伤的可能性仅有 1%。心电图是心肌挫伤最好的预测指标,但心电图正常也不能完全排除心肌挫伤。

经胸二维超声心动图在诊断心肌挫伤及鉴别有无心脏结构损伤方面,是简便、快速、有用的床旁无创伤检查方法。对严重胸壁伤伤员进行经胸检查受限时,改用经食管进行检查会使影像更清晰,敏感性更高,特别在鉴别有无合并主动脉损伤时更有价值。

CPK 及 CPK-MB 作为诊断指标必须动态观察,CPK-MB 的定量化有助于筛选发生心肌挫伤及其并发症的高危人群,必须注意的是此项检查存在假阴性和假阳性,特别在有严重多发伤情况下,要防止导致错误的评估。在这方面 cTnI 检测的特异性优于 CPK-MB,值得提倡。

核素心肌显像技术中,心肌灌注显像和单光子发射计算机断层成像的诊断价值有限。

^{111}铟(^{111}In)抗肌凝蛋白抗体显像清晰,诊断心肌挫伤特异性高。目前认为此法有较高的临床应用价值。

尽管目前有以上多种无创方法用于诊断心肌挫伤,但尚缺乏高敏感性和特异方法。临床报道心肌挫伤发生率差异很大,正反映尚缺乏一个临床诊断的"金标准"。

众所周知,闭合性心脏损伤中,心肌挫伤最常见,轻症需要特殊治疗者不多。因而许多学者认为,一般心肌挫伤诊断本身并不重要,重要的是能否预测和早期识别将要发生心肌挫伤并发症的"高危"伤员,防治可能危及生命的并发症和后遗症。目前对有胸腹部创伤史患者进行系列心电图和血清酶学检查,结合二维超声心动图和(或)核素心肌显像做综合分析,仍是诊断心肌挫伤及其并发症的重要手段。通常入院当时及随后每6~8 h抽血测CPK-MB,若血清酶水平在24 h内达到峰值,则应高度怀疑心肌挫伤的存在,应进一步做二维超声心动图以证实。

【治疗】

对心肌挫伤主要是采取非手术治疗方法。对无血流动力学改变的患者只需镇痛,卧床休息和心电图监测。过去一度主张对可疑心肌挫伤应在监护病房进行系列心电图、CPK、CPK-MB、二维超声心动图监测48~72 h。近年研究认为对大多数心肌挫伤并不需要这样过分处理。

对胸部创伤病例检查心电图、二维超声心动图或血清酶学可疑阳性者,才有必要收入重症监护病房进一步监测和治疗。对于疑诊心肌挫伤的伤员,应入院观察24 h,充分卧床休息,检查心电图和血清酶CPK-MB。若心电图无特殊,血流动力学稳定,则24 h后解除监测。有冠心病史者,应在重症监护病房持续监测病情变化,直到血清酶测定结果排除心肌梗死。临床上有低心排血量表现或低血压者,应常规给正性肌力药物,必要时检测中心静脉压,或应用Swan-Ganz导管监测肺毛细血管楔压,适当补充血容量,要避免输液过量。出现心力衰竭时,给予强心、利尿药物治疗。同时应注重观察和处理心肌挫伤后的并发症,如房性或室性心律失常、心脏压塞、冠状动脉血栓形成、急性心肌梗死,以及心内结构损伤等。这些并发症可能在伤后48~72 h或更长时间才出现,要严密观察,及时给予相应的治疗。

【预后】

心肌挫伤的预后视伤情而定,轻者毫无症状,无须处理即可自行恢复,不留后遗症。重者早期由于损伤区心肌出血、坏死、功能障碍,血流动力学可能发生明显变化,出现心脏储备功能下降和心力衰竭。挫伤、坏死的心肌早期可以造成心脏穿破和心脏压塞而致死。挫伤的心肌组织也可逐渐为瘢痕所替代,遗留心电异常或心脏功能障碍。文献报道有1例伤后3年半出现心肌骨化。也有报道晚期发生室壁瘤、间隔瘤甚至穿孔等严重后果者。

三、钝性冠状动脉损伤

【概述】

1. 概念及流行病学资料　钝性冠状动脉损伤是指在闭合性胸部创伤中,由较大暴力导致冠状动脉撕裂、血栓形成或冠状动脉瘘等,引起冠状循环急性功能障碍的一系列征象。Parmley于1958年报道在546例闭合性心脏损伤尸检中发现冠状动脉损伤10例。1974年Doty对8例证实有心肌挫伤的患者进行冠状动脉造影,发现1例冠状动脉闭塞。1979年Allen报道对3例创伤性冠状动脉瘘修复成功。20世纪90年代Sigmund和Ledleg等分别应用经皮冠状动脉腔内成形术和冠状动脉内溶栓术治疗创伤性冠状动脉血栓形成,均取得满意效果。近几年临床和尸检研究均支持冠状动脉血栓形成可并发于心肌挫伤。

2. 致伤机制　闭合性胸部伤致冠状动脉损伤大致可分为3类:①冠状动脉血栓形成与闭塞;②冠状动脉破裂;③冠状动脉瘘。其中冠状动脉血栓形成与闭塞的原因比较复杂,有的可能与创伤基础上血液凝固性增高(血栓前状态)有关;有的可能是外力导致冠状动脉原有的粥样钙化斑块撕裂脱落,引起冠状动脉堵塞,或局部冠状动脉痉挛;或邻近的心肌挫伤组织血肿压迫,致冠状动脉管腔狭窄,在此基础上继发性血栓形成。至于冠状动脉破裂或冠状动脉瘘,则往往由较大暴力引起,且常伴发心脏破裂和(或)室间隔穿孔。

3. 病理生理 钝性冠状动脉损伤多见于左前降支和右冠状动脉,位于心后壁的左旋支很少受累,单纯冠状动脉损伤非常少见。根据冠状动脉造影及尸检资料研究,冠状动脉损伤主要病理变化如下。

(1)冠状动脉血栓形成 冠状动脉血栓形成常与心肌挫伤并存。冠状动脉内膜常有撕裂,内膜下血肿,局部血管痉挛,血流缓慢,继而血栓形成。Allen 等综合文献中8例,全部有心脏挫伤。6 例冠状动脉造影证实主要为冠状动脉前降支近端闭塞,3 例有心肌梗死,5 例左心室室壁节段性收缩异常。另 12 例尸检发现冠状动脉内有血栓形成,50% 位于左前降支。1989 年 Grieco 等报道 35 例创伤性室壁瘤,其中至少 11 例前降支有 50% 以上狭窄或闭塞。

(2)冠状动脉撕裂 钝性心脏损伤时,前胸受压致心脏变形,或当暴力撞击胸壁时突然减速在冠状动脉壁上发生的剪应力,可导致冠状动脉破裂,其后果是急性心包积血和填塞,伴心肌缺血和梗死。Parmleg 报道 12 例钝性冠状动脉破裂病例,9 例立即死亡(尸检证实均为粗大冠状动脉破裂),1 例伴冠状动脉内膜撕脱,8 例同时有心脏破裂,死亡原因均为心脏压塞或失血性休克。

(3)冠状动脉瘘 严重心肌挫伤可同时引起邻近的冠状动脉和静脉相交通,亦可继发于创伤性心肌梗死基础上。Allen 等报道 3 例冠状动脉右心室瘘,2 例发生于左前降支,1 例发生于右冠状动脉。Renzulli 报道 1 例左前降支间隔支–左心室瘘合并多发性室间隔穿孔。这类伤员均出现了冠状动脉–心腔分流,除造成不同程度急性心功能障碍外,瘘远侧的冠状动脉供血区尚可发生心肌窃血现象。

【临床表现与诊断】

1. 临床表现 钝性冠状动脉破裂因常合并严重心肌挫伤或心脏破裂,临床主要表现为心脏压塞和(或)失血性休克,诊断十分困难。处理不及时,往往导致迅速死亡,预后恶劣。

外伤性冠状动脉血栓形成可造成心肌缺血或心电图上呈现心肌梗死图形,常有心绞痛存在。若受伤前伤员无冠心病史或心电图正常,就应高度怀疑冠状动脉血栓形成或闭塞,选择性冠状动脉造影检查有助于进一步明确诊断。

冠状动脉心腔瘘,心前区可闻及连续性心脏杂音。其预后取决于有无合并心内结构损伤和继发性心脏破裂,以及是否及时做出诊断和进行手术治疗。

2. 诊断与鉴别诊断 临床症状和体征一般无特征性,而且往往被严重心肌挫伤所掩盖。如受伤前无心脏病史,伤后在心前区出现连续性心脏杂音和(或)心电图上呈现心肌梗死图形,可提示冠状动脉损伤存在。

心电图、胸部 X 射线。二维超声心动图以及血清心肌酶谱检查对心肌挫伤及心脏压塞有诊断价值。二维超声心动图和彩色多普勒可提示冠状动脉瘘存在。

对高度怀疑冠状动脉损伤或冠状动脉血栓形成者,可及早进行选择性冠状动脉造影。若患者循环状态不稳定,则应在积极处理急性心脏压塞或抢救失血性休克的同时,进行紧急开胸探查,修复心肌裂伤,检查和同时处理冠状动脉损伤。

【治疗】

1. 冠状动脉血栓形成 1974 年 Laios 曾报道 1 例既往无心脏病史的年轻伤员,车祸后心电图出现心肌梗死图形,并通过冠状动脉造影证实。该例成功地应用大隐静脉进行了冠状动脉旁路移植术。随着心脏病介入性治疗的进展,还对创伤后急性血栓形成引起的冠状动脉闭塞者进行冠状动脉腔内成形术治疗。总之,对外伤性冠状动脉血栓形成的处理和治疗与急性心肌梗死的治疗有相似之处,但是由于严重心肌挫伤和(或)多发伤的存在,进行抗凝治疗必须谨慎。此外,对这类患者还必须注意长期观察和进行后续治疗。

2. 冠状动脉撕裂 一旦确诊应立即手术处理。撕裂处冠状动脉口径<1 mm 者可以结扎裂口上下端冠状动脉,一般无严重后果。大的冠状动脉撕裂则应用大隐静脉做冠状动脉旁路移植术。

3. 冠状动脉瘘 小的冠状动脉瘘的存在可长时间不出现临床症状,中等大小瘘口晚期可合并充血性心力衰竭、心绞痛或心内膜炎的发生,因此在患者创伤反应过后应进行手术修复。Allen 和

Renzull 等报道 4 例冠状动脉瘘经手术修复均获成功。

【预后】

对这类损伤,特别是冠状动脉损伤,治疗效果往往取决于病变程度,特别是心肌梗死范围,以及梗死区心肌可逆性程度及手术时机。外伤性冠状动脉瘘手术修复后,预后都比较好。

四、心脏破裂

【概述】

1. **概念及流行病学资料**　闭合性胸部损伤,导致心室或心房壁全层撕裂,心腔内血液射入心包腔或经心包裂口流进胸膜腔,患者可因急性心脏压塞或失血性休克而迅速死亡。1826 年 Berard 首先报道了 1 例左心房撕裂造成急性心脏压塞而死亡病例。按 Parmley 尸检统计,闭合性心脏损伤中约 64% 的伤员死于心脏破裂。1986 年 Calhoon 报道,在美国高速公路上因车祸死亡的 5 万人中闭合性心脏破裂伤约占 5%。另有报道,在交通事故致死者的尸检中,高达 30% 的伤员有心脏破裂。

早年,心脏破裂仅是作为闭合性心脏损伤的一个结局而引起注意。1826 年 Berard 报道 1 例男性患儿从窗户摔下致左心房撕裂,伤后 2 h 死于心脏压塞。1935 年 Bright 和 Beck 回顾了 152 例因闭合性心脏损伤导致心脏破裂的病例,其中 30 例生存 1 h 以上,认为这些病例有接受手术治疗机会。1955 年 Destorges 报道 1 例右心房撕裂伤手术后存活病例。直到 20 世纪 70 年代初,应用手术成功地修复心脏破裂伤的报道尚不足 20 例。1989 年 Pevec 收集了英文文献报道的 61 例心脏破裂经手术治疗而存活的病例,其中右心房破裂 36 例,右心室破裂 12 例,左心房破裂 11 例,左心室破裂 4 例,有两例患者右心房破裂同时合并右心室和左心室破裂。

2. **致伤机制**　关于胸部钝性伤造成心脏破裂的机制,一般认为当外力作用于心脏后,心腔易发生变形,并吸收能量。当外力超过心壁耐受限度时,即出现原发性心脏破裂。在一定条件下,心脏破裂的发生与撞击速度、撞击质量、心脏被压缩程度呈正相关,与心脏受创面积呈负相关;舒张末期较收缩末期容易发生心脏破裂;而且由于撞击参数不同,相同的撞击能量可导致不同程度的心脏损伤。心脏破裂与心脏被压缩程度呈正相关,这可能是心脏被压变形超过单位时间内心脏变形的最大耐受限度和(或)心内压急剧增高所致。至于舒张末期更易造成心脏破裂的解释是:①心室硬度在舒张末期仅为收缩末期的 1/4,故受撞击后易吸收能量;②舒张末期压力低 $[<0.67\ kPa(5\ mmHg)]$,故撞击后易变形;③舒张末期心脏内血流量多,质量增加,致使心脏离开撞击面的加速度降低,而使有效的打击力增加;④心室壁厚度在舒张末期仅为收缩末期的 1/3,故遭受撞击时易破裂。还有,在撞击能量不变的情况下,撞击面积,即心脏受创面积减少,受创处心肌单位面积能量密度必然增加,心脏破裂机会也加大。当心脏受创面积减少到一定限度时,由于撞击所致能量密度过大,心肌在发生反弹、变形之初可被戳穿,则将发生锐性心脏伤或穿透性心脏损伤。

3. **病理生理**　钝性心脏破裂部位多见于心室和心房的游离壁,右心房破裂亦可发生于上、下腔静脉入口处相对的固定部位。急性心脏破裂时由于血液迅速经心脏破口进入心包腔,患者可由于急性心脏压塞而死亡。如心包同时有撕裂,出血进入胸膜腔,患者可因失血性休克而死亡。心脏破裂合并心包撕裂者为 10%~33%。Hendel 指出,心包撕裂可以暂时缓解心脏压塞症状和适当控制出血,有利于延长患者存活时间。一组经手术治疗而存活的 34 例伤者中,9 例有心包撕裂,其中 3 例从受伤到手术时间最长(8.5~10 h)。心包完整的 4 例从受伤到修复的时间为 4~6 h。

心脏裂口因堵塞的血凝块脱落,或心肌挫伤软化灶坏死而穿孔,称为继发性心脏破裂。最近根据尸检观察到的病例发现,进行性心内膜、心肌撕裂亦可引起延迟性心脏破裂。

【临床表现与诊断】

1. **临床表现**　钝性心脏破裂多见于严重胸腹部闭合伤,外表有时可无明显伤痕,患者可出现严重循环功能障碍。根据一组钝性心脏破裂存活病例的资料分析,男性占 76%,69% 的病例年龄在 1~30 岁。其主要临床征象是:血压下降(100%),中心静脉压升高(95%),心动过速(89%),颈静脉扩张

(80%),头、颈、上胸部和四肢发绀(76%),对外界无反应(74%),心音遥远(61%),伴胸部损伤(60%),胸片心影增宽(59%)。据另一组经手术治疗的病例资料,约1/3病例入院时测不到血压,10例发生心搏骤停(1例发生于转送到医院的途中,3例发生于急诊室,1例发生于放射线科,5例出现于手术室)。

这类患者伤情发展迅速,预后不佳,左心室破裂可在数分钟内死亡,右心室破裂可在30 min内死亡。心房破裂当有血凝块暂时堵住心脏裂口时,患者可以存活较长时间,并能获得诊断和救治机会。

2. 诊断与鉴别诊断 钝性心脏破裂因暴力大,常合并多发伤,伤情一般比较复杂,变化快,诊断有时比较困难。遇以下情况,提示可能存在心脏破裂:①严重低血压和低血容量的临床表现与创伤程度不成比例;②对输血、输液无反应,血压不回升,伤情不改善;③尽管安装有胸管引流,胸腔引流出大量积血,仍不能减轻血胸征象;④尽管充分补液,代谢性酸中毒仍得不到纠正;⑤低血压伴中心静脉压升高或颈静脉饱满。Patton 和 Williams 等曾对31例心脏破裂病例进行分析发现,100%的患者有低血压、中心静脉压升高或颈静脉饱满,92%意识不清或昏迷,67%心影增大或纵隔阴影增宽,48%有胸壁骨折、多发性肋骨骨折。此类患者心电图检查可出现 ST 段和 T 波的缺血性改变,或有心肌梗死图形。胸部 X 射线平片和二维超声心动图检查,可提示有无心包积血或大量血胸的存在。当高度怀疑心脏破裂时不宜做更多无益的检查,而应毫不犹豫地进行手术探查,在术中进行最后诊断和鉴别诊断。值得指出的是,钝性心脏破裂常为多发伤的一部分,在积极诊断和处理心脏伤时,必须注意有无多部位伤存在,才不致顾此失彼,造成重大合并伤的漏诊。

【治疗】

1955年 Desforges 首先报道应用手术成功修复1例闭合性心脏破裂。目前认为紧急开胸解除急性心脏压塞和修补心脏裂伤是心脏破裂唯一有效的治疗措施。

1. 术前准备 手术成功的关键在于对一切严重胸部闭合伤伤员,都要尽可能及时明确诊断;经检查对疑有心脏破裂和伴心脏压塞表现的患者,应立即进行心包穿刺术或开胸探查术,以免丧失手术机会。

(1)解除心脏压迫 在手术准备期间进行心包穿刺术或剑突下心包开窗术。对这类危重病例,有时即使从心包腔放出20~30 ml积血,也可暂时缓解心脏压迫和增加患者对手术的耐受性。

(2)抗休克治疗 立即建立静脉和动脉通道,输血、补液,严密监测动脉压和中心静脉压,进行抗休克治疗。

(3)备血 要备有充足血源,并做好自体输血准备。

2. 手术方法 手术一般应在全身麻醉和气管插管下进行。由于这类患者伤情都较重,常合并多处伤,伤情复杂。有的甚至处于濒危状态,对麻醉用药耐受性极差。在诱导过程中容易发生心搏骤停,麻醉时手术者必须在场,并做好复苏抢救准备。有时可先在局部麻醉经剑突下小切口开胸,排除心包积血,改善循环状态后再经静脉给药诱导和气管插管,扩大胸部切口进行手术。

手术一般采用仰卧位和胸骨正中切口,4个心腔和升主动脉都能得到良好的显露,需要进行腹部探查时还可将切口向下延伸到上腹部。但是左侧前外开胸切口也有一定优越性,如无须特殊的撑开胸骨器械,进胸快而方便,一旦解除心脏压塞和控制出血后,必要时还可以横断胸骨,延长切口打开右侧胸腔,增加手术野的显露。据 Pevec 对61例心脏破裂伤手术等切口的统计资料,应用胸部正中切口者29例,左前开胸切口者17例,双侧开胸横断胸骨切口者12例,右前开胸切口者3例,提示近半数病例(48%)采用了胸部正中切口。

对心脏破裂伤的止血和缝合可采取以下方法。

(1)指压止血缝合法 对较小的心脏裂伤可采用这个方法。术者可用左手示指先压住心脏破口达到临时止血目的,一般选用3-0无损伤缝线穿过裂口两侧的全层心肌进行间断褥式缝合,术者压迫伤口的手指逐步往下移,以便显露已缝合的裂口上端,助手立即结扎缝线。结扎要适度,既恰好止血,又不撕裂心肌,如此直至裂口完全闭合。

另一种方法是用手指先压住裂口,应用3-0无损伤缝线在心脏裂口两侧各做一个穿过心壁全层的大的褥式牵引线,让助手将此两牵引线相互交叉牵拉,达到临时止血目的,再在直视下应用带小垫片无损伤缝线穿过心壁全层做间断褥式缝合止血,修复心脏裂伤。

(2)冠状动脉下缝合止血法 裂伤位于冠状动脉主干附近,缝合止血时应小心地避开冠状血管。一般采用带小垫片 3-0 无损伤缝线通过冠状血管下和按压手指下深层做间断褥式缝合、结扎,以防止缝扎冠状血管而导致心肌缺血的严重后果。

(3)临时钳闭伤口缝合止血法 对心耳或心房游离壁的伤口修复可应用无创血管钳包括心耳钳或 Allis 钳,钳闭伤口进行止血,方法简便。

(4)体外循环和心脏停搏下修补法 闭合性心脏伤或心腔破裂的好发部位多见于心室和心房前壁,心脏后壁一般很少破裂。对这类损伤的修复,大都可在全身麻醉和气管插管下进行。体外循环需要全身肝素化,有可能导致和加重创伤部位出血,应慎重选用。在体外循环下修补心脏裂伤的指征是心室和心房后壁损伤,或大面积组织损伤伴缺损,或同时合并心内结构损伤。大约有 10% 的患者需在体外循环下进行修复手术。

手术程序:开胸后尽快切开心包,首先寻找出血部位,应用手指压迫心室裂口止血。经探查证实无法在全身麻醉开胸条件下进行修复的心脏裂伤,尽快建立体外循环和应用心脏停搏液诱导心脏停搏。按心脏伤伤情决定修复方法:①心脏后壁线形裂伤,在体外循环下心脏停搏后将心脏翻起,进一步检查心表和心腔内伤情,可应用 3-0 无损伤缝线经创缘全层做间断褥式缝合,创缘两侧垫长条心包或涤纶垫片,加固缝合创口;②室壁裂口若伴大面积严重心肌挫伤和(或)心肌坏死,经探查证实需应用补片进行修补时,先修剪去毫无生机的坏死心肌组织,按心肌缺损程度和需加固室壁范围将补片剪裁成相应大小,涤纶补片要进行预凝,应用 3-0 无损伤缝线先在创缘做一圈间断褥式缝合,外圈穿过一长条涤纶垫片,然后将预置好的褥式缝线分别穿过补片周边,线结打于涤纶补片上。

3.术中注意要点 开始麻醉诱导前,手术医生必须在场,一旦发生心脏停搏,便于及时开胸急救。心脏闭合性损伤可能是全身多发伤的一部分,在抢救致命性心脏破裂伤时要注意有无被掩盖的合并伤存在,以防漏诊。

4.术后处理 术后常规放置心包或胸腔引流管 48 ~ 72 h,并按心脏手术常规处理,要严密观察创伤反应,积极治疗并发症。

【预后】

文献中虽有 61 例经手术治疗而存活的报道,但心脏破裂的死亡率尚难以确切估计。1975 年 Mattox 报道 13 例,经抢救存活 2 例,死亡 11 例,死亡率为 85% 。1987 年 Shorr 报道 14 例,死亡率为 100% 。到目前为止钝性心脏破裂伤的存活率仍很低。

五、室间隔破裂

【概述】

1.概念及流行病学资料 闭合性胸部损伤可造成心室间隔穿破,一般为单个破口,常位于靠近心尖的肌肉间隔处。此类破口若发生于受伤瞬间,称之为原发性室间隔破裂。偶尔也可以有多个破口,后者多发生于外伤性室间隔缺血和坏死的基础上,称之为继发性室间隔破裂。

闭合性损伤导致的室间隔缺损不多见。1847 年 P. Hewett 首先描述了这类损伤。到 1958 年 Parmley 在 546 例闭合性心脏伤尸检病例中发现 30 例室间隔破裂,其中仅 5 例为单纯性室间隔缺损。1959 年明尼苏达大学 Cambe 等首次成功地修复了此类创伤性室间隔缺损,以后外科治疗的报道日益增多。

2.致伤机制 室间隔穿孔多见于心脏被压缩于胸骨和椎体间的情况,概括起来有以下两种致伤机制:①常见于外力在舒张晚期或等容收缩期作用于心脏时,这时所有瓣膜均关闭,心室完全充盈,压缩使增加了的心室张力无法得到迅速缓解,因而引起室间隔撕裂;②室间隔开始为严重挫伤,然后发生坏死液化,引起继发性室间隔穿孔。

室间隔早期破裂主要由外伤产生的剪应力和扭力,以及心室内压力骤然升高所致,多呈线形破裂;而延期破裂则由室间隔肌部挫伤或梗死引起,多在受伤1~2周以后发生,破裂呈不规则形,并可出现多个破口。

3. 病理生理　闭合性室间隔穿孔常于伤后立即发生,位于肌部间隔,而且邻近心尖部。这类损伤常合并心肌挫伤,偶有室壁瘤、三尖瓣关闭不全、房间隔缺损和胸主动脉撕裂等。创伤性室间隔缺损和先天性室间隔缺损一样,可以立即出现明显的经左心室到右心室的分流。和先天性室间隔缺损的不同之处是,创伤性室间隔缺损一旦出现,右心室因突然接受大量左向右分流,可以很快发生肺动脉高压,心排血量下降和右心衰竭,并出现肝大、腿肿和肺瘀血,严重者可以很快死亡。若合并广泛室壁挫伤,特别是心内结构损伤,血流动力学紊乱则更为严重,低血压和心源性休克出现更早,死亡率更高。

【临床表现与诊断】

1. 临床表现　和其他闭合性内脏器官损伤一样,创伤性室间隔缺损者胸壁可以无明显外伤迹象。20%的轻伤患者可无心血管系统症状或主诉;大多数创伤性室间隔缺损病例都有心慌、胸闷和气急,40%的病例可出现进行性心力衰竭,肝大、腹胀、腿肿,或同时有端坐呼吸;有的并有心绞痛或严重心律失常发作,可迅速导致心源性休克而死亡。

室间隔穿孔的体征类似于一般先天性室间隔缺损。随着室间隔穿孔的出现,于胸骨左缘第3~4肋间可以听到粗糙的全收缩期心脏杂音,并伴有收缩期细震颤。若受伤后室间隔穿孔小或心排血量低,经由室间隔缺损的血流量很少,这种特征性收缩期杂音可以在创伤后数小时到数天后才出现,多在伤后4~12d出现。另外,室间隔由于严重心肌挫伤后心肌坏死而发生延迟性破裂,这类患者心杂音往往在伤后1~4个月才被发现。

胸部X射线平片常显示心影扩大,肺纹理增加,心导管检查可提示肺动脉压升高,心室水平可以发现左向右分流。

心电图常有非特异性的ST段及T波改变、电轴右偏、右束支传导阻滞、右心室肥厚或双心室肥厚。

二维超声心动图,可见心室间隔连续性中断,左、右心室扩大,邻近穿孔部位心室壁因心肌挫伤存在,搏动减弱,局部节段性射血分数下降;彩色多普勒检查在心室水平出现左向右分流,不仅能计算分流量大小,而且可以确定穿孔部位和数目,探查出有无合并其他心脏结构损伤。当前二维超声心动图和彩色多普勒检查已取代了心导管检查术。

2. 诊断与鉴别诊断　严重胸部创伤后胸前出现收缩期心脏杂音和心电图不正常,可以提示创伤性室间隔缺损的诊断,同时也需要进一步排除腱索、乳头肌断裂和瓣叶撕裂病变。

【治疗】

创伤性室间隔缺损应在体外循环下进行修复手术。

1. 手术时机选择　室间隔裂口小,分流量少,没有明显临床症状,容易用药物控制且循环功能稳定者,应首先考虑应用药物治疗。早期急诊手术的弊端有:①患者常合并其他部位损伤,心肌亦有挫伤,有低心排血量和心律失常存在;②室间隔破裂周边组织出血、水肿严重,且很脆弱,不易修补,术后容易发生残余分流。在药物治疗期间室间隔缺损若无自行闭合征象,可在3个月左右进行室间隔缺损修补术。仅对创伤后有持续性或进行性心功能不全和肺动脉高压者,于伤后2周内尽早进行手术修复,在这期间急性创伤反应基本好转可提高手术治疗安全性。

2. 术前准备　室间隔破裂往往由严重胸部闭合伤所造成,常有心肌挫伤和其他合并伤存在,术前必须全面检查,谨防漏诊和误诊,并对合并伤进行合理处理。

对伤后早期出现急性或进行性心力衰竭患者,应用Swan-Ganz导管进行血流动力学监测,加强强心、利尿治疗。有低心排血量或心源性休克者,术前可以静脉滴注多巴胺类正性肌力药、血管扩张药或应用主动脉内球囊反搏术以维持血压和改善心脏功能,保证冠状动脉和全身组织得到满意血液灌流。

3.**手术操作**　手术在体外循环和应用含钾心脏停搏液诱导心脏停搏下进行。择期室间隔缺损修补术可按常规方法进行。

急诊室间隔缺损修补术往往在创伤后进行,这时心肌的挫伤尚存在,而且破口较大,并邻近心尖的心室间隔肌部。手术修复室间隔缺损时,首选左心室前壁心尖部少血管区,平行左前降支做一小切口,由左心室面探查室间隔破裂部位、大小,并判定心肌挫伤范围及其程度,然后决定修复方式。

修补室间隔缺损时应用带小垫片的双针无损伤缝线,穿过室间隔缺损边缘无挫伤或挫伤较轻的正常心肌组织做间断褥式缝合,由右心室面进针,缝线分别穿过室间隔缺损补片的后缘,将补片先缝合、结扎并固定于左心室面。用带小垫片的间断褥式缝线于冠状动脉前降支右侧进针,贯穿右心室前壁,穿过室间隔缺损补片前缘,再由左心室切口左缘出针,结扎后室间隔缺损和左心室切口即完全闭合,再应用一层单纯连续缝合加固左心室前壁切口。

4.**术中注意要点**　伤后立即修复室间隔缺损,常常由于有心肌挫伤或合并伤的存在,增加了手术复杂性和危险性。对这类危重患者,在围术期必须进行血流动力学监测。手术过程中,包括术后应注意检查发现和合理处理合并伤,以防漏诊造成严重危害。若患者血流动力学不稳定,心功能低下,正性肌力药物和血管扩张剂疗效不满意,则应及时考虑应用主动脉内球囊反搏支持。

【预后】

手术成功的关键取决于创伤程度,诊断和手术是否及时、完善。若伤情允许延迟到创伤后 2～3 个月内择期修补,则危险性较小,效果良好。伤情严重,被迫在伤后早期进行修补者,由于这类患者手术期心肌挫伤仍存在,或可能尚有合并伤需要处理,血流动力学不稳定,所以手术死亡率比较高。

六、心脏瓣膜损伤

【概述】

1.**概念及流行病学资料**　心脏瓣膜损伤属心内结构损伤,也是一种复杂性心脏伤(complex cardiac injury),单纯损伤比较少见,其发生率不到5%。各瓣膜损伤率依次为主动脉瓣、二尖瓣和三尖瓣,也有报道房室瓣损伤较主动脉瓣损伤多见。半月瓣瓣膜撕裂伤常伤及瓣膜支架组织,如瓣叶交界等;在房室瓣中则常导致乳头肌或腱索断裂,引起急性瓣膜关闭不全和反流。

早在 1927 年 Adam 就描述过继发于胸部创伤后瓣膜破裂的自然预后。1964 年 Bell 和 Mclaughlin 分别报道应用手术成功修复创伤性主动脉瓣关闭不全及二尖瓣关闭不全。1984 年 Cuadros 进一步收集了文献中胸部钝性伤所致二尖瓣乳头肌和主动脉根部撕裂的病例,并进行了分析。

2.**致伤机制**　主动脉瓣损伤多为汽车撞击伤引起。由于胸内压突然升高,导致主动脉内压亦升高。舒张早期左心室舒张压低,这种高压作用于闭合的主动脉瓣,造成瓣叶的破裂或交界止点的撕脱。另一种解释是胸部突然遭受强大压缩,产生一种主动脉逆向压力波,形成水冲效应,这种压力波直接打击到闭合的主动脉瓣上,引起瓣叶撕裂或止点脱位。

二尖瓣损伤和三尖瓣损伤,常见于强烈暴力作用于胸前壁,将心脏挤压于脊柱上,致心脏突然受压。特别是在舒张期,主动脉瓣和肺动脉瓣已关闭,心室内压力急剧上升,可导致乳头肌、腱索断裂或瓣叶撕裂伤。二尖瓣和三尖瓣前瓣及其腱索是最容易损伤的部位。

3.**病理生理**　主动脉瓣处于关闭状态时突然遭受主动脉内高压冲击,可引起主动脉瓣叶撕裂或其交界部位撕脱。根据外力强度可以出现一个瓣叶或一个以上瓣叶损伤,并立即引起主动脉瓣关闭不全和不同程度的反流,左心室容量负荷增加,引起左心室舒张终末压升高,传递至肺循环,表现为左心衰竭和肺水肿,心排血量下降,低血压,病情可进行性恶化,若不积极手术治疗,一般生存期中位数大约为 40 个月。

二尖瓣位于心脏后方,加上瓣膜和腱索韧性较好,故创伤发生率较低。创伤性二尖瓣关闭不全的病理是腱索和乳头肌断裂或瓣叶穿孔,致左心室内血液反向流入左心房,重者可立即发生急性肺静脉瘀血、肺水肿和低血压,引起进行性心功能不全。若二尖瓣损伤不严重,进入代偿期,则可出现类似慢性风湿性瓣膜病的血流动力学变化。

三尖瓣位于低压腔,创伤破裂后病情发展相对缓慢。三尖瓣关闭不全和瓣环进行性扩大,可引起右心室血液在收缩期反流入右心房,进入肺内血流减少,腔静脉血流受阻,静脉压升高,并可迅速出现肝大、腹水和充血性心力衰竭征象。有些病例随着右心房压力进行性升高,造成未闭卵圆孔扩大,心房水平出现右向左分流,临床上有发绀表现。

【临床表现与诊断】

1. 临床表现

（1）主动脉瓣损伤　临床症状主要取决于主动脉瓣损伤或关闭不全程度。伤后有胸痛、气短、心悸和端坐呼吸,或伴有咳嗽和咳血性泡沫痰。体格检查在主动脉瓣区和胸骨左缘可闻舒张期泼水样杂音,两肺可出现啰音,外周血管征象如水冲脉和股动脉枪击音等。

（2）二尖瓣损伤　临床症状亦取决于二尖瓣损伤程度和瓣口反流量大小。伤后常有胸痛、气急、心悸等表现,在心尖和胸骨左缘常可听到粗糙的全收缩期杂音。若创伤早期伴低血压,杂音则较轻,甚至被忽略。随着心排血量增加,心杂音逐渐明显。早期可出现左心衰竭和肺水肿,随后很快出现充血性心力衰竭征象。假如伤后数小时内未发生死亡,瓣膜关闭不全的血流动力学得到代偿,其临床表现和病程演变可类似慢性风湿性心脏病二尖瓣关闭不全。

（3）三尖瓣损伤　创伤性三尖瓣关闭不全,早期临床症状一般较轻,患者有较好耐受性,而且有的患者于受伤数月或多年后才被发现。若创伤严重或出现心功能不全,则可进行性加重,患者可有气短、易乏、腹胀和下肢水肿表现。特征性征象是颈静脉扩张、搏动,肝大。心界扩大,胸骨左缘可闻收缩期吹风样杂音,随吸气而增强。重症病例还可出现周围性或混合性发绀。

2. 诊断与鉴别诊断

胸部闭合性损伤病例,如在胸骨左缘或主动脉瓣区出现舒张期杂音和主动脉瓣关闭不全征象,应及时想到主动脉瓣损伤。若在心前区或心尖区听到收缩期吹风性杂音,并伴有房室瓣关闭不全临床征象,则应考虑相应的房室瓣损伤,对这类伤员必须进一步检查。心电图在急性期对这类病变的诊断无特殊意义,仅呈现一般性 ST 段和 T 波改变,或伴有束支传导阻滞。胸部 X 射线检查,主动脉瓣和二尖瓣损伤病例均可呈现左心房、左心室增大,肺瘀血;三尖瓣损伤则为右心房、右心室扩大和肺纹理减少。二维超声心动图和彩色多普勒是对心脏瓣膜损伤进行确诊的有特征性的无创检查方法。根据心脏瓣膜结构和反流情况,可以提示瓣膜损伤部位、程度及反流量大小。所以,二维超声心动图和彩色多普勒检查可以替代既往心血管造影检查,是安全而可靠的检测手段,同时也可以鉴别有无合并心脏其他部位损伤。

【治疗】

1. 手术时机和方法选择

瓣膜损伤不重,反流量小,或轻至中度反流,经药物治疗病情相对稳定者,可等待创伤反应（包括心肌挫伤）恢复后进行手术,较为安全。创伤性瓣膜关闭不全程度较重,受伤后即出现进行性心功能不全,应用药物治疗无明显效果者,应尽早或急诊手术处理。三尖瓣关闭不全的伤情可分为两种情况:①腱索断裂、瓣叶撕伤或二者兼有。临床上三尖瓣关闭不全征象发生较缓和,无明显右心衰竭或不手术也可以生存较长时间者,可择期手术治疗。②乳头肌断裂,三尖瓣关闭不全征象出现早而严重,并有可能立即造成死亡者,应按急症手术处理。

2. 术前准备

心脏瓣膜损伤的血流动力学变化是瓣口反流造成的左心或右心严重负荷,几乎早晚都要出现心功能不全和（或）心力衰竭,因此,首先应积极进行治疗和改善心功能状态,包括合理应用正性肌力药物和血管扩张剂,保持循环稳定,并抓住急症手术时机。择期手术的术前准备,可参照一般心脏瓣膜手术。

3. 手术方法选择

对主动脉瓣损伤而言,大多数需要行瓣膜置换术,仅对少数瓣膜交界撕脱患者可试行交界成形术;若成形不满意,应立即改做主动脉瓣置换术。关于二尖瓣和三尖瓣损伤,是进行瓣膜置换抑或成形术,应通过术中探查决定,一般应多考虑瓣膜修复或成形手术。瓣膜损伤严重,特别是二尖瓣,在成形不满意时,应立即改做换瓣手术。

【预后】

End 于 1994 年报道应用二尖瓣置换手术治疗创伤性二尖瓣关闭不全 4 例,其中有 1 例是在创伤后 12 年进行手术的。该例有 3 次创伤史,手术前 8 个月合并金黄色葡萄球菌性心内膜炎。手术经过均顺利,随访 3.5 ~ 8.2 年,1 例死于肝硬化、食管静脉曲张大出血,二尖瓣功能正常;另 1 例于术后 3 年死于心力衰竭,怀疑和生物瓣衰坏有关,但未做尸检证实;另 2 例置换机械瓣者已分别存活 6.6 年和 7.8 年,症状消失,生活正常。

Vanson 于 1994 年报道 13 例创伤性三尖瓣关闭不全的外科治疗。三尖瓣手术方法的选择系根据病变来决定,13 例中 12 例三尖瓣前叶呈完全或部分连枷样改变,其中腱索断裂 9 例,乳头肌断裂 3 例,前叶撕裂 1 例,另外 1 例三尖瓣隔瓣萎缩,粘连在室间隔上。8 例因瓣叶或瓣下结构萎缩而行三尖瓣置换术,5 例行三尖瓣成形术,其中 4 例选用了环缩术,1 例采用了 Carpentier 环成形。另外尚加用了三尖瓣叶折叠术 4 例,腱索折叠术 3 例。其他还包括修补卵圆孔未闭 6 例,右心房折叠术 5 例。所有病例术后恢复顺利,随访 12.6 年(6 个月至 26 年),12 例心功能恢复至 Ⅰ 级,1 例心功能恢复至 Ⅱ 级。

七、外伤性室壁瘤

【概述】

1. **概念及流行病学资料** 钝性胸部伤外伤性室壁瘤通常是指心室肌挫伤或冠状动脉损伤闭塞后,损伤区心肌坏死变薄,并为纤维化结缔组织取代,致使该部位室壁向外膨出呈囊状,囊腔经囊颈与心室腔相交通,囊壁收缩功能障碍或呈反常运动,明显影响心脏的射血功能。根据室壁瘤形成机制和瘤壁结构大致可分为两类。①真性室壁瘤:继发于心肌挫伤或冠状动脉损伤后,损伤区心肌坏死,并向外膨出。构成瘤壁的除纤维组织外,部分尚有残余心肌纤维。②假性室壁瘤:心脏损伤后引起室壁心肌撕裂,血液流出心外,被心包或周围纵隔组织所包绕,使心腔与心外血肿相交通,称为假性室壁瘤。这类室壁瘤的瘤壁仅含心包及心包外围组织,无心肌纤维。室壁瘤以左心室多见,亦可见于右心室或双心室。

1892 年 Poatain 首先报道 1 例车祸后 13 个月死于充血性心力衰竭的病例,经尸检证实为左心室室壁瘤。1969 年 Killen 回顾了创伤后没有处理的外伤性室壁瘤,自然归结都是死亡。1989 年 Grieco 收集世界文献,报道胸部钝器伤所致左心室室壁瘤共有 35 例。近几年来尚不断有此类病例的手术治疗个案报道。

2. **致伤机制** 创伤性室壁瘤的发生率不高。闭合性损伤形成室壁瘤的机制有两种解释:一种意见认为,严重挫伤区的心肌坏死后穿破,形成假性室壁瘤。最近 Kumar 报道 1 例由于左心室后外侧壁穿破所致者,经手术救治而存活,术后冠状动脉造影检查显示左冠状动脉前降支和回旋支均正常。但是多数室壁瘤可能由于坏死区瘢痕形成,室壁变薄向外突出,形成真性室壁瘤。另一种意见认为,室壁瘤由冠状动脉损伤和闭塞引起。1973 年 Silver 首先在文献中报道 1 例胸部闭合伤后左心室室壁瘤,该例经冠状动脉造影发现左前降支完全闭塞。他还收集了 17 例外伤性室壁瘤,发现 5 例也有前降支闭塞。所以 Silver 认为冠状动脉损伤,特别是前降支闭塞导致的心肌梗死,在室壁瘤发生机制上较局部心肌挫伤或心肌穿孔更为多见。

【临床表现与诊断】

1. **临床表现** 患者均有明确外伤史,特别是胸部外伤史。临床上开始可能仅为一般性胸部创伤表现,或伴循环功能不全,经抢救复苏后或在随访过程中又出现胸闷、气急、心悸,并进行性加重。其主要临床征象按 Grieco 对 35 例外伤性室壁瘤资料的分析,出现充血性心力衰竭 10 例、心律失常 9 例、动脉栓塞 6 例,甚至有 7 例无明确主诉。该组病例从受伤到确立诊断的时间为 3 个月(8 d 至 18 年)。

胸部检查心界扩大,心尖搏动弥散、增强,大的室壁瘤在心前区可闻收缩期杂音和第二音分裂,并有心功能不全征象。

2.诊断与鉴别诊断 外伤后有上述临床表现,要警惕室壁瘤出现。此类患者心电图可呈现缺血和透壁性心肌梗死波形。若同时出现心源性休克,反复发作的心律失常,胸部 X 射线片示心影扩大,应考虑室壁瘤诊断。二维超声心动图和心血管 CTA 检查可以确立诊断。

【治疗】

创伤性室壁瘤特别是假性室壁瘤或有并发症的室壁瘤,若不手术切除,预后不佳。手术是唯一有效的治疗方法。

【预后】

这类创伤自然预后很差,据 Grieco 对 12 例未经手术治疗病例的分析,有 10 例死于严重并发症,如室壁瘤破裂(4 例)、充血性心力衰竭(3 例)、恶性心律失常(2 例)和栓塞(1 例)。外伤性室壁瘤若不手术,主要死亡原因是进行性心力衰竭、严重心律失常和心脏破裂。室壁瘤切除后,剩余的心肌良好,手术效果比较满意。1989 年 Grieco 统计 23 例外伤性室壁瘤,均经手术切除获得成功。其中 3 例尚同时完成了冠状动脉旁路移植术或室间隔缺损修补术和二尖瓣后乳头肌移植术。术后随访,2 例分别于手术后 1 个月和 8 个月发生脑栓塞,1 例死亡,1 例恢复;另 1 例因为室壁瘤切除不完善而复发,进行了再次手术。

八、心脏穿透伤

【概述】

1.概念及流行病学资料 古代虽然早就有刺心杀人的记载,但直到 1881 年 Robert 才首先提出对心脏大血管损伤进行缝合的设想,并于 1882 年和 1895 年分别对这类心脏伤进行缝合的实验研究。1889 年 Mead 首先报道应用手术修补 1 例心脏刺伤成功。随后 1897 年 Rehn 介绍了对穿透性心脏伤修补成功的经验。1902 年 Hill 不仅描述了其成功修复心脏刺伤的手术方法,而且收集了当时 37 例心脏穿透伤病例报告。国内 1940 年张超昧首先修复了 1 例心脏穿透伤。

2.致伤机制 1972 年 Geer 等分析越南战争中心脏创伤 96 例,弹片伤约占 74%,枪弹伤约占 12%,弓箭和刺入伤各占约 3%,其他约占 8%。众所周知,枪弹和弹片之所以致伤,是因为具有动能(E_K),动能与枪弹的质量(m)和速度(V)平方成正比,即 $E_K = 1/2mV^2$。因为 E_K 与 V^2 成正比,故速度在致伤中十分重要。提高速度只是增加对被击中组织的穿透力,对组织的破坏程度可能反而有所减轻。这就是有的贯通伤所致心肌挫伤较非贯通伤为轻的原因。因此动能仅是致伤力的体现,而实际致伤力应为组织吸收的能量。有的投射物形状不规则,在人体组织中呈现翻滚和减速,组织吸收能量大,破坏必然严重,损伤范围亦广,其计算公式如下:组织吸收能量 $= 1/2m(V_1-V_2)^2$。V_1 为投射物接触体表时的撞击速度,V_2 为投射物穿透组织后残留的速度。对心脏而言,最主要的致伤作用实际是枪弹在穿透组织中的直接损伤作用(如穿通、切割和撕裂),其次为枪弹或弹片运行中压力波对周围组织的挤压作用。至于尖刀等锐器伤,暴力主要是通过锐器刺伤组织,锐器尖端接触面小,使受创单位面积受的致伤能量过大,对心脏而言,在其发生反弹和变形之初,锐器通过切断和挤压即戳穿心脏。

3.病理生理 心脏穿透伤的病理及病理生理改变取决于损伤部位,裂口大小,致伤物性质、大小和速度,以及心包破裂的程度。

伤员对心脏刀刺伤有较大的耐受性,受伤后的多数病例能生存到达医院。这类伤员若立即得到心包穿刺和开胸手术,80% 以上有获救机会。心脏火器伤与刀刺伤不同,火器伤伤道周围有一个大的分子震荡层,心肌损伤较广泛,通常为贯通伤,还常合并其他器官损伤,伤情往往比较严重。右心室是最常见的受伤部位,约占 47%,其他依次为左心室、右心房和左心房,大约有 30% 的病例有 1 处以上心脏损伤。小型穿透伤有时出血可自行停止而愈合,特别位于右心室者,因压力低,自行闭合的可能性更大。Ivatury 等指出,左心室肌肉肥厚,小的刺伤有时出血也可迅速停止,而不发生明显血流动力学变化。心室刺伤后,未穿透室壁的切线伤可无心脏破裂征象,但在心脏收缩和舒张后必然成为室壁薄弱部分或成为迟发破裂的原因。心脏穿透伤自行封闭的原因,一般认为是由血凝块所封闭,随着心脏搏动血凝块可于伤后数小时或数周溶解脱落,出现延迟性心脏压塞和大出血征象。较大穿透伤可立即出现以下两种情况:①如心包裂口足以使心包内血液流入胸膜腔,将引起严重失血和休克而死亡。②如心包伤口较小,不足以引流心包内积血,则形成血心包或急性心脏压塞。另外,心脏穿透伤常常合并胸膜腔损伤、肺损伤和内乳动脉损伤,偶尔也可以合并肝和其他腹腔器官损伤,因而进一步加重了伤情复杂性和严重性,值得注意。还要指出的是,心脏穿透伤产生心脏压塞的临床意义有双重性,既是致死原因,又有"救命作用"(life saving),即:心包内压升高到某一点时,可以暂时减少或停止心脏创口出血;超过这一临界点,心包内压力继续升高,则会导致心排血量急剧下降,若不及时减压,可立即导致死亡。

【临床表现与诊断】

1. 临床表现　主要表现为失血性休克和急性心脏压塞。前者伤员早期有口渴、呼吸浅、脉搏细、血压下降、烦躁不安和出冷汗等表现;后者则有呼吸急促、面唇发绀、血压下降、脉搏细速、颈部表浅静脉怒张,并有奇脉。胸部或心前区可见创口仍在继续出血。石应康等根据心脏穿透伤的临床表现将其分为 3 型:失血型、心脏压塞型和亚临床型。所谓亚临床型,即伤后心包和(或)胸膜腔积血不多,缺乏循环和呼吸障碍临床表现,胸壁伤口和创道可能为提示心脏损伤的唯一线索。

2. 诊断与鉴别诊断　任何胸腹部穿透伤,假如创道指向心脏,应高度警惕有损伤心脏的可能。必须指出的是:①投射物在人体中通过,遇上较大阻力时可能改变方向;②遭射击时瞬间姿势和医生检查时患者姿势不一定相同;③火器伤冲击波尚可造成伤道邻近及远处组织和器官损伤,值得注意。已有心脏压塞或内、外出血征象的病例,较易做出临床诊断,对疑诊病例应严密监测和注意病情变化。任何胸腹部外伤患者,估计出血量与休克程度不符合,或经足量输血而无迅速反应者,应高度疑有心脏压塞征。临床上初期低血压经补充血容量后迅速改善,于数分钟或数小时后又突然恶化,亦应考虑心脏、大血管损伤的存在。

心电图检查如有左心室电压下降,ST 段和 T 波改变,可协助诊断,但帮助不大。

胸部 X 射线检查对急性心脏穿透伤诊断帮助不大,但胸片能显示有无血胸、气胸、金属异物或其他合并伤存在。如胸片发现心包腔内有气液面,则有诊断意义。

超声心动图和彩色多普勒检查对心脏创伤,特别是合并心内结构损伤有较大诊断价值,并可在床旁进行检查。

静脉压检测,若有升高,对诊断有帮助。在失血量未补足之前,中心静脉压变化、颈静脉怒张和奇脉征象均不明显。

心包穿刺对急性心脏压塞的诊断和治疗都有价值,但心包腔内血块凝固时可出现假阴性。

诊断明确的胸内大出血,特别怀疑心脏损伤者,应急诊剖胸探查。这样对心脏、大血管损伤抑或乳内动脉出血,可及时做出诊断和鉴别诊断,并得到确实处理。

【治疗】

关于心脏穿透伤的治疗,在 20 世纪 60~70 年代曾有不少争议,20 世纪 80 年代意见渐趋一致,都主张以急诊手术治疗为主。

当伤员到达急诊室时意识消失或半昏迷状态,呼吸急促,线形脉搏和血压测不到,首先要警惕可能为心脏或大血管伤,应快速输血、补液,扩充血容量,以提高中心静脉压,增加回心血量。并迅速进行心包穿刺,或同时在急诊室紧急气管内插管,进行开胸探查。

关于急诊室开胸探查,对濒危伤员应抱积极态度。Kavolius 等报道急诊室开胸手术中,心脏穿透伤的生存率为 27%,其中心脏刺伤 44%,枪伤 21%。Mitche 报道 119 例心脏穿透伤,其中 47 例行急诊室开胸手术,生存率为 15%。Blake 等报道 48 例心脏穿透伤的伤员,22 例行急诊室开胸手术,全部存活。急诊室开胸手术死亡率高,其主要原因为创伤严重,有大出血或急性心脏压塞,或到急诊室后已出现心搏骤停。这类伤员如不积极在急诊室开胸抢救,死亡率更高。假如急诊室无开胸条件,并疑有心脏压塞,可应用一粗针经剑突下径路穿刺,做心包腔减压,再将伤员迅速转运到手术室,由有经验的医生处理。对急性心脏压塞病例,即使排出心包积血30 ml,常常也可以明显改善血流动力学状况,使伤情暂时得到缓解。

伤员到达急诊室时若伤情允许,或仅怀疑有心脏刺伤,可在急诊室进行必要的检查,如心电图、胸片和二维超声心动图等。心脏穿透伤诊断一旦成立,并疑有内出血时应立即住院或送手术室开胸探查止血,修复心脏损伤。

1. 开胸探查适应证 ①胸部穿透伤后几分钟或1 h内即呈现严重休克或大量血胸者,应考虑有心脏、大血管损伤,及时开胸探查,以免丧失抢救机会。②心脏压塞当心包穿刺时发现大量血液积存,或穿刺后症状稍有改善,随即又恶化者,应立即手术。③伤情重,心脏濒于停搏者,可在急诊室或监护室进行抢救手术。尽管也有少数单纯性心脏伤仅合并心脏压塞,心包穿刺术就能治愈,甚至不需心包穿刺抽吸也能存活,但在当前条件下行开胸探查手术,对一个严重心脏穿透伤伤员而言,也是相对安全的。

主张积极采用开胸探查手术的理由是:①大约50%的伤员心包腔内有血凝块,心包穿刺抽不出积血;②在相当一部分伤员中,伤后几小时、几天甚至几周还可出现延迟性心包内出血;③不做开胸探查,心脏损伤程度及范围就无法确定,也无法断定是否还会出现继发性急性心包积血或心脏压塞;④心包积血穿刺抽吸不彻底,可能引起慢性心包渗液、粘连性心包炎或慢性心包缩窄。所以,开胸探查直接修复心脏裂伤是最有效的确定性治疗,值得积极采用。

2. 术前准备 ①积极进行抗休克治疗,迅速建立静脉通道,补充失血量,备血充分;②创道经过胸膜腔时要注意有无肺损伤和张力性血气胸,并及时进行胸腔闭式引流;③心包穿刺术既有助于诊断,又可为手术改善条件,对有心脏压塞者,可有选择地在手术准备期间进行;④严密监护,注意伤情变化,床边备有气管插管、电击除颤和开胸急救设备。

3. 手术方法 全身麻醉和气管插管后,手术切口可根据创伤部位和创道行径选择。胸部正中切口能充分显露心脏前壁穿透伤以及比较复杂的心脏贯通伤,因为此切口不仅对心脏和两侧胸腔都能显露,而且失血少,术后疼痛轻,肺部并发症也少。必要时还可向下延伸切口,探查腹腔。但当循环不稳定,或怀疑后纵隔亦有损伤时,前外开胸切口则能更快进胸探查、缝合心脏裂伤和探查后纵隔。

切开心包后迅速吸尽心包腔内积血,清除血凝块时要注意防止心脏裂口大出血。一旦找到心脏破口,立即用手指压迫止血,对房壁裂口尚可应用无创侧壁钳钳夹创缘止血,然后缝合伤口。对心室破口,最好应用3-0涤纶线带小垫片进行间断褥式缝合。假如伤口靠近主要冠状动脉,可以应用带小垫片缝线在冠状动脉两侧经由冠状动脉下做间断褥式缝合。

除非能肯定胸膜腔未受损伤,否则应打开两侧纵隔胸膜探查。要注意检查内乳动脉,若有出血,予以结扎;检查两侧肺门,对肺损伤亦应予以修复;关胸前两侧胸膜腔和心包腔均应置管引流。

4. 术中注意要点 ①心脏前壁伤口修复后要小心检查后壁,并注意有无心脏贯通性损伤,以防漏诊心后伤口。②假如为非贯通伤,要寻找异物,并做异物摘除。③注意扣诊和探查有无合并心内结构损伤,如室间隔穿孔、心脏瓣膜损伤。若有这类合并伤存在,应在体外循环下进行修补。④术中出血多,可采用自体血液回收装置输血,避免丢失大量血液。

【预后】

心脏穿透伤有69%~84%在现场和送往医院途中死亡,主要致死原因:①大量失血;②急性心脏压塞。到医院仍存活者预后比较乐观。对323例心脏刺伤和枪伤治疗结果的统计显示,总死亡率为19.5%,其中265例刺伤的死亡率为15%,58例枪弹伤的死亡率为24%。1989年Jebara报道在贝鲁特战争中抢救49例心脏高速枪弹伤,该医院距前线仅1 km,伤员15 min即可到达医院。17例到达急诊室时心脏已停搏,抢救存活4例,另32例经手术修复存活27例,总的存活率为63%。

九、冠状动脉穿透伤

【概述】

1. 概念及流行病学资料 冠状动脉穿透伤是心脏损伤的一种特殊类型,即任何枪弹或锐器在损伤心脏同时也刺伤冠状动脉,主要为心外膜下的冠状动脉分支,造成损伤远侧冠状动脉供血不足。破口出血可进入心包腔,或与伴行静脉破口或心腔相交通。

2. 致伤机制及病理生理　冠状动脉穿透伤较为少见。受伤远侧冠状动脉供血不足的范围和对心功能影响程度,视损伤血管部位或口径而异。小的分支损伤对心脏功能影响不大;大的分支损伤可造成大片心肌缺血和(或)心肌梗死,心功能明显抑制或伴心律失常。另外,冠状动脉破裂出血可积存于心包腔导致急性心脏压塞,也可经心包破口流出心包外造成失血性休克。冠状动脉穿透伤亦可同时伤及伴行冠状静脉和邻近心腔并与其相交通,形成冠状动脉瘘。

【临床表现与诊断】

1. 临床表现　冠状动脉穿透伤在临床上大致可分为两种类型:①单纯冠状动脉损伤,出血积存或流出心包腔,此类伤员可出现急性心脏压塞或内出血征象;②冠状动脉瘘,可在心前区听到典型连续性心脏杂音。这两类损伤都有不同程度的心肌供血不足临床表现,在心电图上出现冠状动脉缺血或梗死图形。进行冠状动脉造影检查,可呈现冠状动脉连续性中断,或造影剂漏出冠状动脉管腔之外。

2. 诊断与鉴别诊断　单纯冠状动脉穿透伤特别是小分支损伤,在临床上很难和一般心脏穿透伤相鉴别。假如较大冠状动脉损伤,心电图呈现与创道相应部位心肌缺血和心肌梗死图形,可提示冠状动脉损伤,但往往在开胸探查后才能确诊。若心前区出现新的连续性心脏杂音,则提示外伤性冠状动脉瘘存在。二维超声心动图和冠状动脉造影可协助诊断。

【治疗】

冠状动脉远侧细小分支损伤,可予以结扎;冠状动脉主干或主要分支损伤,可试用6-0无损伤缝线试行修复;如已断裂,则应进行冠状动脉旁路移植术。对冠状动脉瘘并出现血流动力学改变者,手术最好延迟到创伤反应消失后进行。

【预后】

1975年Espata报道9例冠状动脉损伤,其中1例进行了冠状动脉旁路移植术,8例仅做了冠状动脉结扎术,术后均有一过性心电图和心肌酶学改变,最后均恢复正常,预后良好。

十、假性室壁瘤

【概述】

1. 概念及流行病学资料　假性室壁瘤为心脏穿透伤所致,是心脏穿透伤的并发症或后遗症,可在创伤后不久即形成。早期阶段为与心肌裂口相通的搏动血肿,其周围由心包和血凝块围绕,最后由纤维组织增生使血肿局限并与心腔相交通。血肿周围的结缔组织即形成假性室壁瘤的瘤壁。

Glinz首先报道1例于伤后3周形成假性室壁瘤,并认为左心室假性室壁瘤比右心室者多见。Symbos报道56例心脏穿透伤中发现5例室壁瘤,除1例为真性外,其余全为假性,4例为刀刺伤引起,1例有2处发生假性室壁瘤。

2. 致伤机制及病理生理　由于假性室壁瘤瘤壁无心肌组织成分,仅由纤维结缔组织和心包组成,故有高度破裂危险性。有报道1例心脏刺伤经保守治疗,度过创伤急性期后无明显症状出院,伤后105 d参加体力活动时,突然昏厥、烦躁、口唇苍白及血压下降。X射线检查左侧胸腔积液,抢救无效而死亡。尸检发现左心室假性室壁瘤,直径3 cm,向心包穿破,心包创伤处形成血肿破入左侧胸腔。心包腔内充满血凝块,左侧胸腔大量积血。

【临床表现与诊断】

1. 临床表现　假性室壁瘤临床经过比较隐匿。位于心脏体表投影区的刺伤未行手术探查伤员,临床上可度过一段相当平静的生活,在这期间偶尔也可在胸部X射线片上见到纵隔阴影增宽,或心影增大。如突然出现急性心脏压塞、休克及猝死,应首先考虑心脏刺伤继发性破裂,或假性室壁瘤穿破的可能。由于破裂时症状凶险,伤员很快处于濒死状态,必须立即剖胸探查和进行复苏术。对心脏穿透伤早期进行积极手术处理,存活率可达80%~90%。因此,对涉及心脏投影区或可疑伤及心脏者均应及早手术探查,以便明确诊断,防止日后室壁瘤形成或延误抢救时机。

2. 诊断与鉴别诊断 根据上述临床征象和创道行径,特别是对有心影或纵隔阴影增宽者,应高度警惕外伤性假性室壁瘤形成。心电图可出现 ST 段和 T 波改变。超声心动图和彩色多普勒可显示心室腔与假性室壁瘤腔相交通,部分心内膜像连续性中断,交通口小,收缩期见血流涌向瘤腔内。

【治疗】

对创伤部位涉及心脏投影区,特别是可疑伤及心脏者,应及早手术探查,修复心脏裂伤。一旦发现有假性室壁瘤形成,即使无症状也应及时手术。假性室壁瘤一旦破裂可导致大出血甚至心搏骤停,必须紧急剖胸抢救。值得指出的是,进行室壁瘤切除缝合术时,由于假性室壁瘤自行破裂机会大,在麻醉诱导、开胸及显露心脏大血管时,随时都有引起致命性出血危险,因此在麻醉或开胸前最好先做好股动静脉插管,准备自体血回收装置,以便在室壁瘤破裂时,既可回输自体血液,又能进行辅助循环支持,增加手术安全性。

【预后】

外伤性假性室壁瘤自然预后很差,一旦破裂,抢救不及时,死亡率很高。若在未破裂前手术治疗成功,则预后满意,且不留后遗症。

(钟前进 胡义杰)

第二节 胸内大血管战创伤

胸内大血管包括主动脉及其三大分支——无名动脉、左颈总动脉及左锁骨下动脉,还有腔静脉和肺动静脉。战时多以大血管穿透伤为主,穿透伤可发生在主动脉任何部位,包括主动脉弓分支。腔静脉损伤和肺门血管损伤亦多发生在穿透伤中。大血管穿透伤的伤情一般和致伤物有关,弹片伤可因血管全层破裂造成出血、动脉瘤和动静脉瘘,还可因冲击波效应引起更严重损伤和血栓形成等;刀伤亦可造成血管全层破裂。这两种致伤物都可以引起严重出血和休克,若疑似伤到胸内大血管,须立即开胸探查以控制出血。

一、胸主动脉破裂

【概述】

1. 概念及流行病学资料 胸主动脉伤战时多为穿透伤,发生率为6%~10%。闭合性损伤中80%以上位于主动脉峡部,5%~20%位于升主动脉起始部。这两个部位较为固定,因此在受到暴力或骤然减速冲击后易破裂,少数病例还可发生多处撕裂伤。撕裂程度轻重不一,多为横向裂口,可全层破裂,亦可为内膜、中层断裂而剩下外层及胸膜暂时维持血流。胸主动脉破裂,仅有10%~20%的病员能送到医院,80%以上的病员均在现场或运送途中死于大出血。若心包内升主动脉破裂,引起急性心脏压塞,则很难和心脏伤区别。

2. 致伤机制 创伤性主动脉破裂一方面为胸部穿透伤所致,弹片或投射物直接进入体内造成胸主动脉全层破裂;另一方面,也可见于钝性或胸部闭合性损伤,主要由爆破冲击波、高空坠落和交通意外事故造成,但对这种损伤的发病机制还未形成一致看法。目前认为胸部直接受外力撞击和创伤后减速是发生胸主动脉破裂的常见原因。这种作用力可产生扭曲力、剪应力、弯曲力和冲击力。这4种不同的应力协同作用导致胸主动脉撕裂。同时,动脉导管韧带、左主支气管和双侧肋间动脉对于主动脉峡部和升主动脉起始部移动起到一定限制作用,是引起该处主动脉破裂的内在因素。

3.病理生理　创伤性胸主动脉破裂可出现完全断裂、全层破裂两种情况。若完全断裂,血液瞬间大量流失,伤员立即休克至死亡。若全层破裂处于纵隔血肿期,可引发破裂区域疼痛,压迫胸内血管导致下半身无血液灌流,可引起肾或肝功能衰竭。部分升主动脉在心包腔内,该段破裂时可引起急性心脏压塞。

【临床表现与诊断】

1.临床表现　创伤性胸主动脉完全断裂,包括被覆的纵隔胸膜和心包均裂开,血液大量涌出管腔,导致失血性休克,伤员可立即死亡或在数分钟内死亡。若仅胸主动脉全层破裂,纵隔胸膜较完整,大量血液涌入纵隔,则先出现失血性休克。纵隔积血增多,可向颈部蔓延,使颈部增粗或出现搏动性肿块。也可压迫上腔静脉出现上腔静脉阻塞综合征。若纵隔内压力过大,血肿穿破纵隔胸膜进入胸腔,伤员可立即死于继发性大出血。因此,大部分送达医院的胸主动脉破裂伤员处于纵隔血肿期,最常见的症状是胸骨后或肩胛区疼痛并失血性休克,这种疼痛常继发于胸主动脉外膜的牵拉和剥离。部分伤员纵隔血肿压迫胸主动脉管腔,造成上肢血压较下肢血压高。同时,血流经过狭窄段可产生湍流而在胸前区闻及收缩期吹风样杂音。

急性创伤性胸主动脉破裂常合并其他部位严重损伤,包括腹部内脏器官破裂出血,以及颅脑、骨骼损伤等。这类损伤均有典型临床特征,往往容易掩盖胸主动脉破裂征象。同时,心包内升主动脉穿透伤主要表现为心脏压塞,这很难与心脏穿透伤相鉴别。

2.诊断与鉴别诊断　临床主要根据外伤史、创伤性质、有无胸前及后背部疼痛和出血性休克等表现来提示诊断。对胸部穿透伤伤员应仔细探查受伤部位和创道的行径,特别是致伤物穿越纵隔同时伴有大量血胸或出现心脏压塞症状时,更应警惕主动脉损伤。1/3～1/2的闭合性损伤在初次查体时胸部见不到外伤痕迹。有时常合并头颅、面部、四肢、腹腔器官伤,容易转移检查者的注意力和掩盖主动脉损伤。可行相关辅助检查。

(1)胸部X射线检查　胸部后前位X射线检查,主动脉峡部破裂的伤员显示纵隔阴影增宽,主动脉结模糊,气管受压和移位。伤员的体位不同,纵隔阴影增宽的程度有相当大的变异。仰卧位后前位X射线片显示纵隔阴影较直立后前位宽。胸部X射线片呈现胸主动脉破裂的影像,虽然有助于诊断,但有部分伤员刚入院时纵隔阴影正常,当病情进一步发展时才出现胸片异常表现。

(2)超声心动图　经胸超声心动图,特别是经食管超声心动图检查可获取胸主动脉全程可靠的影像,还能了解纵隔、胸腔及心包内积血情况,胸主动脉内膜损伤部位、管腔变化以及湍流部位等,有较大诊断价值。

(3)胸部CT或MRI检查　胸部CT或MRI检查为非侵入性影像诊断技术,对胸主动脉损伤可提供良好的影像,较主动脉造影方便,可广泛应用。当胸部X射线检查有纵隔阴影增宽或其他阳性征象时,应行胸部CT或MRI检查。

(4)主动脉造影　经股动脉插管逆行主动脉造影是排除和确定胸主动脉破裂的确定性诊断技术。对有疑诊主动脉损伤的伤员有时是必需的。阳性结果可见造影剂溢出主动脉管腔外,内膜损伤可呈现动脉腔内局限性不规则或线形充盈缺损;完全断裂时,撕裂的内膜瓣可将主动脉管腔完全阻断,远端无造影剂充盈。

【治疗】

胸主动脉破裂伤员送达医院时,大致分为3种:第1种,出血性休克严重,已呈濒死状态,可列为期待治疗;第2种,经急诊抢救,伤情仍不稳定,出血量较大,若条件允许应立即急诊手术处理;第3种,伤情基本稳定,可进行必要检查,包括胸部CT和主动脉造影,并可在准备充分的条件下择期手术。

这类伤员到达医院时一般情况比较危重,循环状态很不稳定,首先必须建立心电和血流动力学监测,加强抗休克治疗。当有急性心脏压塞时,立即进行心包穿刺术,并要注意合并伤存在,如腹腔内出血或颅内出血等,应分清急缓,决定处理程序。

1.升主动脉损伤修复术　这类伤员常合并有严重心脏伤,或由于大血管的撕裂位于心包内,立即造成急性心脏压塞而死亡。对疑诊升主动脉损伤者,若发现纵隔阴影增宽或心脏压塞,则有助于诊断;无纵隔阴影增宽,也不能排除升主动脉损伤。因升主动脉常引起自发性夹层,对这类损伤更应紧急处理。应与急症开颅和剖腹止血手术同时进行。

(1)术前准备 麻醉要求平稳,少用或不用对循环系统有抑制作用的药物。对重危伤员,最好先在局部麻醉下做右股动、静脉插管,建立体外循环,部分心肺血液灌流后再进行麻醉诱导和气管插管。

(2)手术方式 取胸部正中切口,缓慢牵开胸骨和切开心包。手术应在阻闭升主动脉远端和心脏停搏下进行。损伤多位于心包内,所以在切开心包前要做好控制主动脉出血准备。切开心包后,对升主动脉损伤出血部位可以先用手指压迫止血。单纯前壁的破口常可以用4-0涤纶线直接缝合。破口在后壁者,也可先用手指压迫止血,在体外循环和心脏停搏下显露出破口,进行修复。修复方式应根据创伤的严重程度和范围,决定直接缝合、补片修补或人工血管移植。

(3)术中注意要点 此类伤员一般都有急性心脏压塞,循环很不稳定,从麻醉诱导就应做好一切紧急开胸抢救和复苏准备。在抢救过程中若出现心搏骤停,应避免胸外心脏按压,立即开胸,切开心包减压后进行心脏按压,复苏后继续手术处理。升主动脉包括主动脉弓的枪弹伤,弹片可作为异物进入颈动脉、髂动脉或股动脉,需要留意追踪检查。同时要注意合并伤的处理,除硬膜外血肿、大量颅内出血外,应优先处理胸主动脉破裂。需腹腔探查时,可向下延长切口,同时处理腹腔器官损伤。

2.降主动脉破裂修复术 降主动脉破裂多位于峡部,临床上可出现两上肢高血压,两侧股动脉搏动消失或减弱。当疑诊降主动脉破裂大出血时要抓紧时间进行手术探查。有时即便在大量出血,甚至心搏骤停情况下,进行手术抢救也有存活的可能。对这类伤员,手术是唯一可选择的治疗方法。

(1)术前准备 加强抗休克治疗,有充分血源和自体输血准备。注意检查有无合并颅脑、脊柱和腹腔器官伤,并做相应处理。一般主张在低温、控制性低血压和静脉复合麻醉下手术。采用右侧卧位,双腔气管插管,保持左肺萎陷。

(2)手术方式 采用右侧卧位,标准后外侧切口,经第4肋间开胸。切口能充分暴露降主动脉,阻断左颈总动脉和左锁骨下动脉。首先寻找出血口,暂时指压止血。经探查并进一步判明伤情后,按伤情采用下述方法分别进行修复。修复降主动脉有4种基本方法可供选择,目的是防止胸主动脉阻闭时造成脊髓和内脏器官损伤。这4种方法各有利弊:第1种是股静脉-股动脉转流。这种方法可以用或不用氧合器,在开胸前即可做好插管,准备随时进行转流。其主要缺点是在多发性钝性伤患者需要完全肝素化抗凝,易造成广泛渗血。第2种是应用离心泵做部分左心转流,这种操作方法较为简单可行,在开胸的过程中即可完成。根据患者情况从左心房或左上肺静脉向撕裂远侧端的降主动脉或左股动脉转流。这种方法不增加左心的负荷,而且在主动脉阻断期可随时调整流量,便于控制近端可能产生的高血压,必要时可快速增加血液灌流量,保持下半身的充分灌注。此外,左心房插管较少发生室性心律失常。第3种是应用内壁已肝素化的塑料管进行部分转流,即Gott分流术,近端管腔插入升主动脉或左心室尖部,远端插入降主动脉或股动脉。主要缺点是Gott分流无法控制转流量,完全依赖近端与远端的压力阶差维持下半身血液灌流。上述3种插管外转流下修复法适用于降主动脉完全离断或需移植人造血管者。先于左膈神经前切开心包,从心包内显露升主动脉,分离升主动脉和弓降部,游离并阻闭破口远、近端胸主动脉和左锁骨下动脉近端,临时止血后,近侧在升主动脉上以3-0无创缝线缝两层荷包线,分别套入细橡皮管备收紧插管用。将主动脉插管或转流管经荷包线圈内插入,收紧荷包缝线,固定转流导管,管内预充含有1 000单位肝素的等渗盐水;于降主动脉远侧应用同样方法插管,排除管道内积气。开放插管和转流后,将破口近端和远端主动脉钳闭,控制伤口出血。切开纵隔血肿,探查胸主动脉裂口,予以清创和修剪,主动脉裂口整齐和无缺损者,应用4-0无创缝线进行对端吻合术。损伤严重,须行人造血管移植术时,亦需在建立外转流条件下应用无创血管钳控制伤口出血,清创并修整主动脉断端后选用适当口径的人造血管修复主动脉缺损。一般应用4-0无创缝线分别连续做近端和远端一端吻合。松开远端血管钳排除人造血管腔内积气,再开放近端阻闭钳,重建降主动脉血流。主动脉破口修复后,停止外分流,检查吻合口和创面有无出血处,彻底止血后拔除外转流导管,缝合纵隔胸膜,并安置胸膜腔闭式引流管,按常规关胸。第4种是钳闭主动脉,缝合裂口,不用转流技术,主动脉阻闭时间受限,缺血时间不能超过30 min。紧急情况下仅适用于裂口小,可以直接修复,并预计能在20~30 min内开放循环者。于左锁骨下动脉近侧主动脉上和左锁骨下动脉上先各绕一根阻闭带，不进入血肿内，再从血肿下方环降主动脉绕一根阻闭带。做好控制出血的准备后，再游离破口上下端主动脉，于左锁骨下动脉远端的破口上下方各上一无创性动脉钳，临时阻闭降主动脉血流。切开纵隔血肿，探查与修整主动脉破口，用4-0无创缝线缝合主动脉裂口。探查中若发现破口较小，可立即改用无创侧壁钳钳夹有破口的主动脉侧壁，进行直接修复；或在指压下临时堵压主动脉破口进行缝合，有时也不失为一种简便可行的方法。

（3）术中注意要点 若低温下能在30 min之内完成对主动脉破口的修复，阻闭远端的主动脉可以不必灌注。假如估计修复时间超过30 min，则必须加用转流术以保护脊髓和胸腹部相关内脏器官。外分流术导管口径应>7.5 mm，其血流量可达200 ml/min以上，足以保证成人肾与脊髓有满意的血液灌流。对转流的外管道须预先充满肝素溶液，以防止开放血流前管道内凝血。一旦开放转流后管道内有足够血流通过，就不易发生凝血。

当游离升主动脉和在升主动脉插管困难时，合理的变动办法是做左心室心尖-降主动脉分流或左心室-股动脉分流，可先在左心室心尖少血管区应用2-0带垫片双针无创缝线预置两层荷包缝线，将预先用肝素溶液充盈好的插管经荷包缝合口插入，收紧荷包缝线并结扎固定；转流导管远端亦可经裂口远端降主动脉壁上预置好的荷包缝线中戳口插入。应用左心室-主动脉分流，当心脏舒张时经分流管道仅有少量反流（<15%），所以没有必要在分流管道内置放单向瓣膜。若应用左心室-股动脉分流，由于转流外管道比较长，则选用内壁经肝素处理的管道比较适宜。

应用导管做外转流的优点是操作比左心转流简单，不需全身肝素化（可经静脉适当注射肝素0.5~1 mg/kg），适用于合并有颅脑损伤或复合伤有出血危险的患者。不宜选择左锁骨下动脉作为外转流时的近端插管部位，因可影响椎动脉供血，使颅脑损伤加重。在阻闭降主动脉进行外转流期间，必须持续监测右上肢和下肢血压，维持上下身血液灌流平衡。此时不宜应用血管扩张剂，以免减少脊髓和肾的血流。

处理降主动脉的4种基本方法中尚无法肯定哪一种方法对防止脊髓缺血性损伤更有益，在合并钝性心肌挫伤时，尽可能避免全身肝素化似更合理。术中应用双腔气管插管，高浓度给氧，选择性使左肺萎陷，有利于胸主动脉的显露和分离，这对伴有左肺挫伤者尤为重要。

（4）主要并发症 肺炎、肺不张和肺功能不全是术后常见并发症。术中应用气管内双腔插管有助于预防此类并发症，术后应继续注意监测和防治肺功能不全，适当延长机械辅助呼吸时间，必要时做气管切开。最严重的并发症为脊髓缺血性损伤导致的下肢瘫痪，发生率为4%~20%，应以预防为主。术后高血压可以持续数天，这由主动脉峡部心脏神经丛受刺激引起，应降压治疗。术后出血，特别当发现术后又有纵隔血肿形成并进行性扩大时，应再开胸止血。心律失常、肾功能不全和感染，亦应密切观察和防治。

二、主动脉弓及其分支损伤

主动脉弓及其分支的破裂可发生于穿透伤，亦可见于胸部钝性伤。主动脉弓及颈总动脉损伤多由穿透伤所致，钝性伤中右无名动脉最多见。

（一）主动脉弓损伤

【概述】

1.概念及流行病学资料 主动脉弓位于胸骨后方，穿透性或钝性胸部战创伤均可导致其损伤。其分支受伤概率较大。

2.致伤机制 除胸部穿透伤致伤物直接穿透主动脉弓致伤外，闭合性损伤的机制往往是外力导致升主动脉和分支血管移动，而主动脉弓及其分支近端固定不动，引起主动脉弓与其分支连接处断裂。

3.病理生理 穿透性损伤因大量出血导致失血性休克。闭合性损伤因纵隔血肿压迫气管、食管等邻近器官，可引起吸气困难。

【临床表现与诊断】

1. 临床表现 穿透性损伤导致出血涌入胸腔,发生大量血胸,伤员可在战现场因失血性休克死亡。闭合性损伤,纵隔及颈根部血肿压迫气管,可出现失血性休克和呼吸困难等症状。

2. 诊断与鉴别诊断 伤员有胸部或颈部外伤史,有严重失血性休克或呼吸困难征象。若为穿透伤,结合伤道出血情况和行径,常可确诊。闭合性损伤可进行胸部 X 射线、超声心动图、胸部 CT 检查或主动脉逆行造影检查,了解损伤的性质和部位。

【治疗】

1. 术前准备 加强抗休克治疗,有充分血源和自体输血准备。注意检查有无合并颅脑、脊柱和腹腔器官伤并做相应处理。一般主张在低温、控制性低血压和静脉复合麻醉下手术。

2. 手术方式 采用平卧位,胸骨正中切口。纵劈胸骨后,缓慢将切口牵开,探查寻找出血口,暂时指压止血。根据损伤情况决定修复方法。若主动脉弓损伤破口不大,可以用垫片针直接缝合止血。若主动脉弓损伤破口较大或破口周围组织水肿,直接缝合困难,可在压迫止血下紧急建立体外循环,在深低温体外循环下进行修补。若不合并无名动脉损伤,体外循环的建立尽量选用右侧腋动脉插管,在深低温、停循环的基础上选择性脑血液灌流能较好地保证脑部供血,被认为是最安全而有效的方法。可用补片的方法修补,损伤严重时须行人造血管移植术。

(二)无名动脉损伤

【概述】

1. 概念及流行病学资料 无名动脉也叫头臂干,发出右颈总动脉和右锁骨下动脉,长 2~3 cm。穿透伤不易伤及。

2. 致伤机制 无名动脉撕裂伤的发生率,在钝性损伤中仅次于胸主动脉峡部损伤。无名动脉较短,在穿透伤中很少见。

3. 病理生理 闭合性损伤因纵隔血肿压迫血管可引起右侧锁骨下动脉及颈总动脉血供减少。穿透性损伤因大量出血,导致失血性休克。

【临床表现与诊断】

1. 临床表现 胸部钝性伤造成无名动脉损伤时,一半的伤员伤侧桡动脉血压降低,脉搏减弱,但肢体远端缺血征象并不明显。若穿透性损伤或血肿穿破胸膜腔,则可呈现失血性休克征象。

2. 诊断与鉴别诊断 由于损伤远侧脉搏可以正常,加上临床症状和体征无特征性,临床诊断非常困难。胸部 X 射线检查呈现纵隔阴影增宽,超声心动图可发现无名动脉损伤部位有血肿形成和血流异常,确诊需依靠主动脉逆行造影。

【治疗】

诊断一旦确立,应立即手术修复。

1. 术前准备 参见"降主动脉破裂修复术"相关内容,一般无须用体外循环。

2. 麻醉与体位 全身麻醉,气管插管,仰卧位。

3. 手术步骤 采用胸部正中切口,并向伤侧颈部延长,主动脉弓及其分支显露均可经胸颈联合切口完成。纵向切开心包,从心包内显露无名动脉。显露主动脉弓前上方,注意保护左无名静脉,并先予以游离,绕线绳将其牵往上方。无名动脉根部假如有活动性出血,可试用侧壁钳在无名动脉根部以下阻闭主动脉壁,暂时控制出血。在远端可分别游离右锁骨下动脉和右颈总动脉,各绕一根阻闭带,以备控制远端出血时用。

若伤口较小,可采用无名动脉破裂直接缝合修复术。阻闭无名动脉根部无脑缺血征象,可在无名动脉远、近端阻闭后直接缝合裂伤;否则可在升主动脉和远端颈动脉之间架一临时人造血管桥进行分流,参见"胸主动脉破裂"中应用塑料管进行外转流技术。分别阻闭无名动脉破口近端和远端血流,切开和清理受伤区血肿,检查无名动脉创口,予以清创和修复。血管组织无缺损时,可进行直接缝合和修复。

若伤口较大,须行人造血管移植术。无名动脉壁有缺损时,血管移植手术可在 Gott 分流下进行,用侧壁钳分别钳夹升主动脉侧壁和无名动脉远端分支,于裂口处离断无名动脉并分别缝合两断端。一般选用 8 mm 人造血管,应用 5-0 聚丙烯缝线先与远侧端行端侧吻合。再用无创侧壁钳部分钳闭升主动脉,在升主动脉前侧壁做切口,将人造血管近端与升主动脉做端侧吻合,结扎最后一针时排气,拔除外转流导管。检查若没有活动性出血,人造血管移植完成。合并气管或食管伤时,在修复后,应取胸大肌或胸锁乳突肌瓣移植于修复的血管和损伤的气管及食管伤之间,并加强抗感染治疗。

4. **术中注意要点**　无名动脉破裂后常形成假性动脉瘤,在做胸部正中切口和牵开胸骨时,动作必须轻柔。有的病例可能同时存在主动脉弓或其他分支损伤,应注意同时处理这类合并伤。合并严重主动脉弓损伤时,应经股动脉和两颈动脉分别插管,建立体外循环,降温至 20 ~ 28 ℃,进行脑和躯干分别灌注术。待主动脉弓破裂口的出血完全控制后,清除局部血肿和修整破口壁,然后应用人工织物修复弓部伤口。修复主动脉弓裂伤亦可应用深低温(15 ℃)停止循环技术。为了避免停止循环对中枢神经系统的不良影响,应用体外循环分别灌注优于深低温停循环法。

5. **主要并发症**　无名动脉阻闭后,脑缺血合并肢体瘫痪的发生率约为 25%。除术中注意采取预防措施外,术后还应加强监护和控制高热及缺氧。

(三)锁骨下动脉损伤

【**概述**】

1. **概念及流行病学资料**　左锁骨下动脉于主动脉弓发出后,出胸廓入口,在锁骨与第 1 肋骨之间通过,到第 1 肋骨外缘移行为腋动脉。在主动脉弓分支损伤中,受伤概率较大。

2. **致伤机制**　锁骨下动脉破裂在主动脉弓分支损伤中比无名动脉伤多见,多数由减速伤引起,亦可由肋骨或锁骨骨折刺伤造成。

3. **病理生理**　闭合性损伤,因纵隔血肿压迫血管可引起左上肢血供减少。穿透性损伤,因大量出血导致失血性休克。

【**临床表现与诊断**】

1. **临床表现**　伤后合并动脉栓塞的伤员桡动脉搏动消失或减弱,远侧肢体有缺血征象。部分无血栓闭塞伤员,因继续有血流通过,桡动脉搏动仍可扪及。颈根部扪及搏动性血肿可提示左锁骨下动脉损伤。

2. **诊断与鉴别诊断**　根据外伤史及临床症状,结合胸部 X 射线检查提示上纵隔阴影增宽并向颈根部延伸,超声心动图见锁骨下动脉撕裂部位和血流异常征象,一般可提示锁骨下动脉损伤。确诊须经股动脉插管行主动脉逆行造影。

【**治疗**】

诊断一旦确立,应立即手术修复。

1. **术前准备**　术前造影检查可明确破裂部位,合理选择手术探查切口和径路。锁骨下动脉损伤,有时还可伴有其他头臂血管损伤,术前必须注意鉴别,以防漏诊或误诊。

2. **麻醉与体位**　全身麻醉,气管插管。仰卧位。

3. **手术步骤**　右侧锁骨下动脉损伤以胸部正中切口为宜,切口上端可延伸到颈根部。左锁骨下动脉损伤一般选择伤侧前外第 3 肋间开胸,对远端血管另加颈部切口以助显露。牵开胸部切口,探查主动脉弓及其分支。

右锁骨下动脉损伤修复术:于右无名动脉分叉外上方显露右锁骨下动脉,牵开和保护邻近迷走神经和喉返神经,指压法控制出血。游离破口近、远端血管并置阻闭钳,清创后应用大隐静脉补片修复或直接缝合破口。

左锁骨下动脉损伤修复术:经胸腔切口游离伤侧动脉起始部,绕以阻闭带,应用长无创血管钳伸入胸腔,控制近端出血。平行并在锁骨上做左颈根部切口,分离胸锁乳突肌和前斜角肌,必要时离断锁骨,以显露锁骨下动脉远端,游离后亦予以阻闭。完全阻闭和控制锁骨下动脉近端和远端管腔出血后,切开局部血肿,进行清创处理。根据动脉损伤情况,采取修复措施,可用自体大隐静脉修补,亦可直接缝合。

4. 术中注意要点 锁骨下动脉损伤不宜做单纯结扎术,以免导致锁骨下动脉窃血综合征等不良后果。手术时注意防止损伤膈神经及喉返神经。应避免早期气管切开,假如有需要,延迟2～3周进行。若预计要做气管切开,则尽量少用移植物,必须用时应尽可能远离预计气管切开处。

(四)左颈总动脉损伤

颈总动脉损伤比较少见。有损伤时,颈部血管搏动立即消失或减弱,可同时出现脑缺血症状。一旦穿破,可发生左侧血胸和失血性休克。手术探查和处理可参照"无名动脉损伤"的手术方法和步骤进行。

三、创伤性胸主动脉瘤

【概述】

1. 概念及流行病学资料 急性胸主动脉破裂未经手术治疗而存活的伤员,可形成创伤性动脉瘤。因创伤性动脉瘤没有完整的血管壁,是由周围较厚的软组织包绕而形成的局限性血肿,伴有搏动,故又称假性动脉瘤。

2. 致伤机制 胸部受外伤时,外力传导至胸主动脉,使管腔内压力骤然升高,导致主动脉内膜及中层断裂。由于主动脉外膜比较坚韧,约能承受主动脉压力的60%,故局部形成血肿,在短时间内尚能存活。约有20%的伤员可以生存到入院,80%未经手术者多数立即或在3周内死于致命性大出血。

3. 病理生理 创伤可为直接暴力损伤或间接暴力损伤。前者如弹片、刺戳等贯穿伤,使动脉壁破裂;后者如爆炸伤,距离动脉本身虽有一定距离,但因高速、高压力量的传递波及动脉,造成动脉严重挫伤,使动脉壁撕裂。动脉壁创伤破裂出血,因附近有较厚的软组织,伤道小而曲折,血液不易流出,形成与动脉相通的血肿。4～6周之后,血肿外壁组织纤维化,形成瘤壁,创伤性动脉瘤大多属此类。动脉瘤可发生破裂、继发感染及动脉栓塞。

【临床表现与诊断】

1. 临床表现 胸主动脉外伤急性破裂时可有胸背疼痛、胸闷和休克。若有血肿或假性动脉瘤形成,症状则与其压迫局部神经及周围组织相关。如压迫支气管,可发生咳嗽、咯血和呼吸困难;压迫食管,可引起吞咽困难;压迫喉返神经,出现声音嘶哑;压迫迷走神经,出现霍纳(Horner)综合征;刺激膈神经,可引起膈肌痉挛。

2. 诊断与鉴别诊断 有严重的胸部外伤史,胸部X射线检查表现为纵隔阴影增宽,呈弧形突出,瘤体阴影密度不一致。超声心动图可提示瘤体的位置、大小。胸部CT或MRI也可显示假性主动脉瘤的形态、大小及邻近组织或气管受压移位情况。逆行主动脉造影可显示造影剂溢出主动脉腔。

【治疗】

假性主动脉瘤多发生于峡部,但由于主动脉损伤范围难以预先推断,且当主动脉内膜裂口周围的主动脉形成夹层动脉瘤时,可向近端和远端蔓延,这样就会增加主动脉切除段的长度和难度,必须予以注意。一旦疑诊假性主动脉瘤,应尽快进行手术探查,切除瘤壁,修复主动脉壁缺损。目前认为,应用腔内支架移植术治疗这类假性动脉瘤,不仅简化了手术操作,而且更为安全和有效,创伤性假性动脉瘤的手术已逐渐为这类微创介入性治疗所取代。

准备手术期间要注意控制血压,使收缩压降至13.33 kPa(100 mmHg)左右,可以延缓假性动脉瘤的增大速度,有利于防止其突然破裂。手术在全身麻醉和气管插管下进行。在麻醉诱导和气管插管时,切勿使患者躁动或呛咳,以防动脉瘤突然破裂。体位的选择应根据主动脉破裂的部位而定。降主动脉假性动脉瘤切除术常取右侧卧位。降主动脉瘤应在左心转流下进行。在损伤区进行任何操作之前,必须先在主动脉损伤区近端和远端绕以备用阻闭带,分离时操作要轻,常在左颈总动脉和左锁骨下动脉起源处之间绕带控制近端,左锁骨下动脉近端另行阻闭。在分离主动脉弓时应沿主动脉外壁进行,注意避免其周围结构(包括肺动脉、迷走神经和喉返神经)损伤,远端宜靠近损伤区,尽可能保留更多肋间血管血流。事先选择好人造血管,一般为16～20 mm,血管缝线多用4-0聚丙烯线。左心转流建立后,近端主动脉阻闭钳可放置于左颈总动脉和左锁骨下动脉之间,或贴近左锁骨下动脉起源处,并钳夹远端降主动脉。纵向切开血肿,探明损伤范围,通常是发现中层和内膜完全横断,在近端和远端之间有数厘米裂隙,修剪残壁,尽可能保留肋间血管,有可能时将远端阻闭钳略向近端移位。主动脉壁破口小、能对合者可直接单纯连续吻合,保证内膜对内膜。当血管完全断裂时,应做人造血管移植。游离上下端主动脉壁,修整裂口,一般需插入一段3～4 cm长的人造血管。先吻合近端,单纯连续缝合。吻合完毕,检测不漏血,再行远端吻合。修复完毕,先开放下端和锁骨下动脉阻闭钳,排除人造血管腔内积气,然后缓慢松开上端阻闭钳,重建降主动脉血流。开放降主动脉血流后,若发现漏血处,立即应用带垫片褥式缝线缝合止血。停止左心转流,清除手术野积血,彻底止血后,拔除左心转流插管,安置胸腔闭式引流管,按常规关胸。

创伤性胸主动脉瘤手术修补后,主要并发症是缝合部位破裂出血与阻断循环时间过长引起截瘫,其次是分离瘤体时导致周围重要组织的损伤。

四、腔静脉损伤

【概述】

单独胸段腔静脉损伤报道很少,特别是下腔静脉,由于位置隐蔽且长度短,无论是穿透伤或钝性伤都不易累及。胸部钝挫伤引起腔静脉损伤的机制,一般认为是由于腔静脉位置较固定,当心脏瞬间移位时,腔静脉未能协同运动而被撕裂。

腔静脉分为心包内与心包外两部分。若在心包内损伤,易形成急性心脏压塞;若在心包外损伤,可因纵隔血肿压迫止血或大量出血导致休克。

【临床表现与诊断】

1.临床表现　心包内腔静脉损伤时,往往形成急性心脏压塞。心包外腔静脉破裂时,失血量与损伤裂口大小有关。裂口较大时,常引起持续性大出血,较早出现低血压和休克;裂口较小时,出血在纵隔内形成血肿压迫堵塞破口,有暂时停止出血可能。

2.诊断与鉴别诊断　术前诊断非常困难,与心脏创伤难以区别,或被其他内脏器官损伤所掩盖,延误诊断,处理时病死率较高。凡对疑诊此类大血管损伤者应及时进行手术探查。

【治疗】

术前应严密进行血流动力学监测,快速补充血容量,纠正休克。若疑有急性心脏压塞,应及时做心包穿刺或经剑突下做心包开窗减压术。手术在全身麻醉和气管内插管下进行,取仰卧位。胸部正中切口或右侧前外第4肋间开胸切口。显露腔静脉,寻找出血来源,用手指压迫止血,并加快输血以补足失血量。应用无创血管钳钳闭部分管腔或使用静脉导管内分流方法修复腔静脉损伤。内分流方法是将有侧孔的导管经右心耳插入上腔或下腔静脉,在裂伤的远端和近端收紧围绕静脉的止血带以控制破裂口出血。用无创缝线修复腔静脉破裂口,多数破口可行单纯缝合。当断裂伤无法直接进行修复时,可于修整伤口后试行端端吻合;如缺损过长或张力过高,则做血管补片或选用自体心包或自体静脉修补。

五、肺门血管损伤

【概述】

1.概念及流行病学资料　肺门血管由肺动脉和肺静脉的大分支组成,左侧通常比右侧高1～

2 cm。主要因穿透性损伤而伤及。

2. 致伤机制 肺门血管主要位于心包内,受到保护,并处于低压系统,闭合性胸部创伤极少导致肺门血管损伤,胸部穿透性损伤是肺及血管损伤的主要原因。

3. 病理生理 穿透性损伤时,若心包裂口引流不及时可出现急性心脏压塞。若心包裂口较大,可出现失血性休克。

【临床表现与诊断】

1. 临床表现 肺门血管主干在心包内,若心包裂口小,引流不畅,可引起心包积血和心脏压塞症状。若心包裂口开放,可有血胸和失血性休克表现,呼吸困难,面色苍白,四肢湿冷,血压下降,脉率增快。若空气经损伤的肺静脉进入左心系统,可引起体循环气栓,可突然出现偏瘫和(或)心室颤动,正压通气时更易促发。

2. 诊断与鉴别诊断 肺门血管损伤的临床表现无特殊性,诊断较困难,难与心脏损伤及心包内其他血管损伤区别。疑似肺门血管损伤伴有明显血流动力学改变的,应尽早开胸探查。

【治疗】

手术是唯一有效的救治措施。全身麻醉,气管插管,仰卧位。一般采用胸骨正中切口,切开心包探查,可先用手指压迫破口止血。若破口位于肺门血管前外侧,暴露较好,可直接缝合修复;若破口位于肺门血管后壁或是血管贯通伤,应立即建立体外循环,切开受损肺血管进行彻底修复。

六、创伤性主动脉瘘

【概述】

1. 概念 创伤性主动脉瘘包括主动脉腔静脉瘘、主动脉气管瘘及主动脉食管瘘。

2. 致伤机制 胸部穿透伤或钝性损伤偶尔可能造成胸主动脉与上腔静脉、气管或食管同时损伤而导致相互间的交通。另外可能在单纯胸主动脉损伤后形成假性动脉瘤,而后动脉瘤壁穿破侵蚀腔静脉、气管或食管所致。

3. 病理生理 若发生主动脉上腔静脉瘘,主动脉血液大量灌入上腔静脉,出现左向右分流,导致右心系统负荷增加,有效心排血量下降,外周组织供氧不足。若发生主动脉气管或食管瘘,一方面出现失血性休克表现,另一方面出现咯血或呕血等症状。

【临床表现与诊断】

1. 临床表现

(1)主动脉上腔静脉瘘 临床表现为头昏、头面部发胀、心慌和气短,程度主要因瘘口大小而异,局部出现大量左向右分流,上腔静脉压急剧增高,心排血量显著增加,但有效心排血量下降,外周血液灌流不足造成组织缺氧。随之而来的是中央静脉压升高,颈静脉怒张,进行性心功能不全。查体,胸部听诊可在分流部位听到连续性杂音,并有肝大、腹水及双下肢水肿。

(2)主动脉气管瘘和主动脉食管瘘 除出现失血性休克表现外,还可表现出呼吸道和消化道相应临床症状,主要是咯血、呕血或黑便等。

2. 诊断与鉴别诊断

(1)主动脉上腔静脉瘘 诊断主要参考病史及临床表现,特别是胸骨右缘第2~4肋间可闻及连续性心脏杂音,胸部X射线检查右上纵隔影增宽,心影扩大,肺血增多,心电图可有心室肥厚,ST段及T波缺血性改变。二维超声心动图、彩色多普勒和逆行主动脉造影可以确定诊断和分流部位。右心导管检查可以了解血流动力学变化。

(2)主动脉气管瘘和主动脉食管瘘 诊断主要依靠临床症状。纤维支气管镜及胃镜检查有助于发现瘘口,逆行主动脉造影可以确定瘘口部位和大小。

【治疗】

一旦确诊主动脉瘘,进行手术修复是唯一合理的治疗方法。

1. **主动脉上腔静脉瘘**　术前积极进行强心、利尿治疗,限制钠盐摄入,控制心力衰竭和改善心功能,是做好择期手术的必要准备。手术时全身麻醉,气管插管,仰卧位。胸部正中切口。经股动脉插管,升主动脉阻闭钳和上腔静脉插管的阻闭带均应置于瘘口的远侧,建立体外循环。在完全心肺转流和心脏停搏下,探查主动脉上腔静脉瘘。应用自体心包片或人工织物分别修复动、静脉瘘口。陈旧性瘘口,可纵向切开升主动脉前壁,从主动脉腔内显露瘘口,应用人工织物进行修复。瘘口修补后彻底止血,逐步停止体外循环,并按常规关胸。

2. **主动脉气管瘘和主动脉食管瘘**　根据瘘口位置选择左侧或右后外侧切口,游离瘘口周围,分别修复主动脉、气管或食管瘘口。注意用带蒂大网膜或带蒂自体组织片将修复好的瘘口包裹隔离。术后应用广谱抗生素预防感染。

（沈　诚）

参考文献

[1]汪曾炜,刘维永,张宝仁.心脏外科学[M].北京:人民军医出版社,2003.

[2]徐飞,杨凡,廖永晖,等.闭合性心脏创伤75例临床诊治分析[J].海南医学,2014,25(8):1114-1116,1117.

[3]罗树存,欧陕兴,罗泽斌.心脏创伤评价与研究进展[J].中华临床医师杂志(电子版),2014,8(13):2506-2510.

[4]黄标通,周新民,熊为民,等.损伤控制策略在创伤性心脏破裂救治中的应用[J].中国急救医学,2014,34(4):345-346.

[5]杨建.创伤性心脏大血管破裂:新的分类方法和手术选择[J].中华创伤杂志,2013,29(3):196-200.

[6]麻成方,陈亮,李志华,等.改进心脏创伤早期救治策略的初步探讨[J].中华全科医学,2013,11(3):399-401.

[7]张荣.多发伤患者钝性心脏损伤分级与创伤严重度评分相关性的临床研究[D].温州:温州医学院,2009.

[8]马宪友,夏宏伟,李庆志,等.心脏创伤救治分析[J].齐齐哈尔医学院学报,2009,30(17):2152-2153.

[9]周洋,向小勇,赵兴吉,等.心脏大血管创伤诊断技术的研究进展[J].创伤外科杂志,2008,10(2):177-179.

[10]吴骏,孙林,李凤杰,等.心脏创伤的救治对策[J].心肺血管病杂志,2007,26(3):146-148.

[11]姜冠华,张鲁英,张广福,等.急诊体外循环在创伤性心脏和大血管损伤中的应用[J].中国体外循环杂志,2007,5(1):25-27.

[12]苏磊.创伤性非穿透性心脏病[J].中华急诊医学杂志,2006,15(3):287-288.

[13]刘维永.严重心脏大血管创伤早期救治进展[J].中国胸心血管外科临床杂志,2006,13(3):184-187.

[14]周连生,丁流春,韩世发.心脏创伤救治中的几个问题[J].武警医学院学报,2005,14(1):69-71.

[15]夏晓明,周龙翔,盛林林.12例创伤性心脏破裂的早期诊治[J].中华创伤杂志,2005,21(12):947-948.

[16]吴春齐,何学志,李金声.心脏创伤的救治体会[J].中国胸心血管外科临床杂志,2005,12(4):261.

[17]SOTO J R,MURRY J S,TRUITT M S,et al. Penetrating cardiac injuries at a level Ⅱ trauma center:a 15-year review[J]. Am Surg,2015,81(3):324-325.

[18]SKINNER D L,LAING G L,RODSETH R N,et al. Blunt cardiac injury in critically ill trauma patients:

a single centre experience[J]. Injury,2015,46(1):66-70.

[19]KALJUSTO M L,SKAGA N O,PILLGRAM-LARSEN J,et al. Survival predictor for penetrating cardiac injury:a 10-year consecutive cohort from a scandinavian trauma center[J]. Scand J Trauma Resusc Emerg Med,2015,23:41.

[20]ANDRADE-ALEGRE R. Pericardioscopy for diagnosing penetrating cardiac trauma[J]. Ann Thorac Surg,2015,99(5):e115-e116.

[21]YOUSEF R,CARR JA. Blunt cardiac trauma:a review of the current knowledge and management[J]. Ann Thorac Surg,2014,98(3):1134-1140.

[22]MAVRIDIS I N. Confronting blunt cardiac trauma[J]. J Emerg Med,2014,47(5):570-571.

[23]GUILD C S,DESHAZO M,GERACI S A. Negative predictive value of cardiac troponin for predicting adverse cardiac events following blunt chest trauma[J]. South Med J,2014,107(1):52-56.

[24]LEIDEL B A,KANZ K G. Cardiac arrest following trauma is not a dead end[J]. Resuscitation,2013,84(6):709-710.

[25]HOMMES M,NICOL A J,VAN DER STOK J,et al. Subxiphoid pericardial window to exclude occult cardiac injury after penetrating thoracoabdominal trauma[J]. Br J Surg,2013,100(11):1454-1458.

[26]DE'ATH H D,MANSON J,DAVENPORT R,et al. Trauma-induced secondary cardiac injury is associated with hyperacute elevations in inflammatory cytokines[J]. Shock,2013,39(5):415-420.

[27]MURTHI S B,HESS J R,HESS A,et al. Focused rapid echocardiographic evaluation versus vascular cather-based assessment of cardiac output and function in critically ill trauma patients[J]. J Trauma Acute Care Surg,2012,72(5):1158-1164.

[28]LAU P,ONG V,TAN W T,et al. Use of activated recombinant factor VII in severe bleeding-evidence for efficacy and safety in trauma,postpartum hemorrhage,cardiac surgery,and gastrointestinal bleeding[J]. Transfus Med Hemother,2012,39(2):139-150.

[29]DUNHAM C M,CHIRICHELLA T J,GRUBER B S,et al. Emergency department noninvasive (NICOM) cardiac outputs are associated with trauma activation,patient injury severity and host conditions and mortality[J]. J Trauma Acute Care Surg,2012,73(2):479-485.

[30]DE MAIO V J,OSMOND M H,STIELL I G,et al. Epidemiology of out-of hospital pediatric cardiac arrest due to trauma[J]. Prehosp Emerg Care,2012,16(2):230-236.

[31]CLANCY K,VELOPULOS C,BILANIUK J W,et al. Screening for blunt cardiac injury:an Eastern Association for the Surgery of Trauma Practice Management Guideline[J]. J Trauma Acute Care Surg,2012,73(5 Suppl 4):S301-306.

[32]CASTANO W,MORALES C H,SENIOR J M,et al. Relationship of echocardiographic and coronary angiographic findings in patients with acute myocardial infarction secondary to penetrating cardiac trauma[J]. J Trauma Acute Care Surg,2012,73(1):111-116.

[33]SCHNURIGER B,EXADAKTYLOS E,SAUTER T,et al. Highly sensitive cardiac troponin in blunt chest trauma:after the gathering comes the scattering? [J]. J Trauma,2011,70(3):766-767.

[34]LUNDY D J,ROSS S E,SCHORR C,et al. Outcomes of trauma victims with cardiac arrest who survive to intensive care unit admission[J]. J Trauma,2011,71(1):E12-E16.

[35]KUNZ S N,ARBORELIUS U P,GRYTH D,et al. Cardiac changes after simulated behind armor blunt trauma or impact of nonlethal kinetic projectile ammunition[J]. J Trauma,2011,71(5):1134-1143.

[36]KAEWLAI R,DE MOYA M A,SANTOS A,et al. Blunt cardiac injury in trauma patients with thoracic aortic injury[J]. Emerg Med Int,2011,2011:848013.

[37]SIRAM S,OYETUNJI T,JOHNSON S M,et al. Predictors for survival of penetrating trauma using emergency department thoracotomy in an urban trauma center:the cardiac instability score[J]. J Natl Med Assoc,2010,102(2):126-130.

［38］SCHUSTER K M,LOFTHOUSE,MOORE R C,et al. Pulseless electrical activity,focused abdominal sonography for trauma,and cardiac contractile activity as predictors of survival after trauma［J］. J Trauma,2009,67(6):1154-1157.

［39］HUNG K K. Best evidence topic report. bet 3. Use of pericardiocentesis for patients with cardiac tamponade in penetrating chest trauma［J］. Emerg Med J,2009,26(2):119-120.

［40］GAZE D C. Cardiac troponin elevations in patients presenting with emergency orthopaedic trauma［J］. Injury,2009,40(3):338.

［41］COOK C C,GLEASON T G. Great vessel and cardiac trauma［J］. Surg Clin North Am,2009,89(4): 797-820,ⅷ.

［42］NAVID F,GLEASON T G. Great vessel and cardiac trauma:diagnostic and management strategies［J］. Semin Thorac Cardiovasc Surg,2008,20(1):31-38.

［43］LAGI A,MEUCCI E,CENCETTI S. Outcome of patients with elevated cardiac troponin I level after mild trauma［J］. Am J Emerg Med,2008,26(2):248(e3-e5).

［44］EL-CHAMI M F,NICHOLSON W,HELMY T. Blunt cardiac trauma［J］. J Emerg Med,2008,35(2): 127-133.

［45］RUDUSKY B M. Classification of myocardial contusion and blunt cardiac trauma［J］. Angiology,2007, 58(5):610-613.

［46］EMBREY R. Cardiac trauma［J］. Thorac Surg Clin,2007,17(1):87-93,ⅶ.

［47］NAVSARIA P H,NICOL A J. Video-assisted thoracoscopic pericardial window for penetrating cardiac trauma［J］. S Afr J Surg,2006,44(1):18-20.

［48］VUKMIR R B. The diagnosis of cardiac dysfunction in critically Ⅲ trauma patients with blunt chest trauma and presumed myocardial contusion:the critical nature of end diastolic volume［J］. Ulus Travma Acil Cerrahi Derg,2005,11(4):287-298.

［49］RODRIGUES A J,FURLANETTI L L,FAIDIGA G B, et al. Penetrating cardiac injuries:a 13-year retrospective evaluation from a Brazilian trauma center［J］. Interact Cardiovasc Thorac Surg,2005,4(3): 212-215.

［50］MACFARLANE C. Blunt trauma cardiac tamponade:what really counts in management［J］. Emerg Med Australas,2005,17(5/6):416-417.

第十章

气管、肺及食管战创伤

第一节　气管及支气管战创伤

一、开放性气管及支气管破裂

【概述】

1. 概念及流行病学资料　穿透性或钝性胸部战创伤均可引起气管以及支气管损伤。穿透伤主要由枪弹、锥形器械或锐器损伤引起，也有由纤维支气管镜检查或治疗操作所致损伤的报道。钝性损伤多发生于严重的胸部撞击伤或挤压伤。随着交通事故发生率的不断上升，钝性气管及支气管损伤越来越多见，并成为平时胸部创伤早期死亡的重要原因之一。

2. 致伤机制　穿透性气管、支气管损伤直接与伤道或弹道路径有关。气管及支气管解剖位置特殊，与心脏、大血管等重要器官相邻，当遭受穿透性损伤时，气管、支气管损伤的患者常因合并有上述重要器官的损伤而死于现场。

穿透性气管损伤，伤口一般在颈部，气管在胸腔内位于中央，易受枪击或者锐器等损伤，也可以由医源性损伤或者异物导致，如食管异物等，亦可发生于刎颈损伤。颈部气管伤常伴有相邻的甲状腺、颈部大血管、颈段食管、颈椎等器官损伤。

胸段支气管和气管损伤多由尖刀、枪弹或其他锐器所致，通常较颈段气管损伤病情危重。多数伤员由于同时有心脏、大血管的损伤而死于受伤现场。少数病例可由医源性损伤所致，如气管镜检查取出铁针、别针、鱼刺等异物时对气管的损伤。

【临床表现与诊断】

1. 颈段气管损伤的临床表现与诊断　各种创伤所致的颈段气管损伤，患者在受伤初期尚可维持通气，随着气管支气管破裂出血，不久即出现呼吸困难，伤口处常有气体随呼吸逸出，支气管镜检查可见到气管内充满血性分泌物。因为颈部伤口多位于喉头以下、胸骨切迹以上的正中线或近中线两侧，伤后可很快出现上述呼吸困难、咯血、发绀、颈部皮下气肿等表现。

有明确的颈部胸部外伤史及上述典型的临床表现，一般可做出正确的诊断。诊断颈部气管损伤的同时需要对其他的胸部损伤做出诊断。

2. 胸段气管、支气管损伤的临床表现与诊断　呼吸困难、咯血、咳嗽、皮下或纵隔气肿是胸段气管及支气管损伤的主要临床表现。气肿首先出现在纵隔和胸骨上窝,然后很快出现在颈部、面部、肩部及前胸部甚至全身,可同时出现一侧或双侧气胸。有时可出现不同程度的血胸,严重者出现血流动力学改变。血液进入气管后可出现不同程度的咯血,支气管被血凝块堵塞可出现肺不张。X 射线检查可以发现纵隔或皮下气肿,一侧或双侧气胸或血气胸等。CT 检查可以帮助了解损伤的部位及血气胸的严重程度。胸腔闭式引流有大量的漏气,充分负压引流后若肺不能完全复张,应该考虑气管、支气管损伤,必要时可行纤维支气管镜检查以明确诊断。

【治疗】

1. 颈段气管损伤的治疗

(1) 紧急处理　颈段支气管损伤最严重的并发症是呼吸道梗阻,因此应快速清除呼吸道分泌物和血凝块,必要时紧急行气管插管,阻止血液与分泌物继续流入气管,保持呼吸道通畅。当气管裂口较大时,可经过气管裂口行气管插管,保持良好的通气。若合并有张力性气胸,应同时积极处理张力性气胸。

(2) 手术处理　小于 1 cm 的颈段气管裂口,经过气管切开,清创,减少气道压力,裂口大多可以自行愈合。严重的颈段气管损伤,若已在气管裂口处放置导管,应改为经口气管插管麻醉,未行气管插管仍可行经口气管插管麻醉,颈部伤口清创后间断外翻缝合修补气管,最好选用可吸收缝合线修补,以减少术后的刺激性咳嗽,修补后用周围组织加固,放置引流后逐层缝合。气管横断或喉气管分离时远端气管可能回缩入纵隔内,应紧急做颈部低位横切口,切开气管旁筋膜,用组织钳夹住后插入气管导管,然后将远端气管与周围组织妥善缝合固定。

2. 胸段气管以及支气管损伤的治疗　小于 1 cm 的气管、支气管损伤大多数通过保守治疗可以愈合,主要措施是胸腔闭式引流及有效的抗感染治疗。大的破口应该行气管插管全身麻醉手术,进入胸腔后仔细探查寻找破裂部位,确定范围以及程度,大多采用气管修补术可治愈。如果是涉及隆嵴或双侧支气管的复杂损伤,应在体外循环的配合下进行修补。若裂口位于气管膜部或支气管的破口不大,修整边缘后间断缝合修补;若支气管破口大且不整齐或已完全断裂,则需要将断端修剪整齐,然后行端端吻合,吻合完毕后麻醉师吸痰鼓肺,若无明显漏气,再用周围的胸膜、肋间肌瓣或合成的补片覆盖吻合口。术后可行气管切开以减低呼吸道阻力,利于修补裂口或吻合口愈合。应尽可能行手术修补,只有伴有难以修补的长段严重支气管损伤、肺部裂伤或大血管损伤才考虑行肺切除术。术后加强呼吸道管理,进行有效的抗感染治疗。

二、闭合性气管及支气管破裂

【概述】

1. 概念及流行病学资料　闭合性气管、支气管破裂是胸部战创伤所致早期死亡的重要原因。其占胸部闭合伤的 3%~6%。支气管完全离断常见,而气管离断极少见。

2. 致伤机制　钝性胸部战创伤所致气管和支气管损伤的发病机制尚不十分清楚,但目前认为可能的机制有:①胸廓富有弹性,当前胸廓受到强大的外力作用时,其横径明显增加,双肺分别向两侧移动,气管隆嵴部位强力牵拉导致气管撕裂;②外伤的瞬间,声门紧闭、屏气,气管和支气管腔内压骤升引发爆裂;③头颈部猛力后仰,气管过伸使胸廓入口处气管断裂;④解剖上环状软骨和气管隆嵴固定,而两肺垂于两侧,胸部前后受压时肺被挤压向侧向后,对隆嵴附近的气管产生剪应力,导致支气管破裂。因此,气管、支气管破裂多发生在距离隆嵴 1~3 cm 的左右支气管段。首先,破裂点在主支气管软骨和膜部联合处,右侧多数在主支气管纵隔胸膜包被点和上叶支气管开口之间,左侧多数在主支气管主动脉弓下缘水平。典型的撕裂是环形和不完全性断裂,少见的情况是沿气管膜部与软骨环连接线垂直的撕裂。

【临床表现与诊断】

1. 早期临床表现与诊断

(1) 呼吸困难、发绀　主要原因是气管破裂引起单侧或双侧气胸,下呼吸道被血液或分泌物阻塞,肺本身的挫伤,气管或支气管黏膜水肿或血肿等。呼吸困难通常较严重,并伴有发绀。

(2)咯血 伤后早期可有咯血,一般为轻度或中度。若合并有较大血管损伤,可伴有大咯血,也可有泡沫样血痰。

(3)气胸或者血胸 大多数气管、支气管破裂后立刻出现气胸表现。根据破裂部位,可为单侧或双侧,很快即发展成张力性气胸,如果未及时处理,伤员可能很快死亡。部分伤员支气管断裂但纵隔胸膜完整,可仅出现纵隔气肿或皮下气肿,这种类型的破裂极易漏诊,故在诊断治疗过程中应该特别注意。

(4)纵隔或皮下气肿 是气管、支气管断裂的常见表现,特点是先出现胸骨上窝皮下气肿,然后很快出现颈部、面部、肩部及前胸部甚至上下肢皮下气肿。

(5)昏迷 少数伤员可由于缺氧而出现昏迷。

有胸部战伤史、上述典型的临床表现及相关辅助检查可早期明确诊断。气管、支气管断裂早期的主要X射线改变是:纵隔胸膜完整时可仅表现为纵隔气肿,侧位片上脊柱前缘呈现透光带;若纵隔胸膜破裂,可表现为大量气胸、血气胸等,有的病例可表现为肺萎陷,靠近纵隔面的团块状"垂肺征",此即典型的支气管断裂X射线征象。高分辨率胸部CT可较清楚地显示病变部位及范围。纤维支气管镜检查可帮助诊断,但阴性表现不能完全排除气管、支气管断裂的存在。

2. 慢性期临床表现与诊断 主要支气管断裂,部分伤员由于气管破口被血块或软组织堵塞,早期未能明确诊断,经过急性期后,破裂部位形成瘢痕,产生狭窄,甚至出现完全阻塞的肺不张。有时可长达数月或数年不伴发感染。如果为部分阻塞,阻塞远端易发生感染,可产生肺部脓肿、支气管扩张等,这类患者常在晚期结合病史才能明确诊断。

慢性患者主要表现为胸闷、气短、憋气、发绀等呼吸功能不全的情况,主要是肺不张所导致的右向左分流,也有呼吸面积减少的原因。如果继发感染,可有发热、白细胞升高、咳嗽、咳脓痰等表现。查体发现气管向患侧移位,叩诊有浊音,呼吸音减弱或消失。

诊断可结合外伤史及胸片的肺不张表现,胸部CT可发现支气管狭窄或完全阻塞,支气管碘油造影可显示盲袋状的支气管近端或狭窄。纤维支气管镜检查可明确气管、支气管断裂或狭窄的部位、程度等,对晚期病例有肯定的诊断价值,且可据此制订手术治疗方案。

【治疗】

1. 早期气管、支气管断裂的治疗 小于1 cm的损伤保守治疗可以愈合,主要措施是胸腔闭式引流、气管切开及有效的抗感染治疗。大的损伤应及早手术治疗,早期手术裂口及断端显露容易,操作简单,有助于肺尽早复张,防止损伤部位狭窄。术前准备包括给氧、胸腔闭式引流、输液、抗生素防感染。在气管插管全身麻醉下进行手术,最好使用双腔气管插管。胸段气管破裂可以采用胸骨劈开切口经纵隔手术。支气管断裂常采取后外侧切口开胸进行,进入胸腔后见纵隔明显气肿,肺萎陷,破裂处有气体溢出,剪开胸膜后找到破口。如果支气管未完全断裂,可以用3-0可吸收缝合线或无损伤的PROLENE线行外翻缝合,术毕修补处用周围的胸膜或肋间肌瓣覆盖。如果气管、支气管破口大、不整齐或者完全断裂,需要修剪断端后行气管或支气管端端吻合,吻合完毕后麻醉师吸痰鼓肺,证实无漏气后用周围的胸膜、肋间肌瓣覆盖吻合口。如果支气管损伤广泛,而且肺实质有严重的挫裂伤,应行肺叶切除甚至全肺切除术。

2. 慢性期气管、支气管断裂的治疗 慢性期气管、支气管断裂通常需要手术治疗,手术的目的是切除狭窄的气管、支气管,重建气道,使肺复张。如果狭窄段支气管切除重建困难,或不张的肺叶、全肺已有严重的器质性改变,应该行肺叶甚至全肺切除术。

(1)术前准备 手术前应该行纤维支气管镜检查,明确气管、支气管断裂或狭窄的部位,准确测量其距离声门和隆嵴的距离,以便制订手术方案。

(2)麻醉方式 双腔气管插管,健侧单肺通气,静脉诱导全身麻醉。

(3)手术入路 颈段或胸骨角以上气管损伤,可采取颈部领状切口。需要向下方探查时,可行部分胸骨劈开,做成"T"形切口,以便获得满意的气管显露。胸骨角以下气管或右侧支气管断裂时,可经过右胸入路,左侧主支气管可以经过左侧进胸,但暴露相对困难。

(4)手术要点　慢性期气管、支气管破裂的气道重建常较困难,手术成功的关键是残端的暴露与游离,伤侧肺功能的判断及吻合技术的掌握等。支气管断裂近端多埋藏于纵隔内,远端位于肺内,甚至埋藏于瘢痕组织内,因此应该仔细解剖,保证不损伤周围的肺门大血管。支气管解剖游离后应评估判断支气管所属肺的功能。切开远端支气管残端,吸尽管腔内的胶冻状黏液,置入口径相当的麻醉导管,正压通气。肺膨胀良好,方可行吻合手术;如果肺已经失去弹性,管腔内有较多的脓性分泌物,则应行肺叶切除术。支气管吻合应该避免有张力,适当游离松解下肺韧带及肺门的结构,必要时可行气管及喉部松解,以减少张力,否则术后可能发生吻合口瘘及再狭窄。吻合时尽可能软骨环对软骨环,膜部对膜部,在近远端口径不一致时应掌握技巧,使之良好对合。

（谭群友）

第二节　肺部战创伤

肺是重要的呼吸器官,它占据了胸腔的大部分空间,容易受到损伤,无论是开放伤还是闭合伤。开放性肺损伤容易诊断,也容易引起重视并得到及时处理;闭合性肺损伤由于体表伤多不严重,容易延误诊断与治疗。肺对穿透性损伤(除高速投射物外)相对容易耐受,除非肺门结构受损,肺实质有很好的修复能力,一般肺组织的漏气和出血会很快停止,周围部分的实质损伤很少需要切除;钝性肺损伤虽然造成较小程度的局部损伤,但由于损伤的总面积较大和继发反应性改变,可导致较严重甚至危及生命的并发症。

肺部战创伤有各种表现,根据损伤的组织学特点,主要分为肺挫伤、肺裂伤、肺假性囊肿或肺内血肿、肺内异物和肺爆震(冲击)伤等类型,但上述临床分型经常合并出现。

一、肺 挫 伤

【概述】

1.**概念及流行病学资料**　肺挫伤是最常见的肺损伤类型,多由交通伤、挤压伤、冲击伤等强大暴力所致。高速火器伤也可引起弹道周围肺组织的严重挫伤。随着人们对肺挫伤病理生理的深入了解,早期治疗及机械通气等方面有了很大的进步,但严重肺挫伤特别是未及时处理的严重肺挫伤,仍有较多的病例死于呼吸循环衰竭。

2.**致伤机制**　肺挫伤多数为强大的钝性暴力所致,其严重程度与致伤暴力强弱、胸部弹性及胸壁是否有外加保护等因素有关。在强暴力作用下,胸腔容积减少,胸腔内压增高,肺受到急速压迫,引起肺实质出血水肿。肺损伤的严重程度与压缩速度及压缩量密切相关。肺挫伤通常有以下 4 种致伤原因:①压缩胸壁,作用于肺实质;②脊柱对肺组织的剪切作用;③肋骨骨折端对其下方的肺组织直接损伤;④胸膜与肺组织之间的粘连带撕裂。

3.**病理生理**　肺挫伤的主要病理生理改变为低氧血症。外界暴力引起肺和血管组织损伤,在伤后炎性反应中毛细血管通透性增加,炎症细胞沉积和炎症介质释放,使损伤区域发生水肿,大面积肺间质和肺泡水肿引起换气障碍,导致通气、换气功能障碍,进而出现低氧血症。肺挫伤的严重程度不同,病理生理改变也有所不同,严重者可导致呼吸功能障碍。肺出血使肺实变,导致血管内压增加,但肺毛细血管压超过血管能容留血液的能力时,肺内分流开始增加。虽然低氧血症与血气屏障有一定的关系,但主要是由肺组织膨胀不全而引起,肺段及以上损伤时可以导致肺通气/血流比例失调,肺内分流增加,肺含水量增加和肺顺应性减退,临床上表现为低氧血症和(或)高碳酸血症,呼吸做功增加,患者出现呼吸频率加快及不同程度的咯血等表现。

【临床表现与诊断】

1. 临床表现 X射线表现一般出现在伤后4~6 h,若处理得当,肺功能紊乱可在伤后3~5 d得以缓解,一般可在7~10 d恢复,但可残留少量的瘢痕组织。严重者可表现为急性呼吸窘迫综合征(ARDS)或多器官功能障碍综合征(MODS),如果不及时处理或处理不当会导致患者死亡。肺挫伤后期死亡多因为肺部继发感染、潜在的失血、全身炎症反应综合征以及医源性感染等。

2. 诊断与鉴别诊断 局部不严重的肺挫伤,症状有时被合并的胸部其他损伤所掩盖,多在X射线检查时发现。严重者可有呼吸困难、发绀、心动过速、血压下降等,咯血常为主要症状,患肺有明显的湿性啰音,呼吸音明显减弱甚至消失。

迅速早期诊断对肺挫伤的治疗意义重大。对于交通事故损伤、暴力钝性伤、高处坠落伤等胸部损伤患者,出现咯血、气急、呼吸音低及啰音等变化,胸片以及胸部CT检查提示有斑片状或片状高密度影,氧合指数(PaO_2/FiO_2)明显下降时,即可诊断肺挫伤。

血气分析是诊断低氧血症的重要依据,能了解肺挫伤所致低氧血症的严重程度。通过氧合指数评价肺功能比较全面。它综合了动脉血氧分压和吸入氧浓度,能较好地反映肺弥散功能受损程度及估计肺损伤的发展与预后。当氧合指数<40 kPa(300 mmHg)时,提示有急性肺损伤。在治疗过程中氧合指数的升高提示肺功能逐步好转,反之,肺功能则进一步恶化。

胸部X射线是肺挫伤的主要诊断手段。最常见的表现是肺浸润性改变,呈斑片状边缘模糊阴影,范围可由小的局限区域到一侧或两侧肺的广泛、一致性阴影,由肺泡内出血所致,患侧膈肌可被伤肺向下推移。另外一种是不常见的类型,是沿支气管周围分布的线状不规则排列的浸润,由小气管及血管周围的出血引起。70%的病例X射线变化在伤后1 h出现,其余的可发生在伤后4~6 h。肺挫伤的严重程度与胸部X射线表现出现的时间无明显关系,故肺挫伤患者应该连续监测X射线表现。肺部病变的好转一般在伤后48~72 h,完全吸收需要2~3周。如果不能在上述预计时间内吸收,需要警惕脂肪栓塞、肺栓塞的可能。胸部CT比X射线胸片有更强的敏感性与特异性,因此推荐早期行该项检查以便更好地评估。

【治疗】

轻型的肺挫伤无须特殊治疗,大多可很快吸收;但严重肺挫伤时,应该进行及时有效的处理。在转运这类伤员的过程中,注意伤侧血液进入健侧或伤情较轻的一侧。

治疗的原则是:①及时处理合并伤,如浮动胸壁、内脏器官破裂、气胸、血胸等。②保持呼吸道通畅,对气管内的血液、渗出液、分泌物必须及时清除。保持气管、支气管引流通畅是关键。鼓励伤员咳嗽排痰,可以采取鼻导管吸痰,必要时纤维支气管镜吸痰。如果仍不能很好地保持通畅,可以行气管切开,除可帮助吸痰外,还可以减少呼吸道阻力及无效腔,对于严重肺挫伤的患者主张早期行气管切开,使用呼吸机辅助呼吸减轻肺水肿,增加功能残气量,减少分流,改善低氧血症。③止痛,可使用止痛药物,但合适的止痛需要避免呼吸肌抑制。④给氧。⑤加强抗感染治疗,肺部感染是肺挫伤后期常见的并发症,很大一部分肺挫伤患者死于感染所致的低氧血症、全身炎症反应综合征等并发症。⑥应用肾上腺皮质激素,虽有争议,但大多数人主张早期、大剂量、短疗程使用。⑦限制液体输入,特别是晶体液。适量输注白蛋白、血浆或全血。如果复苏时使用了大量液体,可以适当利尿,以利于肺水肿的消退。⑧机械通气。⑨手术治疗,一般不需要手术治疗,因为肺功能的紊乱不局限于肺部,但对于剧烈咳嗽且严重咯血的单肺叶挫伤,保守治疗未能及时控制症状时可考虑切除充血或出血严重的肺叶。

二、肺裂伤

【概述】

1. 概念及流行病学资料 肺裂伤是指由外力导致的肺组织裂开。肺裂伤是闭合性胸部创伤常见的合并损伤,较大的肺裂伤可以导致活动性出血和气胸。由于肺循环压力较低,所引起的血胸和气胸经适当处理后可很快恢复,需要手术的严重肺裂伤不多。

2. 致伤机制　肺裂伤可发生于胸部闭合性或开放性损伤。肺裂伤的发病机制通常有以下两种。

(1)肋骨骨折所致肺裂伤　肋骨骨折时,尖锐的肋骨骨折断端直接刺伤肺,损伤可由胸膜表面向内朝肺门延伸,边缘比较整齐。损伤程度可由浅表至中等,严重者甚至可将肺叶撕裂成两半。

(2)非肋骨骨折所致肺裂伤　胸部遇到外部的挤压时,声门关闭,胸廓下陷,肺内气管、支气管以及血管受到的压力突然增加,随着外力的快速消除,变形的胸廓回弹,胸腔内压力下降。这样的胸腔内压力急剧变化产生剪应力,而导致肺撕裂伤,裂口常为多处,伤口不整齐,呈锯齿状。如果脏层胸膜完整,血液可集聚在裂口内形成血肿,进入气管或者支气管出现咯血;如果脏层胸膜破裂,则可表现为血气胸。

【临床表现与诊断】

1. 临床表现

(1)血胸以及气胸　由于肺循环压力较低,轻度肺裂伤的患者血气胸常不严重。出血量小于300 ml,胸片可无明显的肺裂伤影;如果出血量较多,胸腔积血、积气较多,可出现严重的呼吸困难,甚至皮下气肿、发绀等表现。

(2)休克　严重的肺裂伤出现较大血管损伤时,可出现休克等表现。一般出血量超过总血量的20%才有休克的表现。

(3)咯血　咯血是肺裂伤的主要临床表现。咯血量的大小、出现时间与肺损伤的部位和严重程度有关。肺周边轻度的损伤,咯血时间较晚而且出血量较小;严重的肺裂伤可在伤后很快出现,且常为大咯血。

2. 诊断与鉴别诊断　胸部战创伤后出现咯血、气胸或血气胸时,应考虑为肺裂伤。以下几种检查常用于肺裂伤的辅助诊断:①X射线胸片,可见大片状阴影,同时可观察有无肋骨骨折以及其他的胸内损伤;②胸部CT,可以清楚地了解肺部以及支气管的情况,而且可行肋骨重建,可以充分了解肋骨骨折的情况、血气胸的局部情况等;③纤维支气管镜检查,可以了解有无气管以及大支气管的裂伤,判断出血的部位,以便指导手术处理。

【治疗】

轻度的肺裂伤一般不需要特殊的治疗,经胸腔穿刺或胸腔闭式引流可以排除积气及积血,并帮助患者咳嗽、咳痰,促进肺复张,大部分患者可以治愈。

急诊开胸探查或胸腔镜手术治疗的适应证有:①胸腔闭式引流术后引流血液超过200 ml/h,连续3 h以上,诊断为进行性血胸者;②严重的漏气经过胸腔闭式引流术后症状无明显缓解,多次复查胸片仍提示伤肺复张不良,但纤维支气管镜检查又未发现支气管断裂者;③危及患者生命的大咯血。

手术的具体方式需要根据肺裂伤的严重程度决定,可以实施裂伤修补、肺叶切除甚至全肺切除。但手术应尽可能保留肺组织,对广泛撕裂破碎的肺组织只做局部切除。缝合修补手术时,要求结扎或缝扎出血的血管及漏气的支气管,术后常规留置胸腔闭式引流管。

三、创伤性肺假性囊肿与肺内血肿

【概述】

1. 概念及流行病学资料　胸部战创伤后可在肺实质内形成含气的空腔,但肺内血肿相对少见。这种囊腔壁无上皮细胞覆盖,故称为肺假性囊肿。

2. 致伤机制　穿透伤和闭合伤均可引起创伤性肺假性囊肿,发病机制不很明确。一般认为是肺实质和肺内小支气管破裂,空气局限聚集于肺实质而形成,多发生于受伤的肺部。由于直接暴力作用造成胸廓急剧受压的瞬间,声门或周围的支气管突然关闭,肺内小支气管、肺泡和小血管腔内压力骤然增加,继而受伤因素解除,受伤胸廓弹性回缩,胸内压力迅速降低,由此产生的剪应力导致肺实质、小支气管和小血管破裂,血液或空气溢出聚集在裂口内,弹性回缩形成肺内血肿或假性囊肿。如果小支气管和小血管破裂,可能先形成肺内血肿,以后经过支气管裂口排出积血,逐步演变成肺假性囊肿。

【临床表现与诊断】

1. 临床表现 小的肺内血肿或假性囊肿可无明显的症状与体征,患者有时可有胸痛、咳嗽、咯血、低热、气促、呼吸困难等症状,但一般不严重,大多数在几天内逐渐缓解或消失。上述表现缺乏特征性,体检一般无阳性发现。

2. 诊断与鉴别诊断 肺内血肿或假性囊肿的诊断依赖于胸片以及胸部 CT 等检查。肺内血肿在胸片及胸部 CT 表现为圆形阴影,多位于周边部或上叶后段,直径大小不等,一般在 1~15 cm。一般能够在数周或数月内逐步变小直至完全吸收。如果病变两个月未见明显缩小,应该考虑肺内其他病变的可能。肺假性囊肿可以通过胸片发现含气的空腔影,胸部 CT 可帮助诊断与鉴别诊断。

【治疗】

肺内血肿绝大多数能够自行吸收消退,假性囊肿可在两周至 5 个月内自行消失,一般不需要手术治疗。但当不能排除肺部恶性病灶,或囊腔持续不消退,或(和)伴有反复咯血、咳脓痰症状时,则需要手术治疗。

四、肺爆震伤

【概述】

1. 概念及流行病学资料 冲击波本身直接作用于人体所造成的损伤称为爆震伤。肺爆震伤是由各种爆炸产生的冲击波作用于人体导致的肺部损伤。化学药品、高压锅炉、瓦斯爆炸、烈性炸药或核爆炸等瞬间释放出巨大能量,产生的冲击波作用于人体,使胸腹部急剧压缩和扩张,发生一系列血流动力学变化,造成心、肺和血管损伤;体内气体的内爆效应使含气组织(如肺泡)发生损伤;压力波通过不同密度组织时在界面上发生反射引起碎裂效应,造成损伤;密度不同的组织受相同的压力波作用后,因惯性作用不同而速度发生差异,在连接部位发生撕裂和出血。

2. 致伤机制 肺爆震伤的受伤机制是,爆炸产生的高压气浪冲击胸部使胸壁撞击肺组织,紧随高压后的负压波使肺碰撞胸壁而产生肺挫伤,肺毛细血管出血,小支气管和肺泡破裂,肺组织广泛性渗出、肺水肿,严重者可有血气胸,危及生命。因此,伤后患者迅速出现呼吸困难和低氧血症。火药爆炸等原因所致的肺爆震伤多数复合重度烧伤、骨折等,构成严重的复合伤。

3. 病理生理 肺是冲击波作用的靶器官,肺爆震伤的主要病理改变是肺泡破裂和肺泡内出血,其次是肺水肿和肺气肿,有时伴肺破裂。肺出血可由斑点状至弥漫性不等,重者可见相当于肋间隙下的相互平行的条状肺实质出血。肺实质内血管破裂可形成肺内血肿,甚至可出现血凝块堵塞支气管、气管而迅速致死。肺水肿轻者为间质性或肺泡腔内含有少量积液,重者可见大量的水肿液溢出至支气管以至气管内,常混有血液,呈血性泡沫液。肺出血和水肿可致肺不张。肺气肿可为间质性或肺泡性,重者在胸膜下出现含有血和气的肺大疱,发生肺破裂时可引起血胸或血气胸。

【临床表现与诊断】

1. 临床表现 肺爆震伤的临床表现因伤情轻重不同而有所差异。轻者可能仅有短暂的胸痛、胸闷。稍重者出现咳嗽、咯血或血痰,少数有呼吸困难,听诊可闻及变化不定的散在湿性啰音或捻发音。特别严重者可出现明显的呼吸困难、发绀、血性泡沫痰,常常伴有休克表现。体格检查时,除肺内啰音外可有肺实变体征和血气胸体征,而且常伴有其他器官损伤的表现。X 射线检查肺内可见肺纹理增粗、斑片状阴影、透光度减低或大片状密度影,部分病例可有肺不张和血气胸的表现。动脉血气检查可发现轻重不等的异常结果。

2. 诊断与鉴别诊断 根据爆炸伤史、临床表现和 X 射线检查,肺爆震伤容易确诊,但应注意其外轻内重、迅速发展和常有合并伤的特点,切勿误诊、漏诊。

【治疗】

肺爆震伤的救治在于保护与维持呼吸、循环功能,包括保持呼吸道通畅、给氧,必要时行气管切开和呼吸机辅助呼吸,以及输血、补液、抗休克。有血气胸者尽早做胸腔闭式引流。应用足量的抗生素预防感染。对合并的其他器官损伤进行相应的处理。

肺爆震伤一旦构成严重复合伤,机体便会产生强烈的应激反应,容易导致应激反应紊乱,发生消化道应激性溃疡、肠道细菌移位性感染、高代谢等,从而造成全身器官严重的病理性损害,使得患者的病情复杂多变,治疗难度大。而且肺爆震伤通常为群伤事件,现场伤员较多,因此,在肺爆震伤复合伤的治疗过程中,要根据伤情轻重分类,个性化治疗。明确诊断后立即行气管切开,建立人工气道,保持呼吸道通畅。疑有痰痂阻塞气道时应立即进行纤维支气管镜检查,去除痰痂并冲洗。对呼吸道内的出血点给予电凝止血,呼吸困难、低氧血症持续的患者应用呼吸机,以高频通气或呼气末正压通气模式辅助呼吸。呼吸机的使用应遵循"早上机、早撤机、个性化"的原则。当患者自主呼吸恢复好、咳嗽有力、血流动力学稳定、神志清楚、监测血气分析稳定时即可争取早日脱机,避免呼吸机依赖。同时应给予超声雾化湿化气道,促进痰液排出,去除异物刺激,减少各种炎症介质的作用。

(郭 伟)

第三节 食管战创伤

【概述】

1. 概念及流行病学资料 食管战创伤(esophageal trauma)是指由各种致伤原因所造成的食管黏膜损伤、食管烧伤以及食管穿孔等损伤。食管创伤在胸部创伤中相对少见,但一旦损伤,尤其是食管穿孔,危险极大。加上伤后容易漏诊和误诊,延误治疗时机,往往因严重并发症而危及生命。

2. 致伤机制 食管创伤的致病因素较多,临床上常归纳为创伤性、自发性、医源性、异物梗阻以及冲击波致伤等。创伤性食管损伤包括穿通伤和闭合伤,常合并胸内重要器官损伤。医源性食管损伤以术后食管瘘最多见,其次为器械检查损伤。异物致食管损伤在生活中常见,异物种类、形状、大小、坚硬度与食管损伤有密切关系,最多见的是骨刺。自发性食管损伤多发生在食管中下段,这与该段平滑肌薄弱、食管病变和腹压突然增大有关。冲击波引起的食管损伤较为罕见,也较常被忽视而延误治疗。

3. 病理生理 因致伤因素不同而表现不同。食管黏膜损伤,临床常见为食管胃底黏膜撕裂,在暴饮暴食、剧烈呕吐、呃逆时,由于腹肌收缩及膈肌下降、腹压升高,而此时幽门关闭、贲门及食管扩张,当逆蠕动的胃内容物强烈冲击食管胃结合部时,形成透壁的压力阶差,引起该部位的黏膜撕裂,造成黏膜下出血,出现呕血或便血。食管烧伤主要为误服强酸、强碱等或者因高温物体(如弹片、铁水等)进入食管所致,早期食管黏膜腐蚀性坏死、出血甚至穿孔,晚期由于瘢痕收缩引起食管狭窄、梗阻等,可引起纵隔感染、脓气胸,以及呼吸、循环功能障碍。食管穿孔不论何种原因引起,只要延误诊断和治疗,均可能造成纵隔炎、脓胸、出血、休克甚至心肺功能障碍等严重并发症。

【临床表现与诊断】

1. 临床表现 轻度食管黏膜损伤可无明显症状,有时感觉进食后胸骨后不适或烧灼感,尤以进食硬质食物后为甚,全身可伴有低热。严重者早期可出现剧烈胸痛、呕血、便血、吞咽梗阻或疼痛,可有呼吸困难甚至休克的临床表现。晚期除胸痛外,主要表现为发热、进食梗阻、呼吸困难等。

2. 诊断与鉴别诊断

(1)病史 有明确的外伤史或有误服强酸、强碱等腐蚀性化学药物的病史。

(2)临床表现及体征 见上述。

(3)影像学检查 X射线食管钡餐造影检查对于食管黏膜损伤诊断阳性率较低,部分食管穿孔患者可能发现食管破口,且有部分造影剂经破口由食管腔向外流出进入纵隔或胸腔。因钡剂难以吸收,对于怀疑食管穿孔伤员建议以水溶性造影剂行食管 X 射线检查。

(4)内镜检查 食管内镜检查是食管创伤最直接可靠的诊断与法,在食管创伤的诊断中具有不可替代的临床价值。

【治疗】

食管创伤尤其是食管穿孔者病情严重,合并伤多,要提高治愈率,必须早期诊断、及时治疗。

1.食管黏膜损伤 食管黏膜撕裂伤以非手术治疗为主,在保守治疗的同时可考虑在内镜下钳夹止血,但经 12~24 h 保守治疗无效或再次反复出血者,经内镜下治疗无效,应手术治疗。手术方法为开腹或开胸止血,术中应切开胃、食管,缝合结扎出血的黏膜裂口,剪除撕裂坏死的黏膜等。食管撕裂形成壁间脓肿时,应手术切开引流。

2.食管烧伤 早期应根据所服腐蚀剂的种类进行急救处理。服用酸性腐蚀剂者可用肥皂水、氧化镁等弱碱性药物中和;吞服碱性腐蚀剂者,可用柠檬酸等弱酸溶液中和。禁食并留置胃管。食管烧伤后 2~3 周,食管瘢痕形成,此时可行改良食管腔内加压置管术,于食管腔内置入带支撑作用的粗硅胶管,上缘置于食管入口平面,与细硅胶管连接并悬吊固定于鼻腔,下端经胃壁造瘘口引出并固定于腹壁,硅胶管位于胃内部分预留 1~2 个较大侧孔。此方法由国内蒋耀光等改良提出,较之单纯固定于鼻腔或腹壁患者耐受性更佳,且可通过造瘘管注入饮食。置管 6 个月后拔除,可使 90% 以上患者免于更大的消化道重建手术。另外,亦有反复行食管扩张成功的病例。瘢痕较广泛,扩张效果不佳,经口进食困难,错过食管腔内加压置管时机者,可鼻饲或行胃肠造瘘,解决营养问题,待食管烧伤 6 个月后进行手术治疗,重建消化道。

3.食管穿孔 应及时诊断,争取在破裂后 12 h 内进行修补。如不能及时手术,应立即安置胸腔闭式引流,尽量减少污染源,应用有效抗生素,积极抗休克,补足血容量,纠正水、电解质紊乱,维持心肺功能稳定等。破裂时间并不是决定手术成功的唯一因素,超过一定时间的穿孔亦应争取在彻底清创的条件下完成食管破裂的修补。对晚期病例,破口大,胸腔感染严重而不能修补,或情况差不能耐受手术者,可考虑二期手术。修补方式根据穿孔的部位、大小和感染程度进行选择,修补后应尽量采用肋间肌瓣、带蒂胸膜瓣或膈肌瓣等进行加固。对颈部食管穿孔以非手术治疗为主;胸段食管穿孔绝大多数需手术治疗,包括早期清创缝合、切开引流及食管重建手术。

(郭 伟)

参考文献

[1]范士志,蒋耀光.现代创伤治疗学[M].北京:人民军医出版社,2009.

[2]郭庆山,黄显凯,任家顺.实用战创伤临床治疗学[M].郑州:郑州大学出版社,2012.

[3]张晔,张连阳.胸部损伤的损害性控制手术[J].野战外科通讯,2010,35(5):43-45.

[4]张道全,石云.穿透性胸部创伤诊治的进展[J].西南国防医药,2011,21(7):795-797.

[5]覃少洲.创伤性连枷胸合并肺挫伤诊治进展[J].中国医疗前沿,2013,8(4):11,48.

[6]PATTERSON G A. Pearson's thoracic and esophageal surgery[M].3rd ed. New York:Churchill Livingstone,2008.

[7]POON H,MORRISON J J,APODACA A N,et al. The UK military experience of thoracic injury in the wars in Iraq and Afghanistan[J]. Injury,2013,44(9):1165-1170.

[8]SIMON B,EBERT J,BOKHARI F,et al. Eastern Association for the Surgery of Trauma. Management of pulmonary contusion and flail chest:an Eastern Association for the Surgery of Trauma practice management guideline[J]. J Trauma Acute Care Surg,2012,73(5 Suppl 4):S351-S361.

[9]PROPPER B W,GIFFORD S M,CALHOON J H,et al. Wartime thoracic injury:perspectives in modern warfare[J]. Ann Thorac Surg,2010,89(4):1032-1035.

第十一章

胸部战创伤为主的多发伤

第一节 概 述

一、流行病学

随着社会的发展,创伤已经成为 1～44 岁人群的第 1 位死亡原因,其中大约有 25% 的伤者直接死于胸部创伤(chest trauma)或胸部伤(chest injury),另有约 25% 的死亡与胸部创伤有关。胸部创伤的原因多为交通事故、高处坠落、建筑物倒塌、暴力撞击、火器或锐器等,以青壮年男性为主。在战时以穿透伤(penetrating injury)多见,占伤员总数的 7%～12%;在平时多为钝性伤(blunt injury),占伤员总数的 6.79%～9.46%;在交通伤中,以胸部创伤为主的多发伤占 66%,高于以颅脑(63.2%)和四肢(53.1%)为主的多发伤。近年来,创伤流行病学特征在一些国家或地区发生了显著变化,美国交通事故所致的钝性胸部创伤有所减少,但严重胸部创伤明显增加。严重胸部创伤病死率各地报道在 4%～10%,这可能与统计的病例数量或诊断标准不尽相同有关。根据中国人创伤信息数据库的资料,我国 9 个省(自治区、直辖市)24 家二、三级医院 10 年收治的 16 540 例严重胸部创伤伤员中,钝性胸部创伤约占 72%,穿透性胸部创伤约占 28%。笔者报道,穿透性暴力所致胸部创伤中约 33.3% 为多发伤,而钝性暴力所致胸部创伤中约 83.3% 为多发伤。笔者的另一组研究资料中,高处坠落和交通事故所致的多发伤中胸部创伤分别占 52.9% 和 60.9%。

二、病理生理

以胸部创伤为主的多发伤常伴有呼吸和循环功能障碍,严重者可危及生命。伤员可因胸廓损伤、肺挫伤、血气胸、膈肌损伤和疝入胸腔内的器官压迫肺组织等使呼吸运动、肺膨胀受限,从而使潮气量和肺泡有效通气量明显减少,气体弥散功能发生障碍,导致急性呼吸衰竭发生。心脏压塞(cardiac tamponade)、胸腹部内脏器官损伤出血、纵隔和腹膜后巨大血肿,以及张力性气胸等可造成循环功能障碍。主要病理生理特点为:①由通气功能障碍引起的低氧血症,其原因可能是胸腔内压力变化、气道梗阻、胸廓及肺顺应性降低以及低血流量等;②由换气功能障碍引起的高碳酸血症,其原因可能是肺挫伤、肺不张、血胸和(或)气胸、胸廓或肺的顺应性降低、合并脑外伤时引起的意识障碍以及由药物和酒精引起的换气不足等;③由循环功能障碍引起的酸中毒,其原因可能是创伤失血性休克、心脏压塞、心血管损伤以及连枷胸等。

三、临床特点

以胸部创伤为主的多发伤的临床特点为:病情复杂严重、变化急剧,病理生理改变复杂,涉及跨学科多专业,诊断与处理难度大,病死率高,可达14%~40%。

(一)共同临床表现

在胸部创伤中,除一些特殊的症状和体征外,还有很多共同的临床表现。

1. 胸痛　胸部创伤中最为常见的症状之一。疼痛位于受伤处,在咳嗽、深呼吸、体位变动等情况下加剧,在肋骨骨折的伤员最为明显。

2. 呼吸困难　大多数胸部创伤伤员都有不同程度的呼吸困难。临床表现为呼吸变浅,频率加快,呼吸节律不规则,严重时出现呼吸衰竭。如多根多处肋骨骨折的伤员,胸壁软化后出现胸廓的反常呼吸运动、端坐呼吸等。

3. 咯血　支气管和肺损伤后多伴有咯血,开始为新鲜的血痰,以后逐渐变为陈旧性血痰直至停止。大支气管损伤时,咯血量多且出现早。肺爆震伤后出现泡沫样血痰。

(二)其他临床特点

1. 常合并其他损伤且病情复杂　由于胸部占体表面积的15%,是心、肺、大血管等重要器官之所在,因此,严重胸部创伤常常合并其他部位重要内脏器官的损伤,其病理生理变化复杂。

2. 伤情重且病死率高　国内文献报道,严重胸部创伤合并多发伤伤员的病死率一般为9.8%~14.6%,也有作者报道高达38.1%。Delangy等通过大量病例分析得出结论:胸部创伤合并重型颅脑损伤的病死率为50%。笔者报道,严重胸部创伤合并严重的颅脑损伤死亡率为27.3%,而头、胸、腹部损伤都严重的多发伤死亡率则高达61.9%。

3. 休克与昏迷并存　严重胸部创伤合并多发伤时休克发生率高,达50%以上,笔者报道的发生率为63.3%,大多数为重度休克,其特点是低血容量与心源性休克可能同时存在。创伤后休克的主要原因是胸腔及腹腔内器官和大血管的损伤,导致失血性休克。昏迷的主要原因则是合并有严重的颅脑损伤。休克和昏迷同时存在,给诊断带来很大的困难,容易造成漏诊或误诊。

四、诊　断

根据伤员的外伤史、临床表现,以及影像学检查等较容易做出诊断。

在诊断过程中需要详细了解伤员受伤的时间、受伤的机制,并仔细地进行体格检查等,尽量做到不漏诊和误诊,也要避免反复会诊延误抢救。

胸部创伤合并多发伤伤员伤情严重且变化快,不适宜做耗时的检查,在诊断的过程中要遵守诊断与抢救同时进行的原则。有关文献提出,在诊断中要强调3点:①胸腹腔诊断性穿刺;②床旁B型超声波(简称B超)检查;③床旁X射线检查。原因在于这3种检查简单易行,结果也比较准确,为抢救节约了宝贵的时间,同时也减少了因搬动患者而加重病情的危险。对生命体征不稳定的伤员可行床旁B型超声波检查,因为B型超声波检查对胸、腹部创伤的定位和定性有重要的价值。对生命体征稳定的伤员可行CT检查,因为CT分辨率高,能够清楚显示头、胸、腹等重要器官的损伤,还可行三维重建,提高检出率和诊断的准确率,因此,在有条件时应该首先选用。胸腔镜和腹腔镜技术可以对胸腹腔器官损伤进行诊断,并且损伤较小,可同时进行治疗,尤其适用于穿透性胸部创伤合并腹部创伤血流动力学稳定、没有剖胸或剖腹探查术指征者,但血流动力学不稳定的伤员禁忌使用胸腔镜和腹腔镜。

五、救治原则

以胸部创伤为主的多发伤,病情多危重,无论院前或院内救治时,均应熟练掌握胸部创伤及胸部创伤为主的严重多发伤的处理原则。创伤后诊断处理是否及时准确,往往比伤情本身更影响生存率。

(一)基市救治原则

1.**一体化治疗**　强调院前急救实行一体化治疗,以使胸部创伤为主的多发伤伤员在受伤后"黄金1 h"内得到有效的治疗。

2.**优先处理危及生命的情况和损伤**　在早期救治中,必须优先处理危及生命的情况和损伤。主要包括:①解除呼吸道梗阻;②封闭开放性气胸;③对张力性气胸者立即减压;④对连枷胸者控制反常呼吸;⑤急性心脏压塞者可行心包穿刺或切开心包减压;⑥胸腹腔有活动性出血者尽快手术止血等。

3.**快速伤情评估**　紧急情况下,不允许进行耗时的辅助检查。胸腹穿刺为简便有效的诊断方法,结合致伤机制分析、快速体检伤员,即可迅速做出是否手术的基本判断。

4.**有效止血**　手术止血是最根本的抗休克措施,扩容只有在分秒必争紧急手术前提下同时进行,对挽救严重伤员才具有关键性作用,不可指望提升血压后再手术而坐失救命良机。

5.**迅速解除通气障碍**　在严重胸部创伤,通气障碍有时比失血性休克更快致死,因此,首先应迅速解除通气障碍,并及时纠正失血性休克。胸部创伤为主的多发伤有血气胸者,首先胸腔闭式引流,以保证伤员通气功能,观察胸部失血情况,为判断是否剖胸探查,或在胸部创伤伴多发伤进行其他部位手术时估计术中总失血量、制订液体复苏与输血计划提供参考。

(二)先抢救再诊断,边治疗边诊断的处理原则

遵循"先抢救再诊断,边治疗边诊断"的处理原则,特别注意可能迅速致死而又可能逆转的严重情况。

1.**保持呼吸道通畅**　必要时行气管切开或气管内插管。通气障碍是比失血性休克更为迅速的致死原因,确保呼吸通畅,是救治以胸部创伤为主的多发伤的重要环节。主要处理措施包括清除口腔、咽部的血块、异物和分泌物,充分给氧。阻塞物在下呼吸道时可行气管插管或气管切开彻底吸出呼吸道阻塞物,并建立确定性气道,必要时予以呼吸机支持。

2.**维持伤员呼吸**　积极处理影响呼吸功能的下列情况:①胸部创伤为主的多发伤伤员,低氧血症发生率高,对昏迷、呼吸功能不全或已经发生呼吸衰竭的伤员,应及时使用机械辅助通气。通常采用呼气末正压通气(positive end expiratory pressure,PEEP),因 PEEP 能增加肺功能残气量,从而改善肺内分流异常,增加组织供氧量。②积极处理血气胸。根据受伤史、症状、体征和胸膜腔穿刺及时明确血气胸诊断,有血气胸的伤员需要行胸腔闭式引流术,排除胸内积血和减压。尤其对于张力性气胸所造成的患侧肺受压和纵隔移位,需要立即进行胸膜腔穿刺减压或胸腔闭式引流术,切忌依赖影像学检查而使伤员失去抢救时机。③对于连枷胸,既要重视肺挫伤,又要稳定软化的胸壁,同时控制反常呼吸。

3.**积极止血抗休克,维持循环稳定**　①胸部创伤为主的多发伤伤员往往伴有不同程度的休克,需要积极寻找和处理导致休克的原因。②尽快建立输液通道,输注胶体、晶体液,及时补充血容量。③在积极纠正休克后若血压仍不升,则多伴有严重内出血,需要紧急手术治疗。④对于静脉回流受阻以及心脏压塞所致的低心排血量需要紧急处理,否则可危及生命。⑤对有胸腔大血管损伤、胸腹联合伤等伤员要紧急剖胸探查。紧急剖胸探查手术指征见本章第二节"二、医院内评估与处理路径"。

4.**重视胸部以外创伤的处理**　①以胸部伤为主的多发伤伤员常合并其他部位的损伤,需要全面及时地了解病史、查体并做相关的辅助检查。②对于合并腹部损伤的伤员,需要重视腹部器官的损伤,诊断性腹腔穿刺及腹部 B 型超声波检查对诊断有意义。腹部创伤伤员早期危及生命的因素是腹腔内大出血,伤后尽早控制出血是抢救伤员生命的关键环节,牢记时间就是生命,必须争分夺秒地抢救。③合并严重骨盆骨折大出血者,更容易发生严重的失血性休克,而且并发腹腔内器官损伤发生率高,需要及时处理腹腔内损伤,采取骨盆支架外固定等损伤控制措施。④对于合并有严重颅脑损伤的

伤员,需要警惕高颅压压迫延髓导致中枢性呼吸、心搏骤停。对这类伤员要紧急开颅减压或使用脱水剂治疗。

笔者曾报道一组以严重胸部创伤为主的多发伤,总剖胸探查手术率为51.39%(穿透伤83.32%,钝性伤28.57%),需同时剖腹探查手术率为22.22%(穿透伤6.67%,钝性伤33.33%)。因此,在严重胸部创伤合并多发伤情况下,必须确定正确的手术处理次序,遵循挽救生命第一、保存器官第二的原则,正确决定先剖胸或剖腹对挽救生命具有重要意义。

(都定元)

第二节 伤情评估与处理路径

一、院前评估与处理

(一)院前评估

1. 进入现场前评估 ①评估并确保现场救援人员与伤员的安全;②迅速接近伤员;③评估是否需要院前急救人员和物资增援;④评估事故暴力与损伤机制。

2. 按照创伤急救 ABCs 程序进行伤情评估 创伤评估 ABCs 程序包括:A. 颈椎保护下维持伤员气道通畅(airway maintenance with cervical spine protection);B. 呼吸和通气(breathing and ventilation);C. 循环/控制出血(circulation with hemorrhage control);D. 功能障碍/神经状态(disability/neurologic status);E. 暴露伤员/环境控制(完全去除伤员所有衣物,但要防止体温过低)(exposure/environmental control:completely undress the patient,but prevent hypothermia)。按照创伤急救 ABCs 程序进行伤情评估,迅速辨别和处理危及生命的情况:①气道阻塞;②通气不足,如张力性气胸、开放性气胸、大量血胸、连枷胸;③循环不足,如大出血、心脏压塞,识别心搏骤停,决定是否启动心肺复苏(cardiopulmonary resuscitation,CPR)(按照 CPR 急救 ABCs 程序:A. 开放气道;B. 人工呼吸;C. 循环,即胸外按压;D. 电除颤;E. 药物支持治疗)。

(二)院前处理

抓住关键问题,对气道处理、通气支持、供氧等重点处置。

1. 颈椎保护下保持气道开放 采用没有头部倾斜的仰头提颏法和双手托下颌法打开气道,检查并吸引或手指清除口腔及上呼吸道内的阻塞物(分泌物、黏膜、血液、呕吐物、假牙、骨碎片、异物等),保持气道通畅;如伤员意识丧失并伴咽反射消失,需放置口咽通气道暂时维持呼吸;对于可能无力维持气道完全开放者,需气管插管。

2. 给氧和通气支持 尽快使用纯氧通气,人工通气频率 12~16 次/分。

3. 连枷胸和肺挫伤 在优先保证气道通畅的前提下,给予供氧和通气支持,维持 SpO_2>95%。如果出现严重呼吸困难,应给予气管插管。

4. 张力性气胸 评估吸气阻力是否增加,面罩吸氧后是否仍有通气困难表现、呼吸音增强或减弱、血流动力学不稳定。急救时用粗针头穿刺减压,或胸腔闭式引流。

5. 开放性气胸 立即用敷料封闭伤口,使开放性气胸变为闭合性气胸。一旦出现张力性气胸征象,应及时开放覆盖的敷料减压。

6. 胸腔内大出血 需要手术才能止血、现场无剖胸手术条件者,应立即建立静脉通道,低压容量复苏,快速转运至有条件的合适的医疗机构,及时手术治疗。

7. 转运后送 迅速将伤员转运至就近合适的医疗机构进行确定性急救和处理。

二、医院内评估与处理路径

（一）快速伤情评估的一般原则

按照创伤急救 ABCs 程序进行伤情评估,迅速辨别和处理危及生命的损伤;识别心搏骤停,决定是否启动心肺复苏。

1. 体检 包括评估上呼吸道、胸壁对称性与稳定性、呼吸音、心音和循环功能状况。早期评价需特别注意皮下气肿、颈静脉怒张和气管移位的表现。

2. 开始复苏与给氧 在进行诊断检查的同时就应开始复苏,面罩高流量给氧。如果伤员对容量复苏无反应(持续性低血压、酸中毒、碱缺失),应考虑胸腔内进行性出血,应再次评估有无心脏压塞、张力性气胸和急性心源性休克。对非控制性失血休克伤员,在剖胸手术控制出血前,注意限制性(低压性)液体复苏原则。

3. 监测与辅助检查 ①持续脉搏血氧饱和度与心电监测;②评估早期摄取胸部 X 射线片;③采集病史、动脉血气分析、心电图。

4. 紧急剖胸探查手术指征 无论穿透性还是钝性胸部创伤,须确定有无以下立即手术的指征:①大量血胸(胸腔引流管置入后引流血液>1 500 ml);②胸腔内进行性出血(>200 ml/h,持续时间≥4 h);③心脏压塞;④胸廓出口处血管损伤伴血流动力学不稳定;⑤胸壁破裂伴胸壁组织缺损;⑥胸腔引流持续重度漏气;⑦伤后大咯血;⑧膈肌破裂;⑨内镜或影像学证实的气管、支气管损伤;⑩内镜或影像学证实的食管损伤;⑪胸部大血管损伤的影像学证据;⑫可疑空气栓塞;⑬纵隔穿透伤,病情迅速恶化;⑭明显的弹片栓塞心脏或肺动脉;⑮近肝静脉损伤经心脏放置下腔静脉分流管;⑯急性血流动力学衰竭和院内心搏骤停;⑰穿透性躯干创伤伤员复苏性剖胸探查术。

（二）穿透性胸部创伤的快速评估与处理路径

1. 评估与处理方法

(1)锐器所致穿透伤 锐器等异物未拔出的伤员,在剖胸术前不应拔出,以免引起难以控制的大出血。

(2)评估胸部伤口的位置与数量 避免通过探寻伤口来确定深度或方向,因为探查伤道可致气胸或血胸。

(3)拍摄胸部 X 射线片 在胸壁伤口置金属标记物,摄取胸部 X 射线片,根据伤道轨迹确定解剖损伤的轮廓。

(4)建立静脉通道和抽取血液标本 建立大口径静脉通道,对血流动力学不稳定者抽血进行实验室检查。

(5)气胸或血胸处理 气胸或血胸者放置胸腔引流管,根据胸腔引流量和血流动力学稳定性,有指征者施行剖胸探查。

(6)血流动力学监测与处理 ①血流动力学不稳定者,放置胸腔引流管后血流动力学仍不稳定,需在急诊室或手术室行剖胸探查;②血流动力学不稳定、放置胸腔引流管后血流动力学稳定者,有纵隔或横穿纵隔的伤道者,须进行超声心动图、主动脉造影、纤维支气管镜(简称纤支镜)、食管造影、增强 CT 扫描、剑突下心包开窗探查等检查。

(7)胸部 X 射线复查 胸部 X 射线片阴性者,6 h 内复查。因为初次胸部 X 射线片阴性者,有7%~10% 的创伤伤员发生延迟性血/气胸。

(8)其他 预防破伤风治疗。对无须手术处理的一般穿透伤,不推荐常规使用抗生素。

2. 处理流程 穿透性胸部创伤的快速处理流程,见图 11-1。

（三）纵隔区域穿透性损伤的快速评估与处理路径

1. 诊断 主要依靠临床判断、伤道或子弹弹道、胸部 X 射线片发现损伤的存在,并快速评估伤员的气道、血流动力学状况。

2.分级 根据血流动力学状况将伤员分为极危重、不稳定、稳定3级(图11-2)。

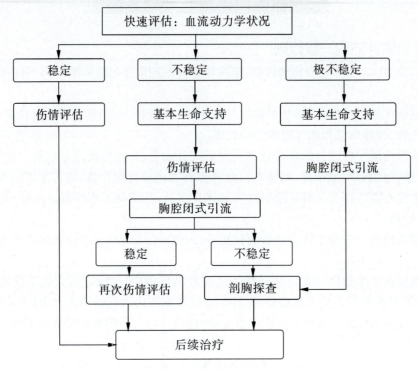

图 11-1 穿透性胸部创伤的快速处理流程

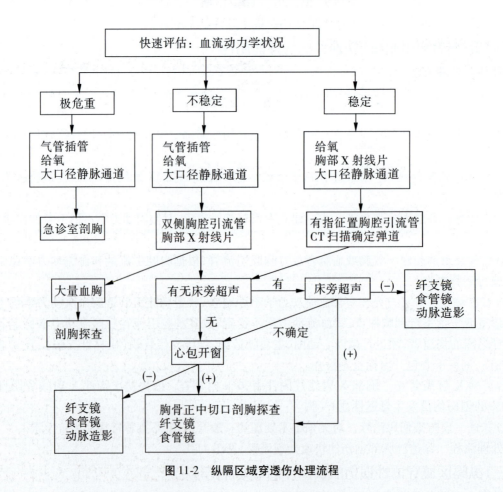

图 11-2 纵隔区域穿透伤处理流程

3.极危重(濒死)伤员的评估与处理 伤员表现为濒死呼吸,血压测不出。处理方法如下。①立即气管插管、给氧,开始容量复苏。②立即施行左前外侧切口剖胸探查术,控制出血或缓解心脏压塞。必要时可向右横断胸骨进行右侧剖胸探查术,即"蛤壳状剖胸"(clamshell thoracotomy)。

4. 不稳定伤员的评估与处理　伤员表现为低血压,收缩压(systolic blood pressure,SBP)<13.33 kPa(100 mmHg),纵隔区域弹道伤常伤及肺、心、胸壁血管、大血管、食管、气管或支气管、肺动脉或肺静脉。处理方法如下。①评估气管插管的必要性,给氧,开始容量复苏。②摄取急诊室床旁X射线胸片。③气胸或血胸时,放置胸腔引流管。④如有条件,行急诊室床旁超声检查心包积液:阳性者,立即经胸骨正中切口剖胸探查;可疑者,行剑突下心包开窗或剖胸探查;阴性者,可能是心包腔内血液流入胸腔而使心包腔减压造成的假阴性。如无急诊室床旁超声,则将伤员送手术室行剑突下心包开窗探查。⑤根据胸腔引流量和血流动力学稳定性,有指征者施行剖胸探查。⑥控制胸腔大出血后行纤维食管镜或纤维支气管镜检查,以诊断呼吸道或食管损伤。⑦从伤道或弹道怀疑大血管损伤,且无其他手术指征者,行血管造影。

5. 伤情稳定伤员的评估与处理　评价有无心脏、大血管、食管、气管和支气管、肺损伤等。①评估气管插管的必要性,给氧,开始容量复苏。②在急诊室床旁摄X射线胸片,静脉和口服造影剂后增强CT扫描,或动脉造影、纤支镜、食管造影、超声心动图等。③气胸或血胸时,放置胸腔引流管。④急诊室床旁超声检查,以诊断心包积液。⑤如无急诊室床旁超声检查,将伤员送手术室行剑突下心包开窗探查。在手术室可同时或在术后行纤支镜或纤维食管镜检查,以明确有无气管、支气管或食管损伤。⑥从伤道或弹道怀疑大血管损伤,行血管造影以评价潜在的血管损伤。

(四)钝性胸部创伤的评估与处理路径

1. 确保气道通畅,快速和充分复苏　①必须考虑和排除气管、支气管损伤。②由主支气管断裂引起张力性气胸时,迅速安放胸腔引流,在急诊室进行双腔气管插管,确保健侧通气,或急诊室剖胸钳闭损伤主支气管近断端,以保证健侧通气;否则,因为全部潮气量被胸腔引流吸出,伤员可在十余分钟内迅速死亡。

2. 心脏压塞　如果伤员具有心脏压塞体征,必须考虑钝性心脏损伤。此外,张力性气胸也可表现为心脏压塞的一些体征,须加以鉴别。

3. 快速体检　予以救命性处理后,应快速进行体检。①快速评估检查颈部血肿和捻发音。②观察胸廓运动和反常活动,确定呼吸音状况。如果一侧无呼吸音,需立即行胸腔闭式引流;严重反常呼吸或塌陷胸应予纠正,可先采用肋骨悬吊牵引,根据病情再行内固定术;如果伤员呼吸音减弱而且伤情稳定,及时摄取胸部X射线片。

4. 影像学特征性表现　对于严重钝性胸部创伤需要注意以下影像学特征性表现:①胸膜腔积气或积液,提示气胸或血胸;②纵隔影增宽或异常,提示主动脉或主要分支损伤;③肺野液体密度,提示肺挫伤;④膈肌模糊,提示膈肌破裂;⑤肋骨骨折,提示连枷胸;⑥软组织积气,提示气胸等。

5. 诊断　通过仔细体检和高质量X射线胸片即可对大部分胸部损伤做出诊断。对于血流动力学稳定者,多层螺旋CT扫描或CT血管成像(CT angiography,CTA)检查已成为创伤伤员评估的一项重要手段(图11-3~图11-5),结合经食管超声心动图(transesophageal echocardiography,TEE)等检查,严重胸部创伤可以获得快速评估。

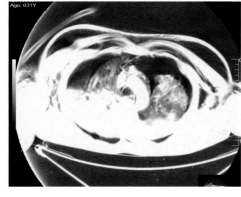

图 11-3　钝性胸部创伤 CT 扫描

可见胸部皮下气肿、双侧血气胸、纵隔气肿、肺挫伤

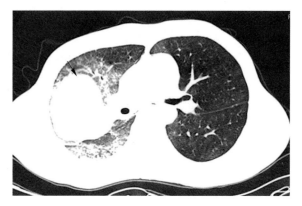

图 11-4　钝性胸部创伤 CT 平扫

见右侧肺内巨大血肿,伤员咯粉红色血液

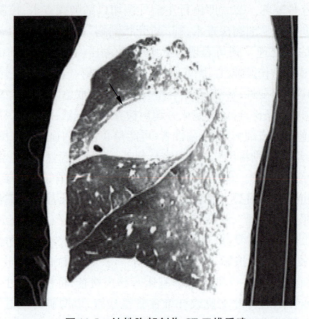

图 11-5　钝性胸部创伤 CT 三维重建

与图 11-4 为同一钝性胸部创伤伤员,右肺上叶巨大血肿(黑色箭头)

6.剖胸探查　根据胸腔引流量和血流动力学稳定性,有指征者施行剖胸探查。

7.钝性胸部创伤处理流程　见图 11-6。

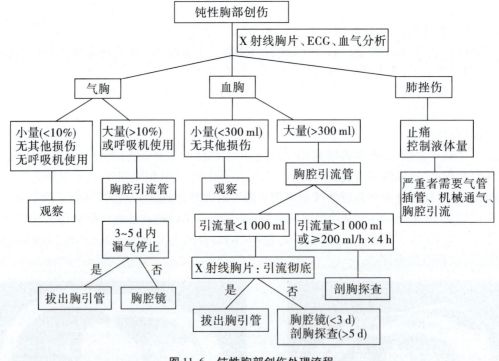

图 11-6　钝性胸部创伤处理流程

(都定元)

第三节 几种胸部战创伤为主的多发伤

一、胸腹联合伤

膈肌损伤是一种常见的损伤,而且是合并严重创伤的标志。由于漏诊和延误诊断,确切的膈肌损伤发生率难以估计。文献报道,由腹部或胸部的穿透性或钝性暴力所致的膈肌损伤占创伤的5%~7%,在交通事故伤住院伤员中占5%,在穿透性胸部创伤中占10%~15%。损伤同时累及胸腔、腹腔器官和膈肌者称为胸腹联合伤(thoracoabdominal injury),而胸腹多发伤(thoracoabdominal polytrauma)则是指胸腹部器官损伤,无膈肌破裂。鉴于膈肌的特有运动功能和解剖学上的优点,膈肌损伤的发生往往不是单独的,而是作为联合损伤的一部分。胸腹联合伤早期诊断面临巨大挑战,而且其并发症发生率和病死率高。导致膈肌损伤的机制(钝性与穿透性)不同,其临床特点和处理方法也各具特殊性。手术前难以准确诊断,其成功处理有赖于对临床高度可疑者进行仔细的胸部X射线或CT检查和尽早的手术探查。

(一)损伤机制

钝性暴力使腹腔内压瞬间急剧升高,致伤能量的传递、下胸部肋骨骨折对膈肌的机械作用,以及穿透伤时锐器的直接损伤,导致膈肌破裂和胸腹部损伤。因此,按照致伤机制分为钝性膈肌损伤(blunt diaphragmatic injury,BDI)与穿透性膈肌损伤(penetrating diaphragmatic injury,PDI)。笔者统计分析了中国维普资讯1994—2005年78篇文献2 067例膈肌损伤,BDI占48.5%,PDI占51.5%;国外PubMed 1998—2005年24篇文献1 463例膈肌损伤,BDI占52.4%,PDI占47.6%;而美国外科医生学院(American College of Surgeon,ACS)国家创伤数据库(National Trauma Data Base,NTDB)2000—2004年报道,BDI仅占35%,PDI高达65%。

(二)临床流行病学特征

1. 损伤原因与发生率

(1)损伤原因

1)BDI 交通伤、高处坠落伤、钝器击伤、建筑物倒塌或重物压砸伤。

2)PDI 刀刺伤为主。由于长刃器易于同时伤及胸腹与膈肌,火器伤少见,而在枪支管理不严的国家枪伤可能多于戳刺伤。

(2)发生率 PDI高达8.5%~11.9%;BDI发生率低,Sangster等报道为0.8%~8.0%。PDI发生率是BDI的4.8倍。

2. 临床特点

(1)BDI

1)钝性暴力致伤伤情复杂 ①多合并胸部多根多处肋骨骨折和严重肺挫伤,易出现肺部感染和急性呼吸窘迫综合征(acute respiratory distress syndrome,ARDS)。②常伴有明显的腹腔内和腹腔外的损伤,如颅脑、脊柱、骨盆和四肢等严重多发伤。合并颅脑损伤时,严重的脑伤可能成为致死的主要原因。NTDB报道,BDI同时合并腹部器官损伤分别为肝48%、脾35%、肠道34%、肾16%,伴随胸部损伤分别为肋骨骨折28%、血胸和(或)气胸47%、胸主动脉损伤4%,伴随其他部位损伤分别为肢体骨折17%、骨盆骨折14%、颅脑伤11%、脊髓损伤4%。Meyers等报道,40% BDI合并骨盆骨折,25%伴肝破裂,25%伴脾破裂,5%伴胸主动脉破裂。Ilgenfritz等报道,81% BDI伤员表现为呼吸窘迫、呼吸音减弱或半侧膈肌抬高,42%伴明显的颅脑损伤,75%伴骨折,92%伴严重胸部损伤,腹腔内器官疝入胸腔占67%,最常见的腹部伴随损伤器官是脾(60%),肝(35%),肾、胰、小肠(10%~12%)。Boulanger等报道,发生BDI时,右侧膈肌破裂100%合并腹腔内损伤,93%合并肝损伤;左侧膈肌破裂77%合并腹腔内损伤,24%合并肝损伤。

2）其他特点 ①伤情判断困难,易误诊与漏诊,处理中也易失误。②能送达医院的钝性胸腹部器官伤多为挫裂伤,出血速度相对缓慢,伤情进展可能不如穿透伤迅速。③有文献报道,13例BDI中,7例存在不少于3个区域损伤,3例术前漏诊膈肌损伤,术中探查时才得以发现。Mihos等报道多发伤占95%。

（2）PDI ①穿透伤致伤因素单一,合并伤相对钝性伤要少。Demetriades等报道,75% PDI合并腹腔器官损伤;Wiencek等报道,PDI刀刺伤平均合并2处损伤,枪伤平均合并3处损伤,合并肝损伤50%,胃损伤26%,肺、结肠、脾和直肠损伤12%~18%。②PDI致伤物的特点与伤道的走行有助于判断膈肌是否受累,诊断相对容易。③PDI致伤物锐利,易造成胸腹腔器官裂伤,出血严重,伤后早期即出现进行性血胸和失血性休克。④PDI除早期纠正失血性休克和修补损伤的内脏器官外,应注意刃器刺入体内造成的伤口及胸腹腔感染。

3. 膈肌损伤部位

（1）国内资料 统计中国维普资讯1994—2005年34篇文献,报道933例膈肌损伤,左侧占77.4%,右侧占22.2%,左侧是右侧的3.5倍;双侧仅占0.4%。

（2）国外资料 统计PubMed数据库1998—2005年15篇文献,报道1102例,左侧占64.3%,右侧占33.8%,左侧是右侧的2倍;双侧占1.6%,中央型仅占0.2%。

左侧膈肌损伤发生率明显高于右侧的原因是在穿透伤时,攻击者常常是右手使用凶器致伤员受伤;钝性伤时,左侧膈肌薄弱,右侧有肝对膈肌的保护。

4. 发生膈疝比较 穿透性和钝性膈肌损伤形状是不同的。①PDI膈肌裂口小,发生膈疝机会较少,为3.8%~24.7%,但易致嵌顿。②BDI膈肌裂口大,常见于膈肌中心腱部分,易致创伤性膈疝,为50%~60%,但嵌顿机会较少。右侧膈疝发生率显著低于左侧,因肝体积大,不易疝入。

（三）病理生理

膈肌是机体主要的呼吸肌,具有吸气和呼气功能。膈肌损伤后具有以下病理生理改变。

1. 血流动力学和呼吸功能异常 膈肌损伤将直接导致血流动力学和呼吸功能的异常。①腹腔内器官疝入胸腔,限制了心脏的充盈以及使心脏舒张末期的容积减少,从而导致心脏射血分数下降和心排血量减少。②膈肌损伤及其合并损伤所致的损伤出血,可导致有效循环血容量减少,发生失血性休克。③腹腔内器官疝入同侧胸腔,限制了同侧肺膨胀,阻碍了同侧肺的通气功能,而且纵隔向健侧挤压移位,也导致对侧肺通气障碍。

2. 胃肠道损伤 膈肌损伤对胃肠道也会造成急性或慢性损伤,疝入器官的血液供应受损将导致器官缺血、坏死、穿孔以及随之的胸腹腔污染,慢性膈疝也可导致胃肠道溃疡和出血。

3. 影响膈肌愈合的生理因素 膈肌破裂后,影响膈肌愈合的生理因素有:①膈肌连续的运动;②胸腔内负压与腹腔内正压的相互作用所致的剧烈咳嗽、用力和其他应激反应等;③疝入的器官、大网膜等堵塞了膈肌破口,分隔开损伤的膈肌纤维,阻碍了损伤膈肌纤维的愈合及愈合过程。

4. 联合损伤 由于膈肌的特有运动功能和解剖学上的特点,膈肌损伤的发生往往不是单独的,而常常是联合损伤的一部分,故需要充分考虑伴随损伤所致的相应病理生理学变化。

（四）临床表现

1. 症状 膈肌损伤轻者可无或几乎无体检发现,重者可表现出休克或近距离枪伤所致的胸腹结合区域的大面积损伤。膈肌损伤的表现按胸部或腹部分别叙述。胸部表现取决于疝入胸腔的腹腔内器官所占据的胸腔容积和胃扩张程度,可表现出呼吸困难、端坐呼吸和胸痛。胸痛可由膈肌损伤引起并向肩部放射,也可由胸壁损伤或胸膜损害引起。膈疝嵌顿可导致胃进行性扩张,使肺受压萎陷,出现类似于张力性气胸的呼吸窘迫,而腹部的症状可表现为轻微、局限性或弥漫性剧烈腹部疼痛。

2. 体征 体检发现也按胸部或腹部分别叙述。胸部体征包括胸壁挫伤或伤口,连枷胸者出现胸壁反常运动,胸骨或肋骨骨折骨擦音,胸部叩诊浊音,呼吸音降低,甚至胸部听诊有肠鸣音。腹部体征包括舟状腹,局限性或严重的弥漫性腹部压痛、肌紧张和反跳痛,腹腔内出血者出现进行性腹胀。

（五）初步评估

1.按照创伤急救 ABCs 顺序进行初步评估　对创伤伤员,应按照创伤急救 ABCs 顺序进行初步评估与复苏,重点是对伤员进行气道、呼吸和循环功能的评估与复苏,建立大口径静脉通道。

2.重视呼吸和循环功能评估　膈肌损伤可产生呼吸和循环功能障碍,初期评估时应高度重视。①呼吸窘迫和低血压可由腹腔内容物疝入胸腔或肺和纵隔移位而引起,类似于气胸或心脏压塞所致的肺萎陷和纵隔扑动引起的症状。②心排血量减少。因为胸腔压力增高,回心血量减少,心脏舒张充盈压降低,导致每搏输出量和心排血量减少。③腹腔内容物可通过膈肌破口疝入胸腔。

3.防止腹腔内容物进一步疝入胸腔　面罩通气可使疝入胸腔的胃和肠道充气扩张,影响通气;充气式抗休克服可进一步增加腹腔内压力,使腹腔内容物通过膈肌破口向胸腔内移位;气管插管正压通气可减少胸腹腔间的压力梯度,防止腹腔内容物的进一步疝入。在创伤评估和复苏时需充分考虑这些特点。

（六）诊断

膈肌损伤的诊断面临巨大挑战。初步评估时,急诊室便携式 X 射线机摄取胸部 X 射线(chest X-ray,CXR) 片,20%~50% 病例 CXR 正常或呈非特征性改变。文献报道,膈肌损伤时 CXR 诊断准确率左侧 27%~62%,右侧仅 17%。总体上,膈肌损伤术前 X 射线胸片诊断仅占 51%,剖腹探查明确诊断占 37%,诊断遗漏高达 12%。笔者统计中国维普资讯 1994—2005 年 23 篇文献 710 例膈肌损伤,术前诊断 67.1%,术中诊断 32.8%;国际上 PubMed 数据库 1998—2005 年 4 篇文献 221 例,术前诊断 46.6%,术中诊断 52.9%,漏诊 0.5%。

1.钝性膈肌损伤诊断

(1)病史　钝性创伤病史,如交通事故伤、高处坠落伤,需高度怀疑膈肌损伤的可能。

(2)X 射线或 CT 检查　为主要检查手段。有文献报道,75% 膈肌破裂 X 射线检查异常,膈疝时更明显。

1)膈疝 X 射线征象　膈肌抬高、膈顶不规则、膈上团块影、肋骨骨折或胸骨骨折,左胸见胃泡影或肠腔液气平、放置有鼻胃管者在左侧胸腔可见卷曲的胃管影。

2)CXR　立位易致疝入器官复位,且血胸也易掩盖膈疝而导致漏诊,应行头低足高位胸片检查,必要时先行胸腔引流,再行头低足高位胸片检查。对于气管插管使用呼吸机的伤员,正压通气可使疝入胸腔的腹腔内器官推复至腹腔,在呼气末摄片更容易发现胃肠疝入胸腔的表现。胸片诊断膈肌损伤的准确率一般在 40%~50%。

3)吞钡造影　对血流动力学稳定者可进行吞钡造影检查。先头低足高位,使钡剂附着在胃底黏膜,再摄片,可见膈上胃肠影(图 11-7)。

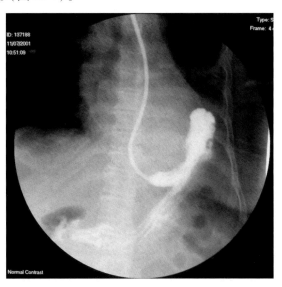

图 11-7　钝性胸腹联合伤吞钡造影

左侧膈肌破裂,胃疝入胸腔

4)CT检查 如果腹腔内容物突入可见的膈肌水平以上(衣领征),则诊断可成立。CT平扫诊断膈肌损伤的敏感性仅14%~61%,特异性76%~99%;而高速螺旋CT扫描提高了诊断准确率,诊断膈肌损伤的阳性率和准确率达到80%~100%。因此,在伤情危重或多发伤检查评估时,多排螺旋CT可作为首选的诊断方法。

(3)MRI检查 Shanmuganathan等报道,MRI对钝性膈肌损伤的诊断准确率为44%。MRI可能成为膈肌损伤更有价值的诊断方法,但对于血流动力学不稳定的伤员,不宜进行MRI检查。

(4)胸腔闭式引流 ①伤后胸腔闭式引流出胃肠液体,提示急性创伤性胃肠破裂;②发现时间长,提示胃肠嵌顿坏死破裂。

(5)剖腹探查 BDI常系高能量损伤,常伴腹部内脏器官损伤,经剖腹探查手术获得诊断。

2. 穿透性膈肌损伤诊断 下胸部和上腹部的穿透伤,都应想到有膈肌损伤的可能,因此,按照解剖位置考虑,穿透性膈肌损伤的诊断相对容易。前胸腹结合部是乳头和肋弓之间的区域,侧胸腹结合部是上至腋前线乳头平面、后至肩胛下角和肋弓之间的区域,后胸腹结合部是腋后线肩胛下角水平至最后一肋水平之间的区域。胸腹结合部的穿透性损伤需高度注意膈肌损伤。通常,胸腹结合部前、侧、后3部分发生穿透伤的概率相近。

(1)临床表现和影像学检查 ①下胸部伤口,腹部体征(腹膜炎表现),腹腔穿刺阳性,X射线气腹或CT征象,即可明确诊断;②上腹部伤口,同侧胸部血气胸体征,胸腔穿刺阳性,X射线或CT征象,即可明确诊断;③靠近膈肌的伤口,可经伤道探查证实。

(2)微创诊断技术 电视胸(腹)腔镜已被认为是评估胸腹结合部位穿透伤时有无膈肌损伤的准确方法。对穿透性胸部创伤伤员,电视胸腔镜(video-assisted thoracoscopy,VAT)对膈肌的检查和外科修复具有良好的直视效果,但是VAT不能探查腹腔,可能遗漏腹腔内损伤,必要时加做腹腔镜探查。

Murray等采用电视腹腔镜(video-assisted laparoscopy,VAL)对左侧胸腹结合部位穿透伤进行评估的前瞻性研究中发现,膈肌损伤总发生率为42%(枪伤时为59%,刺伤时为32%),在这组膈肌损伤伤员中31%无腹部压痛,40% CXR正常,仅49%有血气胸。认为左侧胸腹结合部穿透伤时膈肌损伤发生率高,临床和影像学检查也难以发现隐匿性膈肌损伤。因此,对于这些无症状、血流动力学稳定、没有剖腹或剖胸探查指征的胸腹结合部位穿透伤伤员,使用电视胸(腹)腔镜是准确的诊断方法。在行电视腹腔镜探查时,应注意在形成气腹的过程中膈肌损伤者可能发生张力性气胸,须及时进行胸膜腔减压和中转开放性手术准备。

3. 诊断注意事项

(1)防止漏诊 对于下胸、上腹部的外伤不论致伤性质如何,都要注意防止膈肌损伤的漏诊及日后形成陈旧性创伤性膈疝。

(2)创伤后膈肌抬高原因 ①膈神经损伤、膈肌麻痹导致膈肌抬高;②膈肌破裂,尤其破裂口大者,腹腔内器官疝入胸腔,形成膈肌抬高假象;③肺底积血(液)所致假性膈肌抬高,立位片出现,平卧片即消失。

(3)胸腹联合伤诊断流程 见图11-8。

(七)处理

1. 原则 ①无论钝性或穿透性胸外伤,一旦怀疑有膈肌破裂,都应积极手术治疗。因膈肌破裂不能自行愈合,并有可能扩大,有导致慢性膈疝的潜在可能(图11-9)。②术前失血性休克者,手术止血对挽救严重伤员起关键性作用,是最根本的抗休克措施,扩容只能在分秒必争、紧急手术前提下同时进行,不可指望提升血压后再手术而错失救命良机。③优先处理危及生命的损伤,保证通气和循环,积极抗休克。④钝性胸部创伤术前常规放置胸腔闭式引流,以防止全身麻醉后发生张力性气胸;穿透性胸部伤,术前则不必常规放置胸腔闭式引流,全身麻醉前去除胸部伤口上的凡士林纱布即可。⑤创伤性膈疝术中治疗的关键问题是判断疝入的内脏器官的活力和胸腹腔有无污染及其程度,不必要的胃肠切除增加器官损失和手术并发症,而遗留血运障碍的胃肠又将导致延迟性破裂的恶果。

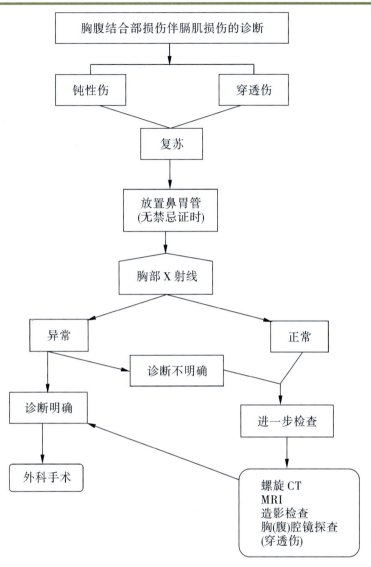

图 11-8　胸腹联合伤诊断流程

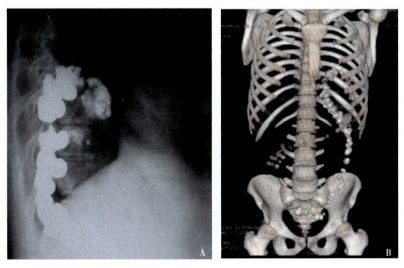

图 11-9　慢性创伤性膈疝

　　男性,45 岁,半年前有被载重卡车撞击病史,因腹部不适就诊。A. 全消化道吞钡造影显示结肠脾曲疝入左侧胸腔。B. 1 周后腹部三维 CT 重建显示结肠疝入左胸情况;手术发现左侧膈肌侧后缘 10 cm 长破口,结肠脾曲疝入左胸

2. 手术径路

（1）剖胸探查切口　前外侧切口，具有开胸快、失血少、减少伤员翻动的优点，经胸手术适用于以下两种情况：①右BDI，肝疝，经胸手术好做。如经腹，肝后裸区损伤处理困难。如伴腹部内脏器官伤，可另加做腹部切口。②慢性创伤性膈疝，经腹不容易分离粘连，宜经胸手术。

（2）剖胸探查切口加剖腹探查切口　经膈肌破裂处修补腹部内脏器官显露不佳时可加做剖腹切口。

（3）剖腹探查切口　怀疑腹内空腔器官损伤，有明显腹膜刺激征或腹腔穿刺阳性者先做剖腹手术。

（4）胸腹联合切口　损伤大，对呼吸功能扰乱大，不主张使用。

笔者统计中国维普数据库1994—2005年24篇文献报道的895例膈肌损伤，手术经腹路径占47.4%，经胸占40.1%，分别经胸经腹占5.6%，胸腹联合切口占6.1%；国际上PubMed数据库1998—2005年8篇文献报道的181例膈肌损伤中，手术经腹路径占50%，经胸占39.8%，分别经胸经腹占13.2%。

3. 治疗

（1）一般治疗　①对于怀疑膈肌损伤者，放置鼻胃管进行胃肠减压时应特别小心，胃管置入过程中切忌用力过猛，因为疝入胸腔的腹内器官使食管与胃交界严重扭曲，如果用力过大可能导致食管、胃或两者的医源性损伤。②如果胃管不能顺利通过，提示胃管停留在远端食管，应使用吸引器排除咽下的气体，防止胃进行性扩张。③同样，由于腹腔内器官疝入胸腔，放置胸腔闭式引流管也必须小心，以免损伤疝入的腹腔内器官。

（2）钝性膈肌损伤的治疗　①通常钝性伤时，胸腔内器官伤往往不需剖胸手术（钝性伤剖胸术占4%，穿透则为20%~30%），如肺挫伤、多发肋骨骨折等往往不能靠手术解决，经胸腔闭式引流即可使一般血气胸得到合理治疗，仅极少数需开胸处理。剖胸手术指征：立即大量或进行性血胸；伤后大咯血；张力性气胸引流后无改善；胸腔引流血不多，但休克重，可能出血凶猛，因血液凝固而未能引出；心脏压塞或纵隔高压表现，或辅助检查证实心脏大血管损伤；膈肌损伤证据；食管异物或破裂，经X射线证实；气管、支气管严重损伤，经纤支镜证实；乳糜胸保守治疗无效；中量以上凝固性血胸；位于高危部位的胸内异物。②钝性膈肌损伤合并全身多发伤时，要明确伤及部位及哪一部位的损伤更直接危及生命，予以优先处理。③钝性伤常伴腹部多器官损伤，需要剖腹探查治疗（约75%），因此，钝性膈肌损伤宜经腹手术入路，选择全身麻醉，以保证修补膈肌时肺的通气功能。④钝性胸腹腔内器官损伤无一定规律，应按顺序仔细探查，防止遗漏。

（3）穿透性膈肌损伤的治疗　穿透伤可致胸部血管或心脏伤、肺深部裂伤等，并发胸内大出血者必须手术止血，而在腹部沿伤道的损伤也较局限，宜经胸手术。双侧穿透性胸腹联合伤宜在全身麻醉下经腹手术，气管插管全身麻醉保证剖腹后的呼吸功能（膈肌破裂对肺的压缩）；如胸内不断涌血，应另行胸部切口，不主张胸腹联合切口（因膈肌损伤及手术切断肋弓对呼吸功能影响大）。穿透伤手术时需仔细探查伤道走行，分析与追踪伤道途径可能伤及的结构与器官。

（4）电视胸腔镜及辅助小切口下诊治膈肌损伤　①膈肌破裂缺乏典型临床征象，早期凭借临床症状和体征难以正确诊断，延缓诊治是创伤性膈肌破裂死亡率较高的原因之一。②VAT或辅助小切口下治疗膈肌损伤，使膈肌损伤能得到及时的诊断和治疗，以最小的创伤换来最大的治疗效果。③VAT下探查，确定小切口位置，以最佳手术路径、最小的切口完成手术，避免因切口选择不当造成膈肌修补困难，或漏诊腹部损伤。④胸腔镜系统高清晰度的监视器画面及放大作用和可移动的冷光源照射，视野清晰，易于寻找胸腹腔异物痕迹，取出异物。⑤辅助小切口VAT，多能以一个切口、一次麻醉同时完成两个以上手术，同时亦可避免大的剖胸、剖腹手术。⑥创伤后大出血伴休克者，怀疑有心脏大血管损伤或腹腔重要器官损伤需要争分夺秒抢救生命时，应选择剖胸或剖腹手术处理，以免贻误抢救时机。⑦对于VAT发现膈肌破裂，而腹腔内器官损伤不明者，可联合腹腔镜检查。如果伤员血流动力学稳定，则在腔镜下完成膈肌修补术，否则中转剖胸或剖腹手术。

（5）脊柱骨折截瘫并膈肌损伤的救治　①截瘫能否恢复取决于脊髓损伤程度，完全损伤者与脊髓减压手术迟早无关,部分损伤者脊髓减压手术则越早越好。②手术修补膈肌是此类伤员能否抢救成功的关键。③一旦此类损伤诊断明确,应优先修补膈肌并探查腹部内脏器官及胸腔的情况。④颈椎骨折可在颅骨牵引下行膈肌修补术,病情许可时可再做颈椎前路减压植骨术或颈椎间盘切除术,以解除颈髓的压迫。⑤胸腰椎骨折应先修补膈肌,无对侧肋骨骨折者,病情稳定 1 周后再取俯卧位行脊柱骨折内固定术;合并肋骨骨折者,宜在膈肌修补术后 2~3 周做脊柱手术。

(八)预后

1. 并发症 胸腹联合伤并发症总发生率为 30%~68%,肺不张发生率为 11%~68%,肺炎和胸腔积液为 10%~23%,脓毒症、多器官功能衰竭(multiple organ failure,MOF)、肝脓肿、脓胸为 2%~10%。BDI 并发症发生率较高(约 60%),而 PDI 约 40%。

2. 病死率 笔者统计中国维普数据库 1994—2005 年 37 篇文献报道的膈肌损伤总病死率为 0~37.5%,中位数 9%;国际上 PubMed 数据库 1998—2005 年 14 篇文献报道为 0~35.4%,中位数 15.5%。NTDB 报道,病死率为 24.8%(1 497/6 038),且胸腹联合伤的病死率通常与合并损伤有关。Mihos 等认为,入院时损伤严重度评分(injury severity score,ISS)与失血性休克严重影响伤员结局,即影响胸腹联合伤伤员救治结局的主要因素是收缩压<9.33 kPa(70 mmHg)、休克持续时间>30 min、失血量>2 000 ml、伴有 4 个或 4 个以上合并损伤。

按不同致伤机制分析,BDI 病死率,国内报道为 23%~30%,Wiencek 报道为 27%,死亡原因为原发性颅脑损伤、失血性休克、严重多发伤和术后 ARDS 等;PDI 病死率国内报道为 6%~12%,Wiencek 报道为 12.3%,死亡原因为失血性休克、术后肺部感染和 MOF。

二、连枷胸合并多发伤

连枷胸(flail chest)是指多根多处肋骨骨折后,局部胸壁因失去肋骨的支撑而软化,出现反常呼吸运动现象,即吸气时,软化区的胸壁内陷而不随同其余胸廓向外扩展,呼气时软化区向外鼓出。可依据损伤部位和范围进行分类,胸骨肋软骨关节或邻近肋骨骨折导致的胸骨分离形成的连枷胸称为胸骨型连枷胸,连续多根肋骨两处及两处以上骨折可能导致前壁型、侧前壁型或后壁型连枷胸。

连枷胸并不少见。LoCicero 和 Mattox 报道,5 000 例创伤伤员中胸部创伤占 31%,连枷胸占胸部创伤的 5%,而欧洲两项研究报道超过 3 000 例胸伤伤员中连枷胸发生率分别为 8% 和 13%。然而,儿童连枷胸不多见,可能与儿童胸壁顺应性较高有关。连枷胸是高能量创伤导致严重损伤的标志,成人连枷胸约 50% 伴肺挫伤,70% 以上有气胸和(或)血胸,而且常伴头部、四肢、腹部及骨盆损伤。文献报道,在 Ⅰ 级创伤中心处理的连枷胸,1/3 死于非胸部创伤。

(一)致伤机制

连枷胸通常由直接撞击造成,致伤机制包括:①机动车高速撞击、摩托车祸、车撞人,以及高处坠落。②在工农业生产事故中,胸部受压导致的严重挤压伤可引起连枷胸。③心肺复苏时,胸部按压也可造成胸骨型连枷胸。④导致骨折或脱位的力量大小不尽相同。导致连枷胸暴力大小的多样性一定程度上解释了为什么连枷胸范围大小对于预测深部肺挫伤及预后不重要。年轻伤员较年长者胸廓柔韧性强,发生连枷胸的暴力也更大;在儿童,可能有严重肺挫伤而没有肋骨骨折;在简单、低能量损伤情况下,骨质疏松的老年伤员可能出现连枷胸而没有内在的肺挫伤,甚至有报道称,在以骨质疏松和肾性骨营养不良为表现的骨病伤员没有明确创伤或仅有轻微创伤也发生自发性连枷胸。

(二)病理生理

1. 胸壁反常运动 ①连枷胸伤员由于胸廓的完整机制受到破坏,吸气时浮动的部分胸壁向胸腔内移动,同时造成心脏和纵隔向健侧移位,呼气时浮动的部分胸壁向胸腔外凸出,心脏和纵隔向患侧移动,这种情况称为胸壁反常运动。②胸壁反常运动使双侧肺通气量降低,胸膜腔内生理负压丧失,发生肺不张。③由于潮气量下降,动静脉血在肺内分流,肺泡-动脉血氧压差加大,形成严重低氧血症。

2.肺挫伤 ①胸壁塌陷使伤处胸腔内的肺组织发生挫伤,大量液体蛋白和细胞内物质渗出到间隙和肺泡内形成肺水肿。②肺水肿使肺顺应性下降,气道阻力增加,分泌物积聚;由于气体弥散减少,肺内动静脉分流增加,动脉血氧饱和度下降。

创伤早期,尽管有胸壁塌陷,胸壁反常运动并不明显,而在创伤后几小时胸壁反常运动渐渐明显起来。这是由于创伤后,患者不敢用力呼吸,不能咳嗽,肺的通气功能受损,潮气量下降,加上疼痛、肌肉痉挛,伤员不愿改变体位,使胸廓相对固定,胸壁运动减少。这些因素又导致呼吸道分泌物蓄积,血和液体在肺内的渗出增加,使肺湿变后肺的阻力增加,肺通气需要的压力增加,使胸腔内压增加,呼吸时的力量增加,作用于塌陷的胸壁,造成胸壁反常运动。

(三)诊断

连枷胸的诊断通过体格检查即可得出,诊断要点如下:①钝性胸部损伤体检时应充分显露身体,进行前、后、两侧全面检查。②临床诊断,而非影像学诊断,应当在几个呼吸周期内对伤员进行多个方向观察,结合咳嗽、深呼吸运动以明确伤员有无局部反常呼吸。③放射学检查可以明确多发肋骨骨折(图11-10),但连枷胸诊断通常是临床判断,在评估肺组织的深部损伤时,CT较X射线平片更精确。④伴发损伤,常伴肺挫伤,与胸壁损伤相比,并发症和病死率与肺实质损伤更相关;可能发生气胸或血胸,可以迅速或延迟表现;15%伤员伴发腹部损伤。⑤诊断注意事项,创伤至有连枷胸表现的时间各不相同,可能出现延迟性连枷胸表现,Landercasper等报道诊断延迟1~10 d高达22%,Shackford等报道诊断延迟18~75 h占14%;颈椎损伤伤员可出现类似连枷胸的表现而无确切胸部损伤;四肢瘫痪伤员可能由于肋间肌和辅助呼吸肌的瘫痪而随着吸气出现双侧向内的反常呼吸运动;C_7损伤引起Brown-Sequard综合征伤员出现单侧连枷胸表现。

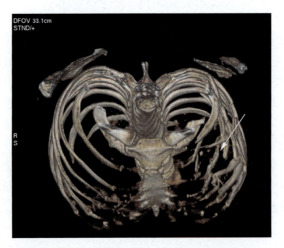

图11-10 交通事故挤压致连枷胸,左胸多发
肋骨骨折(三维CT胸廓重建)

(四)治疗

连枷胸的现代治疗重在肺挫伤、胸廓稳定、处理合并伤及有关并发症等方面。

1.急救处理要点 首要目的是保证重要器官的供氧,因此保证气道通畅、维持通气给氧是第1位。

(1)保证呼吸道通畅 ①现场应迅速清除口腔、上呼吸道内异物、血液及分泌物;②对咳嗽无力、不能有效排痰或呼吸衰竭者,迅速做气管插管或气管切开,以利给氧、吸痰和必要时机械辅助通气治疗;③吸痰,给氧。

(2)防治休克 针对休克发生的原因,积极进行处理。①纠正呼吸、循环功能紊乱;②尽快判明是否合并气胸或血胸,若有应尽早胸腔闭式引流,解除对肺的压迫,使肺膨胀,并通过胸腔引流管监测胸腔出血和漏气的情况;③若有张力性气胸,可先用一个粗针头经锁骨中线第2肋间插入胸腔排气,随后再建立胸腔闭式引流;④输液、输血;⑤迅速控制和治疗创伤性出血,补充血容量。

(3)维持正常的胸廓活动　①若胸壁软化范围小,则除止痛外,仅需连枷胸的基础治疗。②开放性气胸应及时封闭伤口,胸腔闭式引流。③因胸痛胸廓活动受限者,采用止痛措施。④胸壁反常呼吸运动的局部处理:既往使用的沙袋或重物压迫、棉垫加压包扎、巾钳悬吊牵引、呼吸机气体内固定等胸壁固定的观念已过时,不再使用。现场急救时,对连枷胸胸壁软化明显者可用气囊导尿管牵引法(既做牵引又做胸腔闭式引流用),经胸壁软化区中心肋间切口置入 24 号气囊尿管至胸膜腔内,将气囊充气或生理盐水,尿管远端连接牵引绳以软袋生理盐水作为牵引重物(根据牵引后胸壁软化纠正情况调节袋内生理盐水量),尿管远端内腔可连接胸腔闭式引流瓶做胸腔闭式引流用。

2.评估和观察　初期评估重点保障通气和气道开放,检查有无连枷胸伤员通常伴有的胸部或胸部以外致命性损伤存在。

3.基础治疗要点

(1)给氧　以保持氧饱和度在90%以上。

(2)积极呼吸物理治疗　包括吸痰(上呼吸道及支气管)、深呼吸、早期翻身、湿化气道等措施,对所有连枷胸伤员都适用。

(3)气管插管机械通气　在急诊室未行气管插管的伤员,收入 ICU 或创伤外科或胸外科后,应严密观察有无呼吸失代偿,有指征者使用气管插管和机械通气。

(4)正确复苏和适当的液体选择　可避免发生呼吸衰竭。①一般在院前或急诊室使用晶体液不超过 1 000 ml;②当合并伤或较长时间手术需要输入较多液体时,注意维持血浆胶体渗透压,应多选一些血或其他胶体;③在复苏和麻醉时防止静脉压升高进一步加重肺水肿;④输液速度和种类取决于休克的表现,若无进行性出血,则补液应适度,限制液体输入量。

(5)对症及支持治疗　①鼓励深呼吸,帮助伤员咳嗽和更换体位;②雾化吸入;③振荡或旋转病床;④利尿;⑤使用糖皮质激素;⑥预防性抗生素使用;⑦营养支持;⑧间歇性正压通气;⑨早期固定长骨骨折。

(6)有效镇痛　对于有效咳嗽及改善肺活量都有帮助。①非甾体抗炎药(nonsteroidal anti-inflammatory drug,NSAID);②静脉用麻醉剂;③伤员控制的镇痛泵(patient controlled analgesia,PCA);④局部麻醉药持续肋间神经阻滞;⑤持续硬膜外镇痛。最有效控制疼痛的方法是硬膜外阻滞,而肋间神经阻滞和持续麻醉药硬膜外镇痛能有效缓解疼痛且无中枢性呼吸抑制作用。

(7)持续反复评估　①体格检查;②动态 X 射线胸片或 CT 随访;③动态动脉血气分析;④血氧饱和度监测;⑤动态肺活量测定;⑥肺部并发症监测。

4.胸部损伤的进一步处理　有下述情况者,应及时进行剖胸探查。①大量血胸:胸腔引流管置入后即引流出血液>1 500 ml;②胸腔内进行性出血(>200 ml/h,持续时间≥4 h);③心脏压塞;④胸壁破裂;⑤胸腔引出大量气体,或严重气管、支气管损伤,肺实质裂伤范围较大者;⑥胸廓出口血管损伤伴血流动力学不稳定;⑦食管损伤;⑧胸部大血管损伤的影像学证据;⑨可疑空气栓塞;⑩胸腹联合伤。

5.肺挫伤与肺部并发症的处理

(1)肺挫伤的治疗　包括限制液体、糖皮质激素、白蛋白、呼吸物理治疗、镇痛、给氧等。

(2)肺部并发症及处理　连枷胸发生肺部并发症很普遍。连枷胸/肺挫伤生存伤员肺不张、肺炎、胸腔积液发生率分别为34%、26%、21%,发生医院获得性肺炎、肺气压伤、大面积肺不张高达49%,未行气管插管治疗的连枷胸或肺挫伤伤员肺炎发生率为6.4%,而气管插管呼吸机治疗的连枷胸伤员肺炎发生率高达44%,其中收入 ICU 的连枷胸伤员 72 h 后近一半伤员会出现革兰氏阴性细菌定植,其中的1/4 发展为医院性肺炎。处理措施:①肺不张的处理。间歇性正压通气、拍背、体位引流、气管支气管内吸痰或纤维支气管镜检查,既做诊断又具治疗作用,可明确有无气管支气管损伤,可以有效清除呼吸道残留的血液和气道分泌物,对处理肺不张是有必要的。②早期恢复活动,有助于防止肺部并发症。对于严重肺损伤病例,振荡运动及旋转床有助于减少肺炎的发生和缩短机械通气的时间。③早期对长骨和骨盆的固定也是有益的。

6.气管插管与机械通气治疗　气管插管与气管切开的相对优点以及何时气管切开仍存争议。早期气管切开具有改善呼吸道卫生、减少肺炎发生、避免喉部损伤的优点。但多数连枷胸伤员仅需要短期的通气支持,因此,机械通气并非常规气管切开指征。在颅颌面部广泛损伤伤员,特别是有上呼吸道阻塞证据,以及插管伤员预计机械通气支持时间超过 7 d 时,应气管切开。

呼吸衰竭是连枷胸伤员需要气管插管机械通气的首要指征。在导致呼吸衰竭发生的过程中,连枷胸伴有的胸腔内器官损伤严重度比胸廓反常呼吸运动更为重要,因此,对于连枷胸伤员的机械通气治疗重在纠正肺气体交换异常,而非纠正胸壁的不稳定。

有下列呼吸衰竭表现一项或多项者为连枷胸伤员机械通气的指征:①进行性呼吸疲乏的临床体征;②RR>35 次/分或<8 次/分;③$FiO_2 \geq 0.5$ 时 $PaO_2 < 8$ kPa(60 mmHg);④$FiO_2 \geq 0.5$ 时 $PaCO_2 > 7.33$ kPa(55 mmHg);⑤PaO_2/FiO_2 比值≤200;⑥肺活量(VC)<15 ml/kg;⑦FEV1≤10 ml/kg;⑧吸气力(inspiratory force)≥−2.45 kPa(−25 cmH_2O);⑨$FiO_2=1$ 时 $P(A-a)O_2>60$ kPa;⑩肺内分流(Qs/Qt)>0.2;⑪无效腔潮气量比值(Vd/Vt)>0.6;⑫有严重休克的临床证据;⑬连枷胸伴有严重的颅脑损伤,伤员意识不清醒、不合作;⑭需要手术的严重合并伤;⑮气道梗阻。

用气管插管机械通气治疗的连枷胸伤员,在胸壁稳定性恢复之前即可脱机。辅助呼吸的终止应当取决于呼吸力学测定和动脉血气分析指标恢复,而不是连枷胸的解决。

7.胸壁手术内固定　连枷胸剖胸行骨折复位内固定(open reduction internal fixation,ORIF)仍不是常规推荐的治疗方法。因为,许多连枷胸患者本来情况较好,不需气管插管、机械通气及手术;许多患者是因为骨折或其他损伤手术才需要简短的机械通气治疗。手术切开复位内固定的目的是恢复正常的呼吸力学机制,减轻疼痛,防止胸壁畸形,完全不用呼吸机或减少呼吸机使用时间。因此,对于连枷胸肋骨骨折切开复位内固定术的指征要严格掌握。

(1)手术切开复位内固定的指征　①有严重胸部创伤需要剖胸探查者;②连枷胸有明显的大面积胸壁软化者;③粉碎性骨折,保守治疗后畸形将严重影响呼吸功能者;④肋骨骨折断端移位明显,可能损伤神经、血管者;⑤胸骨骨折明显移位,疼痛难以控制者;⑥长时间明显的胸壁不稳定造成脱机困难者;⑦胸痛剧烈难以忍受,是连枷胸手术固定的相对指征。

(2)手术切开复位内固定的方法　连枷胸或胸骨可以用钢丝、螺钉、克氏针、锁定重建钛板、镍钛记忆合金肋骨环抱接骨支架(Judet struts)、可吸收生物钉板(bioabsorbable plates and screws)等进行内固定。手术的显露通过在骨折处直接做切口或标准的后外侧剖胸切口来完成。

不是所有的肋骨骨折都需要固定。①建议内固定的肋骨骨折:胸壁支撑作用大、错位明显的第 3~10 肋腋段及前胸壁骨折;多处、粉碎性骨折。②不建议内固定的肋骨骨折:第 1~2 肋骨骨折位于胸廓上端,对呼吸功能无明显影响,而且因靠近锁骨下动脉,固定时容易导致副损伤;浮肋及肩胛骨区域背段肋骨骨折,对反常呼吸影响不大;后肋与脊柱交界处骨折,固定困难,身体瘦弱者可能有异物感;儿童及青少年应用环抱式固定器影响肋骨发育;邻近错位未行固定的肋骨骨折受牵引后自动复位,或由不稳定变为稳定骨折。

(六)胸廓创伤处理的关键临床路径

胸廓创伤处理的关键临床路径如图 11-11 所示。

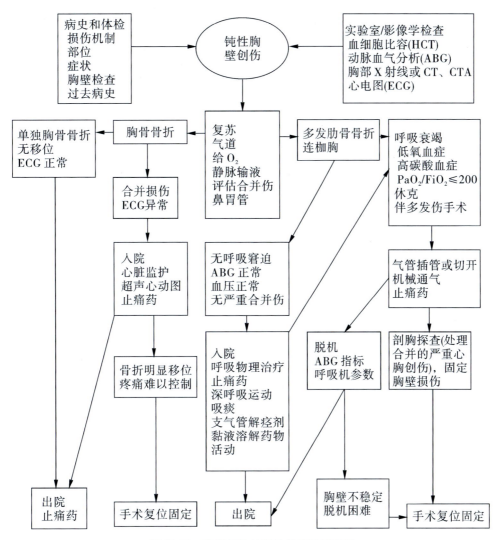

图 11-11 胸廓创伤处理的关键临床路径

三、心脏、大血管损伤伴多发伤

心脏、大血管损伤伴多发伤,按致伤机制分为穿透性或钝性心脏、大血管损伤为主的多发伤。

(一)穿透性心脏损伤和钝性心脏损伤

1. 穿透性心脏损伤

(1)发生率与致伤原因 从已有文献尚难确定穿透性心脏损伤(penetrating cardiac injury, BCI)的确切发生率。Mattox 于 1989 年报道 30 年中收治的 4 459 例创伤伤员,心脏穿透伤占 12.1%。1998 年 Asensio 报道心脏穿透伤占住院创伤的 1.38%。ACS-NTDB 报道美国穿透性心脏伤占住院创伤的 0. 16%,总体上穿透性心脏损伤不常见,但在城市大医院也是常见的损伤。Hirshberg 和 Mattox 报道一组 82 例胸腹联合伤中 21 例(26%)合并心脏损伤;Asensio 报道 73 例剖胸和剖腹的胸腹联合伤,其中 32 例(44%)伴发穿透性心脏伤。

和平时期,穿透性心脏损伤的常见致伤原因有枪击伤(gunshot wound, GSW)和刺伤(puncture wound),散弹枪伤(shotgun wound)、碎冰锥伤(ice pick)和医源性损伤少见,罕见有肋骨骨折断端刺伤心脏。ACS-NTDB 报道的 2 016 例穿透性心脏伤,枪击伤占 63%,刺伤占 36%,散弹枪伤、碎冰锥伤和医源性损伤约占 1%。战争时期,Rich 报道美军在越南战争中 96 例心脏伤,大多数由手榴弹或榴霰弹弹片致伤,少数为锐器刺伤,而枪击伤非常少见,这很可能与士兵遭受高速自动步枪子弹伤后难以活着被医疗队救援或送至手术室有关。

（2）损伤部位　右心室损伤占心脏伤的 37%～67%，而左心室损伤占 19%～40%，右心房损伤（5%～20%）多于左心房损伤（2%～12%）。多心腔损伤占 2%～36%。合并冠状动脉损伤占 5%～8%。

（3）合并损伤　心前区刺伤时损伤通常局限于一个心腔，而枪弹伤既可致心前区也可致心前区以外的穿透性损伤，因此，枪弹伤可致多心腔损伤和合并损伤发生。Buckman 等报道，穿透性心脏枪弹伤中，50%合并肺门、大血管和腹部实质性器官损伤，而刺伤仅 20% 左右合并这些损伤。Asensio 等前瞻性研究报道了 105 例穿透性心脏伤，20%合并胸内大血管损伤（主动脉损伤 7 例，上腔静脉损伤 4 例，肺静脉损伤 3 例，肺动脉损伤 2 例，其他血管损伤 5 例），45%合并肺损伤，2%合并胸腔内食管损伤，42%合并腹部损伤（18%合并空腔器官损伤，15%合并实质性器官损伤，9%合并腹部血管损伤），9%合并肢体、背部损伤，6%合并头颈损伤。

（4）处理

1）院前处理　①院前急救人员应快速将穿透性心脏损伤伤员转运至医院，使其尽快获得手术救命的机会，或许没有任何其他部位受伤后要求快速转运显得如此重要。②在穿透性心脏伤伤员的现场应行气管插管，以增加实施心肺复苏的机会和耐受性。在任何情况下，院前急救人员都不应试图为了建立静脉通道而延误转运，静脉置管只能在转运途中进行。③立即通知接收医院心胸外科医生或创伤外科医生做好抢救准备。

Gervin 分析了影响穿透性心脏伤员结局的因素，共纳入 23 例伴呼吸心搏骤停者，其中 13 例可能获救。将这些伤员分为立即转运组和现场稳定组，前者在 9 min 内到达医院，6 例伤员中 5 例存活；而后者在现场时间超过 25 min，全部死亡。据此，Gervin 建议在现场不予复苏而快速转运至医院增加了穿透性心脏损伤伤员获救的机会。

2）急诊室处理　①对所有怀疑穿透性心脏损伤的伤员应该快速进行初步评估（primary survey）和按照高级创伤生命支持（advanced trauma life support，ATLS）方案实施复苏。可以通过急诊室超声、胸部 X 射线、心电图（ECG）快速进行初步评估；予以适量的液体复苏和输 O 型或同血型的血液；采血进行动脉血气分析，了解动脉血初始 pH 值、碱缺失和乳酸水平。②对于血流动力学稳定者，需要进行较详细的评估。然而，大多数穿透性心脏损伤伤员到达急诊室时已处于极危重或濒死状态，需要立即进行救命性外科干预。③对于血流动力学不稳定，而对液体复苏有反应者，应快速送手术室。④对于呼吸心搏骤停的伤员，必须在急诊室进行救命性外科处理，如急诊室剖胸探查术（emergency department thoracotomy，EDT）。

EDT 是有重要价值的一种紧急外科处理措施，应严格掌握 EDT 指征。综合文献报道，42 组 EDT 共 1 165 例穿透性心脏损伤伤员，363 例存活，存活率为 31.2%。Asensio 分析了 ACS-NTBD 中 1 310 720 例创伤伤员，穿透性心脏损伤 2 016 例，其中 830 例（41%）进行了 EDT，存活 47 例（6%）。

（5）心脏损伤修补技术

1）切口　对于穿透性心脏损伤的处理，通常采用正中胸骨切口或左前外侧剖胸探查切口。

正中胸骨切口：适用于心前区穿透伤伤员到达时伴不同程度的血流动力学不稳定，隐匿性心脏损伤以及可进行术前超声或胸部 X 射线检查者。

左前外侧剖胸探查切口：对于到达时已处于濒死状态的伤员，宜选用左前外侧剖胸探查切口，即适用于急诊室复苏性剖胸探查术、胸腹联合伤伤员剖腹探查时血流动力学恶化需要进行剖胸探查者。必要时，可横断胸骨向右延长切口进行双侧前外侧剖胸探查，可显露前纵隔、心包和双侧胸腔，适用于右侧胸部也有损伤或横穿纵隔的穿透性损伤，血流动力学不稳定者，一旦灌注压恢复，横断胸骨时切断的乳内动脉必须妥善结扎。

2）辅助手术技巧　主要手术技巧如下。

压迫心底部，控制回心血流：在前外侧剖胸探查切口，这一操作难以实施。全面控制回心血流，需要在心包腔内阻断上腔静脉和下腔静脉。阻断回心血流的适应证是：右心房最外侧壁的损伤和（或）上下腔静脉的腔-房结合部的损伤。阻断回心血流，心脏将迅速排空，有利于直视这些部位的损伤和快速修补。这一操作常常导致心搏停止，回心血流阻断的安全时限尚不清楚。文献常常引证的时间是 1~3 min 后阻断必须解除,一旦阻断解除,静脉回流充盈右心腔,继而心搏活动开始,但更多情况是心脏颤动,在用药物处理的同时需要立即电除颤。

肺门阻断:适用于心脏损伤合并肺损伤的处理,特别是肺门中央型血肿和(或)活动性出血。这一方法可防止来自肺的出血,也可阻止来自体循环的空气栓塞。由于近一半的肺循环血液不再进行灌注,将明显增加右心室的后负荷。使用直线切割缝合器处理肺伤道,操作方便、快捷,可以很快解除肺门阻断。

心脏后壁的显露:心耳钳钳夹右心室前下缘牵拉心脏,可以显露膈肌右侧以及心脏后部的损伤。有时,外科医生需要向上搬动心脏以便于一些心脏损伤的修补。快速、粗暴搬动心脏常会导致复杂心律失常,包括心室颤动,甚至心搏停止。如果手指能够控制出血,则利用大纱垫垫高心脏即可使心脏耐受并避免这一手法带来的心律失常。

针刺排气:在心脏修补后,在右心室或左心室通过针刺排除心腔内的气体,以减少静脉或体循环空气栓塞。

3)心脏损伤的修补　包括以下几种修补术。

心房修补术:右心房破裂,采用心耳钳控制出血,用 2-0 号或 3-0 号普理灵(Prolene)线连续或间断缝合修补。特别应注意心房的两侧,尤其在枪弹伤时心脏往往有多个伤口。

心室修补术:心室损伤常导致大出血,用手指控制出血后,用 2-0 号或 3-0 号普理灵线快速间断或褥式缝合修补。对于心室枪弹伤,由于某种程度的爆破效应致使心肌纤维回缩、易碎,往往需要多种缝合方法才能控制出血。如采用 2-0 号普理灵线带 Teflon 条或垫片支撑褥式缝合,再缝合心肌边缘。有时需使用纤维蛋白胶封闭,加强止血效果。

冠状动脉损伤的处理:临近冠状动脉的损伤,如果缝合时不慎或缝线不当将导致心脏修补后冠状动脉及其分支狭窄或堵塞,缝合时进出针应在冠状动脉床的下方。冠状动脉近段主干损伤需要行冠状动脉搭桥,冠状动脉末梢损伤可以缝合或结扎而无心肌损害。

复杂心脏损伤与合并伤的处理:指穿透性心脏损伤合并颈部、胸部、胸内血管、腹部、腹部血管或外周血管的损伤。这些损伤的处理面临巨大挑战,应优先处理导致失血量最大或最危及生命的损伤。

(6)预后　按照美国创伤外科学会器官损伤定级委员会(American Association of Trauma-Organ Injury Scaling,AAST-OIS)心脏损伤分级标准,Asensio 报道了心脏损伤定级与病死率的相关性:AAST-OIS Ⅳ级病死率为 56%,Ⅴ级为 76%,Ⅵ级为 91%。影响穿透性心脏损伤预后的因素:①损伤机制;②创伤现场、转运途中、到达医院时的生理指标存在与否(如瞳孔反应、自主呼吸、颈动脉搏动、血压可测出、窦性心律、任何肢体运动、气管插管心肺复苏现场时间超过 10 min);③合并损伤,如冠状动脉和大血管损伤及多心腔损伤;④到达医院时呼吸心搏骤停预示救治结局不佳。

2.钝性心脏损伤

(1)致伤机制与发生率　由于钝性心脏损伤(blunt cardiac injury,BCI)是一类损伤的总称,而非单一损伤,因此难以确切定义。BCI 包括轻微的心肌挫伤到症状明显的心脏破裂,也包括罕见的心脏震荡,即胸前区暴力打击所致的突然心搏骤停产生的心源性休克。BCI 可继发于胸部挤压伤、减速伤、爆炸伤,或直接暴力作用于胸部,或腹部压力经血管压力传导所致。如高速机动车碰撞或高处坠落都可致心脏挤压伤。心肺复苏时也可能由于压迫胸部导致医源性钝性心脏损伤。

Parmley1958 年报道 207 548 例尸检,非穿透性(钝性)心脏损伤发生率约 0.1%。在这一标志性研究中,353 例非穿透性心腔破裂中 273 例单纯心脏破裂,80 例合并主动脉破裂,右心室破裂占 18.7%(66/353),左心室破裂占 16.7%(59/353),右心房破裂占 11.6%(41/353),左心房破裂占 7.4%(26/353),多心腔破裂占 30.0%(106/353)。

(2)诊断

1)临床表现　BCI 是一类损伤的总称,临床可表现为血流动力学不稳定,甚至呼吸心搏骤停。同时伤员可表现出典型的心脏压塞的系列综合征,症状一样但非 BCI 特异性,包括前胸部疼痛、压痛。部分伤员胸痛难以与心肌梗死的典型疼痛区别。体征包括前胸壁疼痛、压痛、挫伤、瘀斑、前肋骨折或中央型连枷胸。

2）诊断措施　BCI 的诊断措施包括胸部 X 射线片,ECG,Holter 动态心电图,心肌酶谱和肌钙蛋白,经胸或经食管超声心动图,核医学扫描包括放射性核素血管成像(radio nuclide angiography,RNA)、^{201}铊、单光子发射计算机断层成像术(single-photon emission computed tomography,SPECT)和多门控采集扫描(multiple-gated image acquisition scans,MUGA)。

3）BCI 分类(spectrum of BCI)　临床上,将 BCI 分为急性和亚急性两种类型。急性型通常是立即致死的灾难性损伤或外科手术不及时致伤员迅速死亡,包括心腔破裂伴急性心脏压塞、多心腔破裂伴心包破裂血液流入胸腔、急性心肌损伤伴心源性休克。亚急性型包括心肌挫伤、亚急性心脏压塞、心肌梗死、瓣膜损伤、心内分流、附壁血栓、心律失常,这类损伤虽不立即导致死亡,但血流动力学受损,使伤员面临发生明显心律失常和血流动力学不稳定的风险。

●心包损伤:直接高能撞击或突然急性腹腔内压升高均可导致钝性心包破裂。钝性创伤后多数并发广泛的心脏损伤,也可是单一的心包损伤。常见钝性心包破裂部位是膈面心包或与左膈神经平行的胸膜面心包。Fulda 等报道 22 例钝性心包破裂,与左膈神经平行的胸膜面心包破裂占 64%,膈面心包破裂占 18%,右侧和纵隔面心包破裂占 9%。除此之外,心脏可能疝入腹腔,偶尔可导致大血管急性扭转,这种广泛的损伤需要立即行剖腹手术将疝入腹腔的心脏复位到心包腔。除心包损伤伴心包膈动脉破裂表现为出血外,单纯心包损伤往往没有重要意义。Parmley 等报道 71 例单一心房或单一心室破裂伴心包破裂。

钝性心包破裂的临床表现,可从血流动力学不稳定至由于心脏或大血管扭转或伴发多心腔破裂所致的呼吸心搏骤停。胸部 X 射线片提示心脏轮廓移位、气心包或疝入的腹部空腔器官征象。如果血流动力学稳定,需进行超声心电图、ECG 检查,通过剑突下心包开窗(subxiphoid pericardial window,SPW)发现血心包而明确诊断。如伤员病情允许,可进行多排螺旋 CT 扫描(图 11-12)。无论伴或不伴心脏疝,均用 2-0 号普理灵线间断缝合行心包修补术。

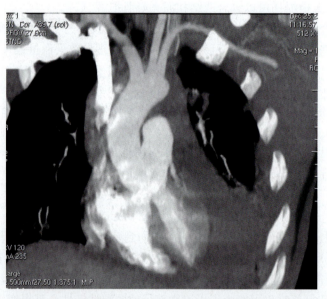

图 11-12　交通事故致钝性胸部伤,心包大量积血和血胸
手术发现心包左侧沿膈神经走向附近约 10 cm 长破裂

●心瓣膜、乳头肌与腱索、间隔损伤:钝性心脏伤罕见瓣膜损伤。胸骨的直接能量传递可导致心脏瓣膜破裂。最常见受累瓣膜是主动脉瓣,其次是二尖瓣。其他严重威胁生命的损伤往往掩盖了瓣膜功能异常的典型表现,而低血容量和心排血量降低可进一步掩盖瓣膜损害的程度。临床重要表现包括出现新的心脏杂音、震颤、响亮的音乐样杂音,急性左心衰竭伴随的休克和肺水肿也是重要的临床征象。根据伤员临床状况,怀疑瓣膜关闭不全者需及时进行检查。

在心脏舒张期,胸廓受到暴力撞击或挤压所致的血流瞬间冲击可导致瓣叶、乳头肌或腱索撕裂产生瓣膜关闭不全。根据这一机制,主动脉瓣最常受累。最常受损的主动脉瓣瓣尖是左冠瓣或无冠瓣。

在心脏最大舒末充盈期,二尖瓣也可因为同样机制导致损伤。心腔内压突然增加可导致瓣叶撕裂或破裂,并进一步扩展和在乳头肌内形成血肿。乳头肌解剖的突然变化致使瓣膜关闭不全。急性严重左心衰竭伴随肺毛细血管楔压增高、心排血量/心脏指数降低、左心室跳动做功指数降低是瓣膜、腱索损伤或乳头肌功能异常的信号。

心脏间隔损伤同样罕见。1847 年,Hewett 首次报道钝性创伤致室间隔破裂;1935 年,Bright 和 Beck 报道在 152 例致死心脏损伤中有 11 例间隔破裂;1953 年,Guilfoil 首次报道了 1 例心脏导管诊断的间接破裂。

●钝性冠状动脉损伤:钝性冠状动脉损伤极其罕见。常伴左前降支分布区域严重的心肌挫伤。右冠状动脉破裂更加罕见。这些伤员的临床表现难以与急性心肌梗死鉴别。这些损伤的长期结局可能形成室壁瘤及其并发症(如破裂、心室功能衰竭、血栓形成或恶性心律失常)。

●心脏破裂:钝性心脏破裂临床相当难见到,仅少数伤员可活着送达医院。钝性心腔破裂常常是机动车碰撞事故现场立即致死的原因,常在尸体解剖时发现。另外,当心肌挫伤后心肌坏死可致延迟性心脏破裂形成心脏压塞和迅速死亡。

钝性心脏破裂的致伤机制:心前区直接撞击、腹部压力经静脉系统向心脏传导的血液流体力学作用、挤压、加速或减速导致心脏附着部位至胸部大血管的撕裂、爆炸作用、继发于恶性心律失常产生的震动性爆破被认为是致死性的。

1935 年,Bright 和 Beck 报道 152 例致死性心脏破裂,并回顾了 1826 年 Berard 首次报道的左心房损伤病例,收集了 1826—1926 年 100 年间文献报道的 30 例钝性心脏破裂。近 20 年来,文献报道住院创伤伤员中钝性心脏破裂发生率为 0.5%~2%。1954 年,Des Forges 报道了首次成功修补治疗的 1 例机动车撞击后 9 h 入院的钝性右心房破裂伤员。

钝性心脏破裂通常表现为持续性低血压和(或)心脏压塞,伤员表现出致命性大出血所致的呼吸心搏骤停,因此,需要快速床旁超声评估检查心包积血。对于血流动力学稳定的伤员,需要超声或多排螺旋 CT 评估检查(图 11-13),SPW 可以证实超声检查结果。呼吸心搏骤停的伤员,尽管预后不良,但 EDT 可能是其获救的唯一机会。

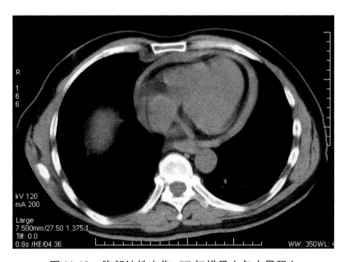

图 11-13　胸部钝性击伤,CT 扫描见心包大量积血
手术发现右心室两处约 1.5 cm 破裂

●心肌挫伤:在 BCI 中,最不重要、最难定义的是心肌挫伤/心肌震荡,钝性心肌挫伤的定义已经历了数十年的讨论。Mattox 等对心肌挫伤/心肌震荡提出了较合理的定义,即 BCI 伴心力衰竭、伴复杂心律失常、伴轻微 ECG 改变或心肌酶谱异常。根据他们的观察,推荐前胸壁损伤无症状的伤员不需入住外科 ICU(SICU)进行动态心电监测,需进一步随访心肌酶谱中 CPK-MB 水平变化。Civetta 等认为,年轻的胸部创伤伤员罕有明显的原有心脏事件,而危重创伤伤员早期的 ECG 异常是钝性心肌挫伤的很好证据。他们也发现在早期 ECG 异常、年轻而且伤情稳定的胸部创伤伤员中,心脏并发症也不常见,因此无论是否诊断为心肌挫伤,一旦出现心脏异常,应予处理。在缺乏这些异常的情况下,心肌挫伤的诊断无临床意义。

Pasquale 和 Fabian 制定了东方创伤外科学会(Eastern Association for the Surgery of Trauma,EAST)钝性心脏损伤处理实践指南。BCI(曾称为心肌挫伤)在钝性胸部创伤中发生率为8%~71%,由于缺乏诊断的"金标准",其实际发生率仍然不清楚。因此,EAST 钝性心脏伤处理实践指南给出了3级推荐意见。

Ⅰ级(level Ⅰ):对所有可疑 BCI 者收入院,做 ECG 检查。

Ⅱ级(level Ⅱ):①如果入院 ECG 异常(心律失常、ST 段改变、缺血、心脏传导阻滞、不能解释的 ST),收入院持续 ECG 监测24~48 h;如果入院 ECG 正常,再出现需要处理的 BCI 的风险不显著,需终止 BCI 诊断的追踪检查。②如果伤员血流动力学不稳定,需要进行超声心动图检查。如果不能进行经胸超声心动图检查,应进行经食管超声心动图检查。③核医学检查。如果已行超声心动图检查,则不必进行此项检查。

Ⅲ级(level Ⅲ):①有心脏病史的老年创伤伤员、不稳定伤员、入院 ECG 异常伤员在严密监护下可以安全实施手术。对这些伤员需考虑放置肺动脉漂浮导管监测血流动力学。②胸骨骨折并不预测 BCI 出现,对胸骨骨折伤员并不需要进行 BCI 相关监测。③对于 BCI 相关并发症的预测,磷酸肌酸激酶(CPK)及其酶谱和肌钙蛋白 T 都无用。

(二)胸部主动脉和大血管损伤

胸部主动脉和大血管损伤包括穿透性和钝性创伤所致的胸主动脉及其头臂干分支、肺动脉和肺静脉、上腔静脉和胸腔段下腔静脉、无名静脉和奇静脉的损伤。临床上主动脉弓和大血管的损伤相对少见。除了减速损伤与胸部降主动脉的峡部撕裂有关外,多数大血管损伤(90%以上)是穿透性损伤所致。伤员通常存在严重的失血征兆,并且约50%死于院前阶段,对此情形,不应追求诊断评估,应当送手术室紧急手术探查,在探查中发现有20%~80%的伤员伴有消化系统空腔器官和神经损伤。

1.诊断 对于血流动力学稳定者,依据病史和体格检查进行诊断。

(1)大血管损伤的临床征象 ①损伤现场可能有明显的出血史;②颈部血肿;③持续性低血压;④霍纳(Horner)综合征;⑤声带麻痹;⑥上肢脉搏消失。

(2)大血管损伤的胸部 X 射线征象(图11-14) ①纵隔增宽;②主动脉轮廓消失;③左侧顶部呈帽状影;④胸骨骨折、第1或第2肋骨骨折;⑤血胸;⑥气管偏移。

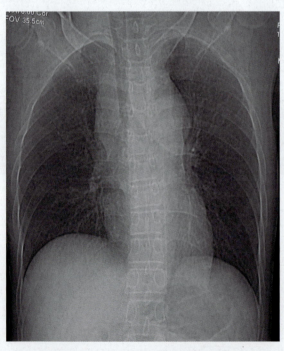

图11-14 右侧胸锁关节刀刺伤致无名动静脉破裂、纵隔巨大血肿

（3）放置胸腔闭式引流管　可以提供气胸或血胸的鉴别。胸腔引流即刻引出血液 1 500 ml 以上，或超过 200 ml/h 连续 4 h 或 4 h 以上均可作为手术探查指征。

（4）动脉造影或 CT 血管造影（CTA）　对于没有明显症状，也无其他剖胸探查指征者，动脉造影或 CTA 可以明确有无大血管损伤诊断（图 11-15、图 11-16），并且有助于合并腹部等部位多发伤伤员的手术方案的制订。

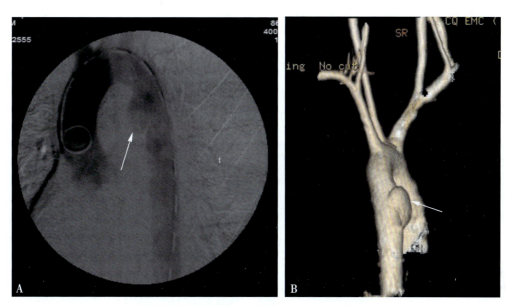

图 11-15　造影显示胸主动脉创伤性假性动脉瘤
交通事故多发伤伤员，男性，21 岁。A. 动脉造影显示；B. CTA 三维血管重建

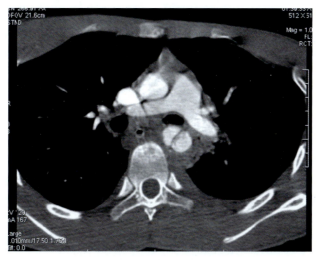

图 11-16　增强 CT 扫描显示创伤性主动脉夹层
交通事故多发伤伤员，男性，21 岁

2. 处理

（1）手术入路　通常采用正中胸骨切口，这一入路对升主动脉、主动脉弓和无名动脉显露非常好。向胸锁乳突肌前缘延长切口可显露颈动脉，向锁骨上延长切口可非常好地显露锁骨下动脉。缺点是对左锁骨下动脉的起始段显露欠佳，可于第 3 肋间横断胸骨向左延长切口加以显露。

（2）外科治疗原则　包括控制出血、血管损伤修复、处理合并的损伤。

1）控制出血　手指压迫、填塞、球囊堵塞，在清除异物或探查包裹性血肿前，应小心解剖，建立损伤血管近端、远端控制。

2）损伤血管的修复 ①所有动脉损伤都应当修复,依据血管损伤性质采用不同的修复方法。升主动脉和主动脉弓损伤破口小,可部分阻断,加垫片缝合修复;对于有明显损伤的无名动脉和锁骨下动脉,清创后吻合修复或间置移植物(静脉或人造血管)修复;主动脉破口大者,必须在全身肝素化体外循环下进行血管重建手术,死亡率大大增加。②大多数静脉损伤是动脉血管损伤的伴随损伤,而且增加了动脉损伤修复的难度,其显露与动脉损伤相同。一般情况下,结扎较大的头臂静脉很少有并发症。通常静脉血管可采用4-0号或5-0号普理灵线横向缝合修复。

3）血管腔内介入治疗 1969年Dotter等首次报道血管腔内支架置入治疗大血管损伤。这一技术降低了创伤伤员麻醉的风险,缩短了手术时间,减少了失血,缩短了住院时间,现在已成为大血管损伤首选的治疗方式,特别适用于钝性创伤所致的大血管损伤合并其他更严重威胁生命的多发伤伤员(图11-17)。血管腔内支架已有裸金属支架和覆膜支架,有多种型号,适用于不同的解剖部位。但是,对于大血管损伤本身所致血流动力学不稳定的伤员,标准的治疗仍然是急诊手术探查。

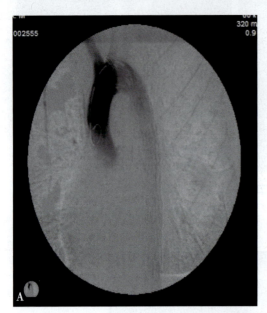 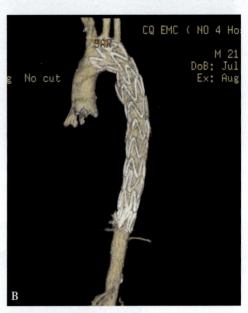

图11-17 血管内覆膜支架植入术后动脉造影和CTA
与图11-16为同一多发伤伤员。A.动脉造影;B.CTA

4）合并损伤的处理 ①可能合并的胸腔段食管损伤常常导致伤口污染,应彻底冲洗清创修复食管破口。这种情况下,手术重建血管的风险大大增加。②由于大血管损伤,特别是在钝性损伤情况下,往往伴随其他部位的严重损伤,需要区别哪些是优先处理的损伤,有手术指征者需积极手术探查,并积极采取相应措施,稳定伤员生命体征。

四、濒死创伤的快速评估与复苏策略

随着创伤急救体系的建立和完善、便捷交通运输系统的发展,极危重(濒死)状态的创伤伤员数量将不断增加。这些伤员有的可能已心搏骤停,有的循环呼吸状况极不稳定而濒临心血管衰竭(虽有生命体征,如瞳孔反射、自主呼吸、自主运动或脉搏可触及,但并发深度休克或呼吸功能衰竭),需要"先治疗再诊断"的特殊临床处理路径指导。对濒死创伤伤员的救治,需要立即气管插管,无法气管插管者行气管切开;急诊室复苏性剖胸探查术(emergency resuscitative thoracotomy,ERT)已是创伤复苏不可缺少的组成部分。ERT是指在极危重(濒死)创伤伤员达到急诊室后,为挽救其生命在急诊室开展的紧急剖胸探查术,现在,这一名词等同于急诊室剖胸探查术(emergency department thoracotomy,EDT)。濒死创伤复苏的关键临床路径见图11-18。

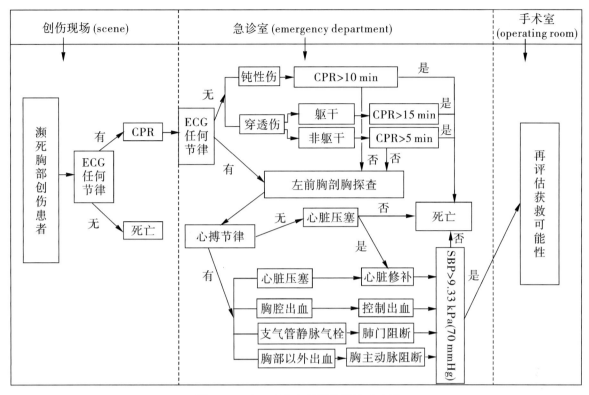

图 11-18　濒死创伤复苏的关键临床路径

(一)现场对极危重(濒死)创伤伤员的处理原则

1.濒死状态无心电活动者　除穿透性胸部创伤外,宣布死亡。

2.濒死状态伴心电活动者　立即气管插管,胸外心脏按压支持,快速转运至能获得确定性处理的医疗机构急诊室。

(二)急诊室及院内处理原则

1.**无生命迹象的创伤伤员到达医院急诊室后的处理原则**　①钝性伤院前心肺复苏(CPR)>10 min、穿透伤院前 CPR>15 min 且无生命迹象者,宣布死亡。②在前述院前 CPR 时间内或伴生命迹象可触发者,继续 CPR,立即行急诊室复苏性剖胸探查术。

2.**急诊室复苏性剖胸探查的目的**　①解除心脏压塞;②控制心脏出血;③控制胸腔内出血;④减少大量的空气栓子;⑤实施剖胸心脏按压;⑥暂时阻断降主动脉,使有限的血液供应心脏和大脑,减少膈下腹腔内的出血。

3.**急诊室复苏性剖胸探查的指征**

(1)"可挽救"的创伤后心搏骤停　①有目击者发现的穿透性胸部创伤所致心搏骤停、院前 CPR<15 min;②有目击者发现的穿透性非胸部创伤所致心搏骤停、院前 CPR<5 min;③有目击者发现的钝性创伤所致心搏骤停、院前 CPR<10 min。

(2)持续性严重低血压　创伤后,以下原因导致的持续性严重低血压[SBP<8 kPa(60 mmHg)]:①心脏压塞;②胸腔、腹腔、肢体、颈部大出血;③空气栓塞。

4.**急诊室复苏性剖胸探查的禁忌证**

(1)穿透伤　CPR>15 min,无生命迹象(无瞳孔反应、无呼吸、无运动)。

(2)钝性伤　CPR>10 min,无生命迹象或心搏停止且无心脏压塞者。

5.**根据复苏性剖胸探查发现进行处理**

(1)宣布死亡　如果伤员无心搏,也无心包积血,则宣布死亡。

(2)积极处理　如果伤员无心搏而有心脏损伤、心脏压塞,则需积极处理,包括:①切开心包减压、手法控制心脏出血后行心脏修补术;②心内注射肾上腺素;③积极容量复苏;④数分钟后再评估获救的可能性[能够维持 SBP>9.33 kPa(70 mmHg)者]。

　经过复苏性剖胸探查,对具有自主心律的伤员根据损伤情况予以处理:①心脏压塞者,立即心包减压、手指压迫控制心脏出血后予心脏修补术。②如果怀疑支气管-静脉漏导致的空气栓塞,予以肺门阻断,将手术台置于头低足高位,主动脉根部和左心室穿刺抽气,积极心脏按压排除冠脉积气。③对于胸腔内出血,采用直接压迫控制出血、血管钳或肺钳控制出血、缝扎止血。④无论大出血来自胸部还是腹部所致的呼吸循环功能衰竭,暂时性阻断降主动脉均有助于减少对有效循环血容量的需求,有助于加强复苏效果。

　采取上述所有措施后,需要再评估伤员对于这些干预措施和积极复苏的反应,目标 SBP>9.33 kPa(70 mmHg)者定义为可能获救者,立即送手术室予胸或腹部创伤的确定性处理。一旦危及生命的胸腔内损伤得以控制,就应及时恢复伤员的血流动力学稳定性和降低生命器官缺血-再灌注损伤。

(都定元)

参考文献

[1]都定元.钝性与穿透性膈肌损伤临床比较研究[J].创伤外科杂志,2007,9(5):478-480.

[2]都定元,孔令文,赵兴吉,等.移动监护与急救手术前移在严重胸部创伤急救中的应用[J].中华创伤杂志,2009,25(2):107-111.

[3]都定元,苏泓洁,谭远康.连枷胸保守治疗与手术治疗对比研究[J].创伤外科杂志,2009,11(3):196-199.

[4]都定元,高劲谋,林曦,等.严重交通伤与坠落伤救治结局比较与创伤急救模式探讨[J].中华创伤杂志,2000,16(1):46-48.

[5]都定元.应用新理念新材料新技术,努力提高严重胸部创伤救治水平[J].中华创伤杂志,2014,30(9):868-872.

[6]高劲谋,都定元,杨俊,等.穿透性胸部损伤711例的救治分析[J].中华创伤杂志,2003,19(3):187-188.

[7]石应康.胸部创伤临床研究进展[J].中华创伤杂志,2007,23(10):793-795.

[8]中华医学会创伤学分会,交通伤与创伤数据库学组,创伤急救与多发伤学组.严重胸部创伤救治规范[J].中华创伤杂志,2013,29(5):385-390.

[9]ASENSIO J A,GARCIA-NUNEZ L M,PETRONE P. Trauma to the heart[M]// FELICIANO D V,MATTOX K L,MOORE EE. Trauma. 6th ed. New York:McGraw-Hill Medical,2008.

[10]BARDENHEUER M,OBERTACKE U,WAYDHAS C,et al. Epidemiology of the severely injured patient. A prospective assessment of preclinical and clinical management. AG Polytrauma of DGU[J]. Unfallchirurg,2000,103(5):355-363.

[11]BERGIN D,ENNIS R,KEOGH C,et al. The "dependent viscera" sign in CT diagnosis of blunt traumatic diaphragmatic rupture[J]. AJR,2001,177(5):1137-1140.

[12]BURLEW C C,MOORE E E. Emergency department thoracotomy[M]//MATTOX K L,MOORE E E,FELICIANO D V. Trauma(eBook). 7th ed. New York:The McGraw-Hill Companies,Inc. ,2013.

[13]BIFFL W L,MOORE E E,HARKEN A H. Emergency department thoracotomy[M]//MATTOX K L,FELICIANO D V,MOORE E E. Trauma. 4th ed. New York:McGraw-Hill,2000.

[14]BOULANGER B R,MILZMAN D P,ROSATI C,et al. A comparison of right and left blunt traumatic diaphragmatic rupture[J]. J Trauma,1993,35(2):255-260.

[15]BUFFONE A,BASILE G,LEANZA S,et al. Diaphragmatic traumas:personal experience[J]. Ann Ital Chir,2006,77(5):385-389.

［16］COTHREN C C,MOORE E E. Emergency department thoracotomy［M］// FELICIANO D V,MATTOX K L,MOORE E E. Trauma. 6th ed. New York：McGraw-Hill Medical,2008：245-259.

［17］DAVIS J W,EGHBALIEH B. Injury to the diaphragm［M］// FELICIANO D V,MATTOX K L,MOORE E E. Trauma. 6th ed. New York：McGraw-Hill Medical,2008：623-635.

［18］DEMETRIADES D,KAKOYIANNIS S,PAREKH D,et al. Penetrating injuries of the diaphragm［J］. Br J Surg,1988,75(8)：824-826.

［19］ESME H,SOLAK O,SAHIN D A,et al. Blunt and penetrating traumatic ruptures of the diaphragm［J］. Thorac Cardiovasc Surg,2006,54(5)：324-327.

［20］FRIESE R S,COLN C E,GENTILELLO L M. Laparoscopy is sufficient to exclude occult diaphragm injury after penetrating abdominal trauma［J］. J Trauma,2005,58(4)：789-792.

［21］GRAEBER G M,JONES D R. The role of thoracoscopy in thoracic trauma［J］. Ann Thorac Surg,1993,56(3)：646.

［22］ILGENFRITZ FM, STEWART DE. Blunt trauma of the diaphragm：a 15-county, private hospital experience［J］. Am Surg,1992,58(6)：334-338.

［23］MANDAL A K,SANUSI M. Penetrating chest wounds：24 years experience［J］. World J Surg,2001,25(9)：1145-1149.

［24］MATTOX K L,WALLJR M J,LEMAIRE S. Thoracic great vessel injury［M］// FELICIANO D V,MATTOX K L,MOORE E E. Trauma. 6th ed. New York：McGraw-Hill Medical,2008：589-606.

［25］MEYERS B F,MCCABE C J. Traumatic diaphragmatic hernia：occult marker of serious injury［J］. Ann Surg,1993,218(6)：783-790.

［26］MIHOS P,POTARIS K,GAKIDIS J,et al. Traumatic rupture of the diaphragm：experience with 65 patients［J］. Injury,2003,34(3)：169-172.

［27］MURRAY J A,DEMETRIADES D,ASENSIO J A,et al. Occult injuries to the diaphragm：prospective evaluation of laparoscopy in penetrating injuries to the left lower chest［J］. JACS,1998,187(6)：627.

［28］NATIONAL TRAUMA DATA BASE® (NTDB). American College of Surgeons,years 2000-2004.

［29］OCHSNER M G,ROZYCKI G S,LUCENTE F,et al. Prospective evaluation of thoracoscopy for diagnosing diaphragmatic injury in thoracoabdominal trauma：a preliminary report［J］. J Trauma,1993,34(5)：704-749.

［30］POWELL D W,MOORE E E,COTHREN C C,et al. Is emergency department resuscitative thoracotomy futile care for the critically injured patient requiring prehospital cardiopulmonary resuscitation? ［J］. J Am Coll Surg,2004,199(2)：211-215.

［31］RENDON F,GOMEZ DANES L H,CASTRO M. Delayed cardiac tamponade after penetrating thoracic trauma［J］. Asian Cardiovasc Thorac Ann,2004,12(2)：139-142.

［32］RAHIMI S A,DARLING III R C,MEHTA M,et al. Endovascular repair of thoracic aortic traumatic transections is a safe method in patients with complicated injuries［J］. J Vasc Surg,2010,52(4)：891-896.

［33］ROZYCKI G S. Surgeon-performed ultrasound：its use in clinical practice［J］. Ann Surg,1998,228(1)：16-28.

［34］SANGSTER G,VENTURA V P,CARBO A,et al. Diaphragmatic rupture：a frequently missed injury in blunt thoracoabdominal trauma patients［J］. Emerg Radiol,2007,13(5)：225-230.

［35］SHANMUGANATHAN K,KILLEEN K,MIRVIS S E,et al. Imaging of diaphragmatic injuries［J］. J Thorac Imaging,2000,15(2)：104-111.

［36］SOAR J,PERKINS G D,ABBAS G,et al. European resuscitation council guidelines for resuscitation 2010 section 8. Cardiac arrest in special circumstances：Electrolyte abnormalities,poisoning,drowning,accidental-hypothermia, hyperthermia, asthma, anaphylaxis, cardiac surgery, trauma, pregnancy, electrocution ［J］. Resuscitation,2010,81(10)：1400-1433.

[37]VOIGLIO E J,COATS T J,BAUDOIN Y P,et al. Resuscitative transverse thoracotomy[J]. Annales De Chirurgie,2003,128(10):728-733.

[38]WISE D,DAVIES G,COATS T,et al. Emergency thoracotomy:"how to do it"[J]. Emerg Med J,2005, 22(1):22-24.

第十二章

胸部战创伤护理

第一节　胸部战创伤护理评估

一、初次评估

胸部战创伤后需要系统评估伤员的伤情。初次评估首先要确定危及生命的损伤,一旦发现即刻实施干预。胸壁的创伤通常不是单一发生,多合并肺和心血管系统损伤,导致呼吸和循环功能障碍,常迅速致死。评估需要基于 ABC 流程,即气道、呼吸和循环,还要通过目击者和现场救援人员了解受伤史、院前急救措施等信息,以判断损伤的机制和程度。

（一）气道

首先评估呼吸道有无阻塞,以及现存和潜在的引起气道阻塞的危险因素。如果伤员能讲话,则可认定呼吸道完整。在这种情况下,应使用带有储气囊的氧气面罩给伤员吸氧。若呼吸音粗糙或有喘鸣,则表示呼吸不畅。对于意识不清楚伤员,异物或舌后坠可能导致气道阻塞。为解除气道阻塞,应实施吸引,仰头抬颏或前推下颌法,并实施高流量氧疗。在实施气道开放等操作时,如果损伤史、临床表现、损伤机制等显示可能存在颈椎受损,操作时切记颈部要予以制动,除非能明确排除颈椎损伤。

有误吸和气道阻塞风险的伤员常需要气管内插管和机械通气。在未确定胸部战创伤的时候,格拉斯哥昏迷评分(Glasgow coma score,GCS)≤8 分通常是插管指征。同样,如果伤员无法保持气道通畅或丧失保护气道的能力,应积极建立确定性气道,如气管内插管。当呕吐反射存在,可使用鼻咽通气管,进行高流量氧疗;若呕吐反射不存在,可插入口咽通气管,进行高流量氧疗。

（二）呼吸

充分暴露伤员胸部,评估呼吸频率、深度和胸部运动。呼吸频率可提供潜在损伤的重要线索,但其观察常被忽略。呼吸加快提示可能存在重要的潜在损伤。注意胸壁运动是否均匀,有无胸壁的反常运动,如连枷胸。要注意胸壁有无青肿,包括擦伤、安全带印记或创面。必须在早期就确定是否是穿透性或吸吮性伤口。

在初步评估中,当存在或怀疑气胸或血胸时,需行胸腔引流术。在气胸中,开放性气胸和张力性气胸会立即危及生命。当开放性气胸有大的伤口时,气体从伤口进入肺内,造成该侧肺的塌陷,纵隔移向对侧,对侧肺压缩。需要立即将开放性气胸立即变为闭合性气胸。张力性气胸,需要立即减压,在非控制性环境下,如院外,或无法立即实施胸腔引流的时候,可以立即将14号针头插入伤侧锁骨中线第2肋间隙,直至可以实施胸腔引流。

最后评估伤员的腋窝,将伤员翻转,察看背部,注意有无穿通伤或钝挫伤,其部位和数量。如果有钝性损伤时,需要采用滚木法翻转伤员。在穿通性损伤中,滚木法不是必需的,需要根据临床判断。对这类伤员的持续生理观察非常重要,必须包括呼吸频率和深度,是否有辅助呼吸肌肉参与,呼吸的适度性和氧饱和度。需要注意在寒冷、低血容量、寒战或被污物覆盖的伤员,脉搏血氧测定可能出现错误。发绀在创伤伤员中通常出现较晚,所以,没有发绀并不代表没有低氧血症。

(三)循环

遭受胸部战创伤的伤员必须立即连接心脏监护仪,持续监测心跳频率、节律、有效性、规律性,以及观察皮肤颜色和体温等。肢体发冷苍白、毛细血管再充盈时间如果>2 s,提示循环衰竭,但当环境恶劣、低温或低体温时,可能产生误导。

尽管需要密切监测血压和脉搏,但是二者皆不是休克的确切体征。创伤伤员可能由于疼痛和焦虑,及时在没有严重损伤的情况下,心率也会增快。相反,如果伤员使用了β受体阻滞剂,心率会相对变慢。因此,血压不是反映早期休克的唯一指标,也不是反映组织血液灌流不足的唯一指标。特别是年轻人血管弹性好,尽管血管内血流量显著减少,仍可以通过血管收缩保持相对正常的血压。肢体温暖、毛细血管再次充盈的时间快,精神正常以及尿量正常,表示心血管系统完整,组织血液灌流充足。密切观察颈静脉充盈情况。颈静脉怒张常合并张力性气胸和心脏压塞。在血容量不足的时候,即使没有颈静脉怒张,也可能存在张力性气胸和心脏压塞。

如果血压不能常规检测,可以通过在重要解剖部位触诊脉搏来估计血压。触诊到有力的桡动脉搏动,表示收缩压≥10.67 kPa(80 mmHg)。如果只能触到颈动脉,估计收缩压≥8 kPa(60 mmHg);如果触诊到股动脉,但不有力,表示收缩压≥9.33 kPa(70 mmHg)。血压可通过常规检测方式获得,不需要更激进的干预方式。如果触诊到奇脉,表示收缩压在吸气时下降>1.33 kPa(10 mmHg),提示心脏压塞。

如果伤员循环不稳定,立即在两肘窝建立两条大号静脉通道,抽取血液标本化验血红蛋白、尿素、电解质和血糖,并交叉合血。也需要采集动脉血标本以进行血气分析。如果需要紧急输血,可以采用全适血型O型血。所有输注的液体必须加温,且不能过量,否则可能引起继发性并发症。输液的目的是达到并保持收缩压12 kPa(90 mmHg),即允许性低血压。特别是当怀疑有潜在的大血管损伤时,保持血压稍低于正常值可预防血管损伤处血栓或血凝块脱落,以尽可能减少出血。

二、再次评估

初次评估需要几秒到数分钟。完成初次评估后,需要再次进行详细的身体检查。可以采用视、触、叩、听法。再次评估中,如果发现紧急情况应即刻处理。

(一)视诊

双侧胸部呼吸运动是否对称,皮肤颜色是否正常,是否存在串通性伤口或其他异常情况,如单纯的擦伤、挫伤,浮动的胸壁,吸吮性伤口等。伤口的部位和数量要详细记录。伤口的部位能为确定弹片和武器的路径提供有用的信息。伤员的前胸、背部和腋下都需要详细视诊。

(二)触诊

将双手分别放于伤员左右胸部,评估胸壁活动的对称性。另外,可通过触诊判断是否存在捻发音。捻发音为一种极细微而均匀的噼啪音,类似在耳边捻转一簇头发时所产生的声音,其特点为声音短、细碎、断续、大小相等而均匀,有骨捻发音和软组织捻发音。临床医生需要分辨具有细微捻发音的皮下气肿和更粗糙的骨捻发音,如肋骨或胸骨骨折断端运动产生,此时疼痛是重要的伴随症状。

(三)听诊

创伤复苏场所嘈杂,噪声大,给听诊带来了很大困难,如呼吸音听诊。没有呼吸音提示需要紧急处理,一旦延误可能危及生命。有呼吸音也不能排除没有损伤,特别是在损伤初期,小范围的气胸虽可以通过胸部 X 射线片和 CT 检查发现,但并没有引起肺通气或呼吸音的明显改变。在创伤复苏环境下,很难清晰辨别心跳的声音,对伤情的诊断帮助不大。

(四)叩诊

肺部正常叩诊音为清音;当肺部与实质性器官(心、肝)相重叠部分的叩诊音为浊音;左前胸第5、6 肋间隙以下为胃泡鼓音区。肺部异常叩诊音指在正常肺的清音区范围内出现浊音、实音、过清音、鼓音。例如肺气肿时叩诊音为过清音;胸膜腔积液时多为浊音;气胸时为鼓音。在复苏环境下,叩诊受到一定限制。当正常情况下呈鼓音的区域嘈杂变浊,这时紧急治疗比确定性诊断更重要,特别是针对血流动力学不稳定的伤员。

(何海燕　曾登芬　梁泽平)

第二节　胸部战创伤的护理监测

一、常规监测

血压、心跳频率和节律、呼吸、尿量和血气分析等是胸部战创伤伤员常规监测指标。但通常认为失血量少于 30% ,血压并不明显降低。尽管中心静脉压(central venous pressure,CVP)的侵入性检测对评估伤员血容量有帮助,但在重大胸部战创伤后早期液体复苏和管理阶段,由于没有时间完成管道置入,并未常规采用。对于容量复苏,首选大号(14 号)外周静脉通道。当伤员的外周静脉通道受限,可使用中心静脉通道。

二、侵入性监测

胸部战创伤伤员手术和重症护理阶段接受确定性处理时,需要对心肺功能进行系统监测。护士要非常熟悉心胸相关监测指标和技术。呼吸机系统指标可反映伤员肺功能状态。动脉和肺动脉置管可以为严重损伤和相关并发症的评估提供有用信息,也可以帮助判断正性肌力药、液体和呼气末正压治疗的效果;同时监测静脉血氧分压和氧饱和度可以反映循环有效性和组织总体耗氧情况;或应用脉搏指示连续心排血量(pulse indicator continuous cardiac output,PiCCO)监测技术对血流动力学进行监测。临床情况稳定的多处骨折、颅脑损伤、酸中毒或初始收缩压小于 20kPa(150mmHg)的老年伤员,或遭遇交通伤的行人,可从早期侵入性监测和血管活性药物治疗中受益。

三、非侵入性监测

(一)血氧饱和度

伤员的氧合状态可以通过非侵入性手段监测,例如脉搏血氧饱和度(pulse oxygen saturation,SpO_2)监测,经皮、结膜或组织氧分压监测。血氧饱和度是通过探测身体某些半透明部位的搏动性血流量来测量,例如手指、耳垂、鼻中隔和前额。SpO_2 监测利用氧合血红蛋白和还原血红蛋白吸收光谱不同设计而成,能方便、快捷地反映动脉血氧饱和度,观察低氧血症(SaO_2<90%)和高氧血症(SaO_2>98% ,氧气支持疗法的时候),指导调节吸入氧气、机械通气氧气的浓度。运动、碳氧血红蛋白(COHb)或高铁血红蛋白增多、皮肤黑色素沉着、低体温、血容量不足的时候,SpO_2 的准确性降低。以

前认为贫血会影响 SpO_2 的准确性,现在认为其影响很小。因为脉搏血氧监测依赖脉搏搏动对指端血液的运输,强烈的外周血管收缩可能引起 SpO_2 读数丢失或有误。一般情况下,$SaO_2 > 90\%$,SpO_2 的准确性明显提高。$SpO_2 < 92\%$ 时要考虑采用其他方式监测伤员的氧合状态。

(二)CO_2

无创 CO_2 评估在通气灌注异常、生理性无效腔、血流动力学不稳定的重症伤员中非常重要。在混杂因素稳定的情况下,呼气末二氧化碳(end-tidal carbon dioxide,$ETCO_2$)可以反映肺泡通气量和动脉 CO_2 分压($PaCO_2$)。$ETCO_2$ 与 $PaCO_2$ 具有很好的相关性,多应用于院前、急诊、手术、重症和康复领域。通常情况下,$ETCO_2$ 与 $PaCO_2$ 相近[一般 < 0.67 kPa(5 mmHg)],$ETCO_2 < PaCO_2$,例如 $PaCO_2$ 5.33 kPa(40 mmHg),$ETCO_2$ 4.8 kPa(36 mmHg)。考虑到呼吸存在差异,一段时间的趋势分析比单一指标更可靠。目前,也有研究采用 $ETCO_2$ 鉴别需要积极复苏的伤员,预测急诊创伤手术伤员的死亡风险。舌下 CO_2 测定可以作为一种无创监测手段评估伤员休克严重性和复苏充分性。

(何海燕 曾登芬 梁泽平)

第三节 肺部治疗护理

战创伤伤员,特别是胸部战创伤者,需要清除肺内呼吸道积聚的分泌物,预防误吸和相关性肺炎。肺部治疗基础就是有效清除各级呼吸道的分泌物。胸部物理治疗,吸引和损伤特殊体位是肺部治疗的主要内容。使肺泡膨胀,并使肺泡保持膨胀是护理工作最主要的目的。

一、物理治疗

胸部物理治疗被广泛应用。体位引流、拍背、震动可以松动引流肺内分泌物;咳嗽和吸痰可以促进肺内分泌物有效清除;呼吸训练,例如膈肌呼吸法、缩唇呼吸法等,可增加呼吸力量和耐力,以改善潮气量、胸壁活动,松动分泌物和放松。

物理治疗的频率、治疗时间的长短可根据伤员损伤和心肺功能的情况而定。重症伤员的治疗频率,一般每4 h一次,每12~24 h根据胸部X射线片、肺顺应性趋势、血气分析的稳定性、临床检查、伤员耐受性等指标进行评估。如果伤员分泌物多或有浮胸伴严重肺挫伤等高风险损伤,则需要更频繁或更长时间的治疗,必要时采用纤支镜肺泡灌洗。物理治疗治疗周期的长短取决于呼吸音、气道压力和肺容量的改善等,同时要考虑治疗过程对颅内压或血流动力学的影响。痰量和吸痰量很少作为衡量治疗是否有效的指标,也不能成为结束治疗的唯一标准。

(一)体位引流、拍背、震动

实施体位引流需要了解肺的解剖结构,正确辨别异常肺段。有效的体位引流,例如通过摆放体位使受累的段支气管处于高位,利用重力使分泌物排出。拍背是用杯形手有节奏地直接叩击胸壁,在骨折或疼痛区域需要小心、轻柔地拍击,必要时使用止痛药。胸廓震动法,是当伤员呼吸时,用手或排痰机快速震动胸壁,促进排痰。

(二)指导性咳嗽

咳嗽是清理呼吸道最快速和有效的方法。咳嗽反射是由喉、支气管的感受器接受机械刺激后经迷走神经传入大脑,触发咳嗽反射。当伤员存在吸气或呼气力量减弱、声门功能变弱、神经功能缺损、恐惧或疼痛的时候会有意或无意地抑制咳嗽反射。

在管理咳嗽抑制和治疗病因的同时,指导性咳嗽技巧非常重要。例如,气管切开插管拔管后留下的切口会降低咳嗽的有效性,应该用密闭的敷料封闭,咳嗽时用手轻压伤口处敷料。如果伤员不能将分泌物排至主支气管,咳嗽并不能有效清除黏液。在这种情况下,先通过体位引流、拍背、震动将分泌物聚集,再进行指导性咳嗽,增加咳嗽的有效性。当伤员因为疼痛而不敢尝试深呼吸和咳嗽时,需要先进行充分镇痛。

尽管许多伤员在咳嗽时会自然地支持伤口或术后区域,在指导性咳嗽伊始,示范和指导支持技巧有助于伤员理解如何有效咳嗽。有几种方法可以用来刺激咳嗽。如哈气咳嗽法:平顺、深吸气后短促有力地呼气,产生快速变化的气流,促进有效咳嗽;在胸骨颈静脉切迹通过轻压气管刺激咳嗽;用吸引管的末端或直接吸引轻度刺激口咽触发咳嗽。短时间的指导性咳嗽和休息交替进行,避免重复长时间用力咳嗽导致伤员疲倦,引起支气管痉挛。

二、体位治疗

体位治疗是肺部疾病治疗的另一种形式,通过采用特定体位以达到最大限度的氧合和通气。变换伤员的体位可以有效预防活动困难伤员的并发症。在临床管理中要考虑体位对气体交换的影响,即重力对肺的影响,特别是对特定的肺段通气/灌注(V/Q)比值的影响。重力依赖性肺段或区域的灌注最佳,因此可以对伤员进行体位调整,以达到某些特定肺段得到更好或稍少的灌注。例如,通过体位治疗让功能完好的肺段成为重力依赖性肺段,可以得到最好的灌注。同样,通过调整体位可使受损的肺段处于最高位,从而减少重力依赖性血液灌流。这样使得通气良好的区域血流增多,通气不好的区域血流减少,整体 V/Q 比值改善。

对于创伤伤员,俯卧位是改善背侧肺泡塌陷的一项重要治疗措施,但要注意胸部骨折部位的妥善固定。临床试验显示,俯卧位能改善 70%~80% 的早期 ARDS 伤员的氧合情况,也有 meta 分析显示俯卧位能改善伤员的生存率。俯卧位通气改善氧合的机制可能为仰卧时腹侧区域通气良好,俯卧位时腹壁顺应性下降,原来塌陷的背侧重力依赖区肺泡通气改善,通气/灌注(V/Q)更加匹配。这种状况在伤员更换为仰卧位时仍然持续。可以采用翻身床等设备帮助更换俯卧位。骨牵引器、下肢外固定器并不阻碍俯卧位的实施。

胸部评估、最近 X 射线片和 CT 可以指导伤员体位的选择,例如坐位、俯卧,以及最常用的侧卧位。体位改变可增加分泌物的产生和清除,增加胸部移动度,改善脉氧饱和度、$ETCO_2$。体位改变后 30 min 评估呼吸气体、血流动态指标,以及随后组织供氧状态改善情况,同时,评估身体摆放、头颈支持和伤员的舒适等。体位治疗也有助于减轻疼痛,清除翻身松动的分泌物。体位变换的频率取决于持续评估的结果。有的多发伤伤员活动严重受限,可以采用机械翻身床,以减少肺部并发症。

体位治疗时需要密切观察伤员生命体征、静脉或动脉管道,以及对伤员的物理创伤;俯卧位、头低位、侧卧位可能在发挥治疗作用的时候也同样引起不良反应。在体位治疗中,体位的摆放要比一般体位改变要求更到位,比如后段肺叶的引流需要 3/4 的身体处于俯卧位。当治疗烦躁的伤员时,在体位治疗时要考虑适当的约束,同时要进行镇痛和镇静治疗。

三、吸　痰

气管内吸痰的最佳方法一直是护理研究和临床讨论的热点。气管内滴注等渗盐水湿化黏稠的痰液会引起许多不良反应,目前的证据对等渗盐水湿化痰液存在争议,但是许多 ICU 仍然在使用。生理盐水气管内滴注相关的不良反应包括低氧血症、细菌移位、呼吸困难等。因此,与其采用未被证实或有害的技术应对黏稠的痰液,床旁护士更应该聚焦于预防。鼓励伤员早期床上、床边及床旁活动,采取深呼吸,吹气球或使用肺功能训练仪等方法训练伤员的肺功能。为了保证伤员的痰液被充分稀释,应采用合适的工具对气道进行加温、加湿,并有规律地使用黏液溶解药是防治痰液黏稠的有效方法。

吸痰的风险包括低氧血症、误吸、肺不张、黏膜损伤、高血压,和严重的心律不齐。使用密闭式吸痰管道系统,每一次吸痰前后吸氧,保持吸痰压力 10.67~16 kPa(80~120 mmHg),控制吸痰时间 10 s之内,连续吸痰不超过 3 次,吸痰时不断开呼吸机等是公认的减少吸痰不良反应的措施。多发伤伤员的吸痰研究较少,特别是有肺部疾患或严重的生理指标不稳定的伤员。因此,是否需要吸痰及吸痰技术参数需要根据伤员的损伤、临床表现、评估结果而定。

四、预防呼吸机相关性肺炎

肺炎分为社区获得性或医院获得性肺炎。呼吸机相关性肺炎(ventilator-associated pneumonia, VAP)是常见的一种医院获得性肺炎,是指伤员接受呼吸机治疗后至少24~48 h后发生的肺炎。VAP会增加伤员死亡的风险,延长住院日,增加住院费用。美国重症护理协会VAP预防指南指出,护士可以通过采取一些措施预防VAP的发生,包括在没有禁忌证的情况下抬高床头30°或以上,使用气管内导管进行声门下持续吸引,以及不常规更换呼吸机管道。尽管ICU护士认为口腔护理不是最重要的护理干预,且常常执行后护理效果不明显,但是口腔护理在降低VAP风险中非常重要。

五、胸腔闭式引流

许多胸部战创伤在紧急情况下都需要安置一根或多根胸腔引流管进行治疗,目的是通过引流出胸膜腔内容物,恢复胸膜腔内的负压而使肺复张。尽管胸腔引流系统的管理在所有重症护理中非常普遍,对于胸部战创伤伤员仍有需要特别注意的方面。

(一)胸腔引流管安置

战创伤伤员需要选择大号胸腔导管,如36~40 F,以有效引流气体、血液和组织碎片。常选择肺顶端引流气体,肺后底部引流血液和液体。气胸引流置入点一般在伤侧前胸壁锁骨中线第2肋间,血胸则在伤侧腋中线与腋后线间第6或7肋间。对于包裹性积液或积气的引流,置管途径由包裹性积液或积气的位置决定,因此,影像学定位极其重要。胸腔置管的并发症有肺穿孔、肋间神经丛损伤、肺水肿加重、感染等。

(二)胸腔引流管道护理原则

应遵循以下原则:①不能因为管道扭曲、伤员体位、床栏等原因使管道受阻。②管道不成圈,尽管成圈可以收集液体,但会影响气体的引流。③保证每处连接紧密。④引流瓶应低于胸部,防止引流物反流到胸膜腔。⑤通常情况下不必夹闭胸腔引流管。夹闭引流气体的胸腔引流管会导致张力性气胸。当移动伤员时,应保持胸腔引流瓶低于胸腔,否则需夹闭引流管。⑥可以挤压引流管以压碎血凝块和碎片保持引流通畅,慎用挤通法,此动作手放开时会对胸膜产生一种抽吸力,可造成肺和胸膜的意外损伤。⑦吸引的负压一般为-1.96 kPa(-20 cmH$_2$O)。适当的负压可以有效引流气体和血液,但如果太高,会损伤组织,造成损伤延迟愈合。如果吸引不能充分引流空气和封闭漏气,则需要增加负压。新的负压吸引的有效性需要通过临床和X射线片检查。机械控制性通气的伤员需要低压吸引,以避免呼吸道正压和胸膜腔内负压差太大而导致延迟愈合、增加额外的空气溢出和支气管胸膜瘘的可能。

(三)检查漏气情况

胸腔漏气有以下几种情况:①自主呼吸的伤员在用力咳嗽时由于胸腔内压力增加,有少量气体排出。②更甚者在平静呼气时有气体排出。③最严重的漏气可见引流管中连续的气泡溢出。接受正压通气的伤员情况相反,当伤员吸气时,胸腔压力增加,气体排出。接受PEEP的伤员,胸腔内压力比未接受的伤员平均水平要高,更容易连续排出气体。对气体排出通常描述为是否连续排出,是吸气或(和)呼气时排出,还是用力呼气时排出。

评估排出的气体是否来自体外。通过视诊和胸部X射线片确定导管胸腔端口是否位于胸膜腔外,是否位于皮下。当未进入胸膜腔,并且没有被脂肪、肌肉和敷料封闭的时候,体外空气进入,在引流管中产生气泡。当胸腔引流管位置正确,医生对置入点的挤捏也可能使管壁损坏,产生裂纹,或衔接处松脱或引流装置损坏导致空气进入产生气泡。

（四）胸腔置管部位的护理

引流不畅或敷料更换不正确可能引起胸腔感染。正确的护理措施可以减少或预防感染的发生：置管和拔管时，严格的手卫生、熟练细致的操作非常重要；即使在紧急情况下，胸腔置管前也要行皮肤消毒；置管、调整位置、拔管每个过程都要严格实施无菌操作；与胸腔相连的引流系统各部分均要灭菌。另外，引流系统的按时更换和详细记录非常重要。当引流瓶或引流袋被污染，要立即更换。伤员引流量大时，需要频繁更换。

胸腔导管需通过缝合、敷料覆盖妥善固定于胸壁，以免管道前后滑动，增加局部损伤和感染。敷料更换过程要严格执行无菌技术。敷料将局部与环境隔离，每 2 ~ 3 d 更换 1 次、污染或需要时及时更换，并在敷料上完整记录更换日期、置入点外观、管道长度、引流情况等。预防性使用抗生素尽管可以降低肺炎发生率，但减少创伤伤员胸腔导管置入相关性脓胸发生率尚未被证实。

（五）胸腔引流管拔除

通常情况下，保持胸腔引流至肺漏气得到解决。在非创伤伤员中，肺切除后如果只有少量漏气，将胸腔导管放入水封瓶引流比壁式负压引流效果更好。在创伤伤员中，严重漏气需要负压吸引以预防症状性气胸的发生。如果没有漏气，引流管通常置于水封瓶中，观察 6 ~ 24 h 后拔管。24 h 液体引流量<200 ml 可考虑拔管。及时安全拔管可以减少住院时间，减轻医疗费用。

在吸气末或呼气末拔管产生气胸的风险是相等的。支持呼气末拔管者认为，此时大气压力和胸膜腔内的压力差是最小的，在拔管中空气意外进入胸膜腔的风险也是最小的。吸气末拔管时肺最大限度的扩张，胸膜壁层和脏层之间的几乎相互贴合。最大限度吸气末屏气没有空气继续吸入肺内，胸膜腔内的压力恒定不变。在拔管过程中喘气或浅快呼吸，伤员会感觉疼痛。在拔管过程中，其他重要的措施包括快速拔管、拔管后用凡士林纱布封闭置入部位、用力堵鼻鼓气，以及技术熟练的人员进行操作。以上拔管技术同样适用于正压通气的伤员，可以使用吸气暂停键达到同样的目的。

通过胸部 X 射线片检查指导胸腔引流治疗还需进一步研究。置管后将引流管置入水封瓶后 3 h 行胸部 X 射线片检查，可以有效地辨别具有重要临床意义的气胸的发展情况。研究显示拔管前 6 h 水封瓶引流管没有气体溢出时不用胸部 X 射线片检查。同样，研究发现机械通气或非机械通气的伤员拔管后 3 h 胸部 X 射线片检查可以判断是否存在气胸。

（何海燕　曾登芬　梁泽平）

参考文献

[1] 杨志焕,蒋耀光. 实用战伤救治[M]. 北京：人民军医出版社,2008.

[2] 王正国. 外科学与野战外科学[M]. 北京：人民军医出版社,2007.

[3] 杜鹃. 野战护理手册[M]. 北京：人民军医出版社,2008.

[4] DANIS D M,BLANSFIELD J S,GERVASINI A A. 临床创伤照护手册[M]. 4 版. 王雪霞,邱文心,张玲华,编译. 台北：台湾爱思唯尔,2011.

[5] 王新. 急危重症护理观察抢救指南[M]. 北京：军事医学科学出版社,2009.

[6] 冯奕敢. 腹部创伤的救治及并发症的处理[J]. 临床医学,2011,31(5)：12-13.

[7] 黄显凯. 加强胸腹部创伤的早期救治[J]. 中华创伤杂志,2004,20(9)：513-515.

[8] 张连阳. 胸部创伤救治现状[J]. 创伤外科杂志,2007,9(5)：475-477.

[9] 滕玥,潘淑敏,侯明晓,等. PICCO 监测在创伤性急性呼吸窘迫综合征治疗中的应用研究[J]. 临床急诊杂志,2013,14(11)：514-517.

[10] 江方正,叶白红,李维勤,等. 胸部物理治疗集束化管理在严重腹腔感染患者中的应用[J]. 中华护理杂志,2013,48(1)：19-21.

[11] SPENCER B L,FAVAND L R. Nursing care on the battlefield[J]. American Nurse Today,2006,1

(2):24-26.

[12]TAYLOR A R,MCGRATH R P. Team management of chest trauma patient[J]. OR Nurse,2008,2(3):32-37.

[13]O'SHEA R A. Principles and practice of trauma nursing[M]. London:Churchill Livingstone,2005:366-367.

[14]MCQUILLAN K A,MAKIC MBF,WHALEN E. Trauma:from resuscitation through rehabilitation[M]. 4th ed. Missouri:Elsevier,2009:615.

[15]BAUMAN M,HANDLEY C. Chest-tube care:the move you know,the easier it gets[J]. Am Nurse Today,2011,6(9):27-32.

[16]ROWELL W. When emergency nurses should drop the log-rolling manoeuvre[J]. Emerg Nurse,2014,22(4):32-33.

[17]GUYTON A C,HALL J E. Circulatory shock and physiology of its treatment:textbook of medical physiology[M]. Philadelphia:Elsevier Saunders,2006:278-288.

[18]NITZAN M,ROMEM A,KOPPEL R,et al. Pulse oximetry:fundamentals and technology update[J]. Med Devices(Auckl),2014,7:231-239.

[19]TYBURSKI J G,CARLIN A M,Harvey E H,et al. End-tidal CO_2-arterial CO_2 doflereces:a useful intra-operative mortality marker in trauma surgery[J]. J TRauma,2003,55(5):892-897.

[20]KWIATT M,TARBOX A,SEAMON M J,et al. Thoracostomy tubes:a comprehensive review of complications and telated tepics[J]. Int J Crit Illn Jnj Sci,2014,4(2):143-155.

[21]MARSHALL M B,DEEB M E,BLEIER J J,et al. Suction versus water seal after pulmonary resection:a randomized prospective study[J]. Chest,2002,121(3):831-835.

[22]American Association for Respiratory Care. AARC Clinical Practice Guidelines:endotracheal suctioning of mechanically ventilated patients with artificial airways 2010[J]. Respir Care,2010,55(6):758-764.

[23]GATTINONI L L,CARHESSO E,TACCONE P,et al. Prone positioning improves survival in severe ARDS:a pathophysiologic review and individual patient meta-analysis[J]. Minerva Anestesiol,2010,76(6):448-454.

第 二 篇

腹部战创伤

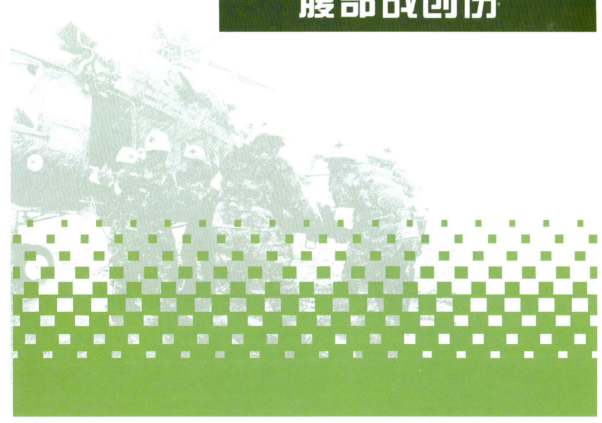

第十三章

腹部战创伤概论

第一节 腹部战创伤流行病学

创伤和其他疾病一样,有一定的发生、发展规律和人员分布特征,常发生于特定的人群,如一定的年龄、性别、职业等。随着经济发展,机动化程度提高,生活节奏加快,创伤对居民健康和安全的威胁愈加明显,创伤的死亡率仅次于肺部疾病、恶性肿瘤和脑卒中,居第4位。世界卫生组织前总干事布伦特兰博士在1999年世界卫生大会开幕式上的报告中指出:非传染性疾病和创伤的疾病负担呈上升的趋势,从1990年的55%将上升到2020年的73%。因此,要调整卫生体制来有效地解决这一问题。在未来10年中,非传染性疾病的主要挑战包括抑郁症、缺血性心脏病、肺癌、故意创伤和非故意创伤、酗酒。其中故意和非故意创伤是所有地区最容易忽视的较大卫生问题。1990年创伤占全球疾病负担的15%。

20世纪80年代美国开始的"严重创伤结局研究"(major trauma outcome study,MTOS),为政府决策提供依据,对创伤医学事业的发展起了重要推动作用,其创伤登记注册制度现已经被欧美国家普遍采用。我国是世界人口最多、交通事故等意外伤害高发的国家。近年来,我国一些地区和单位也逐渐开始进行了一些有效的调查研究工作,如四川大学华西医学院进行的"中国人严重创伤结局研究"(Chinese major trauma outcome study,C-MTOS),为了解我国严重创伤的主要原因、高危人群、创伤损害的特点及程度、院前过程和住院治疗的结局等情况提供了依据。

一、腹部战创伤流行病学基本内涵和主要特征

(一)战创伤流行病学特征

1.战创伤流行病学特征

战创伤流行病学(war trauma epidemiology)是描述战创伤的发生强度及其分布特征,分析战创伤的发生规律、原因和危险因素,阐明战创伤的严重性、危害性以及在疾病控制工作中的地位,提出战创伤的控制策略与预防措施,确定优先和重点控制的战创伤种类,分析战创伤的隐患、高危人群、危险环境和不良行为,有针对性地实施预防与控制措施,并对防治效果进行评价的一门流行病学学科分支。通常使用的战创伤流行病学指标是创伤频率测量指标,如发生率、致死率等。战创伤发生率是某一特定人群1年中战创伤的发生频率。致死率是指1年中因战创伤死亡者的比例。

(1)创伤的发生及死亡人数 从全球范围看,发生较严重战创伤者,全球每年约3 000万人,因战

创伤致死者 150 万~200 万人。其中约半数为交通事故伤造成的死亡。全球每 2 s 就有 1 人受伤,每 50 s 就有 1 人因交通事故而死亡。国家安全生产监督管理(总)局的资料显示,近年来我国各类事故发生数及伤亡数虽在下降,但安全形势仍不容乐观,每年因各类战创伤死亡的人数为 11 万以上,受伤人数 60 万以上。战争时期是战创伤高发时段,例如朝鲜战争期间,据美国国防部 1953 年 10 月公布的数字,自 1950 年 10 月至 1953 年 7 月,美国及其盟军共伤亡 147 万人。我军除战场阵亡者外,接受救治的伤员就有 38 万人,其中死亡超过 2 万人。

(2)创伤人群的职业特点 国家安全生产监督管理(总)局公布的一组资料(未包括公安部治安事件引起的创伤)显示,交通运输、意外事故(火灾等)、工矿商贸行业(包括煤矿、金属与非金属矿、建筑业、危险化学品、烟花爆竹等生产企业)占据了事故发生数及死亡人数的前 3 位。这说明,从事矿山、危险化学品和烟花爆竹生产、交通运输等工作的人员都是创伤发生的高危人群。

(3)致伤原因及创伤部位 四川大学进行的 C-MTOS 从部分省市县的创伤病例中筛选较重和较早期的资料逾万例(代表 5 万~8 万例住院伤员的样本资料),分析了我国部分地区的创伤流行病学特点。经 1 297 例调查试点并经 10 428 例验证,高发的致伤原因可归入 3 类,即交通事故 40.2%、故意伤害 26.7%、工业事故 20.3%,其他致伤原因包括跌倒、烧伤、爆震和电击等。伤员的性别比例(男:女)为 2.9:1。年龄构成:3~15 岁组 11.03%,16~30 岁组 38.82%,31~45 岁组 24.18%,46~60 岁组 13.49%。说明我国创伤的主要人群是以男性为主的青少年和中青年。其中头伤、四肢损伤和多发伤占伤员的绝大多数(75.8%),严重的单纯胸腹伤或脊柱伤相对较少,但多发伤往往合并严重胸腹伤或头胸伤。不同医院的病例呈现不同的受伤部位特点,省市级医院头胸伤比例高,腹部伤在基层医院比例较高,而多发伤在各级医院的分布差异不明显。

2.腹部战创伤流行病学特征 腹部战创伤也具有一定的发生、发展规律和人员分布特征,常发生于一定年龄段的人群,与性别和职业等情况有关。

(1)腹部战创伤的性别和年龄特征 男性更常见腹部创伤,占 75%~83%。可能与男性从事的职业面临风险大、活动范围大等有关。深圳市调查的 2 368 例腹部创伤伤员中,男性 1 791 例(75.63%),女性 397 例(16.77%),不详者 180 例(7.6%)。四川省急救中心 2 200 例腹部创伤伤员中男 1 826 例(83%),女 374 例(17%)。

青壮年是发生腹部创伤最主要的人群,占 60% 以上。C-MTOS 结果中的年龄构成为:3~15 岁组 11.03%,16~30 岁组 38.82%,31~45 岁组 24.18%,46~60 岁组 13.49%。在深圳市调查的 2 368 例腹部创伤伤员中,年龄 0~10 岁占 2.79%,11~20 岁占 15.41%,21~30 岁占 42.86%,31~40 岁占 21.37%,41~50 岁占 6.42%,51~60 岁占 2.66%,61~70 岁占 0.72%,71 岁以上占 0.89%,不详 6.88%。四川省急救中心 2 200 例腹部创伤伤员平均 34.8 岁,显示腹部创伤多发生于 20~40 岁的劳动者(64.23%),也与年轻的劳动者文化程度不高、从业经验不足、劳动强度过高、劳动时间过长等因素有关。

(2)腹部战创伤伤员的地域分布特点和创伤地点 深圳市 2 368 例腹部创伤流行病学资料显示,腹部创伤多发生在流动人口集中的龙岗区和宝安区,占 63.68%,其中龙岗区人口占全市的 24.5%,而腹部创伤病例数占全市的 34.12%,显示外来人口发生腹部创伤的机会要高于本市户籍人口。四川省急救中心 2 200 例腹部创伤住院伤员中工人 1 172 例(53.27%),是最常见的腹部创伤高发人群。

腹部创伤的发生最常见于道路上,其次是公共场所和工厂,故大城市、工业发达地区、交通事故频发的城市腹部创伤相对较多。深圳市的腹部创伤流行病学调查发现,发生率从高到低依次为普通公路(32.31%)、公共场所(27.70%)、工地(13.34%)、家中(7.22%)、高速公路(0.46%)、学校(0.46%)和矿山(0.42%)。而四川省急救中心的调查发现,发生在道路、公共场所和工厂的腹部创伤分别为 1 117 例(50.77%)、438 例(19.91%)和 354 例(16.09%)。

(3)腹部战创伤的原因和受伤器官 腹部创伤平时多见于交通事故、工程事故、坠落、斗殴、地震灾害等。在现代战争中,极少有刀刺伤,主要为弹片、弹丸等造成的火器伤,常为全身多发伤或腹部多器官损伤。腹部穿透伤常由刀刃、枪弹以及弹片等锐器所引起,钝性伤常系坠落、碰撞、冲击、挤压、拳打脚踢或棍棒等钝性暴力所致。医源性损伤主要由肠镜、胃镜等有创性诊疗操作所引起。交通事故伤是当前我国腹部创伤的主要致伤因素。C-MTOS 结果经 1 297 例调查试点并经 10 428 例验证,主要的致伤原因为交通事故伤(40.2%)、故意伤害(26.7%)和工业事故伤(20.3%),其他致伤原因还包括跌倒、烧伤、爆震和电击等。深圳市 2 368 例腹部创伤中,交通事故为 736 例,是第 1 位原因,按交通事故时伤员使用的交通工具分类,依次为伤员步行 303 例(41.17%)、骑摩托车者 173 例(23.51%)、乘机动车者 99 例(13.45%)、骑自行车者 69 例(9.38%)、乘简易机动车者 7 例(0.95%)。击打伤及切割伤(主要为刀刺伤)分别为腹部创伤的第 2 位和第 3 位原因,这些创伤与治安有关。四川省急救中心 2 200 例腹部创伤住院伤员中,交通事故伤 1 132 例(51.45%),是最常见的致伤原因;其次是锐器伤 426 例(19.36%)。

对于腹部战创伤而言,无论是穿透性还是钝性伤,均可导致腹腔内器官损伤。在穿透伤中常见受损内脏器官依次是肝、小肠、胃、结肠、大血管等,在钝性伤中依次是脾、肾、小肠、肝、肠系膜等。其他器官,诸如胰腺、十二指肠、膈、直肠等由于解剖位置较深,损伤发生率较低。在深圳市 2 368 例腹部创伤病例中,腹部闭合性损伤 1 935 例(81.71%),开放性损伤 433 例(18.29%);多发伤 1 421 例(60%),腹部多发性内脏器官损伤 479 例(20.23%)。常见腹部内脏器官损伤依次为:脾 973 例(41.09%),肝 786 例(33.2%),小肠 445 例(18.79%),大肠 218 例(9.21%),胃 199 例(8.4%),胰腺 168 例(7.09%),肾 83 例(3.51%),十二指肠 59 例(2.49%)。四川省急救中心 2 200 例腹部创伤住院伤员中受伤的内脏器官依次为脾(924 例,42%)、肝(717 例,32.59%)、小肠(452 例,20.54%)、肾(247 例,11.22%)、大肠(216 例,9.81%)、胃(178 例,8.09%)、胰腺(163 例,7.4%)、十二指肠(62 例,2.81%)及其他(128 例,5.81%)。

(二)腹部战创伤发生率

腹部创伤在平时和战时都较为常见,其在平时占各种损伤的 0.4% ~ 1.8%;在战时占 5% ~ 8%,中越边境对越自卫还击战(也称对越自卫反击战)中为 4%。我国近年来对于腹部外伤或单一腹部内脏器官损伤的统计资料较多,但多仅限于一个医院或一个地区,缺乏系统的、全面的调查资料和流行病学分析。李银先等分析了绵阳市 2006—2007 年 4 452 例接受院前急救的交通事故伤流行病学情况,其中腹部创伤 302 例次,占 6.78%。黄小兰报道 2005—2010 年在四川省急救中心住院的 2 200 例腹部创伤住院患者的流行病学资料,腹部闭合伤 1 761 例(80.05%),腹部开放伤 439 例(19.95%)。2009 年王成友等报道了深圳市卫生局组织该市 50 多家医疗卫生单位,对 1994—2003 年共 10 年间创伤病例进行回顾性分析的结果,抽样该时段内深圳市急性创伤住院病历 35 万份,深圳市卫生局按年度分层抽样随机抽取 20%,共 7 万份,抽样误差小于 10%,并具体到各医院相应抽查患者的住院号。共收回病历 60 206 份,由统一培训的调查员将有关信息录入调查表中,最后在调查表中剔除重复统计和无效统计病例。实际收回有效表格 55 241 份,占创伤患者全部住院病历的 15.7%。其中腹部创伤病例 2 368 份,占 4.3%,但呈逐年升高趋势,并且以腹腔内实质性器官(肝脾)损伤和腹腔内出血为主,患者可在创伤发生后迅速出现休克和循环功能衰竭等严重并发症。进一步对 2 368 例腹部创伤进行流行病学分析,其中被调查医院纳入标准为深圳市各级医院和社会医疗机构,医院建院时间超过 5 年,医院 10 年间收治外伤。结果腹部创伤造成腹部内脏器官损伤者 2 302 例(97.21%),未发现腹部内脏器官损伤者 66 例(2.78%)。

(三)腹部战创伤死亡率

腹部战创伤的关键问题在于有无内脏器官的损伤,若只有单纯腹壁损伤,对伤员生命没有多大威胁,而伴有内脏器官损伤后所引起的大出血与休克、感染与腹膜炎等,病情多危重,如不及时诊治,则危及伤员的生命,其死亡率可达 10% ~ 20%,因此对腹部创伤的伤员应做到尽早诊断和及时治疗。据一组 1989—2007 年创伤数据库的 26 541 例创伤病例统计,单纯腹部伤的死亡率为 5.3%,而合并腹部伤的多发伤死亡率高达 36.3%,高于合并骨关节损伤、颅脑损伤和胸部损伤多发伤死亡率(15.9%、32.4%、29.6%)。

美军在 2001—2011 年 11 年间伊拉克和阿富汗战争中,战场死亡共 4 596 人,主要死亡原因是出血(90.9%)、气道问题(8%)和张力性气胸(1.1%),出血部位包括躯干(67.3%)、结合部(颈、腋和腹股沟,19.2%)及肢体(13.5%),其中躯干出血中 64% 为腹部和骨盆部。

四川省急救中心 2 200 例腹部创伤住院伤员中死亡 85 例,其中 APACHE Ⅱ 评分 11 分 155 例,16 分 2 032 例,>20 分 48 例;道路交通伤 53 例,锐器伤 17 例,坠落伤 8 例,其他 7 例;死亡原因颅脑伤 16 例,胸部伤 3 例,MODS 60 例,低血容量性休克 6 例。

江门市中心城区 1 021 例腹部创伤中死亡 49 例(4.8%),其中 AIS 3 分 4 例,4 分 19 例,5 分 26 例;道路交通伤 28 例,锐器伤 14 例,其他 7 例。

腹部战创伤的死亡率与伤后至确定性手术时间有密切关系,伤后 2 h 内获得正确治疗者 90% 可望治愈,随着时间的延迟,死亡率明显上升。故要降低死亡率,首先要尽力缩短伤后至确定性手术时间,同时要提高抢救及诊治技术,防止漏诊。

二、腹部战创伤分类

腹部战创伤是指各种物理、化学和生物的外源性致伤因素作用于机体,导致腹壁和(或)腹腔内部组织器官结构完整性的损害以及同时或相继出现的一系列功能障碍。

根据致伤原因、机制、腹膜或皮肤的完整性等有多种分类方法。故意伤害泛指人为有意导致的损伤,如拳击、踢伤、踏伤和棍棒击伤等钝性伤,以及各类火器伤、锐器伤和自伤等。意外伤害则指因交通事故、工程事故、自然灾害等意外情况导致的损伤。临床上最常用的分类是直接根据损伤的内脏器官和损伤性质分类,类似临床诊断,如胃撕裂伤、脾破裂等。

腹部战伤是战时武器及战争环境直接或间接所致的腹部损伤。间接损伤是指爆炸性武器使工事、壕沟及建筑物倒塌而致的创伤,如挤压伤等。在战争环境中产生的腹部创伤,其临床病理过程和救治技术等有自身的特点,如伤员成批发生,伤情更复杂,多发伤、复合伤多见,常导致严重出血、感染和脏器功能障碍。

(一)按致伤因子分类

1. 交通事故致腹部创伤 包括机动车撞击致伤、摩托车撞击致伤和步行被机动车撞击致伤等。致伤机制包括机动车直接撞击的原发损伤和由于车内物体或人员间的撞击导致的继发损伤等。

2. 坠落致腹部创伤 指从高处坠落致伤。致伤机制包括着地时直接撞击引起的直接损伤(以骨折为主)和在撞击后减速力引起的减速损伤(内脏器官损伤为主)等。

3. 火器致腹部创伤 指在火药燃烧、炸药爆炸等化学能迅速转变为机械能的过程中,将弹丸、弹片、弹珠等物体向外高速抛射,击中机体所造成的损伤。致伤机制主要包括前冲力、侧冲力、压力波和瞬时空腔等。

4. 锐器致腹部创伤 指刀、剑、剪刀、铁钉、竹片、针和冰锥等导致的腹部创伤。

(二)按皮肤完整性分类

按皮肤等体表结构的完整性是否受到破坏,可将创伤分为开放性和闭合性两大类。相对而言,闭合性腹部创伤具有更为重要的临床意义,开放性损伤即使涉及内脏器官,因紧急剖腹探查其诊断常能及时明确;但如果体表无伤口,要确定有无内脏器官损伤,有时未行剖腹前难以明确诊断。

1. 腹部开放性战创伤 指皮肤完整性被破坏的腹部战创伤。按腹膜是否完整又分为穿透伤和非穿透伤。有腹膜破损者为穿透伤,多伴内脏器官损伤;无腹膜破损者为非穿透伤,偶尔伴内脏器官损伤。投射物有出口、入口者为贯通伤,有入口无出口者为非贯通伤。腹部穿通伤(transfixing injury)属穿透伤的一种,指某一器官本身出现既有入口又有出口的损伤,一般致伤物仍停留在体内,如投射物穿透腹腔,造成肠管有入口又有出口的损伤,但投射物本身仍停留在腹腔内,未造成体表的出口。

2. 腹部闭合性战创伤 指皮肤保持完整的腹部战创伤。以挫伤(contusion)最为常见,系钝性暴力(如枪托、石块)或重物打击所致的皮下软组织损伤。主要表现为伤部肿胀,皮下瘀血,有压痛,严重者可有肌纤维撕裂和深部血肿。如致伤力为螺旋方向,所形成的挫伤称为捻挫伤,其损伤更为严重。有时在损伤的皮下与深筋膜之间形成潜在空腔,称为皮肤潜行性剥脱伤。闭合性损伤可能仅局限于腹壁,也可同时兼有腹部内脏器官的损伤。此外,各种穿刺、内镜、灌肠、刮宫、腹部手术等诊治手段偶可引起一些医源性损伤。

(三)结合致伤机制和损伤结果分类

1.腹部穿透伤 主要包括火器伤、锐器伤、咬伤和其他刺伤,可导致机体组织的撕裂、断裂、毁损和挫伤等损伤。腹部穿透伤不仅有皮肤完整性的破坏,还存在腹膜破裂,常伴内脏器官损伤。临床上伤情紧急,但可根据伤口及受伤时姿势推测伤道,多需紧急剖腹探查。

2.腹部钝性伤 主要包括交通伤、坠落伤、冲击伤和故意伤害致伤。腹部钝性伤包括全部闭合伤及开放伤中腹膜完整者,强调腹膜腔完整,可伴内脏器官损伤。临床上钝性伤伤情变化大,致伤范围可很广泛,多发伤、多部位伤常见,早期诊断困难,常见漏诊或延误诊断的情况,延误治疗可导致严重后果。

(张连阳)

第二节 腹部应用解剖

腹部位于胸部与盆部之间,分腹壁和固有腹腔两大部分。腹壁上界为剑胸结合、剑突、肋弓、第11肋前端、第12肋下缘至第12胸椎棘突连线,下界为耻骨联合上缘、耻骨结节、腹股沟韧带、髂嵴至第5腰椎棘突连线。固有腹腔上界为膈,下界为小骨盆上口,下通盆腔,内有腹膜、器官、血管、神经、淋巴结等内容物。

一、腹壁及腹腔

腹壁以腋后线为界,分为腹前外侧壁和腹后壁。除在腹后壁由脊柱构成骨骼支架外,腹壁的其余部分均由软组织构成。

在腹壁常用的骨性标志有剑突、肋弓、耻骨联合上缘、耻骨结节、髂嵴、髂前上棘、髂结节等;软组织标志除有脐和腹股沟外,在收缩腹肌时腹前壁正中的纵行浅沟为白线,白线两旁纵行的隆起为腹直肌,肌表面3~4条横行的凹陷为腱划,肌外侧缘以外弧形的浅凹为半月线,也是腹前壁与腹外侧壁的分界。

为了描述和确定腹部内脏器官的位置,叙述战创伤后临床表现和损伤的内脏器官部位,通常将腹部划分为若干区。常用九分法(Leclerc分区法)和四分法对腹部进行区域划分。九分法以连接两侧肋弓最低点的上水平连线,连接两侧髂结节的下水平连线,以及分别通过左、右腹股沟中点做的垂直线将腹部分为9区(图13-1)。四分法则是通过脐做一水平线和一垂直线,将腹部分为4区(图13-2)。在上腹部,由于膈向上膨隆,两侧季肋区是胸部和腹部器官结构重叠分布区域,暴力打击时可发生胸腹联合伤。

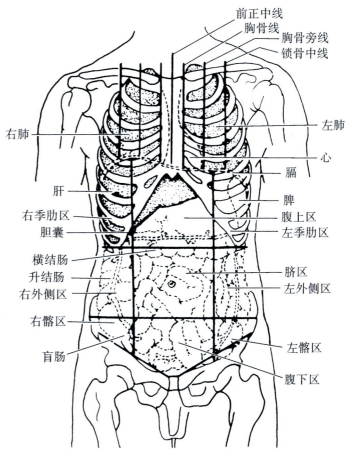

图13-1 腹部九分法

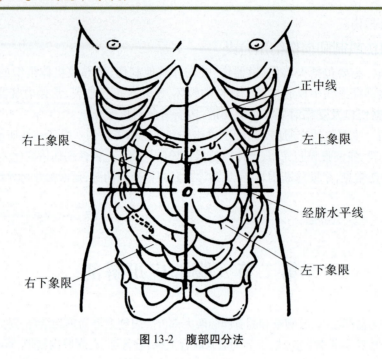

图 13-2　腹部四分法

正中线

右上象限

左上象限

经脐水平线

右下象限

左下象限

（一）腹前外侧壁

与腹后壁不同,腹前外侧壁均由软组织构成,且较薄。腹部战创伤时外力作用于腹前外侧壁更易导致腹部内脏器官损伤,而多数腹部内脏器官的手术可经腹前外侧壁的切口完成。

由浅入深,腹前外侧壁分皮肤、浅筋膜、深筋膜和腹前外侧壁肌、腹横筋膜、腹膜外筋膜(腹膜外脂肪)、腹膜壁层(图 13-3)。在不同的部位,腹壁层次可有一定变化,如腹白线处皮肤和筋膜的深面为腹白线,腹白线的深面为腹横筋膜;而在腹直肌鞘区和腹外侧壁,皮肤和筋膜的深面分别要经过腹直肌鞘前层、腹直肌、腹直肌鞘后层或腹外侧壁 3 块扁肌才能到达腹横筋膜。

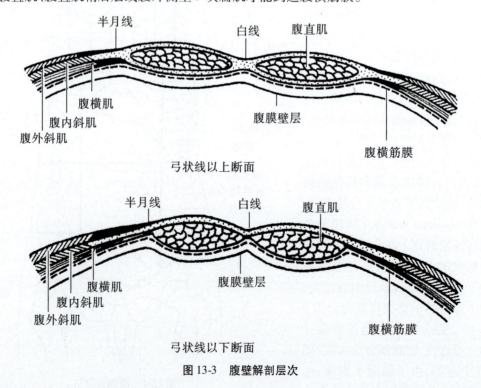

半月线　白线　腹直肌

腹横肌

腹内斜肌

腹外斜肌

腹膜壁层

腹横筋膜

弓状线以上断面

半月线　白线　腹直肌

腹横肌

腹内斜肌

腹外斜肌

腹膜壁层

腹横筋膜

弓状线以下断面

图 13-3　腹壁解剖层次

1. 皮肤　腹前外侧壁皮肤薄而富有弹性,与浅筋膜连接疏松,利于分离,临床常在此切取皮瓣,修补缺损。皮肤的皮纹与真皮下网状层结缔组织纤维束的排列一致,形成所谓的张力线。若切口与张力线一致,愈合后瘢痕较细小。腹前外侧壁的皮肤张力线多为横向,是选择横切口的有利因素之一。随着年龄增长,皮肤的弹性纤维逐渐变性而变得松弛,形成皱纹。

脐位于腹前外侧壁中部腹前正中线,相当于第3、4腰椎体之间,或相当于剑突与耻骨联合连线的中、上1/3处,但也可以稍高或稍低,肥胖人的脐通常较低。出生时,脐带的结扎切断处形成痂皮,痂皮愈合迅速,很快即有上皮形成,最后形成一个坚固的瘢痕,构成脐环的内容物,封闭脐环。该部位皮肤至腹膜各层紧密粘连,其周缘常是腹腔穿刺、灌洗及建立气腹的部位。

腹前外侧壁的腹股沟韧带、腹直肌外侧缘及髂前上棘水平连线所围成的三角形区域称为腹股沟区。此区较为薄弱,故为疝的好发部位。腹壁下动脉、腹直肌外侧缘和腹股沟韧带围成海氏三角(Hesselbach;又称腹股沟三角),正对腹股沟内侧窝,层次结构为皮肤、筋膜、腹股沟镰、腹横筋膜、腹膜外筋膜和壁腹膜,缺乏肌肉保护。精索为男性穿经腹股沟管的柔软索状结构,由输精管、睾丸血管、淋巴管、神经、鞘突剩件(鞘韧带)及其被膜构成。

2. 皮下组织(浅筋膜)　其厚度因人的胖瘦而异。在脐平面以下,腹壁浅筋膜分为两层:浅层筋膜(Camper筋膜)富含脂肪,称为脂肪层,与身体其他部位的浅筋膜相连续;深层筋膜(Scarpa筋膜),富有弹性纤维,称为膜性层,向内侧与腹白线愈着,向下越过腹股沟韧带,在下方约一横指宽处附于大腿阔筋膜,但在耻骨结节与耻骨联合之间向内下与阴茎浅筋膜、阴囊肉膜及浅会阴筋膜(Colles筋膜)相续连。Scarpa筋膜与深筋膜之间有一潜在性间隙,其范围与筋膜的附着一致。

浅筋膜内含有浅血管、浅淋巴管、皮神经等。腹前外侧壁的浅动脉主要为来自腹壁上动脉、腹壁下动脉、肋间后动脉以及肋下动脉的皮支。脐平面以下有两条较大的浅动脉,均来自股动脉。其中腹壁浅动脉起始后,越过腹股沟韧带中、内1/3交界处,走向脐部;旋髂浅动脉在腹壁浅动脉的外侧,沿腹股沟附近行向髂前上棘。在下腹部切取带蒂皮瓣时,常根据这两条浅动脉的分布设计皮瓣。腹前外侧壁的浅静脉较丰富,彼此吻合成网。以脐平面为界,浅静脉向上经胸腹壁静脉汇入腋静脉,最后注入上腔静脉;向下会合成腹壁浅静脉和旋髂浅静脉,经大隐静脉注入股静脉,最后流入下腔静脉。同时,脐周浅筋膜内的浅静脉与肝圆韧带内的肝门静脉的属支——附脐静脉亦相互吻合交通。故腹壁浅静脉既为上、下腔静脉侧支吻合通路之一,也是门-腔静脉侧支吻合通路之一。腹前外侧壁的淋巴在脐平面以上的引流入腋淋巴结和肋间淋巴结,脐平面以下的汇入腹股沟淋巴结。深部的淋巴可汇入腰淋巴结等。腹前外侧壁的皮神经主要来自第7~11肋间神经、肋下神经以及髂腹下神经等的皮支,有明显的节段性分布特征,相邻节段之间有重叠。神经分布平面大致为:第7肋间神经分布于剑突平面,第10肋间神经分布于脐平面,脐平面至耻骨联合之间的区域以及腹股沟区则由第11、第12胸神经前支和第1腰神经前支分布(图13-4)。

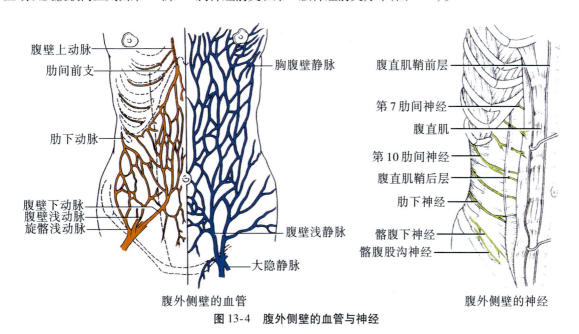

腹外侧壁的血管

腹壁上动脉
肋间前支
肋下动脉
腹壁下动脉
腹壁浅动脉
旋髂浅动脉

胸腹壁静脉
腹壁浅静脉
大隐静脉

腹外侧壁的神经

腹直肌鞘前层
第7肋间神经
腹直肌
第10肋间神经
腹直肌鞘后层
肋下神经
髂腹下神经
髂腹股沟神经

图13-4　腹外侧壁的血管与神经

3.深筋膜　深筋膜覆盖于腹壁肌层的表面、之间以及内面。在肌的表面和肌之间,深筋膜仅为薄层疏松结缔组织,不甚明显,而覆盖肌内面的则增厚,形成腹横筋膜。

4.肌层　腹外侧壁肌为3对扁肌,由浅入深分别为腹外斜肌、腹内斜肌和腹横肌,由$T_{7\sim12}$和L_1神经支配。

(1)腹外斜肌　居浅层。起于下8对肋外面,与前锯肌和背阔肌交错。肌束由外上向内下斜行,在半月线外侧以及髂前上棘平面开始移行为腱膜。腱膜向内侧参与构成半月线和腹直肌鞘前层,止于腹白线;腱膜下缘分别止于髂前上棘和耻骨结节,并卷曲增厚形成腹股沟韧带。有部分腹股沟韧带纤维没有附着于耻骨结节,而是沿耻骨结节外侧向下向后至耻骨梳,延续为腔隙韧带(陷窝韧带)和耻骨梳韧带(Cooper韧带)。在腹股沟区,腹外斜肌腱膜分别形成腹股沟管浅环(皮下环或外口)及其内侧脚和外侧脚、脚间纤维、反转韧带等结构。腹股沟管浅环(皮下环或外口)位于耻骨结节外上方,是腹外斜肌腱膜被精索(女性为子宫圆韧带)穿过形成的三角形裂口。浅环内侧和外侧的腱膜增厚形成内侧脚和外侧脚,两脚斜行的弓状纤维跨过浅环,称脚间纤维。外侧脚附着于耻骨结节,其内侧部分纤维越过精索深方横行向内,称反转韧带。内侧脚附着于耻骨联合上缘(图13-5)。

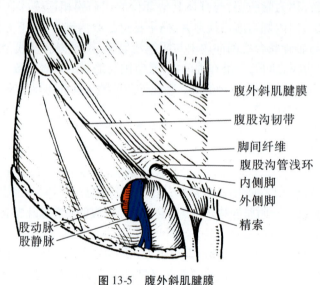

图13-5　腹外斜肌腱膜

(2)腹内斜肌　居腹外斜肌深面,起自胸腰筋膜、髂嵴和(以及)腹股沟韧带外侧2/3。该肌后(上)部肌束向上止于下位3对肋;大部肌束行向内上方,在半月线处移行为腱膜,参与构成半月线和腹直肌鞘,止于白线;起自腹股沟韧带的前(下)部肌束,呈弓状缘弯向内下,构成腹股沟管上壁,之后逐渐移行为腱膜构成腹股沟镰(联合腱),止于耻骨梳韧带。在精索越过腹内斜肌弓状缘下方时,腹内斜肌的部分肌纤维覆盖精索,形成提睾肌(图13-6)。

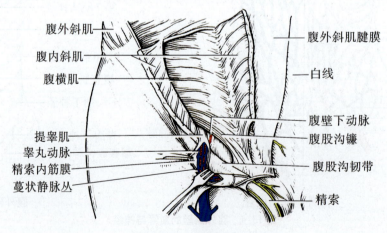

图13-6　腹股沟镰

（3）腹横肌　居腹内斜肌深面,起自下6对肋软骨内面、胸腰筋膜、髂嵴以及腹股沟韧带外侧1/3。肌束横行向前内,在半月线附近移行为腱膜,参与构成半月线和腹直肌鞘,止于白线。腹横肌最下份的肌束与腹内斜肌下部肌束一样,弓状弯向内下,构成腹股沟镰,止于耻骨梳韧带。同时,腹横肌亦有少量肌纤维参与构成提睾肌。

5.腹前壁肌与腹直肌鞘　为两对纵肌,分别是腹直肌和锥状肌,被外侧壁3对扁肌的腱膜形成的腹直肌鞘包裹(图13-7)。

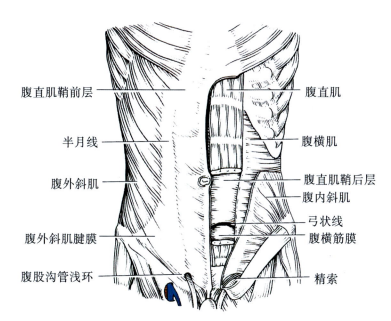

腹前外侧壁浅层肌

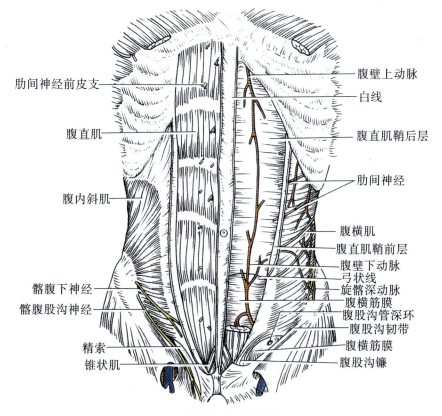

腹前外侧壁深层肌

图13-7　腹直肌解剖

（1）腹直肌和锥状肌 腹直肌位于白线两侧，上宽下窄，起自第5~7肋软骨前面和剑突，止于耻骨嵴和耻骨联合。该肌分节，被3~4条横行的腱划分隔。腱划为结缔组织，是原始肌节愈合的痕迹。腹直肌借腱划与腹直肌鞘前层紧密愈着，而与鞘的后层则疏松连接，易于分离。腹直肌受$T_{5~12}$神经支配。锥状肌为呈三角形的小肌，位于腹直肌最下端前面，附着于腹白线，有时一侧缺如。

（2）腹直肌鞘 腹直肌鞘由腹前外侧壁3对扁肌的腱膜形成，分为前、后两层，包裹着腹直肌、锥状肌等。3对扁肌的腱膜在腹直肌外侧缘附近形成半月线。之后，腹内斜肌的腱膜分为前、后两层：前层腱膜与腹外斜肌腱膜一起，形成腹直肌鞘前层；后层腱膜与腹横肌腱膜融合，形成腹直肌鞘后层。在脐平面下方4~5 cm处或脐与耻骨联合上缘连线中点处以下，鞘的后层转向前加入鞘的前层，造成后层缺如，缺如处弓状游离缘称为弓状线或半环线，线以下腹直肌缺乏腹直肌鞘后层遮挡，直接与腹横筋膜相贴。

腹白线是腹前壁正中线上由两侧腹直肌鞘的纤维彼此交织形成的腱性结构，上宽下窄，坚韧而缺乏血管，为腹壁切开或穿刺的常用部位。

腹股沟韧带内侧半上方的肌筋膜裂隙中有腹股沟管，长4~6 cm，男性有精索通过，女性有子宫圆韧带通过；腹股沟管外口即浅环，也称为皮下环；内口为深环，也称为腹环，由精索或子宫圆韧带顶推腹横筋膜外凸而成；前壁为腹外斜肌腱膜，外侧1/3处的腱膜深面尚有腹内斜肌覆盖；后壁为腹横筋膜，内侧1/3有腹股沟镰绕经精索后方，加强后壁；上壁为腹内斜肌和腹横肌的弓状下缘；下壁为腹股沟韧带和腔隙韧带。

腹前外侧壁肌具有保护和固定内脏器官、维持腹压等重要作用，它们共同使腹壁这一柔软结构具有良好的弹性和牢固性。在这些肌肉移行为腱膜以及腱膜形成的结构处，如半月线、腱划、腹白线等，由于缺乏肌的主动保护，有可能发生腹外疝。因此，腹部手术中应尽量减少对腹前外侧壁肌和支配神经的损伤，以减少切口疝发生的概率。

6. 腹横筋膜 腹壁深筋膜的深层统称为腹内筋膜。因遮被部位的不同而有不同的命名。衬贴于腹横肌和腹直肌鞘深面的深筋膜即为腹横筋膜，此外还有膈下筋膜、腰方肌筋膜和髂腰筋膜等。在腹股沟区，睾丸下降时会顶推该处的腹横筋膜向外向下，从腹腔内面看形成一个被精索结构穿过的圆环，即腹股沟深环（内口或腹环），深环处的腹横筋膜向外向下延伸至阴囊，包裹精索结构和睾丸，形成精索内筋膜；深环内下方的腹横筋膜可增厚，形成遮盖腹壁下血管表面的凹间韧带。

7. 腹膜外筋膜（腹膜外组织或腹膜外脂肪） 此膜位于腹横筋膜与壁腹膜之间，为一层疏松结缔组织，其脂肪量、厚薄因人而异，因不同部位而异。走在该层内的结构，上腹部有肝圆韧带，下腹部有脐尿管索（脐正中韧带）、脐动脉索（脐内侧韧带）、腹壁下血管和旋髂深血管等。

8. 腹膜壁层 也称为壁腹膜，衬贴于腹壁内面的腹膜。从腹膜腔内面看，下腹壁内面的壁腹膜上有5个皱襞和3对窝。5个皱襞：单个的脐正中襞，内有脐尿管索；脐正中襞两侧为成对的脐内侧襞，内有脐动脉索；再向外为成对的脐外侧襞，内有腹壁下血管。3对窝分别是脐正中襞与脐内侧襞之间的膀胱上窝，脐内侧襞与脐外侧襞之间的腹股沟内侧窝，脐外侧壁与腹股沟韧带之间的腹股沟外侧窝。

（二）腹后壁

腹后壁是一个近似四边形的区域，上界为第12肋骨，下界为髂嵴，外侧界为腋后线向下的延长线，内侧界为腰椎棘突的连线。腹后壁的深层包括腹膜后间隙和壁腹膜。腹膜后间隙的器官有肾、肾上腺、输尿管、腹后壁大血管和神经及淋巴等（图13-8）。

在腹后壁可触到第12肋骨、髂嵴、腰椎棘突和竖脊肌。第12肋骨是腰、背部的分界线。竖脊肌位于中线的两旁，其外侧缘在皮下易于触知。

第12肋骨的下方与竖脊肌的外侧缘所形成的交角为脊肋角。肾囊封闭时，在脊肋角处进针，垂直穿入5~7 cm，即可进入肾周围脂肪囊。

沿脊柱正中线向下触摸，可辨认各腰椎棘突，以便确定腰椎的序数。两侧髂嵴最高点的连线，经过第4腰椎的棘突或第3、4腰椎之间。通过脐部的水平面，约与第3腰椎横突相对。

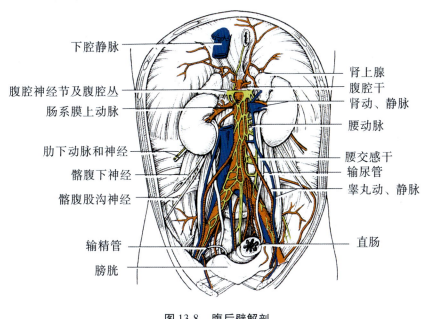

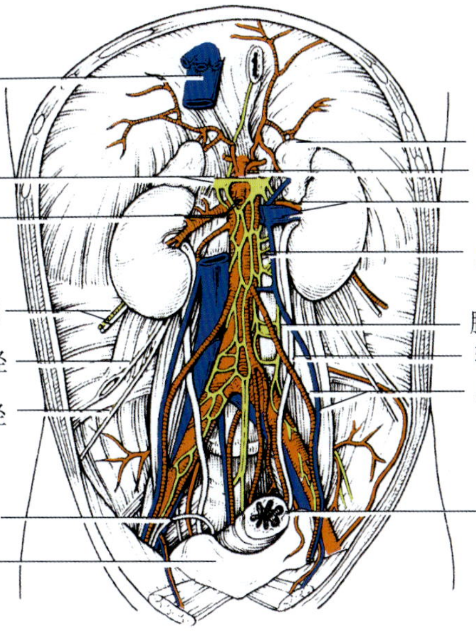
下腔静脉
腹腔神经节及腹腔丛
肠系膜上动脉
肋下动脉和神经
髂腹下神经
髂腹股沟神经
输精管
膀胱
肾上腺
腹腔干
肾动、静脉
腰动脉
腰交感干
输尿管
睾丸动、静脉
直肠

图 13-8 腹后壁解剖

1. 浅层结构 包括皮肤和浅筋膜。腹后壁的皮肤较厚,浅筋膜内有较多的结缔组织索与皮肤相连,因而活动度较差。腹后壁的浅筋膜分为两层,含有丰富的蜂窝状脂肪组织,并与臀部的皮下脂肪组织相连续。腹后壁的皮神经来自第 1 ~3 腰神经后支的外侧支,自竖脊肌外侧缘穿出筋膜,越过髂嵴至臀部皮下。腹后壁的皮肤血管较小,动脉主要来自肋间动脉和腰动脉的后支,与相应的皮神经伴行。

2. 深层结构

(1)胸腰筋膜 或称为腰背筋膜,分为浅、中、深 3 层。浅层最厚,在背阔肌和下后锯肌的深侧,覆盖在竖脊肌的浅层,内侧起自腰椎的棘突和棘上韧带,外侧延续为腹肌起始的腱膜,上方与颈部的深筋膜相接,下方附着在髂嵴和骶外侧嵴。该层筋膜在腰背部呈腱膜状。中层在竖脊肌和腰方肌之间,内侧附于腰椎横突的后面和末端,外侧在竖脊肌的侧缘与其浅层愈合,构成腹横肌起始部的腱膜。浅、中两层与椎骨共同组成骨性纤维鞘,包裹竖脊肌。中层的上方附于第 12 肋骨下缘,下方附于髂嵴。在第 1 ~2 腰椎横突至第 12 肋骨下缘之间,胸腰筋膜的中层明显增厚,称为腰肋韧带。腰肋韧带与第 1 ~2 腰椎横突之间的连接恒定,但在第 12 肋骨缺如或较短时,腰肋韧带可直接附于第 11 肋骨。腰肋韧带有一个锐利的边缘,其深面恰是胸膜下反折线的水平,这是避免胸膜损伤的重要标志。胸腰筋膜的深层比较薄弱,起自腰椎横突的前面和基底部,向外行于腰方肌的前面,是腹内筋膜的一部分,又称腰方肌筋膜。此筋膜在上部增厚,形成外侧弓状韧带。膈后部的部分纤维起自该韧带上。外侧弓状韧带位于腰肋韧带的前侧方,深面与胸膜下反折线约在同一水平面。在腰方肌的侧缘,胸腰筋膜的 3 层结构融合为一层宽阔的腱膜,并行向侧方与腹横肌相连,切开此腱膜,即可达到肾后间隙。

(2)肌层 腹后壁的肌肉分为浅、中、深 3 层肌群。浅层肌包括背阔肌和腹外斜肌。背阔肌是全身最大的扁阔肌,位于胸部后外侧及腰背部,近似直角的三角形,其上部中间有部分斜方肌覆盖。此肌起自下 6 个胸椎棘突、全部腰椎棘突、骶正中嵴及髂嵴后部,以 3 ~4 个肌齿起自下 3 ~4 个肋骨的外面,并与腹外斜肌肌齿交错,有时有小部分肌纤维起自肩胛下角背面。肌纤维向外上方集中,以一个扁腱止于肱骨小结节嵴。背阔肌下部的腱膜组织与胸腰筋膜的浅层紧密结合。背阔肌受胸背神经支配,由胸背动脉供血,并伴有胸背静脉。

竖脊肌位于脊柱棘突纵嵴的两侧,胸腰筋膜浅、中两层形成的筋膜鞘内,约有一手掌宽,是一对强大的纵行肌。竖脊肌起自骶骨背面和髂嵴的后部,向上分出许多肌齿,分别止于椎骨和肋骨,并到达颞骨乳突。两侧竖脊肌收缩,使脊柱后伸,与维持人体直立姿势有关。

腰方肌为长方形的扁肌,位于脊柱的两侧,腰大肌的外侧,竖脊肌的深层由胸腰筋膜的中、深两层形成的筋膜鞘所包裹。该肌起自髂嵴后部和髂腰韧带,在髂嵴与第5腰椎横突之间行向上内方,止于第1~4腰椎横突和第12肋内侧半的下缘,附着在第12肋时变窄。腰方肌可增强腹后壁,两侧收缩时降第12肋骨,一侧收缩时使脊柱侧屈。

腰大肌在腰椎横突和椎体之间的沟内,起自第12胸椎和全部腰椎的外侧及横突,沿骨盆边缘向下斜行,经腹股沟韧带的深面进入股部,抵止在股骨的小转子。

腹外斜肌在腹后外侧区,该肌形成游离后缘。背阔肌横过腹外斜肌时,由背阔肌的前缘、腹外斜肌的后缘和下方的髂嵴三者共同围成一个三角形的区域,称为腰下三角。三角的底为腹内斜肌,其浅层仅有皮肤和皮下组织覆盖,为腹后壁的薄弱区域。腰上三角在腰下三角的内上方,由背阔肌覆盖。腰上三角的上界是下后锯肌的下缘,下界是腹内斜肌的后缘,内侧界是竖脊肌的外缘。如果下后锯肌与腹内斜肌在第12肋的附着点未相接触,第12肋亦参与构成一边,此时腰上三角为不等四边形。腰上三角的底为腹横肌腱膜,此腱膜由胸腰筋膜的3层融合而成。

(三)腹膜及腹膜腔

腹膜为覆盖于腹、盆壁内面和腹、盆腔器官表面的浆膜,前者称为壁腹膜或腹膜壁层,后者称为脏腹膜或腹膜脏层。脏壁腹膜相互移行,共同围成腹膜腔,包括所有腹腔及盆腔的腹膜间隙。腹腔是指小骨盆上口(骨盆缘)以上至膈之间的范围,包括腹膜后间隙,与腹膜腔不同,但临床上"腹腔"常与"腹膜腔"通用。

正常情况下,腹膜腔内有少量浆液,以润滑内脏器官。男性腹膜腔密闭;女性腹膜腔则借输卵管腹腔口,经输卵管、子宫、阴道与外界相通。

腹膜薄而光滑,呈半透明状,具有分泌、吸收、防御和再生修复等功能。一般认为,上腹部的腹膜面积较大,血管丰富,受呼吸运动影响明显,因而吸收能力较盆腔强。手术后或腹膜腔炎症的伤员多采取半坐卧位,就是使腹膜腔的液体流向下腹部,以减缓腹膜对有害物质的吸收速度。腹膜的再生修复能力很强,胃肠道手术后浆膜面吻合可促使吻合口生长良好,减少发生吻合口漏的概率,但腹腔手术操作、腹膜缝合、炎性反应、腹膜暴露等,均可造成腹膜损伤,导致腹膜粘连,引起腹痛、肠梗阻或不孕等。此外,腹膜在腹壁与内脏器官,或内脏器官与器官之间,形成韧带、网膜、系膜等结构,支持和固定内脏器官,同时也为供应(支配)内脏器官的血管(神经)提供了必经通道。

腹膜的神经支配不同。脏腹膜为内脏神经支配,对刀割针刺无明显感觉,但对牵拉等刺激较为敏感;壁腹膜由躯体神经支配,感觉敏锐,受伤或有炎症时可引起剧烈疼痛。

1.腹腔器官与腹膜的关系 腹、盆腔内的器官均位于腹膜腔之外,但在生长发育过程中可突向腹膜腔,视内脏器官被腹膜遮被的程度不同,通常分为以下3类。

(1)腹膜内位器官 是指完全突入腹膜腔,其表面几乎全部被腹膜覆盖的器官,有十二指肠上部、胃、空肠、回肠、阑尾、盲肠、横结肠、乙状结肠、脾、卵巢以及输卵管等。

(2)腹膜间位器官 是指突入腹膜腔较多,表面大部分有腹膜覆盖的器官,如肝、胆囊、升结肠、降结肠、子宫、膀胱以及直肠上段等。

腹部战创伤时,腹膜内位和间位器官破裂后血液或器官内液体多流入腹膜腔,产生典型的腹膜刺激征,胃肠道穿孔则导致气腹。

(3)腹膜外位器官 是指基本不向腹膜腔突入,仅有一面为腹膜覆盖的器官,肾、输尿管、肾上腺、十二指肠的大部分、胰以及直肠下段等均为此类器官。这类器官破裂穿孔时,血液或器官内液体一般流至腹膜外,不引起典型的腹膜刺激征。因腹膜外组织疏松,病变易于扩散而引发广泛的感染,造成脓毒血症甚至休克。

2.腹膜形成的结构 腹部内脏器官突入腹膜腔的程度不一,腹膜在腹壁与内脏器官,或内脏器官与器官之间,形成韧带、网膜、系膜、皱襞等结构。

(1)小网膜 为连接肝门与胃小弯和十二指肠上部的双层腹膜,前者称为肝胃韧带,后者称为肝十二指肠韧带。肝十二指肠韧带构成小网膜游离缘,内含胆总管、肝固有动脉以及门静脉。在肝十二指肠韧带的后方有一能通过小指尖大小的孔,叫网膜孔,沟通网膜囊与大腹膜腔。

　　(2)大网膜　是连接胃大弯至横结肠的腹膜,呈围裙状遮被空肠、回肠。大网膜共4层:包被胃前、后壁的腹膜在胃大弯处愈合,形成大网膜的前两层,向下延伸至脐平面稍下方,然后向后上反折,形成大网膜的后两层,经横结肠及其系膜的前面至胰的下缘,其中第三层向上延续为网膜囊后壁,即胃床器官表面的腹膜,而第四层与横结肠系膜前层融合,间皮消失,代之以疏松结缔组织相连。在胃大弯至横结肠之间,大网膜只有两层,称为胃结肠韧带(图13-9)。

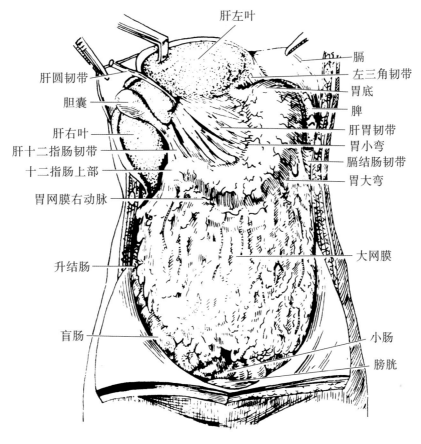

图13-9　大网膜解剖

　　大网膜的长度因人而异,可受炎症影响向病变部位移动,将病灶包裹,如损伤后穿孔的胃肠道等,防止炎症扩散蔓延,故有"腹腔卫士"之称。儿童的大网膜短小,不易包裹病变器官,故阑尾等胃肠道穿孔后容易发生弥漫性腹膜炎。

　　大网膜血供主要来自胃网膜左、右动脉,约64%的国人两动脉在胃结肠韧带内吻合成弓,同时各发出一较粗大分支走向大网膜后两层,并在后两层下部吻合成大网膜边缘动脉弓。在一般情况下,胃网膜右动、静脉均比胃网膜左动、静脉外径大,且少数胃网膜左、右动脉没有直接吻合,即无胃网膜动脉弓,分布至大网膜的多数网膜前动脉支,由胃网膜右动脉直接发出,故无论带蒂的大网膜移植或吻合血管的大网膜移植,多首选胃网膜右血管。移植大网膜时,要分离延展大网膜。在保留胃网膜右动脉或胃网膜左动脉血供来源的前提下,按大网膜血管环的分布规律予以剪裁,这样既可延展大网膜,又有足够的血供。

　　3.腹膜腔的分区和间隙　腹膜腔借横结肠及其系膜分为结肠上区和结肠下区两大部分。结肠上区以肝为中心,形成包括网膜囊在内的诸多间隙;而结肠下区主要围绕小肠系膜和升、降结肠,形成结肠旁沟和肠系膜窦等间隙(图13-10～图13-12)。

　　(1)肝上间隙　位于膈与肝的膈面之间,借镰状韧带分隔为左、右肝上间隙。左肝上间隙再被左三角韧带分隔为左肝上前间隙和左肝上后间隙(即网膜囊上隐窝)两部。右肝上间隙较宽而深,自肝的前缘开始,至冠状韧带前层为止。

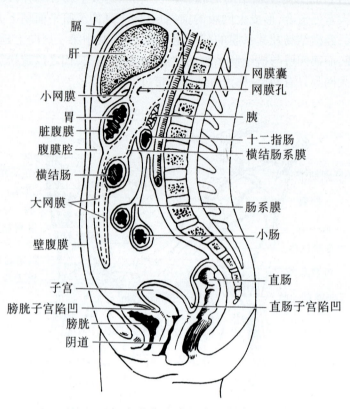

矢状位腹膜间隙(女性)

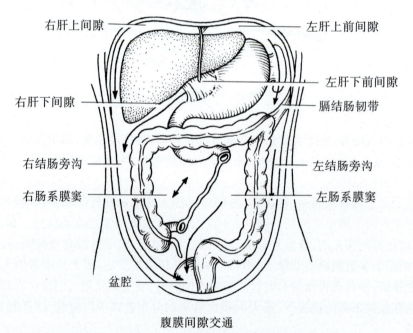

腹膜间隙交通

图 13-10 腹膜间隙及其交通

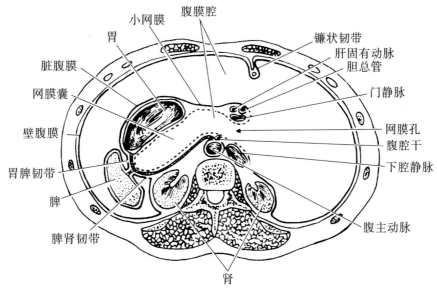

图 13-11　横断面腹膜间隙

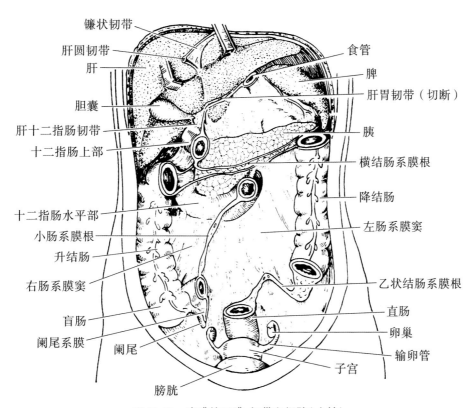

图 13-12　腹膜的系膜、韧带和间隙（女性）

（2）肝下间隙　位于肝下面与横结肠及其系膜之间。也以镰状韧带为界,分为左肝下间隙和右肝下间隙。左肝下间隙被小网膜和胃分隔为在其前方的左肝下前间隙和后方的左肝下后间隙（网膜囊）。右肝下间隙的后上部分较深,位于肝右叶脏面与右肾上极之间,称为肝肾隐窝或结肠肝隐窝,也叫 Morison 囊。肝肾隐窝左侧邻网膜孔和十二指肠降部,下通右结肠旁沟,仰卧位时是腹部腹膜腔的最低部位。结肠上区内的渗出液,容易积存于此窝内而且难以引流。

（3）网膜囊　是小网膜和胃后方的一个扁宽的腹膜腔间隙。又叫小腹膜腔或腹膜小囊,腹膜腔的其余部分称为大腹膜腔或腹膜大囊。网膜囊的前壁为小网膜、胃后壁、胃结肠韧带及大网膜前两层;后壁由遮盖腹后壁、胰腺、左肾和左肾上腺的壁腹膜和横结肠系膜、大网膜后两层构成;上界是肝尾叶和膈下的腹膜;下界为横结肠及其系膜;左侧界被胃脾韧带、脾肾韧带及脾门封闭;右侧界上部有网膜孔与大腹膜腔相通,下部是覆盖胰头和十二指肠降部之间的腹膜转折。

(4)结肠旁沟 位于结肠下区,左右各一。右结肠旁沟在升结肠右侧,上通肝肾隐窝,下达右髂窝。结肠上区的液体可沿右结肠旁沟向下扩散。左结肠旁沟位于降结肠左侧,由于膈结肠韧带限制,使之不易与结肠上区相通,但向下可通盆腔。

(5)肠系膜窦 位于结肠下区,左右各一。右肠系膜窦由肠系膜、横结肠及其系膜和升结肠围成,略呈三角形,较为封闭,积脓时不易扩散,但也阻碍引流,容易形成肠间脓肿。左肠系膜窦位于肠系膜、横结肠及其系膜、降结肠之间,呈向下开放的斜方形,窦内的感染易蔓延至盆腔。

(四)腹膜后间隙

腹膜后间隙位于腹后壁腹膜与腹内筋膜之间,上抵膈,下至骶岬平面,两侧与腹膜外组织相连。腹膜后间隙的结缔组织间隙位于肾筋膜周围,主要有以下3个:①肾前间隙,位于腹后壁腹膜与肾筋膜前层之间,横断面上呈底朝外、尖朝内的三角形状,容纳胰、十二指肠、升结肠和降结肠等;②肾后间隙,位于肾筋膜后层与腹内筋膜之间,内仅有脂肪填充,间隙向外与腹膜外组织相续;③肾周间隙,位于肾筋膜前、后层之间,内有肾、肾上腺、肾脂肪囊、肾蒂结构等(图13-13)。

腹膜后间隙向上经腰肋三角通后纵隔,向下经小骨盆上口通盆腔内的腹膜外间隙。腹膜后间隙内含有大量脂肪和结缔组织,除肾、肾上腺、输尿管腹部、胰、腹主动脉、下腔静脉等器官和结构外,在腹膜后隙内大血管的周围,分布着

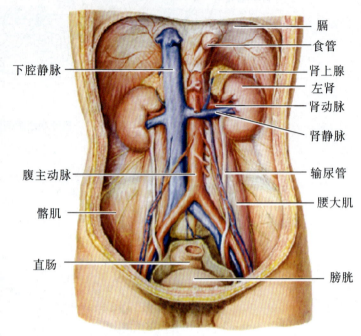

众多淋巴结和淋巴管,主要收纳下肢、盆部、会阴、腹膜后器官等的淋巴。其中,位于腹部腹膜后间隙的淋巴结主要为腰淋巴结。髂血管周围的淋巴结按位置分为髂外淋巴结、髂内淋巴结、髂总淋巴结。髂外淋巴结收纳来自下肢、下腹壁、会阴、外生殖器、子宫颈、前列腺、阴道下段、肛管下段等的淋巴,髂内淋巴结则主要收集盆腔器官和盆壁部分淋巴。两者过滤后的淋巴经输出管注入髂总淋巴结。腰淋巴结位于腹主动脉和下腔静脉的两侧,收纳从腹后壁、肾、肾上腺、睾丸(或卵巢)、附睾回流的淋巴和髂总淋巴结的输出管。腰淋巴结的输出管汇合成左、右腰干,注入乳糜池。乳糜池为胸导管的始端,略微膨大,接受左、右腰干和肠干注入。乳糜池位于第1～2腰椎前方,腹主动脉与右膈脚之间,向上变细后续为胸导管,穿主动脉裂孔进入胸腔,最后在左侧颈根部注入左静脉角。

(五)膈

膈是封闭胸廓下口,分隔胸腹腔的一块扁肌。膈向上膨隆,呈穹隆状,右高左低。膈的上面两侧为膈胸膜覆盖,与肺底相邻,中部有心包愈着,并与心的膈面相贴。膈的下面衬贴膈下筋膜和腹膜,分别与肝、胃、脾、肾上腺和肾等相邻。

膈的周围部为肌纤维,中央部为腱膜,称为中心腱。肌纤维起于胸廓下口,根据具体的起始可分为胸骨部、肋部和腰部(图13-14)。胸骨部纤维起自剑突后面。肋部纤维起自下6对肋软骨和肋骨的内面。腰部内侧份纤维起于上2～3个腰椎体,并形成左、右膈脚,构成食管裂孔和主动脉裂孔;中间份纤维起于第2腰椎体侧面;外侧份纤维起自内、外侧弓状韧带。内侧弓状韧带张于第1、2腰椎体侧面与第1腰椎横突之间,弧形越过腰大肌前方;外侧弓状韧带张于第1腰椎横突与第12肋之间,跨越

图13-13 腹膜后间隙结构

腰方肌的前方。上述各部肌纤维向中心逐渐移行为腱膜,形成中心腱。

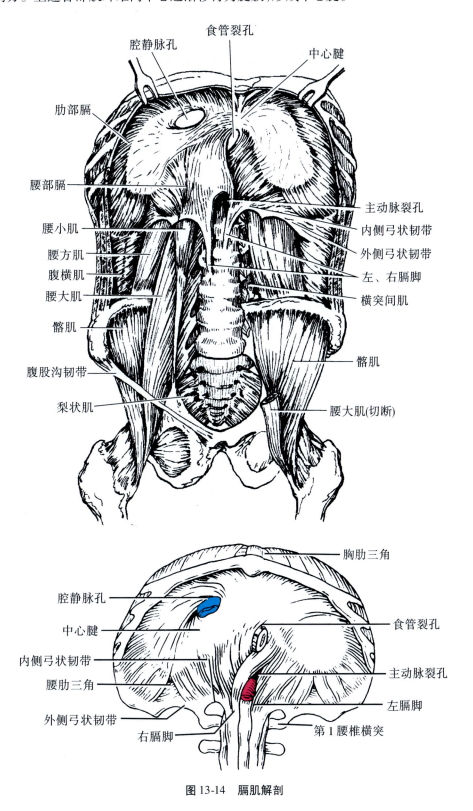

图 13-14　膈肌解剖

膈有 3 个孔裂:腔静脉孔居中心腱最高点,有下腔静脉穿过,平对 T_8 椎体;食管裂孔居主动脉裂孔左前方,有食管、迷走神经前干和后干、胃左动脉食管支等通过,平对 T_{10} 椎体;主动脉裂孔位于 T_{12} 椎体前方,有主动脉、胸导管等通过。

膈各部肌纤维在起点附近未能连在一起,留下两对缺乏肌质的三角形薄弱区。后面的称为腰肋三角,较大,由膈的腰部、肋部和第 12 肋围成,位于肾上端的后方,肾的手术时应小心,防止将其撕破,造成气胸。前面的称为胸肋三角,较小,位于膈的胸骨部与肋部的起始处之间,有腹壁上动、静脉穿过。腹压增高或膈肌损伤时,腹腔器官可从三角区或裂孔处挤入胸腔,形成膈疝。

<h2>二、腹部血管与神经</h2>

(一)腹部血管

1.腹主动脉及其分支 腹主动脉是主动脉的最后一段,由胸主动脉在第12胸椎平面穿膈的主动脉裂孔延续而成。腹主动脉紧贴脊柱左侧下行,至第4腰椎下缘,分为左、右髂总动脉。它的右侧紧邻下腔静脉,左侧与左肾上腺、左肾以及左输尿管等毗邻,前方有胰、十二指肠水平部、小肠系膜根等跨过。腹主动脉的分支有不成对脏支、成对脏支和壁支3类(图13-15)。

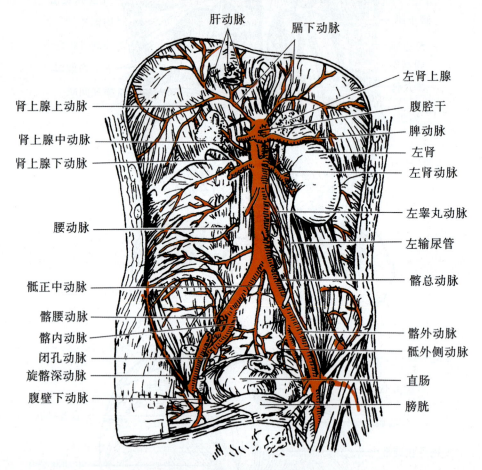

图 13-15 腹主动脉及其主要分支

(1)不成对脏支

1)腹腔干 也称为腹腔动脉,平第12胸椎(膈的主动脉裂孔稍下方)发自腹主动脉前壁,粗短,长1~2 cm。起始后朝前下行走至胰的上缘,旋即分为胃左动脉、脾动脉和肝总动脉三大分支而终(图13-16)。肝总动脉起始后沿胰头上缘行向右前方,进入肝十二指肠韧带,在十二指肠上方分为胃十二指肠动脉和肝固有动脉。胃十二指肠动脉经十二指肠上部的后方,至幽门下缘分为胃网膜右动脉和胰十二指肠上动脉,分别营养胃、十二指肠、胰头等。肝固有动脉为肝总动脉主干的连续,在肝十二指肠韧带内行向右上方,位于胆总管左侧、门静脉左前方。肝固有动脉在起始处发出胃右动脉;上行到肝门附近分为肝左、右动脉入肝。肝右动脉入肝前,发出胆囊动脉至胆囊。脾动脉为腹腔干最粗大的分支,在腹膜的深面沿胰腺迂曲左行,至脾肾韧带内转向前到达脾门。脾动脉沿途发出胰大动脉和胰背动脉营养胰体和胰尾;约2/3的个体脾动脉中段发出胃后动脉至贲门部和胃底后壁;脾动脉末段在脾门附近分出胃网膜左动脉和 3~5 支胃短动脉,分布到胃大弯和胃底;最后分成 4~5 条脾支入脾。

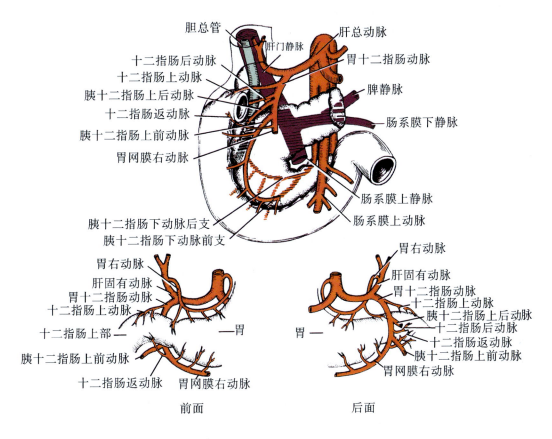

图 13-16 腹腔干及其分支

2)肠系膜上动脉 在腹腔干稍下方、第 1 腰椎平面内发自腹主动脉前壁,行经胰颈后方,从胰和十二指肠水平部之间穿出,进入肠系膜朝回盲部下行。在肠系膜内,肠系膜上动脉左侧壁发出小肠动脉,右侧壁发出胰十二指肠下动脉、中结肠动脉、右结肠动脉和回结肠动脉。

3)肠系膜下动脉 在十二指肠水平部下方第 3 腰椎平面,发自腹主动脉前壁。该动脉起始后,在左侧腹后壁腹膜的深面行向左下,沿途分出左结肠动脉和数支乙状结肠动脉,最后续为直肠上动脉,越过小骨盆上口降入盆腔。

(2)成对脏支

1)肾动脉 平第 1~2 腰椎间盘高度起自腹主动脉侧壁,在肾门附近分为前、后两干入肾门。

2)肾上腺中动脉 在第 1 腰椎体平面起于腹主动脉侧壁,亦可起自肾动脉或膈下动脉,经膈脚前方分布于肾上腺。

3)生殖腺动脉 男性为睾丸动脉,女性为卵巢动脉。一般在肾动脉起始处下方第 2 腰椎平面,起自腹主动脉前壁,在腰大肌前面向下外行走一段距离后,与同名静脉伴行,至第 4 腰椎下缘平面斜越输尿管前方,再向下经腹股沟深环进入精索。睾丸动脉的分支除供应睾丸外,还分布到输尿管腹部和精索的结构。卵巢动脉的起始和在腹部的行程基本与睾丸动脉相同,不同的是其跨过髂外血管,经小骨盆上口进入盆腔,供应卵巢、输卵管、输尿管等。

(3)壁支 包括膈下动脉、腰动脉和骶正中动脉。

1)膈下动脉 左右各一支,在膈的主动脉裂孔下方起自腹主动脉侧壁,分布于膈的下面,并发出肾上腺上动脉分布于肾上腺。

2)腰动脉 4 对,起自腹主动脉后壁,发出后紧贴第 1~4 腰椎体横行向外,至腰大肌内侧缘分为腹侧支和背侧支。腹侧支分布于腹后壁,背侧支分布于脊柱、脊髓和背部结构,结扎腰动脉或其背侧支后,可导致脊髓腰骶段缺血。由于腰动脉与椎体附着紧密,破裂出血时不易止血,手术中应注意。

3)骶正中动脉　单支,起自腹主动脉后壁,经第5腰椎体前方下降至骶骨前面,供应邻近组织。该动脉也紧附于骨面,出血时亦不易控制。

2. 髂总动脉及其分支

(1)髂总动脉走行和毗邻　左、右髂总动脉起自腹主动脉下端,沿骨盆边缘和腰大肌的内侧向外下方走行,至骶髂关节处分为髂外动脉和髂内动脉。髂外动脉继续沿腰大肌内缘下行,经腹股沟韧带中点的深面,穿过血管腔隙到股部,移行为股动脉。髂外动脉在其近段前方,右侧有输尿管跨越,在女性两侧有卵巢血管跨越;其远段前方,男性有输精管、女性有子宫圆韧带跨越;后内侧为髂内静脉;外侧为睾丸血管(男)和生殖股神经伴行(图13-17)。

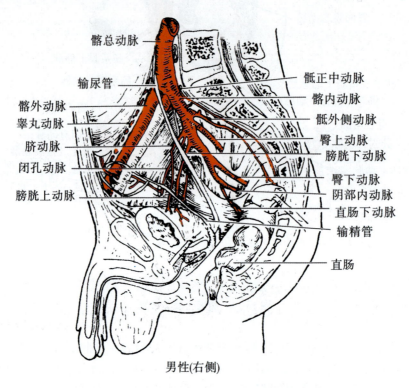

男性(右侧)

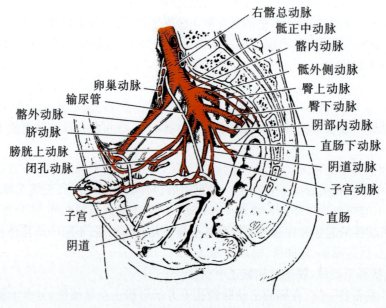

女性(右侧)

图13-17　髂总动脉及其主要分支

左、右髂总动脉的毗邻不同,因腹主动脉下端位于下腔静脉起始部的左侧或左前方,故右髂总动脉上端的后方与下腔静脉的起始部或左髂总静脉的末端相邻,而左髂总动脉则位于左髂总静脉的前方或前外方。左髂总动脉和髂外动脉的前面有乙状结肠及其系膜血管覆盖。

（2）髂外动脉分支　髂外动脉的分支有腹壁下动脉和旋髂深动脉。腹壁下动脉在腹股沟韧带的稍上方或后方,起自髂外动脉的前壁,在腹股沟韧带中、内 1/3 交界处开始上行入腹前壁。旋髂深动脉与腹壁下动脉在同一高度,起自髂外动脉的侧壁,经腹股沟韧带的深面,行向上外方,到髂前上棘附近。旋髂深动脉及其分支与髂腰动脉有吻合。

（3）髂内动脉及其分支　髂内动脉沿骨盆后外侧壁下行,达坐骨大孔上缘附近分为前、后两干。前干走向坐骨棘,后干走向坐骨大孔。前干主要分出脏支,后干主要分出壁支。脏支走行于盆腔内疏松结缔组织间隙中,分布于盆腔器官和会阴部器官,壁支主要分布于盆壁后部、臀部和股内侧肌群等。盆腔内血管均位于盆壁筋膜盆面,出盆者须穿盆壁筋膜而行。髂内动脉脏支与脏支间、壁支与壁支间、脏支与壁支间、同侧与对侧间、盆内与盆外间均有丰富吻合。

髂内动脉的前方有输尿管,女性尚有卵巢和卵巢伞;后方有伴行静脉、腰骶干和腰骶椎间盘;外侧有髂外静脉和闭孔神经;内侧为腹膜壁层,隔腹膜,左侧与乙状结肠（乙状结肠系膜根可跨左髂总动脉）、右侧与回肠相邻。髂内动脉周围尚有淋巴结群,其主要淋巴管多位于淋巴结的远、近两端或血管的两侧,或横跨动脉表面呈网状,剥离血管时,应细致结扎血管周围的淋巴管,以免术后发生淋巴管漏。髂内动脉可直接发出髂腰动脉、膀胱上动脉、膀胱下动脉、子宫动脉（女）等,术中剥离髂内动脉时如不注意其存在,较易损伤,可导致大出血。

1）膀胱下动脉　男性独有,其起始动脉变化较大,髂内动脉干及其分支均可发出。多起自脐动脉,还可起自髂内动脉干或其前干、臀上动脉、臀下动脉、闭孔动脉、阴部内动脉、阴茎（蒂）动脉、直肠下动脉、子宫动脉等,也可缺如。膀胱下动脉分布于膀胱底、输精管末段、精囊腺和前列腺等。膀胱下动脉与膀胱上动脉、直肠下动脉以及与对侧同名动脉间有吻合,以中线吻合型多见,偏侧吻合型次之。

2）直肠下动脉　可起自阴部内动脉、脐动脉、臀下动脉、骶中动脉等,分布于直肠下部。直肠下动脉可分支至膀胱,可与直肠上动脉、肛动脉、对侧同名动脉吻合。阴部内动脉起自髂内动脉干或为其直接延续,行向后下,经梨状肌下孔和坐骨小孔至坐骨直肠窝,分支至肛门、阴茎（蒂）、阴囊（阴唇）和膀胱,至肛门的称为肛动脉,又称为痔下动脉。阴部内副动脉（不经梨状肌下孔而由耻骨联合下方出盆者）可起自阴部内动脉、臀下动脉、闭孔动脉和脐动脉等,可代替阴部内动脉全部或其部分分支。

3）子宫动脉　可起自髂内动脉干、脐动脉、阴部内动脉等,有 1～2 支。沿骨盆壁向下向内,经子宫阔韧带基部两层间向内,距子宫颈外侧约 2 cm 处跨越输尿管前上方（双支时可分别跨越其前、后方）,靠近子宫颈沿其侧缘向上,沿途分支至子宫外,并分支至输卵管、卵巢、子宫圆韧带和阴道上部。

4）阴道动脉　相当于男性的膀胱下动脉,可起自阴部内动脉等。在闭孔动脉后下方向下向内至阴道和膀胱底,与子宫动脉分出的阴道支有丰富吻合。

5）髂腰动脉　有 1～3 支。可发自髂总动脉、髂内动脉、臀下动脉、闭孔动脉、髂外动脉、腹主动脉等,也可与骶中动脉共干。发出后经腰大肌深面达小骨盆上缘,分为髂支和腰支,至髂腰肌、腰方肌、髂骨、脊髓的马尾和被膜等。

6）骶外侧动脉　有 2～3 支,上支经第 1 骶前孔入骶管,再分支至骶管内结构,末支出骶后孔至骶骨背面的肌肉和皮肤,并与臀上动脉吻合;下支斜向内下,于骶前孔内侧下降达尾骨前面,与骶中动脉、对侧同名动脉吻合。

7）臀上动脉　在腰骶干与 S_1 或 S_1 与 S_2 神经之间穿梨状肌上孔出盆达臀部,分为深、浅二支至梨状肌、闭孔内肌、臀大肌、臀中肌、臀小肌、髋骨和髋关节,与髂腰动脉、骶外侧动脉、臀下动脉、闭孔动脉、旋髂深动脉、旋股外侧动脉有吻合。

8）臀下动脉　经 S_1 与 S_2 神经之间穿梨状肌下孔出盆至臀部,分支至梨状肌、尾骨肌、肛提肌、臀大肌、髋关节囊、坐骨神经、股后皮神经等,尚可分支至膀胱。

9）闭孔动脉　有 1～3 支,也可缺如。它沿骨盆侧壁前行,与同名静脉、神经共穿闭膜管入股部,分支至髂骨、髂肌、股内收肌群、闭孔外肌、耻骨联合盆面和膀胱等。至耻骨联合盆面的一支称为耻骨支,与腹壁下动脉的同名支吻合,若前者细弱、后者粗大,并经闭膜管入股部即为异常的闭孔动脉。异常的闭孔动脉可直接或间接起于髂外动脉或股动脉等。闭孔动脉位于股环外侧者较多见,与髂腰动脉、臀下动脉、旋股内侧动脉和腹壁下动脉等有吻合,其中与腹壁下动脉的吻合支粗大,适位于腔隙韧带后方(或为异常的闭孔动脉时亦可位于此处)。

3.腹前外侧壁的动脉

(1)肋间血管　沿相应的肋间隙进入腹壁,穿行于腹内斜肌与腹横肌之间,主干行至半月线处穿腹直肌鞘后层入鞘,再穿过腹直肌、腹直肌鞘前层浅出为前皮支而终。在腋中线附近发出外侧皮支和前皮支分布于腹壁皮肤。

(2)腹壁上动脉　在第6肋间隙处由胸廓内动脉延续而成,穿膈进入腹直肌鞘,走行于肌的深面或肌内,供应肌的上部,并与腹壁下动脉在肌内吻合。其伴行静脉汇入头臂静脉。

(3)腹壁下动脉　在腹股沟韧带稍上方发自髂外动脉。经腹环的内侧向上内斜行越弓状线,进入腹直肌鞘(其体表投影为腹股沟中点至脐连线),行走于腹直肌深面,分布于肌的下部并与腹壁上动脉相吻合。其伴行静脉注入股静脉。

(4)旋髂深动脉　在腹壁下动脉起始处附近由髂外动脉发出,于腹股沟韧带的深面行向髂前上棘,分布于沿途结构。

4.下腔静脉及其属支　下腔静脉是人体最粗的静脉,收集下肢、盆部、会阴、腹部等的静脉血(图13-18)。下腔静脉由左、右髂总静脉在第5腰椎体前方稍右侧汇合形成,沿腹主动脉右侧上升,行经肝面右纵沟后部的腔静脉沟,在第二肝门和第三肝门处分别接受左、中、右肝静脉和尾状叶静脉等,最后穿腔静脉孔进入胸腔,汇入右心房。

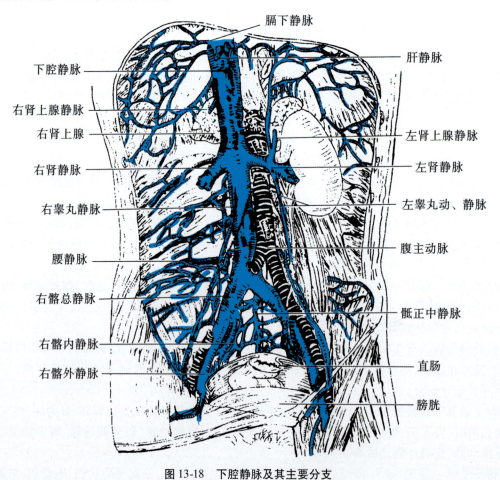

图13-18　下腔静脉及其主要分支

(1)膈下静脉　与同名动脉伴行,右膈下静脉在膈的腔静脉孔下方汇入下腔静脉,左膈下静脉常汇入左肾静脉。

（2）肾静脉　通常左、右各一支,右侧长 2.0~4.5 cm,左侧长 3~9 cm,向内侧以直角汇入下腔静脉。右肾静脉一般无其他属支,左肾静脉还接收左肾上腺静脉、左生殖腺静脉、左膈下静脉等。

（3）肾上腺静脉　通常每侧只有一支,右侧一般向内以直角注入下腔静脉,左侧向下以锐角汇入左肾静脉。

（4）睾丸（卵巢）静脉　睾丸和附睾的小静脉在精索内呈丛状吻合,称为蔓状静脉丛,最后形成 1~2 支睾丸静脉。右睾丸静脉斜行向上内,呈锐角注入下腔静脉;左睾丸静脉则几乎垂直向上,呈直角注入左肾静脉。女性的卵巢静脉,起于盆腔内,经卵巢悬韧带进入腹膜后隙,之后的走行和汇入与睾丸静脉相同。

（5）腰静脉　与同名动脉伴行,收集腰动脉供血区域的静脉血,与椎静脉丛有丰富的吻合交通,汇入下腔静脉。

5. 髂总静脉和髂外静脉

（1）髂总静脉和髂外静脉走行　左、右髂总静脉是收纳盆部和双下肢静脉血的总干。在骶髂关节前,髂总静脉在同名动脉分叉点下方由髂内、外静脉合成,左侧长 6.4 cm,右侧长 4.2 cm。髂外静脉起自腹股沟韧带后方,是股静脉的直接延续。左、右髂总静脉及髂外静脉与同名动脉的位置关系略有不同。右髂总静脉的上端在同名动脉的后外侧,下端在同名动脉的后方。右髂外静脉的上端在同名动脉的后方,下端在同名动脉的内侧。左髂总静脉的上端在同名动脉的后方,下端在同名动脉的内侧。左髂外静脉全程在同名动脉的内侧。

（2）髂总静脉的属支　除髂内静脉和髂外静脉以外,还有髂腰静脉和骶正中静脉。

1）髂内静脉　始于坐骨大孔上缘附近,伴行于同名动脉后内侧。髂内静脉属支有壁、脏两类,与髂内动脉分支相当。壁支中除髂腰静脉可汇入髂总静脉末段或髂内静脉外,余均汇入髂内静脉。脏支呈丛状,起于内脏器官,集合成干,汇入髂内静脉。属于脏支的静脉丛有阴部丛、膀胱丛、前列腺丛、直肠丛、子宫阴道丛（女）。这些静脉丛大多位于同名内脏器官的疏松结缔组织中,其面积为动脉面积的 10~15 倍。

2）髂外静脉　伴行于同名动脉后内方。髂外静脉可接纳腹壁下静脉、旋髂深静脉,17.5% 的异常闭孔静脉经股环上方亦汇入此静脉。髂外静脉位于髂内、外动脉之间,异位少,易分离,但也偶可跨越动脉表面或隐伏于髂外动脉后外侧,或主干接纳小静脉支,这些情况可增添手术困难。

3）骶中静脉　位于骶骨盆面,伴同名动脉上行,一般汇入左髂总静脉或分别汇于两髂总静脉交角,也可汇入下腔静脉。此静脉参与构成骶前静脉丛。

6. 骶前静脉丛　骶前静脉丛是一个具有低压力的大血池,是上、下腔静脉间的巨大侧支通路,称为第四静脉系统（第一静脉系统为肺静脉系统,第二静脉系统为腔静脉系统,第三静脉系统为门静脉系统）,是整个椎静脉系统最末端、位置最低的部分。由于整个椎静脉系统不仅无功能性静脉膜瓣存在,而且与上、下腔静脉,特别在横膈下与下腔静脉存在非常广泛的交通支,因此,骶前静脉的静水压甚至可达下腔静脉压力的 2~3 倍 [1.67~2.25 kPa（17~23 cmH$_2$O）],即使在中心静脉压为 0 的情况下,其压力亦可达 0.78 kPa（8 cmH$_2$O）左右。

骶前静脉丛位于骶前筋膜的深面,由两侧的骶外侧静脉、骶中静脉及二者之间的交通支组成。该静脉丛一般口径在 2 mm 以下,由两侧骶外侧静脉连接两侧髂内静脉,通过骶中静脉连接左髂总静脉,另外一个重要途径是向后通过交通支与骶椎椎体静脉汇合。

另外,骶椎椎体静脉口径一般在 2~5 mm。该静脉在骶椎椎体的浅部形成静脉窦结构,有时甚至异常粗大（16% 左右）,其前方穿出骨质后汇入骶前静脉丛。在椎体静脉穿出骨孔时,骶椎前筋膜组织（包括骨膜）与静脉外膜融合。这是导致该静脉一旦破裂后不能回缩闭合的重要原因。向后穿越椎体后与骶管内静脉丛广泛沟通。

严重骶骨、骶髂关节等骨折,或探查直肠等内脏器官时,可能导致骶前静脉大出血,主要是指骶骨前两侧骨孔之间的一个狭长三角地带的出血。即使下腔静脉压力为零,椎静脉池内血液仍从损伤处大量流出。椎静脉系与下腔静脉系之间有粗大的交通静脉,出血来源非常广泛,结扎双侧的髂内静脉或动脉均无效。对此类出血,如果没有十分的把握止血,温盐水纱布压迫则是稳妥安全的方法,可获得宝贵的时间,挽救伤员生命。对椎体静脉出血可应用钝头器械捣碎骶孔或图钉压迫止血。

7.肝门静脉系统 肝门静脉系统是由肝门静脉及其属支组成的静脉系统。它收纳除肝以外所有不成对腹部内脏器官的静脉血。肝门静脉系统的血液流经肝方注入下腔静脉,是体循环静脉中形态和功能都有别于其他静脉的特殊部分,具有以下特点:①起止端都是毛细血管(起自内脏器官毛细血管,止于肝血窦),是两种毛细血管之间的静脉系统;②肝门静脉系统的管腔内无静脉瓣,血液容易倒流;③肝门静脉系统与腔静脉系统之间有丰富的侧支吻合(图13-19)。

(1)肝门静脉 长6~8 cm,直径约1.2 cm,在第2腰椎平面,胰颈与下腔静脉之间,由肠系膜上静脉与脾静脉汇合形成。

(2)肠系膜上静脉 在肠系膜内行于同名动脉右前方,至胰颈深面与脾静脉汇合。收集肠系膜上动脉和胃十二指肠动脉供应区域的静脉血。从回结肠静脉汇入点向上至胃结肠静脉干(Henle 干)汇入点之间平均近4 cm的范围内,肠系膜上静脉缺乏属支,临床常以此段静脉与下腔静脉吻合行门腔静脉分流术,因而称为外科干,其出现率约为95%。

(3)肠系膜下静脉 由左结肠静脉、乙

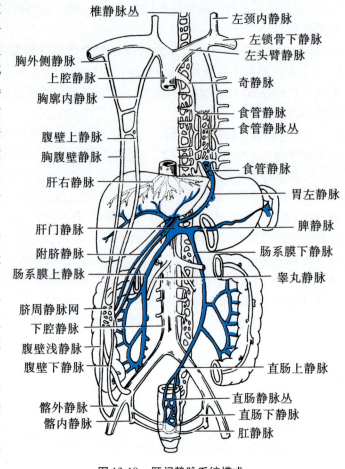

图 13-19 肝门静脉系统模式

状结肠静脉和直肠上静脉汇合而成,在腹后壁上行至胰体后方汇入脾静脉或肠系膜上静脉,或汇入此二静脉汇合的交角。

(4)脾静脉 在脾门处由数支静脉汇合而成,穿脾肾韧带到网膜囊后壁腹膜的深面,于脾动脉下方紧贴胰体上缘后面向右行走,至胰颈后方与肠系膜上静脉汇合。脾静脉收纳脾动脉分支的伴行静脉。走行过程中,脾静脉与其后方的左肾静脉互相重叠,可利用这一解剖特点行脾肾静脉门腔分流术。

(5)肝门静脉的其他属支 除上述肠系膜上静脉、肠系膜下静脉和脾静脉外,肝门静脉还收纳下列属支:①胃左静脉,收纳胃左动脉分布区的静脉血,在小网膜内与胃左动脉伴行,在贲门附近离开胃壁,转向右下行于胃胰襞内,至十二指肠上部上缘处汇入肝门静脉或脾静脉;②胃右静脉,与胃右动脉伴行于小网膜内,至幽门附近汇入肝门静脉;③胆囊静脉,有1~2支,汇入肝门静脉右支或肝门静脉本干;④附脐静脉,起自脐周静脉网,沿肝圆韧带达肝门,注入肝门静脉左支。

(二)腹部神经

1.肋间神经 下6对胸神经前支(第7~11肋间神经和肋下神经)伴随肋间血管沿相应的肋间隙进入腹壁,穿行于腹内斜肌与腹横肌之间,在腋中线附近发出外侧皮支。肋间神经的本干行至半月线处穿腹直肌鞘后层入鞘,再穿过腹直肌、腹直肌鞘前层浅出为前皮支而终。其外侧皮支和前皮支分布于腹壁皮肤,肌支支配腹前外侧壁诸肌,另有分支分布于壁腹膜。

2.腹部交感神经 主要来自脊髓 $T_{5\sim12}$ 和 $L_{1\sim3}$ 节段中间外侧核发出的交感神经节前纤维。来自胸部的纤维经胸交感干穿出,形成内脏大神经、内脏小神经、内脏最小神经,穿膈脚周围间隙进入腹腔。

内脏大神经进入腹腔神经节换元,内脏小神经和内脏最小神经进入主动脉肾节换元。来自腰部的纤维进入腰交感干,部分在交感干神经节换元,部分穿出腰交感干形成腰内脏神经,到腹腔神经节、主动脉肾节、肠系膜神经节等换元。上述交感神经换元后发出的节后纤维经腹腔和盆腔的内脏神经丛,分布于腹腔和盆腔等。腰交感干由 3~4 个交感干神经节和节间支构成,向上穿膈与胸交感干相连,向下进入盆后壁移行为骶交感干。腰交感干位于脊柱与腰大肌之间,表面被椎前筋膜覆盖。

3. 腹部副交感神经　分别来自迷走神经和盆内脏神经。迷走神经在食管胸部下段表面形成前干和后干,与食管一道穿膈的食管裂孔进入腹腔,加入腹腔的内脏神经丛。盆内脏神经的纤维来自脊髓 S_{2-4} 节段的骶副交感核,经 S_{2-4} 神经前支出骶前孔,组成盆内脏神经,加入盆腔和腹腔的内脏神经丛。迷走神经和盆内脏神经均为副交感神经节前纤维,加入内脏神经丛后到达效应器官,在器官内节换元后支配效应器官。

4. 腹腔主要内脏神经丛　有腹腔神经丛、主动脉神经丛、肠系膜上和肠系膜下神经丛、腹下丛(以第 5 腰椎分上腹下丛和下腹下丛两部分)等。这些神经丛排列围绕在同名血管周围,内含交感神经的椎前节,如腹腔节、主动脉肾节、肠系膜上节和肠系膜下节等。交感神经的节前纤维进入相关神经节换元,换元后的节后纤维参与形成同名动脉分支的内脏神经丛,分布于效应器官。

5. 腹部内脏感觉神经　混合在交感神经或副交感神经内,进入相应的脊神经节或脑神经节,分别联系相应的脊髓节段和脑神经核。

6. 腰丛　位于腰大肌深面,由 T_{12} 神经前支的一部分、L_{1-3} 神经前支及 L_4 神经前支的一部分组成。腰丛除发出肌支支配髂腰肌和腰方肌外,主要有下列分支。

(1)髂腹下神经(T_{12}~L_1)　由腰丛发出后,从肾的后方穿出腰大肌外侧缘,经腰方肌前面至髂嵴附近,穿腹横肌分布于腹股沟区。

(2)髂腹股沟神经(L_1)　平行于髂腹下神经的下方,有时二者共干。此神经在髂嵴前端附近,穿出腹横肌至腹股沟区。

(3)股外侧皮神经(L_1~L_2)　由腰大肌下部外侧缘穿出,越髂肌表面斜行向外下至髂前上棘内侧,经腹股沟韧带深面至大腿前外侧。

(4)生殖股神经(L_1~L_2)　由腰大肌前面穿出,于该肌表面下行,在腹股沟韧带上方分为生殖支和股支。前者支配提睾肌,后者支配股内侧部和阴囊的皮肤。轻划该部皮肤,可引起睾丸上提,称为提睾反射。

(5)闭孔神经(L_2~L_4)　在髂总血管的后方由腰大肌内侧缘穿出,沿小骨盆侧壁前行,伴闭孔血管穿闭膜管进入大腿前内侧。

(6)股神经(L_2~L_4)　是腰丛最大的分支,从腰大肌外侧缘穿出后,下行于腰大肌与髂肌之间的沟内,经腹股沟韧带中点的深面穿肌腔隙入股三角。

三、肝、胆、胰、脾

(一)肝

肝是人体最大的腺体。肝的大部分位于右季肋区和腹上区,小部分位于左季肋区。成人的肝除在左、右肋弓之间露出于剑突下方,可经腹前壁触及之外,其余部分被胸壁遮挡,不能触及。肝的血供丰富,质软而脆,腹上区和右季肋区遭受暴力打击或肋骨骨折时,均可能导致肝破裂而发生大出血。

肝大致呈楔形,右端圆钝,左端扁薄,分上、下两面,前、后、左、右四缘(图 13-20)。肝的上面隆凸,借镰状韧带、冠状韧带、三角韧带和结缔组织与膈相连,称为膈面。肝的膈面被镰状韧带分为左、右两叶,右叶大而厚,左叶小而薄。肝的下面与腹部内脏器官相邻,称为脏面。肝面借"H"形沟分为 4 叶:肝左叶位于左侧纵沟的左侧;肝右叶位于右侧纵沟的右侧;两侧纵沟之间,横沟前方的是方叶,后方的为尾状叶。脏面的肝左叶与膈面的肝左叶相对应,脏面的肝右叶、方叶和尾状叶 3 部分则包含在膈面的肝右叶中。肝的左缘和前(下)缘薄而锐利,右缘和后(上)缘则厚而圆钝。前缘中部有两个凹陷,分别称为肝圆韧带切迹和胆囊切迹。肝圆韧带经前者进入肝圆韧带裂,胆囊底则从后者露出,与腹前壁接触。肝表面为纤维膜(Glisson膜)包被,纤维膜经肝门伸入肝内。纤维膜的表面再覆以腹膜,但在冠状韧带前、后层附着处之间,肝膈面无腹膜覆盖,此处称为肝裸区。

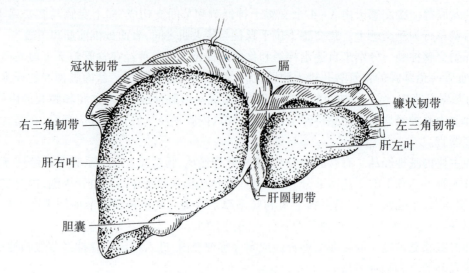

图13-20　肝的解剖形态

1.肝的韧带　包括腹膜形成的镰状韧带、冠状韧带和左三角韧带、右三角韧带以及构成小网膜的肝胃韧带和肝十二指肠韧带,此外,还有结缔组织纤维形成的肝圆韧带和静脉韧带。

(1)镰状韧带　矢状位走行的新月形双层腹膜,将肝连于膈和腹前壁。下端达脐的上部,上端达肝膈面中部时作额状位展开,移行为左、右冠状韧带。在肝圆韧带切迹至脐之间,韧带有一肥厚的游离缘,内含肝圆韧带和细小的附脐静脉。

(2)肝圆韧带　起自脐而达肝圆韧带切迹,经镰状韧带游离缘的两层腹膜间达脐静脉窝,止于门静脉左支的囊部并与静脉韧带相连,是脐静脉在出生后闭塞所形成的纤维索,而静脉韧带则是静脉导管闭塞的残件,止于肝左静脉的下壁。做肝叶切除时,须将该韧带切断,可用它向下牵拉肝,以利手术的显露和进行。

(3)冠状韧带　前层由镰状韧带移行而成,连接肝的膈面与膈,故又称为肝膈韧带;后层由肝的后缘反折到右肾及肾上腺的前面,形成所谓的肝肾韧带,再与腹后壁腹膜延续。冠状韧带前、后两层之间有一广泛的无腹膜遮盖区,即肝裸区,是腹膜外肝组织的穿刺部位,也是肝右叶疾病波及右胸膜腔的常见部位。肝裸区的结缔组织与上述二韧带一道,将肝悬挂在膈和腹后壁。

(4)三角韧带　是冠状韧带两端前、后两层融合形成的三角形皱襞。左三角韧带连接肝左叶后缘与膈,位于食管腹部、胃底和小网膜上端的前方,韧带尖端的右侧5~15cm处有左肝静脉注入下腔静脉。右三角韧带不如左侧明显,呈"<"形,连接肝右叶后上部与膈。

(5)肝胃韧带　起自胃小弯,上方与肝的脏面静脉韧带相接连,其右缘移行于肝十二指肠韧带。此韧带由两层腹膜紧密汇合而成,大部分显得很薄,只有紧靠胃小弯处两层腹膜间有少量脂肪组织,内有胃的血管走行。有时胃左动脉发出一支副肝左动脉或迷走肝左动脉,亦经肝胃韧带的上部入肝,供血给肝左外叶或左半肝。当左半肝切除或左外叶切除时,要注意结扎肝胃韧带上部入肝的血管,以免出血。

(6)肝十二指肠韧带　位于肝门横沟与十二指肠第一段之间,左侧连于肝胃韧带,右缘游离,后方为网膜孔。此韧带与肝胃韧带同样也由两层腹膜组成,在两层中有肝固有动脉、门静脉主干、胆总管、神经纤维和淋巴管等,称为肝蒂。肝损伤或肝手术时,可在此处暂时阻断肝的血流,以控制肝出血。

(7)肝肾韧带　右冠状韧带的下层,绕过右肝的脏面和右肾的前面,形成肝肾韧带。手术分离此韧带时,应注意勿损伤其中的右肾上腺静脉。

(8)肝结肠韧带　此韧带是连于右肝下缘与横结肠肝曲之间的腹膜。

2.肝蒂　是进出肝门结构的总称，包被于肝十二指肠韧带之中。其主要结构在肝门附近由前向后排列，分别是肝左、右管，肝左、右动脉，肝门静脉左、右支；在肝门下方较远处呈"品"字形排列，即肝总管居右前方，肝固有动脉居左前方，肝门静脉位于两者的后方。

3.肝门　肝的输入和输出血管，不在一个部位出入，肝有3个肝门。肝的脏面中部有略呈"H"形的凹陷，分别称为左、右纵沟和横沟。横沟位于肝的中部，连接左、右纵沟，有肝左、右管，肝左、右动脉，肝门静脉左、右支，以及神经、淋巴管等进出，称为（第一）肝门（图13-21）。左纵沟窄而深，前部有肝圆韧带通过，称为肝圆韧带裂；后部容纳静脉韧带，为静脉韧带裂。肝圆韧带是胎儿时期脐静脉闭锁后的残件，包被在镰状韧带游离缘内，下端连至脐，上端经肝圆韧带裂走向肝门左端。静脉韧带是胎儿时期静脉导管闭锁的遗迹。右纵沟前部宽而浅，容纳胆囊，称为胆囊窝；后部宽而深，有下腔静脉通过，称为腔静脉沟。腔静脉沟的上部有肝左、中、右3条静脉注入下腔静脉，临床称此处为第二肝门；沟的下部有数条肝尾叶静脉等小静脉注入下腔静脉，此处也称为第三肝门。

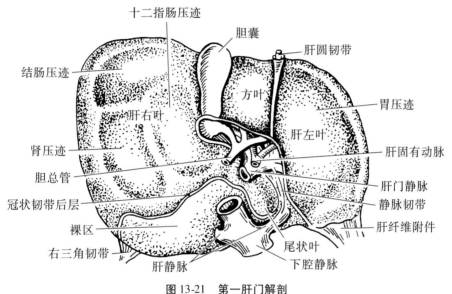

图13-21　第一肝门解剖

4.肝内管道与肝段　右后叶肝内管道包括肝内各级输胆管道、肝动脉和肝门静脉及其分支、肝静脉及其属支共4套管道，其中前三者合称为Glisson系统，后者称为肝静脉系统。Glisson系统管道经肝门进出，在肝实质内包被于门管区的结缔组织（Glisson囊）中，相互伴行分布，系统各大分支有相对特定分布区域。

根据Glisson系统的分布并结合肝的外形，将肝分为左、右半肝，5个肝叶和6个肝段（图13-22）。肝叶、肝段彼此间的界限为肝裂。肝裂是Glisson系统各分布区相邻的部位，管道较少，切开时Glisson管道损伤较小。肝裂内有肝静脉的主干行走其中，可作为手术中判断肝裂的标志。

活体上肝表面并无与肝裂相应的形态裂隙，但可根据某些标志大致勾画出肝裂位置，以此划分肝叶和肝段：①正中裂，从胆囊窝中部至下腔静脉左缘斜行的肝裂，将肝分为几乎等大的左半肝和右半肝，尾状叶也被此裂分为左右两半。肝实质内此裂由肝中静脉表示。左、右半肝分别由左、右肝动脉和肝门静脉左、右支供血，胆汁分别由左、右肝管引流。②右叶间裂，从肝前缘右端至胆囊切迹之间的肝下缘外、中1/3交点处，斜行至下腔静脉右缘的肝裂，此裂将肝右叶分为右前叶和右后叶。肝实质内此裂由肝右静脉表示。③右段间裂，肝门右切迹向肝右叶外侧面下缘的延长线，肝实质内由肝门静脉右支及其纵轴延长线表示，右前、后叶各自被该裂分为上、下两段。④左叶间裂，从肝圆韧带切迹左侧约1cm处至下腔静脉左侧的肝裂，在脏面由左纵沟表示，把肝左叶分为左内叶和左外叶。裂中有肝左静脉走行。⑤左段间裂，为肝圆韧带裂上、中1/3交点处呈冠状位向外侧至肝左叶下缘的连线，也称为门裂，分左外叶为上、下两段。肝实质内该裂由肝门静脉左支及其纵轴延长线表示。

Glisson系统管道在肝内的分布大致为：①门静脉左支经肝门进入肝左叶后，横向左行走，自右向左依次分为横部、角部、矢状部和囊部。通常,角部发出左外叶上支,囊部发出左外叶下支和左内叶支。肝左动脉入肝后,发出左内叶动脉(肝中动脉)和左外叶动脉,伴行肝门静脉左支的各分支,供应肝左叶。左内叶肝管与左外叶肝管在肝门静脉左支角部附近,汇合形成肝左管。②门静脉右支和肝右动脉从肝门进入肝右叶后,在右段间裂平面行至肝门右侧,分出右前叶支和右后叶支,两个叶再发出上段支和下段支。右前叶和右后叶上、下段的肝管,分别汇合形成右前叶肝管和右后叶肝管,两者在肝门静脉右支的前上方汇合为肝右管。③尾状叶由来自两侧肝门静脉和肝动脉的分支双重供应,其肝管也分别汇入肝左、右管,但无论血供或胆汁引流,均以左侧为主。

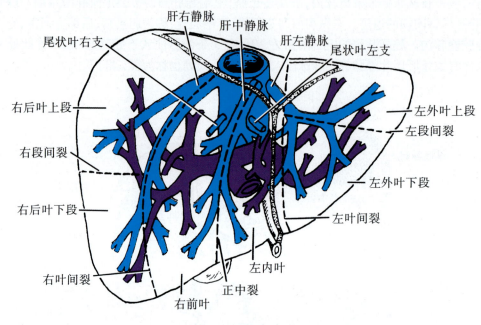

图 13-22　Glisson 系统

根据以上管道行径、肝裂等,将肝分为8段(Couinaul 八段划分法):按顺时针方向,依次为尾状叶(Ⅰ段)、左外叶上段(Ⅱ段)、左外叶下段(Ⅲ段)、左内叶(Ⅳ段)、右前叶下段(Ⅴ段)、右后叶下段(Ⅵ段)、右后叶上段(Ⅶ段)、右前叶上段(Ⅷ段)。

5.肝的血供、淋巴引流和神经

(1)肝的动脉　由来自肝总动脉的肝固有动脉供应。肝固有动脉在肝门下方发出肝左动脉和肝右动脉,63%的个体还可发出肝中动脉。来源于肝固有动脉之外的分支称为迷走肝动脉,可与正常的肝动脉一同供应肝的某个部分,也称为副肝动脉;也可在某支肝动脉缺如时替代供应肝,则成为代替肝动脉。

(2)肝的静脉　包括肝门静脉系与肝静脉系。肝门静脉紧靠肝门分左支和右支入肝,反复分支后汇入肝血窦。肝静脉起于肝小叶的中央静脉,逐级汇合成肝左、中、右静脉,于腔静脉沟的上部(第二肝门)注入下腔静脉;收集尾状叶及其附近肝组织静脉血的数支小静脉,在沟的下部(第三肝门)汇入下腔静脉。肝静脉无肝外行程。

(3)肝的淋巴引流　肝的淋巴大部分引流至肝门周围的肝淋巴结及胃左、右淋巴结,最后汇入腹腔淋巴结。肝膈面的部分淋巴管在肝裸区处穿膈汇入后纵隔淋巴结,在左三角韧带和镰状韧带附着处,肝膈面的淋巴管与胸腔淋巴结也存在交通。

(4)肝的神经支配　主要由交感神经和副交感神经支配。前者来自腹腔丛,后者来自迷走神经前干发出的肝支。此外,肝和胆囊的被覆腹膜尚有右膈神经的感觉纤维分布。

(二)肝外胆管和胆囊

肝外胆管包括肝左管、肝右管、肝总管和胆总管,主要作用是将胆汁输送到十二指肠(图 13-23)。胆囊则起储存和浓缩胆汁之作用。

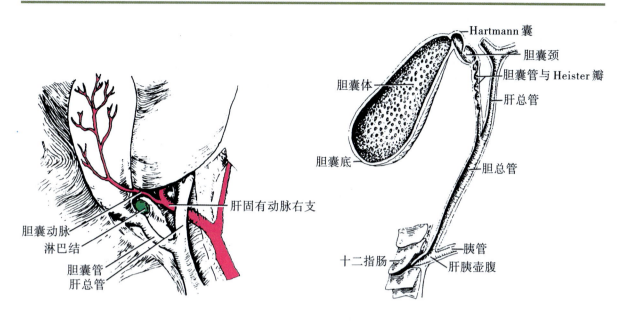

图 13-23　肝外胆管解剖

1. 肝左、右管与肝总管

（1）肝左、右管　肝小管在肝实质内逐渐汇合形成各级肝管，最后至肝门附近，左内叶肝管与左外叶肝管、右前叶肝管与右后叶肝管，分别汇合形成肝左管和肝右管，再经肝门出肝。出肝后一般于肝门下方 2～3 cm 处汇合成肝总管，因而肝左管和肝右管部分属于肝内胆管，部分属于肝外胆管。

（2）肝总管　长约 3 cm，直径 0.4～0.6 cm，在肝十二指肠韧带内下行，其末端与胆囊管呈锐角或并行一段距离之后汇合成胆总管。某叶或某段的肝管可变异形成副肝管或迷走肝管，以右前叶和右后叶的肝管变异的副右肝管出现率达 10%。变异肝管行经肝胆三角者占 95%，可汇入肝外胆管的任何部位。

2. 胆总管　胆总管由胆囊管与肝总管汇合形成，长 4～8 cm，直径为 0.6～0.8 cm。胆总管可分为以下 4 段：①十二指肠上段，长 2～5 cm，位于肝十二指肠韧带内，与左侧的肝固有动脉平行，二者的后方为肝门静脉，为胆总管切开探查引流术的常用部位。②十二指肠后段，长 1～2 cm，行经十二指肠上部的后方，左侧为肝门静脉，左后方为下腔静脉。③胰腺段，长约 3 cm，上部紧贴胰头后面，下部常被薄片胰腺组织遮盖，行走于胆总管沟内。④十二指肠壁内段，长约 1.5 cm，斜穿十二指肠降部中份后内侧壁，与胰管汇合，形成略为膨大的肝胰壶腹（Vater 壶腹），开口于十二指肠大乳头。胆总管末端的环行平滑肌、胰管末端的环行平滑肌，与肝胰壶腹周围的环行平滑肌一起合称为 Oddi 括约肌，具有控制胆汁和胰液排放的作用。

3. 胆囊　呈梨形，容积为 40～60 ml。胆囊位于肝面的胆囊窝内，下面覆以腹膜，上面与肝之间借疏松结缔组织附着，称为胆囊床，内可含有连通胆囊和肝的小血管和小胆管。胆囊分为底、体、颈、管 4 部。胆囊三角（Calot triangle）由肝总管、胆囊管和肝的脏面围成。胆囊动脉、肝右动脉、副肝管、变异肝右动脉等，均可行经该三角。胆囊和其他胆管手术常涉及该三角，手术中应仔细暴露、辨认相关结构，避免误伤和减少术后并发症。胆囊动脉 1～2 支，发自右肝动脉，斜行于肝胆三角内，到达胆囊颈分为深、浅两支至胆囊。胆囊床面的小静脉进入肝组织，浆膜面的静脉汇合成 1～2 条胆囊静脉，汇入肝门静脉。胆囊的淋巴主要引流入胆囊管与肝总管交角处的淋巴结和肝门处的淋巴结，胆囊床面的淋巴管与肝内淋巴管交通。胆囊由交感神经、副交感神经与膈神经支配。副交感神经来自迷走神经，使胆囊收缩，Oddi 括约肌松弛；交感神经来自脊髓 $T_{4\sim10}$ 节段，在腹腔神经节换元后经肝丛分布于胆囊，作用与副交感神经相反；右膈神经支配胆囊的感觉，胆囊炎时常引起右肩部牵涉性疼痛。

（三）胰

胰为人体第二大消化腺，长 17～19.5 cm，呈棱柱状，质软，灰红色，重 82～117 g。胰位于腹上区和左季肋区的深部,横行于第1、2腰椎平面,紧贴腹后壁,为腹膜外位器官。

1. 胰的分部和毗邻 从右向左分头、颈、体、尾4部。胰头膨大,下部有一向左的突起,称为钩突。胰头被十二指肠呈"C"形围绕,后面有胆总管紧贴,再后方邻下腔静脉。钩突与胰颈之间有肠系膜上动、静脉穿过。胰颈为头、体移行的狭窄部分,其后方邻脾静脉、肠系膜上静脉以及由二者汇合形成的肝门静脉。胰体多从肠系膜上血管左侧开始,走向脾门附近时逐渐变细,移行为胰尾(图13-24)。胰体的上缘和后面有脾动、静脉贴附,前方邻胃后壁,后方横越腹主动脉、左肾和左肾上腺,上方与腹腔干和腹腔丛相邻,下方为十二指肠水平部和升部。胰尾邻脾门,与脾蒂关系密切。

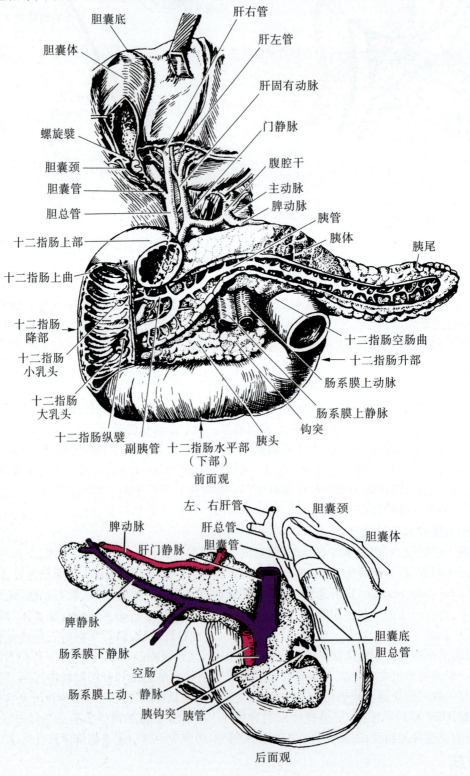

图13-24 胰腺形态及毗邻

2.**胰管**　胰管是排放胰液入十二指肠的主管道,起始于胰尾,贯穿于胰的全长,沿途收纳胰液,最后在十二指肠降部管壁附近或管壁内,与胆总管汇合形成肝胰壶腹,开口于十二指肠大乳头。副胰管细而短,收纳胰头前上部的胰液,开口于十二指肠小乳头,通常有分支与胰管相连。胰属于混合腺,其外分泌部分泌胰液,含有大量对消化至关重要的消化酶,经胰管排入肠管;其内分泌部分泌激素,有胰岛素和胰高血糖素,经血液循环运送,调节血糖浓度,胰岛素缺乏时产生糖尿病。

3.**胰的血供、淋巴和神经**　胰头主要由胰十二指肠上、下动脉(发自胃十二指肠动脉和肠系膜上动脉),胰体和胰尾分别由胰背动脉(发自腹腔干、脾动脉或肝总动脉)、胰大动脉(为脾动脉胰支中最大者)和胰尾动脉(发自脾动脉或胃网膜左动脉)供应。与上述动脉伴行的静脉收纳胰的静脉,最后回流至肝门静脉。胰的淋巴汇入十二指肠降部与胰头之间的胰十二指肠上、下淋巴结及沿脾动脉排列的脾淋巴结,最后汇入腹腔淋巴结。胰由来自腹腔丛、脾丛和肠系膜上丛的交感神经和副交感神经纤维支配。

(四)脾

脾为淋巴器官,色暗红,质柔软而脆。其功能主要是参与机体免疫反应,同时具有防御、储存血液、清除衰老的红细胞等作用,胚胎时有造血功能。

1.**脾的形态、位置和毗邻**　脾分前、后两端,上、下两缘,脏、膈两面(图 13-25)。脾的膈面隆凸,脏面凹陷。脏面的中央处有脾血管、淋巴管和神经等进出,称为脾门。进出脾门的结构为腹膜包被,形成脾蒂。脾的上缘有 2~3 个凹陷,称为脾切迹,剖腹探查时注意与破裂相鉴别。脾位于左季肋区肋弓的深处,适对第 9~11 肋,其长轴与第 10 肋一致(图 13-26)。左季肋区受暴力打击时,可能导致脾破裂。脾表面被覆浆膜,浆膜下有结缔组织和平滑肌构成的弹力膜包裹脾实质。脾受暴力打击破裂时,若被膜也有破裂,血液将流入腹膜腔;若被膜未破裂,血液则聚集在被膜深面,形成被膜下血肿。脾的变异有副脾、脾缺失或多脾、异位脾等,其中副脾出现率为 15%~40%。副脾的结构、功能与脾相同,但位置、数目、大小变化甚大。

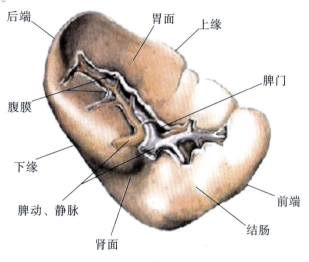

图 13-25　脾的形态

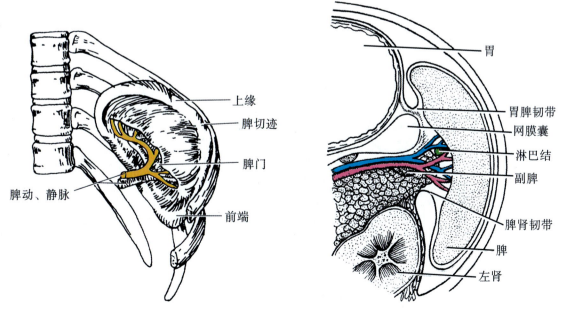

图 13-26　脾的解剖位置及毗邻

2.脾的韧带　连脾至胃大弯和胃底的腹膜是胃脾韧带,内有胃短血管和胃网膜血管;连脾至膈的腹膜称为脾膈韧带;将脾连至结肠左曲的叫脾结肠韧带;自脾向下连至左肾的腹膜,为脾肾韧带,内有脾血管、胰尾等。

3.脾的血管、淋巴引流和神经支配　脾动脉发自腹腔干,沿胰上缘迂曲左行,除在脾门附近分支入脾外,还有胃短动脉、胃后动脉、胃网膜左动脉和胰动脉等,分布于相应的器官。脾静脉在脾门处由数条脾支汇合形成,紧贴胰腺后面行向右,在胰颈后方与肠系膜上静脉汇合为肝门静脉。脾静脉沿途还收纳胰的静脉和肠系膜下静脉。脾的淋巴引流入脾淋巴结,最后汇入腹腔淋巴结。来自腹腔神经丛等处的交感神经和副交感神经纤维,围绕脾动脉形成脾丛,随动脉分布到脾。此外,脾膈韧带和脾的腹膜,还有左膈神经的感觉纤维分布,脾发生疾病时可出现左肩部牵涉性疼痛。

四、胃肠道

(一)食管腹部

食管腹部的上端在第10胸椎平面膈的食管裂孔处与食管胸部移行,之后斜向左下方至第11胸椎左侧接胃的贲门。其长度和外径均为2 cm左右。食管腹部的右缘与胃小弯相续,左缘与胃底之间有一明显凹陷,称为贲门切迹,从此切迹最低点向右做一水平线,可作为食管与胃的分界线。食管腹部的前面和两侧被腹膜覆盖,其后部和贲门后部无腹膜覆盖,与左膈下腹膜外间隙的结缔组织相连。迷走神经的前、后干自食管腹部肌层表面的结缔组织中行向胃的前、后壁,前干多在食管前面的中线附近,后干一般位于食管后面中线的右后方。食管腹部由膈下动脉和胃左动脉的食管支营养。

(二)胃

胃是消化管最膨大的部分,介于食管与十二指肠之间,有受纳食物的作用,也有部分消化、吸收和内分泌功能,其平均容量新生儿10~30 ml,成人在1 500 ml左右,少数人可达3 000 ml之多。胃的形状、大小和位置变化很大,这取决于人的年龄、性别、体位和体型、充盈程度、周围器官的状态和呼吸运动等。

1.胃的形态和分区　胃一般呈前后略扁平的曲颈瓶状,其长轴从左上方斜向右下方,可分为占胃大部分的垂直部(包括贲门部、胃底和胃体部)和占胃小部分的水平部(包括胃窦部和幽门)。一般将胃分为贲门、胃底、胃体、胃窦和幽门5个区域(图13-27)。

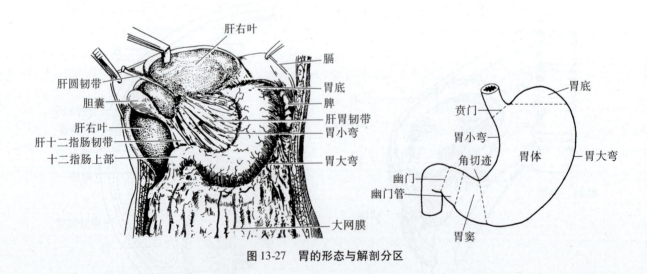

图13-27　胃的形态与解剖分区

(1)贲门　在前腹壁深面约10 cm,离门齿约40 cm。与第11胸椎体高度相当(或第9胸椎棘突左侧约2.5 cm处),为胃的入口,与食管腹段相连。食管腹段与贲门的右侧面包于小网膜内,前面及左侧为腹膜所覆盖,后面为膈食管韧带,因此,尽管胃的移动性很大,但贲门位置却较固定。贲门在食管裂孔下方 2 cm 处。

（2）胃底　胃的最上部分,位于贲门至胃大弯水平连线之上。胃底上界为横膈,其外侧为脾,食管与胃底的左侧为 His 角。

（3）胃体　胃底以下部分为胃体,其左界为胃大弯,右界为胃小弯;胃小弯垂直向下突然转向右,其交界处为胃角切迹,胃角切迹到对应的胃大弯连线为其下界。胃体所占面积最大,含大多数壁细胞。

（4）胃窦　自胃角切迹向相对应的胃大弯边缘做一连线,该连线与幽门之间的部分称为胃窦部。胃窦的大弯侧常有一浅沟,此沟的左侧为幽门窦,其右侧为幽门管。

（5）幽门　幽门为胃的出口,向下接十二指肠。幽门的位置有很大的个体差异,而且随体位和胃的盈虚情况而有所不同。幽门的浆膜面见一环行浅沟,幽门前静脉沿此沟的前面下行。幽门前静脉在手术中被作为确定幽门的标志。胃的环行肌在幽门处增厚形成括约肌,此处的黏膜呈瓣状,叫幽门瓣。

2. 胃的位置与毗邻　胃的大部分位于左季肋区,小部分位于腹上区,贲门位于第 11 胸椎左侧,幽门位于第 1 腰椎右侧。胃前壁的前方,左侧有膈,右侧有肝,二者下方的胃前壁与腹前外侧壁相接触,此区常被称为胃裸区。胃后壁隔网膜囊与膈、脾、胰、左肾、左肾上腺、横结肠及其系膜等相毗邻,这些器官和结构统称为胃床,其中胰腺与胃后壁关系最为密切。

3. 胃的韧带　胃的前后壁均有腹膜覆盖,腹膜自胃大、小弯移行到附近的器官,即为韧带和网膜。

（1）肝胃韧带与肝十二指肠韧带　肝胃韧带连接肝左叶下横沟和胃小弯。肝十二指肠韧带连接肝门与十二指肠,共同构成小网膜,为双层腹膜结构。肝十二指肠韧带中含胆总管、肝动脉和门静脉。

（2）胃结肠韧带　连接胃和横结肠,向下延伸为大网膜,为 4 层腹膜结构。大网膜后层与横结肠系膜的上层相连,在横结肠肝区与脾区处,二者之间相连较松,容易解剖分离;而在中间,两者相连较紧。解剖胃结肠韧带时,注意避免伤及横结肠系膜中的结肠中动脉。

（3）胃脾韧带　连接脾门与胃大弯左侧,内有胃短血管。

（4）胃膈韧带　由胃大弯上部胃底连接膈肌。全胃切除术时,游离胃贲门及食管下段需切断此韧带。

（5）胃胰韧带　为胰腺上缘到胃体、贲门和胃底后面的移行腹膜,在韧带的左缘有由胃左动脉通过而构成的胃胰皱襞,胃胰韧带左 2/3 由单层腹膜构成,右 1/3 由两层腹膜构成。在胃窦部的后壁,有与胰体、颈部包括右横结肠系膜根部相连的腹膜皱襞。在胃切除时,将此韧带切开后方能游离出幽门部及足够长度的十二指肠。

4. 胃的血供、淋巴和神经

（1）胃的动脉　胃的血液供应十分丰富。一般情况下,胃的动脉完全来自腹腔干及其分支,沿胃大、小弯分别形成动脉弓。胃左动脉又称为胃冠状动脉,由腹腔干分出,向左上方行至贲门,然后转向右方,沿胃小弯向右行,与胃右动脉吻合,沿途发出许多小支至胃的前后壁。胃左动脉第 1、2 分支之间可作为胃大部切除时,在小弯侧切断胃壁的标志。胃右动脉起源于肝固有动脉或胃十二指肠动脉,行走至幽门上缘,转向左,在肝胃韧带中沿胃小弯,从左向右,沿途分支至胃前、后壁,到胃角切迹处与胃左动脉吻合。胃网膜左动脉由脾动脉发出,经过胃脾韧带,在大网膜前两层之间沿胃大弯下缘向右行,与胃网膜右动脉相吻合,途中分支至胃的前、后壁和大网膜,它的第 1 个分支的部位常作为胃大部切除时在大弯侧切断胃壁的标志。胃网膜右动脉由胃十二指肠动脉发出后,在大网膜前两层之间沿胃大弯下缘向左行,与胃网膜左动脉吻合,途中发出分支至胃前、后壁和大网膜。胃短动脉由脾动脉发出,可有 3～5 支,经过胃脾韧带分布于胃底。胃后动脉起自脾动脉,经网膜囊后壁的腹膜深面上行,沿胃膈韧带至胃后壁上部,见于 60%～80% 的人(图 13-28)。

（2）胃的静脉　胃的静脉大体与同名动脉伴行,没有静脉瓣,彼此之间交通支丰富,分别注入脾静脉、肠系膜上静脉或直接注入门静脉。

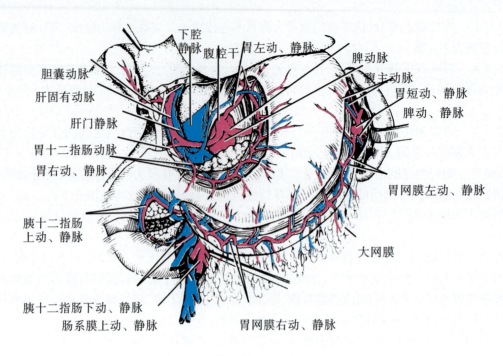

前面观

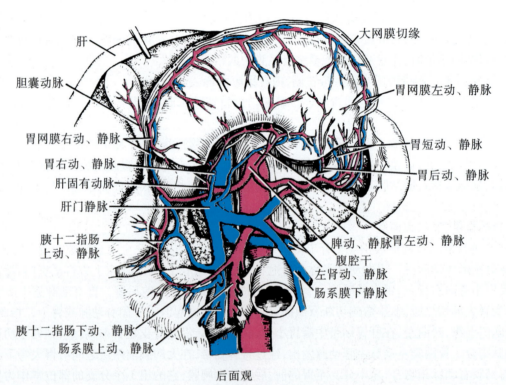

后面观

图 13-28 胃的血管

（3）胃的淋巴 胃的淋巴非常丰富，胃壁各层中都分布着丰富的毛细淋巴管，胃黏膜的固有层中有毛细淋巴管网，以后汇成淋巴集合管进入黏膜下层，再形成淋巴网，穿过肌层至浆膜下层，并穿过浆膜经淋巴输出管注入胃周围淋巴结，其走行方向大体与胃的主要动脉方向一致（图 13-29）。

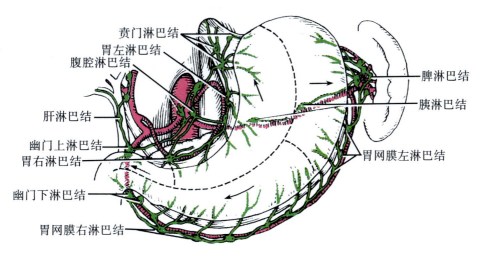

图 13-29　胃的淋巴引流

（4）胃的神经　胃的交感神经节前纤维来自脊髓第 5（或第 6）至第 9（或第 10）胸节形成的内脏大神经,至腹腔神经节换元后参与构成腹腔丛,再由该丛发出分支沿腹腔干的分支走向胃,交感神经兴奋抑制胃的蠕动和减少胃液分泌。胃的副交感神经则来自迷走神经,副交感神经兴奋可促进胃的蠕动和加强胃液的分泌。迷走神经前、后干贴在食管右侧半的前、后面经食管裂孔入腹腔,迷走神经前干的分支包括:①肝支,通常发自前干的右侧,行于两层小网膜之间,经静脉韧带裂入肝。该支多为1～2 支,平均长度 3.4 cm。②胃前支,沿小弯侧走行于小网膜两层之间,沿途发出 4～6 支胃体前支与小弯侧动脉弓的胃前壁支伴行分布于胃体前壁,最后于角切迹附近分出 1～3 支幽门支,又称为"鸦爪"支,分布于幽门管前壁和幽门窦等处。迷走神经后干的分支包括:①腹腔支,是迷走神经在腹腔内发出的最大的一支,常沿胃左动脉达腹腔丛,再由腹腔丛发出分支伴交感神经纤维,沿各器官的动脉分布于小肠、结肠（至结肠左曲）、胰、脾、肾、肾上腺等腹腔器官。②胃后支,沿胃小弯深部走行,沿途发 4～6 支胃体后壁支,伴小弯动脉弓的胃体后壁支分布到胃后壁,其终末支有 2～4 支称为幽门支或"鸦爪"支,分布于幽门管后壁和幽门等处（图 13-30）。

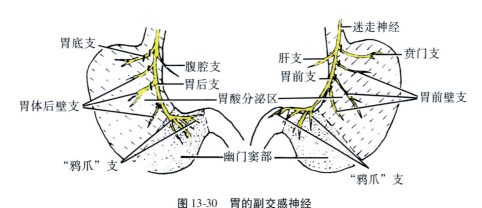

图 13-30　胃的副交感神经

（三）十二指肠

十二指肠是小肠最上段的部分,始于胃幽门,位于第 1 腰椎右侧,呈"C"形,包绕胰头部,于十二指肠空肠曲处与空肠相接,位于第 2 腰椎左侧,长 25～30 cm。与其他小肠不同之处:部位较深,紧贴腹后壁第 1～3 腰椎的右前方;较固定,除始末两处外,均在腹膜后;肠腔较大;与胰胆管关系密切。

1.十二指肠的分部　十二指肠呈蹄铁形时,明显地分为 4 个部分。

（1）第一部或上部　此部又称为球部,是十二指肠的开始部,其管径 4～5 cm,是十二指肠中最粗的肠段,与横结肠管径大体相等。十二指肠球部位于第 12 胸椎和第 1 腰椎之间高度的右侧,走向右后方并略向上,至胆囊颈附近即转折向下,移行为十二指肠第二部。在十二指肠第一部和降部移行处的弯曲称为十二指肠上曲,它距正中线右侧约5 cm。十二指肠第一部是腹膜内位器官,所以活动度较大。

(2)第二部或降部 长约8 cm,绕胰头右侧呈弓状下行,与上部形成十二指肠上曲,沿第2腰椎右侧下行,至第3腰椎下缘处急转向左移行为水平部,移行部的弯曲称为十二指肠下曲。降部的后内侧壁上。胆总管和胰管共同穿入肠壁,形成十二指肠纵襞。胆总管和胰管的末端汇合成肝胰壶腹(Vater壶腹),开口于十二指肠纵襞下端的十二指肠大乳头,其中66%开口在降部的下1/3段,27%开口于降部中1/3段,距幽门7.5~10 cm(图13-31)。

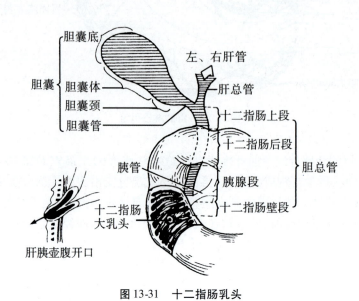

图13-31 十二指肠乳头

(3)第三部或横部 又称为下水平部,长约7.5 cm,在第3腰椎的右外缘几呈水平方向左上行,沿腹主动脉左侧上升,移行而为第四部。

(4)第四部或升部 长约3 cm,由水平部末端起沿脊柱第3腰椎左侧上升至第2腰椎左侧,急转向左前下,形成十二指肠空肠曲。此曲被十二指肠悬韧带(Treitz韧带)固定在右膈脚上。手术时常以该韧带来确定空肠的起点。

2.十二指肠的毗邻关系 十二指肠第一段的近幽门端为腹膜内位器官,第一段的其余部分的前面有腹膜遮盖,而后面以结缔组织连于下腔静脉和腹后壁。在其结缔组织中还包含有胃十二指肠动脉、胆总管和门静脉。十二指肠第一段的上缘与小网膜的右缘(肝十二指肠韧带)相连,而该部的前上方与肝右叶及胆囊颈邻接,后上方与网膜孔相对(图13-24)。

大网膜附着于十二指肠第一部左半侧的下缘,并在该部的下方和后方与胰头及胰体相邻。十二指肠第二段的前面有横结肠系膜根横过,在此,两层系膜分别向上、下移行并覆盖降部前面。十二指肠第二部的外侧也被腹膜遮盖,并与升结肠末端及结肠肝曲相邻;内侧则借疏松结缔组织与胰头相接。

十二指肠第二部的后面与右肾内缘的前面、右输尿管、右肾血管、右腰大肌及下腔静脉的右缘相贴,并借疏松结缔组织相连。胆总管经过降部的内后侧与胰头之间,并与胰管并行斜穿十二指肠壁,两管在肠壁内汇合成一膨大的梭形管腔,即肝胰壶腹,最后开口于十二指肠乳头。

十二指肠第三部前面和下部大部分为腹膜遮盖,与空肠袢相邻。后面与右输尿管、右精索内(或卵巢)血管、右腰大肌、下腔静脉和腹主动脉相邻。第三部的上面与胰头和胰十二指肠下血管相邻。肠系膜上动脉发自腹主动脉,自胰颈左后下穿出,越过第三部前面。

3.十二指肠的血管、淋巴和神经

(1)十二指肠的动脉 主要来自胰十二指肠上动脉和胰十二指肠下动脉。胰十二指肠上动脉是胃十二指肠动脉的分支,又分为胰十二指肠上前动脉和胰十二指肠上后动脉,分别沿胰头前后与十二指肠降部间沟内下行。

胰十二指肠下动脉是肠系膜上动脉的分支,也分为前、后两支,沿胰头前后与十二指肠水平部间沟内上行,分别与相应的胰十二指肠上前、后动脉吻合,形成前、后两动脉弓,于腹腔动脉和肠系膜上动脉间形成广泛动脉吻合网。

(2)十二指肠的静脉　常与同名动脉伴行,但位置较浅表。回流的静脉汇入脾静脉、肠系膜上静脉和门静脉。十二指肠的静脉中,对幽门前静脉应予注意,它为区分幽门与十二指肠的可靠标志,常称为 Mayo 幽门静脉。

(3)十二指肠的淋巴　十二指肠的淋巴输出管主要汇入胰十二指肠前和后淋巴结。胰十二指肠前淋巴结位于十二指肠降部附近的胰头前面,它的输出管再入幽门下淋巴结。胰十二指肠后淋巴结位于胰头的后面,沿胆总管和营养十二指肠的动脉分布,它们的输出淋巴管入肠系膜上动脉起始部的淋巴结。十二指肠上水平部的一些淋巴管,则入幽门下淋巴结和脾淋巴结。十二指肠下水平部和升部的淋巴管,入肠系膜上淋巴结。

(4)十二指肠的神经　源自 Auerbach 和 Meissner 神经丛,副交感神经来自迷走神经的前支和腹腔支。交感神经来自腹腔神经节的内脏神经。

(四)空肠及回肠

小肠是消化道中最长的器官,上起幽门,下至盲肠,分为十二指肠、空肠和回肠 3 部分。在正常成人体内小肠的长度变异很大,一般而言与个体身高成正比,与小肠的运动状态也有很大关系,小肠全长 3～5 m。

1.空肠及回肠的形态和位置　空肠和回肠全部在腹腔内,仅靠小肠系膜附着于腹后壁,活动度极大。被小肠系膜附着的一侧肠壁为系膜缘,对侧肠壁称为游离缘或对系膜缘。空肠多占据于上腹部,特别是在左上腹,与胰腺、脾、结肠、左肾和左肾上腺相邻。相对而言,回肠多位于下腹部,特别是右下腹和盆腔,其毗邻器官包括膀胱和子宫、输卵管及卵巢。

空肠与回肠之间虽无明显界限,但空肠的肠腔直径较回肠大,肠壁较回肠厚,肠绒毛也较回肠致密。空肠的肠系膜血管一般只有 1～2 级血管弓,发出较长的直支进入空肠的肠系膜边缘,且肠系膜内脂肪较少。回肠的系膜血管有 3～4 级的血管弓相互吻合,进入回肠系膜边缘的直支较短,回肠系膜内含有大量脂肪,有时血管走向难以看清(图 13-32)。

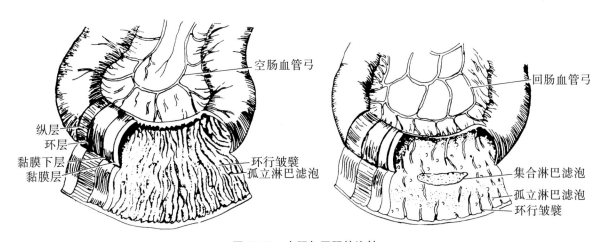

图 13-32　空肠与回肠的比较

空肠及回肠的系膜称为小肠系膜,其系膜根从第 2 腰椎左侧的十二指肠空肠曲起,斜向右下止于右骶髂关节前面,全长约 15 cm,中途跨越十二指肠水平部、主动脉、下腔静脉、右腰大肌、右输尿管和右睾丸动脉(或卵巢动脉)。从系膜根的上下端至肠壁,系膜的长度很短;在中部则很长,达 20 cm 或更多。所以大部分空肠及回肠活动度大,它们在腹腔内的位置顺序大致是腹腔的左上部、右侧部、左髂窝、盆腔和右髂窝。

空肠及回肠的肠壁和其他消化管一样,由外膜、肌层、黏膜下层和黏膜层构成。外膜又称浆膜层,由腹膜构成,包绕肠壁的绝大部分,只留下系膜缘处小部分没有腹膜包绕。肌层由外纵内环层构成,外纵层较薄,内环层较厚,二肌层间有肌间神经丛。黏膜下层由疏松结缔组织构成,内含丰富的血管、淋巴管和黏膜下神经丛,并含有散在的小而圆的孤立淋巴滤泡(或称淋巴结)。在回肠除孤立淋巴滤泡外尚有集合淋马滤泡。黏膜层覆以单层柱状上皮,上皮下为固有膜,借黏膜肌与黏膜下层分隔。黏膜层形成许多环行皱襞,从皱襞表面伸出许多微细的绒毛。

2.空肠及回肠的血供、淋巴和神经

(1)空肠及回肠的血液供应 来自肠系膜上动脉的左侧分支即肠动脉。肠系膜上动脉,在腹腔干起点的稍下方,平第1腰椎在胰体及脾静脉后方发自腹主动脉的前壁,下降于胰钩突和十二指肠水平部前方进入肠系膜根,继而向右下方斜行于肠系膜两层腹膜之间达右髂窝处,其末端与它本身发出的回结肠动脉的分支吻合。肠系膜上动脉的整个行程稍凸向左侧,其前方有肠系膜上静脉与之伴行。动脉自其弯曲的凸侧由上而下,依次发出胰十二指肠下动脉及肠动脉;自其凹侧由下而上,依次发出回结肠、右结肠动脉和中结肠动脉。肠动脉数目变化颇大,以12~16支者为多,按分布区分为空肠动脉和回肠动脉,每条肠动脉先分为两支,相邻的分支吻合成第一级动脉弓,弓又发支,再吻合,如此发支、吻合可达五级弓。从最末的一级弓发出许多小的直动脉,经小肠系膜缘垂直穿入肠壁,它们在肠壁内吻合不丰富。行空肠及回肠部分切除吻合术时,除肠系膜做扇形切断外,对肠的切断还应增加20°~30°角的开口朝向肠对系膜缘(即应较扇形更多切除对系膜缘的肠壁),以保证吻合的肠管有充分的血液供应(图13-33)。空肠上部只有一级动脉弓,向下逐渐增加;空肠下部和回肠上部的动脉弓最多,再向下又逐渐减少,到回肠末段,仅有一级动脉弓。动脉弓的存在,可保证迂回盘曲的小肠在蠕动时不致局部缺血。

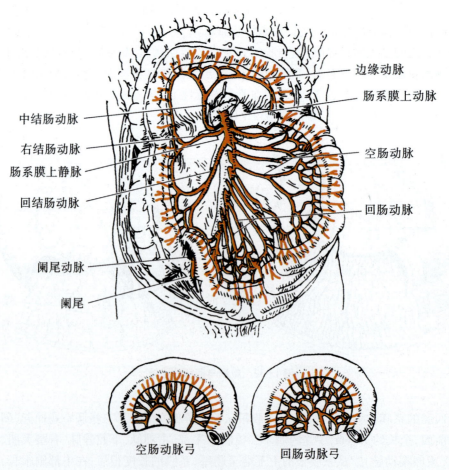

图13-33 空肠及回肠的血供

（2）空肠及回肠的静脉　与动脉伴行,最后汇合成肠系膜上静脉,经同名动脉的右侧上行,在胰腺头体交界的后方与脾静脉合成门静脉进入肝。

（3）空肠及回肠的淋巴　黏膜内的淋巴管沿血管离开肠壁进入小肠系膜内的肠系膜淋巴结。后者分3群,远侧群沿肠管排列,中间群沿血管袢排列,近侧群沿肠系膜上动脉主干排列,最后与腹腔淋巴结的输出管汇合成肠干注入乳糜池。

（4）空肠及回肠的神经　支配空肠与回肠的神经来自腹腔神经丛,由腹腔神经丛发出神经纤维组成肠系膜上丛,缠附于肠系膜上动脉,并随其分支分布于空、回肠。肠系膜上丛内的交感神经能抑制小肠蠕动,副交感神经(迷走神经)则有促进小肠蠕动和腺体分泌的功能。空、回肠的内脏传入纤维经交感神经和迷走神经传入脑和脊髓,能传导机械性、化学性和伤害感觉冲动。

（五）结肠

结肠起自右髂窝,以回盲瓣与回肠相接,沿小肠袢周围绕行,在左髂窝又向右上方行进,至骶岬附近再转向下,沿骨盆后壁下行,在第3骶椎水平续为直肠。结肠包括盲肠、升结肠、横结肠、降结肠及乙状结肠等5部分(图13-34)。成人结肠全长1.2~2 m,平均1.5 m,约为小肠长度的1/4。管腔直径逐渐由大变小,盲肠最粗,约7.5 cm;乙状结肠直肠交界处最细,约2.5 cm。临床上也将结肠分为右半结肠和左半结肠,分界线在横结肠右2/3与左1/3交界处,即胚胎中肠与后肠移行处。

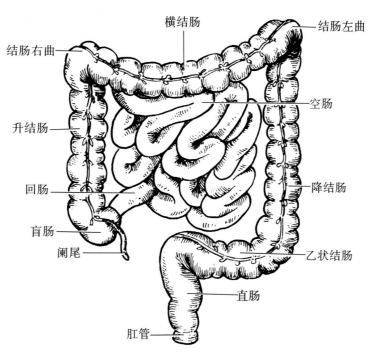

图13-34　结肠解剖形态

结肠的位置、形态、管径、固定程度等解剖上与小肠有明显区别。结肠有3个特征性结构:①结肠带,由肠壁纵肌纤维聚集形成,沿肠纵轴排列,有3条,系膜附着处的称为系膜带,在升、降和乙状结肠各段肠壁后内侧缘,即肠管与后腹膜相连接处,在横结肠则位于后上方横结肠系膜附着处;大网膜附着处的称为网膜带,因横结肠前上壁有大网膜附着得名,在升、降及乙状结肠各段,网膜带位于肠壁后外侧缘;二者之间的为独立带或游离带,在升、降和乙状结肠壁前缘,横结肠下缘。在盲肠、升结肠及横结肠上结肠带清晰明显。从降结肠至乙状结肠带,结肠逐渐变宽,渐不明显,至直肠乙状结肠交界处分散形成直肠纵肌。②结肠袋,是因结肠带较肠管短,导致结肠收缩,结肠带间的肠壁膨出形成节段性的囊状突出。③肠脂垂,或称为脂肪垂,指脂肪在结肠带附近浆膜下的聚集。靠结肠近端较扁平,远端多呈球形或带蒂。另外,结肠壁较薄,结肠袋间横沟处环肌增厚,黏膜向肠腔内突起,形成结肠半月襞。

结肠及其系膜大部分紧贴于腹后壁,腹后壁筋膜由浅至深分为3层:①腹后壁腹膜及其形成的融合筋膜,称为Toldt筋膜。②腹膜下筋膜,在肾、肾上腺、输尿管、腹主动脉及腔静脉等处分为前后两叶,包绕这些器官,包绕肾和肾上腺的前后两叶又分别称为肾筋膜的前后叶。③腰肌筋膜,覆盖于腹后壁肌肉的表面,前方与腹膜下筋膜相连续,后方在中线附着于脊柱前缘。

结肠壁如小肠一样,也分为黏膜、黏膜下层、肌层和外膜4层。黏膜表面无绒毛,也无环行皱襞。黏膜表面上皮由吸收细胞和杯状细胞组成,黏膜的固有层有肠腺,含未分化细胞。结肠上皮经常脱落,不断由肠腺来补充,更新期约6 d。

1. 结肠各部

(1) 盲肠与阑尾 盲肠为结肠起始部,在结肠各段中最短。左接回肠;于回盲瓣上缘向上延续为升结肠,肠外解剖分界为右髂嵴平面;下界为膨大盲端,在其始端的后内壁上有阑尾的开口。盲肠平均长6~8 cm,宽7.5 cm。盲肠肠壁最薄,位于右髂窝内,体表投影位置相当于腹股沟韧带外侧半的上方。高位者可位于髂窝上方,甚至右肝内下方;低位者可低至小骨盆内,罕见左髂窝及腹腔中部,这是胚胎发育时中肠异位旋转所致。盲肠表面的3条结肠带向内下后方集中于阑尾根部。

盲肠为腹膜内位器官,系膜短小,活动度有限。5%的人盲肠后壁无腹膜,直接贴附于腹后壁,为腹膜间位器官,无活动性。少数情况下,盲肠与回肠末段有共同系膜,形成移动性盲肠。

盲肠内侧壁有回肠末端开口,称为回盲结肠口,呈卵圆形。回肠末端的环形肌自回盲结肠口突入盲肠内,表面覆以黏膜,上下两缘各形成一个半月形黏膜皱襞,呈漏斗状,称为回盲瓣。上缘皱襞附着于回肠与升结肠的交界线上,近似水平位;下缘皱襞附着于回肠与盲肠交界线上。回盲瓣的体表投影在右腹股沟韧带中点上方8~10 cm处。当盲肠内压力增高时,回盲瓣的上下两瓣互相贴近,可阻止盲肠内容物逆流入回肠。回盲瓣内的环形肌还具有括约肌的功能,可控制食糜进入结肠的速度。

盲肠后面为髂腰肌,两者之间有髂腰筋膜、髂腹股沟神经和股外侧皮神经横过,盲肠后位阑尾可位于髂腰肌表面。盲肠内侧面与右侧腰大肌、生殖股神经、右髂血管、右精索(卵巢)血管及右输尿管相邻。盲肠前面为腹前壁。当盲肠空虚时,小肠袢和大网膜可充填其间。盲肠的周围有回盲上、回盲下及回盲后3个隐窝。

临床上通常将回肠末端、盲肠和阑尾统称为回盲部。

阑尾是从盲肠游离端的后内侧壁上伸出的一条细长的盲管,远端游离,蚯蚓状,又称为蚓突。其长短粗细可有较大变异,长2~20 cm,多数6~8 cm;直径0.3~1 cm,多数0.5~0.6 cm。阑尾缺如极罕见。阑尾开口于盲肠后内侧壁回盲瓣下方2~3 cm处。开口处有半月形的黏膜皱襞,称为Gerlach瓣或阑尾瓣,可阻挡粪便坠入。阑尾系膜恒定,是回肠末端后方与阑尾间的腹膜皱襞,基底附着于回肠末段的后侧,呈三角形,较阑尾短,使阑尾呈屈曲状。因阑尾位置与方向不恒定,阑尾系膜的长短、宽窄可不同。阑尾系膜中有分布至阑尾的血管、淋巴管及神经等。阑尾动脉多起自回结肠动脉之回肠支,其主干沿阑尾系膜的游离缘行进至阑尾尖端,其分支在系膜内走向阑尾。阑尾动脉与周围的动脉无吻合支。阑尾静脉与动脉并行,经回结肠静脉注入肠系膜上静脉。阑尾壁内有丰富的淋巴网。淋巴管沿血管注入回结肠淋巴结,然后注入肠系膜上淋巴结。

(2) 升结肠 位于腹腔右侧,起于盲肠,沿腰方肌和右肾前面上升,至肝右叶下方向左转成结肠肝曲,或结肠右曲,移行于横结肠。升结肠全长12~20 cm,平均约15 cm;管径约6 cm。

升结肠为腹膜间位器官,固定于腹后壁,其后面没有腹膜,代之以Toldt筋膜。Toldt筋膜是由胚胎期肠系膜和后腹壁腹膜融合而成的。右半结肠来自胚胎时的中肠后部,背系膜将其连于腹后壁,胚胎时右半结肠各部分都有系膜,系膜内走行着支配右半结肠的血管。以后,由于中肠的旋转,小肠及其背系膜转向左下方,右半结肠及其背系膜转向右后方,最后,升结肠系膜的后壁以及升结肠背系膜的右叶与腹后壁腹膜相融合,形成右Toldt筋膜,埋于深层,而升结肠背系膜前叶则在腹腔内露出。11.7%(女性)~16.7%(男性)的升结肠完全为腹膜包裹,构成一短窄的系膜。

升结肠后面为右Toldt筋膜、右髂腰筋膜及右肾前外下部,其间的疏松结缔组织内有股外侧皮神经、髂腹下神经、髂腹股沟神经和第4腰动脉横过;前面与腹前壁相邻;外侧面与腹前外侧壁相邻,升结肠外侧与右侧腹壁腹膜之间形成右结肠旁沟,此沟与肝周间隙、右髂窝和盆腔相通,右侧膈下或肝周间隙的液体可顺此沟流入右髂窝及盆腔;升结肠内侧面与小肠袢相邻,隔后腹膜与下腔静脉、右侧卵巢(精索)血管、右输尿管为邻。

结肠肝曲位于右侧第9、10肋软骨的深面,肝右叶下方与右肾之间。大网膜腹壁结肠韧带将结肠肝曲连至侧、后腹壁,肝结肠韧带连至肝右叶下方,胆囊结肠韧带连至胆囊,肾结肠韧带连至肾筋膜前叶,膈结肠韧带连至横膈,故结肠肝曲十分固定,切断这些韧带才能使结肠肝曲游离。

疑有升结肠后壁损伤时,探查需沿升结肠外缘纵向切开其外侧腹膜,分离其与腹后壁间的筋膜,将升结肠翻向前内方,应注意勿损及右侧肾、输尿管、精索内血管及十二指肠。另一方面,探查需显露下腔静脉、十二指肠降段、胰头、右肾、右肾蒂等腹后壁结构时,需将结肠肝曲游离,将结肠肝曲推向前内侧。升结肠后壁损伤穿孔,早期无明显腹膜炎症状,但后期可出现严重的腹膜后感染。

(3)横结肠　起自结肠肝曲,向左经腹腔中部,至脾下极处从后向前弯成锐角,形成结肠脾曲,或称为结肠左曲,移行于降结肠。横结肠全长40~60 cm,管径约5.2 cm。横结肠完全被腹膜包裹,属腹膜内位器官,其系膜根部附着于腹后壁前面的器官,从右肾中部起,向左横过十二指肠降部、胰头和十二指肠空肠曲的前面,再沿胰体、胰尾下缘达左肾中部。横结肠系膜较宽,其近肝曲和脾曲处系膜相对较短,横结肠中段系膜较长,致横结肠呈弓状下垂,横结肠最低点可以到达下腹部。横结肠在体表的投影约为右侧第10肋软骨前端向左侧第9肋骨前端做一向下的弧形。结肠脾曲位于左季肋深部,是结肠中最固定的部分,紧靠脾下极,浅部覆盖有大网膜及大网膜延长至侧腹壁腹膜的粘连带;深部与脾之间有脾结肠韧带,与膈之间有左膈结肠韧带;其后上方有横结肠系膜连至胰尾,但在此处横结肠系膜与大网膜相融合;前外侧为肋弓,脾曲较肝曲位置高而深。

横结肠上方自右向左依次有肝、胆囊、胃大弯及脾,下方是小肠袢,前下方连于大网膜,且与腹壁间有大网膜相隔,后贴十二指肠降部、胰腺、十二指肠空肠曲及部分小肠。横结肠及其系膜将腹腔分为上、下两部分,在腹腔感染时,横结肠及其系膜有限制感染扩散的作用。

由于横结肠系膜根部与上述器官解剖部位关系密切,腹部战创伤探查十二指肠、胰腺等器官时,有时需游离结肠肝曲,打开胃结肠韧带,将横结肠系膜向下推移。操作时应注意避免损伤中结肠动脉。探查左肾、左肾上腺、肾蒂、腹主动脉等器官时,需游离结肠脾曲,将结肠脾曲翻向内前方。游离脾曲时应小心谨慎,避免损伤脾导致难以控制的出血。

(4)降结肠　自结肠脾曲开始,位于腹腔左侧,沿左肾外侧缘及腰方肌前面下行,至左髂嵴水平移行于乙状结肠。降结肠全长25~30 cm,管径约4.4 cm。与升结肠相似,降结肠亦为腹膜间位器官。其前面与两侧有腹膜覆盖,并被固定于腹后外侧壁。降结肠较升结肠离中线稍远,位置深而固定。

胚胎期后肠的旋转,使左半结肠及其背系膜由矢状位转向腹腔的左后方,降结肠后壁及背系膜后叶也与腹后壁腹膜相融合,形成左Toldt筋膜,降结肠背系膜前叶则于腹腔内露出。左Toldt筋膜的内界达腹主动脉前缘,外界为降结肠外缘与侧腹壁腹膜相连接处形成的皱襞,上界为横结肠系膜根部,并与胰后Toldt筋膜相连续,下界为乙状结肠系膜根部。

降结肠的毗邻与升结肠相似,后面为腹内筋膜、腰方肌、腹横肌以及左肾的外缘,其间尚有肋下血管、髂腹下神经、髂腹股沟神经和第4腰动脉等斜过;前面被小肠袢覆盖。

同升结肠一样,降结肠后壁损伤穿孔,可出现严重的腹膜后感染症状。

(5)乙状结肠　于左髂嵴平面起自降结肠,至第3骶椎上缘延续为直肠。全长15~50 cm,平均约38 cm,管径约4.2 cm,至直乙交界处最细约2.5 cm。呈"乙"字形弯曲,位于盆腔内。

乙状结肠属腹膜内位器官,其系膜呈"人"字形,根部附着于左髂窝内,向右下越过左髂总动脉,走行于骶髂关节前方。"人"的顶部即乙状结肠系膜根部恰位于左输尿管跨过盆缘处的前方,是术中寻找左输尿管的标志。乙状结肠系膜平均长约8.9 cm,中段较长,两端逐渐变短、消失,故乙状结肠与降结肠及直肠相连接处固定不能移动,而中段活动范围较大。

乙状结肠空虚时常被小肠袢遮盖,充盈时乙状结肠扩张可直接与腹前壁相接,也可伸入小肠袢之间。乙状结肠的外后侧与左髂外动静脉、左闭孔神经、股神经、生殖股神经、股外侧皮神经及精索内动静脉相邻;后面与左髂总动静脉、左髂内动静脉、输尿管和骶丛相邻;在盆腔内,男性与直肠及膀胱相邻,女性则与直肠、子宫底、输卵管及卵巢相邻。

2.结肠的血管、神经及淋巴

（1）结肠的动脉　供应结肠的动脉来源于肠系膜上动脉和肠系膜下动脉,前者主要供应右半结肠,后者主要供应左半结肠(图13-35)。

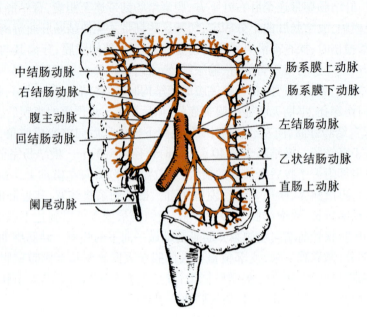

左侧标注（从上到下）：
中结肠动脉
右结肠动脉
腹主动脉
回结肠动脉
阑尾动脉

右侧标注（从上到下）：
肠系膜上动脉
肠系膜下动脉
左结肠动脉
乙状结肠动脉
直肠上动脉

图13-35　结肠的动脉

肠系膜上动脉分支包括:①中结肠动脉,多为1支,约25%的人可有2支或3支。在胰腺下方自肠系膜上动脉右侧壁发出,进入横结肠系膜内,分为左、右两支。左支向左于结肠脾曲处与左结肠动脉的升支吻合,分布至横结肠的左侧2/3;右支向右于结肠肝曲处与右结肠动脉的升支吻合,分布至横结肠右侧的1/3。中结肠动脉主干多在中线右侧进入横结肠系膜。约50%的人此动脉缺如,横结肠由左、右结肠动脉的分支供血。约10%的人有副中结肠动脉,自肠系膜上动脉的左侧壁或肠系膜下动脉发出,偏左侧进入横结肠系膜内,供应横结肠左侧段。②右结肠动脉,在中结肠动脉起始部的下方1~3 cm处,多自肠系膜上动脉发出(40%),也可与中结肠动脉共干(30%),或与回结肠动脉共干(12%)。其在后腹膜后面至升结肠内侧分为升支和降支,分别与中结肠动脉的右支及回结肠动脉的分支吻合。③回结肠动脉,起自肠系膜上动脉下端右侧,沿腹后壁腹膜后向右下,于近盲肠处发出结肠支、盲肠支、回肠支和阑尾动脉。

肠系膜下动脉分支包括:①左结肠动脉,多为1支,在肠系膜下动脉根部下方2~3 cm处发出,或与乙状结肠动脉第1支共干发出。越过左输尿管前方,至降结肠附近分为升、降两支,分别与中结肠动脉左支及乙状结肠动脉第1支的升支吻合,供应结肠脾曲及降结肠。②乙状结肠动脉,起自肠系膜下动脉或与左结肠动脉共干。通常有3~4支,在乙状结肠系膜内呈扇形分布,每支又分为升支和降支,且彼此吻合成弧形的动脉弓,最后发出直支分布于乙状结肠。乙状结肠动脉最末1条的降支与直肠上动脉的分支直肠乙状结肠动脉间无吻合。Sadeck曾认为乙状结肠动脉最末1支的起始点是一临界点。如在此点以下结扎直肠上动脉,将会引致直肠上部坏死。但临床证明,直肠上端可由直肠下动脉的分支供血,所谓Sudeck危险点并无临床意义。也有研究证明,乙状结肠动脉最末1支与直肠上动脉间有交通支的占64%。

回结肠动脉、右结肠动脉、中结肠动脉、左结肠动脉以及乙状结肠动脉发出的分支,在近结肠肠壁系膜缘处,相互吻合形成1条自回盲部至直肠乙状结肠交界的完整动脉弓,称之为边缘动脉,再由其发出终末动脉支,终末动脉又分出长支和短支,与肠管呈垂直方向进入肠壁。短支多起自长支,少数起自边缘动脉,供应系膜缘侧的2/3肠壁;长支先行于结肠带间的浆膜下,然后穿入肌层,沿途发出多条小支供应系膜缘侧的2/3肠壁,另有小支至肠脂垂。其终末支穿过网膜带及独立带附近的肠壁,最终分布至系膜对侧1/3肠壁。长短支之间除在黏膜下层有吻合外,其余部位很少有吻合,因此,长支是肠壁的主要营养动脉,手术时不可将肠脂垂牵拉过度,以免损伤长支。

由于存在完整的边缘动脉弓,若近根部结扎、切断肠系膜下动脉,或回结肠动脉、右结肠动脉、中结肠动脉、左结肠动脉及乙状结肠动脉的某一主干,保留侧支吻合点,则其供应的肠段可经相邻动脉的升支或降支供血,多数情况下不会造成肠段的血供障碍。但少数情况下存在边缘动脉中断或侧支吻合不足,常见于3个部位:①回结肠动脉与右结肠动脉之间;②左结肠动脉的降支和升支之间,此两分支间的次级弓可代偿边缘动脉的供血不足;③乙状结肠最末支和直肠上动脉间。临床上做结肠手术时,当某一动脉被结扎后,肠壁是否能够保留,取决于肠壁的终末动脉是否有搏动。

(2)结肠的静脉　结肠静脉的收纳范围与同名动脉的分布范围相同。右半结肠静脉回流入肠系膜上静脉,左半结肠的静脉回流入肠系膜下静脉。肠系膜上静脉在同名动脉的右侧经肠系膜根上行,至胰头后面与脾静脉会合成门静脉,肠系膜下静脉多在胰腺后方汇入脾静脉。

肠系膜上静脉的长度平均为6.5 cm,近端宽径平均为1.5 cm,中点宽度平均为1.2 cm,远端平均为0.8 cm。其属支有回肠静脉、空肠静脉、胃网膜右静脉、中结肠静脉、右结肠静脉和回结肠静脉。上支各属支分别与同名动脉伴行,回流到相应肠段的静脉网。

右半结肠静脉解剖上常有变异。Yamaguchi通过对58例尸体的研究发现,所有58例均为单一的回结肠静脉,汇入肠系膜上静脉。56.9%(33/58)缺乏右结肠静脉,43.1%(25/58)有单一右结肠静脉,56%(14/25)的右结肠静脉汇入肠系膜上静脉,44%(11/25)汇入胃结肠静脉干。中结肠静脉变异最大,37.9%(22/58)有单一中结肠静脉,50%(29/58)的患者有2支,12.1%(7/58)有3支,中结肠静脉直接汇入肠系膜上静脉者占84.5%(49/58),12.1%(7/58)汇入胃结肠静脉干。有2例尸体中结肠静脉汇入脾静脉和肠系膜下静脉。43例出现副中结肠静脉,其中17例汇入肠系膜上静脉,23例汇入胃结肠静脉干。69%(40/58)出现胃结肠静脉干,由右结肠静脉构成的占27.5%(11/40;其中1例伴副中结肠静脉),由中结肠静脉构成的占75%(30/40;其中7例中结肠静脉主干,23例副中结肠静脉)。

肠系膜下静脉由直肠上静脉、乙状结肠静脉、左结肠静脉汇合而成,从直肠上静脉与最下乙状结肠静脉的汇合点到汇入下腔静脉处长度为4~22 cm,平均为13.2 cm,近终端的宽径为0.15~1.01 cm,平均0.85 cm。

(3)结肠的神经　结肠由肠系膜上、下神经丛支配。神经丛分别盘绕着肠系膜上、下血管,其所含的交感神经纤维来自腰交感神经节,分布到全部结肠;所含的副交感神经纤维,自迷走神经背核发出,随迷走神经分布到结肠左曲以上的结肠;降结肠、乙状结肠则由骶第2、4脊髓节段的骶中间外侧核发出的副交感神经支配。

(4)结肠的淋巴　结肠的淋巴结可分为4组:①结肠上淋巴结,位于肠壁的浆膜下及脂肪垂中,肠壁浆膜下及黏膜下的淋巴管丛在肌层内吻合后首先注入结肠上淋巴结;②结肠旁淋巴结,位于边缘动脉弓附近,或边缘动脉与肠壁之间;③中间淋巴结,沿各结肠动脉分布,来自结肠旁淋巴结的淋巴均入此中间淋巴结群;④中央淋巴结,位于肠系膜上、下动脉根部周围。

结肠壁的淋巴即经上述淋巴结群引流(图13-36)。右半结肠的淋巴汇入肠系膜上动脉根部之淋巴结,与小肠的淋巴沟通。左半结肠的淋巴则汇入肠系膜下动脉根部之淋巴结群。肠系膜上、下淋巴结与腹腔淋巴结共同组成肠干。但有一部分结肠淋巴管汇入腰淋巴结而入腰干。结肠的淋巴除流入相应的淋巴结外,也和相邻动脉弓附近的淋巴结相通。

(六)直肠及肛管

直肠位于盆腔内,上端在第3骶椎平面与乙状结肠相连接,向下沿骶尾骨前面下行,穿盆膈移行于肛管,全长12~15 cm,直肠壶腹部管径5~11 cm,平均约7.7 cm。

直肠近端和远端的定义仍存在一定争议,多数学者沿用经典解剖描述,即直肠乙状结肠交界是在第3骶椎上缘,或第2骶椎下缘水平,乙状结肠系膜消失移行为直肠。但临床上多数以骶骨岬作为分界,手术中将乙状结肠由盆腔牵出,拉紧直肠,以骶骨岬为标志,上方为乙状结肠,下方为直肠。直肠穿盆膈移行于肛管。

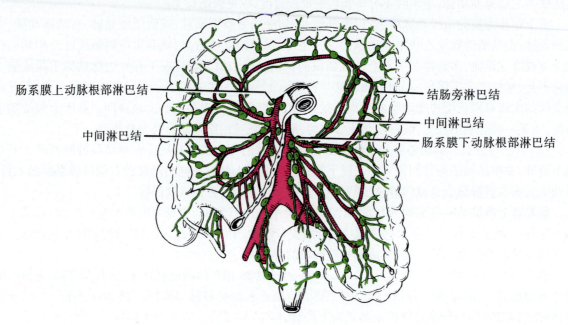

肠系膜上动脉根部淋巴结

中间淋巴结

结肠旁淋巴结

中间淋巴结

肠系膜下动脉根部淋巴结

图 13-36 结肠的淋巴结

1. 直肠肛管分段 解剖学上的直肠上起第 3 骶椎平面,下穿盆膈移行于肛管,在会阴终于肛门。

(1) 直肠分段 1934 年 Milligan 提出的外科肛管概念,将直肠划分为直肠乙状结肠交界、直肠固有部和直肠肛管移行部 3 个部分:①直肠乙状结肠交界指骶骨岬至第 3 骶椎之间的肠段,占据第 2 骶椎前方。因有系膜,解剖学上属乙状结肠;因属直肠上动脉支配范围,外科学上属直肠。其他名称包括直肠乙状结肠部、直肠乙状结肠移行部、直肠乙状部、直乙肠部等。对直肠乙状结肠交界的生理意义尚有争论,有人认为乙状结肠就像粪便储存器一样起着排便节制作用,直肠乙状结肠交界是直肠的一个横向皱襞,或是结肠的一个功能性括约肌,故又称之为第 3 肛门括约肌,或直肠乙状结肠括约肌,或乙状结肠直肠幽门等,有助于直肠保持中空的收缩状态。直肠乙状结肠交界段肠道乙状结肠系膜消失,无结肠带、结肠袋和肠脂垂,是大肠最狭窄的部分,直肠上动脉在此部分为左、右两支。②由第 3 骶椎平面向下至肛门直肠肌环为直肠固有部,也称为直肠骨盆部。③肛门直肠肌环上缘至齿状线称为直肠终末部或直肠肛管移行部,或称为直肠肛门部,属于外科肛管的范畴。

腹膜覆盖直肠上 1/3 的前面、两侧面和中 1/3 的前面。腹膜在此反折向前于盆底,男性形成直肠膀胱陷凹,女性形成直肠子宫(阴道)陷凹。男性的前腹膜反折距离肛缘 7~9 cm,女性的前腹膜反折距离肛缘 5~7.5 cm。直肠下 1/3 没有腹膜覆盖,完全在腹膜外。根据腹膜与直肠的关系,依外科解剖学观点将直肠分为腹膜内直肠和腹膜外直肠,对直肠损伤的处理有重要指导意义:①直肠腹膜内段指腹膜反折线以上的直肠,其前面与膀胱底的上部和精囊腺相邻,中间隔以直肠膀胱陷凹,有时回肠袢和乙状结肠沿着直肠壁伸入直肠膀胱陷凹内。女性腹膜反折线以上,直肠与阴道后穹隆及子宫颈相邻,中间间隔直肠子宫陷凹,陷凹内也常有回肠袢和乙状结肠伸入。此段直肠损伤的临床表现、处理同结肠损伤。②直肠腹膜外段指腹膜反折线以下的直肠,其前壁相邻器官,男性由下向上依次是前列腺、精囊腺、输精管壶腹、输尿管和膀胱后壁,女性则为阴道后壁。直肠的后面借疏松结缔组织与下 3 个骶椎、尾骨、肛提肌和肛尾韧带等相连,在疏松结缔组织内有骶丛、交感干、骶中血管、直肠上动静脉和骶淋巴结等。此段直肠损伤后无腹膜炎表现,易导致直肠周围疏松结缔组织严重感染,应及时行乙状结肠去功能性造口等治疗。

(2) 肛管分段 肛管是直肠壶腹下端突然变细的部分,长 2~3 cm,男性的上界与前列腺尖平高,女性与会阴体齐高,前壁较短,后壁稍长。活体上因括约肌收缩,管腔呈前后纵裂状,排便时扩张呈圆管状。肛管长轴指向脐,它与直肠壶腹长轴形成的夹角,称为肛直肠角,为 90°~100°。肛管周围包绕有肛门内括约肌、肛门外括约肌、耻骨直肠肌、联合纵肌和肛提肌。

肛管有解剖学肛管和外科学肛管之分。解剖学肛管从齿状线至肛缘,由胚胎期原肛窝衍变而来,具有形态学特征,管腔内覆以移行皮肤,故又名皮肤肛管,长 3~4 cm。外科学肛管从肛管直肠环平面至肛缘,即齿状线向上扩展 1.5 cm,实际上是直肠的肛提肌部分,管周被括约肌包绕,故又名括约肌性肛管。

2. 直肠肛管形态

(1)直肠　直肠以缺少结肠带、肠脂垂、结肠袋和完整肠系膜为特征。直肠的上段管径与乙状结肠相同,向下肠腔逐渐扩大,至肛提肌上方显著扩大,称为壶腹部,在通过盆膈处又明显缩窄。直肠的行程并非笔直,由矢状面观有两个弯曲:先沿骶椎前面凸向后,称为直肠骶曲,此曲距肛门 7~10 cm;再向下绕过尾骨尖转向后下方,形成凸向前的直肠会阴曲,距肛门 3~5 cm。直肠会阴曲呈近似直角,又名肛直肠角。直肠在额状面上有 3 个曲,但不甚恒定,上方侧曲突向右,中间突向左(是 3 个曲中最显著的一个),最下的又突向右;但直肠的起始和终止两端都在中线上。外科手术时,充分游离直肠后,直肠可伸长 3~5 cm(图 13-37)。

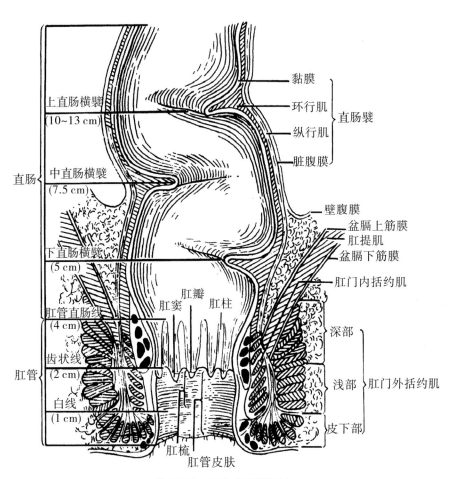

图 13-37　直肠、肛管的形态

由直乙交界部向下直肠腔显著扩大,称为直肠壶腹,壶腹内有半月形的黏膜横皱襞,由环形肌和黏膜形成,1830 年由 Houston 首次提出,故又称为 Houston 瓣,也称为直肠皱襞、直肠横襞等。纵形肌发育良好的,在肠壁表面,直肠瓣处可见明显的凹沟。直肠瓣有 2~5 条,多数为 3 条。上直肠横襞接近于直肠乙状结肠交界,位于肠腔的左侧壁或前壁,该皱襞少数情况下会环绕肠管一周,使肠腔不同程度地被缩窄。距肛缘 10~13 cm。中直肠横襞又称为 Kohlrausch 皱襞,最大且恒定,位于壶腹部上段肠腔的前右侧壁,距肛门缘约 7.5 cm,相当于腹膜反折处,即直肠膀胱陷凹或直肠子宫(阴道)陷凹的底部,临床上行肠镜检查时常用此瓣来确定病变与腹膜的关系。下直肠横襞位于中直肠横襞的稍下方,位置不固定,多在直肠左侧壁,该瓣在直肠排空时较明显,直肠指检常可用手触及。距肛门缘约 5 cm。直肠瓣无特殊功能,有一定阻止粪便排出的作用,使粪便回旋下行以减慢运行至肛门的时间。

（2）肛管 1985年世界解剖名词委员会将肛门直肠肛环上缘定为肛管上界,将直肠柱改称为肛柱,直肠窦改称为肛窦,并以四线三带描述肛管:四线为肛管直肠线、白线、齿状线和肛门皮肤线,三带为柱状带、中间带和皮肤带。齿状线为沿肛瓣根部呈锯齿状的环形线,又名梳状线,是黏膜与皮肤移行处,也叫黏膜皮肤线,齿状线距肛缘2 cm,是描述肛管4条线中唯一肉眼可见的环形线。齿状线无论在解剖学上还是在临床上都十分重要。齿状线是内外胚层的移行带,其上、下组织来源和结构都不相同:①齿状线以上黏膜为复层立方上皮,以下为皮肤,是复层扁平上皮。②齿状线上的动脉来自肠系膜下动脉的直肠上动脉和来自髂内动脉的直肠下动脉,静脉为直肠内静脉丛上部,主要汇集成直肠上静脉入门静脉系;齿状线下的动脉来自阴部内动脉的直肠下动脉,静脉为直肠内静脉丛下部,经直肠下静脉入髂内静脉,最后入下腔静脉。③齿状线上的淋巴管沿直肠上动脉达肠系膜下淋巴结,或向下向外伴随直肠中血管注入髂内淋巴结;齿状线下的淋巴管入腹股沟淋巴结。④齿状线上为自主神经支配,无痛觉;齿状线下由脊神经(肛门神经)支配,疼痛反应敏锐。⑤齿状线是排便反射诱发区,感觉非常敏感,当粪便由直肠至肛管后,齿状线区的神经末梢感受器受到刺激,反射性地引起内、外括约肌的舒张,肛提肌收缩,肛管扩张,粪便排出。

肛门皮肤线是肛管与皮肤的交界线,为肛管的外口,即肛门,在会阴体与尾骨尖连线上,距尾骨尖下方约4 cm处。正常情况下,此处皮肤形成皱褶,围绕肛门呈放射状。该部皮肤呈黑色,成年男子有毛、汗腺和皮脂腺。白线即Hilton线,位于肛门皮肤线上方约1 cm,内括约肌与外括约肌皮下部交界处,肛门指检可扪及此处(为一浅沟),故也称为括约肌间沟,临床上一般很难用肉眼辨认。肛管直肠线又名Herermann线,为肛柱上缘的连线,相当于肛门直肠环上缘,即耻骨直肠肌附着部上缘水平,在齿状线上约1.50 cm,肛门指检时手指逐渐向上可触及狭窄管腔的上缘,即此线的位置。此线与内括约肌上缘、联合纵肌上缘以及肛管直肠肌环上缘的位置基本一致。

直肠下端由于肛门括约肌收缩,在腔内壁形成6~14个垂直的黏膜皱襞,皱襞长1~2 cm,宽0.3~0.6 cm,称为肛柱,过去称为直肠柱,也称为Morgagni柱。肛柱的黏膜上皮对触觉、温度觉刺激敏感。各直肠柱下缘借半月形的黏膜皱襞相连,这些半月形的黏膜皱襞称为肛瓣或直肠瓣,有6~12个。肛瓣是比较厚的角化上皮,是原始肛膜的遗迹,没有瓣的功能。相邻两肛柱下端与肛瓣共同围成一个小隐窝,称为肛隐窝,又名肛窦,或Morgagni隐窝。它的数目、深度和形状变化较大,多数有6~8个,呈漏斗状,窦口朝肠腔内上方,窦底伸向外下方,肛窦多数深0.3~0.5 cm。肛窦的功能尚不清楚,可能有储存黏液、润滑排便的作用,在肛窦底或肛瓣上有肛腺的开口。在肛瓣的下方有2~6个三角形的上皮突起,高0.1~0.3 cm,称为肛乳头。

3. 直肠肛管及盆底肌肉 直肠肛管及盆底肌肉包括平滑肌和横纹肌两类(图13-38)。肛门内括约肌属平滑肌,其他肌肉属横纹肌。盆底横纹肌的肌纤维根据其形态构造、生理功能和组织化学反应,又可分为两型:Ⅰ型为红纤维,又称为慢缩纤维,收缩缓慢,持久而不易疲劳,弹性和伸展性大;Ⅱ型为白纤维,又称为快缩纤维,收缩快速有力,但易疲劳,弹性和伸展性小。盆底肌肉通常都含有两种肌纤维,但其中一种占优势,在一定条件下肌纤维型是可以改变的。肛门外括约肌和耻骨直肠肌以Ⅰ型纤维为主,而肛提肌的Ⅱ型纤维较多。

（1）肛门内括约肌 或称为肛管内括约肌,由直肠环行肌层远端集聚而成,上界平肛直肠环,下达括约肌间沟,下界距离齿状线1~1.5 cm,包绕肛管上2/3部。内括约肌为平滑肌,直肠充胀可引起内括约肌迅速反射性松弛,即直肠肛门抑制反射,是正常排便反射的重要组成部分,有助于辨别导致直肠膨胀、引起便意的是气体或粪便,从而控制是否排出,其他功能包括:①未排便时,内括约肌呈持续性不自主的收缩状态,闭合肛管,是阻止粪便和气体不随意排出的屏障;②排便时,有"逼"的作用,将粪块挤出,使肛管排空;③主动闭合肛管时,内括约肌有补充随意肌(如外括约肌、耻骨直肠肌等)的作用;④可充分松弛,保证肛管足够扩张。

（2）肛门外括约肌 肛门外括约肌是包裹内层平滑肌管道全长的椭圆形横纹肌柱。外括约肌由S_4会阴支、肛门神经和会阴神经支配。1889年Holl将其区分为皮下部、浅部和深部3个部分(图13-39),各部分之间无明显分界。①皮下部:肌束呈圆形围绕肛管最下端,位于皮下,宽0.3~0.7 cm,厚0.3~1 cm,其上缘与内括约肌的下缘相邻,两者之间为括约肌间沟。皮下部的后方,其环形肌束横架于外括约肌浅部两股肌束之下,形成肛管后部"V"形薄弱点。皮下部的前方,部分纤维交叉与外括约肌浅部肌束相续,女性明显,常因为分娩和会阴切开术而断裂。②浅部:为椭圆形肌束,起于尾骨背面,与尾骨相连部分形成坚强韧带,是肛尾韧带主要组成部分,向前分两束围绕肛管下端前行,止于会阴中心腱。在外括约肌深部与皮下部之间,宽0.8～1.5 cm,厚0.5～1.5 cm。为外括约肌最重要的组成部分,收缩力量最强。肛尾韧带对维持直肠与肛管间的正常角度十分重要,若损伤或切断肛尾韧带,会造成肛门向前移位,影响正常排便控便机制。③深部:在肛门内括约肌外上部环绕于肛管周围,与肛提肌、直肠纵肌相接;其后部肌束的上缘与耻骨直肠肌后部密切接触;其前方游离,部分纤维交叉向外延伸,与会阴深横肌连续,止于坐骨结节;大部肌束参与构成肛管直肠肌环的前部。宽0.4～1 cm,厚0.5～1 cm。肛管外括约肌的功能,平时是闭合肛管,排便时舒张,帮助排便,排便后又立即使肛管闭合。肛门外括约肌对肛管能产生持久的静息张力,对维持肛门自制有一定作用,但非主要作用。

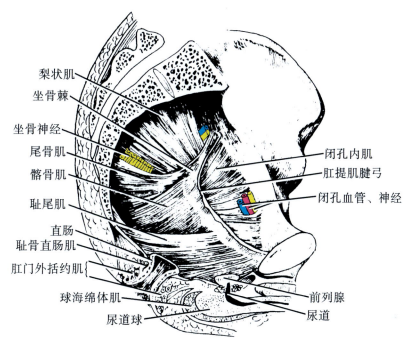

图 13-38　盆底肌肉组成

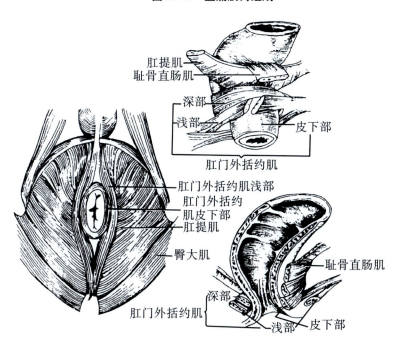

图 13-39　肛门外括约肌

Goligher 及其同事描述肛门外括约肌是单一的、连续的片状结构,与耻骨直肠肌和肛提肌形成漏斗形骨骼肌。另一些人认为肛门外括约肌由深部(括约肌和耻骨直肠肌)和浅部(皮下和浅部括约肌)组成。

Shafik 提出"3U"形环系统的概念,其中每一个环都是一个独立的括约肌,具有独特的附着部位、肌束方向和神经支配:①顶环,是深部外括约肌与耻骨直肠肌;②中间环,是外括约肌浅部;③底环,是外括约肌皮下部。当外括约肌收缩时,顶环及底环向前牵拉肛管后壁,中间环向后牵拉肛管前壁,使肛管紧闭。3 个环通过闭合肛管、蠕动性排便、单袢自制发挥作用。

(3)联合纵肌 由三层组成,内层是直肠纵肌的延长,中层是肛提肌悬带,外层是外括约肌顶环的延长。三层在内括约肌下方形成中心腱,由腱分出很多纤维隔。功能包括:①固定肛管,将肛管各部包括内、外括约肌联系在一起,形成一个功能整体,防止直肠黏膜脱垂和内痔脱出。②协助括约功能,联合纵肌呈网状,与内、外括约肌肌纤维相黏着,当括约肌放松时,借弹性网的弹力作用使肛门张开,粪便下降。但联合纵肌层组织疏松,又为肛周感染的蔓延提供了有利条件。

Shafik 认为联合纵肌在节制排便中仅起很小的作用,主要通过增强底环的作用保持肛门闭合,他提议将其称为肛门外翻肌。

(4)肛提肌 起自骨盆两侧壁,左右对称性排列,中线连合呈漏斗状。两侧肛提肌前内侧缘之间的裂隙,称为盆膈裂孔,有直肠、尿道和阴道(女性)通过。肛提肌主要由起源于 $S_2 \sim S_4$ 前支的肛提肌神经支配。肛提肌对于承托盆腔器官、帮助排便和括约肛管有重要作用。

肛提肌变异较常见。发育良好者,肌束粗大而密集;发育较差者,肌束稀疏,甚至多处裂隙仅由筋膜封闭。依其纤维起止部位不同,从后向前分为髂骨尾骨肌和耻骨尾骨肌。①髂骨尾骨肌宽而薄,起自肛提肌腱弓的后部和坐骨棘的盆面,纤维向后下内方向走行,止于尾骨侧缘、肛尾缝和直肠纵肌。在尾骨尖和肛门之间的中线上,与对侧的纤维交织,参与构成肛尾韧带。该肌基本退化,有时完全缺如或大部分被纤维组织所代替,无外科意义。②耻骨尾骨肌为肛提肌最前内侧的部分,起自耻骨弓的后面和肛提肌腱弓的前部,向后下行,除围成盆膈裂孔外,还绕直肠后方与对侧肌束在中线交叉连合而成肛尾缝,止于尾骨尖、下两个尾椎侧缘以及骶尾前韧带。耻骨尾骨肌的内侧部常分出纤维至前列腺、阴道、尿道、直肠和肛管。有些纤维可穿入肛管壁内与纵肌层的平滑肌束相混。两侧耻骨尾骨肌内侧份纤维平行向后,承托前列腺,并分别发出纤维环绕尿道、阴道,称为耻骨前列腺肌、耻骨尿道肌、耻骨阴道肌;外侧部分纤维向后内,包绕直肠和肛管,于肛门后方加入肛尾韧带。肛提肌对盆底器官,包括膀胱、阴道和肛管直肠均起重要支持作用,参与维持肛门自制,排便时肛提肌收缩,将肛管向上拉以助粪便排出。③肛提肌与盆底器官的平滑肌纤维及盆底筋膜肌腱纤维,在不同平面相互交织混杂,构成具有特殊形态和功能的肛提肌复合体,包括提肌脚、肛尾缝、肛门悬韧带、提肌裂隙、裂隙韧带和提肌隧道。肛提肌复合体主要功能包括提肌脚扩大提肌裂隙,间接开放肛管上口,肛门悬韧带缩短并扩大肛管,以及固定肛管等。

(5)耻骨直肠肌 是维持肛门自制的关键性肌肉。起自耻骨下支的背面及其邻近筋膜,越过尿生殖膈上筋膜并与其附着,除少数纤维入会阴体外,大部分肌束向后下包绕直肠外侧向后与对侧联合,形成一"U"形带将肛管直肠交界处向前上方牵引形成肛直肠角。耻骨直肠肌位于耻骨尾骨肌内侧部的下面,联合纵肌的外侧,外括约肌深部的上缘。耻骨直肠肌的支配神经说法较多,由阴部神经,或 S_3、S_4 神经支配,也可能来自肛提肌神经、盆丛等。耻骨直肠肌宽(1.27±0.43)cm,厚(0.42±0.16)cm。

肛管直肠环也称为耻骨直肠肌复合体,是围绕直肠肛管交界处的括约肌群的总称,由肛门内括约肌、肛门外括约肌浅部和深部、联合纵肌和耻骨直肠肌共同组成,其中耻骨直肠肌是最主要的成分。其上界是外科肛管上界的标志,直肠肛管指检时,手指至肛管上端突然向后触到一清楚的边缘,即为此环。嘱被检查者收缩肛门,可感觉到该环收缩。肛管直肠环对维持肛门自制起重要作用。该环若完全损伤断裂或切断,必将引起肛门失禁;如果保留肛管直肠环,即使其他括约肌严重损伤,肛门自制功能也无重大影响。

耻骨直肠肌"U"形肌束绕行于直肠肛管交界处,形成一个环状吊带,将直肠向前上方牵引,使肛门和直肠轴线相交形成肛直肠角,正常该角为 92°。肛直肠角通过"阀门机制"和"活瓣学说"对维持肛门自制起关键作用。"阀门机制"认为,排便时耻骨直肠肌放松,肛直肠角增大达 137°左右,以利粪便排出。耻骨直肠肌收缩时,肛直肠角减小呈锐角,使局部造成一机械性高压,能有效地阻止粪便下行,起到控制排便的作用。"活瓣学说"认为耻骨直肠肌向前牵拉使肛直肠角呈直角,腹内压增高伴随着耻骨直肠肌反射性收缩,使肛直肠角变小,直肠下端前壁黏膜如瓣状覆盖在肛管上端,腹内压可驱其坠入肛管上口使其阻塞,从而防止直肠内容物的溢漏。排便时,直肠内压可驱使粪块启开直肠前壁而进入肛管上口,同时,由于耻骨直肠肌放松,肛直肠角变大,此时腹内压升高则有助于将粪便排出。因此,肛直肠角的变化可反映耻骨直肠肌的功能情况。

近年来研究表明,排便感受器位于耻骨直肠肌本身或围绕该部平面的直肠周围的结缔组织之中,有学者称耻骨直肠肌是排便自制反应的感觉中心。由于该肌环绕于直肠下部周围,当下降的粪块充胀低位直肠时,刺激耻骨直肠肌内的牵张感受器,经骶神经传至中枢神经,而产生排便感觉(便意)或自制反应,因而排便感觉并非直接刺激直肠壁的结果。认为排便感受器位于直肠壁内,保留肛缘以上6～8 cm 直肠对维持肛门自制有重要作用的传统观点已被动摇。

4. 直肠肛管周围间隙

(1)直肠后间隙　或称为骶前间隙,位于直肠固有筋膜和骶前筋膜之间,为椎前间隙的延续。前面是直肠固有筋膜;外侧界是直肠侧韧带和髂内血管鞘的内侧缘;后面是骶前筋膜、骶骨和尾骨;下界终于骶前筋膜、直肠骶骨韧带和盆膈上筋膜连接处,即直肠尾骨肌平面;上面与腹膜后间隙相连。

(2)骨盆直肠间隙　或称为直肠旁间隙,为一潜在间隙,前界为直肠膀胱隔(女性为直肠阴道隔),后界为直肠外侧韧带,下界为盆膈上筋膜,上界为腹膜在骶骨前面的反折。

(3)坐骨肛门间隙　或称为坐骨直肠间隙、坐骨肛管间隙,位于肛管两侧,左右各一,是肛提肌与肛区皮肤之间的潜在间隙。外侧壁由闭孔内肌及其表面筋膜与坐骨结节形成;内侧壁由盆膈下面及盆膈下筋膜与肛门外括约肌形成,肛门后方的内侧壁不完整;坐骨肛门间隙的顶为内、外侧壁上方会合处形成的锐角,底为肛区的皮肤。两侧坐骨肛门间隙的前部被会阴体及尿生殖系统的中部分隔,在肛管后方,则经肛门外括约肌与肛提肌之间的肛管后深间隙(或称为肛门外括约肌下后间隙)相通。坐骨肛门间隙内的脂肪组织丰富,称为坐骨肛门间隙脂肪体,内含有自外向内横贯的肛门动、静脉和肛神经,阴囊后血管和神经穿过间隙的前部,至尿生殖区。坐骨肛门间隙内还有淋巴管和淋巴结。

(4)肛门周围间隙　位于坐骨肛管横膈及肛门周围皮肤之间,左右两侧可在肛管后相通(此处也称为浅部肛管后间隙)。

此外,还有直肠膀胱间隙、肛提肌后间隙、黏膜下间隙、皮下间隙、肛管后浅间隙、肛管后深间隙、肛管前浅间隙、肛管前深间隙、括约肌间间隙和中央间隙等(图 13-40)。

5. 直肠肛管的血管、淋巴及神经

(1)直肠肛管的动脉

1)直肠上动脉　或称为痔上动脉,为肠系膜下动脉跨越左髂总动脉以下的部分,主干在第 2 骶椎的高度分为两支,两支间无肠壁外吻合支。直肠上动脉的第一个分支称为乙状结肠直肠动脉,供应直肠、乙状结肠交界处(图 13-41)。

2)直肠下动脉　或称为痔中动脉,有 3 种来源,即髂内动脉、阴部内动脉(70%)和臀下动脉,经直肠侧韧带达直肠下段前壁。直肠下动脉供血多少随直肠上动脉的大小发生变化,这一点可以解释解剖学的不一致。双侧直肠下动脉的出现率为 35%～80%,单侧出现率约 40%。直肠下动脉到达直肠下 1/3 前侧面,接近于盆底水平,在提肌筋膜的深部。也有人认为它不在侧韧带中走行。直肠前切除从侧前方贴近盆底、前列腺、精囊解剖直肠,或分离阴道上部时,直肠下动脉容易受到损伤,断裂后10% 的病例出血严重,手术时应妥善处理。

Jones 对 28 例甲醛溶液固定的尸体标本进行解剖,在骨盆缘分离腹膜,解剖直肠系膜至盆底,并寻找追踪侧韧带、自主神经和直肠下血管。结果 17 例标本有直肠下动脉,均为单侧结构,14 例直肠下动脉跨越直肠系膜平面与任何结缔组织无关。故认为直肠下动脉是一小血管,邻近盆底。

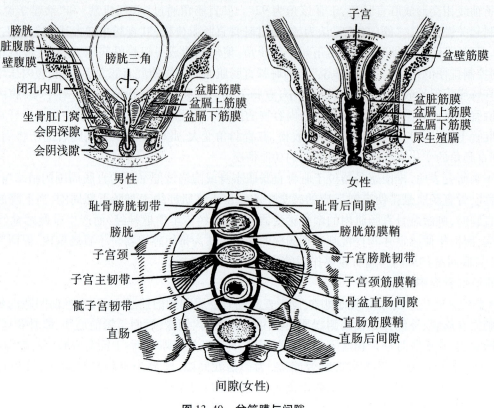

图13-40 盆筋膜与间隙

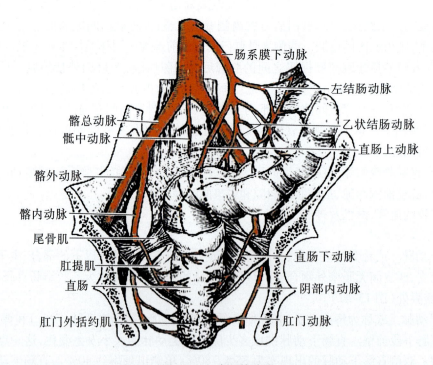

图13-41 直肠的动脉

　　直肠下动脉与直肠上动脉、肛门动脉之间具有丰富的壁内吻合网,直肠壁内吻合网使得直肠上和直肠下动脉可安全结扎、切断,而不必担心造成直肠坏死。结扎直肠上动脉后,直肠下动脉和肛门动脉有能力营养腹膜反折以上8~10 cm长的直肠段;完全切断直肠侧韧带,结扎直肠下动脉,腹膜反折以下的直肠仍获得较好的血液供应。传统解剖学关于乙状结肠最下端和直肠上动脉之间的结肠边缘动脉不连续的重要性被过分夸大。

3)肛门动脉　或称为肛动脉、痔下动脉和肛管动脉等。阴部内动脉走行于阴部管内,分出会阴动脉、会阴横动脉和肛门动脉。肛门动脉向内经坐骨肛门窝,分支供应肛门周围皮肤、肛门外括约肌、直肠下部及肛管。完全切断直肠侧韧带,结扎直肠上、下动脉后,腹膜反折以下的直肠仍可通过肛动脉获得较好的血液供应。

4)骶中动脉　或称骶正中动脉。由腹主动脉分叉处的后壁分出,紧靠骶骨前面下行,供应直肠下段的后壁。此动脉甚小,分支有无不定,如手术时不慎损伤可能发生严重出血。

(2)直肠肛管的静脉

1)直肠内静脉丛　或称为痔内静脉丛、黏膜下静脉丛。位于直肠黏膜下层和肛管的皮下层,以齿状线为界分为上、下两部。上部也称为内痔丛、痔内静脉丛、直肠上静脉丛等,汇成细小属支,于直肠中部穿直肠壁肌层,在直肠上段后面汇成直肠上静脉,汇入肠系膜下静脉;下部也称为外痔丛、痔外静脉丛或直肠下静脉丛等,汇入肛门静脉,再经坐骨肛门间隙,注入阴部内静脉。

2)直肠外静脉丛　或称为外膜下静脉丛、直肠周或肌肉周直肠丛、直肠外丛。位于肠壁肌层外周的疏松结缔组织中。肛提肌以上的外静脉丛收集直肠中下段的黏膜下静脉丛和肠壁静脉血,分别汇入直肠上、下静脉;肛提肌以下的外静脉丛收集肛提肌、肛门内括约肌和肛门外括约肌及肛门周围组织的静脉血,汇集成肛门静脉,注入阴部内静脉。

(3)直肠肛管的淋巴　肛管直肠的淋巴引流以齿状线为界,分上、下两组。上组在齿状线以上,引流途径包括向上、向两侧和向下。向上沿直肠上血管到肠系膜下血管根部淋巴结,这是直肠最主要的淋巴引流途径;腹膜反折以下还包括向两侧引流,先到直肠侧韧带的直肠下血管淋巴结,再到盆腔侧壁的髂内淋巴结,也可沿髂内动脉至骶淋巴结;向下穿透肛提肌至坐骨直肠间隙,沿肛门动脉汇入阴部内血管周围的淋巴结,再至髂内淋巴结。下组在齿状线以下向外经会阴部或股内侧皮下组织,到达腹股沟淋巴结,然后到髂外淋巴结,也可经坐骨直肠间隙到髂内淋巴结。

(4)直肠肛管的神经　盆腔自主神经包括交感和副交感神经。交感神经元的胞体位于 T_{11-12} 以及上段腰髓,发出纤维下行组成上腹下丛(骶前神经丛)。上腹下丛位于腹主动脉的末端及分叉处的前方,盆筋膜壁层的后方,第5腰椎和第1骶椎上部的前面,为一三角形的扁片网状结构。此丛的两下角各发出一支束状的腹下神经或骶前神经(司射精功能),沿髂内血管内侧下行,于腹膜反折下经直肠侧后方进入下腹下丛(盆神经丛)的后上角,在此与副交感神经相连。

齿状线以上直肠由交感神经和副交感神经支配,无痛觉。交感神经主要来自上腹下丛,在直肠固有筋膜之外分成左右两支,分别向下与副交感神经会合成下腹下丛。其纤维随肠系膜下动脉及直肠上动脉分布到直肠。下腹下丛的交感神经分布到直肠黏膜、肌层和肛门内括约肌,有抑制直肠蠕动和使肛门内括约肌收缩的作用。副交感神经节前纤维在肠壁内形成黏膜下丛,主要分布于黏膜内。在肌层之间形成肠肌丛,分布于肌层,对直肠功能的调节起主要作用,其中含有连接直肠壁的便意感受器,感受器在直肠上部较少,愈往下部愈多。肠肌丛继续向下向外到肛门周围皮肤,并分支到肛门外括约肌,有增加直肠蠕动、促进腺体分泌和使肛门内括约肌舒张的作用。直肠的痛觉经副交感盆内脏神经传入,与交感神经无关。在直肠的副交感神经盆内脏神经中,还含有能调节排便反射和控制排便作用的感觉神经纤维。

骶前神经损伤可使精囊、前列腺失去收缩能力,不能射精。第2～4骶神经的副交感神经形成下腹下丛盆神经丛后,分布于直肠、膀胱和海绵体,是支配排尿和阴茎勃起的主要神经,所以亦称为勃起神经。

齿状线以下肛管由骶丛发出的阴部神经支配。阴部神经由骶丛发出后,经坐骨大孔出盆,绕坐骨棘,再由坐骨小孔到坐骨直肠窝外侧壁,与阴部内血管并行于阴道管内。阴部神经分出肛直肠下神经、前括约肌神经、会阴神经和肛尾神经,横过坐骨直肠窝分布于肛提肌、肛门外括约肌、肛管及肛门皮肤。阴部神经分支感觉敏锐,故肛管的皮肤为疼痛敏感区,一旦损伤,疼痛严重,易于诊断。

肛门周围皮肤的神经为躯体神经,感觉非常敏锐,炎症时常引起剧痛。

五、泌尿生殖系统

（一）肾上腺

肾上腺为一成对的器官,位于腹膜后间隙内脊柱的两侧,如以椎骨为标志,则平第 11 胸椎高度,附在两侧肾的上极,属腹膜外位器官(图 13-42)。肾上腺与肾共同包在肾筋膜之内,两者关系较为密切,但肾上腺的结构、功能以及来源,均与肾完全不同。肾上腺与肾之间有脂肪组织间层,此间层随年龄的增长而逐渐加厚。

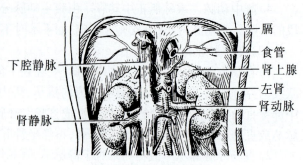

图 13-42 肾上腺位置

1. 肾上腺的形态及毗邻　左侧似半月形,右侧呈三角形,高约 5 cm,宽约 3 cm,厚约 1 cm。右肾上腺前面为肝,前面的外上部没有腹膜,可直接与肝的裸区相邻,内侧缘紧邻下腔静脉。左、右肾上腺的后面均为膈。

2. 肾上腺的结构　肾上腺实质在组织结构上分为皮质和髓质两层。

（1）肾上腺皮质　占肾上腺的 90%。按细胞排列、形态的不同,又分为 3 层:①外层为球状带,占皮质的 15%,分泌醛固酮,可调节电解质和水的代谢;②中层为束状带,占皮质的 78%,分泌皮质醇(氢化可的松),可促进糖和蛋白质的代谢;③内层为网状带,占皮质的 7%,分泌男性与女性激素,主要是雄激素(男性激素)。

（2）肾上腺髓质　占肾上腺的 10%,位于腺体的中央,由嗜铬细胞、神经节细胞所组成。髓质分泌大量(80%)的肾上腺素及较少量(20%)的去甲肾上腺素,两者均属胺类衍生物,含有邻苯二酚,可使血压升高、血流加速和血糖升高。

3. 肾上腺的血管、淋巴和神经　肾上腺的体积虽然较小,但血液供应却十分丰富,每分钟流经肾上腺的血量,相当于其本身重量的 7 倍。

（1）肾上腺的动脉　有上、中、下 3 支,分布于肾上腺的上、中、下 3 部。肾上腺上动脉来自膈下动脉,肾上腺中动脉来自腹主动脉,肾上腺下动脉来自肾动脉。

（2）肾上腺的静脉　左侧汇入左肾静脉,右侧汇入下腔静脉。

（3）肾上腺的淋巴　皮质和髓质毛细淋巴管网发出的淋巴管至被膜下,与该部的淋巴管汇合,沿肾上腺的血管走行,注入局部淋巴结。肾上腺的集合淋巴管多斜向内下方,注入主动脉外侧淋巴结、腔静脉外侧淋巴结及主动脉腔静脉间淋巴结。肾上腺上部的一部分集合淋巴管沿肾上腺上动脉走行,注入膈下淋巴结。

（4）肾上腺的神经　肾上腺的神经主要来自肾上腺丛。肾上腺丛由腹腔丛及内脏大、小神经的分支组成,位于肾上腺内侧。其分支进入肾上腺纤维囊后,在囊的深面构成囊下丛。由囊下丛发出分支至血管,同时有许多小支直达髓质内的嗜铬细胞和交感神经节细胞。

（二）肾

肾为一对实质性器官,正常成人肾长 9~10.5 cm(平均 9.9 cm),宽 5.5~6 cm(平均 5.9 cm),厚 3.5~4 cm(平均 4 cm)。

1. 肾的形态、位置与毗邻

（1）肾的形态　肾前半部的上下两端大小相近,外侧缘凸,内侧缘凹,其凸与凹的关系相适应,形如蚕豆状;肾后半部的上下两端大小不等,外上缘凸,内下缘凹,或外下缘凸而内上缘凹,形如逗点状。肾内侧缘中部的凹陷部位,称为肾门,长 0.9~4.8 cm,宽 0.2~3.7 cm。肾门有肾动脉、肾静脉、输尿管、神经和淋巴管等出入。肾门向肾内延续一较大的腔隙,称为肾窦,为肾血管、肾小盏、肾大盏、肾盂和脂肪等所占据。出入肾门的肾血管、输尿管、淋巴管、神经等共同组成肾蒂,肾蒂各结构的排列具有一定的规律,由前向后依次为肾静脉、肾动脉和输尿管,由上向下依次为肾动脉、肾静脉和输尿管,但肾蒂各结构的关系可有某些变异。

(2)肾的位置　肾位于脊柱的两侧,紧附于腹后壁(图 13-43)。以椎体为标志,上极相当于第 11 或第 12 胸椎,下极相当于第 2 或第 3 腰椎。肾可随呼吸而略有上下移动,其变动的范围多不超过一个椎体,为 1 ~ 2 cm。两侧的肾,其长轴并不相互平行,两肾上极向内侧倾斜,两肾下极向外侧展开。少数肾恰与上述相反,两肾下极相互接近而融合,两肾上极的间距相对扩大,这种特殊的情况,常见于蹄铁形肾。肾的位置关系,若以肋骨为标志,第 12 肋分别横过左肾后面的中部与右肾后面的上部,两肾门恰近于第 12 肋下缘和竖脊肌外缘的交角处,此即为肾角,或称为脊肋角。

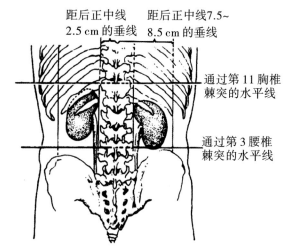

图 13-43　肾的位置(后面观)

(3)肾的毗邻　在两肾的上方有肾上腺附着,共同由肾筋膜包绕,毗邻关系密切,但在两者之间隔以疏松的结缔组织。在两肾的下方为输尿管腹部。在两肾的内侧脊柱的前方,有腹主动脉、下腔静脉等。其中右肾与下腔静脉的距离最近。在两肾的前面,由于位置不同,毗邻关系亦有所不同。左肾前上部有胃后壁,前下部为结肠脾曲,内侧有胰尾横过肾门。右肾前上部有肝右叶,前下部为结肠肝曲,内侧有十二指肠降部。行左肾切除术时,须注意勿伤及胰尾部。行右肾切除术时,须特别注意十二指肠降部。在两肾的后面,第 12 肋以上部分,仅借膈与胸膜腔相邻(图 13-44)。

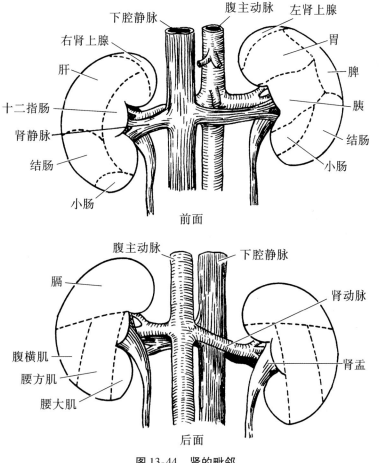

图 13-44　肾的毗邻

2. **肾的结构** 肾由肾实质与肾盂组成。肾实质又分内外两层,外层为皮质,内层为髓质(图13-45)。

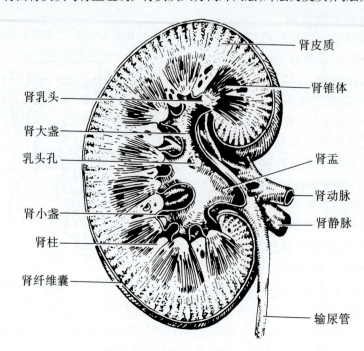

图13-45 肾的结构(右肾冠状面)

(1)**肾皮质** 约占肾实质的1/3,血液循环丰富,主要由肾小管、肾小体构成。皮质不仅位于髓质的表层,而且伸入肾锥体之间形成肾柱。肾皮质的血液循环丰富,故抵抗力和修复力均较强大。

(2)**肾髓质** 约占肾实质的2/3,由8~15个肾锥体构成。锥体的底部突向皮质,锥体的尖端成为肾乳头。肾乳头再突入肾小盏,2~4个肾小盏组成肾大盏,2~3个肾大盏集合成为肾盂。肾盂为一漏斗状的扁囊,常为二支型或三支型。肾盏较浅表,肾盂本身不大,全部位于肾内。

3. **肾的被膜** 肾的被膜由外向内分别为肾筋膜、脂肪囊及纤维膜,共3层(图13-46)。

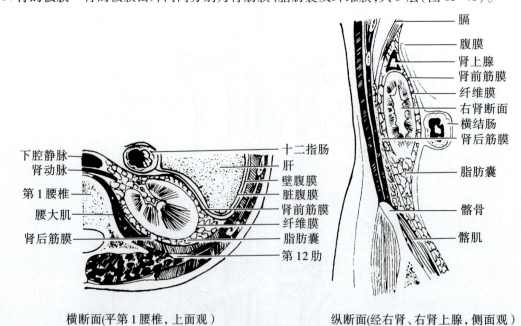

横断面(平第1腰椎,上面观)　　纵断面(经右肾、右肾上腺,侧面观)

图13-46 肾的被膜

(1)**肾筋膜** 又称为Gerota筋膜,质地比较坚韧,分为前、后两层。前层为肾前筋膜,后层为肾后筋膜,两层筋膜从前、后方包绕肾和肾上腺。在肾的外侧缘,两层筋膜互相融合并与腹横筋膜相连接。

在肾的内侧,肾前筋膜越过肾的前面,在腹主动脉和下腔静脉的前方与对侧的肾前筋膜相续。肾后筋膜越过肾的后面,与腰方肌和腰大肌筋膜汇合后再向内附于椎体筋膜。在肾的上方,于肾上腺的上方两层筋膜相融合,并与膈下筋膜相连接。在肾的下方,肾前筋膜向下消失于腹膜下组织中,肾后筋膜向下至髂嵴与髂筋膜愈着。由于肾筋膜的下端完全开放,当损伤后发生肾积脓或有肾周围炎时,脓液可沿肾筋膜直接向下蔓延。

（2）脂肪囊　亦称为肾床,为一脂肪层,成人的厚度可达 2 cm。这些周围脂肪组织对肾起到弹性垫样的保护作用,并经肾门伸入肾窦,充填于肾窦内各结构之间的间隙。由于该层脂肪组织发达,在肾囊封闭时,即将药液注入此层内。

（3）纤维膜　为肾固有膜,质薄而坚韧。由致密的结缔组织及少量弹性纤维所构成,紧附于肾的表面,有保护肾的作用。在肾损伤修补时应缝合纤维膜,以防肾实质撕裂。

4. 肾的血管、淋巴和神经

（1）肾的动脉　两肾动脉多呈直角直接起自腹主动脉,分别进入左、右肾。不但是肾的滋养血管,而且是肾的功能血管,因此动脉口径较大,压力高,对维持肾血流量和肾小球滤过率,进而保护肾的功能具有重要意义。肾动脉到达肾门之前,大多数分为前、后两干:①前干,通常又分上、上前、下前、下 4支段动脉,上段动脉多与上前段动脉共干,下前段动脉多与下段动脉共干。②后干,在进入肾门后,延续为后段动脉。肾段动脉在肾实质内,具有一定的分布区域。上段动脉分布于肾上端前后部的肾组织;上前段动脉分布于肾前面中上部的肾组织;下前段动脉分布于肾前面中下部的肾组织;下段动脉,分布于肾下端前后部的肾组织;后段动脉分布范围较大,向肾后面中间的大部供血。5 支肾段动脉在肾内的分布较为恒定,以这 5 支段动脉的供应区为基础,将肾分为 5 个独立单位,每个单位称为一个肾段,是施行肾段切除术的解剖学基础(图 13-47)。

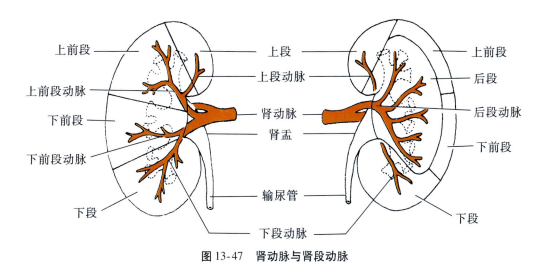

图 13-47　肾动脉与肾段动脉

（2）肾的静脉　肾的静脉与动脉伴行,出肾门后汇合为肾静脉,并位于肾动脉的前下方,最后汇入下腔静脉。左肾静脉常为一支,二支型右肾静脉可占12.9%。成人肾静脉左侧较右侧长、粗,左肾静脉长 4.73(2.4~7.5)cm,右肾静脉长 2(0.7~4.4)cm;左肾静脉外径为 1.4(0.5~2.1)cm,右肾静脉为 1.1(0.1~1.8)cm。在右肾切除术中,处理右侧肾蒂时,应注意保护下腔静脉以防损伤。如有多支肾静脉,且各静脉间距离较大时,在结扎操作中,切勿遗漏或撕裂肾静脉,以免术中出血(图 13-48)。

左肾静脉除接受左肾上腺静脉、左精索内静脉、腰静脉外,其属支与周围的静脉尚有吻合。右肾静脉属支很少,仅有少数右精索内静脉、腰静脉汇入。

（3）肾的淋巴　在肾纤维膜下和肾实质内有毛细淋巴管和淋巴管,肾皮质的毛细淋巴管呈祥状环绕肾小体和曲细尿管,但不进入肾小体内。肾髓质的毛细淋巴管环绕髓袢和集合管的周围,汇成的淋巴管与来自皮质的淋巴管相吻合,沿血管走向肾门,并与来自肾纤维膜下的淋巴管汇合。右肾前部的集合淋巴管沿右肾静脉横行,或斜向内下方,注入腔静脉前淋巴结、主动脉腔静脉间淋巴结及主动脉前淋巴结;这些淋巴结位于左肾静脉至腹主动脉分叉处之间。右肾后部的集合淋巴管沿右肾动脉注入腔静脉后淋巴结。左肾前部的集合淋巴管沿左肾静脉注入主动脉前淋巴结及主动脉外侧淋巴结。左肾后部的集合淋巴管沿左肾动脉注入该动脉起始处的主动脉外侧淋巴结。

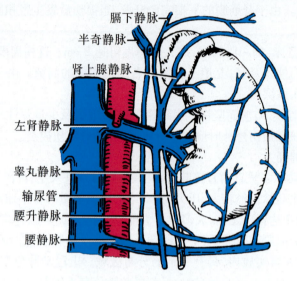

膈下静脉
半奇静脉
肾上腺静脉
左肾静脉
睾丸静脉
输尿管
腰升静脉
腰静脉

图 13-48 肾静脉及其属支(左)

(4)肾的神经 肾接受交感神经和副交感神经双重支配,同时有内脏感觉神经。肾的交感神经和副交感神经皆来源于肾神经丛。肾神经丛位于肾动脉上方及周围,由来自腹腔丛、腹主动脉丛、内脏小神经及腰交感干的分支组成,也有迷走神经的分支加入其中。

(三)输尿管

输尿管是位于腹膜后间隙的细长管状器官,正常位于脊柱两侧,左右各一,上端起自肾盂,下端终于膀胱。在排泄性或逆行性输尿管造影时,可清晰地见到全部形态和走行。相当于第2腰椎横突平面,输尿管起始于肾盂部,距棘突约 4 cm。腰段输尿管下行于第 2~5 腰椎横突的尖部。盆段输尿管约在骶髂关节内侧 1 cm 处,此时两输尿管间距约有 5 cm。成人长 25~30 cm(左侧较右侧长约 1 cm)(图 13-49)。

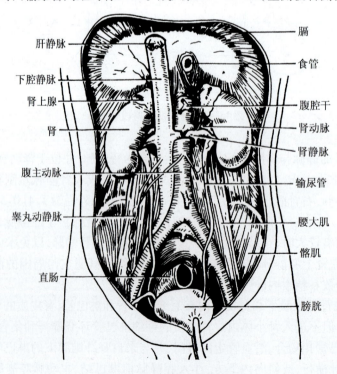

肝静脉
下腔静脉
肾上腺
肾
腹主动脉
睾丸动静脉
直肠

膈
食管
腹腔干
肾动脉
肾静脉
输尿管
腰大肌
髂肌
膀胱

图 13-49 输尿管与肾和膀胱

1.输尿管的形态、分段与毗邻　输尿管全程呈"S"形,有 3 个弯曲。第 1 个弯曲位于肾盂输尿管连接部,称为肾曲;第 2 个弯曲位于骨盆上口部位,在此处转向内侧再转向下方,称为界曲;第 3 个弯曲为输尿管超过骶髂关节转向外侧抵坐骨棘,再由坐骨棘转向内侧形成弯曲,称为盆曲。

(1)腰段输尿管　自肾盂与输尿管交界处到跨越髂动脉处,长 13～14 cm,紧贴腰大肌前面斜形下降。内侧为脊柱、腹主动脉与下腔静脉前面,外侧为腹后壁。右侧输尿管前面是后腹膜,与十二指肠降部、胰头部、升结肠及其系膜、阑尾及其系膜相隔。左侧输尿管前面是后腹膜,与十二指肠空肠曲的左端、降结肠和乙状结肠及其系膜相隔。精索、结肠及回肠血管位于此段输尿管的前方。在抵达骨盆上口时,两侧输尿管与髂血管交叉。右侧输尿管跨越髂外血管,左侧输尿管跨越髂总血管,然后走向髂血管的前内方进入盆腔。

(2)盆段输尿管　自跨越髂动脉处到达膀胱壁,长 14～16 cm。女性输尿管从坐骨棘水平开始,向前内下方走行,经子宫阔韧带后叶的根部,至子宫颈旁进入由子宫主韧带所形成的隧道中,并距子宫颈的侧方 1.5～2 cm 处与子宫动脉交叉,经子宫动脉后方潜行于子宫膀胱韧带形成的隧道中,在子宫颈前侧方斜行进入膀胱。

(3)膀胱壁段输尿管　也称为壁内部,自膀胱壁斜行至膀胱黏膜开口,长 1.5～2 cm。该段输尿管的肌层与膀胱肌层共同组成 Waldeyer 鞘与 Waldeyer 间隙,具有防止膀胱尿液逆流的作用。两侧输尿管分别开口于膀胱三角区输尿管间嵴外侧端,左右两个开口彼此相距约 2.5 cm,相当于膀胱基底部的 2 及 10 点钟部位。

2.输尿管的组织结构　输尿管的结构极似肾盂与膀胱,由 3 层不同组织构成:内层为黏膜层,中层为平滑肌,外层为结缔组织。这种结构为管腔,既能收缩又能扩张,利于尿液排流。

3.输尿管的血管、淋巴与神经

(1)输尿管的动脉　具有多源性,上 1/3 输尿管血液供应主要来自肾动脉、肾下极动脉的分支,中 1/3 来自腹主动脉、腹壁深动脉、睾丸(或卵巢)动脉、第 1 腰动脉、髂总动脉、髂内动脉及肠系膜上动脉等分支,下 1/3 来自膀胱上动脉、膀胱下动脉、子宫动脉、骶中动脉等分支。这些分支到达输尿管后,分布在输尿管的外膜层,并上下沟通互相吻合,形成动脉网罩套于整个输尿管,并由小分支穿过肌层,在输尿管黏膜层基底部形成一个毛细血管丛(图 13-50)。

(2)输尿管的静脉　随着动脉回流的静脉通过黏膜下层、肌层回到外膜层后,由肾静脉、髂静脉、睾丸(卵巢)静脉、子宫静脉和膀胱静脉等回流。

(3)输尿管的淋巴　基本与动脉伴行,并在肌层和外膜层形成丛。上段输尿管的淋巴引流到腹主动脉旁及腰干淋巴结,中、下段输尿管淋巴引流到髂内淋巴结及腰干淋巴结。

(4)输尿管的神经　输尿管由自主神经支配,有交感神经及副交感神经两类。神经支配的主要部位是输尿管的外膜层,小的分支则深入肌层与黏膜层的基底部。输尿管神经分布及神经节细胞大多数存在于输尿管下端,上、中段输尿管相对较少。

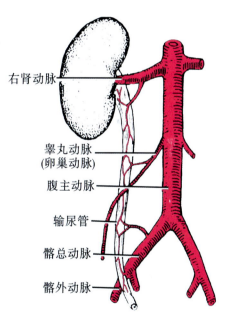

右肾动脉

睾丸动脉
(卵巢动脉)

腹主动脉

输尿管

髂总动脉

髂外动脉

图 13-50　输尿管及其动脉

（四）膀胱

膀胱是一囊状贮尿器官,其形态、大小、位置及壁的厚薄均随年龄、性别及尿液的充盈程度而有所不同。膀胱空虚时位于盆腔内,因保护较好故受伤的机会较少。膀胱充盈上升至腹腔以后,在腹部战创伤中发生破裂的机会较多。按损伤的部位可分为腹膜内破裂和腹膜外破裂两型。有腹膜覆盖的部分破裂称为腹膜内型,常发生在膀胱的顶部及后上部,尿液外渗入腹膜腔内。无腹膜覆盖的部分破裂称为腹膜外型,尿外渗至腹膜外间隙中。膀胱破裂的症状取决于破裂的部位及尿流向何处渗出,膀胱造影可确定诊断及部位。腹膜外型多用非手术的治疗,尿道内置导尿管充分引流尿液。腹膜内型多用手术方法修补,在缝合时应将腹膜及膀胱分层缝合,同时做好尿外渗的引流。

1. **膀胱的位置及形态**　膀胱位于盆腔的前部,耻骨联合及左、右耻骨支的后方(图 13-51、图 13-52),因此耻骨骨折有时可合并膀胱损伤。空虚的膀胱呈锥体状,前端尖细,朝向前上方,称为膀胱尖;后部膨大,朝向后下方,男性邻近直肠前壁,女性邻接阴道前壁,称为膀胱底。膀胱尖、底之间的广大部分为膀胱体。膀胱的最下部是膀胱颈,借尿道内口与尿道相通,女性膀胱颈直接贴附在尿生殖膈上,其内口较男性为低,在耻骨联合中央以下或下缘附近(图 13-53)。

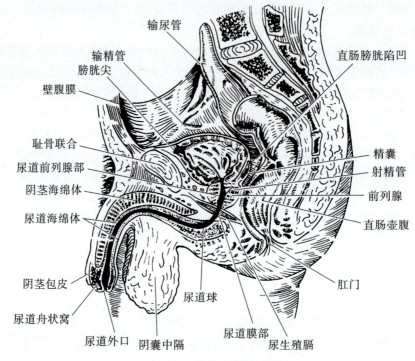

图 13-51　盆底器官位置(男性)

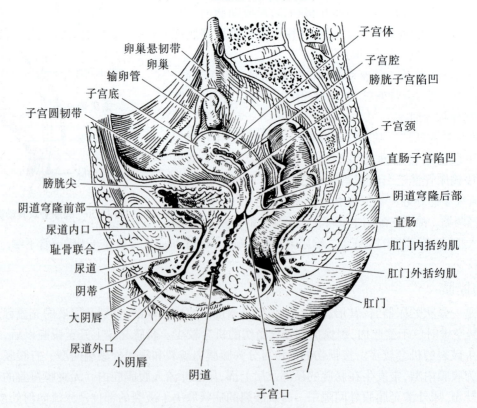

图 13-52　盆底器官位置(女性)

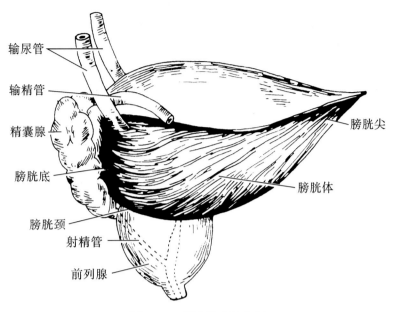

图 13-53　膀胱形态及分部

膀胱有 4 面(上面、后面及两个下外侧面)及 4 角。4 角各与一管道相接,即前角与脐尿管相连,后外侧角连于左、右输尿管,下角连接尿道。膀胱上面被覆有腹膜,与乙状结肠和部分回肠为邻,女性前倾的子宫也与膀胱上面接触。腹膜在膀胱顶处与膀胱结合紧密,在体部的两侧缘与膀胱结合疏松易于分离,并向两侧移行于盆腔侧壁,转折移行处的腹膜凹陷为膀胱旁窝。腹膜向后延续到膀胱后面的上部,并转折至直肠前壁,形成直肠膀胱陷凹。膀胱下外侧面的前上部与耻骨联合、闭孔内肌之间隔以耻骨后间隙,间隙内充填有脂肪及结缔组织,内含丰富的阴部静脉丛,并以耻骨前列腺韧带(女性为耻骨膀胱韧带)为界。下外侧面的下部与肛提肌、输精管相邻接。下外侧面与肛提肌、闭孔内肌及其筋膜间有疏松的结缔组织填充,称为膀胱旁组织。其中包含有至膀胱、输精管的动脉,自阴部静脉丛至盆侧壁的静脉,至膀胱的神经丛及输尿管,男性还有输精管。膀胱的后面(膀胱底)上部有腹膜覆盖,男性为直肠膀胱陷凹。底的下外侧部在腹膜反折线以下与精囊腺、输精管壶腹相邻。女性的膀胱底没有腹膜,借富有静脉的疏松结缔组织与阴道前壁、子宫颈相邻接。

通常成人膀胱的平均容量为 300～500 ml,最大容量可达 800 ml。空虚时膀胱全部位于盆腔内,但小儿膀胱空虚时也在耻骨联合之上,至 6 岁左右降至盆腔。老年人膀胱则低于耻骨联合平面。膀胱充盈时,膀胱与腹前壁间的腹膜反折线可移至耻骨联合以上,此时行耻骨上膀胱穿刺术可不经腹膜腔,也不损伤腹膜(图 13-54)。

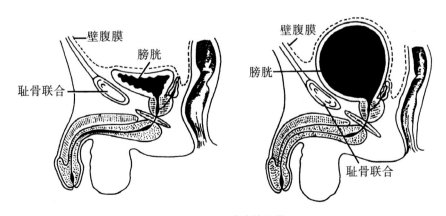

图 13-54　膀胱的位置

2. 膀胱的韧带 膀胱的韧带由膀胱周围的结缔组织所形成,对膀胱起固定作用。

(1)膀胱鞘 由围绕膀胱下部的结缔组织所形成,其下部与盆膈上筋膜相续,在女性较为明显,男性膀胱颈部无明显的管状鞘。

(2)侧韧带 膀胱鞘由膀胱基部向外跨过骨盆底,延伸至骨盆侧壁,与围绕膀胱下动脉、膀胱输精管动脉、阴部静脉丛至骨盆壁的静脉、输尿管下端以及男性输精管等结构周围的结缔组织相延续,起固定膀胱基部的作用。

(3)耻骨膀胱韧带 亦称为耻骨前列腺韧带。内侧的韧带由盆筋膜增厚而形成,内有平滑肌,厚而坚韧,由耻骨盆面下部紧靠耻骨联合处起始,向后与围绕前列腺基部、膀胱颈部的筋膜融合。两侧的韧带形成耻骨后间隙底的内侧份,位于两侧肛提肌前缘之间裂隙的上方。在耻骨后方,两侧的内侧耻骨膀胱韧带之间有阴茎背深静脉走行。

除上述韧带外,还有脐正中韧带及脐内侧韧带,使膀胱的前部固定;当膀胱充盈上升至腹腔后,使之紧贴腹前壁。

3. 膀胱的血管、淋巴及神经

(1)膀胱的动脉 膀胱上动脉约于耻骨上缘平面发自脐动脉,向内下方走行,分支至膀胱上部及中部。通常每侧膀胱上动脉的分支有2~3支,与膀胱壁其他动脉分支有广泛吻合。膀胱上动脉有分支与腹壁下动脉的分支吻合,可能成为髂内动脉结扎后的重要侧支循环。膀胱下动脉多起于髂内动脉,走行于闭孔动脉的后下方,继则转向内,分支至膀胱底、精囊腺、前列腺及输尿管盆部下份等处。

(2)膀胱的静脉 不与动脉伴行,向下走向膀胱颈部,围绕膀胱下部及前列腺的两侧形成膀胱前列腺静脉丛,最后汇集成与动脉同名的静脉注入髂内静脉。

(3)膀胱的淋巴 膀胱的毛细淋巴管起自黏膜固有层的深侧,注入黏膜下层的毛细淋巴管网。后者发出的淋巴管走向肌层,与肌层的淋巴管汇合。由膀胱发出的集合淋巴管分别注入膀胱前淋巴结、膀胱外侧淋巴结等,然后注入髂内淋巴结、髂间淋巴结及髂外淋巴结。

(4)膀胱的神经 膀胱的神经在膀胱两侧构成膀胱丛,由交感、副交感和感觉3种纤维成分构成。自此丛发出膀胱上神经和膀胱下神经,伴随膀胱上、下动脉走行,分布于膀胱上部及下部。膀胱丛的交感神经纤维来自胸下部和腰上部的节段,行经腰部椎旁神经节、肠系膜间丛、上腹下丛和下腹下丛,换神经元后发出副交感节后纤维,再经膀胱丛分布于膀胱壁平滑肌(逼尿肌),使逼尿肌松弛;分布于膀胱括约肌(尿道内括约肌),使其收缩以贮存尿液。膀胱丛的副交感神经纤维自脊髓第2~4骶节发出,经盆神经至膀胱丛,换神经元后,节后纤维分布于膀胱逼尿肌使其收缩,分布于膀胱括约肌使其松弛。脊髓第2~4骶节及其发出的副交感神经纤维受损时,即不能维持正常排尿。虽然膀胱壁平滑肌受交感和副交感神经的双重支配,但是膀胱的正常充盈和排空主要由副交感神经控制。尿道膜部括约肌(尿道外括约肌)由阴部神经分布,有随意管理排尿作用。膀胱的感觉神经含有痛觉和本体感觉等纤维。痛觉纤维来自胸、腰、骶多节段的脊神经节,伴随交感和副交感神经走行,分布于膀胱。

(五)前列腺

前列腺是一纤维肌性腺体,有弹性,位于骨盆深处、膀胱颈和尿生殖膈之间,前面为耻骨联合,后面为直肠。其间有后尿道穿过,射精管穿过腺体的后部开口于后尿道精阜的侧方(图13-55)。前列腺状如去顶的圆锥,上下径约2 cm,前后径约3 cm,左右径约4 cm。

1. 前列腺的形态 前列腺的前面稍隆起,后面通过直肠壁可触及,上方有一明显的中央沟。前列腺可分为两侧叶、中叶(后联合)、后叶(位于射精管平面的后面)和前叶。横切面上前列腺分内、外两层。前列腺组织由腺体和纤维肌肉基质两部分组成,位于前部的纤维肌肉基质主要由平滑肌纤维组成,约占前列腺全部体积的1/3。腺体部分可分为中央带及边周带。在射精管与尿道内口至精阜间的组织呈圆锥状,称为中央带;中央带周围为边周带。这两个带之间除了有明显的界线外,腺体的组织结构也有所不同,中央带腺管分支复杂,细而密,上皮细胞密集;边周带腺管分支简单粗大,上皮细胞稀疏。除上述两部分外,在精阜近端尿道周围有一部分组织称为过渡带,约占前列腺的5%。

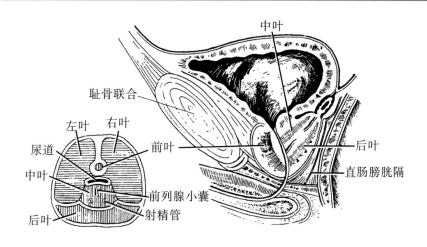

图 13-55　前列腺的位置与分叶

2. 前列腺的筋膜　前列腺由盆腔筋膜固定,基底部稍可活动。来自盆腔白线的筋膜层形成两根耻骨前列腺韧带,在韧带之间和下方是前列腺静脉丛。前列腺和精囊后方由荻氏(Denonvillier)筋膜的前、后层覆盖,前后层之间有疏松组织连着,后层来自原始的间质,围绕直肠。荻氏筋膜前层在前列腺和精囊的底部变致密并增厚,向下伸延到直肠尿道肌处。前列腺还由前列腺筋膜或盆内筋膜脏层所覆盖。在前面和侧面此筋膜与前列腺真包膜相连接,阴茎背静脉的最大分支和前列腺静脉丛在此筋膜下行走,后方该筋膜与前列腺分开,和围绕直肠的肛提肌相毗邻。供给前列腺的血管和神经均通过此筋膜。

3. 前列腺的血管、淋巴和神经

(1)前列腺的血管　前列腺的主要动脉来自髂内动脉的下分支,亦称为前列腺膀胱动脉,在膀胱颈的下方进入前列腺,分成尿道组和包膜组。尿道组动脉供应膀胱颈和尿道周围部分的腺体,此组动脉随年龄而增大,尤其在前列腺增生时。包膜组动脉在骨盆侧壁行走,在后侧面抵达前列腺,供应前列腺外侧部分腺体。前列腺静脉回流入前列腺静脉丛。此静脉丛位于前列腺的前面和侧面,在耻骨前列腺间隙接受阴茎背静脉,最后汇入髂内静脉。背深静脉穿过尿生殖膈,分成浅支,回流入左、右侧静脉丛。这些静脉丛与其他静脉系统错综连接,形成膀胱下静脉,进入髂内静脉。

(2)前列腺的淋巴　前列腺的淋巴主要流入髂内淋巴结和骶前淋巴结,此外也流入髂外淋巴结。前列腺周围淋巴网主要在前列腺后方。一组淋巴管随膀胱下动脉进入髂外淋巴结;另一组从后方进入骶旁淋巴结,与精囊和直肠的淋巴有丰富的交通,然后汇入髂总淋巴结;第三组淋巴回流进入膀胱旁淋巴结。

(3)前列腺的神经　骨盆器官和外生殖器的自主神经来自盆腔神经丛,它由副交感内脏节前传出纤维($S_2 \sim S_4$)和胸腰($T_{11} \sim L_2$)交感纤维组成。位于腹膜后直肠两侧的盆腔丛的内脏支支配膀胱、输尿管、精囊、前列腺、直肠、膜部尿道和阴茎海绵体。支配海绵体的神经支位于直肠和前列腺之间的侧盆筋膜的背侧,近前列腺尖部行走在侧方,在膜部尿道 3 点、9 点穿过尿生殖膈,进入海绵体。

(六)男性尿道

男性尿道为排尿、排精液的管道。起于膀胱的尿道内口,止于阴茎头的尿道外口,长 16 ~ 20 cm,管径为 5 ~ 7 cm(图 13-51)。尿道为一狭而长的管道,损伤后关键是恢复尿道连续性,并避免狭窄。采用尿道会师术后主要依靠瘢痕连接,术后易形成尿道狭窄。采用尿道吻合术时,尿道断端可充分游离,在其无张力情况下,应用能扩大管腔的缝合方法,愈合后瘢痕较少,可减少术后狭窄,也不需经常扩张尿道。

1. 男性尿道分段　依尿道穿过的结构不同,可将它分为 3 部,即前列腺部、膜部和海绵体部。临床上常将尿道前列腺部和膜部称为后尿道,尿道海绵体部称为前尿道。前尿道损伤的尿外渗,部位比较表浅,可在尿外渗区域内的皮下;后尿道损伤的尿外渗,多位于膀胱的周围。

(1)前列腺部 为尿道穿过前列腺的部分,长约3 cm。后壁有一纵嵴,称为尿道嵴。嵴的中部有一纺锤状突起,称为精阜。精阜中央有前列腺小囊,囊的两侧有射精管的开口。精阜两侧的沟内,尚有前列腺排泄管的开口。

(2)膜部 为尿道穿过尿生殖膈的部分,长约1.2 cm。周围有尿道膜部括约肌环绕,在排尿过程中,可受意识控制。为尿道最固定的部分,当骨盆骨折时,尿生殖膈移位或撕裂后,常在此处发生尿道断裂。

(3)海绵体部 为尿道穿过尿道海绵体的部分,长约15 cm。此段的起始处位于尿道球内,称为尿道球部,其管腔扩大,亦称为尿道壶腹,有尿道球腺的导管开口于尿道球部的后壁上。在连接尿道外口处,管腔再次扩大,称为尿道舟状窝。此部与膜部相接连的管壁最薄,尤其是前壁,只有疏松结缔组织包绕,故此薄弱处极易发生损伤。

2. 男性尿道的生理弯曲

(1)耻骨下弯 从尿道内口至耻骨联合前方,凹面向上。此弯曲不随阴茎的位置移动而改变,故较为恒定。

(2)耻骨前弯 位于阴茎体和阴茎根移行处,凹面向下。将阴茎提起贴近腹前壁时,此弯曲即可消失。但耻骨下弯不能拉直,故行尿道扩张时,扩张器应顺此弯曲轻轻插入,切勿用暴力推进,以免造成尿道损伤或形成假道。

3. 男性尿道周围间隙 尿道位于会阴部尿生殖三角处。该三角区除皮肤、皮下组织外,尚有3层筋膜,即会阴浅筋膜、尿生殖膈下筋膜和尿生殖膈上筋膜。此3层筋膜的外缘均附于耻骨弓,后缘在尿生殖三角后缘处彼此愈着。3层筋膜形成两个间隙,即会阴浅隙和会阴深隙。

(1)会阴浅隙 由会阴浅筋膜与其深面的尿生殖膈下筋膜围成,其内有尿道球、尿道海绵体等。若尿道球部损伤,尿液可渗入会阴浅隙内,并向上扩展至腹前壁筋膜包绕阴囊、阴茎,并与腹下部浅筋膜深层相延续,故尿液将向阴囊、阴茎及腹前壁扩散。

(2)会阴深隙 由尿生殖膈下筋膜与其深面的尿生殖膈上筋膜围成,其内有会阴深横肌、尿道膜部等。如尿道膜部破裂,尿液渗入会阴深隙内,由于会阴深隙与周围不相交通,尿液不易向其他部位扩散。

(七)阴囊、精索及阴茎

1. 阴囊 为一皮肤囊袋,位于阴茎根部与会阴之间,由阴囊中隔分为两个腔隙。各腔分别容纳睾丸、附睾和精索始段。

(1)阴囊壁 由皮肤、肉膜组成。阴囊的皮肤薄而柔软,富有弹性,愈合力强,损伤后易于愈合。肉膜是阴囊的浅筋膜,含有平滑肌纤维,能随外界温度的改变反射性地舒张和收缩,以调节阴囊内的温度,有利于精子的发育。由于肉膜的收缩,阴囊的皮肤可见多数皱襞。阴囊的层次与腹前壁各层相当,通常可视为3层,即皮肤与肉膜、睾丸固有鞘膜壁层及两者之间的其他组织。鞘膜积液手术时,即按此3层切开。

(2)睾丸 具有产生精子、男性激素的功能。睾丸表面被有一层坚厚而无弹性的纤维膜,称为白膜。由于缺乏弹性,并有丰富的神经分布,急性睾丸炎时常引起剧烈疼痛。睾丸鞘膜下端包绕睾丸及附睾。睾丸鞘膜分为壁、脏两层,其间为鞘膜腔。某种原因使腔内积液过多,称为睾丸鞘膜积液。

(3)附睾 紧贴睾丸的上端和精索后缘,并略偏于外侧。可分为附睾头、体和尾3部分。附睾头由睾丸输出小管弯曲蟠绕而成,输出小管的末端汇入一条附睾管。附睾管形成许多弯曲,构成附睾体和尾。附睾头和尾与睾丸紧密愈着,附睾体与睾丸不连接,此部分称为附睾窦。

2. 精索 自睾丸后上缘开始,终于腹股沟管内环。它由输精管、精索内动脉(或称为睾丸动脉)、蔓状静脉丛、鞘突剩件等组成。精索在皮下环以下至睾丸的一段,活动性较大,易于摸到,特别是输精管位于精索的最后部,在活体上可用拇指、示指触摸,有硬索条样的感觉。

3.阴茎

(1)阴茎的海绵体及韧带 阴茎由两个阴茎海绵体、一个尿道海绵体组成。阴茎海绵体位于阴茎的背侧,构成阴茎体的基础。前端尖锐,嵌入阴茎头底面的陷凹内,后端以阴茎海绵体脚附着于两侧耻骨下支。尿道海绵体位于阴茎的腹侧,内有尿道通过,前端膨大形成阴茎头,顶端有尿道外口。阴茎头的周缘隆起为阴茎头冠,冠的边缘有一环形的冠状沟,沟内有皮脂腺开口。后端膨大为尿道球,附着于尿生殖膈上。每个海绵体的外面,分别由白膜包绕,并在两阴茎海绵体之间形成阴茎隔。3个海绵体的外面,又共同包有阴茎筋膜,其起于尿生殖膈,末端融合于冠状沟处,背侧与阴茎悬韧带相连接。阴茎悬韧带系三角状的弹性纤维束,起于腹白线,在耻骨联合处附着于阴茎根部,具有悬吊阴茎的作用。在阴茎筋膜外面,为皮下疏松结缔组织。此层无脂肪,具有显著的伸缩性,因此阴茎的皮肤活动性较大。阴茎损伤在行清创术时,皮肤应尽量保存,切除不宜过多,如术后有必要,可用于阴茎的整形。阴茎海绵体损伤时,不论为裂伤或断裂(一侧或双侧完全断裂),只要阴茎皮肤血运尚好,均应缝合修补,不宜切除。冠状沟的腹侧正中有一皱襞与包皮内板相连,称为包皮系带。在行包皮环切时,注意勿伤此系带。

(2)阴茎的血管、淋巴和神经 阴茎的血管非常丰富,主要由阴茎背动脉和阴茎深动脉供血。前者走行于阴茎背侧,在阴茎筋膜与白膜之间;后者经阴茎脚进入阴茎海绵体,走行于海绵体之中。阴茎的静脉分为浅、深两组。阴茎背浅静脉,为阴部外静脉的属支,走行于会阴浅筋膜与阴茎筋膜之间;阴茎背深静脉只有一支,行走于阴茎背侧,在阴茎筋膜与白膜之间。

阴茎的淋巴管可分为浅、深两组。浅组收集阴茎皮肤、皮下组织的淋巴,起于包皮的淋巴管网,在阴茎背侧形成一主干,沿阴茎浅静脉走至阴茎根部,向两侧注入腹股沟下浅淋巴结。深组收集阴茎头、阴茎海绵体的淋巴,随阴茎背深静脉走行。其中,一部分通过耻骨弓下方进入骨盆,注入髂淋巴结;另一部分向外至两侧腹股沟深淋巴结,然后经股管再注入髂外淋巴结。

阴茎有感觉神经和运动神经分布。感觉神经主要为阴茎背神经和会阴神经。阴茎背神经走行于阴茎背动脉的两侧,分布于阴茎头、阴茎海绵体、阴茎外侧及背侧的皮肤。会阴神经分布于阴茎腹侧皮肤、包皮系带。运动神经由交感、副交感神经组成。交感神经来自盆丛,副交感神经来自第2～4骶神经,它们伴随动脉进入海绵体,为阴茎的勃起神经。

(八)子宫及附件

1.子宫

(1)子宫的形态和大小 成年未孕的子宫上宽下窄,似倒置的鸭梨状,分为子宫底、子宫体、子宫峡部及子宫颈部。子宫底为子宫之顶端,呈凸圆形。两侧输卵管子宫入口处的连线为子宫底、体部之分界线。自此分界线向下达最窄部位的上缘为子宫体部,是子宫最大的部分,前后稍偏似球形,厚约1 cm。子宫体部向下约有1 cm高的最窄段称为子宫峡部,厚约0.5 cm。自子宫峡部下缘至子宫外口的细长部分称为子宫颈部(图13-56)。子宫颈下部与阴道连接,其最下段进入阴道,因此子宫颈本身又可分为3部分,即从下向上依次为子宫颈阴道部、子宫颈中间部及子宫颈阴道上部。子宫随年龄的增加由小到大,又由大到小,其不仅随妇女的不同生理阶段而异,而且与妊娠、分娩有关。妊娠足月胎儿的子宫如成人小指腹大,儿童期的子宫如鸽卵大,青春期子宫如细长的小鸡卵大,成熟期子宫如小鸡卵大,分娩过一次的子宫如大鸡卵大,分娩过5次以上的多产妇子宫如鸭卵大。经绝后子宫逐渐缩小,如小鸡卵大,但体颈比例不变。授乳期子宫为生理性萎缩,大小与授乳时间的长短成正比,授乳1年以上可缩至卵黄大。

(2)子宫的位置与毗邻 子宫位于盆腔中央,前为膀胱,后为直肠,最下端宫颈外口恰位于坐骨棘间线的平面上。站立时子宫体向前下方倾斜,与躯干纵轴相比较称前倾。子宫体与子宫颈之间有一弯曲,呈100°～130°角。子宫的位置受邻近器官状态的影响,如膀胱充盈、直肠胀满,均可改变子宫的位置。子宫体部在膀胱空虚情况下,向前俯于膀胱顶上面,两者之间有腹膜相连,称为子宫膀胱游离腹膜。此处凹陷称为膀胱子宫窝。子宫颈部前壁与膀胱底三角区紧密相邻,其间有盆内筋膜相隔。实际上,子宫与直肠之间的关联不如膀胱密切,两者之间有子宫直肠窝相隔。子宫颈前壁的下1/4段及子宫颈后壁的下1/2段与阴道穹隆连接,此处无浆膜。

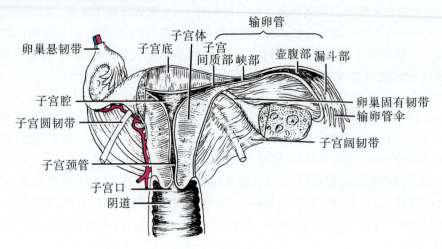

图13-56 子宫及附件

（3）子宫的结构 子宫壁分为3层,外层为腹膜(脏层),也称为浆膜,子宫的两侧壁及子宫颈前壁无浆膜覆盖。中层为肌层,厚0.8～1cm,由平滑肌及弹性纤维组成,按其走行特点又分为肌纤维纵行的外层、肌纤维交错的中层和环行走行的内层,其中中层最厚并含有丰富的血管。

（4）子宫的固定结构 子宫在盆腔内维持一定的位置,有赖于盆底组织的衬托、宫旁组织及子宫诸韧带的支持。子宫的韧带共有5对:①子宫阔韧带最宽,起自子宫两侧缘,向外侧伸展达骨盆侧壁,形成两片双层的腹膜皱襞。上缘为游离缘,上缘两层腹膜之间包裹着输卵管,前面有圆韧带,后面有卵巢,卵巢内侧有卵巢子宫韧带,外侧有卵巢悬韧带。此外,两层韧带内尚含有疏松的子宫卵巢旁结缔组织、输尿管、血管、淋巴以及神经等组织。②子宫圆韧带,起自子宫角部输卵管子宫入口的下方,由子宫体部延续而来的平滑肌及结缔组织构成,在阔韧带前叶包裹下逐渐离开子宫走向前外方,通过腹股沟管,止于阴阜及大阴唇的皮下,是维持子宫向前倾斜的主要韧带。③子宫主韧带,起自子宫颈及阴道穹隆的侧缘,呈扇形向外展开达骨盆侧壁,位于阔韧带底部,由结缔组织及平滑肌纤维构成,为一对粗壮的韧带,其间血管丰富呈网状,下缘与盆底筋膜愈着。④子宫骶骨韧带,起自子宫颈后壁下段,呈"八"字形向两侧分开,向后绕过直肠,抵止于第2、3骶椎前面筋膜。⑤膀胱子宫韧带,短而薄,起自子宫颈前壁两侧,向下达两侧膀胱底的输尿管入口处,由结缔组织构成,其中有输尿管通过,将此韧带分成前、后两叶,前叶富有静脉丛。

（5）子宫的血管、淋巴及神经 子宫动脉为髂内动脉前干的分支,沿骨盆侧壁向前内下方走行,经子宫阔韧带的下半两叶之间,达子宫颈峡部外侧约2cm处斜跨输尿管,至子宫颈阴道上部侧缘,分为上、下两支,即子宫动脉上、下行支。子宫动脉上行支较粗,沿子宫颈峡部侧缘迂曲上升,至子宫体部后进入宫体,称为子宫体支,上行支继续向上于子宫角处分出子宫底支、卵巢支及输卵管支。卵巢支与卵巢动脉的分支于宫角旁输卵管系膜内相吻合。子宫动脉下行支较细,分布于子宫颈部及阴道穹隆部。子宫各部静脉均与同名动脉伴行,但支数较多,在子宫角、宫体旁及宫颈旁形成多个静脉丛,血液回流经与子宫动脉伴行的浅子宫静脉和走行于阔韧带基底部的深子宫静脉流入髂内静脉。

在子宫内膜有毛细淋巴管网,与肌层的毛细淋巴管网相通。后者发出的淋巴管汇合成集合淋巴管,向外与浆膜层集合淋巴管吻合,或直接注入局部淋巴结。子宫颈和子宫体下部的集合淋巴管,多是在子宫阔韧带内走向两侧,注入髂外淋巴结、髂间淋巴结及髂内淋巴结;一部分先入子宫颈旁淋巴结或闭孔淋巴结,然后再至髂淋巴结。子宫颈部的少数淋巴管可沿骶子宫韧带向后注入骶淋巴结。子宫底和子宫体上部的集合淋巴管沿卵巢动、静脉向上注入腰淋巴结。其中右侧半的集合淋巴管注入主动脉腔静脉间淋巴结、腔静脉外侧淋巴结及腔静脉前淋巴结,左侧半的集合淋巴管注入主动脉外侧淋巴结及主动脉前淋巴结。

子宫的神经主要由交感、副交感神经及感觉神经纤维构成。交感纤维自腹主动脉丛下行的纤维分为两个部分:一部分构成卵巢神经丛,经卵巢门入卵巢,并有分支进入输卵管;另一部分沿腹主动脉下行,分出上腹下神经丛及下腹下神经丛。上腹下神经丛于相当第 1 骶椎部位形成网状,构成骶前神经丛,自此进入盆腔,达直肠壶腹部后方分为左、右下腹下神经丛,其中少部分神经纤维直接进入子宫,大部分纤维于阔韧带底部、宫颈旁形成盆神经丛。盆神经丛内除交感神经纤维外,尚有来自第 2、3、4 骶神经的副交感神经纤维,并有向心传导的感觉神经纤维。

2. 卵巢和输卵管

(1)卵巢　卵巢是位于子宫两侧成对的实质性器官,为女性的生殖腺,产生卵细胞,周期性地排出成熟卵细胞,分泌卵泡素(雌激素)、黄体素(孕激素)及少量的雄激素,妊娠晚期可分泌松弛素。卵巢呈稍扁的卵圆形,表面灰白色,外侧面贴靠骨盆侧壁的卵巢窝内,由卵巢悬韧带与骨盆侧壁相连。卵巢窝位于髂内、外动脉分叉的起始部之间,后面为输尿管及髂内动脉,内侧面朝向盆腔。卵巢后缘游离,前缘有卵巢系膜附着,中部有血管及神经出入,称为卵巢门。卵巢由其系膜与阔韧带后叶相连。卵巢位于输卵管的后下方。卵巢的大小随不同的生理阶段而异,青春期卵巢如鸽卵大,生育过的妇女卵巢则如卵黄大。更年期妇女卵巢功能衰退,无周期性排卵,卵巢开始逐渐萎缩,如鸽卵大。经绝后仍逐渐缩小,绝经 5 年后卵巢变得扁小,约有小指腹大。卵巢通过两条韧带维持正常的位置:卵巢固有韧带起自卵巢下端,抵于子宫底的宫角部,表面覆盖阔韧带后叶的一部分,形如一条腹膜皱襞;卵巢悬韧带含有卵巢的血管、淋巴管及神经丛,起自输卵管下方,向外上方延伸达骨盆侧壁,为阔韧带上缘外侧1/3部分。右卵巢动脉自腹主动脉前壁(右肾动脉稍下方)分出,沿腰大肌前面斜向外下走行,至盆腔跨过输尿管与右髂总动脉下段,经骨盆漏斗韧带向内横行,经卵巢系膜进入卵巢门分布于卵巢;左卵巢动脉多自左肾动脉分出,其走行的途径与右侧卵巢动脉相同。卵巢静脉丛,或称为蔓状静脉丛,起自卵巢,经卵巢门行于卵巢系膜内,再经骨盆漏斗韧带汇成卵巢静脉上行,右侧以锐角注入下腔静脉,左侧以直角注入左肾静脉。来自交感神经纤维的腹主动脉神经丛分出的卵巢神经丛,以及少量来自子宫阴道丛的纤维,与动脉共同经卵巢门进入卵巢,并有分支分布于输卵管。在卵巢皮质,仅成熟卵泡的卵泡膜外层有毛细淋巴管网,该网与髓质的毛细淋巴管网相通。髓质的淋巴管伴随血管走向卵巢门,在卵巢系膜内与子宫及输卵管发出的集合淋巴管相吻合。右侧卵巢的集合淋巴管沿卵巢动、静脉上行,注入主动脉腔静脉间淋巴结、腔静脉外侧淋巴结及腔静脉前淋巴结。左侧卵巢的集合淋巴管向上注入主动脉外侧淋巴结及主动脉前淋巴结。

(2)输卵管　为一对细长弯曲的管状器官,位于阔韧带的上缘,内侧与子宫角相连,外端游离,以伞端与卵巢靠近,长 8～14 cm。输卵管由外向内分为漏斗部、壶腹部、输卵管峡部和输卵管子宫间质部。输卵管壁由浆膜层、平滑肌和黏膜层构成。输卵管的动脉来自子宫动脉上行支的输卵管支及卵巢动脉的输卵管支。静脉一部分汇入卵巢丛,一部分汇入子宫旁静脉。在输卵管黏膜层有毛细淋巴管网,与肌层毛细淋巴管网相通。后者发出的淋巴管与浆膜层的淋巴管吻合,输卵管的集合淋巴管多沿卵巢动、静脉上行,注入腰淋巴结;一部分集合淋巴管,经阔韧带走向盆侧壁,注入髂间淋巴结;起自输卵管壶腹部的一条集合淋巴管,注入位于髂内动脉干后方的髂内淋巴结。分布于卵巢和输卵管的神经来自卵巢神经丛。

(九)阴道、女性外生殖器及尿道

1. 阴道　阴道是由黏膜、肌层和外膜构成的肌性管道,富于伸展性,上接子宫颈,下连外生殖器,为生殖道的一部分,平时为性交的器官,经血排出的通道。分娩期为胎儿娩出的通路,称为产道。

(1)阴道的形态和位置　阴道位于小骨盆腔的中央线上,子宫颈的下方,呈管状。前壁较短,约 7 cm;后壁较长,约 9 cm。全长的 3/4 在尿生殖膈以上,1/4 在会阴体前方。阴道上端较宽大,围绕在子宫颈周围,形成环形腔隙,称阴道穹窿。宫颈前方的阴道穹窿称为前穹,后方的为后穹,两侧的为侧穹。阴道后穹较宽深,与子宫直肠窝只隔一层阴道肌层及腹膜,盆腔内积液可经后穹穿刺吸出,进行辅助诊断。阴道下端开口于阴道前庭,称为阴道口。阴道口周围有一环形黏膜皱襞,为处女膜。

(2)阴道的毗邻　阴道前方与膀胱相邻,其间有疏松结缔组织相隔,即膀胱阴道隔,其内含有静脉丛。阴道下 1/3 部分的前方与尿道之间也有结缔组织,形成尿道阴道隔。阴道壁与直肠之间,除阴道后穹窿部分外,中段与直肠前壁邻接,其间也有疏松结缔组织形成的直肠阴道隔。阴道口与直肠肛管部分之间有会阴体相隔。阴道上段的两侧为阴道旁结缔组织,其中有丰富的静脉丛和神经丛,以及子宫动脉的阴道支通过。阴道口两侧有阴道括约肌,即球海绵体肌。球海绵体肌的深层为前庭球及前庭大腺,前庭球为静脉球样结构。

(3)阴道的淋巴 阴道黏膜层的毛细淋巴管注入黏膜下层的毛细淋巴管网,后者发出的淋巴管穿过肌层,与肌层的淋巴管汇合。阴道的淋巴管与尿道、直肠、子宫及外阴部的淋巴管之间均相互交通。阴道上部前壁的集合淋巴管,经过子宫颈旁淋巴结及阴道旁淋巴结,或者直入髂外淋巴结及髂间淋巴结;后壁的集合淋巴管向后入骶淋巴结及主动脉下淋巴结。阴道中部的集合淋巴管均入髂内淋巴结。阴道下部的集合淋巴管与外阴部的淋巴管汇合,向外上方注入腹股沟浅淋巴结。

2. 女性外生殖器 阴阜是位于耻骨联合前面的隆起的皮肤脂肪堆,性成熟期表面生长阴毛。大阴唇是围绕阴道口外侧的一对纵行隆起的皮肤脂肪皱襞,两侧大阴唇的上、下两端互相连接,形成阴唇前连合与阴唇后连合。小阴唇位于大阴唇内侧,如一对突起的皮瓣。小阴唇外侧面为皮肤本色,内侧面与阴道黏膜相连呈粉色。小阴唇上端形成两对小皱襞,外侧两片在阴蒂背表面联合形成阴蒂包皮,内侧两片在阴蒂下方相连形成阴蒂系带。阴蒂由两侧附于耻骨下支和坐骨支的阴蒂海绵体,向上在耻骨弓下会合成阴蒂体。阴蒂突出表面的部分如豆大,为阴蒂头,富有感觉神经末梢,触碰时感觉敏锐。阴道前庭是位于两侧小阴唇之间的空间,呈叶状,上方为尿道口,下方为阴道口。于小阴唇与处女膜之间的交界沟内,中下 1/3 交界处两侧各有一个前庭大腺开口部。前庭大腺位于大阴唇的中下 1/3 交界处,球海绵体肌的后方,如豌豆大小,有腺管与前庭大腺开口相连。前庭球可称为球海绵体,其中含有勃起性组织及静脉丛,位于球海绵体肌后方。前庭球上端为细小的相连部分,称为中间部,位于阴蒂与尿道外口之间;由中间部向两侧大阴唇下方分布,称为外侧部。外侧部较大,相当于大阴唇的上中部。前庭球下端与前庭大腺相邻。

3. 女性尿道 为膀胱颈之接续部分,排尿的肌性管道,较男性尿道短而直,长 3 ~ 5 cm,直径 0.6 cm。起于尿道内口,在阴道下段的前面向前下方走行,穿过尿生殖膈,开口于阴道前庭上部,阴道口与阴蒂之间。尿道与阴道下段邻接,其间有结缔组织形成的尿道阴道隔。尿道括约肌包括膀胱尿道的平滑肌及肛提肌部分纤维。后者为骨骼肌,受意识控制。尿道外口后壁两侧各有一个小的腺体,即尿道旁腺。

(张连阳)

第三节　腹部战创伤致伤机制

与其他部位战创伤一样,腹部战创伤也是由能量损耗导致的人体物理损伤,原发性解剖损伤和继发性功能紊乱依赖于损伤的部位和能量损耗的多少。

一、腹部穿透性战创伤致伤机制

穿透人身体的物体可以导致组织的撕裂、断裂、毁损和挫伤等损伤。腹部穿透性战创伤主要包括火器伤和砍刺伤等。

(一)火器致腹部战创伤类型和机制

火器伤指火药燃烧、炸药爆炸等化学能迅速转变为机械能的过程中,将弹丸、弹片、弹珠等物体向外高速抛射,击中机体所造成的损伤。在美国枪伤常见,1999 年发生了 18 874 例故意和意外枪伤,大约每天死亡 80 人。在美国与枪伤有关的死亡居所有年龄创伤死亡的第 2 位,占创伤死亡的 19%。枪伤是 15~34 岁年轻男性黑人死亡的首位原因。

1. 火器致腹部战创伤类型 包括由枪弹导致的弹丸伤和由炮弹、炸弹、手榴弹等爆炸后的弹片击中人体后引起的弹片伤,占现代战伤的 70%~80%。高速小弹片伤指初速>762 m/s、自重<5 g 的破片或钢珠击中人体后所致的损伤。按入口出口情况分为:①贯通伤,有入口和出口;②非贯通伤,仅有入口无出口;③切线伤,沿体表切线方向通过,伤道呈沟槽状;④反跳伤,入口和出口为同一点。

根据伤道方向可以将组织损伤分为 3 个区:①原发伤道区,指枪弹穿过的部位,内有破碎的失活组织、血块等;②挫伤区,指伤道周围组织受挤压而失活的区域,一般宽 0.5~1 cm;③震荡区,瞬时空腔效应使伤道周围的组织因牵拉、撕裂与震荡而导致的损伤。

2. 火器致腹部战创伤机制

(1)前冲力 指沿弹轴方向前进的力量,可直接穿透、离断和撕裂组织,形成原发伤道或永久伤道,是低速投射物的主要致伤效应。动能大的投射物可造成贯通伤,动能较小的投射物则存留于体内而形成非贯通伤。若投射物沿切线方向擦过体表,则形成切线伤。

(2)侧冲力 指与弹轴方向垂直、向伤道四周扩散的力量,可迫使伤道周围的组织迅速压缩和位移,从而造成组织损伤,是高速投射物的重要致伤机制之一。

(3)压力波 指投射物高速穿入机体时,一部分能量以压力波的形式传递给周围的组织和器官,从而造成损伤。

(4)瞬时空腔 高速投射物穿入组织时,以很大的压力压缩弹道周围的组织,使其迅速位移,形成比原发伤道或投射物直径大几倍至几十倍的空腔,空腔膨胀与收缩在数十毫秒内重复 7~8 次,使伤道周围的组织广泛损伤。

3. 火器致腹部战创伤的伤情影响因素

(1)投射物动能 是决定机体损伤的先决条件。$E = 1/2(m \cdot v^2)$,其中 E 代表动能,单位焦耳(J);m 代表质量,单位为千克(kg);v 为速度,单位为米/秒(m/s)。

1)速度:增加投射物的速度就增加其带有的动能。低于 50 m/s 的投射物通常仅造成皮肤挫伤,100 m/s 的投射物可杀伤人体,高于 200 m/s 时可造成各种损伤。速度有 3 个基本概念:①初速,指弹头(炮弹、枪弹)离开枪(炮)口瞬间的速度。破片的初速是炮弹(包括手榴弹、地雷、航弹等爆炸性武器)爆炸后,爆炸能量赋予破片的最大速度。其影响因素主要是火药或炸药的性能、装药结构以及投射物本身的质量。②碰击速度,是投射物碰击目标瞬间的速度。由于空气阻力,投射物离开枪膛后就开始减速,初速是决定碰击速度的重要因素,碰击速度越大损伤越重。③剩余速度,是投射物穿过机体后的瞬间速度。

2)质量:投射物的速度相同时,质量越大,动能越大,造成的损伤越严重。

(2)投射物的稳定性 投射物在飞行中的稳定性和它穿入机体时的状态是影响损伤效应的重要因素。稳定飞行通过投射物每秒数千转的自旋速度来实现,膛线(来复线)决定自旋的速度。章动角是弹头与弹道切线的夹角。当弹头击中介质后,章动角增大,一方面使弹头翻转,增强了其对组织的切割破坏能力,同时使飞行阻力增大,速度迅速降低,在短时间内将大量能量传递给组织,增强了其对组织的破坏能力。

(3)投射物的结构特性 包括外形和内部结构,均可显著影响伤情。

1)外形:尖形弹飞行阻力较小,速度衰减慢,射程远,穿透能力强,但在稳定飞行中传递给组织的能量却较少,通常用于步枪和机枪。钝形弹飞行阻力大,速度衰减快,射程近,穿透能力差,但传递给组织的能量却较多,多用于手枪。

2)内部结构:铅心弹强度较低,低速情况下击穿较薄的软组织时,不容易变形和破碎,但碰击骨头时也可破碎;高速情况下在侵彻机体过程中极易变形和破碎,把绝大部分能量传递给组织,从而造成严重创伤。钢心弹强度较高,在侵彻机体过程中不易变形和破碎,飞行稳定性也好,因此传递给组织的能量比较少,所造成的损伤也就相对较轻。

(4)组织器官的结构特性 投射物的致伤效应随着组织密度的增加而增加。组织含水量越多,黏滞性越大,就越容易传递动能,损伤范围越大。弹性大的组织对能量具有缓冲作用,可减轻损伤。骨组织密度最大,弹性小,损伤最重。皮肤组织密度仅次于骨骼,但皮肤具有极大的弹性和韧性,消耗弹头的能量较多。肌肉组织密度大而均匀,含水量多,投射物击中后易造成广泛而严重的损伤。收缩状态受伤时损伤范围较大,松弛状态受伤时常形成狭窄的裂缝状伤道。肝、肾等组织密度和肌肉相似,但弹性较小,受伤后常出现放射状碎裂。血管组织弹性较大,不易离断,当投射物直接撞击或遭受瞬时空腔的牵拉超过其弹性限度时,也可发生断裂或内膜损伤。胃、肠、膀胱等组织含有液体和气体,可将能量向远处传播,常见入口不大,但出口巨大,且可造成远隔部位多处破裂。

(二)砍刺等致腹部伤机制

通常是手动武器(锐器)致伤,包括刀、剪刀、铁钉、竹片、针、冰锥和钢丝等,也见于坠落于竖立的钢筋上等意外事故时。砍伤伤口长而浅,倾向于张开,容易探查伤口的深度。刺伤是武器沿长轴刺入受害者身体,皮肤伤口小,深度不可知,由于事发现场受害者和目击证人受情绪等影响认识不准确,武器的种类和伤口的大小与伤道的深度和伤道不相关。刺伤强调使用刀,刺穿指较大的武器进入躯干。刺伤时由于可能伤及大血管和心脏导致较高的死亡率,所以如果致伤物仍在体内,只能在手术室内拔出。刺透伤常常为坠落于刺穿的物体上,或机械、气压动力的工具致伤,也包括低能量非火器投射物,如箭。刺穿的物体可能压迫大血管,故只能在手术室里完全分离伤道直视下取出。

损伤程度和范围视致伤物大小、长短和形态而不同,损伤一般限于伤道及伤道周围组织。砍伤伤口大,易于诊断;刺伤伤口小而深,很小的皮肤损伤也可导致深部体腔的内脏器官损伤。锐器伤较火器伤而言污染较轻,较少引起严重感染。

二、腹部钝性战创伤致伤机制

腹部钝性战创伤主要包括交通伤、坠落伤、冲击伤和故意伤害致伤等。

(一)交通事故致腹部创伤机制

交通事故伤是人体与车体的某些部位或道路等结构间相互撞击引起的损伤。道路交通事故的发生受人、车、道路、环境等因素影响。酒精是青少年和成人致命性交通伤的主要因素,包括司机、乘客、行人和骑自行车者,其中摩托车驾驶员醉酒率最高,大卡车最低。交通事故伤主要包括机动车撞击、摩托车撞击和步行被机动车撞击等致伤类型。

1. 机动车致腹部创伤机制　机动车内人员受伤属减速性损伤,即在短距离内快速减速导致的损伤,严重程度取决于撞击或坠落减速时的能量传导。

(1)机动车撞击伤机制　包括3个方面:①机动车撞击另外一个物体的原发撞击,如头部加速性损伤、减速性损伤、挤压性损伤等;②车内物体或人员间的撞击,称为继发撞击,如正面撞击时方向盘导致的驾驶员十二指肠损伤等;③减速引起的机体变形,导致体内固定和非固定部分间位置移动不同而导致的体内结构间的撞击,如肠系膜撕裂伤等。

(2)机动车撞击伤的影响因素　速度是最主要的相关因素。其他还包括以下4个方面。

1)车内人员的损伤危险　与车辆的大小和重量呈反比。

2)车内伤者的位置　危险性从大到小依次为司机、前排乘员和后排乘员,腹部损伤以驾驶员居多。

3)安全装置的正确使用　就车内人员而言,有无防护结果大不相同,有防护者伤亡可减少20%～40%,小儿佩戴安全带后甚至可减少90%的伤亡。未使用限制装置的乘客受伤机会增加,没有系安全带的司机和乘客腹部与方向盘、车门内侧、安全带、扶手等撞击,司机、前排乘客腹部伤的发生率达15%～18%。正确使用安全带等限制装置可有效地减少伤亡,但不恰当地使用则可导致更严重的损伤。腰部安全带应跨过髂前上棘;若不恰当地从腹部跨过,偶可发生腰椎骨折,或发生小肠等空腔器官损伤。气囊减速虽然较三点式安全带慢,但在前方撞击时,可减轻肋骨和胸骨骨折,避免头部接触方向盘;但下肢损伤的比例和严重度相对于躯干和头部损伤增加。

4)撞击方向 前方撞击占机动车撞击伤的64%,死亡率较侧方撞击低。翻滚撞击时由于力量变化难以估计,乘坐人员若使用安全带,可能引起严重的头部伤或躯干损伤;若未使用安全带,则可能被抛出车外并被车辆碾压致伤。侧方撞击时,由于侧方无金属阻挡和空间避让,死亡率是前方撞击的2倍。

2.摩托车致腹部创伤机制 驾驶者或乘坐人员常吸收所有的能量,是最易受伤的人群,损伤远较轿车等车辆的乘员严重,死亡概率是小型机动车内人员的20倍。损伤严重程度决定于摩托车的速度和撞击的解剖部位。

摩托车乘员少数在骑座上受伤,多数被抛出一定距离后坠落致伤。摩托车驾驶员上半身基本上无防护,很容易受伤。

3.自行车致腹部创伤机制 自行车车速较慢,损伤程度较轻。儿童或青少年骑自行车时常见车把导致的腹部钝性伤,包括十二指肠壁内血肿等。

4.火车致腹部创伤机制 火车致腹部伤均为严重损伤,常见火车撞击抢行的机动车、火车相撞、火车脱轨等致伤。以颅脑伤和肢体离断伤最常见,其次是四肢开放性骨折或闭合性骨折。主要为碾压伤、撞击伤和摔伤。

5.行人交通事故致腹部创伤机制 行人伤情重,因交通伤致死的行人占交通伤死亡的14.9%~38.5%。北京地区统计的交通伤致死者的比例,机动车与摩托车、自行车、行人之比为1∶1.7∶2.34∶3.55。一般交通伤中行人死亡概率是汽车内人员的9倍。机动车撞击后弹起坠地,严重损伤机会增加3~5倍。儿童和老人常见,儿童常被"撞飞"。小腿伤最常见,其次为头伤和臂部伤。腹部常因车辆前盖撞击、车轮碾压等致伤。

(二)坠落致腹部创伤机制

坠落致伤机制包括着地时直接撞击引起的直接损伤(以骨折为主)和在撞击后减速力引起的减速损伤(以内脏器官伤为主)。坠落撞击的能量是伤者的体重乘以坠落的距离乘以重力加速度,撞击时动能分散到伤者的骨骼和软组织。影响伤情的因素主要包括坠落高度、地面性质、着地姿势和部位、年龄及体重。

1.坠落高度 坠落高度是损伤的决定因素。落差越大,损伤越重,伤情越复杂。不同坠落高度的损伤发生情况具有一定规律性,<3 m的坠落伤以四肢与颅脑伤为主,>3 m的坠落伤一般为脊柱、骨盆骨折,>8 m的坠落伤以胸腹部内脏器官损伤为多。随着落差增大,损伤的类型发生改变,多发伤的发生比例更高,死亡率增加。

2.地面性质 撞击时间(伤害多长时间停止)是决定损伤严重度的关键。时间越短的撞击损伤程度越重,而地面性质影响撞击时间的长短。坠落于松软的泥地或雪地时损伤程度较轻,伤情单一;而坠落于坚硬的水泥、石质地面,损伤程度较重,伤情复杂。

3.着地姿势和部位 对伤情和伤部有重要影响,不同的着地姿势下人体各部位的受力点和受力方向各不相同,由此造成的损伤部位和程度各异。当着地部位失去支撑,继而身体另一部位撞击地面时,或身体在向下坠落时空中存在障碍物遮挡的情况下,常伴有多处伤或多发伤。足部着地引起的连锁性损伤较多,如高空坠落时臀部或双足着地,外力通过脊柱传递到头部引起脑损伤等。头部着地损伤程度最重,死亡率最高。当伤者水平着地时能量消散较快,损伤较轻。

4.年龄和体重 年龄大、以侧身着地是构成胸腹部内脏器官损伤的高危因素。儿童及体重较轻者损伤较单一,成人及肥胖者伤情则较为复杂。同一高度坠落时,儿童及体重轻者其减速力和冲击力小,损伤程度比成人及肥胖者轻,死亡率比成人及肥胖者低。儿童重心靠上,坠落时身体重心移向头侧,常为头部最先着地,故颅脑伤多于成人。成人常见足部着地,易引起跟骨骨折、下肢骨折、髋部骨折、骨盆垂直撕裂骨折、脊柱骨折和肾损伤等;由于胸廓弹性差,肋骨骨折及胸内器官损伤常见。

除上述影响伤情的主要因素外,空中障碍物阻挡、着装、气候条件、防护措施、职业培训情况、伤者有效支配撞击力的能力等与损伤类型及损伤程度亦有一定关系。空中障碍物阻挡和衣着松散可缓冲坠落时的下坠速度,使落地时致伤力减弱;障碍物的阻挡碰撞也可导致机体相应部位的损伤,增加多发伤的发生率。雨雪天气影响地面性质,风力影响坠落速度与着地体位。从多级台阶上坠落,可以发生各种损伤,老年人应考虑脊柱骨折。

(三)冲击波致腹部战创伤

冲击伤(blast injury)指机体受爆炸冲击波直接或间接作用而发生的损伤。冲击波常导致机体多处损伤,体表完整而常见内脏器官损伤,且伤情发展迅速。原发冲击伤为冲击波致环境压力突然改变而使人体致伤,即超压和负压引起的损伤,常累及含气较多的肺、肠道和听器,影响因素包括压力峰值、正压作用时间和压力上升时间。继发冲击伤指某些物体接受冲击波的动能后以投射物的形式使人体致伤,包括冲击波使建筑物倒塌砸伤人体致伤。第三冲击效应指冲击波动压作用下抛掷或移动而使人体致伤。原发冲击伤导致腹部战创伤的机制包括以下4个方面。

1.内爆效应 冲击波通过后被压缩的气体极度膨胀,导致周围组织损伤。如含空气的胃肠道损伤。

2.剥落效应 压力波从较致密组织传入较疏散组织时导致界面处损伤。如胃肠道黏膜下出血等。

3.惯性效应 压力波在密度不一的组织中传递速度不同,导致密度不同的组织连接部位的损伤。如肠管与肠系膜连接处的出血等。

4.血流动力学效应 超压作用于体表后,可压迫胸腹壁发生一系列血流动力学变化,一些微血管因经受不了这样急剧的压力变化而发生损伤。

(张连阳)

第四节 腹部战创伤病理生理学

一、腹部战创伤后应激反应

(一)神经内分泌变化

创伤后,机体处于应激状态,神经内分泌系统会发生一系列反应,其中以蓝斑-交感神经-肾上腺髓质轴、下丘脑-垂体-肾上腺轴和肾素-血管紧张素3个系统的反应最为重要。这些反应通过调节心血管功能、免疫功能和代谢变化,代偿性增强机体对创伤的防御能力。

1.蓝斑-交感神经-肾上腺髓质轴 创伤应激早期,蓝斑-交感神经-肾上腺髓质轴兴奋,刺激肾上腺髓质大量释放儿茶酚胺。儿茶酚胺对机体具有多种作用。

(1)调节心血管功能 可加快心率,增加心肌收缩力,以维持血流动力学的相对稳定。收缩皮肤、骨骼肌、肾和胃肠道的血管,以保证心、脑等重要生命器官的血流量。

(2)增强能量代谢 儿茶酚胺能促进肝、肌肉的糖原分解。通过β受体促进胰岛A细胞分泌胰高血糖素,升高血糖。通过激活脂肪酶,促使甘油三酯分解为游离脂肪酸和甘油,增加血浆中脂肪酸含量。促进脂肪酸、葡萄糖的氧化利用,以满足创伤后机体对能量的需要。

(3)增强免疫功能 血液循环中以及局部产生的儿茶酚胺均可增强免疫细胞功能,促进细胞因子合成、释放,参与炎性反应的发生发展过程。创伤早期的儿茶酚胺释放有利于组织修复和免疫系统活化,但过度、持久的儿茶酚胺释放会对组织造成损伤,不利于内环境稳定。副交感神经系统在创伤后起重要的"炎症反射"作用,能够显著、快速地抑制巨噬细胞释放TNFα,减轻全身性炎性反应。

2.下丘脑-垂体-肾上腺轴 下丘脑-垂体前叶-肾上腺皮质轴兴奋,下丘脑释放促肾上腺皮质激素释放激素,后者刺激垂体前叶释放促肾上腺皮质激素,促肾上腺皮质激素刺激肾上腺皮质大量生成和释放糖皮质激素。创伤失血引起的低血容量通过心房的容量感受器和颈动脉窦的压力感受器,刺激下丘脑-垂体后叶轴分泌抗利尿激素。抗利尿激素可加速肾远曲小管和集合小管对水分的重吸收,维持有效循环血量。糖皮质激素主要有以下作用:①增强心肌收缩力,增敏心肌细胞对儿茶酚胺的反应性。②保持毛细血管的完整性,减少血浆外渗,维持有效血容量。③稳定细胞膜和细胞器膜,尤其是溶酶体膜,防止溶酶体破裂和溶酶体酶释放。④通过糖皮质激素受体抑制炎症介质的释放,减轻炎性反应。严重创伤时,TNFα、IL-1β等炎症介质可直接造成巨噬细胞糖皮质激素受体表达和功能下调,巨噬细胞继而可产生更多的炎症介质,炎性反应越来越严重,从而引起糖皮质激素水平的应激反应紊乱。高炎症介质与糖皮质激素受体表达和功能下调互为因果,形成级联放大反应。⑤促进糖原异生,减少葡萄糖的氧化和利用,增加肝、肌肉糖原含量,升高血糖;提高肝蛋白分解酶的活性,促进蛋白质分解,促使氨基酸分解或转化为糖原和葡萄糖,抑制蛋白质合成;促进脂肪分解,抑制脂肪合成。

3. 肾素–血管紧张素 创伤失血引起的循环血量减少可致肾素分泌增多,肾素可通过降低肾小管的滤过率而维持有效循环血量。同时,肾素能促使血浆中的血管紧张素原形成血管紧张素Ⅰ,后者经血浆中血管紧张素转化酶的作用,形成血管紧张素Ⅱ。血管紧张素Ⅱ有收缩血管、升高血压的作用,并刺激肾上腺皮质分泌醛固酮。醛固酮有明显的保钠排钾作用,能促进肾远曲小管对 Na^+、Cl^- 的重吸收和对 K^+、H^+ 的排出,对于维持机体正常的水、电解质代谢有重要作用。

4. 其他激素的作用 创伤后,大量应激激素分泌增加,如胰高血糖素、胰岛素、生长激素等。其中,胰高血糖素能促进糖原、蛋白质、脂肪分解代谢,提高血浆中葡萄糖、氨基酸和脂肪酸的水平;胰岛素能促进糖原、蛋白质和脂肪的合成;生长激素可抑制组织对葡萄糖的利用,促进糖异生,升高血糖,促进蛋白质分解,提高血浆中氨基酸的浓度,促进脂肪分解,增强脂肪酸的氧化。

(二)代谢变化

1. 能量代谢 创伤后,基础代谢加快,能量消耗增加。心脏、肺功能代偿性加强,心率加快,心肌收缩力增强,呼吸加速,消耗大量的能量。缺血缺氧性损伤、感染、脓毒症和内毒素血症、炎性反应,使机体的氧耗量增加。蛋白质分解代谢增强,产热增加。糖、脂肪在体内分解、合成的再循环过程中,需要消耗能量。

2. 糖代谢 肝、肌肉糖原分解加强,葡萄糖生成明显增加。肝将非糖类物质如氨基酸、乳酸、丙酮酸、甘油转化为葡萄糖,糖异生作用增强。组织对葡萄糖的摄取增加,分解速率加快,但完全氧化百分率低于正常,而通过乳酸再循环比例增高。严重创伤患者,由于在生理功能上拮抗胰岛素作用的应激激素如糖皮质激素、胰高血糖素、肾上腺素、甲状腺素和生长激素等分泌增加,胰岛素受体数目下调和亲和力下降,胰岛素受体酪氨酸激酶活性降低,胰岛素受体后信号转导异常,因此,胰岛素虽然分泌增多,但组织对其反应性和敏感性降低,出现胰岛素抵抗。临床上表现为高糖血症和高胰岛素血症并存。但严重营养不良的创伤患者,可发生低糖血症,以儿童和老年人多见。

3. 蛋白质代谢 机体内蛋白质分解加速,血浆中氨基酸含量增加。糖皮质激素、胰高血糖素、肾上腺素、甲状腺素和生长激素等分泌增加,而胰岛素相对不足,是促使机体内蛋白质分解的主要原因。炎症介质也促使蛋白质分解。热量供应不足,增加了蛋白质的分解。蛋白质分解产生的氨基酸,一部分进入肝重新合成蛋白质以修复创伤组织,肝合成的急性相反应蛋白可以增强机体免疫力;另一部分经氧化供能或作为糖异生原料合成葡萄糖。

4. 脂肪代谢 脂肪分解增加,血浆中游离脂肪酸和甘油的浓度升高,脂肪酸氧化增强。胰高血糖素、肾上腺素等分泌增加,而胰岛素相对不足,使脂肪动员增加,是脂肪分解增加的主要原因。血浆中游离脂肪酸主要在肝内经重酯化作用形成三酰甘油或磷脂,部分通过形成脂肪酸–肉碱复合物进入线粒体,经 β 氧化产生能量及乙酰辅酶 A,进一步代谢形成酮体。

二、腹部战创伤后急性腹膜炎病理生理

腹部战创伤后,穿透伤、腹壁毁损、胃肠道穿孔等常导致腹腔污染,可能发生腹腔感染、腹膜炎,多属于细菌性急性腹膜炎,可导致严重脓毒症,甚至导致 MODS、死亡。创伤性胰腺炎的病理生理类似重症胰腺炎,可并发感染,形成假性胰腺囊肿、胰瘘、出血和肠瘘等。下面重点介绍胃肠道破裂后腹膜炎。

（一）腹部战创伤后腹膜炎病因

1. 空腔器官损伤破裂　腹部穿透伤或钝性伤均可致空腔器官（胃、十二指肠、空肠、回肠、结肠、膀胱等）损伤，甚至破裂，使消化液、尿液、胆汁等空腔器官内容物漏至腹腔。由于肠管运动，漏至腹腔内的液体易汇集至腹腔两侧的结肠旁沟；膈肌运动时，在膈下造成负压区，加之膈淋巴系统是腹腔液体的吸收通道，导致腹腔内液体趋向膈下区流动或汇聚至膈下区；站立时，重力因素使腹腔内液体汇集至 Douglas 陷窝。因此，腹腔内的液体不是停滞的，而是不断地在流动和交换，其流向主要是向上至膈下间隙，亦可向下至 Douglas 陷窝，因而创伤即使发生在局部，亦可导致弥漫性腹膜炎。上消化道破裂引起的腹膜炎，由于大量的消化液与细菌一起进入腹腔，化学性刺激和细菌毒素共同作用，因此，从一开始就出现典型的腹膜刺激征等临床表现。下消化道如结肠破裂引起的急性腹膜炎，称为粪性腹膜炎。由于结肠内容物多为半固体状态，但带有大量细菌，因此粪性腹膜炎初时症状、体征不明显，常常不能早期诊断。消化道细菌除直接通过消化道破裂口漏入腹腔外，还可因胃肠道损伤后的炎性反应、肠麻痹、黏膜屏障损害等因素导致通透性大大增高，细菌移位逸入腹腔。

2. 腹部实质性器官破裂　实质性器官破裂主要引起腹腔内出血，胰腺挫裂伤时胰液可进入小网膜囊，甚至大腹腔。若合并空腔器官钝性伤，可继发缺血穿孔。此外，腹部严重创伤，可致肠道功能障碍，易发生菌群易位。上述进入腹腔的细菌，在有腹腔积液、积血的情况下，容易发生急性腹膜炎。

（二）腹部战创伤后腹膜炎发生机制

腹膜具有强大的防御功能，能通过多种途径杀灭细菌，其抗细菌感染的能力远胜于其他软组织。机体的防御功能与细菌的破坏力是一对矛盾，当机体的防御能力超过细菌的破坏力时，细菌被杀灭，炎症被控制；当细菌的破坏力超过机体的防御能力时，就发生急性腹膜炎。因此，急性腹膜炎的发生与机体全身及腹膜腔局部的防御能力下降，以及细菌毒力、数量的增加等有关。

1. 创伤后腹膜修复　腹膜具有强大的愈合能力，愈合速度快，其愈合过程亦不同于皮肤的创伤愈合。腹部创伤及腹膜炎所造成的腹膜缺损，在较顺利的情况下可以在 7 ~ 8 d 内愈合而不遗留很多的瘢痕或粘连，皮肤伤口的愈合则要慢得多。腹膜面上伤口愈合得快并不是由于腹膜组织的增殖旺盛，而是因为腹膜的伤口愈合是在整个创面上同时开始的。参与修复腹膜的细胞种类尚不很清楚，可能来自单核细胞及巨噬细胞、残余的腹膜内皮细胞、浆膜下类成纤维细胞等。

2. 创伤后腹腔内防御能力下降　腹膜腔对细菌感染有强大的细胞性防御能力，但伴随创伤的失血、血管痉挛等因素引起的低循环血流量可导致机体全身防御能力的下降，有利于腹膜腔感染的发生与发展。一些局部性的因素也能降低腹膜的防御功能，促使感染发展。腹部创伤后，如腹腔内有存留的血液、坏死组织、血红蛋白、大量渗液、胆汁、胃液和胰液等，其化学作用促使腹腔感染持续发展。局部的血流量减少、腹腔内异物存留等，均能降低局部抵抗力，导致感染。

空腔器官破裂后的消化道内容物、胃液、胰液具有消化作用，对腹膜刺激性较强。胆汁漏出时可使组织的通透性增强，并促进坏死物质的吸收，同时抑制炎症的防御反应，促使急性腹膜炎发生与发展。实质性器官破裂后的血性液体等异物存在时，细菌可汇集于异物周围，虽有较少数量的致病菌亦可发生感染，并以异物为中心形成脓肿。

3. 细菌污染增殖　创伤后继发性腹膜炎的病原菌来自肠道菌群。正常人肠道的不同部位所含细菌的数量及其种类有一定差别。空腹时胃内一般不含有活的细菌，结肠内的细菌数量最多，约为 $10^{14}/g$，并且非芽孢性厌氧菌、类杆菌属、真菌属、双歧杆菌属占绝大多数，几乎占粪便细菌总数的 99.9%。胃肠道部分细菌并不致病，但大肠杆菌、变形杆菌、链球菌等需氧菌及类杆菌属等厌氧菌是急性化脓性腹膜炎的主要致病菌，而且腹膜腔感染往往是多菌种的，且多是需氧菌与厌氧菌的混合感染。

在正常时肠道菌群中各类细菌的繁殖存在着相对的竞争性抑制，以保持菌群的平衡。如：乳酸杆菌产生乳酸，可抑制梭状芽孢杆菌和白念珠菌生长；又如粪链球菌及大肠杆菌可产生一些抗菌物质，能抑制产气荚膜杆菌和奇异变形杆菌的生长。创伤后细菌在腹膜腔内亦存在着不同菌群间的竞争和身体防御功能对各菌类的不同杀伤作用，因而致病力最强的细菌能生存下来并繁殖发展。不同的菌属间亦存在互相加强的作用,即某种细菌可加强另一种细菌的致病力,二者共同生长时可使病情的进展加快。如需氧菌感染造成一种缺氧条件,给厌氧菌繁殖造成必需的条件,而厌氧菌又可以抑制白细胞对需氧菌的吞噬和杀害作用,此作用最明显的是产气杆菌及脆弱类杆菌。大肠杆菌属还能降低组织的氧化还原电位,使类杆菌属厌氧菌有适宜的生长环境。因此,创伤后急性腹膜炎治疗较为困难。

(三)急性腹膜炎病理生理

急性腹膜炎的基本病理变化为腹膜的充血水肿,大量炎性渗出,继而纤维素性增生。实质上这是机体的抗炎反应,前者可稀释毒素,减轻刺激,后者可局限炎症的扩散。急性弥漫性腹膜炎发展过程中,体内发生一系列严重的代谢上及生理上的改变,与严重感染本身和创伤后治疗措施及全身性反应均有密切的关系。

1.脓毒血症影响　急性腹膜炎时,腹膜腔内的细菌与其他颗粒性物质一起被吸收进入血液循环。常见革兰氏阴性杆菌所致的严重脓毒症,细菌释放的大量内毒素能引起严重的血流动力学改变,使有效循环血量显著减少,导致动脉压下降和微循环障碍,心脏活动能力和器官供血也发生障碍,若长时间不能纠正,往往预后不良。内毒素也可直接作用于心肌、血管平滑肌,使病情加重。

2.心血管系统变化　腹膜炎早期,患者处在平衡的代偿状态,此时心排血量增加,心率增快,血压无改变,血气正常,氧耗量增加,心排血量与外周血管阻力的关系尚属正常范围。随着急性腹膜炎病情发展,心排血量进一步增加,心率更快,心收缩力增强,收缩期射血时间缩短,混合静脉血 pH 值降低,氧耗量明显减少。严重时由于外周血管张力下降,外周血管总阻力降低并与心排血量不成比例,以致血压下降,氧耗量绝对减少,肺动静脉血分流量增加,多数患者发生呼吸窘迫,严重者可发生呼吸衰竭,不能用机械通气缓解。此时血压明显下降,心排血量降低,混合静脉血 pH 值显著降低,出现呼吸性及代谢性酸中毒。

3.低血容量改变　急性腹膜炎由于炎症和脱水,可引起血细胞比容与纤维蛋白原水平升高,致使血液黏滞性与微循环发生障碍,血液有形成分凝集,严重时可导致 DIC。急性腹膜炎患者组织受细菌毒素的作用而释放组胺,加之组胺酶与黏液溶解系统活性降低,分解组胺的能力下降,促使组胺血症形成,加重机体的中毒,组胺与 5–羟色胺平行增加。

创伤后化学性刺激物如胃酸、胰酶、胆汁等均能引起大量的腹腔内渗出,急性腹膜炎症将增加毛细血管的通透性导致大量的渗出,严重者可发生低血容量性休克。一般认为在急性弥漫性腹膜炎时,腹腔内的液体丧失可相当于 50% 体表面积烧伤时的液体丧失量。导致急性腹膜炎休克的原因较多,包括腹膜、腹膜外组织的肿胀、渗出,腹腔内炎症渗出,肠腔内积液、肠壁水肿,呕吐、高热的液体丧失,呼吸快、腹胀、缺氧,细菌感染的毒素吸收等,最终导致伤员出现严重的细胞外液损失,血浆容量减少,出现休克,并有明显的酸中毒,常为代谢性酸中毒,到后期则有代谢性与呼吸性混合酸中毒。

三、腹部战创伤后应激性溃疡病理生理

应激性溃疡(stress ulcer)是指机体在各类严重创伤、危重疾病等严重应激状态下,发生的急性消化道糜烂、溃疡等病变,可导致消化道出血、穿孔,并使原有疾病恶化。在休克、严重创伤、烧伤、肺或肾功能衰竭以及严重感染等应激情况下,患者在数小时到 72 h 内即可出现急性胃黏膜糜烂和(或)溃疡。胃镜检查显示其发生率可达 100%,但发生大出血者仅占 2%～10%。多数胃黏膜病损可在 7～14 d 内消失,如果糜烂和(或)溃疡等病变持续,则可出现大出血。腹部战创伤后应激性溃疡的机制迄今尚未完全阐明,目前认为胃黏膜防御功能削弱与胃黏膜损伤因子作用相对增强,是应激性溃疡发病的主要机制,而胃黏膜血管收缩,黏膜缺血,血流量减少,则是应激性溃疡发病的主要原因。

(一)胃酸分泌增加

应激性溃疡发生的首要条件是高胃酸状态。在各种损伤因素中,胃酸在发病早期起到了重要作用。其他损伤因子还包括胃蛋白酶原分泌增多,以及在缺血情况下产生的各类炎症介质的损害等。

不同应激性状态下,胃酸分泌可增强或减弱,多数应激状态下胃酸分泌呈抑制状态,但因为黏膜

屏障保护功能削弱,实际反流入黏膜内的氢离子总量增加,导致溃疡的发生,这也是抗酸剂能预防应激性溃疡的理论基础。

(二)局部缺血

应激性溃疡的基本病理生理变化是胃黏膜局部缺血。除创伤、感染、大手术和休克导致胃黏膜血流量减少外,尚有血管内皮细胞释放血管活性物质,如一氧化氮、前列腺素、内皮素-1(endothelin-1)等影响微血管的渗透性,使白细胞黏附于微循环系统,造成微循环功能不全;局部缺血影响胃黏膜能量代谢,能量缺失使胃黏膜内 ATP 与高能磷酸水平下降,削弱了黏膜抗损伤能力,胃底部黏膜的能量缺失较胃窦部或肝、肌肉等其他组织严重,可以解释胃底部黏膜易致糜烂出血;局部缺血使胃黏膜血流清除和中和氢离子能力下降,氢离子在组织中积蓄,黏膜酸化,溃疡形成。

(三)神经内分泌失调

应激状态时,下丘脑、室旁核和边缘系统的神经内分泌失调,造成内源性儿茶酚胺、5-羟色胺(5-hydroxytry ptamine,5-HT)水平升高,血栓素、白细胞三烯、血小板激活因子及内皮素等释放,引起胃黏膜微循环障碍,使胃黏膜缺血,代谢障碍,通透性增加,造成胃黏膜的损害。

(四)前列腺素合成减少

应激时胃黏膜上皮细胞内前列腺素(prostaglandin,PG)合成减少,前列腺素对黏膜细胞有保护作用,能促进黏膜血液循环,分泌 HCO_3^- 及 DNA 合成。应激时,前列腺素缺乏,使胃黏膜对胃酸侵袭的易感性增高。

(五)胆汁反流与胃黏膜屏障破坏

胃黏膜具有的防止胃腔内的胃酸侵入组织的独特功能称为胃黏膜屏障。十二指肠内容物和胆汁反流,直接损害胃黏膜上皮细胞,胃黏膜屏障受破坏,使胃黏膜易受酸渗透破坏。

(张连阳)

第五节　腹部战创伤研究与进展

战创伤医学的发展从人类诞生之日起就从未停止过。据说早在公元前 3500 年的古埃及王国的医生就已经会进行伤口包扎,实施截肢术及取出异物等外科手术。公元前 260 年我国最早的医书《内经》就记述了清创处理溃疡,外科医生切开挖去腐肉的过程。在公元前 200 年古印度时期,著名医生 Sushruta 就描述了 100 多种当时应用的外科器械,并从那时起就有从事简单的整形外科手术的记录。公元前 5 世纪,古希腊文明的兴起则成为医学发展,特别是创伤医学发展的转折点,当时的一些医学学校奠定了现代医学的基础,如希波克拉底(Hippocrates)提出了骨折应该采取清洗创口,然后进行牵引使其复位的治疗方法,这与现代开放性骨折的处理几乎完全一致。

到了 18 世纪,随着科学的飞速发展,战创伤医学也得到了极大的进步,人们认识了血压、肺泡气体交换、细胞等,创伤医学进入了高速发展期。19 世纪麻醉和外科无菌技术的发明,对外科学起到了极大的促进作用。20 世纪两次全球范围的世界大战客观上对创伤医学的发展起到了极大的推进作用。此后大量的先进设备和治疗方法应用于各种创伤的救治,大大提高了伤员的存活率,成功救治了许多严重损伤的伤员。创伤医学的调整发展,同时大量的创伤研究机构也如雨后春笋般涌现,从临床到基础,从基础再到临床,为创伤医学的发展积累了许多知识和经验。

一、腹部战创伤基础研究与进展

(一)腹部战创伤后胃肠道运动变化研究与进展

腹部战创伤、休克后发生的胃肠道动力障碍是指胃肠道正常的协调运动障碍,以胃排空延迟、肠蠕动减慢、结肠扩张和排便延迟等为特征,临床常见类型包括急性胃扩张、麻痹性肠梗阻和假性肠梗阻等,其发生的病理机制目前尚不明确。创伤、休克及严重感染等情况下,胃肠道不仅是易受损的靶器官,同时也在 MODS 的发生发展中起重要作用。严重创伤后 MODS 的病死率仍高达 70% 左右,是现代危重病医学中的难点与焦点。胃肠道被称为 MODS 的动力器官和外科应激条件下的中心器官,被认为是激发机体免疫炎症系统的"阀门"。创伤、休克和手术后胃肠道动力障碍可导致其他胃肠道功能障碍,如肠道吸收和肠屏障功能等,且在 MODS 发生发展中起着不可忽视的重要作用,但多年来并未受到足够的重视。

1.腹部战创伤后胃肠道动力障碍

(1)胃动力障碍　在创伤、休克等情况下,胃消化间期移动性运动复合波(MMC)周期缩短,慢波无变化或频率减慢。Calabuig 报道,禁食鼠失血性休克[4 kPa(30 mmHg),60 min]后,以胃双极电极测定肌电,胆囊造瘘管观察胆囊收缩功能,证实在休克后胃窦慢波频率下降 40%,小肠下降 25%,且 MMC 周期缩短和胆囊容积下降。Alican 以酚红为非吸收性标记,观察烧伤后大鼠胃内液体排空的改变,结果在浅度烧伤组,在急性期(烧伤后 18 h)任何液体的胃排空均无改变,而烧伤后 1 周高渗盐水排空显著延迟;在Ⅲ度烧伤组,在急性期等渗盐水的排空显著延迟,急性和慢性期高渗盐水排空均显著延迟。笔者将 96 只 Wistar 大鼠随机分为假休克组和失血性休克组。一侧股动脉插管,放血至平均动脉压 4.6~5.3 kPa(35~40 mmHg),维持 60 min 之后缓慢回输全部失血及等量等渗盐水复苏。以 2% 葡聚糖蓝 2000 去离子水溶液为胃内标志物,于各时间点前 20 min 各组动物灌胃 0.4 ml,各时间点以乙醚麻醉后剖腹,测定胃内残留色素量,以假休克组胃内色素残留量均值为 100%,求相对胃内色素残留率代表胃排空速率。结果失血性休克复苏后 1~4 h 胃内相对色素残留率显著高于假休克组。脑损伤由于直接影响神经、激素功能,对胃动力影响较大,主要表现为颅内压升高引起的胃排空延迟。McAarthur 报道 21 例需要镇静、机械换气 24 h 以上的颅内压升高的脑创伤患者,发现颅内压>2.7 kPa (20 mmHg)者存在胃排空延迟,避免应用吗啡并不能改善脑外伤伤员的胃排空。高位脊髓损伤也影响胃排空。曹静宜等报道 16 例完全性脊髓损伤(高位 6 例,低位 10 例)的患者,发现高位脊髓损伤组餐后胃排空明显延迟,低位脊髓损伤组则无明显延迟。

(2)小肠传输减慢　Calabuig 报道禁食鼠失血性休克[4 kPa(30 mmHg),60 min]后,以肠双极电极测定肌电,证实在休克后小肠慢波频率下降 25%,且 MMC 周期缩短。Hebra 采用心脏压塞的非阻塞性肠道缺血模型,经腹膜后途径用超声仪测定肠系膜上动脉血流量,证实缺血-再灌注后存在肠道 MMC 异常。应用 1 周前预置肠系膜上动脉周围的结扎线,避免为阻断肠系膜上动脉而剖腹时本身对肠道动力的影响,Udassin 观察到胃肠道缺血后动力和缺血时间长短间存在明显负相关,证实在体内暂时性阻塞肠系膜动脉可明显延迟小肠的传输。

(3)结直肠动力障碍　结肠是创伤后肠麻痹中最后恢复的部分,需 3~5 d 才恢复正常,应用一系列 X 射线照相术观察放射标记物的分布,结果表明结肠动力的恢复是从近端向远端呈梯状的,右半结肠推进性蠕动的恢复早于横结肠和左半结肠。脊髓损伤由于直接影响结直肠的支配神经,对肠道动力影响更大,主要表现为脊髓损伤导致的肠道传输减慢。Staiano 报道 16 例有严重便秘的严重脑损伤儿童和 15 例功能性便秘儿童、11 例对照儿童,结果显示脑损伤儿童的排便次数和平均全胃肠道传输时间与功能性便秘儿童比较,差异无统计学意义,但严重脑损伤儿童的左侧和直肠段的节段性传输时间延长者占 56.2%,功能性便秘在此段结肠传输延迟者占 20.0%,说明两者便秘的发病机制不同。脊髓损伤后排便问题常较为突出,已证明脊髓损伤后存在肠道传输减慢。Kwshavarzian 观察 7 例 T_1 以下脊髓损伤者和 10 例对照者,结果显示脊髓损伤者结肠传输明显减慢,损伤组升结肠为 29 h(对照者 6.81 h),升结肠和横结肠为 42 h(对照者 15.3 h),损伤者内容物残留时间明显延长,认为脊髓损伤者的结肠传输延迟累及全结肠。多发伤也伴随胃肠道动力障碍,可能与严重创伤后低血容量、胃肠道缺血-再灌注损伤有关。Pape 报道 32 例多发性损伤伤员,伤后早期均无肠道运动,亦无排便。

2. 腹部战创伤后胃肠道动力障碍机制 引起创伤后胃肠道动力障碍的原因较多,但一些研究成果相互矛盾,也影响了创伤、休克和手术后胃肠道动力障碍的防治效果,说明创伤、休克和手术后的胃肠道动力障碍仍有待深入研究。

(1)胃肠道缺血、缺氧 正常情况下,人类胃肠道血管床的血液量占全身总量的 30%,接受20%~25% 的心排血量,其中 75% 分布于肠道,小肠血流量为 4 ml/(min·kg),大肠则为 2 ml/(min·kg)。胃肠道血流量比骨骼肌高 10 倍,仅相当于心和脑的一半。肠道黏膜血流量为肌层的 2~4 倍,与黏膜参与许多代谢、分泌和吸收功能有关。每一绒毛中央有 1~2 支不分支的血管,近顶端处分叉形成毛细血管网,从而促使沿绒毛长轴的氧从流入血管向流出血管的氧的逆流交换(countercurrent exchanger),故绒毛顶端的氧分压显著低于动脉床。另外,绒毛的营养动脉分支从前一级动脉呈锐角分出,使红细胞不能均匀地分布于微循环中,而是成群地堆积于血流的中央,称血浆浮渣(plasma skimming),进一步减少供应绒毛血流的有效血细胞比容,使低灌流状态下黏膜氧供更少。1989 年以来,应用间接法测定胃 pH 值,逐渐认识到在严重休克、创伤等情况下存在创伤后腹部多器官缺血(posttraumatic abdominopoly visceral ischemia,PAPVI),即使生命体征正常时,也可能存在隐性代偿性休克(concealed compensated shock,CCS),这些情况下胃肠道黏膜缺血是机体组织灌流减少的最早表现。而此时内脏器官缺血程度不能由心排血量和血气分析所反映,但与患者的预后密切相关。对正常志愿者的观察证实,当血容量下降 15% 时,在心率、血压和心排血量不变的情况下,腹部内脏器官(肝、肠等)血流量可减少 40%;当机体失血 20%~40% 时,腹腔动脉血流量减少 33%,肠系膜上动脉血流量减少 35%,肾血流量减少 50%。大鼠失血性休克时肝血流量下降约 50%,肾及胃肠血流量下降约 60%,胰腺的血流量可下降至 20% 以下。胃肠道血液灌流的减少同时常伴有胃肠黏膜氧供的减少,但血流量的减少与组织供氧减少并不成比例。已经证实,当肠系膜、肾、股动脉和胰动脉血流量减少 20%~30% 时,组织供氧减少 40%~60%。持续失血动物,随着动脉血压下降,内脏器官血流减少,十二指肠、肾、肝和胰腺组织氧分压极度下降,甚至趋向于 0。

研究表明,胃肠道缺血、缺氧是导致胃肠道动力障碍的重要机制。在肝次全切除引起的急性肝功能衰竭的动物模型中,观察到肝切除术后 1 h 出现肠道黏膜下缺血,肠道的缺血-再灌注损伤造成组织氧供和能量供应不足,导致肌间神经丛的功能障碍,从而引起肠道传输延迟。应用肠外营养的患者肠道传输功能降低与黏膜血流量下降呈正相关,而应用早期肠道营养可增加胃肠道血供,并伴随胃肠道传输功能的恢复。Bielefeldt 等 1997 年报道,应用小鼠体外模型观察缺氧肠道在再供氧后运动功能的变化,在缺氧时,肠道自发性收缩和静息张力均下降,15 min 后仅 29% 的肠道对神经刺激有反应,60 min 后则对电刺激已无反应。再供氧后,肠道静息张力暂时性增加,并出现自发性收缩,之后转为无规律性的收缩。缺氧 15 min 后再供氧 10 min,离体肠道 100% 恢复对电刺激的反应;缺氧 60 min 后再供氧 10 min,仅 47% 的肠道恢复对电刺激的反应。说明缺氧-再供氧可明显地改变肠道的动力。

(2)腹部战创伤及手术刺激胃肠道和腹膜 腹部战创伤及手术对肠袢的影响被认为是引起腹部手术后胃肠道动力障碍的主要因素。研究表明,肠袢暴露于空气中、翻动肠袢均可明显延迟胃排空和造成肠道传输缓慢,对胃的操作可改变胃的起搏点和导致收缩的暂时性消失。Turler 观察了结肠捣动对术后结肠平滑肌功能障碍的影响。将 SD 鼠分为 3 组,第 1 组仅取出盲肠湿纱布敷料器轻压,第 2 组轻压全结肠,第 3 组取出盲肠后不压迫。在术后 3、6、18 和 24 h 处死动物,以口服荧光标记葡聚糖观察肠道传输功能,结果结肠捣动 24 h 后,小肠传输减慢,结肠振幅减半,频率下降。同时,肠道肌层内有白细胞浸润,其程度与手术损伤的程度成正比。iNOS 和 COX-2 是生成平滑肌动力抑制物质如 NO 和前列腺素的合成酶,术后 3 h 两种酶明显增加。应用 iNOS 的阻滞剂 LNIL 和 COX-2 阻滞剂 DFU 均能改善术后结肠环状平滑肌收缩活力。说明术中肠道翻动可引起局部肠道肌层内炎性级联反应,而导致肠道平滑肌功能障碍。

腹膜后刺激可导致肠道运动功能改变,腹膜后少至 2 ml 的积血就可引起肠道运动抑制,创伤、手术后的腹膜后血肿常导致胃肠道动力障碍,可持续数天,甚至更长时间。腹腔、腹膜后严重的炎症可导致胃排空、小肠传输减慢,如吻合口漏等腹腔内严重感染并发症,化脓性腹膜炎晚期的重要病理变化之一就是肠麻痹。

（3）麻醉和镇静药物影响　过去的研究认为,麻醉后存在胃肠道动力障碍,其程度与麻醉的时间成正比。创伤、手术后疼痛可影响胃肠道运动;针对疼痛的治疗措施,如应用鸦片等止痛,也可影响胃肠道动力。NO 对胃肠道的作用,常是麻醉药的不良反应,NO 引起的肠道扩张是肠道功能恢复延迟的原因。氟烷在麻醉浓度时对犬胃、结肠和空肠也有抑制作用。应激、疼痛和迷路刺激可使体内释放内源性阿片类物质,如 β-内啡肽和脑啡肽,造成胃排空延迟。

但近来有研究证实,创伤、手术后连续硬膜外腔输注低浓度局部麻醉药及阿片类药,可有效缓解疼痛,同时可加快术后胃肠道动力的恢复,并减轻手术后炎性反应。Basse 对 12 例剖腹结肠切除术的病例术后连续硬脊膜外麻醉 48 h(0.25% 丁卡因和 0.05 g/L 吗啡混合液 4 ml/h),12 例做对照,结果证实硬膜外腔麻醉可促进胃肠道动力恢复,缩短排便时间,缓解或避免腹胀发生。

（4）水、电解质平衡紊乱　低钾、低镁和低钠血症均是伴随肠麻痹发生发展最常见的电解质紊乱,低钾血症可导致神经、肌肉应激性减退,引起广泛的平滑肌动力障碍,可出现恶心、呕吐、腹胀等胃肠道动力障碍的表现。故针对胃肠道动力障碍,治疗上应首先纠正水、电解质紊乱。

（5）中枢神经系统损伤　中枢神经系统创伤或病变等可导致胃肠中枢器质性功能异常,如颅内压升高引起的胃排空延迟,包括餐后胃肠道动力减弱、移行性运动复合波(MMC)异常和肠道传输迟缓。脊髓损伤尤其是低位脊髓机械性损伤,使盆神经兴奋性冲动发放减弱,肠壁平滑肌活动障碍,从而发生胃肠道动力障碍。

（6）交感兴奋　关于创伤、手术后肠麻痹的发生机制,经典的假说是应激通过反射性刺激交感神经引起的交感兴奋。早在 1906 年,Cannon 和 Murphy 应用 X 射线技术证明,猫在剖腹术后胃排空延迟超过 6 h。进一步研究表明,长时间的胃和小肠操作可引起胃排空延迟。1907 年发现在内脏神经系统完整时,睾丸撞击可引起肠麻痹,证明反射性肠麻痹是通过内脏神经介导的。到 1939 年,发现脊髓麻醉可增加小肠活动,甚至可作为手术后肠麻痹的治疗方法。

3. 腹部战创伤后胃肠道动力障碍对胃肠道其他功能的影响　胃肠道除具有运动功能外,还具有屏障、消化、吸收、代谢、内分泌和免疫等多种功能,各种胃肠道功能相互协调、相互影响,如胃肠道动力可影响唾液、胃液、胰液、胆汁、小肠液和结肠液等的分泌,影响胃肠道管腔内食物的润滑、稀释等过程,使内容物与消化液充分混合,有助于对腔内食物的消化与吸收。

引起胃肠道动力障碍的损害因素同时可导致胃肠道其他功能的障碍,胃肠道动力障碍也可导致胃肠道其他功能的进一步损害。其中,胃肠道动力障碍与肠道内细菌和肠屏障功能的相关性尤其受到重视。

（1）对肠屏障功能的影响　由于胃肠道在 MODS 发生机制中的重要性,近来有关胃肠道动力与肠道菌群生长、细菌移位等关系的报道逐渐增加。研究表明,继发于创伤及药物等因素后的肠道动力障碍,可引起肠道内细菌过度生长,增加细菌移位的发生率。Wang 等发现 90% 肝切除后出现明显肠道传输延迟,且手术后 2 h 出现肠道内大肠杆菌等的过度生长。而肝外胆管结扎并不引起肠道细菌过度生长,门静脉高压早期也无细菌过度繁殖,故认为细菌过度繁殖的原因并非手术引起的胆汁分泌减少和门静脉高压,而是 90% 肝切除所引起的肠道传输延迟。

Van Trappen 应用腔内测压法观察胃窦、上段小肠的消化间期运动复合波,$^{14}CO_2$ 胆酸呼吸试验观察肠道菌群繁殖情况,在 $^{14}CO_2$ 胆酸呼吸试验正常和异常的各 18 例患者中,证实当消化间期运动失调,如消失或几乎完全消失时,肠道细菌过度生长。肠道消化间期肌电复合波缺乏,若持续一段时间将导致肠道细菌过度生长。在危重患者常需应用的全静脉营养和吗啡等治疗,当药物抑制 MMC 后,可促进肠道细菌过度繁殖,从而增加细菌移位发生率。Scott 观察到应用吗啡 6 h 后有肠道微生物滴度增加,15 h 消化间期肌电复合波恢复正常,认为消化间期肌电复合波对调节小肠中菌群平衡非常重要。Kueppers 观察大鼠单用全肠外营养(TPN)并不改变肠道传输,细菌移位到系膜淋巴结的发生率为 50%,菌落数为(33±14)个,无细菌移位到远隔器官;加用吗啡则传输延迟,细菌移位率达 100%,菌落数达(2 079±811)个,远隔器官的细菌移位发生率达93.3%。肝硬化伴肠道动力下降,可有肠道细菌过度繁殖和细菌移位。Pardo应用西沙必利治疗肝硬化大鼠,发现西沙必利可明显减少空肠中细菌数量。西沙必利治疗组的大鼠无细菌移位,而未治疗组40%发生细菌移位。46例患者中,西沙必利治疗可明显缩短口-盲传输时间,明显减少空肠细菌数量。

(2)对吸收功能的影响 胃肠道动力障碍也与消化、吸收功能有关。由于创伤、休克和手术后胃肠道动力障碍,导致不能进食,应用肠内营养,尤其是早期肠内营养可能导致呕吐、腹胀、误吸、吸入性肺炎和腹泻等并发症;而长期应用肠外营养,又可能导致胃肠道动力抑制等。

以失血性休克大鼠为模型,通过测量门静脉血中木糖浓度,笔者观察到失血性休克后胃肠对木糖吸收能力严重受抑,胃排空和肠道传输延迟,应用西沙必利促胃肠动力治疗,可明显促进胃排空及小肠传输,改善胃肠吸收功能,使失血性休克后早期肠道营养成为可能,可提前早期肠道营养实施的时间。

(二)腹部战创伤后肠屏障功能改变研究与进展

肠道是体内表面积第二大的器官。人的一生中约有60吨的食物从肠道通过,以维持机体的生理需要,但同时也对肠道完整性及整个机体造成威胁。肠黏膜能将肠腔与身体内部环境隔开,防止肠腔内细菌、有毒物质、食物的抗原物质和致癌物等进入体内,这一功能称为肠屏障功能。

早在20世纪70年代,Caridis就提出创伤及感染可引起肠黏膜通透性(gut permeability,GP)改变,使肠道中细菌或内毒素进入机体。通透性是指溶质通过非介导性弥散(unmediated diffusion)透过细胞膜的特性。GP是指某些分子物质以简单扩散的方式通过肠黏膜上皮的特性。临床上GP主要是指分子量大于150 000的分子物质渗透通过肠道上皮的特性,而不是离子(如Na^+、Cl^-等)的渗透,与肠屏障功能有关。GP增高是机体遭受创伤后肠屏障功能衰竭的重要表现,早在肠黏膜形态学改变发生之前,GP增高已经发生。故肠黏膜通透性增高可反映早期肠道黏膜屏障的损害。临床常用尿中乳果糖与甘露醇比值和周围静脉内毒素含量测定等来测定GP的变化。

此后,学者们逐渐重视严重创伤和休克等情况下肠源性感染(gut origin septic states)的存在。肠源性感染是指肠道细菌通过肠黏膜侵入体内,导致感染的过程。肠道细菌移位(bacterial translocation,BT)是指在没有感染的情况下,肠道内存活细菌从肠道通过肠黏膜侵入正常情况下是无菌状态的肠道以外的其他部位,如肠系膜淋巴结、门静脉、肝、脾、血液及其他远隔器官或系统的过程。1990年,Alexander将这一概念的含义扩展为肠道内可存活的微生物和不能存活的微生物及其产物(包括内毒素)穿过完整肠壁到达外周的过程。BT可在严重创伤、择期手术、器官移植、肠梗阻、结直肠癌、梗阻性黄疸、心肺分流手术时缺血-再灌注损伤、失血性休克、急性胰腺炎等各类患者中发生。

多器官功能障碍综合征(multiple organ dysfunction syndrome,MODS)的发病机制尚未完全明确,曾有多种假说,如介质假说、缺血-再灌注损伤假说和胃肠道假说等,目前多认为由创伤、休克和感染等因素所致的"失控性炎性反应"是MODS最重要的病理学基础和形成的根本原因。而导致炎症自限能力丧失的是"第二相打击"。所谓"第二相打击"主要是指未被控制或清除的感染和坏死组织,但相当部分MODS临床病例并无明显感染。Meakins等将胃肠道称为MODS的动力器官或"外科应激条件下的中心器官"。Swank认为免疫系统才是MODS的动力器官,而胃肠道是激活机体免疫系统的主要"阀门"。多数学者同意胃肠道作为人体内最大的细菌库,在机体遭受重大打击后,很可能成为重要的内源性感染源的观点。BT的结果可触发全身炎性反应和MODS;反过来,MODS又可加重肠黏膜坏死和细菌移位,造成恶性循环。

1.腹部战创伤后肠屏障功能障碍

(1)内毒素血症 肠道中的内毒素主要来自内源性革兰氏阴性杆菌的解体,而肠黏膜对机体内环境改变的反应十分敏感,即使在一些尚属于"生理范畴"的情况下,肠黏膜屏障功能也可发生改变。如马拉松长跑及接受大强度训练的运动员,由于体内暂时性的缺氧和体温升高可造成GP增高,使肠腔中的细菌内毒素"漏入"体内,形成肠源性内毒素血症。

内毒素是继休克后激活炎症介质和细胞因子损害内皮细胞,进一步加重组织、内脏器官损害的重要因素,可损害机体防御功能,增加肠黏膜通透性和促进细菌移位,造成肠源性感染的恶性发展,在 MODS 的发生、发展中起重要作用。

在休克早期即可发生内毒素血症,并与休克程度密切相关,休克越重,内毒素血症发生率及血浆内毒素水平越高。失血性休克后迅速发生内毒素血症,BT 先于机体免疫功能紊乱而发生,它对机体免疫功能的下降有促进作用。Rush 等发现,失血性休克后仅 30 min,肠道中内毒素已侵入体内形成肠源性内毒素血症;在失血性休克后 2 h,以革兰氏阴性杆菌为主的多种肠道细菌已侵入血液循环。Baker 等观察大鼠失血性休克模型后 BT 情况,休克后 30、60、90 min 均能从动物肠系膜淋巴结、肝、脾、血液中培养出细菌,休克 90 min 时细菌阳性率最高,而侵入门静脉及体循环的细菌是事先用核素标记经口饲的埃希大肠杆菌。

Alexander 等用放射性核素标记一种特异性细菌或内毒素,发现烫伤后这两种标记物在 1 h 内很快发生移位,内毒素移位可单独存在发挥作用,也可与细菌移位并行存在协同作用。烧伤后内毒素入血远早于细菌,伤后 15 min 即可在全身血液和内脏器官中检出内毒素。

内毒素血症的程度与内脏器官损害和死亡率相关。Yao 等在家兔固定血压(5.33 kPa,1 h)失血性休克的研究中发现,血浆内毒素水平与休克动物肝、肺、肾功能损害和动物死亡率呈正相关。

拮抗或阻断内毒素血症的措施有助于减轻内脏器官功能障碍的发生与发展,进一步证实肠源性内毒素血症在创伤后脓毒症、MODS 发病中的重要作用。给失血性休克家兔输注 LPS 抗血清后,血浆内毒素水平的升高幅度及其持续时间均显著降低,动物 MODS 发生率明显低于对照组。选择性消化道去污染处理可使门静脉与体循环内毒素水平显著降低。

(2)细菌移位　肠系膜淋巴结接受小肠、盲肠和近段结肠的淋巴引流,正常时无菌,肠系膜淋巴结出现活菌是 BT 的敏感指标。多数作者都证实了上述多种原因导致肠道缺血-再灌注损伤后,可伴随细菌移位到肠系膜淋巴结。

Hebra 等采用心脏压塞的非阻塞性肠道缺血模型发现,对照组肠系膜淋巴结、肝、脾和血等均无细菌生长;缺血组 85% 的肠系膜淋巴结培养阳性;缺血-再灌注损伤组的肠系膜淋巴结培养均为阳性,1/3 的血培养阳性,主要为革兰氏阴性杆菌。

Eaves-Plyles 给 BALB/c 小鼠管饲[111]钢标记的大肠杆菌,3 h 后造成 20% 的体表烧伤模型,观察 5~240 min 后 BT 情况,结果伤后 5 min 出现细菌移位,4 h 达高峰,24 h 后缓慢恢复,可持续 21 d。

Peitzman 评价 29 例危重患者肠系膜淋巴结的细菌移位与多器官功能障碍和脓毒血症的关系时,25 例创伤患者无一例出现肠系膜淋巴结阳性,认为在创伤患者中细菌移位到肠系膜淋巴结并非是一常见现象。分析认为,抗生素的应用、多数创伤患者肠系膜淋巴结标本在伤后立即取得或所用方法不敏感可能是导致阴性结果的原因。如一项研究表明,用常规培养技术 6% 的 MLN 是阳性时,用电镜则可发现 81% 的阳性。

BT 主要在小肠。已认识到的创伤后导致 BT 的机制,包括低血容量等原因导致的肠黏膜损害、肠道菌群生态学异常及宿主免疫功能抑制等。上述 3 种因素很少单独作用,往往是相互协同促进肠源性感染的发生与发展。另外,影响 BT 的因素还包括宿主免疫状态、宿主年龄、营养状态、营养支持方式(应用肠道内营养或肠外营养)等。

虽然人们对动物的细菌和(或)内毒素移位进行了深入研究,但这些结果很难在临床观察中得到充分证实,因此,关于细菌和(或)内毒素移位的临床意义尚有争议。一方面,证实失血性休克患者的血培养阳性率与休克程度显著相关,严重创伤、休克患者血浆内毒素水平显著增高,MODS 常伴有内毒素血症;另一方面,其他学者也得出相反的结论,如 Moore 等对 20 例可能发生 MODS 的创伤患者进行紧急腹部手术,并行门静脉插管以便连续采集标本,虽然最终有 30% 的伤员并发 MODS,但在伤后 5 d 内门静脉血与外周血中均未检测到细菌和内毒素,临床上选择性肠道去污术虽然能明显减少感染,但死亡率并未降低,从而对肠道细菌和(或)内毒素移位的假说提出质疑。

在创伤患者中细菌移位到肠系膜淋巴结并非是一常见现象,肠系膜淋巴结培养阴性可能与多数创伤患者肠系膜淋巴结标本在伤后立即取得,而此时细菌尚未移位,或肠系膜淋巴结虽有细菌但所用方法不能检出等因素有关。

2.腹部战创伤后肠黏膜屏障损害机制 生理情况下,由于宿主有完整的肠黏膜机械屏障、肠道菌群的微生态平衡及健全的免疫防御系统,肠道细菌不易发生移位。肠道黏膜功能活跃,更新迅速,代谢旺盛,而其本身的能源储备极为有限,对缺血缺氧极为敏感,一旦缺血,肠道黏膜的结构和功能将发生显著变化。

严重创伤、烧伤和休克时,血容量绝对或相对不足,循环不稳定,胃肠道、肝和肾等"次要"内脏器官的血管"选择性收缩",保证心、脑等"重要"内脏器官的血液供应,同时也造成了腹部多内脏器官的严重缺血缺氧,其中肠系膜血管收缩,血流量减少,肠黏膜的结构和功能首当其冲受到严重的损害。组织细胞缺血最根本的治疗是恢复血液灌流,然而组织细胞缺血超过一定时间再得到血液灌流,反而加重了缺血组织的损伤,此即为缺血-再灌注(ischemia-reperfusion)损伤。

创伤、休克后肠道黏膜可发生不同程度的组织学和超微结构的改变,肉眼可见充血、黏膜下水肿、绒毛脱落、固有层裸露、固有层分裂、溃疡形成。光镜下见在绒毛尖端黏膜上皮下部形成一疏松的水肿区,以后肠黏膜上皮可脱落,形成糜烂并伴有灶性出血,最后可见黏膜多处表浅溃疡;并伴固有层局限性或弥漫性炎性浸润,局部或弥漫性炎细胞聚集,固有层毛细血管扩张、局灶性或弥漫性出血。电镜可见小肠黏膜上皮基质水肿,线粒体肿胀,上皮表面微绒毛变短、减少甚至上皮表面胞膜破坏。伴随黏膜病理变化,肠屏障功能发生明显改变。上述病理变化导致 GP 增高,肠黏膜屏障破坏,导致 BT 和内毒素血症的发生,进一步发展可能诱发脓毒血症及 MODS。

引起肠黏膜屏障损害的因素包括休克、烧伤和创伤等引起的肠道缺血缺氧、肠道营养障碍、肠道菌群失调、感染和内毒素血症,以及经复苏治疗后的缺血-再灌注损伤等。其中最主要的是肠道缺血缺氧,其机制包括:①腹部内脏器官低血液灌流,或血流再分布所致肠系膜血流减少;②肠黏膜逆向血流交换网的氧回路缩短;③组织氧需增加;④组织氧摄取功能受损。

(1)肠道缺血-再灌注损伤 低血容量经复苏治疗后,将导致肠道的缺血-再灌注损伤。肠壁的缺血缺氧及缺血-再灌注损伤是导致肠黏膜屏障功能受损的重要因素。

在缺氧状态下,人体肠道黏膜的黄嘌呤脱氢酶转化为黄嘌呤氧化酶,ATP 降解为次黄嘌呤并大量堆积。缺血-再灌注损伤后,在有氧条件下,次黄嘌呤在黄嘌呤氧化酶催化下生成黄嘌呤,O_2 转变为 O_2^-,并生成具有极强细胞毒性的 OH^- 和 H_2O_2,最终破坏黏膜结构。这种由氧自由基介导的缺血-再灌注损伤是肠黏膜屏障功能损害的最重要原因。Parks 用超氧化物歧化酶治疗猫失血性休克复苏造成的缺血-再灌注损伤,发现其小肠对缺血-再灌注损伤的耐受性明显增加。实验证明,失血性休克、烧伤、脓毒血症和内毒素血症等状态,均引起缺血-再灌注损伤介导的肠道损伤,损伤程度从黏膜血管通透性增加、黏膜上皮水肿、黏膜上皮通透性增加、上皮从绒毛顶开始的脱落、黏膜全层脱落到黏膜下层断裂不等,BT 也随上述黏膜损伤程度的加重而加重。

肠黏膜损伤可因中性粒细胞释放弹性蛋白酶、溶酶体酶、细胞因子、补体、花生四烯酸代谢产物、NO 及其他炎症介质,或肠道细胞特殊营养物质如谷氨酰胺(Gln)、精氨酸缺乏而加重。另外,因休克、烧伤等导致低血容量后组织血液灌流不足引起的酸中毒也是导致 GP 增加的因素。Menconi 等最近发现,将肠黏膜单层上皮细胞置于 pH 值为 5.43 的条件下培养 24 h 后,GP 增高,其机制可能是当肠上皮细胞长期处于酸中毒环境时,细胞膜结构受损,细胞间紧密连接变松散,细胞内 ATP 显著减少,细胞代谢发生障碍,导致细胞跨膜路径和细胞通道同时增加,此时 GP 增加与酸中毒程度成正比。

肠缺血严重程度与黏膜损伤程度密切相关。失血性休克导致肠黏膜血流量减少,肠绒毛顶端上皮脱落。Chiu 证实失血性休克中胃肠道的低血液灌流是发生 BT 的独立因素。由于肠绒毛的氧交换特点,绒毛顶端的氧张力明显低于动脉,当组织氧合作用减少时,可发生肠上皮细胞损伤。是否发生 BT、全身性 BT 的程度与死亡率、休克持续时间直接相关。Rush 等证实失血性休克后 8 h,血培养阳性的动物病死率 100%,而血培养阴性的动物存活率高达 83%。

烧伤后大量液体渗出等导致低血容量,引起暂时的内脏器官血流量下降,可伴随细菌和内毒素移位增加,烧伤后肠屏障损害程度呈时间依赖性。烧伤后内脏器官血管收缩和肠道缺血是造成 BT 的重要因素。Tokyay 发现烧伤后早期肠系膜氧流量和肠黏膜 pH 值降低,烧伤后 2 h 和 4 h 空肠、盲肠和结肠黏膜及黏膜下血流量均减少,8 h 后肠系膜上静脉血内毒素水平升高,说明血流量减少早于 BT。

Jones 报道对假烧伤和 30% 烧伤的大鼠伤前应用血管紧张素抑制剂,可维持小肠血流量,并可降低 BT 发生率。烧伤患者发生感染的同时合并有 GP 的增加,感的严重程度与 GP 增加的程度是一致的。Epstein 证实,烧伤后 24 h GP 显著增加。

严重创伤可导致失血性休克和创伤性休克等,导致肠黏膜损害。由于肠黏膜的屏障功能减弱,GP 增高,肠道中的细菌和内毒素发生移位,形成肠源性菌血症或肠源性内毒素血症。Pape 报道,从肠道给乳果糖和甘露醇,以其尿中排泄的比率测定肠道通透性,结果多发伤后均存在 GP 异常,在肠道喂养开始后 GP 均降低。

(2) 感染和内毒素血症　　内毒素是革兰氏阴性杆菌胞壁的脂多糖(LPS)部分,其生物学效应及致病作用由脂多糖的类脂 A 部分所致。脓毒症时,由于细菌内毒素的直接作用与炎症介质及细胞因子的介导,肠黏膜与黏膜下层水肿,黏膜上皮细胞坏死,肠绒毛高度降低,上皮细胞增殖能力受抑,而细胞凋亡加速,细胞坏死增多。脓毒症时神经内分泌的异常反应可导致肠麻痹,特别是有腹腔内或腹膜后感染灶时更为明显。回肠对内毒素的反应较空肠敏感,其通透性的增加明显重于空肠。

肠屏障功能损害的结果首先是内毒素血症,但内毒素血症也可导致肠屏障功能损伤。Xu 研究认为,内毒素血症时引起的 BT 是氧自由基导致的选择性肠道血流量减少,致远端回肠和盲肠缺血–再灌注损伤的结果。

创伤后导致肠屏障功能改变的机制,除包括上述各种原因导致的肠道缺血–再灌注损伤、内毒素损害、细胞因子和炎症介质作用等外,临床上危重患者常处于免疫抑制状态,常接受广谱抗生素、应用抗酸剂和 H_2 受体阻滞剂、高渗性肠道营养和静脉营养等,常伴肠麻痹,可导致肠道淤积和细菌过度繁殖,因低血压而应用的血管收缩药物可进一步减少肠道血供,这些临床常见的因素也是导致肠屏障功能障碍的重要因素。

(3) 细胞因子、炎症介质作用　　多种细胞因子和炎症介质可引起 GP 增高,其中包括内毒素、肿瘤坏死因子(TNF)、γ 干扰素、白细胞介素-1(IL-1)、白细胞介素-2(IL-2)、血小板激活因子(PAF)和一氧化氮(NO)等。内毒素可使肠黏膜上皮细胞的超微结构(微绒毛和细胞终末网)发生病理改变,通过损伤细胞内支架系统而破坏细胞间紧密连接,从而导致 GP 增高。TNF 增加肠上皮通透性亦可能是通过破坏细胞间紧密连接的机制实现的。但离体观察发现,γ 干扰素可使离体培养的薄层肠上皮细胞对甘露醇通透性增加,TNF、IL-1 和 IL-2 则未能增加此时肠上皮对甘露醇的通透性,当给小鼠注射 PAF 后导致胃肠黏膜出现明显病理损害,使肠腔内 ^{125}I 标记的清蛋白和 ^{51}Cr-EDTA 吸收入血增加,可能通过激活黏附的白细胞释放氧自由基,氧自由基损伤细胞旁路通道而使通透性发生改变。

在细胞因子复杂的连锁反应中,TNF 可能起着核心作用。有研究表明,内毒素通过脂多糖结合蛋白(LBP)/脂多糖受体 CD_{14} 的增敏系统,打开细胞内信号传导通路,激发 TNF、IL-1 和 IL-6 等基因的表达,介导单核–巨噬细胞等的活化,打破促炎因子和抑炎因子的平衡,引发一系列病理生理改变,并可最终导致 MODS 乃至 MOF。

(4) 肠道营养障碍　　饥饿、长期禁食或长期接受肠外营养,使肠道长期处于无负荷的"休眠"状态,由于缺少食物和消化道激素的刺激,可出现黏膜萎缩,肠黏膜上皮细胞 DNA 与蛋白质合成减少,细胞增殖延缓。长时间后导致肠绒毛萎缩,黏膜变薄,并使黏膜更新和修复能力降低;同时,肠黏膜分泌减少,失去黏液屏障;胃酸、胆汁、溶菌酶、黏多糖和蛋白分解酶分泌减少,肠液化学杀菌能力减弱,促使肠道致病菌繁殖;蛋白质与能量不足,影响肠道的免疫屏障功能。

(5) 肠道动力障碍　　创伤、休克等重症患者,由于低氧血症、氧自由基作用、应激及自主神经功能紊乱,可出现胃肠电节律紊乱、振幅改变、胃肠蠕动减慢、胃轻瘫、中毒性肠麻痹等胃肠动力异常,可损害肠道液体动力系统,使得肠道正常"排污"能力下降,肠道细菌过度繁殖,促进细菌黏附于肠上皮,从而导致 BT。

Dietch 观察需行剖腹手术的 17 例单纯性肠梗阻患者和 25 例非梗阻的其他患者,以 1 枚肠系膜淋巴结的细菌培养结果判断 BT 情况,结果肠梗阻患者中 10 例有 BT,其他患者中仅 1 例有 BT,主要的细菌为大肠杆菌。他认为,即使无肠道坏死,结肠或小肠的单纯性梗阻也可引起 BT。

笔者以经动脉插管 10 min 内快速放血至平均动脉压 4.67 ~ 5.33 kPa(35 ~ 40 mmHg),维持

60 min,之后缓慢回输全部失血及等量等渗盐水复苏,制作大鼠失血性休克复苏模型,观察到休克中和休克复苏后1~2 h空肠慢波频率较休克前明显减慢,以2%葡聚糖蓝2000去离子水溶液为胃液体排空标志物,证实失血性休克组胃内相对色素残留率显著高于假休克组。测定时经十二指肠造瘘管注入^{131}I标记树脂,测定肠道传输功能,证实失血性休克组较假休克组肠道传输明显减慢,说明失血性休克复苏后存在全胃肠道动力障碍。

(6)肠道菌群失调　临床应用抗生素,特别是广谱抗生素,可造成在正常情况下专性厌氧菌占主导的肠道菌群失调,降低肠道常驻菌群"定植抗力",使由正常菌群构成的肠道生物屏障被破坏,促进条件致病菌在肠道中定植。影响肠道菌群的抗生素主要包括氨苄青霉素、氧哌嗪青霉素、红霉素、氯林可霉素及第三代头孢菌素等。其中氨苄青霉素易引起酵母菌过度生长,氯林可霉素可引起难辨梭菌过度生长。

肠道细菌过度生长可通过以下途径导致肠屏障衰竭:①细菌蛋白酶对特殊微绒毛膜蛋白的直接作用;②营养素吸收不良;③单糖转运损害和生化异常;③破坏上皮细胞刷状缘;④特殊细菌本身及其产物(如内毒素等)引起刷状缘活动减少;⑤腔内容物(如胆盐和羟脂肪酸等)代谢产生潜在的毒性产物等。最常发生移位的是大肠杆菌、克雷白杆菌及假单胞菌,而厌氧菌几乎不发生移位。

另一方面,肠道内菌群失调可导致机体免疫功能障碍。Marshall等也在不同动物实验中证实,肠道中增殖的大肠杆菌、铜绿假单胞菌和白念珠菌均能够显著抑制机体的迟发型变态反应,导致机体细胞免疫功能下降。

(7)肠道免疫功能损害　严重创伤、休克等情况下,全身、肠道局部免疫防御功能低下,加之使用糖皮质激素抑制过度炎性反应等医源性因素,可使机体正常抑菌、杀菌能力下降,使局限于肠道或肠系膜淋巴结的细菌、内毒素移位于肠外组织,导致全身菌血症或内毒素血症。在免疫系统受损时,侵入的细菌及其毒素易于进入体循环和其他组织。

有学者应用剖腹术后经股动脉放血的方法,复制创伤性休克模型,发现大鼠休克及复苏后胆汁IgA显著低于休克前,以复苏后24 h最低。休克及复苏后大鼠门、体循环血中内毒素含量均明显高于休克前,以复苏后24 h最高。说明胆汁中IgA与血中内毒素水平呈负相关,认为IgA对防止BT有重要意义。

二、腹部战创伤临床研究与进展

(一)腹部战创伤救治损害控制策略和技术研究与进展

1983年,Stone等回顾性研究总结了31例严重创伤并发凝血障碍患者的救治经验,最早提出了损害控制(damage control,DC)理论,认为创伤早期施行简单的外科手术控制损伤,可以挽救原来认为不可挽救的危重伤员。17例严重腹部损伤患者经损害控制性手术处理,包括临时剖腹填塞止血、纠正凝血障碍后进一步手术处理,与对照组14例经常规确定性手术患者比较,病死率明显降低(35%比93%)。Rotondo等的报道进一步确定了损害控制外科的地位,并建立了损害控制外科3个阶段的原则,即快速控制伤情、复苏和确定性手术。随后,关于损害控制外科适应证的研究越来越多。1992年Burch等提出了低体温、凝血功能障碍和酸中毒三联征,在损害控制外科早期处理中起着重要的预示作用。

1993年美国宾夕法尼亚大学的创伤治疗小组制定了腹部贯通伤患者损害控制的操作规范,包括控制出血后迅速结束手术、持续积极的ICU复苏以及再次确定性手术,这是文献中损害控制的首次报道。1997年,Rotondo等对过去20年来采用损害控制原则治疗肝损伤的文献进行了回顾性分析,所统计的495例患者中,死亡率为44%,并发症发生率为39%;合并肝外创伤的患者,死亡率增加到60%,并发症发生率增加到43%;两者相加,总死亡率为52%,并发症发生率为40%。由于在既往的临床实践中,这群极危重患者的存活率几乎为0,所以,尽管损害控制性手术的并发症发生率和死亡率较高,其原则仍逐渐获得认可。

随着更多学者的临床实践与研究,损害控制理论不断成熟完善。目前认为,损害控制是针对严重创伤伤员进行阶段性修复的外科策略,旨在避免由于致命性三联征(低体温、凝血障碍、酸中毒)相互促进而引起不可逆的生理损伤。损害控制外科的合理应用逐渐在严重创伤(尤其是腹部损伤)患者救治中发挥越来越大的作用。

1.基本概念 DC 是针对严重创伤患者进行阶段性修复的外科策略,旨在避免由于体温不升、凝血病、酸中毒互相促进形成致命性三联征(the triad of death)而引起的不可逆的生理损伤。创伤患者发生多器官功能障碍综合征(multiple organ dysfunction syndrome,MODS)的"二次打击"机制有助于了解 DC 的原理。"第一次打击"代表损伤的类型和严重度及生物学反应,第一次打击时诱导炎性反应。"第二次打击"代表治疗的类型和结果,依赖于第一次打击的严重度,第二次打击使患者向有害的结局发展。DC 是通过减少由创伤导致的第一次打击和减轻救治过程中第二次打击的强度,调节创伤后炎性反应,选择最合适的患者行恰当的外科干预,提高救治成功率。

大多数严重腹部战创伤伤员可按非 DC 方式处理,并不需要采取 DC 及计划再手术模式处理。只有少数生理潜能临近或已达极限的患者,虽然技术上能达到创伤 I 期修复和重建,但生理潜能临近耗竭,进行大而复杂的外科手术则超过患者生理潜能极限,必须采取 DC 处理模式。腹部战创伤患者需要行 DC 的适应证包括:①严重内脏器官损伤伴大血管损伤,如严重肝及肝周血管伤、骨盆血肿破裂和开放性骨盆骨折。②严重内脏器官损伤,如严重胰十二指肠伤等。③严重多发伤,损伤严重度评分(injury severity score,ISS)≥25。④严重失血,估计失血量>4 L;收缩压<9.33 kPa(70 mmHg)等血流动力学不稳定状态;或输血量>10 单位;或手术室内血液置换>4 L;或所有手术室内液体置换>10 L。⑤出现致命性三联征,体温<35 ℃;pH 值<7.1,碱剩余>14;凝血功能障碍。⑥估计手术时间>90 min。

2.严重创伤致命性三联征 创伤尤其是严重多发伤并发休克后,出现严重生理功能紊乱和机体代谢功能失调,患者出现低体温、凝血功能障碍和酸中毒三联征,机体处于生理极限状态,患者面临着死亡和出现严重并发症的危险。

(1)低体温(hypothermia) 指机体中心温度低于 35 ℃。大多数创伤患者离开手术室都有低体温,严重创伤患者低体温占 66%。温度控制依赖于产热,中枢神经系统体温控制,以及传导、对流、蒸发和辐射等引起的体热丢失之间的平衡,热量丢失在创伤现场就开始。低体温包括原发性低体温和继发性低体温。原发性低体温指由环境导致的体热丧失超过体热产生所致的低体温。创伤后脱去衣物、打开体腔、输入大量液体,以及应用肌松剂、镇静剂、麻醉剂和止痛剂等都可加重原发性低体温。其相关影响因素包括脱险时间、损伤严重度、出血量、年龄和是否饮酒等。继发性低体温指体热产生减少所致的低体温。正常体热是氧耗的结果,当严重创伤休克时,氧耗下降,机体产热明显减少。低体温提示差的预后,低于 32 ℃死亡率接近 100%。低体温的危害包括:①导致心律失常,心搏出量减少,外周血管阻力增加。②加重酸中毒,血红蛋白氧离曲线左移,氧释放减少,加重组织缺氧。③导致凝血机制障碍,低体温与凝血紊乱之间存在恶性联系,35 ℃以下凝血时间显著延长,内源性和外源性凝血因子功能障碍,出血时间反映的血小板功能障碍也与低体温有关。在低体温情况下,由温度依赖的酶反应构成的凝血连锁是无效的。④提高死亡率,低体温与死亡率之间呈近乎直线关系,当中心温度从 34 ℃降至 32 ℃时,患者死亡率从 40%升至 100%。低温时间越长,全身多器官功能障碍综合征发生率越高,病死率也越高。

(2)凝血功能障碍(coagulopathy) 约 90%的创伤处于高凝状态,仅 10%的创伤患者(主要是严重创伤患者)发生凝血病。创伤后早期凝血病是死亡的独立预测因子。凝血病发生的机制包括:①消耗性凝血病,由大量失血导致持续的血小板和凝血因子丢失所致;②稀释性凝血病,由于复苏所需输入大量晶体、胶体,包括不含血小板和凝血因子的浓缩红细胞,导致凝血因子和血小板稀释;③血小板功能障碍,在已经接受大量输血的患者血小板数量和功能间常缺乏关系,即使血小板计数正常也仍需输入血小板;④低体温,低体温引起温度依赖性血栓素 B_2 产生障碍,延迟血小板聚集的启动和加速,导致尽管有足够数量的血小板但存在功能障碍;⑤酸中毒,许多凝血因子和酶反应是 pH 依赖性的,出现严重的代谢性酸中毒可直接导致凝血功能衰竭;⑥低钙血症,输血中的枸橼酸盐可降低钙浓度,加重凝血障碍，快速给予血浆蛋白导致游离钙被结合也可降低血钙；⑦凝血因子合成减少，由于低氧、缺血等使肝功能障碍所致；⑧纤维蛋白溶解，纤维蛋白溶解过度也见于广泛软组织损伤和低血压，尤其常见于头伤和肺损伤时，导致凝血时间延长、低纤维蛋白原和 D-二聚体增加等；⑨药物使用，在创伤发生之前使用的非甾体抗炎药如阿司匹林也可损害血小板功能。

腹部战创伤后凝血病的诊断标准包括：凝血酶原时间（PT）>正常值的 1.5 倍，部分凝血酶原激活时间（APTT）>正常值的 1.5 倍，纤维蛋白原<0.8 g/L，凝血因子水平<正常值的 30%，血小板计数<$50×10^9$/L。

（3）代谢性酸中毒（metabolic acidosis）　指动脉血 pH 值<7.25。多由低血容量性休克引起的氧输送减少，细胞无氧酵解取代了有氧代谢，乳酸产生过多所致。出现代谢性酸中毒和碱缺乏是创伤患者结局不良的预测指标。酸中毒可导致室性心律失常、心肌收缩抑制和对儿茶酚胺无反应等。酸中毒与弥散性血管内凝血（disseminated intravascular coagulation，DIC）、部分凝血活酶时间延长和 V 因子活性降低相关。乳酸清除率可预测严重创伤患者存活情况，24 h 内乳酸清除者存活率 100%，而24~48 h 清除者存活率仅为 14%。

3. 腹部战创伤 DC 技术

（1）初次手术　控制活动性出血、控制污染和暂时性腹腔关闭。根据具体情况采取结扎、缝合、切除、固定、栓塞和填塞等方法控制出血，如骨盆外支架固定和栓塞治疗可有效控制不稳定性骨盆骨折导致的出血，用大块无菌敷料或干净的织物填塞至创腔或创口内可有效控制严重肝损伤，尤其伴肝后腔静脉损伤等导致的严重出血。

控制污染的目的是控制消化道、泌尿道导致的污染，通常采用夹闭、结扎、缝合、引流、修补或外置等方法。胃及小肠损伤时，为防止内容物溢出到腹腔，可缝合、结扎或钳夹破裂处，放置于腹腔外或腹腔内。结直肠损伤时，为减少腹腔污染可行结肠外置或造口。十二指肠、胆管、胰腺损伤后可行外引流，或加填塞。胰管损伤可放置负压封闭引流。胆管损伤可造瘘引流。输尿管损伤不宜直接缝合，应插管引流。膀胱损伤一般可经尿道或耻骨上造瘘，而膀胱广泛损伤时可行双侧输尿管插管。

因为严重损伤的患者很难耐受腹腔间隙综合征、ARDS、MOF 的继发损害，这些都与腹筋膜关闭有关，常常需要早期再次手术，故常规关腹既无必要，又浪费时间，通常采用暂时性关闭。简易关腹的目的是限制和保护腹部内脏器官，控制腹部分泌，保持填塞区域的压力，防止体液和体热丢失，为最终最佳化关闭腹部奠定基础。根据情况可以采用单纯皮肤缝合法、单纯筋膜缝合法、修复材料缝合法或负压封闭辅助法。

（2）复苏和重症监护　随着 DC 概念的推广，ICU 中进行复苏的严重创伤患者和生理指标不稳定患者增加。这些患者对 ICU 队伍是巨大挑战。从本质而言，DC 的重症监护与其他高质量的重症监护完全一致，强调多学科优化创伤患者处理，同时处理多种生理紊乱，争取在数十小时内达到最好的恢复，将可能的并发症控制到最少。ICU 复苏的根本原则是提供最佳恢复的生理支持，中心是逆转低血容量，确保足够的心排血量和氧输送以纠正代谢性酸中毒、凝血病和低体温，积极防治腹腔间隙综合征、应激性溃疡、静脉血栓、ARDS、医院内感染等常见并发症。

（3）再次手术　如果患者的代谢性酸中毒、低体温、凝血功能障碍得到纠正，生命体征平稳，治疗进入第三阶段，对患者确定性手术，手术在 24~48 h 内进行，在 72 h 后再回手术室的患者则会有更高并发症（如脓肿）发生率和死亡率。再次手术包括给予损伤的内脏器官确定性处理、移去填塞物、再次探查首次手术时漏诊的损伤、各内脏器官损伤的确定性处理、关闭腹部切口。

（二）内脏器官损伤救治策略和技术进展

1. 肝损伤救治策略进展

（1）肝损伤填塞治疗　20 世纪前叶，Pringle、Halsted、Schroeder 等分别报道了肝损伤后填塞止血和早期终止剖腹手术的方法，该技术在第二次世界大战结束前一直是肝损伤的主要治疗措施。腹腔填塞是一古老、简捷而又有效的止血方法，腹腔填塞最早也最多应用于肝损伤。肝血供丰富，出血通常来势凶猛，这同时也是严重肝损伤者死亡的重要原因。对于迅速发生凝血障碍的肝实质出血，采用标准的外科技术止血实属不易。1894年Kusnetzoff和Pensky首先使用纱布填塞控制肝出血。1908年,Pringle报道用手法阻断肝十二指肠韧带,以暂时性控制肝出血,这一方法后来被称为Pringle手法。由于Pringle手法是术中暂时性止血手段,必须有后续方法才能巩固止血效果。1913年Halsted引入肝损伤的肝内填塞概念,具体操作是通过向肝创面深部插入纱条的一端获得止血,并将纱条的另一端通过宽松的腹部戳口引出体外。这种方法在第一次世界大战中得到推广应用。基于第一次世界大战的经验,美国军事医学部战后推荐:肝小创伤在没有活动性出血时无须处理,较大创伤无论是否伴有活动性出血都应采用肝内填塞或者缝合(更倾向于缝合)方法,并强调出血是肝损伤致死的首要原因及并发症。直至1944年,有82.6%的肝创伤使用肝内填塞或Pentros肝周引流。

(2)肝损伤清创性切除治疗 从第二次世界大战后的总结中发现,91%的肝外伤在剖腹时出血已自行停止,于是人们认为,胆漏和肝实质的损害远重要于出血,而纱布填塞既是一种无效引流,又可能促使肝周感染和败血症的发生,且取纱布时常并发再出血。考虑到填塞仅能控制出血而有诸多延期并发症的潜在风险,1955年,以Madding为首的学者否定了这项技术,并代之以肝创面探查、清创、肝缝合和外引流术,此后20年纱布填塞技术遭到冷遇甚至废弃。

20世纪50~70年代,麻醉学的发展、输血技术的引入、ICU的出现及外科手术水平的提高,能够允许患者在大量失血情况下开展大手术,外科医生更倾向于修复或者切除肝,创伤一期确定性治疗的概念风靡一时。多数学者主张,当患者生命体征稳定或趋向稳定时对多个部位创伤同时或先后进行确定性手术治疗,以期在最短的时间内修复所有创伤。在此期间,以肝叶切除止血为代表的大量高难度、复杂、耗时的手术应用于多发伤的救治。

(3)肝损伤的现代损害控制治疗 20世纪80年代,损害控制理论的出现是多发伤救治发展的一个里程碑。至20世纪70年代,此前10年的激进手术结果显示伤员的死亡率并没有明显降低,肝大部切除术后患者的死亡率仍相当高,Trunkey与Defore等报道分别为47%和59%。人们意识到深部肝组织缝合和肝大部切除可导致胆管出血、继发性出血及肝内空泡形成。这些并发症正是外科医生企图放弃填塞而采用激进的确定性手术的初衷。此外,激进的外科手术常并发晚期的脓毒症和肝功能衰竭。以上诸多并发症常需行高危的再手术处理而进一步加重患者状况,增加死亡风险。人们发现大部分肝损伤出血来自静脉,静水压相对较低,能通过人工压迫和纱布填塞暂时止血。自体组织填塞如带蒂大网膜或镰状韧带填塞常能获得更为持久的止血。这一时期扩大的确定性手术逐渐减少,Pachte在对一组5 000多例创伤患者资料的回顾性研究中发现,仅7.5%的病例采用了肝切除术。调查显示,至1982年肝大部切除已罕见,仅10%的病例采用肝大部切除术,但死亡率却高达50%。通过分析发现,由于复杂的手术操作、长时间的麻醉进一步加重伤员内环境的紊乱,而引发术后MOF等严重并发症是导致患者死亡的主要原因。20世纪70年代以后,肝周纱布填塞技术又逐渐获得认可,并在某些严格适应证的患者中获得较好的效果。Feliciano等在1981年采用该技术治疗10例严重肝损伤大出血的患者,存活率达90%。

2.胰腺损伤救治策略进展 近年来随着CT的广泛应用,胰腺损伤的诊断水平有了显著提高。胰腺损伤时CT表现为胰腺实质不均匀或断裂、血肿,腹腔内或腹膜后积液,脾静脉与胰体间有液体分隔,左肾前筋膜增厚,腹膜后血肿等。CT是判断胰腺损伤最有价值的检查方法,具有无创性及快速性,显示胰腺实质优于B型超声波,且可用于胰腺损伤后并发症和术后患者的监测;但CT在判断主胰管损伤方面诊断价值不大,不能用于指导治疗方案。磁共振胰胆管造影(MRCP)可清晰显示胰管,对判定胰管损伤及损伤程度有较大的帮助,还可避免内镜逆行胰胆管造影(endoscopic retrograde cholangiopancreatography,ERCP)引起的一系列并发症。ERCP检查诊断胰管损伤的准确率和特异性高达100%,对于血流动力学稳定的患者可行急诊ERCP检查。ERCP不仅可以用于胰管损伤的诊断,而且可以用于治疗。对胰管部分破裂的患者,还可进行微创治疗,如胰管内置入支架管等。但由于多数患者入院时病情较重,不允许行ERCP检查及治疗。近年用腹腔镜诊断腹部损伤的报道逐年增多,对胰腺损伤的诊断有较大价值。但由于胰腺的解剖位置以及伤员合并伤的存在,其应用受到一定限制,病情重者一般不考虑应用。剖腹探查仍然是诊断胰腺损伤最可靠的方法。对怀疑有胰腺损伤的患者原则上均应行剖腹探查,在探查时首先处理危及生命的损伤。胰腺损伤的治疗应根据不同的伤情采取不同的方法,但力求简单有效。胰腺损伤非手术治疗基本上局限于无主胰管损伤及合并伤的 I、II 级损伤;在行 ERCP 检查过程中发现胰管不完全断裂的情况下,可放置支架引流。抑肽酶能抑制胰腺分泌,可降低胰漏、胰腺假性囊肿的发生率。胰腺损伤手术治疗可控制出血,切除失活的胰腺组织。对较严重的胰腺损伤可加行胆管减压手术,处理合并损伤,处理断裂胰管,充分有效地进行胰周引流。

3. 脾损伤救治进展 近年来,由于认识到脾切除后的一系列病理生理改变,尤其是免疫功能低下所致暴发性感染的危险,非手术保脾治疗逐渐成为脾损伤处理的重要方法。脾损伤非手术治疗始于 20 世纪 60 年代,主要应用在儿童脾损伤的治疗中。近年来,随着螺旋 CT 的应用,脾钝性损伤诊断准确性可达 95%,满足了临床非手术治疗的需要。20 世纪 80 年代非手术治疗应用率仅 20%,失败率高达 27%~70%,现所有脾损伤的保脾率为 51%~71%。非手术治疗主要适用于血流动力学稳定和无须急诊手术治疗的腹内合并伤患者:①入院时患者血流动力学稳定;②CT 证实为 I、II 级脾损伤,排除需急诊手术的腹内合并伤;③无腹膜炎体征。具体措施包括:①输液、输血等保持血流动力学稳定;②严密观察生命体征变化,动态监测血红蛋白、血细胞比容等指标;③注意腹部症状和体征变化;④及时复查 CT 或 B 型超声波,了解有无继续出血,腹腔积血是否增加;⑤绝对卧床 2 周以上;⑥脾局部止血技术应用,包括超声造影引导的脾损伤微创止血技术、脾动脉弹簧圈栓塞技术等。而脾动脉栓塞后对脾免疫功能几乎无影响。手术治疗的进展主要是腔镜下损伤脾切除。腹腔镜脾切除术自 1991 年在澳大利亚里斯本皇家医院成功应用于临床以来,已广泛应用于包括脾破裂的多种适应证,但应强调腔镜手术禁用于合并失血性休克的患者。

4. 十二指肠损伤救治进展 近年来影像学技术显著提高了十二指肠损伤的诊断水平。上消化道造影剂泛影葡胺或钡剂自鼻胃管中注入并动态观察,可以发现肠管外造影剂溢出的征象。上消化道造影也可用于怀疑有十二指肠血肿患者的检查,血肿造成完全梗阻时可呈现典型的"弹簧征"。在病情许可时,CT 检查可以作为腹部检查的首选方法。能显示十二指肠壁增厚或血肿而未见到造影剂溢出时,应同时行胃肠道泛影葡胺检查。若仍显示正常,则在患者情况允许时行钡剂检查,以排除小穿孔的存在。由于十二指肠解剖位置深在(位于腹膜后),诊断性腹腔镜检查应用价值不大。在高度怀疑十二指肠损伤而缺乏足够的影像学证据时应剖腹探查。在排除其他伴随损伤的情况下,十二指肠血肿采用非手术治疗方法。如果症状没有改善,则要手术清除十二指肠损伤的血肿。绝大多数十二指肠穿孔可以通过单纯性修补来处理。伴胰腺损伤、肠壁损伤超过周长 75% 的钝性或子弹伤、受伤时间超过 24 h,以及伴发胆管损伤时,需行更复杂的手术,包括修补后幽门暂时性关闭、胃空肠吻合、十二指肠空肠 Roux-en-Y 吻合等手术。胰十二指肠切除术的应用仍然仅限于血流动力学稳定的伤员,在单纯修补的基础上应用负压封闭引流可将发生十二指肠瘘后的肠液引流出腹腔,避免复杂的胰十二指肠切除或胃空肠吻合等手术。有待循证医学证据支持。

5. 结直肠损伤救治进展 结直肠损伤的危害包括早期的出血和后期因粪便污染而导致的感染并发症,治疗的关键是早期确定性手术。一期修补术不需再次手术,住院时间短,术后并发症少,虽还不能普遍应用,但已成为结直肠非毁损伤、和平时期结直肠损伤治疗的主要术式。腹膜外直肠损伤原则上应手术治疗,手术方式包括转流性结肠造口、直肠伤口修补、骶前引流和远侧直肠灌洗等,可单用或合用上述几种方法。结肠损伤漏诊、延迟治疗的伤员,常继发明显感染(腹膜炎或腹膜后感染),机体处于高代谢状态,此时行一期手术可能增加瘘的发生率,危及伤员生命。传统的方法是结肠造口或损伤结肠腹壁外置,而利用盲肠、升结肠、降结肠和乙状结肠位于侧腹壁,其前方、外侧、后方修补处可用侧腹膜将其置于腹膜外,即"腹膜外外置"的方法,可避免外置后较高的造口率和二期手术,又最大限度降低修补处漏发生后腹膜炎的危险。

(张连阳)

第六节　腹部战创伤分级救治

战伤救治工作服从和服务于军事斗争和作战行动的需要,遵循分级救治、分类救治、时效救治、治送结合、前后继承和精确高效的原则。分级救治是各级救治机构对战创伤患者进行分工救治的总称,是根据各种条件和医学要求,将伤病员的整个救治过程,由纵深梯次配置的各级救治机构,按照各自的救治范围分工完成。目的是充分利用有限资源,及时救治危重者,使绝大多数伤员获益,降低死亡率,提高救治效果。腹部战创伤分级救治的卫勤组织类似胸部战创伤。

一、概　述

腹部战创伤的救治重点是控制内脏出血和腹膜炎。腹部战创伤伤员除腹壁浅表伤外,均应当按重伤员处理。

(一)腹部战创伤战现场急救

在战现场,由作战人员、卫生员、营和连抢救组人员完成自救互救。作战人员在战场指挥员指挥下,积极开展自救互救。卫生员积极开展并指导作战人员自救互救,包括搜寻伤员、检伤分类、进行基础生命支持、通气、止血、包扎、固定、搬运等处置,对肠脱出伤员进行局部保护性包扎,将伤员搬运到相对安全地带等。

1.**脱出肠管的处理**　脱出的肠管不要送回腹腔,应用大块敷料覆盖后,扣上军用饭碗(或用宽皮带做成圈)保护肠管后再包扎。如腹壁缺损过大,肠管大量脱出不易保护,也可用大块无菌纱布垫或四头带不加压包扎并紧急后送。

2.**其他**　怀疑腹部脏器损伤的穿透伤或钝性伤,应禁止饮水和进食,可用吗啡或哌替啶止痛。钝性伤应考虑镇痛可能掩盖临床表现。按重伤员紧急处置、后送。

(二)腹部战创伤紧急救治

由机动外科医疗队、团救护所及相当救治机构完成,包括前接伤员、紧急救治和联系后送等。基本技术范围包括检伤分类、休克复苏、感染防治,条件许可时积极开展以抗休克和腹部损害控制手术为主的紧急救治,待伤情稳定后迅速后送。

1.**损害控制性复苏**　用输液、输血等综合措施恢复血容量。需紧急手术者,若二级阶梯无手术条件,则应维持收缩压在 10.67 kPa(80 mmHg)以上,尽快后送,以利早期手术。

2.**损害控制性简明手术**　在二级阶梯开展损害控制简明手术,是提高腹部战伤救治成功率的重要策略,应努力提升二级阶梯的手术能力建设。

3.**其他**　应用广谱抗菌药物防治感染。对疼痛剧烈的伤员,口服或肌内注射止痛药。采取保暖措施保持体温。膀胱穿刺。对尿潴留的伤员,做留置导尿或耻骨上膀胱穿刺术。

(三)腹部战创伤早期治疗

由野战医院、师救护所及相当救治机构完成,包括前接和收容前方及附近部队伤员,实施早期救治。基本技术范围包括实施紧急手术(如出血控制、胃肠道破裂污染控制等),对有脏器和组织损伤者进行缝合、切除、修补、吻合等手术。留治 1 周内能治愈归队的轻伤员,组织伤员后送。

(四)腹部战创伤专科治疗

专科治疗通常由基地医院和后方医院完成。其基本技术范围包括开展腹腔脏器损伤修复等专科治疗和确定性手术,继续脏器并发症及感染并发症防治等。

1.**结肠造口术后伤员**　术后 4 周在全身情况好转、伤口痊愈、结肠造口远端无狭窄的情况下,可进行造口修复手术。

2. 腹部战创伤手术后并发症处置 及时诊断和处置腹腔内感染并发症,如因感染形成膈下或盆腔脓肿,应及时切开引流,并积极治疗腹壁切口裂开、粘连性肠梗阻、小肠瘘等各种并发症。

二、腹部战创伤损害控制手术原则

战创伤后应尽早实施损害控制简明手术,控制实质性脏器或血管损伤出血等危及生命的损伤和空腔脏器破裂造成的污染。实施输液、输血等复苏术,防治低体温、凝血功能障碍和酸中毒,最大限度维持循环功能稳定,实施机械通气等脏器支持技术,并待生命体征稳定或基本稳定后实施计划性分期或非计划性分期手术。具体实施手术的救治阶梯根据实际情况确定,损害控制性手术尽量前移。

(一)实施损害控制简明紧急手术

确诊或疑有腹腔脏器损伤的伤员应当尽快做剖腹探查术,针对脏器损伤行相应手术处理,包括肝损伤的填塞止血,胃肠道破裂修补、吻合、外置或造口手术,暂时性腹腔关闭术等。对伤口小的腹部伤、低位腹部伤以及会阴部、臀部、背部、股上部等处的非贯通伤(盲管伤),都应当仔细检查腹部,以免遗漏腹腔脏器损伤。下腹部、会阴部、臀部伤,均应当做直肠指诊,以免遗漏直肠伤。

(二)剖腹探查术

一般用正中或正中旁切口(不能利用原伤口扩大)。切口要够大,腹肌要松弛,以便于探查和关闭切口。原伤口在彻底清创后缝合腹膜和肌膜层,皮下组织和皮肤应当留待延期缝合。

探查要细致、全面、系统地进行。根据伤道方向,以出血部位为起点,决定探查和处理的顺序。有较大出血时,应当先探查肝、脾、胰、肾和肠系膜等。血块最多的部位,往往就是出血部位。应当先止血,再进行系统的探查,可从屈氏韧带或回盲部开始自上而下或自下而上探查,注意容易遗漏的肠系膜边缘部穿孔,在肠壁上的小血肿可能是小穿孔。

(三)内脏伤处置

根据伤情和医疗资源等情况决定行损害控制简明手术、计划性或非计划性确定性手术。

1. 肝损伤的处置 较表浅的小裂伤可缝合,肝缘部的小裂伤出血停止者也可不缝合;较大的裂伤,行缝合或纱布垫填塞;对粉碎性肝实质伤,行清创性肝切除或填塞术,肝周置引流管。

2. 脾损伤的处置 行全脾切除术。

3. 胰腺损伤的处置 小裂伤用丝线缝合,严重伤缝扎止血、充分引流。对胰体尾部胰管断裂或横断伤应当切除远侧胰段和脾,将近侧断端胰管结扎,残端用丝线缝合。手术后在小网膜囊内放乳胶管引流,腹腔内置烟卷式引流或双套管负压吸引。

4. 胆囊、胆管损伤的处置 胆总管损伤经修补后,放置"T"形管引流,如缺损太多,可与空肠做Roux-Y式吻合。胆囊做胆囊切除术。手术后在小网膜孔放引流管。

5. 胃、十二指肠、小肠损伤的处置 胃、十二指肠损伤,将创缘修整后做横向双层缝合。十二指肠横向双层缝合时,必须防止手术后缝合裂开或狭窄,且术后胃、十二指肠处应置管持续引流。十二指肠缺损过多不能做无张力吻合时,应当做十二指肠空肠Roux-Y式吻合。小肠在短距离内有多处穿孔、肠管大部或完全断裂、系膜血管伤有肠壁循环障碍时,可做小肠部分切除端端吻合术,手术后放置烟卷式引流与胃肠减压。

6. 结肠损伤的处置 仅伤后6 h实施手术、无休克、无其他脏器损伤的伤员可考虑行一期缝合或吻合术,其他情况原则上行分期手术。结肠活动段损伤,可将损伤段外置;结肠固定段损伤,缝合后在近侧活动段做结肠造口术或小肠末端造口术分流粪便。外置、造口,均需另做切口,不要将肠袢置于主要切口上。外置肠段应够长,并用玻璃棒(两端用橡皮管相连,若无玻璃棒,也可用较硬的橡皮管)支撑,防止因回缩致粪便流入腹腔。若受伤距手术时间短于6 h,穿孔不大,腹腔污染不重,伤员全身情况好,手术后能留治观察7~10 d,也可做一期缝合和吻合。手术后在吻合口附近放一双套管引流和负压吸引,并在膀胱直肠窝置烟卷引流。

7. 肾损伤的处置　尽可能保留肾。小裂伤可缝合;多数表浅裂伤不便缝合者,可用大网膜包肾;局部的碎裂伤可做肾部分切除术;无法修复的肾蒂血管伤、肾广泛撕裂伤,如确诊对侧肾功能良好,可做肾切除术,手术后于肾旁置烟卷式引流。

8. 肾盂损伤的处置　小伤口可缝合;较严重的肾盂裂伤,可将肾包膜游离翻转,肾周脂肪贴覆缝合,并做肾盂造口术,肾旁置烟卷式引流。

9. 输尿管损伤的处置　小伤口可缝合;较严重的输尿管损伤,可将上下断端充分游离,部分切除后做对端吻合术并留置支架管;输尿管下段离断伤,可行输尿管膀胱吻合术,术后在吻合口旁置引流管。

10. 腹膜后血肿的处置　大血管损伤引起的进行性血肿,应在做好充分准备后切开后腹膜探查,修补较大的血管,结扎较小的血管;腹膜后脏器(胰、十二指肠、结肠、肾等)损伤造成的腹膜后血肿,应当先处理腹膜后脏器损伤,再清除血块,并加低位引流。

腹腔内脏器损伤处理完毕后,用温热的 $3\sim9$ L 等渗盐水冲洗并吸尽。腹腔内置入 1 根或数根单腔引流管,另做截口引出。

(四)腹壁切口关闭

一般应当分层缝合,必要时加做腹壁全层减张缝合。原伤口应当清创后缝合,一般不得留作引流口用。腹壁缺损过大,或实施损害控制性简明手术者,完成腹腔内脏器损伤处置后,可将大网膜覆盖于脏器表面,腹壁各层不采用常规的分层缝合关闭方法,而是用皮肤或人工材料行暂时性腹腔关闭(temporary abdominal closure,TAC)。可以采用皮肤关闭技术(skin closure technique)(单纯皮肤连续缝合、连续巾钳夹闭、筒仓技术、3 L 袋和硅胶膜片等)、筋膜关闭技术(使用插入移植材料缝合于筋膜层,主要包括各种可吸收网片和不可吸收网片)和负压封闭引流辅助技术。待复苏稳定后在同级阶梯或下一级阶梯行腹壁伤口确定性关闭或待有肉芽组织后植皮形成计划性腹疝。

(五)其他

手术后继续抗感染、抗休克,注意水、电解质平衡。禁食,持续胃肠减压到肠鸣音恢复时,开始进流质饮食。手术后应当留治 $7\sim10$ d,待全身情况好转后再后送。如情况特殊须提前后送,则须放置胃管持续减压,以防腹胀、呕吐和呕吐物误吸。

(张连阳)

参考文献

[1]徐恩多,何维为,于频.外科解剖学[M].沈阳:辽宁教育出版社,1992.

[2]王吉甫.胃肠外科学[M].北京:人民卫生出版社,2000.

[3]姜洪池.腹部创伤学[M].北京:人民卫生出版社,2010.

[4]柏树令.系统解剖学[M].北京:人民卫生出版社,2001.

[5]李银先,叶红梅,邓樱,等.2006—2007 年度绵阳市交通伤院前急救流行病学调查[J].临床合理用药杂志,2012,5(8):4-5.

[6]黄小兰,陈仿,代喆.2200 例腹部创伤住院患者流行病学分析[J].四川医学,2012,33(8):1495-1497.

[7]王成友,江捍平,詹勇强,等.深圳市腹部外伤住院病例流行病学分析[J].安徽医学,2009,30(1):57-59.

[8]陈发球,陈锡林.江门市中心城区 1 021 例腹部创伤患者流行病学分析[J].中华普通外科学文献(电子版),2010,4(2):140-143.

[9]张连阳.多发伤的致伤机制与紧急救治原则[J].中华创伤杂志,2009,25(2):97-99.

[10]张连阳.结直肠损伤[J].创伤外科杂志,2012,14(3):287-289.

［11］PAPE H C,PEITZMAN A B,SCHWAB C W,et al. Damage control management in the polytrauma patient［M］. New York:Springer Science Business Media,2010.

［12］BURACK J H,KANDIL E,SAWAS A,et al. Triage and outcome of patients with mediastinal penetrating trauma［J］. Ann Thorac Surg,2007,83(2):377-382.

［13］MANTHEY D E,NICKS B A. Penetrating trauma to the extremity［J］. J Emerg Med,2008,34(2): 187-193.

［14］AYGENCEL G,KARAMERCAN M,ERGIN M,et al. Review of traffic accident cases presenting to an adult emergency service in Turkey［J］. J Forensic Leg Med,2008,15(1):1-6.

［15］ABELSON-MITCHELL N. Epidemiology and prevention of head injuries:literature review［J］. J Clin Nurs,2008,17(1):46-57.

第十四章
腹部战创伤战现场急救

无论在平时还是战时腹部创伤都是较为常见的严重创伤,其在平时占各种创伤的0.4%~1.8%,在战时占5%~8%。由于在复苏、监护、器官功能支持以及处理某些特殊器官损伤等方面的进步,腹部战创伤的死亡率已明显降低,但仍高达3%~15%,致死原因多为休克、内出血、严重腹膜炎和感染。有报道,从受伤到手术的时间缩短至1 h内,腹部伤的死亡率降低2.7%,手术时的死亡率降低1.2%。由此可见,加强对腹部战创伤的现场急救和安全快速运送伤员到达手术地,对提高腹部战创伤的治愈率、降低死亡率有重要意义。

第一节　腹部战创伤急诊处理

腹部战创伤的原因,战争时主要为弹片伤、刀刺伤,平时主要为交通事故、工伤意外和打架斗殴。开放性损伤常由刀刺、枪弹、弹片所引起,闭合性损伤常系坠落、碰撞、冲击、挤压、拳打脚踢等钝性暴力所致。无论开放或闭合性损伤,都可导致腹部内脏器官损伤。常见受损内脏器官依次是脾、肾、肝、胃、结肠等。胰、十二指肠、膈、直肠等由于解剖位置较深,故损伤发生率较低。75%~90%的腹部枪伤伤员需要急诊手术探查,但仅25%~35%的刀伤或15%~20%的钝性腹部创伤伤员需要手术处理,而需急诊腹部手术的伤员中约1/3在初期评估时没有明显的体征。因此,正确的处理需要系统地进行初期评估,及时地使用辅助诊断措施,有效地实施现场急救,并积极地处理直接危及生命的问题。

一、检 伤 分 类

检伤分类也称现场分拣(triage),是为了有效地对伤员实施救治和后送转运,基于生理体征、明显的解剖损伤、致伤机制及伤员一般情况等,对伤员伤情做出判断,目的是发现可能危及生命的重要损伤。

(一)目的

伤员数量超过了救治能力或医疗资源时,救治的前提是分拣,以明确现场救治和转运的先后顺序,从而尽可能多救治伤员,仅在救援人员数量、仪器、药品和血液等可获得的资源有限时采用,是战争及和平时期发生批量伤员救治时的基本原则。

1.分配急救优先权　即确定伤员救治的顺序,区分须紧急救治、须手术但非紧急手术、暂时不需要手术和已死亡的伤员。在分拣后必须确立处理优先次序,确立不同阶段的优先方案,即零优先(黑色)、第一优先(红色)、第二优先(黄色)和第三优先(绿色)。其中零优先(黑色)指放弃救治伴有明显致命或者无法复苏的损伤死亡伤员或者生存伤员,以最大效率地利用有限的急救资源。

2.确定需后送的伤员 是分级救治的基础,基本策略是"最好的医疗资源用于最大量的伤员",而不是平时单个或少量伤员救治时的"最好的医疗资源用于最严重的伤员,轻中度伤员仅等待处理"。

(二)方法

1.种类

(1)收容分类 是接触伤员时的第一步,目的是快速将伤员分别安排到相应的区域,接受进一步检查和治疗,如直接将需要紧急抢救的危重伤员分拣出来,送往抢救室或立即就地抢救。

(2)救治分类 应首先判定腹部创伤的严重程度和主要损伤,然后确定救治措施,再根据救治措施的紧迫程度,结合伤员数量和救治条件统筹安排救治顺序。

(3)转运分类 以腹部战创伤伤员尽快到达确定性治疗机构为目的,根据各类救治措施的最佳实施时机、转运工具及转运环境的特点,区分伤员转运的顺序、工具、地点,以及体位等医疗要求,转运分类要完成3个目标任务:①识别需要立刻抢救的伤员,同时将危害环境和他人的伤员与其他人分开;②将轻、中、重伤分开,以便确定救治优先权;③判定伤员耐受能力和转运的紧急性。

2.依据 除伤前状态、医疗和环境资源等因素外,检伤评估伤情时应考虑以下因素。

(1)生理体征 需立即明确有无威胁生命的损伤。以下生理体征异常提示需快速治疗和转运:脉搏<60次/分,或>100次/分;呼吸<10次/分,或>29次/分;收缩压<12 kPa(90 mmHg);修正创伤评分(RTS)<12。

(2)致伤机制 以下致伤机制提示重伤或需进一步检诊:救出时间>20 min;6 m以上的坠落伤;交通伤中,从机动车中弹出,同车乘客中有死亡者,翻滚事故,高速撞击,机动车撞击行人时速度>5 km/h,摩托车撞击行人时速度>20 km/h,从自行车上摔下等。

(3)伤前状态 以下伤前状态提示需到医院进一步检诊:年龄<5岁,或>55岁;心脏或呼吸系统疾病;糖尿病(特别是使用胰岛素者);肝硬化或其他肝病;肥胖;有出血病史等。

(4)其他因素 存在导致伤员生理功能衰弱,需要到医院进一步救治的因素,包括长时间掩埋、封闭、饥饿等。

3.工具 通常采用4色分拣标签。

(1)红色 优先救治组(priority group)的标签,标示伤势严重,威胁生命,需紧急救治和转运。如脉搏<60次/分或>100次/分,呼吸<10次/分或>29次/分,收缩压<12 kPa(90 mmHg),修正创伤评分(RTS)<12,具体包括开放性腹部损伤伴大出血、休克。应维持和(或)恢复伤员的生命功能,包括一系列基本的创伤ABC复苏措施和生命功能检查,维持伤员呼吸、循环功能的稳定。

(2)黄色 延迟救治组(delayed group)的标签,标示伤势较重,但暂无生命危险。如腹部战创伤不伴有休克。应迅速明确并控制创伤后病理生理紊乱,包括进行有针对性的检查和实施各种确定性的救治措施。

(3)绿色 等待救治组(expectant group)的标签,标示伤势较轻,暂时不需要手术,可自行转院者,如腹壁软组织损伤等。但应及时确定并处理一些隐匿的病理生理变化,如低氧血症、代谢性酸中毒等。

(4)黑色 用于标示:已死亡;或无法救治的无生命威胁的肢体损伤;或明显的致命损伤,无法救治。

4.场所 通常需要设立分拣室或分类场。在收治大批量伤员的各级救治机构入口附近,设立专门的场地来接收到达的伤员。应尽量安置在具备通讯、转运、水电供应及物资供应条件的场所。一般分为下车区、分类区和车辆调整区,伤员应单向流动。要防止轻伤员擅自进入抢救区,必须让他们集中在周围较宽阔的区域中。各项工作需因地制宜,在环境恶劣时,不必苛求条件,而应分秒必争抢救伤员,有时甚至需要直接在转运运输工具上进行分类。

5. 步骤

（1）判断受伤情况　检查伤员意识状态、呼吸、循环、出血、损伤部位和类型等情况，对判别伤情轻重及生存希望具有很大意义。重伤员中最常见的是休克，只通过简单的检查做出判断有可能出现救治顺序不当，因此，在可疑的情况下宁可把伤情估计得严重些。

（2）确定伤员处置顺序　明确在现有情况下，需要在多少时间内实施治疗。伤后已过了多少时间，再后送转运需要多少时间。有无后送转运的必要性，包括伤员只需要非手术治疗还是需要接受其他专科治疗和特殊的手术治疗。有无转运的可能性，包括伤情能否经受一定时间的转运、有无合适的运输工具、环境及卫生情况是否允许转运等。

注意分拣应反复进行：一是因为伤情是动态变化的；二是因为在救治的各个环节，只要有批量伤员等待处置，就必须分出救治顺序。

6. 具体方法　院前急救现场检伤评估，每个伤员必须在5～10 s内完成，否则，面对重大战争或灾害事故造成的上百人伤亡，如果需花费60 min以上的时间才能完成现场检伤分类，重伤员就会失去最佳的抢救时机，这种检伤分类就变得没有任何实用价值。所以，用于院前急救的检伤分类法，必须具备简便、快捷的特点。

（1）模糊定性法（ABCD法）　ABCD法来源于伤情判断依据中的4项重要生命体征指标，即神志（C）、脉搏（P）、呼吸（R）、血压（BP）。一旦确定伤员的神志昏迷，脉搏<50次/分或>120次/分，呼吸<10次/分或>30次/分，或者血压低于正常值［收缩压<13.33 kPa（100 mmHg）或平均动脉压<9.33 kPa（70 mmHg）］，只要其中一项有明显异常，即可判断为重伤。但请注意，单纯使用上述生理指标作为伤情分类依据是有严重缺陷的，因为测量和计算这些生命体征指标需要耗费时间，并且容易将重伤轻判，这是现场检伤分类不允许出现的致命错误。

ABCD代表着创伤的各种危重症情况，其含义分别为：

A（asphyxia）——窒息与呼吸困难。伤员胸部、颈部或颌面受伤后，很快出现窒息，表现为明显的吸气性呼吸困难，呼吸十分急促或缓慢，伴有发绀、呼吸三凹征、气胸或连枷胸等体征。常见原因为胸部穿透伤、张力性气胸、冲击性肺损伤、多发性肋骨骨折或急性上呼吸道机械梗阻。

B（bleeding）——出血与失血性休克。创伤导致伤员活动性出血，不管哪一个部位损伤出血，一旦短时间内失血量超过800 ml，出现休克的早期表现，如收缩压<13.33 kPa（100 mmHg）或脉压<4 kPa（30 mmHg），脉搏>100次/分，伤员神志虽清楚但精神紧张、烦躁不安，伴有面色苍白，四肢湿冷，口干尿少，即应判断为重伤。休克的快速检查方法为一看（神志、面色）、二摸（脉搏、肢端）、三测（毛细血管充盈度，但暂时不用急于测量血压）、四量（估计出血量）。

C（coma）——昏迷与颅脑创伤。伤员受伤后很快陷入昏迷状态，并且伴有双侧瞳孔改变和神经系统定位体征，即使头部没有外伤迹象，也暂时无法做头颅CT证实，仍可初步诊断为颅脑损伤，当然属重伤员。

D（dying）——正在发生的突然死亡。重度的创伤会导致伤员当场呼吸心搏骤停，如果医疗急救人员能够及时赶到现场，面对正在发生的猝死，只要伤员心脏停搏的时间不超过10 min，心肺复苏仍有抢救成功的可能，仍可归为重伤范围。但是，如果在事发10 min以后急救人员才来到现场，或者伤员头颈胸腹任一部位粉碎性破裂甚至断离，诊断为生物学死亡，即可放弃救治。即便是刚刚发生的临床死亡，如遇重大灾害事故，现场的医疗救护人员严重不足，不得不将此类伤员划归为死亡，只好忍痛放弃抢救，因为此时拯救活着的人更加重要和有实际意义。

ABCD法属于模糊定性的方法，只要一看见伤员出现ABCD中的1项以上明显异常，即可快速判断为重伤，异常的项目越多说明伤情越严重；相反，如果ABCD的4项全部正常，则归类为轻伤；而介于两者之间，即ABC 3项（D项除外）中只有1项异常但不明显者，则应判定为中度伤。该法简便快捷，只需5～10 s即可完成对一个伤员的检伤分类，非常适合于灾害现场的医疗检伤评估。

（2）院前定量评分法（PHI法）　PHI法即院前指数（prehospital index）法，在CRAMS评分法的基础上改进、简化而产生，灵敏度与特异度最高，并且是保持最佳均衡的一种方法。因而，PHI属于目前战创伤现场检伤评分体系中最好的一种院前定量分类法（表14-1），在世界各国得到广泛应用。

表 14-1 PHI 评分

参数	级别	分值
收缩压/kPa(mmHg)	>13.33(>100)	0
	11.46~13.20(86~99)	1
	10.0~11.33(75~85)	3
	<9.86(<74)	5
脉搏/(次/分)	50~120	0
	>120	3
	<50	5
呼吸/(次/分)	正常(14~28)	0
	费力或表浅(>30)	3
	缓慢(<10)	5
神志	正常	0
	模糊或烦躁	3
	不可理解的言语	5
附加伤部及伤型	无胸或腹部穿透伤	0
	有胸或腹部穿透伤	4

将表中5项指标的每个参数所得分值相加,根据总的分数进行评判:0~3分,轻伤;4~5分,中度伤;6分以上,重伤。

PHI法用数据定量评判,因而比ABCD定性法更加科学、准确,但评分过程相对复杂、费时。故在战创伤现场检伤分类可将这两种方法结合起来,即首先采用ABCD法初步筛查,然后再对筛选出的重伤员和中度伤用PHI法定量评分。综合二者的优点与长处,比单用一种方法更加合理、正确。

二、现场伤情评估

在不影响结局的前提下尽早确诊是腹部战创伤现场伤情评估的基本原则。根据不同时间、地点等有重点地进行评估,借助影像学技术精确评估,是提高腹部战创伤救治时效性的关键。

(一)快速伤情评估

1. 意识状况 通过呼唤伤员,观察瞳孔变化、眼球运动及神经系统的反射情况评估了解伤者意识状况。意识障碍一般分为嗜睡、昏睡、朦胧状态、意识模糊、昏迷,其中昏迷又分为轻、中、重三度。

2. 呼吸状况 重点了解伤者有无呼吸道梗阻,评估呼吸的频率、节律。呼吸次数<10次/分或>30次/分提示创伤严重,注意有无异常呼吸音,呼吸交换量是否足够。应进行两肺,尤其是肺底部的听诊。发绀是缺氧的典型表现,动脉血氧饱和度低于85%时,可出现口唇、指甲、颜面等发绀。

3. 循环状况 了解伤者脉搏的频率、节律,听诊心音是否响亮,测量血压是否正常,尤其应迅速判断有无心搏骤停。不能扪及桡动脉搏动或收缩压<12 kPa(90 mmHg),心率<50次/分或>120次/分,均提示严重创伤。

4. 腹部内脏器官损伤判断 应严密评估有无内脏器官活动性出血的可能。腹部穿透伤后要特别注意有无腹部移动性浊音,有条件时可行腹腔穿刺以明确诊断及伤情严重程度。

(二)根据致伤机制及类型评估

1. 损伤机制 引起腹部战创伤的原因很多,一般有:①机械因素,如锐器切割、钝器打击、挤压、火器伤等;②物理因素,如高温、冷冻、电流、放射能等;③化学因素,如酸、碱、毒气等;④生物因素,如细菌、寄生虫、蛇咬、虫蜇伤等。

临床上检查腹部战创伤伤员时,了解致伤物种类或暴力作用形式,直接受伤的部位,受伤当时的体位姿势以及既往的病史等,有助于估计创伤的性质和范围。

2.损伤类型

(1)钝性伤　主要包括交通伤、坠落伤、冲击伤和故意伤害致伤。腹部钝性伤包括全部闭合伤及开放伤中腹膜完整者,强调腹膜腔完整,可伴内脏器官损伤。脾、肝、肾、腹腔内小肠、膀胱、结肠、膈肌、胰腺、腹膜后十二指肠钝性伤发生率依次下降。临床上钝性伤伤情变化大,致伤范围很广泛,多发伤、多部位伤常见,早期诊断困难,常易漏诊或误诊,延误治疗可导致严重后果。

致伤机制主要包括:①突发直接暴力导致实质性器官破裂;②突然升高的腹腔内压力导致空腔器官破裂;③突然减速(或加速)导致附着点处结构剪断损伤。

(2)穿透伤　主要包括火器伤、冷兵器伤、咬伤和其他刺伤,可导致机体组织的撕裂、断裂、毁损和挫伤等损伤。腹部穿透伤不仅有皮肤完整性的破坏,还存在腹膜破裂,常伴内脏器官损伤。内脏器官损伤的机会与其所占腹部的面积相关,因此,肝、小肠、结肠、脾、肾、胰穿透伤机会递减。临床上伤情紧急,但可根据伤口及受伤时姿势推测伤道,多需紧急剖腹探查。

致伤机制主要包括:①砍刺伤,因为凶器常持于犯罪者右手,左上腹是最常见的刺伤位置。60%的前方刺伤伤口累及腹膜。50%需要行腹部内脏器官修补,其中前方或侧方损伤最常见,其次是胸腹部刺伤,最后是背部刺伤。②火器伤,85%的前腹壁枪伤穿透腹膜,绝大多数需要手术修补腹腔内损伤。

无论腹部钝性伤还是穿透伤的现场伤情评估主要是判断:①有无内脏器官损伤;②为何种内脏器官损伤;③是否有多发性损伤。

(三)根据临床表现评估

1.腹部或腹部邻近区域受伤史　询问清醒伤员、现场目击者等,内容包括受伤时间、受伤经过、受伤时姿势、致伤物种类和作用部位及方向等。

2.单纯腹壁战创伤的症状和体征　一般较轻,常见局限性腹壁肿、痛和压痛,有时可见皮下瘀斑。它们的程度和范围并不随时间的推移而加重或扩大。单纯腹壁损伤通常不会出现恶心、呕吐或休克等表现。

腹部战创伤伤后的临床表现可从无明显症状和体征到出现重度休克甚至濒死。伴有腹腔内器官损伤时,其临床表现因受损内脏器官的性质和受损程度不同而异。

(1)实质性器官损伤　肝、脾、胰、肾等实质性器官或大血管损伤主要表现为腹腔内(或腹膜后)出血,伤员面色苍白,脉搏细数,血压下降,脉压变小。持续性腹痛,轻中度压痛、反跳痛及肌紧张,移动性浊音是腹腔内出血的重要表现。

(2)空腔器官损伤　胃肠道、胆管、膀胱等空腔器官破裂主要表现为弥漫性腹膜炎。上胃肠道破裂时,立即引起剧烈腹痛、压痛、反跳痛及腹肌紧张等表现。下胃肠道破裂时,腹膜炎表现呈渐进性,但造成的细菌性污染远较上胃肠道破裂严重。随着腹膜炎的发展,逐渐出现发热、腹胀、肠鸣音常消失。胃、十二指肠或结肠破裂后可有肝浊音界缩小或消失。腹膜后十二指肠破裂的伤员有时可出现睾丸疼痛、阴囊血肿和阴茎异常勃起等表现。

(四)根据辅助检查评估

1.诊断性腹腔穿刺术和腹腔灌洗术　检查结果符合以下任何一项即属阳性:①腹腔液体中含有肉眼可见的血液、胆汁、胃肠内容物,或证明是尿液;②显微镜下红细胞计数超过$100×10^9$/L或白细胞计数超过$0.50×10^9$/L;③淀粉酶超过100 Somogyi单位;④灌洗液中发现细菌。

2.X射线平片　包括胸片、腹部立卧位平片。侧卧位片用于重症不能站立的伤员,可明确有无骨折、胃肠道破裂、腹腔内异物和除外胸部损伤等。当前后位片发现投射物时,应补充侧位片以定位。穿透伤检查前用不透X射线标志物标记伤口。腹腔游离气体为胃肠道(主要是胃、十二指肠和结肠,少见于小肠)破裂的佐证,可表现为膈下新月形阴影,或侧卧位时的"穹隆征"和"镰状韧带征",或仰卧位时的"双肠壁征"。一般腹腔内有50 ml以上游离气体时,X射线片上便能显示出来。腹膜后积气提示腹膜后十二指肠或结、直肠穿孔。腹膜内有大量积血时,小肠多浮动到腹部中央,肠间隙增大,充气的左、右结肠可与腹膜脂肪线分离。腹膜后血肿时,腰大肌影消失。胃右移、横结肠下移、胃大弯有锯齿形压迹(脾胃韧带内血肿)是脾破裂的征象。右膈升高、肝正常外形消失及右下胸肋骨骨折,提示有肝破裂的可能。左侧膈疝时多能见到胃泡或肠管突入胸腔。X射线检查能显示金属异物的部位,若与投射物的入口联系起来,可能有助于推测其在体内的轨迹以及可能伤及哪些器官。腹部刺伤时以下影像改变提示腹腔内器官损伤:①腹腔内液体使肠袢分离;②腰大肌影消失;③右肾周围积气或沿腰大肌边缘积气。

3. B型超声波检查 有条件的可以进行腹部创伤重点超声评估(focused assesment of sonography for trauma,FAST)。FAST通常用于明确腹腔内Morison隐窝、左上腹和盆底的游离液体。虽然该方法在腹腔内游离液体>250 ml时非常敏感,但不能确定出血的来源和实质性器官损伤的程度。FAST检查有游离液体时称为"FAST阳性"。

三、紧急救治原则

(一)腹部战创伤现场紧急救治原则

1. 遵循ABC法则 迅速控制气道,维持呼吸、循环功能,控制外出血等。腹部战创伤伤员的急救与其他器官伤的急救一样,应先注意检查有无立即威胁生命的情况存在,并应迅速予以处理。首先要注意检查有无呼吸道阻塞和呼吸道功能障碍,清除呼吸道分泌物和异物,维持呼吸道通畅。如有开放性气胸、明显的外出血等立即威胁生命的情况,应迅速予以处理。四肢如有骨折,在搬动前应初步固定。休克发生前应积极预防休克,如冬保暖、夏防暑,保持伤员安静、止痛(未明确诊断前,禁用吗啡等止痛剂)和补充液体。当休克发生后,必须快速输血、输液,以尽快恢复血容量,使血压回升。输入的静脉最好先用上肢,因为在腹部伤中,可能有下腔静脉系统的血管损伤,用下肢输血有增加内出血的可能。

2. 包扎伤口 当发现腹部有伤口时,应立即予以包扎。对有内脏器官脱出者,一般不可随便回纳,以免污染腹腔或加重腹腔污染。可用急救包或大块敷料严加遮盖,然后用军用碗(或用宽皮带作为保护圈)盖住脱出之内脏器官,防止受压,外面再加以保护性包扎。如果肠管大量脱出、不易保护,过多肠管脱出牵拉肠系膜血管影响血压,或脱出肠管有嵌顿或绞窄可能等情况,则可将伤口扩大,肠管送回腹腔,包扎腹部伤口,因为此时的主要矛盾是肠坏死而不是感染。

3. 处理脱出的内脏器官 脱出的内脏器官如有破裂,为防止内容物流出,可在肠破口处用钳子暂时钳闭,将钳子一并包扎在敷料内,随伤员后送。如果腹壁大块缺损,脱出的内脏器官较多,在急救时应将内脏器官送回腹腔,以免因暴露而加重休克。在急救处理的同时,应用抗生素及破伤风抗毒素等。疑有内脏器官伤者,一律禁食,必要时可放置胃肠减压管抽吸胃内容物。有尿潴留的伤员应导尿做检查,并留置导尿管,观察每小时尿量。急救处理后,在严密观察下,尽快后送。后送途中,要用衣物垫于膝后,使髋膝呈半屈状,以减轻腹壁张力,减轻伤员痛苦。

(二)特殊人群腹部战创伤急救原则

孕妇和儿童的创伤处理有所不同。妊娠使人体对钝性损伤的耐受性和生理反应均有改变。妊娠子宫占据了盆腔和下腹部,故易受直接打击和安全带损伤,从轻微软组织挫伤到子宫壁破裂或胎盘破裂分离,失血或胎儿丧失。因此,即使是相对轻微的损伤也应积极处理,仔细检查。在妊娠伤员中,常规使用诊断性腹腔灌洗(diagnostic peritoneal lavage,DPL),同时进行子宫超声检查、非侵入性胎儿监测和羊膜穿刺术。血流动力学不稳定、子宫破裂、胎盘分离、胎儿窘迫和血性羊水,均是手术探查和子宫排空的指征,而子宫切除的可能性很小。应尽早后送。

儿童创伤的评估对临床医生更是一个挑战,因为这类伤员生理反应独特,个子小,腹腔相对较大,易受伤害,其处理方法和损伤类型与成人有别。常见肝、脾损伤,可保守治疗,而胰腺断裂和肠穿孔很少见。由于儿童的生理储备有限,故应以主动积极的态度来对待儿童创伤。DPL肉眼阳性,血压、脉搏稳定的儿童应进一步检查,以明确实质性器官是否损伤。明确诊断后,应尽量保守治疗。血流动力学不稳定的应尽早后送,早期及时手术探查。

(孙士锦)

第二节　腹部战创伤急救诊疗技术

一、止血、包扎、固定与搬运技术

止血(hemostatic)、包扎(dressing)、固定(fixation)与搬运(handling)是各种战创伤中最常用、最重要、最基本的急救技术。腹部是躯干下方2/3的部分,内有胃、肠、肝、脾、胰、肾、膀胱或子宫等重要器官,不论是血管还是内脏器官受损都一样危险。因此,熟练掌握这些技术对挽救伤员生命,降低伤残率和伤亡率至关重要。

(一)止血

战创伤出血是威胁伤员生命的重要原因之一。出血发生后,需在最短时间内采用最有效的止血方法,降低伤员痛苦和生命危险。止血是最基本、最紧急的急救技术,止血的目的在于控制出血,保存有效的血容量,防止出现低血容量性休克。

各种创伤一般都会有出血,创伤出血可分为内出血和外出血。内出血时血液流向内脏器官或体腔或组织间隙而不易被及时发现。外出血指血液自创面流出体外,显而易见。战现场急救止血主要适用于外出血,是对周围血管创伤出血的紧急止血。腹部战创伤战现场止血常用的有直接压迫止血法、钳夹或结扎止血法、加压包扎止血法、填塞止血法。

(二)包扎

包扎是以无菌敷料或干净毛巾、衣物、布类覆盖伤口,外面用绷带或布条进行固定的一种创伤现场应急处理的重要措施,其在战伤救护中应用广泛。及时正确的包扎,可以达到保护伤口、减少感染、压迫止血、减轻疼痛,以及固定敷料和夹板等目的。相反,错误的包扎可导致出血增加、加重感染、造成新的伤害、遗留后遗症等不良后果。及时、正确的包扎须做到一快(发现、暴露伤口快,包扎快)、二准(部位准确)、三轻(动作轻,不碰撞伤口,以免增加伤口出血和加剧疼痛)、四牢(牢靠、松紧适宜,打结时避开伤口和不宜压迫的部位)、五细(处理伤口要仔细)。

目前,部队常用的制式包扎材料有三角巾急救包、绷带、四头带等,均经消毒压缩后备用。其外包装在使用时可展开盖在敷料外以防雨水浸湿;胸壁有穿透伤时,可用外包装加强密封效果。其中,三角巾是我军制式急救包之一,它不仅是较好的包扎材料,还可固定夹板、敷料及代替止血带使用。三角巾制作简单,使用方便,可用于身体各部位的包扎。缺点是压力较弱,不够牢固。使用时既可折叠呈条带状作为悬吊带或做肢体的伤部包扎,又可展开用于包扎躯干或四肢的大面积创伤。绷带用途广泛,可根据不同部位使用不同的包扎方法。绷带包扎时,适当的拉力可保持伤口的敷料固定及达到加压止血的目的。绷带用于躯干及腹部伤的包扎效果不如三角巾。四头带多用于胸部及四肢伤的包扎,固定牢靠,不易滑脱。此外,在紧急情况下,若无消毒药品和无菌纱布、绷带等,包扎还可使用一些相对干净的就便材料,如可用比较干净的衣服、毛巾、包袱皮、白布、被单等。

1.腹部及会阴部包扎法　三角巾底边向上围住腰部,顶角向下盖住下腹部,两底角绕到腰后打结,顶角经两大腿间拉向后面,经一侧臀部上拉,遇底边打结(图14-1)。

2.腹带包扎法　有条件的情况下,可用腹带包扎。伤员平卧,松开腰带,将衣、裤解开并暴露腹部,腹带放腰部,下缘应在髋上。将腹带右边最上面的带子拉平覆盖腹部,拉至对侧中线,将该带子剩余部分反折压在左边最上面的带下,注意松紧度适宜。将左边最上面的带子拉平覆盖上边带子的1/2~2/3,并将该带子剩余部分反折,依次包扎各条带子,最后一对带子在无伤口侧打成活结。下腹部伤口应由下向上包扎。一次性腹带由布、松紧带及尼龙搭扣制成,使用方便,可用于各种腹部伤口(图14-2)。

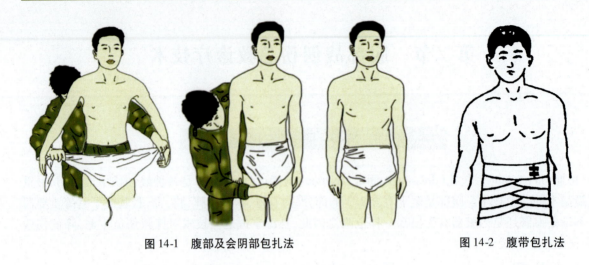

图 14-1 腹部及会阴部包扎法　　　　　　　　图 14-2 腹带包扎法

2. 腹股沟绷带包扎法 腹股沟部受伤时宜采用"8"字形绷带包扎法(图 14-3)。

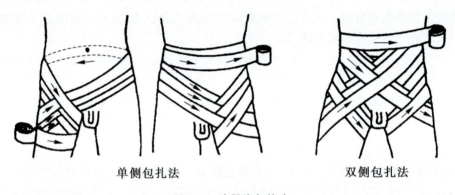

单侧包扎法　　　　　　　　双侧包扎法

图 14-3 腹股沟包扎法

3. 丁字带 有单丁字带及双丁字带两种,单的用于女性,双的用于男性。丁字带用于肛门、会阴部伤口包扎或术后阴囊肿胀等(图 14-4)。

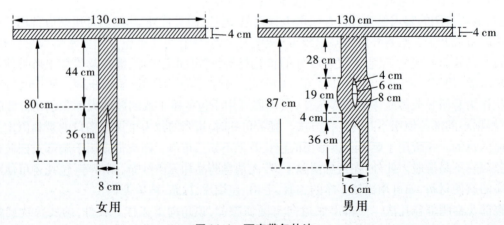

女用　　　　　　　　　　男用

图 14-4 丁字带包扎法

4. 腹部内脏器官脱出包扎法 腹部伤口通常清晰可见,有时腹部内脏器官甚至从伤口内凸出来。有内脏器官脱出时,不要还纳,首先以等渗盐水浸湿大块无菌敷料覆盖脱出的腹部内脏器官,以避免粘连造成肠浆膜或其他内脏器官损伤,发生肠梗阻或远期并发症。其次,用大小合适的清洁器皿或用腰带做成略大于脱出内脏器官的环罩扣住脱出的内脏器官,以阻止肠管等内脏器官的进一步脱出,随即按腹部包扎法包扎(图 14-5)。如果脱出的肠管已破裂,则直接用肠钳将穿孔破裂处钳夹后一起包裹在敷料内。

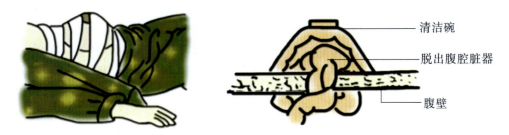

图 14-5 腹部内脏器官脱出包扎法

（三）固定

在长骨、脊柱、大关节伤及肢体挤压伤和大块软组织伤时必须给予固定制动,防止骨折断端移动,从而减轻伤员疼痛,同时也可有效地防止骨折断端损伤血管、神经等组织,并可防治休克,有利于伤员的转送。骨折是指骨的完整性或连续性受到破坏。骨折是创伤常见的损伤之一。有时由于现场环境所限,难以对骨折进行完善处置,只能对其进行临时固定。骨折临时固定是指在不进行整复的情况下,采用合适的木制或金属夹板、可塑性或充气性塑料夹板等制式材料,或紧急时因地制宜,就地取材,利用就便器材(如三角巾、木棍、树枝、木板等)等或借助躯干、健肢对骨折断端进行临时性制动的各种措施。

骨盆骨折可用三角巾包扎固定技术进行临时固定。将三角巾叠成带状,于腰骶部经髂前至腹部打结固定;另取一块三角巾叠成同样宽的带状,将其中间置于小腹正中位置,拉紧三角巾两底角围绕髋部,于腰骶部固定,或用制式固定器固定(图 14-6)。

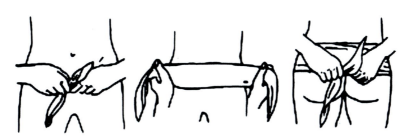

三角巾包扎固定

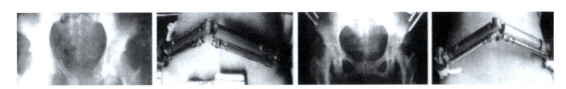

固定器固定

图 14-6 骨盆骨折固定技术

（四）搬运

搬运(handling)伤员的主要目的是使伤员能迅速得到医疗机构的及时抢救治疗。战创伤伤员经现场处理后,须迅速脱离战现场做进一步的救治。根据现场实际情况和不同的伤情,正确地选择适当的搬运方法和工具,调整好搬运体位并做好固定措施,使受伤的部位不负重、不受压、不扭曲。动作要轻、快,避免震动,减少伤员痛苦,同时密切观察伤员伤情,及时做出处置,并争取在短时间内将伤员送往医院进行抢救治疗。

一般情况下,单个伤员的处置较简单,因为人力、物力均较充分,现场处置完毕后可尽快后送。但对于批量伤员,必须在现场将伤员进行初次评估及快速分类,合理组织分配救治力量,使全体伤员尤其是重伤员得到及时、有效的救治。

1. 搬运后送的一般原则 ①搬运前应先进行初步的急救处理,必须在原地检查伤口、包扎止血、固定等救治之后再行搬动及转运。②搬运时要根据伤情灵活地选用不同的搬运工具和搬运方法,最好选用装备较齐的救护车运送伤员,以提高转运的效率,提高救治成功率。在救护车不能迅速到达的边远地区,宜选择能使伤员平卧的车辆转运伤员,条件允许时最好采用航空救护。③颈部要固定,注意轴线转动,骨关节、脊椎要避免弯曲和扭转,以免加重损伤。尽量减少严重创伤伤员的不必要搬动,以免损伤加重和出血增加。④要有专业医务人员在转运中严密观察伤员生命体征的变化,保持呼吸道通畅,防止窒息。寒冷季节应注意保暖,但意识不清或感觉障碍者忌用热水袋,以免烫伤。⑤伤员若无明显禁忌证,可以使用小剂量吗啡或哌替啶针镇痛,以减轻转运伤员途中的疼痛,防止创伤性休克。

2. 腹部损伤伤员的搬运 伤口若是纵向的,伤者应取平直仰卧位,双脚用褥垫或衣物稍微垫高,切勿垫高头部。伤口若是横向的,伤者仰卧后,膝部弯曲,用衣物垫在双膝下面,将头和肩部用衣物或毯子垫高。这两种卧式有助于伤口闭合(图14-7)。注意给伤员者盖上毯子或外衣保暖,上肢露在外面,以便检查伤者的脉搏。

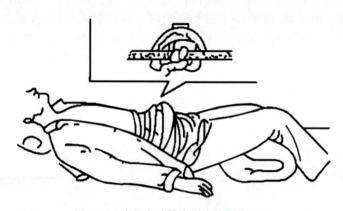

图 14-7 腹部内脏器官脱出伤员搬运法

3. 骨盆骨折伤员的搬运 ①取仰卧位;②髋关节、膝关节屈曲;③两下肢略外展(图14-8)。

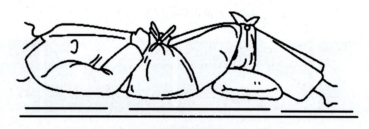

图 14-8 骨盆骨折伤员搬运法

4. 特定情境下伤员搬运

(1)从驾驶室搬出 ①一人双手掌抱于伤员头部两侧,轴向牵引颈部,可能的话戴上颈托;②另一人双手轻轻轴向牵引伤员的双踝部,使双下肢伸直;③第2、4人双手托伤员肩背部及腰臀部,保持脊柱为一条直线,平稳将伤员搬出。

(2)从倒塌物下搬出 ①迅速清除压在伤员身上的泥土、砖块、水泥板等倒塌物;②清除伤员口腔、鼻腔中的泥土及脱落的牙齿,保持呼吸通畅;③一人双手抱于伤员头部两侧牵引颈部;④另一人双手牵引伤员双踝,使双下肢伸直;⑤第2、4人双手平托伤员肩背部和腰臀部;⑥4人同时用力,保持脊柱轴位,平稳将伤员移出现场。

(3)从狭窄坑道将伤员搬出 ①一人双手抱于伤员头部两侧牵引颈部;②另一人双手牵引伤员双

踝,使双下肢伸直;③第3、4人双手平托伤员肩背部和腰臀部,将伤员托出坑道,交于坑道外人员将伤员搬出。

其他搬运方法和工具参见第二章第二节相关内容。

二、诊断性腹腔穿刺及腹腔灌洗

(一)诊断性腹腔穿刺

腹腔穿刺(abdominal paracentesis)是借助穿刺针直接从腹前壁刺入腹膜腔的一项诊疗技术,确切的名称应该是腹膜腔穿刺。该方法简便、快速、经济、安全,阳性率可达90%以上。腹部4个象限皆可穿刺,以下腹部最为常用(图14-9)。

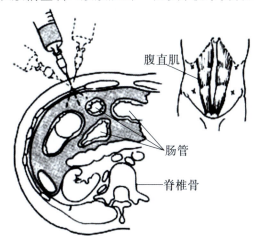

图 14-9　腹腔穿刺术

1. **适应证**　腹腔穿刺适用于:①腹部创伤疑有肝、脾、胃肠道等内脏器官损伤者,特别是对外伤史不明、伤后昏迷者以及休克难以用其他部位创伤解释者;②急性腹膜炎的鉴别;③鉴别渗出性与漏出性腹水;④抽腹水以减轻压迫症状;⑤腹腔内注入药物、气体或液体(透析液)等。对腹腔穿刺尚不能诊断而临床怀疑腹内有创伤或病变的伤员,可行腹腔灌洗。

2. **禁忌证**　腹腔穿刺禁用于:①腹胀或肠麻痹,明显肠道扩张;②妊娠后期;③有肝性脑病先兆、包虫病及巨大卵巢囊肿者;④腹腔内广泛粘连或多次腹部手术史;⑤膀胱明显充盈未经导尿者;⑥大量腹水伴有严重电解质紊乱者(禁忌大量放腹水);⑦精神异常或不能配合者。

3. **用品**　腹腔穿刺包、腹带、穿刺针(视腹壁厚薄决定长短)、注射针、洞巾、无菌试管4~6只(留送常规、生化、细菌、酶学及病理细胞学检查标本)。

4. **方法**

(1)术前准备　穿刺前须排空尿液,以免穿刺时损伤膀胱,并向伤病者说明穿刺的目的,消除其紧张心理及取得合作。

(2)体位　取仰卧位或斜坡卧位,并向穿刺侧稍侧身5~10 min。

(3)穿刺点的选择　应以腹部叩浊部位为准则:①一般多选用脐与髂前上棘连线的中外1/3交界处作为穿刺点,比较安全(通常选左侧),此处不易损伤腹壁动脉;②脐与耻骨联合连线的中点上方1 cm再偏左或偏右1~1.5 cm(宜避开腹白线),此穿刺点无重要器官且易愈合;③侧卧位穿刺点在脐的水平线与侧于床面一侧的腋前线或腋中线交叉处,此部位较安全,常用于诊断性穿刺,以确定有无腹腔积液及积液的性质。

(4)穿刺操作　穿刺部位常规皮肤消毒,术者带帽子、口罩及无菌手套,铺无菌孔巾,自皮肤至壁腹膜用1%普鲁卡因或2%利多卡因做局部麻醉。术者左手固定穿刺部位皮肤,右手用穿刺针沿局部麻醉点垂直刺入,当有落空感时即表示进入腹腔。再进针少许。若腹腔穿刺抽不到液体,应变换针头方向,改变体位后再抽吸。若一处抽吸无结果,可更换穿刺点,重做穿刺。

(5)术后处理　穿刺处置完毕,拔出穿刺针,局部涂以碘酊及酒精,覆盖无菌纱布用手压迫片刻,再用胶布固定。

(6)结果判断　穿刺入腹后,注意有无气体逸出,抽到液体后应观察其性状(血液、胃肠内容物、混浊腹水、胆汁或尿液),借以推断何种内脏器官损伤。如为血液,应置试管内观察:若迅速凝固,多系穿刺针误刺入血管或血肿所致;若不凝固,提示实质性器官破裂出血,因腹膜的脱纤维作用而使血液不凝。若能抽到0.1 ml以上的不凝血液,则为穿刺阳性。吸出液可送实验室检查,包括细胞计数和分类、细菌涂片和培养、测定淀粉酶或氨含量。如疑为尿液或胆汁,则应进一步鉴定。阳性结果有肯定的诊断价值,阴性结果则不能完全排除内脏器官伤,必要时可变换部位再行穿刺,或间隔一段时间后重复检查。这种情况可能是穿刺针管被大网膜堵塞或腹内液体并未流至穿刺区的缘故。假阴性率为20%~50%。导致假阴性的影响因素很多:①实质性器官的中央型破裂或被膜下血肿;②将破而未破的胃肠壁;③位于腹膜外间隙的器官伤,其后腹膜未破;④胃肠道破口小,很快被大网膜、邻近肠管或系膜包裹,或被肠腔内残渣堵塞;⑤实质性器官损伤较轻,出血量少且局限。但严重腹内胀气、妊娠晚期、既往手术或炎症造成的腹腔内广泛粘连以及躁动不能合作者,不宜做腹腔穿刺。近年来,采用在B 型超声波引导下进行腹腔穿刺,已使穿刺阳性率得到提高。对于腹腔穿刺阴性的伤员,应继续严密观察,必要时可重复穿刺,或改行腹腔灌洗术。

5.注意事项　术中密切观察伤员,如有头晕、心悸、恶心、气短、脉搏增快及面色苍白等表现,应立即停止操作,并进行适当处理。腹腔穿刺前应测血压、心率,做腹部物理检查,发现肝脾大或腹部包块者穿刺时务必避开,以免造成损伤和出血。注意无菌操作,以防止腹腔感染。腹水为血性者,于取得标本后,应停止抽吸或放液。

(二)诊断性腹腔灌洗

若腹腔积液不多,腹腔穿刺不成功,为明确诊断,可行诊断性腹腔灌洗(diagnostic peritoneal lavage,DPL)。

1.适应证　包括:①临床怀疑腹腔内有损伤,而腹腔穿刺未能明确者;②各种原因所致急性腹部闭合性损伤,或同时伴有严重的胸部、骨盆等合并伤,在处理这些合并伤时,又要监视腹部损伤情况者;③颅脑损伤或滥用酒精(酗酒)、药物中毒致神志不清、昏迷,同时伴有腹部损伤者。

2.禁忌证　同腹腔穿刺。

3.方法

(1)穿刺部位　常选择中线,脐或其上下的穿刺点,特别肥胖者可选用脐下缘,因该处无脂肪组织。

(2)操作方法　排空膀胱,操作方法与腹腔穿刺基本相同。在穿刺针进入腹腔后,将有侧孔的塑料管送入腹腔,一般需插入 20~25 cm,塑料管末端连接在盛有 500~1 000 ml 无菌生理盐水的输液瓶上,倒挂输液瓶,使瓶内液体缓慢注入腹腔。当液体注完或伤员感觉腹胀时,把瓶放正,转至床下,使腹腔内的灌洗液借虹吸作用回流入输液瓶内(图14-10)。

(3)结果判断　取灌洗液做肉眼或显微镜检查,必要时涂片、细菌培养或测定淀粉酶含量。符合以下任何一项即属阳性:①灌洗液含有肉眼可见的血液(25 ml 血可染红 1 000 ml 灌洗液)、胆汁、胃肠内容物,或证明是尿液;②显微镜下红细胞计数超过 100×10^9/L,或白细胞计数超过 0.5×10^9/L;③淀粉酶 20 U/L 以上或超过 100 Somagyi 单位;④碱性磷酸酶3 U/L 以上;⑤灌洗液沉渣染色涂片找到细菌、胆汁、蔬菜等。此法对腹内出血量较少者比一般诊断性穿刺术更为可靠,有利于早期诊断并提高确诊率。但由于其操作不够简单,临床上应用较少。DPL 并发症发生率约

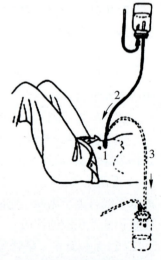

图14-10　腹腔灌洗术

为1%,严重的并发症大多发生于采用闭合技术穿刺时,包括小肠、肠系膜、膀胱和腹膜后血管结构的穿孔。DPL 是一项很敏感的检查,假阴性结果少,但有 10% 以上的阳性者剖腹证明其实并不需要手术,因此不宜把灌洗阳性作为剖腹探查术的绝对指征。

三、腹部创伤介入诊疗技术

从 20 世纪 80 年代以来,"介入"这个词越来越频繁地出现在医学临床中。它的出现,让人们洞悉

血管内发生的诸多变化,通过导管等技术顺着血管进入人体各部位,在不进行开放性手术的情况下诊断和治疗许多疾病。介入诊疗技术涉及人体所有系统和器官,其中绝大部分采用导管技术,故称之为通向生命的导管。它主要通过"通、堵、注、取"来实现各种治疗。介入诊疗技术所解决的突出难题是:过去的不治之症变为现在的可治之症;既往治疗手段束手无策的问题,通过介入治疗迎刃而解;采用传统治疗风险极大,而介入治疗变得简单易行;常规用药物治疗犹如隔靴搔痒,然而介入治疗立竿见影。介入放射学(interventional radiology,IVR)已有40多年的历史,现已发展成为一门独立的新兴边缘学科,成为临床医学诊疗中的重要手段之一。目前该项新技术疗法已应用于全身所有系统和器官,彻底改变了影像学只诊断不治疗的传统观念,形成了现在既可诊断,又可治疗,融诊断与治疗为一体的新兴边缘学科;改变了许多传统的治疗模式,成为现代医学中最活跃、最有生机、最具有发展前景的学科之一,并被列为继内科与外科之后的第三大临床学科和治疗手段。

(一)介入诊疗技术的特点和优势

介入诊疗技术是以影像学诊断为基础,以治疗为目的,融诊断与治疗为一体的独立学科,是在医学影像学引导下,通过经皮穿刺插管技术,在获得病理学、生理学、细胞学、细菌学、生化等检查资料的同时,对诸多疾病进行"非外科手术"方法诊断和治疗。介入诊疗技术一般具有安全可靠、损伤小、疗效显著、伤员痛苦小、易于接受和费用低等优点,特别是对那些外科手术有禁忌证或失去手术时机、内科等非手术治疗不能奏效者,介入诊疗更能体现其独特的技术优势。

在临床应用方面,它涉及人体所有系统和器官,其主要方法是通过人体正常生理管道、血管等途径,插入微细的导管进行各种治疗。这种治疗方法使患者大多无任何痛苦与不适,而且疗效明显,见效快,主要表现在:①药物直接作用于病变部位,药效可提高数十到数百倍;②不良反应明显降低或无任何不适;③治疗后伤员体表不留任何痕迹;④住院时间短,部分非血管性介入诊疗可在门诊进行,无须住院。介入治疗对某些疾病有立竿见影的效果,如出血性疾病,介入治疗后出血立即停止,同时保留了出血的器官;食管狭窄不能进食的伤员,治疗后即可进食;肿瘤介入治疗后短期内肿块缩小,症状改善。介入诊疗伤员在完全清醒状态下接受治疗,术后基本无须特殊处理,恢复快,护理亦简单。这些正是该项技术的独特优势,亦是深受伤员信赖的原因之一。

介入诊疗技术的基本条件:介入诊疗技术要求从事介入诊疗的医生,除具备过硬的影像学技术以外,还要具有传统外科的基本技能,以及内科治疗中的基本常识,同时要有必备的专用仪器设备(DSA机)。

(二)介入诊疗在腹部创伤中的应用

创伤是现代社会的"第一公害",是极严重的医学与社会问题,是否得到及时、妥善处理,与致死致残密切相关。目前介入诊疗技术已应用于创伤急救医学领域,并发挥着越来越重要的作用,特别是在腹部创伤外科中的应用相当广泛而深入,在很多方面完善了腹部创伤外科的治疗过程,提高了治疗水平,已成为腹部创伤外科诊断和治疗的重要组成部分。正是介入诊疗的快捷、简便、微创、高效等优点,且同时具备诊断和治疗两种功能,使得腹部创伤伤员能够得到快速诊断和治疗。介入诊疗的独特治疗效果已显示出了无限的潜能和生命力,将成为现代腹部创伤的重要治疗手段之一。

1.介入诊疗技术在止血中的应用 介入诊疗技术在腹部创伤中主要应用在控制出血方面。创伤出血诊断不明或保守治疗无效,且又不具备手术条件的伤员,均可在抗休克的前提下进行急诊血管造影检查并介入性治疗,通过介入诊疗能较快速地达到及时诊断、即刻止血等目的。目前临床常用于止血的介入诊疗技术是经导管动脉栓塞术(transcatheter arterial embolization,TAE)。

腹部实质性器官创伤性大出血的治疗,首先确定有无急诊剖腹手术的指征,对于出血部位及出血血管不明确,无外科手术条件或外科治疗风险高的伤员,则优先考虑介入栓塞治疗。传统外科手术创伤大,并发症多,而介入栓塞治疗则有如下优点:迅速,安全,创伤小,并发症少,恢复快,能在动脉造影后立即施行栓塞止血,能最大限度保留内脏器官的正常生理功能,对再发性出血可进行第二次栓塞治疗,能为外科手术治疗创造条件,并提高其疗效。

(1)适应证 适用于:①腹部实质性器官或腹部血管损伤;②消化道损伤;③骨盆骨折伴腹膜后血

管损伤时等。

（2）禁忌证　血压不稳定者为绝对禁忌证。其他禁忌证包括：①严重心、肝、肾病变，如近期发生心肌梗死、肾功能不全；②碘过敏者；③发热，或拟穿刺部位感染；④出血倾向；⑤妊娠；⑥穿刺插管动脉有闭塞性疾病，髂动脉明显迂曲（导管无法前进），股动脉本身有病变（如动脉瘤）等。

（3）造影剂　有机碘剂均可应用。浓度 50%～76%，用量 10～40 ml。腹主动脉造影、腹腔动脉造影、肠系膜上动脉和肠系膜下动脉造影常选用高浓度造影剂，如 76% 复方泛影葡胺。

（4）一般方法

1）造影前准备　做碘过敏试验。

2）途径　采用 Seldinger 插管技术，常在右股动脉处切开插入导管或经皮穿刺动脉插入导管，将导管顶端送入腹主动脉，然后操纵导管将导管端插入拟造影的动脉，注入 5～10 ml 造影剂，透视下观察动脉是否显影。如显影，说明位置正确，即可用高压注射器注射造影剂，立即连续摄片。

（5）临床应用

1）在实质性器官损伤中的应用　脾、肾、肝因为组织脆弱，且解剖位置较表浅，是腹部创伤中常见的实质性靶器官。介入治疗的适应证：①血流动力学稳定或经过复苏治疗血流动力学恢复稳定者；②无腹膜炎体征；③影像学检查显示无合并的需要手术治疗的其他腹腔内损伤。

ⅰ. 脾损伤的发病率在腹部创伤中居首位。目前，脾损伤的治疗原则趋向于在控制出血的同时尽可能保留脾功能，这使得非手术治疗在闭合性脾损伤中的应用越来越广泛。正确判断病情与合理选择治疗方法是提高脾损伤介入治疗成功率的关键。血管造影及介入治疗主要适用于Ⅲ～Ⅳ级或有进行性出血的任何级别的脾损伤伤员。介入治疗技术主要为 TAE，具体操作方法有：①采用钢圈栓塞近端脾动脉，既降低脾动脉内压力控制出血，又允许脾侧支循环形成不致缺血坏死；②采用明胶海绵颗粒选择性栓塞损伤的脾动脉分支，栓塞水平应尽可能接近出血部位。对于血管造影仅显示终末动脉截断或动静脉瘘等异常血管结构而无造影剂外逸，或有造影剂外逸但局限于脾实质内的，采用方法①即可；对于有造影剂外逸并超出脾实质以外的宜采用方法②和①联合进行。但对于脾动脉假性动脉瘤形成者，需采用超微钢圈或聚乙烯醇作为永久性栓塞物，必要时使用微导管，超选择性栓塞假性动脉瘤的供血动脉。

ⅱ. 肾损伤的发病率在腹部创伤中居第二位。介入治疗可单独或联合外科手术用于治疗闭合性肾损伤。只要伤员血流动力学稳定且肾静脉主干未受损均可采用非手术治疗，Ⅲ级以上的肾损伤需行血管造影检查，适用于造影显示有造影剂外逸或动静脉瘘形成者。栓塞水平应尽量接近出血部位，这样可避免正常动脉分支被误栓所致的肾实质梗死。采用该诊疗规程既可及时止血，又能有效地减少由单纯肾损伤或损伤后继发肾动脉假性动脉瘤形成所导致的迟发性出血。

ⅲ. 肝损伤较为复杂，既可以是血肿和撕裂伤，也可能为复合性损伤。介入治疗扩展了重度肝损伤的治疗范围，并降低了死亡率。血管造影和 TAE 主要适用于有进行性出血的Ⅳ～Ⅴ级肝损伤伤员。大部分病例能止血成功，可避免剖腹探查术。由于肝具有双重血供，选择性肝动脉栓塞是安全的，甚至可以在肝固有动脉水平进行栓塞。另外，对于一些血流动力学不稳定而手术又无法控制的持续性出血伤员，在纠正其他非外科性出血（如凝血性出血）后，亦可采用 TAE；对于肝包膜下血肿、肝内血肿、继发性肝脓肿及损伤后囊肿形成可视具体情况采用经皮穿刺引流术；对于合并的胆管损伤，如胆管血管瘘，可采用经肝穿刺肝管或经内镜逆行置入胆管内支架，胆汁瘤可采用经导管引流，胆管出血或胆管动脉瘤形成可采用 TAE；对于肝静脉性出血及合并肝段下腔静脉出血的，可行经皮肝静脉穿刺或经皮肝静脉-下腔静脉穿刺置入血管内支架。

2）在消化道损伤中的应用　消化道损伤主要为胃肠道破裂及胃、肠系膜血管损伤。血管造影及介入治疗的目的在于明确出血部位、迅速有效止血及为进一步的外科手术创造条件。十二指肠及胃的损伤出血，因其有多支动脉供血且侧支循环丰富，首选 TAE 治疗；直肠及乙状结肠出血，因其有来自肠系膜下动脉及髂内动脉的双重血供，治疗也较安全；但对于空、回肠及大部分结肠出血，因其为终末动脉供血，侧支循环建立困难，除栓塞水平达到直动脉及末级动脉弓的前一级分支者不会引起肠坏死且止血效果良好外，一般主张行经导管动脉内药物（如血管加压素）灌注治疗。

3）在腹膜后血管损伤中的应用 腹膜后血管损伤在腹部创伤中也较常见,除了伴发于内脏器官损伤者外,骨盆或下段椎骨骨折及其牵张性损伤更易引起局部的血管损伤而致出血。血管造影及介入治疗主要适用于动脉性损伤,与外科手术相比,它的优点在于:①准确显示病灶;②有效地栓塞病灶血管,可避免因侧支循环形成导致的再出血;③保留腹壁的完整性,对血肿可起到压迫作用,有利于出血控制;④术后感染等并发症少。理论上,当出血速度达到 0.5～3 ml/min 时,造影即可显示造影剂外逸,但部分处于休克状态的伤员,由于内脏器官动脉痉挛收缩,血管造影难以发现病灶。对于骨盆骨折所致的腹膜后出血,TAE 应仔细、谨慎进行,任何出现异常征象的血管都应考虑选择性栓塞治疗;当伤员处于进行性失血状态而造影未发现任何出血灶时,可考虑栓塞双侧髂内动脉;TAE 后应常规行血管造影复查。

（6）并发症 包括:①手术操作引起的并发症,如穿刺处出血和血肿形成、动脉痉挛、动脉内膜损伤、血栓形成、栓塞、导丝等器械穿破血管、导管在血管内折断、假性动脉瘤及动静脉瘘形成等;②造影剂反应和意外,造影剂过量可导致急性肾小管坏死;③异位栓塞,不同部位的血管造影可有各种异位栓塞,甚至并发肺、心、脑血管栓塞。

2. 介入诊疗技术在其他方面的应用 经导管动脉灌注术(transcatheter arterial infusion,TAI)、经皮穿刺引流术(percutaneous drainage)、经皮经腔血管成形术(percutaneous transluminal angioplasty,PTA)或非血管管腔成形术等也在腹部创伤及其并发症中得到应用。

（孙士锦）

参考文献

[1]李开宗,窦科峰.腹部创伤诊治思考[M].北京:人民军医出版社,2013.
[2]郑静晨,侯世科,樊毫军.灾害救援医学[M].北京:科学出版社,2008.
[3]李桂民,薛明喜,李晓梅.急症腹部外科学[M].北京:人民军医出版社,2010.
[4]张金山.现代腹部介入放射学[M].北京:科学出版社,2000.
[5]HASHIKAWA A N,NEWTON M F,STEVENS M W,et al. Unintentional injuries in child care centers in the United States:a systematic review[J].J Child Health Care,2015,19(1):93-105.
[6]GEORGOFF P,PERALES P,LAGUNA B,et al. Colonic injuries and the damage control abdomen:does management strategy matter? [J].J Surg Res,2013,181(2):293-299.
[7]SMITH K A,BRYCE S. Trauma in the pregnant patient:an evidence-based approach to management [J].Emerg Med Pract,2013,15(4):1-18;18-19.
[8]KONTOPODIS N,KOURAKI A,PANAGIOTAKIS G,et al. Diagnosis of intra-abdominal injuries can be challenging in multitrauma patients with associated injuries:our experience and review of the literature [J].G Chir,2013,34(1/2):27-31.
[9]GLASGOW S C,STEELE S R,DUNCAN J E,et al. Epidemiology of modern battlefield colorectal trauma:a review of 977 coalition casualties[J].J Trauma Acute Care Surg,2012,73(6 Suppl 5):S503-S508.

第十五章

腹部战创伤诊断

腹部创伤无论在平时和战时都是较为常见的严重创伤。重要的内脏器官损伤后容易引起大出血与休克、感染与腹膜炎,病情多危重,如不及时诊治则危及伤员生命,病死率高达 10%~20%。因此,对腹部战创伤应做到尽早诊断和及时处理。

腹部战创伤的诊断需要明确回答两个问题:①有没有腹部损伤? ②是否需要手术?

在诊断过程中必须坚持两个原则:①在评估腹部创伤前需先按照创伤处理规范,评估并解决短时间内危及生命的问题;②临床体格检查是腹部创伤评估最重要的内容。目前比较一致的观点认为,只有伤员表现为腹膜炎或血流动力学不稳定时才需急诊手术。如果不存在这两种情况,则有更多时间进行进一步的全面检查。

腹部战创伤以穿透伤为主,因为腹部有伤口,诊断一般不困难。从伤口的部位和伤道方向,结合受伤当时的姿势,可以判断腹内有无内脏器官伤。若伤口内有内脏器官脱出,流出肠内容物或较多的血液,诊断便可肯定。腹部开放性损伤,只要腹膜穿破,在野战情况下就应是剖腹探查的指征;但伤道出入口位于腹部以外的,如果腹部体征不明显,即可造成诊断上的错误。伤道方向对腹部内脏器官虽可做一估计,但不能肯定,因轻武器的口径小,子弹轻,击中人体后碰到不同密度的组织可改变方向。对伤道出入口位于下胸部、腰骶部、臀部、股部或会阴部的伤员,必须详细检查腹部,注意有无内脏器官损伤。据一组329 例腹部火器伤报道,有 135 例的出入口不在腹部,占 41%。在胸腹联合伤中,腹部伤漏诊断较多,如一组 75 例胸腹联合伤中,在一线医院漏诊的有 28 例,占 37.3%。由于明显的胸部伤口和引人注目的呼吸症状,在抢救时医生注意力往往集中在胸部伤,而忽视了腹部伤。总之,伤口不在腹壁的腹部内脏器官伤的诊断,须结合腹部闭合伤的各种检查,仔细分析,可疑腹部内脏器官伤难以排除时,应及时进行剖腹探查。

第一节 伤史采集

对创伤伤员的救治需先按规范完成初步评估,了解有无气道、通气、循环等危及生命的紧急问题,并立即予以解决。如果伤员血流动力学不稳定,须等待必要的干预措施包括手术等都已完成、生命体征基本稳定后,才可以开始全面详细的评估。

一、受 伤 史

创伤伤员受伤的病史对伤员病情判断和用药等都非常重要。创伤伤员可能因意识不清而无法准确提供病史。因此,对院前急救人员或其他护送人员应该详细询问病史,他们通常了解事故发生现场情况,能够提供一些重要细节,可以帮助了解创伤发生的机制。

对于钝性伤例如道路交通事故、高处坠落、工伤等,须了解当时详细的损伤情况。例如对于交通事故伤,须了解当时的车速、撞击的方向、伤者所处的位置、是否系安全带、安全气囊是否弹出等。如果使用安全气囊而上腹部可见腹壁挫伤,须排除胃、肠管、肠系膜损伤。如果没有系安全带而上腹壁可见擦伤,则须排除胰十二指肠损伤的可能。对于刺伤或枪弹伤,须了解致伤物的特点、损伤路径、力量等,以判断可能受累的组织器官。

了解伤员过去的疾病史、用药史、过敏史,对病情的判断和用药均有重要的指导意义。例如伤员对某种药物过敏,在本次用药中须绝对避免,否则可能引起严重的反应。如果伤员既往长期使用抗凝药,而本次发现腹腔内出血,则须尽快纠正凝血功能障碍。如果伤员为孕妇,则除了救治伤员外还须密切关注胎儿状况。此外,还须了解伤员是否需要或已经使用过破伤风抗毒素等。

病史中了解最后一次进食时间也很重要。如果伤员刚进食,除了防止呕吐、误吸外,还要考虑胃肠破裂的可能以及急诊手术的安排等。病史采集还须包括受伤当时的环境,是否存在合并热损伤、化学损伤等复合伤的可能。

二、伤后表现

单纯腹壁损伤的症状一般较轻,常见为局限性腹壁肿胀、疼痛和压痛,有时可见皮下瘀斑,它们的程度和范围并不随时间的推移而加重或扩大。单纯腹壁损伤通常不会出现恶心、呕吐或休克等表现。

伴有腹部内脏器官损伤时,其临床表现随受损内脏器官的性质和受损程度不同而异。大体上,腹内实质性器官(肝、脾、肠系膜等)破裂损伤的主要临床表现是内出血和休克,空腔器官(肠胃、胆囊、膀胱等)破裂损伤的主要临床表现为腹膜炎。

1.全身情况 腹部损伤的早期,伤员常处于过度精神紧张状态,如果伤后出现意识障碍,应考虑到是否合并颅脑损伤。即使无内脏器官伤,由于剧烈疼痛可出现脉率加快、血压暂时升高,但休息后可恢复正常。如果伤及内脏器官,则随着出血量的增加,脉搏又逐渐加快、变弱,血压也会随之下降,最后出现休克。胃肠道损伤对脉搏、血压的影响与损伤部位有关。胃、十二指肠破裂,腹膜受化学性胃肠液的强烈刺激,早期出现脉率加快、血压下降等休克表现,但经过短时间后多可好转,随后在细菌性腹膜炎明显时病情再度恶化。回肠、结肠破裂,由于肠内容物刺激性较小,早期可无血压、脉搏改变,但容易发生早期脓毒性休克。

2.腹痛 腹部内脏器官损伤一般都具有腹痛症状。早期伤员主诉疼痛最严重的部位,常是内脏器官损伤的部位,对诊断很有帮助。剧烈疼痛多为空腔器官损伤,实质性器官损伤的疼痛程度相对较轻,而腹膜后器官损伤早期可能表现为持续的胀痛。

3.恶心、呕吐 空腔器官破裂刺激腹膜,引起反射性恶心、呕吐。细菌性腹膜炎发生后,呕吐是肠麻痹的表现,多为持续性。对于实质性器官损伤内出血,恶心、呕吐通常不明显。

4.腹胀 除外胰、十二指肠损伤,早期一般无明显腹胀,后期由于腹膜炎产生肠麻痹,腹胀常比较明显。腹膜后血肿由于刺激腹膜后内脏神经丛,也可反射性引起肠麻痹,出现腹胀和腰痛等症状。

三、伤后救治及效果

病史采集中还应包括伤员伤后已经采取的救治措施和效果。早期是否给予充分的液体复苏将给伤员后期的病情发展及处理带来很大影响。早期出血未及时控制、血容量未及时补充、凝血功能未及时纠正、通气不足或长时间处于低体温状态等,都会导致全身组织缺血、缺氧,内环境紊乱,导致病情进一步恶化,最终发生多器官功能不全或衰竭。如果伤员经处理后生命体征稳定,但再次出现变化,特别是血流动力学再次不稳定,往往提示存在活动性出血或者感染源,须尽早确定病因并给予确定性治疗。

(洪玉才 张 茂)

第二节 伤员体格检查

一、全身检查

血流动力学的概念被广泛使用,但人们对其理解的程度往往不够。在创伤的初步评估阶段,血流动力学的评估指标包括血压、心率、尿量、血红蛋白浓度、皮肤和毛细血管充盈情况。这些信息对血流动力学的评估非常重要,但要认识到仍然有局限性:低血压可能是脊髓休克而非出血;颅内压增高时,虽然有出血,但血压仍然可以升高;心率快不一定是出血所致,还可能是因为疼痛或紧张。另一方面,心率正常或慢也不能排除出血,如高位脊髓损伤、长期吸毒、使用 β 受体阻滞剂等,高达29%的创伤伤员表现出矛盾的心动过缓。现在有很多无创技术可以持续监测心排血量、血氧饱和度等,在创伤早期就可以使用。

对于创伤伤员尤其是钝性伤伤员,须重视全身情况的观察,包括意识、瞳孔、脉率、呼吸、体温和血压的测定,注意有无休克征象。对于烦躁、意识淡漠甚至不清、瞳孔散大的伤员,除须排除颅脑损伤,还须考虑严重休克的可能。如果皮肤苍白、四肢湿冷、脉搏细速、血压低、体温低,说明休克程度严重。而高热、全身黄疸、呼吸困难等,则可能是肝、胆管系统、肠破裂等的后期表现,有些严重的肠破裂可以在早期发生感染性休克,甚至出现兴奋、皮肤潮红等暖休克的表现。

二、腹部检查

虽然先进的辅助检查技术对腹部评估有很大帮助,但临床检查仍然是最重要的。值得注意的是,有些伤员在腹部以外合并有较严重的损伤,致使腹部内脏器官损伤的表现可能被掩盖,或因伤员、家属,甚至医务人员的注意力被引至合并损伤的表现而忽略了腹部情况。例如合并颅脑损伤时,伤者可因意识障碍而无法提供腹部损伤的自觉症状;合并胸部损伤时,严重的呼吸困难,使人们的注意力被引至胸部;合并长骨骨折时,骨折部的剧痛和运动障碍使人们忽略了腹部情况。因此,除了全身检查之外,腹部体征的评估非常重要。

(一)腹部压痛

腹部压痛、反跳痛和肌紧张等腹膜刺激征提示肝、胆或空腔器官破裂。单纯脾破裂或肠系膜血管损伤时腹膜刺激征较轻,腹膜后器官损伤时的腹膜刺激征可能并不明显。压痛最明显处往往是损伤器官所在部位。重要的是须鉴别表浅压痛还是深部压痛,前者可能是腹壁挫伤所致,后者则提示腹部内脏器官损伤。腹部刺伤伤员,远离刺伤口的压痛提示空腔器官破裂。一部分创伤伤员因为合并有颅脑损伤、脊髓损伤或酒精中毒等,腹部无法有效评估,需进一步行影像学等检查。

(二)肝浊音界消失

肝浊音界消失对闭合伤有诊断意义,多表示空腔器官破裂,气体进入腹腔形成膈下积气。

(三)移动性浊音

伤后早期出现移动性浊音是腹内出血或尿外渗的依据,破裂出血的内脏器官部位可出现固定性浊音,这是内脏器官附近积存的凝血块所致。

(四)肠鸣音减弱或消失

早期由于反射性肠蠕动受抑制,晚期由于腹膜炎肠麻痹,致肠鸣音减弱或消失。

(五)直肠指检

腹部钝性伤,尤其是合并骨盆骨折的伤员,须常规行直肠指检。如果直肠破裂,则表现为指套染血、触及破裂口，甚至触及耻骨断端。

(六)腹腔穿刺或诊断性腹腔灌洗

1. **诊断性腹腔穿刺术** 穿刺前应排空膀胱。穿刺点在腹部的左上、右上、左下及右下等 4 个象限内，一般选左下或右下象限穿刺。取脐与髂前上棘连线中、外 1/3 交界处为穿刺点。上腹部穿刺时，沿腹直肌外缘选择进针点。伤员仰卧或侧卧于伤侧，用针尖斜面短的 18 号针头进行穿刺(针尖斜面朝外)，当针头阻力减小时，表明已刺入腹腔，即可抽吸，边退针边抽吸。吸出不凝血液或混浊液体，即为阳性。如穿刺技术无误，即可明确诊断腹腔内出血或空腔器官破裂。在伤侧穿刺时要注意防止误穿侧腹膜后血肿而得到假阳性结果。一处穿刺阴性时，可在其他 3 个象限内再穿刺。多次穿刺阴性，但仍疑有腹部内脏器官损伤的昏迷、颅脑伤及胸部伤伤员，可行诊断性腹腔灌洗术。

2. **诊断性腹腔灌洗术**(diagnostic peritoneal lavage, DPL) 伤员仰卧位，排空膀胱，在脐下 3 cm 水平正中线上行局部麻醉，以接注射器的 14 号针头呈 30° 角穿刺腹腔，刺入腹腔后去除针筒，经针头插入有侧孔的硅胶管至盆腔(一般需插入 20～25 cm)，然后拔除针头。管的外端连接一生理盐水瓶，按 10～20 ml/kg 的生理盐水量缓慢注入腹腔。液体流尽后，将输液瓶放低，使腹腔内灌洗液借虹吸作用流回瓶内。操作完毕后，将硅胶管拔除，穿刺处用无菌纱布覆盖。取流出液做显微镜检查(细胞计数超过 10×10^9/L、白细胞计数超过 0.5×10^9/L 时才有诊断意义)及淀粉酶测定。即使腹腔积血或渗液较少，此方法也常能获得阳性结果。

此外，留置导尿和胃肠减压在腹部创伤评估中也非常重要。留置导尿在严重创伤伤员可以监测尿量以评估是否存在低容量。但当存在骨盆骨折、尿道损伤、尿道附近血肿时，可能发现留置导尿困难，此时不能盲目操作，须行尿道造影以排除尿道损伤，并请专科会诊。如果明确尿道损伤，则须行耻骨上膀胱造瘘或急诊手术。

胃肠减压对于严重创伤伤员非常重要，特别对于气管插管导致胃扩张的伤员。儿童对胃扩张特别敏感，如果及时予以胃肠减压，可以改善血流动力学状态。如果伤员颌面严重损伤或表现脑脊液耳漏、鼻漏，高度怀疑颅底骨折，应避免经鼻插入胃管，以防胃管进入颅腔，推荐经口插入。如果胃管引出血性液体，除考虑血性液体自口咽部咽下外，还须排除上消化道的损伤。

(洪玉才 张 茂)

第三节 影像学及实验室检查

一、X 射线检查

无论是腹部钝性损伤还是刺伤，在早期评估中都必须常规行胸片检查。胸片不仅能够明确有无血气胸、有无纵隔血肿及有无肋骨骨折等，还可以根据肋骨骨折的位置，提示是否存在腹部内脏器官损伤的可能。如右下胸肋骨骨折须进一步排除肝损伤，左下胸肋骨骨折须进一步排除脾损伤、膈肌破裂。对于腹部钝性伤伤员，尤其当血流动力学不稳定时，须常规行骨盆摄片检查以排除骨盆骨折。因为当伤员意识改变或其他部位严重损伤而无法配合查体时，体格检查无法明确是否存在骨盆骨折，从而难以明确休克的原因。而明确骨盆骨折，对于下一步的诊断和处理具有重要指导意义。对于腹部刺伤伤员，如果腹部立位平片可见膈下游离气体，则提示空腔器官破裂。

二、CT 检查

如果伤员损伤机制明确，血流动力学稳定，则在早期评估中不急于行 CT 检查。如果根据损伤机制及初步评估、腹部体征,怀疑腹部损伤时,须合理安排 CT 检查。考虑因素包括:①是否影响后续其他检查,如造影剂对一些检查的影响;②对肾功能的影响;③频繁 CT 检查的远期影响,如罹患肿瘤的风险增高等。

增强扫描使 CT 对损伤的诊断更为准确,能显示大血管与实质性器官的完整性、活动性出血,因此在腹部钝伤的 CT 检查中常规应用。增强时动态扫描与螺旋扫描效果最佳。疑为肾与膀胱破裂时应延迟扫描,观察有无含碘的尿液外溢。

(一)腹腔积血

腹腔积血是腹部闭合伤最多见与最明显的表现。CT 检查时新鲜出血 CT 值为 25 HU 左右,血肿 CT 值较高,为 40~70 HU。CT 检出腹腔积血除可估计出血量大小外,尚可根据积血的部位提示出血的来源与损伤的内脏器官。出血最易积聚于肝周、脾周、肝肾间隙与右结肠旁沟(图 15-1)。CT 在任何一侧结肠旁沟检出积血,其出血量大约为 200 ml;而盆腔积血时,出血量至少 500 ml 以上。腹腔出血一般位于损伤器官的附近,这种凝血块 CT 值一般高于 60 HU,称为"哨兵血块征",据此有助于发现肠系膜与器官损伤。活动性出血是需紧急抢救的指征。动态扫描有助于发现活动性出血,表现为损伤附近的甚高密度区,CT 值高达 80~150 HU,明显高于凝血块密度。

(二)脾损伤

脾是腹部钝性损伤最易累及的器官,CT 对脾损伤的诊断准确率达 95% 以上。由于担心脾切除术后败血症,目前临床上对脾外伤倾向于尽可能做脾保留治疗,因此对脾损伤范围、程度的了解很重要。脾外伤的 CT 表现包括包膜下血肿、脾内血肿、脾撕裂与脾粉碎伤。脾包膜下血肿表现为新月形积液伴脾边缘受压、变形。脾内血肿表现为类圆形低密度区(图 15-2)。脾撕裂伤的 CT 表现为脾内线状低密度影,多发性脾撕裂伤即为脾粉碎。增强扫描时若脾实质呈局限性或弥漫性不强化,表明脾动脉损伤。延迟性脾破裂少见,CT 检查难以预见,文献报道延迟性脾破裂发生前 CT 仅可见实质密度轻微不均,左肾前筋膜与侧筋膜增厚。

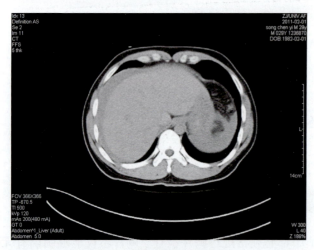

图 15-1　腹部创伤后肝周积血

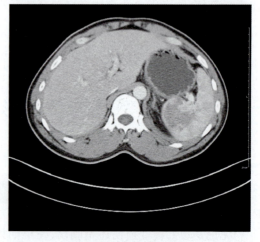

图 15-2　脾内血肿形成

(三)肝与胆管系统损伤

肝是腹部仅次于脾的易受伤器官,肝外伤最易累及右叶。CT 对肝外伤的检查与脾一样敏感而准确,易于检出腹腔积血与其他器官损伤。肝外伤包括挫伤、包膜下血肿、肝内血肿、多发或单发撕裂伤与粉碎伤,CT 表现与脾外伤相似。不强化区表明局部血供丧失与肝坏死(图 15-3)。CT 检查亦可根据包膜下血肿的厚度、裂伤深度、有无肝内血肿及其大小、肝坏死、胆管有无损伤分为 I~V 级,但由于肝组织修复能力强,只要伤员血流动力学较稳定,大多数伤员均可成功地进行保守治疗。因此,实践中 CT 主要用于肝外伤范围的诊断与评价,以及观察肝修复与腹腔积血的吸收。随着血红蛋白的降解吸收,血肿的密度从高到低,最后演变成水样密度。肝撕裂纹逐渐模糊,最后消失。胆管损伤较少见,CT检查胆汁渗漏表现为低密度(CT值<20 HU)的液体在肝内或肝外聚积,形成胆汁瘤,需经皮或手术引流。胆囊管与血管撕脱时胆囊床有大量血肿与腹腔积血,病情急重,须急诊手术。

(四)肠与肠系膜损伤

肠与肠系膜损伤有时临床表现不够典型,而早期诊断对降低死亡率有重要意义。细致的 CT 检查和阅片可提高肠与肠系膜损伤的检出率。腹腔内游离积气与口服造影剂外溢为肠穿孔的特征。CT对腹腔积气的显示极其敏感。比较 CT 与立位平片对气腹的诊断效能,结果 CT 为 100%,而立位平片仅 27%。腹腔内游离积气常见于膈下肝前,亦可见于肠系膜与腹膜后。肠袢间积气积液也是肠穿孔的重要 CT 征象。通常而言,实质性器官损伤的出血常聚积于结肠旁沟与其他邻近部位。未见到腹腔内游离积气时,出现腹腔积液伴肠壁增厚而无实质性器官损伤亦应考虑肠穿孔。肠壁内血肿表现为管壁偏心性增厚与壁内肿块,CT 值为 40~60 HU,管腔狭窄。十二指肠壁内血肿与穿孔最多见于降部与水平部,腹膜后积气(尤其是肝肾隐窝)表明十二指肠穿孔。

(五)胰腺损伤

胰腺损伤在腹部钝性损伤中出现率为 3%~12%。临床表现包括腹痛、白细胞计数增高,淀粉酶升高可延迟至外伤后 24 h 出现,故术前诊断较困难。胰腺损伤漏诊者死亡率可高达 16%~20%,幸存者中 1/3 可发生假性囊肿、出血、脓肿、急性胰腺炎与胰瘘等重要并发症。胰外伤的 CT 诊断亦较困难,且某些征象出现较晚,初次检查阴性者,若疑有胰腺损伤,应在 12 h 后复查 CT。胰管断裂为最重要的胰腺损伤,CT 所见的间接征象为胰颈裂纹(增强 CT 显示为佳),其他表现包括胰腺增大、密度不均、胰周积液、肾前筋膜增厚(图 15-4)。

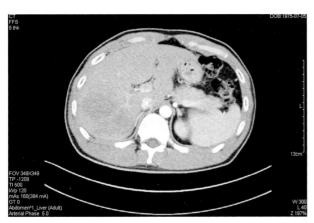

图 15-3　肝挫伤

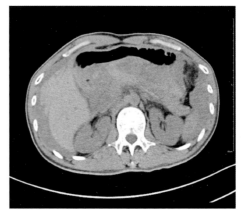

图 15-4　胰腺挫伤

(六)肾、肾上腺与膀胱损伤

CT 是肾损伤最准确的影像学检查,能清晰地显示肾周血肿、尿外渗、肾裂伤,对肾损伤进行分级,并能显示腹部其他器官的损伤。增强 CT 的效果尤佳。CT 检查将肾损伤分为 4 级,这种分级对临床治疗具有重要的指导意义。Ⅰ级肾损伤占 75%~80%,均可保守治疗,包括肾挫伤、小的裂伤(不与收集系统交通)与局限性外伤性肾梗死。肾挫伤的 CT 表现为局部肾实质肿胀、强化程度减低与间质内少量造影剂聚积(图 15-5)。局限性肾梗死则表现为楔形低密度与强化区。Ⅱ级肾损伤肾实质的裂纹与收集系统相通,出现含碘的尿液外渗,许多Ⅱ级损伤的病例仍可保守治疗,但广泛性尿液外渗透或大块肾组织失活(无强化)则应手术治疗。绝大多数Ⅲ、Ⅳ级肾损伤需手术治疗。Ⅳ级损伤包括肾粉碎与肾蒂损伤,表现为多个肾块分离,周围环以高密度凝血块,增强扫描肾块不强化或无分泌功能,皮质边缘强化(包膜的侧支循环)、肾门外周血肿(图 15-5)。肾盂输尿管交界处撕脱与肾盂裂伤为Ⅳ级伤,CT 见含碘的尿外渗。Ⅰ~Ⅳ级肾损伤均可发生包膜下与肾周血肿。原有病变的肾即使轻微的外伤亦可发生肾损伤,CT 易于显示这些病变,包括肾积水、异位肾、马蹄肾、肾肿瘤与囊肿。创伤性膀胱破裂多见于骨盆骨折者。CT 对膀胱破裂的诊断准确性同常规膀胱造影,还能区分腹膜内与腹膜外膀胱破裂。腹膜内膀胱破裂需手术修补,CT 表现为不成形的造影剂外溢至膀胱周围。腹膜外膀胱破裂时造影剂溢入大腿、阴囊、阴茎、会阴部与前腹壁。但 CT 检查时须注意夹闭 Foley 管使膀胱胀满,膀胱充盈不满意时应延迟扫描。

(七)其他损伤

膈肌破裂在腹部外伤中占 1%~2%,并以左侧为多见,但常易漏诊。CT 表现为膈肌断裂,左侧者易于显示。有时可见膈下组织经膈破裂处疝入胸腔,肠管疝入时可造成肠梗阻(图 15-6)。

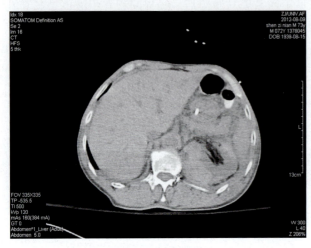

图 15-5 肾挫裂伤

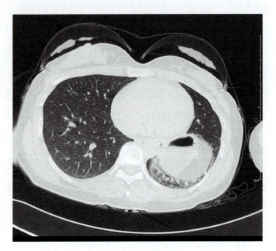

图 15-6 膈肌破裂

需要强调的是,如果伤员血流动力学不稳定致搬运风险较大,则不要强求 CT 检查。对于不能解释的低血压,可以首先考虑 FAST 检查。规范 FAST 检查通过简单、快速扫查,可以了解有无明显腹腔内损伤及有无心包积液。FAST 检查阴性而无法解释低血压时,可结合腹腔穿刺或腹腔灌洗进一步寻找证据。如果伤员血流动力学不稳定,FAST 检查阳性,则直接行剖腹探查手术。

三、血管造影

数字减影血管造影(digital subtraction angiography,DSA)可以明确是否存在血管尤其是动脉损伤,以及是否存在活动性出血。CT 血管造影虽然在临床上使用越来越普遍,但还是达不到导管血管造影的金标准,只是对于胸腹主动脉损伤的判断基本可以代替导管血管造影。

导管血管造影的优点很多,可以在诊断的同时进行治疗,是诊断小血管损伤的很好方法,还可同时诊断多发的出血。由于造影剂及导管产品的进步,导管血管造影技术变得非常安全。导管血管造影的缺点包括费用高、需要召集一个专业团队、增加辐射损伤,而且目前该项技术通常由放射介入科医生实施。尤其对于血管损伤可能性并不大的伤员,其价值有待商榷,一般还是首先考虑 CT 血管造影。

(一)肝损伤

导管血管造影适用于肝损伤的诊断,尤其是血流动力学不稳定及增强 CT 提示造影剂外溢等异常时。如果血流动力学极不稳定,可能需要急诊剖腹手术,在损伤控制手术后,导管血管造影仍能发挥作用。

肝破裂在增强 CT 上显示有造影剂外溢时,往往在导管血管造影时也能显影(图 15-7),但是否需要行导管血管造影还要根据伤员的情况。肝增强 CT 显示部分肝未强化表明有巨大血肿形成,或者该部分门脉三联管受压或流出受阻。肝内巨大血肿往往使相邻肝段相互推移变形,血肿内血管显示不清。如果未显影的肝段内有血管通过,则说明存在门静脉、肝动脉或肝静脉损伤。因此,如果增强 CT 显示部分肝段不显影,则需急诊导管血管造影,以明确是否存在血管损伤,并行栓塞治疗。肝静脉损伤在外科手术中很难探查,因此栓塞治疗或对静脉损伤的保守治疗非常重要。肝血管变异比较常见,特别是有时右肝动脉有些变异来自肠系膜上动脉,所以对腹腔干及肠系膜上动脉进行选择性造影非常必要。同时,还需明确准备栓塞的肝段是否有门静脉供血障碍,以免栓塞后肝坏死。

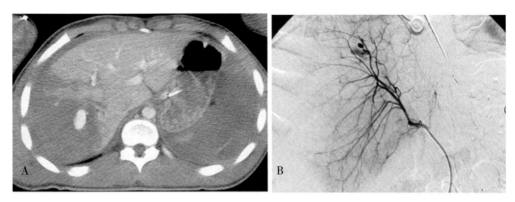

图 15-7　上腹部 CT 检查和导管造影

A. 上腹部增强 CT,显示为肝挫裂伤,右半肝可见造影剂外溢;B. 导管造影,明确动脉损伤、假性动脉瘤形成,并可以行栓塞治疗

　　肝的导管造影可以发现动脉造影剂外溢、痉挛或阻塞,以及肝动脉与门静脉或肝静脉形成瘘,可以使用不同方法对各异常血管采取相应处理。广泛肝实质损伤伴动脉出血可以行明胶海绵堵塞,因为肝有肝动脉和门静脉两套供血系统。在缺乏门静脉供血的肝段如果行栓塞治疗,可能会导致肝坏死及肝脓肿。根据出血部位及造影难易,也可以分别采用微粒栓塞或微弹簧栓栓塞。如果栓塞后出现脓肿,一般经穿刺引流后都能恢复。

(二)脾损伤

　　当伤员的血流动力学不稳定时,脾损伤并不适合行血管造影及栓塞治疗。其他在增强 CT 上明确诊断的脾损伤保守治疗效果满意。然而,CT 并不能很好地预测伤员该选择卧床休息或止血治疗。当 CT 提示动脉造影剂外溢或脾实质血管异常时,应该考虑血管造影。但有研究发现 CT 的分级与治疗的结果并没有很好的相关性。脾损伤四级可能保守成功,而一级可能反而恶化、再出血,并需要确切止血治疗。CT 诊断级别高的脾损伤应该早期行血管造影,以避免不必要的输血及延迟性脾破裂。无论 CT 诊断级别如何,没有动脉造影剂外溢是保守治疗的可靠指标。发现动脉造影剂活动性外溢是栓塞治疗的标准适应证(图 15-8)。

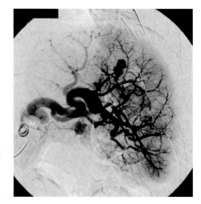

图 15-8　脾内多发假性动脉瘤

因出血点多,且血管扭曲,高度选择性栓塞并不合适。这种情况可以选择脾动脉近端栓塞

　　在腹腔干造影后进行选择性脾动脉造影。如果发现脾内假性动脉瘤形成或造影剂外溢,则在损伤部位动脉远端进行弹簧栓栓塞。该方法尤其适用于脾出血突破包膜进入腹腔的伤员。值得注意的是,动脉远端高度选择性栓塞与术后脾梗死及脓肿形成存在相关性,而大多数伤员的脾动脉都是扭曲的,且造影剂外溢也常常是多发的。

　　脾内弥漫性造影剂外溢比较常见,对这些出血点进行高度选择性栓塞既费时,效果又不好。脾周血肿压迫引起的脾动脉扭曲也使造影变得困难。在这种情况下,用弹簧圈在脾动脉稍近端进行栓塞,而使周围一些侧支血管继续供血,以防脾梗死。

　　脾动脉近端栓塞引起的并发症并不常见。如果弹簧圈大小选择不当,则可能由于弹簧圈过小而移位,引起脾门梗死,或由于过大而引起腹腔干或主动脉栓塞。

(三)肾损伤

　　低分级的肾损伤一般都能自愈,无须血管造影。肾蒂完整的钝性肾挫伤一般早期都采取非手术治疗。高分级的肾损伤如果引起大出血通常需行肾切除术,如果血流动力学稳定,则可以尝试血管造影及栓塞止血。对于 CT 明确的严重肾损伤伴活动性出血或持续血尿,可行血管造影及栓塞治疗。增强 CT 中肾未增强区域提示严重肾血管损伤,比如肾蒂撕裂或肾动脉内膜损伤引起远端闭塞。肾刺伤如果采取非手术治疗,则应该行血管造影。巨大的肾周血肿、肾部分不增强以及造影剂外溢,均需行血管造影。

主动脉造影有助于了解肾动脉损伤的情况,明确损伤的肾实质是否有其他血供,及腹腔内腹膜后是否有出血。肾动脉造影大部分都需要使用同轴微导管,并进行小分支的栓塞。尽可能使用弹簧圈,以避免周围未损伤肾组织的梗死。但外科明胶海绵仍可以使用。由于肾动脉分支属于终末血管,很少有侧支血管,因此梗死的可能性很大,只能尽量缩小梗死的范围。

肾蒂血管损伤的治疗非常重要,如果肾蒂血管再通被延误则引起肾梗死。由于 CT 的应用,目前肾动脉完全闭塞或肾梗死前基本能被及时发现。当怀疑肾动脉损伤时应该行血管造影。一旦发现这些损伤,就可以有很多治疗方法,包括手术再通、抗血小板治疗、继续观察及植入被膜支架等(图 15-9)。支架可以有效封闭损伤暴露的血管内膜,防止血栓形成,但长期效果尚不明确。

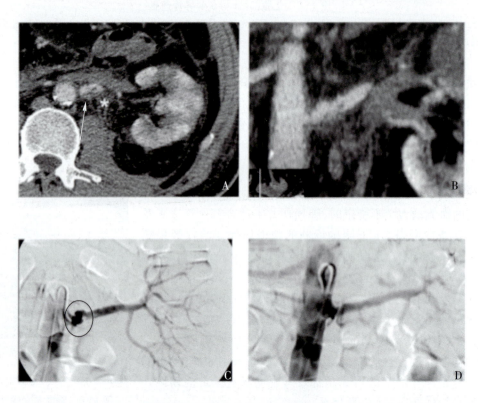

图 15-9　肾 CT 检查及血管造影

A.增强 CT,提示左肾动脉损伤(箭头)及其周围出血(星号);B.冠状位重建可见左肾动脉形态异常,血管壁不光整;C.血管造影可见肾动脉根部膨大,伴少量造影剂外溢;D.植入支架后血管恢复正常

(四)盆腔出血

1. 骨盆骨折　骨盆骨折是一种潜在致命性损伤,由高能量冲击引起,约占骨折的 3%。大部分骨盆骨折不需要大量输血,因为大部分出血都是静脉或骨性来源,大多会自行停止出血。但 3%~10% 的骨盆骨折可以引起严重出血,在不稳定骨折中死亡率甚至高达 50%。骨盆骨折时由于挤压或剪切使得伴随着韧带、肌肉、筋膜的髂内动脉分支损伤。损伤常常双侧、多发,并且来源于多个分支。骨碎片也会损伤血管的结构。比如耻骨上支的骨折可以损伤阴部内动脉和闭孔动脉,髂骨翼骨折可以损伤臀上动脉,骶髂关节分离可以损伤骶外侧动脉。

一般骨盆骨折并不需要放射介入,是否需要血管造影主要依据血流动力学状态、骨折类型、输血量,以及是否存在腹腔内出血。骨盆骨折血管造影的适应证包括:①血流动力学不稳定,超声或腹腔灌洗未见或仅见少量腹腔出血;②24 h内出血量超过4单位;③48 h内出血量超过6单位;④剖腹探查中见巨大膨胀性血肿;⑤CT检查提示腹膜后巨大血肿伴造影剂外溢;⑥血管造影中需要探查和治疗其他损伤。CT探测到造影剂外溢是盆腔血管造影的指征。当然,由于造影剂外溢可以是静脉性的,与动脉大出血无关,因此,CT并没有临床体征可靠。如果骨盆骨折大出血的血管造影指征很明确,可以不用先做CT检查。但CT有助于对可能损伤血管的初步定位,排除腹部相关损伤及排除脊柱损伤。根据血肿所在的部位也可以初步判断损伤血管的位置。

　　股动脉入路是一条理想路径,但由于局部血肿张力高,脉搏快,很难摸到血管搏动,这种情况下超声检查会很有帮助。需使用5号主动脉冲洗导管来进行腹盆腔主动脉造影,这有助于了解腹部内脏器官及网膜情况,排除腹主动脉、髂动脉及腹膜后的出血情况,并明确盆腔血管的路径。由于主动脉造影可能无法明确所有出血情况,因此两侧髂内动脉造影是必需的。髂内动脉造影时,通过一个入口就可以对两侧都进行造影。髂部位外动脉造影用来评估阴部外及闭孔外血管。

　　造影常常发现多处造影剂外溢(图15-10)。这些可以是双侧的,可以累及多处血管床,出血点通常都比较小,但也有很大的广泛性的。造影剂外溢的范围和失血程度并没有明确关系。血管闭塞也比较常见。原因可能是栓塞,也可能是血管痉挛,两者常难以鉴别。因此,如果无法处理这种闭塞,则术后仍会反复出血。动静脉瘘也可以发生,但多见于刺伤伤员。

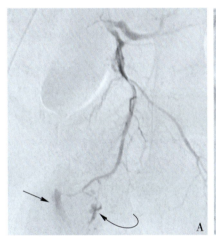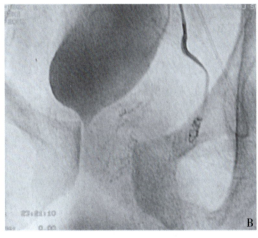

图15-10　骨盆骨折伤员动脉造影
伤员因车祸骨盆骨折,会阴及阴囊严重血肿肿胀,需要大量输血。A.左髂内动脉造影提示出血来源为左阴部内动脉(弯箭头),而中间边界光整的阴影则是正常的(直箭头),代表阴茎海绵体及坐骨海绵体肌的充血;B.由于是局灶性出血,成功进行选择性栓塞止血

　　由于出血通常是多灶性的,且来源于很多小血管,因此需要用微粒栓塞。大弹簧圈往往效果不佳,因为周围的侧支循环很快使得出血再次发生。外科明胶海绵由于价格低廉,易得,且通常只持续存在几个星期,使组织痊愈后血流恢复正常。由于微导管的使用,永久性微粒栓塞也开始经常使用。对于90%以上的伤员,栓塞是成功的、有效的。存活率还有赖于其他因素,比如其他相关损伤、开放性骨折、大量输血及是否延误治疗等。

　　2. 盆腔刺伤　盆腔刺伤一般不需要血管造影,因为大部分伤员血流动力学不稳定,或者有其他明确的剖腹探查指征。而且,这种损伤往往累及大血管。由于后腹膜被刺破,腹内出血可能性大,往往需要直接剖腹探查。偶尔,由于术中止血不成功而采取损伤控制策略,则在第二次确定性手术前进行血管造影及必要的弹簧圈栓塞治疗可以减少血液的丢失。

四、超声检查

　　由临床医生实施的超声检查在创伤评估中的应用已有20余年。实时影像对创伤伤员的即时病情判断及治疗决策具有重要作用。国外很多临床医生将超声作为必备工具,比如急诊科、外科、创伤复苏单元、重症监护病房。我国近年也在部分医院逐步开展类似工作,并取得了很好效果。虽然腹腔灌洗、CT 等检查在腹部创伤评估中的价值明确,但超声检查具有快速、无创、无痛等优点,作为体格检查的扩充,急诊外科医生应该常规应用超声对怀疑躯体甚至肢体创伤伤员做进一步评估。

(一)FAST 方案

超声成像依赖检查者的技术,因此检查者需掌握超声的基本常识和原则。目前比较成熟的方法为创伤重点超声评估(focused assessment of sonography for trauma, FAST)。检查方法:在图 15-11 所示的 6 个区域涂上超声耦合剂,探查顺序依次为心包、右上腹、右下腹、左上腹、左下腹、盆腔。

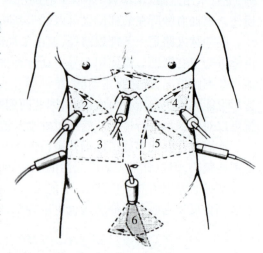

图 15-11　FAST 检查示意

使用 3.5 MHz 探头,在剑突下行纵向和矢状位扫查,了解心包有无积液(图 15-12)。通常剑突下扫查很容易获得满意图像,但有些情况检查并不满意,如严重胸壁损伤、皮下气肿、剑突下间隙窄、肥胖等。如果剑突下扫查未能获得满意图像,可行胸骨旁扫查。

接着,将探头置于右侧腋前线或腋中线第 11 和 12 肋间,获取肝、右肾及右膈肌的矢状位图像。探查肝肾间隙及右膈下有无游离液体(图 15-13)。然后探查左上腹。将探头置于左侧腋后线第 10 和 12 肋间,探查脾及左肾,了解脾肾间隙及左膈下有无游离液体(图 15-14)。最后,将探头置于耻骨联合上方约 4 cm,做横断面扫查,缓慢往下探查,以获知整个膀胱及盆腔是否有游离液体(图 15-15)。

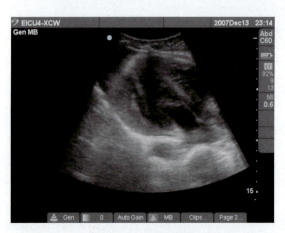

图 15-12　心包积液

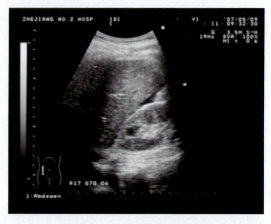

图 15-13　肝肾间隙积液

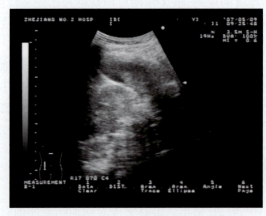

图 15-14　脾肾间隙积液

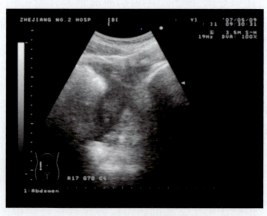

图 15-15　盆腔积液

　　超声检查的技术差、缺乏经验、使用方法不当等均会影响超声成像。由于没有考虑到这些影响因素,在和 CT 比较时会误认为 FAST 效果差,并轻视 FAST 在躯体刺伤评估中的作用。在钝性腹部损伤伴低血压时,FAST 评估的准确率很高。在这种情况下,甚至单凭超声就可以决定是否需要急诊手术。

　　因为 FAST 只对腹部相应区域内是否存在游离液体做有重点的评估,并没有做进一步的实质性器官和腹膜后的检查,因此不能简单地将结果与 CT 做比较。因此,对于血流动力学稳定的伤员,如果考虑到腹腔内隐性损伤的风险较大,即使已经行 FAST,仍应该行 CT 检查。这些情况包括骨盆骨折、胸腰椎骨折、严重胸部外伤以及血尿等。这样可降低 FAST 的假阴性率。使用 FAST 时的临床决策流程如图 15-16 所示。

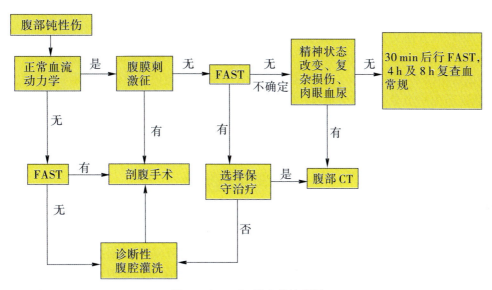

图 15-16　FAST 检查的流程图

(二)超声进展

　　随着外科医生越来越多地使用超声检查,以及经验的积累,FAST 的应用逐渐扩展。值得注意的是,标准的 FAST 只需回答两个问题:腹腔内是否有游离液体? 心包内是否有游离液体? 更加复杂的超声诊断应用虽然没有传统 FAST 成熟,但正在广泛积极地探索中。

　　美国西部创伤协会开展了一项前瞻性的多中心研究,探索超声在评估实质性器官损伤中的应用,称为"内脏器官损伤床旁超声评估"(bedside organ assessment with sonography after trauma,BOAST),在美国 4 个创伤中心试行两年。纳入标准包括血流动力学稳定、无腹膜炎和其他急诊手术指征、不需大量输血的钝性损伤伤员。对 126 例伤员肝、脾、肾的评估中,发现 135 个实质性器官损伤。总体上,只有 34% 的实质性器官损伤通过 BOAST 被检出,假阴性率达 66%。其中 34 例 I 级损伤均未被检出,II 级损伤检出率只有 31%,III 级、IV 级损伤的敏感性为 25%~75%,只有 1 例肝 V 级损伤被准确检出。11 例伤员出现 16 个腹腔内并发症,包括假性动脉瘤、胆汁瘤、脓肿、坏死等,其中 13 例次(81%)被超声检出。这一研究结果强调,超声不应作为实质性器官损伤诊断和分级的可靠手段。

　　欧洲有报道利用多普勒超声联合超声造影诊断一些特殊器官的损伤,可探查到创伤后肝、脾、肾中造影剂外溢。但需强调,目前超声只是用于明确腹腔或心包有无积液。

(三)超声在一些特殊情况中的应用

　　1. 孕妇　怀疑孕妇腹部钝性损伤时,超声是一种比较理想的工具,因为具有便携、无创、可重复的优点,且避免了电离辐射损伤,除了常规 FAST,可同时监测胎儿状况。

　　2. 刺伤　一些研究表明,超声对心包积液的判断准确率高。最近一个研究对 32 例胸部刺伤伤员进行超声检查,结果发现 8 例心包积液,准确率 100%。其他 8 例有腹腔积液,接受剖腹探查,术中诊断为膈肌破裂、肝破裂、脾破裂、胃破裂及小肠破裂等,无一例假阳性。也有一些研究发现,FAST 对胸腹部刺伤的诊断准确率并不高,这可能与方法、经验等因素有关。

3.儿童 超声由于前述的一些特殊优势,在儿童创伤评估中的应用受到广泛关注。早期很多研究都由超声科医生实施,效果满意。现在有些研究发现,由外科医生实施的 FAST 具有同样的敏感性、特异性和准确率。虽然文献报道在儿童中的应用价值没有在成人中明显,但由外科医生实施的 FAST 在儿童创伤中的应用越来越普及。

(四)外科医生的超声培训

目前超声培训的项目繁多,对医生的技能掌握要求没有统一标准,因此难以保证诊断的质量。原则上临床医生需从超声的基本原理学习开始,接受系统的培训。一项针对临床医生超声培训的研究发现,在模拟器上教学和在伤员身上手把手教学的效果没有明显差别。因此,对外科医生培训时使用模拟器进行训练既方便又容易接受,是值得推广的方法。

Shackford 等关于 FAST 培训的研究发现,非影像专业医生虽然开始时诊断错误率达 17%,但当接受 10 次尝试后错误率下降至 5%。此外,他还推荐了外科医生超声资质认证要求:①外科医生使用超声的资质认证需由一个专业委员会审核;②推荐使用美国外科医生学院制定的创伤超声应用课程,包括各 4 h 的理论学习和操作训练;③根据错误率考核医生的 FAST 技能水平;④在指导训练时允许学员不断重复、对照;⑤培训结束后,需要有错误率的动态监测。

五、内镜检查

(一)腹腔镜

对于多发性创伤合并腹部创伤者,常受腹部以外损伤的影响,对腹部损伤的诊断有时非常困难,B超、CT 等有较好的敏感性、特异性和准确性,但也均有一定的局限性。长时间临床观察可能延误病情的诊治,剖腹探查本身给伤员又造成较大的创伤,且还存在一定的阴性或非治疗性剖腹率,从而影响多发伤伤员的救治成功率。腹腔镜作为一种诊断手段有其独到的优势。通过腹腔镜探查可以明确损伤的部位和程度,并可以了解有无继续出血等。对一些特殊部位的损伤,如横膈破裂,传统的方法往往难以诊断,腹腔镜却很容易明确诊断。与传统方法相比,腹腔镜的诊断准确率和特异性均明显提高。另外,腹腔镜的应用可以大大降低阴性及非治疗性剖腹率。成熟的腹腔镜技术应用于多发伤合并腹部创伤伤员的诊治,具有创伤小、痛苦少、恢复快等优点,使腹部创伤的诊治效率明显提高。研究显示,腹腔镜手术术前耗时与传统模式比较明显缩短,而手术耗时与传统手术相比并未延长;术后肠鸣音恢复较传统手术快。

但腹腔镜技术本身的一些缺点,使其在临床使用中存在一定的局限性。例如,对腹膜后器官损伤的诊断比较困难,对严重内脏器官损伤的治疗难度较大。因此,在腹腔镜手术的同时也要做好剖腹手术的相应准备。

(二)肠镜

腹部钝性损伤,尤其合并骨盆骨折时,常规直肠指检能够发现大部分的直肠损伤。但指检发现指套染血,而并未探及明显肠壁损伤时,将给诊断及下一步处理带来很大困惑。此时直肠镜或纤维结肠镜检查就显得很有必要。通常肠镜都能发现有无肠管损伤及损伤具体部位。肠镜检查的缺点是,如果存在肠管破裂,有可能使污染扩散。

六、实验室检查

对于腹部创伤伤员要进行血、尿常规的检查,如有血尿,则提示尿路损伤可能。伤情较重的伤员,应留置导尿管以观察每小时尿量及性状,这对创伤性休克的伤员更为重要。疑有胰腺损伤时,查血、尿淀粉酶,有一定的提示意义,并可视病情复查,观察动态变化。疑有活动性内出血者,应做血细胞比容测定和血型鉴定并备血,但不推荐单独使用血细胞比容作为评估出血程度的独立实验室指标。血乳酸检查在伤员到达急诊室时就应该开始。血乳酸和碱剩余水平能够反映伤员的组织血液灌流及缺氧情况,尤其在使用药物纠正酸中毒后,血乳酸水平更能反映伤员的低血液灌流及缺氧的时间、程度,以及复苏是否充分,对预后判断也有一定价值。要常规评估创伤后的凝血功能,包括早期、重复和联合检测凝血酶原时间(PT)、部分凝血活酶时间(APTT)、纤维蛋白原和血小板,也可使用血栓弹力图帮助明确凝血病的特征和指导止血治疗。对于接受大量输血的伤员,要监测血浆离子钙水平。

（洪玉才 张 茂）

参考文献

[1]洪玉才,张茂,何小军,等.急诊床旁应用超声 FAST 方案快速评估多发伤的初步研究[J].中华急诊医学杂志,2010,19(10):1066-1069.

[2]洪玉才,杨剑新,干建新,等.腹腔镜诊治多发伤合并腹部创伤[J].中华急诊医学杂志,2005,14(8):673-675.

[3]American College of Surgeons Committee on Trauma. Advanced trauma life support for doctors[M].8th ed. Chicago,IL:American College of Surgeons Committee,2008.

[4]WEIN A J,KAVOUSSI L R,NOVICK A C,et al. Campbell-Walsh urology[M].7th ed. Philadelphia,PA:Elsevier,2007.

[5]ACOSTA J A,YANG J C,WINCHELL R J,et al. Lethal injuries and time to death in a Level I Trauma Center[J]. J Am Coll Surg,1998,186(6):528-533.

[6]DOLICH M O,MCKENNEY M G,VARELA J E,et al. 2576 ultrasounds for blunt abdominal trauma[J]. J Trauma,2001,50(1):108-112.

[7]FRIESE R S,MALEKZADEH S,SHAFI S,et al. Abdominal ultrasound is an unreliable modality for the detection of hemoperitoneum in patients with pelvic fractures[J]. J Trauma,2007,63(1):97-102.

[8]ROZYCKI G S,KNUDSON M M,SHACKFORD S R,et al. Surgeon-performed bedside organ assessment with sonography after trauma(BOAST):a pilot study from the WTA Multicenter Group[J]. J Trauma,2005,59(6):1356-1364.

[9]CATALANO O,SANDOMENICO F,RASO M M,et al. Real-time,contrast-enhanced sonography:a new tool for detecting active bleeding[J]. J Trauma,2005,59(4):933-939.

[10]STAREN E D,KNUDSON M M,ROZYCKI G S,et al. An evaluation of the American College of Surgeons' ultrasound education program[J]. Am J Surg,2006,191(4):489-496.

[11]BECKER C D,POLETTI P A. The trauma concept:the role of MDCT in the diagnosis and management of visceral injuries[J]. Eur Radiol,2005,15(S4):105-109.

第十六章

腹部战创伤严重程度评估与特殊监护

第一节　腹部战创伤严重程度评估

一、生理学伤情严重程度评估

腹部战创伤的关键问题在于有无内脏器官的损伤。单纯腹壁外伤,对伤员生命没有多大威胁。重要的是内脏器官损伤后所引起的腹膜炎与感染及大出血休克,病情多危重,如不及时诊治则危及伤员的生命,其死亡率可高达 10% ~ 20% 。主要的病理生理学变化是腹膜炎和腹腔内出血,腹痛和压痛、反跳痛、肌紧张、肠鸣音减弱或消失是最常见的症状和体征。

（一）空腔器官破裂与腹膜炎

胃肠道、胆管等空腔器官破裂,主要表现为弥漫性腹膜炎。上消化道漏出的消化液如胃液、胰液、胆汁等对腹膜产生的强烈化学性刺激,可立即引起剧烈腹痛,出现腹肌紧张、压痛、反跳痛等腹膜炎的表现;而下消化道漏出物中的消化液多已和食物在体内进行了消化代谢成为食糜或代谢废物,此时的化学性刺激已大大减低,所以腹膜炎的体征出现得晚一些,呈渐进性,程度也较轻,但造成的细菌性污染远较上消化道破裂时为重。随着腹膜炎的发展,逐渐出现发热和腹胀。肠鸣音一般消失,但有肠鸣音并不能完全排除空腔器官破裂的可能性。胃、十二指肠或结肠破裂后可有肝浊音界缩小或消失。腹膜后十二指肠破裂的伤员有时候出现睾丸疼痛、阴囊血肿和阴茎异常勃起的症状和体征。胃、十二指肠损伤可出现呕血,直肠损伤常出现新鲜血便。

（二）实质性器官破裂与大出血

肝、脾、肾、胰等实质性器官损伤或腹腔内大血管损伤主要表现为腹腔内出血和(或)后腹膜出血,伤员面色苍白,脉搏增快、细弱,脉压变小,收缩压下降等休克症状。腹痛一般不是很剧烈,呈持续性,腹肌紧张和压痛、反跳痛也不如空腔器官破裂严重。体征最明显处往往就是损伤所在。肩部放射痛提示肝(右)或脾(左)的损伤,此症状在头低位数分钟内最明显。肝、脾包膜下破裂或肠系膜、网膜内出血可表现为腹部包块。移动性浊音虽然是内出血的有力证据,却是晚期症状,对早期诊断帮助不大。肾损伤时出现血尿。

多发伤的临床表现更为复杂。严重颅脑损伤伴意识障碍的伤员以及脊髓损伤伴截瘫、机械通气的伤员往往不能提供腹部症状,腹部外伤往往被掩盖,造成诊断的延误。此类伤员应予以特别重视。

二、解剖学伤情严重程度评估

根据腹壁有无伤口而分为开放伤和闭合伤。

(一)开放伤

开放伤是指致伤物穿破腹部的皮肤甚至深层组织而引起的损伤。致伤物包括各种锐器。枪弹、炮弹弹片穿入使腹壁破损、毁损或大块腹壁缺失是战时常见的致伤原因。根据有无腹膜损伤,开放伤又分为:①穿透伤。致伤物穿破腹膜,称为穿透伤。穿透伤绝大部分合并有腹部内脏器官损伤。不仅如此,腹膜为腹部内脏器官的保护膜,当其被穿破后,其完整性被破坏,腹部内脏器官如小肠、大网膜常从伤口脱出,因咳嗽或送医院途中颠簸,如伤后未进行良好的伤口包扎,常会有大量小肠及大网膜从伤口脱出,加重伤员休克或感染。②非穿透伤。致伤物虽入腹壁,但未穿透腹膜,称为非穿透伤。非穿透伤绝大多数无腹部内脏器官损伤,但有少部分伤员因投射物的冲击波导致腹部内脏器官破裂,因而应警惕腹部内脏器官损伤所致的腹膜炎和(或)出血。

(二)闭合伤

腹部或季肋部遭受钝性打击后,腹壁无伤口,但可以引起严重腹部内脏器官损伤或仅是腹壁损伤,诊治关键是鉴别有无内脏器官损伤。按有无内脏器官损伤将闭合伤分为:①单纯腹壁伤。无腹部内脏器官损伤,可出现皮下瘀血,腹直肌断裂。主诉有腹部伤处疼痛、压痛,但无腹肌紧张,仅有伤部压痛而无全腹部压痛。全身情况较好,生命体征无变化,腹腔穿刺阴性,B 型超声波检查无腹腔积液和实质性器官损伤。②腹部内脏器官损伤。有腹部内脏器官损伤就是一种严重创伤,空腔器官损伤的伤员有腹膜炎体征,实质性器官损伤及腹内大血管损伤的伤员则有出血、休克表现。明确有无腹部内脏器官损伤在处理腹部损伤时尤为重要。

器官损伤分级:为了对创伤的诊断、治疗、统计、预后判断有统一的标准,美国创伤学会于 1987 年成立了器官损伤分级(organ injury scaling,OIS)委员会,对每个器官损伤进行分级。OIS 委员会基于对损伤的解剖学描述,将损伤分为 I ~ V 级(个别器官为 I ~ VI 级)。级别越高损伤越严重,I 级为轻伤,II 级为中度伤,III 级为重度不危及生命损伤,IV 级为重度危及生命损伤,V 级为危重损伤或可存活。1995 年损伤评估预后(injury assessment and outcome,IAO)委员会替代了 OIS 委员会。OIS 比简明损伤评分(AIS)更适用于临床,且可与 AIS 进行快速转换,对临床医生诊断的标准化、治疗方案和预后评价均有指导意义。

三、其他伤情严重程度评估

创伤重点超声评估(focused assessment of sonography for trauma,FAST)是指外科医生在急诊室应用超声快速判断创伤伤员有无腹腔中等以上游离积液,从而决定是否立即手术。这项技术的应用大大缩短了创伤大出血伤员术前的时间,明显改善了救治效果,目前已经广泛地用作腹部创伤初步评估的首选方法,并扩展到胸腔、心包积血/积液的检测。经典的 FAST 检查字面含义就强调"快速"。对于血流动力学不稳定的伤员,单纯扫查肝肾隐窝就可以诊断出 82% ~ 90% 的大量腹腔积血者,平均耗时只需 19 s。在院前急救时,FAST 耗费的时间也只需 2 ~ 6 min。FAST 的阳性结果具有很大的参考价值,对于到达急诊室时有低血压而 FAST 结果阳性的伤员,可以直接决定剖腹探查而无须 CT 检查。但阴性结果并不能排除腹部内脏器官损伤,仍需要继续密切观察或做进一步的 CT 检查。重复 FAST 检查可以提高结果的准确性。对于腹部空腔器官损伤,FAST 的敏感性只有 38.5%,但在 12 ~ 24 h 后重复检查敏感性则可以提高到 85.2%。最新的一项文献回顾分析表明,FAST 诊断成人腹部钝性损伤的总体敏感性为 82%,特异性为 99%。目前认为 FAST 适用于血流动力学不稳定伤员的初步评估,但对骨盆骨折者的敏感性较低;对血流动力学稳定伤员主要起分诊作用;不作为腹部穿透伤的首选检查,但可用于筛选需要处理的伤员。FAST 能够缩短急诊手术前时间,减少 CT 检查次数和并发症,缩短住院时间,降低住院费用。

动态监测血常规有助于判断有无活动性出血,目前已有无创的连续血红蛋白监测仪,更方便于临床的使用。常规凝血试验,包括凝血酶原时间(PT)、部分活化凝血活酶时间(APTT)、纤维蛋白原,可发现凝血功能障碍。血栓弹力图(thromboela-stogram,TEG)仪是一种从血小板聚集、凝血、纤溶等整个动态过程来监测凝血过程的分析仪,其原理是基于凝血过程的最终结果为形成血凝块,而血凝块的物理特性(血凝块强度和稳定性)决定其是否具有正常凝血功能。与常规检测方法相比,TEG 更加快捷、精确,是整体评价凝血功能的一个敏感试验,被广泛用于手术中监测凝血功能并指导输血及治疗,对战创伤引起的凝血功能障碍性疾病能快速诊断,指导治疗并判断疗效。普通动脉血气分析仪可同时测定酸碱状态及电解质水平。含乳酸的血气分析仪检测可以检测出碱缺失和乳酸水平,对于指导液体复苏达到复苏终点具有重要的临床意义。血生化、肝肾功能检查,如丙氨酸氨基转移酶、天冬氨酸氨基转移酶、血肌酐、尿素氮,可以发现是否并发有急性肝肾功能损伤。

(周光居　张　茂)

第二节　腹部战创伤特殊监护

一、血流动力学监测

腹部战创伤时血流动力学监测主要包括血压监测(有创或无创)、中心静脉压监测、Swan-Ganz 导管及 PiCCO 等监测技术。

(一)无创血压监测

根据袖套充气方式的不同,无创血压监测可分为手动测压法和自动测压法两大类,前者包括搏动显示法、听诊法和触诊法,后者包括自动间断测压法与自动连续测压法。

无创血压监测的优点:①无创伤性,重复性好;操作简单,易于掌握。②适用范围广泛,包括各年龄段的伤员和拟行各种大小手术的伤员。③自动化的血压监测,能够按需要定时测压,省时省力。④能够自动检出袖套的大小,确定充气量。⑤血压超出设定的上下限时能自动报警。虽然自动测压法无创伤性并且相对安全,但在临床中如不注意正确使用,频繁测压、测压时间过长或测压间隔太短,有发生疼痛、上臂瘀点和瘀斑、上肢水肿、静脉瘀血、血栓性静脉炎、外周神经病变等并发症的可能。因此,对意识抑制、有外周神经病变、动静脉功能不全及心律失常者使用时应加以注意。

自动连续测压法与动脉穿刺直接测压法相比,操作简便,无创伤性,其最大的优点就是瞬时反映血压的变化。

(二)有创动脉血压监测

1.有创动脉血压监测的指征　①各类危重伤员存在循环功能不全、体外循环下心内直视手术、大血管外科及颅内手术等伤员,均需连续监测周围动脉内压力。②严重低血压、休克和需反复测量血压的伤员,以及用间接法测压有困难或脉压狭窄难以测出时,采用直接动脉内测压,即使压力低至 $4.00 \sim 5.33$ kPa($30 \sim 40$ mmHg),亦可准确地测量。③术中血流动力学波动大,伤员需用血管收缩药或扩张药治疗时,连续监测动脉内压力,不但可保证测压的准确性,且可及早发现使用上述药物引起的血压突然变化,如嗜铬细胞瘤手术。④术中需进行血液稀释、控制性降压的伤员。⑤染料稀释法测量心排血量时,由周围动脉插管连续采取动脉血样分析染料的浓度。⑥需反复采取动脉血样做血气分析的伤员,为减少采取动脉血样的困难,以及频繁的动脉穿刺引起的不适和损伤,一般也主张做动脉内插管,既可对循环动力学进行监测,又可在伤员稳定状态下采样,提高测量数据的准确性。

直接周围动脉内测压方法简便,效果确切,且可利用简单的测压计。操作虽带有一定的创伤性,但并发症较少,也不太严重。若注意操作技术,采取减少损伤和污染的措施,对具有指征的伤员利多弊少。

2.测压时应注意的问题

(1)不同部位的压差　在周围动脉不同部位直接测压,要考虑到不同部位的动脉压。人仰卧时,测定主动脉、大动脉及其分支和周围动脉压力时,收缩压依次升高,而舒张压逐渐降低,脉压相应地增宽。决定血流的平均动脉压从主动脉至周围小动脉则渐次降低。足背动脉与心脏的距离约为桡动脉与心脏距离的两倍,平卧时同时测量这两处的压力,不但波形不同(离主动脉越远,由高频成分组成的脉搏波切迹越不明显),且压力数值也有显著不同。足背动脉收缩压可能较桡动脉约高 1.33 kPa(10 mmHg),而舒张压约低 1.33 kPa(10 mmHg)。

(2)零点　用弹簧血压计测压装置时,要注意调节弹簧血压计悬挂的高度,使塑料连接管内肝素液面与心脏在同一水平,否则因肝素液柱静压强的作用而影响测压的准确性。若液面较心脏水平高出 13.6 cm,则测得的动脉压将比实际压力值约低 1.33 kPa(10 mmHg);反之,当液面较心脏水平低时,测得的压力值将比实际值为高。同样,采用换能器测压时,换能器固定的高度应与心脏在同一水平,当伤员体位改变时应随时调整高度。监测脑部血压时,换能器应与脑水平一致,以避免由此而造成测压误差。

(3)导管口方向　血压是血液对血管壁所施的侧压。采用插管测压比较正确的测法应该是管口方向与血流方向垂直,但临床上常难以实现。通常测定动脉压的导管口是迎向血流方向的,因此测出的压力是血管内侧压强与血液流动的动压强之和。不过当血流速度不大时,管口方向的影响可以忽略。但在心率增快、血流速度增加,以及动脉管腔由于导管插入而遭阻塞形成"终端"动脉时,将造成动脉压力波的反响、共振,就会使测得的压力数值显著高于实际数值。

(4)直接测压和间接测压的比较　直接测压和间接测压之间有一定的差异。据对比观察的结果,收缩压在 13.3～19.95 kPa(100～150 mmHg),两者结果相仿;超过或低于此范围就有差别。不过一般认为直接测得的动脉压比间接法略高,收缩压常常会高出 0.67～2.66 kPa(5～20 mmHg),在休克、低血压和低体温伤员,由于血管收缩,这种差别还会增加。如果由间接法测得的压力大于直接法,则多数是压力监测系统发生故障或操作欠妥而引起的误差,包括监护仪零点的偏移。此时如果发现动脉压力波幅降低,呈现阻力,提示导管系统有问题,最常见的原因是气泡、血凝块、机械性阻塞或连接部分的松动脱开等。假如动脉波形正常,则应检查用于间接测压的臂袖带大小是否适当、放置部位是否有误等。

(5)测压计的校验　采用换能器测压时,其本身、测压装置和各种其他因素的影响,均会使测量值发生偏差。因此,应在使用前用水银或弹簧血压计分别在不同压力点进行测试,观察监测仪所显示的压力数值是否与上述压力点一致。在测压过程中除应反复校验零点外,还可用回转血流法(return-to-flow method)测试。如经桡动脉插管测压时,可在同侧上臂系测压臂袖,连接水银或弹簧血压计,臂袖充气,阻断动脉血流,此时监护仪屏幕上搏动性压力波形也随之消失。然后慢慢放气减压,使臂袖内压力降低,当低于血管内压,血流开始恢复时,屏幕上亦出现小的搏动性波形,此时水银或弹簧血压计所指示的压力数值为收缩压,与换能器测压所显示的收缩压应基本一致,否则表明换能器或测压装置有误。由于换能器与监测仪之间存在电匹配问题,除了同型号、同参数的换能器可互换外,一般换能器不能随便互用。

(三)中心静脉压监测

中心静脉压(central venous pressure,CVP)是测定位于胸腔内的上、下腔静脉或右心房内的压力,是衡量右心泵出回心血量能力的指标。由于操作简单方便,不需要特殊设备,所以临床上应用很广。

1.监测指征　①严重创伤、休克以及急性循环功能衰竭等危重伤员;②需长期输液或静脉使用抗生素治疗;③全胃肠外营养治疗;④需接受大量、快速输血、补液的伤员,利用中心静脉压的测定可随时调节输入量和速度；⑤心血管代偿功能不全的伤员，进行危险性较大的手术或手术本身会引起血流动力学的显著变化，如嗜铬细胞瘤、大动脉瘤和心内直视手术等；⑥研究麻醉药或治疗用药对循环系统的作用时收集有关资料；⑦经导管安置心脏临时起搏器。

2.中心静脉压变化的意义　中心静脉压的正常值为0.39~1.18 kPa（4~12 cmH₂O）。临床上常依据中心静脉压的变化来估计伤员的血流动力学状况。中心静脉压的高低取决于心功能、血容量、静脉血管张力、胸内压、静脉血回流量和肺循环阻力等因素，其中尤以静脉回流与右心室排血量之间的平衡关系最为重要。在液体输注的过程中，中心静脉压不高，表明右心室能排出返回心脏的血量，可作为判断心脏对液体负荷的安全指标。中心静脉压与动脉压不同，不应强调所谓正常值，更不要强求输液以维持所谓的正常值而引起输液过荷。作为反映心功能的指标，连续测定观察其动态变化，比单次的绝对值更有指导意义。一般中心静脉压不高或偏低，进行输血和补液是安全的。心排血量和中心静脉压二者之间的关系可描绘成心功能曲线。在一定限度内，心排血量随中心静脉压升高而增加，形成心功能曲线的上升支；超过一定限度后，进一步增加中心静脉压就引起心排血量不变或下降，形成心功能曲线的下降支。正常或大多数病理情况下，心脏是在曲线的上升支工作，监测中心静脉压的目的是提供适当的充盈压以保证心排血量。由于心排血量不能常规测定，临床工作中常依据动脉压的高低、脉压大小、尿量及临床症状、体征，结合中心静脉压的变化对病情做出判断，指导治疗。

此外，中心静脉压仅反映右心室的功能情况，当左心室由于疾病、缺氧和毒素等影响而功能不全时，伤员出现肺水肿而中心静脉压仍正常甚至偏低，但此时肺毛细血管楔压已有相应的升高，因此用中心静脉压判断、预防肺水肿颇受限制。

（四）肺动脉导管的临床应用

20世纪70年代初由Swan和Ganz首次使用肺动脉导管，导管用聚乙烯材料推压制成。早年制成的是双腔导管，即在主管腔的壁上有一个平行的小腔。现在常用的是四腔或五腔管（图16-1），成人用7 F，小儿用5 F，不透X射线。7 F导管长110 cm，从管口开始每隔10 cm有黑色环形标记。导管主腔从管口至尾端连接处逐渐增粗，即使是5 F导管，内径亦可达0.9 mm。管壁柔软，管端10 cm保持一定的弧度，使导管容易通过右心室。每根导管有三腔和一根金属导线，导管顶端供测量肺动脉压和取血标本。导管近端开口（7 F距顶端30 cm，5 F距顶端

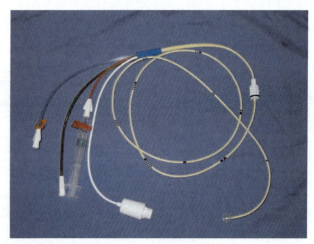

图16-1　肺动脉导管

15 cm），用于测量右心房压或中心静脉压，以及供测量心排血量时注射冰生理盐水或染料。第3个腔开口于靠近导管顶端的气囊内，气囊的充气容量为1.25~1.50 ml，充气后有助于导管随血流向前推进。在离管口3.5~4.0 cm处安置热敏电阻探头，连接心排血量计算机，就可以用热稀释法测心排血量。此外，若在气囊漂浮导管的管壁装上白金电极就可用于心腔内心电图监视，管端装上起搏电极则可进行心脏临时起搏。

近年，肺动脉导管不断得到改进，用途有所增加。含有光导纤维的漂浮导管可持续测定混合静脉血氧饱和度；而带有快反应热敏电阻的漂浮导管可测定右心室射血分数（right ventricular ejection fraction，RVEF）；在离肺动脉导管顶端14~25 cm处加上电热阻丝，通过血液热稀释法，可连续监测心排血量。如在漂浮导管上安装超声探头，还可连续地测定肺动脉血流。肺动脉导管的临床应用有如下几个方面。

1.测压　动物实验和临床研究证明，当气囊阻塞肺动脉分支时，从导管尖端所测得的压力与用心导管在X射线下常规地把导管真正插至肺小动脉的楔入部位测得的压力，即肺毛细血管楔压（pulmonary capillary wedge pressure，PCWP）并无显著的不同，从而为临床广泛应用气囊漂浮导管提供

了依据。左心房与肺循环之间不存在瓣膜,当导管的气囊充气后所形成的 11～13 mm 球囊随血流嵌闭肺动脉分支阻断血流时,管端所测得的压力是从左心房逆流经肺静脉和肺毛细血管所传递的压力。当左心室和二尖瓣功能正常时,肺毛细血管楔压仅较左心房压高 0.13～0.26 kPa(1～2 mmHg),因此,肺毛细血管楔压可用于估计肺循环状态和左心室功能,特别是对左心室的前负荷提供有用和可靠的指标。据心脏外科伤员同时测试肺毛细血管楔压和左心房压的资料对比,二者相差在 ±0.53 kPa(±4 mmHg)之内。正常肺动脉收缩压 2～4 kPa(15～30 mmHg),舒张压 0.8～1.6 kPa(6～12 mmHg),平均压 1.20～2.27 kPa(9～17 mmHg),PCWP 0.67～1.60 kPa(5～12 mmHg)。

已证明,在无肺血管病变时,肺动脉舒张末压较肺毛细血管楔压仅高 0.13～0.40 kPa(1～3 mmHg),且与左心室舒张末压(left ventricular end dilated pressure,LVEDP)和左心房压有很好的一致性,故可以用肺动脉舒张末压表示上述各部位的压力。在气囊漂浮导管留置过程中一旦气囊破裂,仍可保留导管于肺动脉内监测肺动脉舒张末压以替代肺毛细血管楔压,此亦为应用微导管进行监测提供依据。

肺栓塞、慢性弥漫性肺纤维化,以及其他任何原因引起肺血管阻力增加时,肺动脉的收缩压和舒张压均增高,而 PCWP 正常或反而降低。若肺动脉舒张压和 PCWP 之间的压差达到 0.8 kPa(6 mmHg)以上,就表示伤员有原发性肺部病变存在。若再结合动静脉血氧差,就可鉴别呼吸衰竭的原因是心源性抑或肺源性。

PCWP 的波形有 a 及 V 波,心房收缩产生 a 波,心室收缩后期产生 V 波。若 PCWP 超过肺动脉舒张压,并有高大的 V 波,常提示急性二尖瓣反流。

左心室的前负荷应该由左心室舒张末压来表示,临床上采用 PCWP 代替,只是后者测定方便。在左心室功能不全,心室壁的顺应性降低和心室舒张时,心房的收缩作用均可引起左心室舒张末压显著升高,常超过 PCWP 和肺动脉舒张末压,有时可超过 1.33 kPa(10 mmHg)。此时由 PCWP 或肺动脉舒张末压表示左心室舒张末压就未必恰当。此外,导管端在肺野的位置和胸内压的改变均会影响 PCWP 的测值。在间歇正压或呼气末正压通气时,要考虑由此而引起胸内压和肺泡压改变的影响。当肺泡压低于左心房压时,测出的 PCWP 才能准确地反映左心房压。如呼气末正压超过 0.98 kPa(10 cmH$_2$O),就有可能造成肺泡压大于左心房压,使测出的肺毛细血管楔压仅反映了肺泡内压。因此,若伤员情况允许,测量 PCWP 时,最好暂时停用呼气末正压。临床上,所测得的 PCWP 数值高于实际左心室舒张末压的现象还见于慢性阻塞性肺病、二尖瓣狭窄、梗阻或反流及心内有左向右分流的伤员。所测得的 PCWP 数值低于实际左心室舒张末压还可见于主动脉瓣反流、肺栓塞及肺切除伤员。因此,在使用时应结合临床加以鉴别和判断。

2. 测量心排血量　以温度这一物理因素作为指示剂,利用三腔气囊漂浮导管就可迅速、方便地测定心排血量(cardiac output,CO)。一般用比血液温度低的溶液作为指示剂,以位于右心房水平离导管端 30 cm 处导管腔的开口注入。溶液随血液的流动而被稀释,在稀释的过程中溶液吸收热,其温度逐渐升高至与血液温度相一致。在离导管开口 4 cm 处的热敏电阻很快感知溶液的温度与血液温度取得一致的过程,即温度稀释的过程,通过记录就可得到温度-时间稀释曲线。指示剂溶液可用室温(15～25 ℃)或冰冷(0～5 ℃)的生理盐水或 5% 葡萄糖液,但现在一般均主张采用 10 ml 室温注射液,不仅方便,也提高了测定的准确性。目前临床测心排血量大多采用此法,并已发展到可连续做心排血量测定。临床上采用温度稀释法测定心排血量时,应注意液体注射速度,一般而言,注射速度越快,测定值相对越可靠,10 ml 液体在 4 s 内注入较好。

伤员的不同病理可影响心排血量测定的准确性。在伴有三尖瓣反流或心内双向分流的伤员,心排血量的测定值通常偏低,而心房颤动伤员因每搏输出量的变化很大,应在一段时间内反复多次测定,并取其平均值。

3. 记录心腔内心电图和心室内临时起搏　在导管壁表面一定部位安放电极即可监测心腔内心电图。离管端 11 cm 和 12 cm 安装白金电极可用于监测右心室腔内心电图;若电极离管端 26 cm 和28 cm,则可记录右心房内心电图,对心律失常的诊断有帮助。在导管端近气囊处安装白金电极,插管时由此电极记录心电图,以了解导管尖端的位置。当出现右心室心电图后,气囊立即排气,不使导管入肺动脉而嵌入右心尖,可用于床旁临时紧急起搏。

4. 混合静脉血氧饱和度(SvO₂)连续测定 在传统的气囊漂浮导管内安装两组光导纤维束即成为光纤肺动脉导管。首先由发射器发射的脉冲进入发光二极管,后者发出 3 个不同波长的脉冲光波交替激发红光和红外线。光波通过光导纤维传至肺动脉端,分别由红细胞内的氧合血红蛋白(HbO₂)和还原血红蛋白(Hb)吸收,再由光导纤维传回并进入光波检测器。经光波检测器检测后的光波信号再传至微处理机,区分各种不同的发光百分比,最终显示出氧合血红蛋白的含量(饱和度)。

5. 采取混合静脉血标本 从肺动脉内采血可获真正的混合静脉血标本。但当导管位于肺动脉的较远端,又快速地从导管内采血时,则可混合有从毛细血管床内经过氧合的反流血液,从而引起混合静脉血的氧张力值假性增高。因此,采血速度不宜超过 3 ml/min。测量上腔静脉、右心房、右心室和肺动脉之间的血氧差,就可对心内左至右分流情况做出判断。近年来危重伤员的整体氧供(DO₂)和氧耗(VO₂)关系颇受重视。根据动脉血和混合静脉血氧含量差(Ca-vO₂)与心排血量即可知晓伤员的实际分钟氧耗量,对临床有一定的指导意义。

(五)脉搏指示连续心排血量监测

脉搏指示连续心排血量(pulse indicator continuous cardiac output,PiCCO)监测仪(图 16-2)是德国 PULSION 公司推出的新一代容量监测仪,结合了经肺温度稀释技术和动脉脉搏波形曲线下面积分析技术。采用热稀释方法测量单次的心排血量(CO),并通过分析动脉压力波形曲线下面积来获得连续的心排血量(PCCO)。同时可计算胸廓内血容量(intrathoracic blood volume index,ITBVI)和血管外肺水(extravascular lung water index,EVLW)。ITBVI已被证明是一项可重复、敏感,且比肺动脉阻塞压、右心室舒张末压和中心静脉压更能准确反映心脏

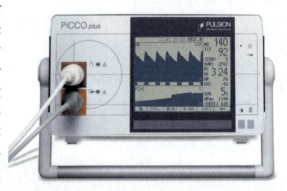

图 16-2 PiCCO 监测仪

前负荷的指标,具有以下优点:损伤更小,只需利用一条中心静脉导管和一条动脉通路,无须使用右心导管,更适合儿科伤员;各类参数结果可直观应用于临床,无须加以解释;监测每次心搏出量,治疗更及时;导管放置过程更简便,无须做胸部 X 射线定位;判断血管外肺水更准确;使用更简便,结果与操作者无关,且费用较肺动脉导管低;留置时间可长达 10 d,有备用电池便于伤员转运。

PiCCO 监测技术适用于任何原因引起的血流动力学不稳定的伤员,如休克、急性呼吸窘迫综合征、急性心功能不全、肺动脉高压、心脏及腹部大手术后、严重创伤等。PiCCO 监测技术的禁忌证为瓣膜反流、室间隔缺损、主动脉瘤、体外循环期间、严重心律失常、严重气胸、接受主动脉内球囊反搏(intra-aortic balloon pump,IABP)者等。

二、腹腔内压力监测

腹腔内压力≥1.6 kPa(12 mmHg)称为腹腔高压症(intra-abdominal hypertension,IAH)。持续腹腔内压力增高可影响内脏器官血流及器官功能导致呼吸、血流动力学参数及肾功能改变,表现为心、肺、肾等器官功能不全,称为腹腔间隙综合征(abdominal compartment syndrome,ACS)。缓解腹腔内压力可以纠正器官功能不全。少尿是 ACS 的早期征象,但最为可靠的临床指征为进行性呼吸功能衰竭。对于 IAH、ACS 的认识已经从过去局限于创伤中心扩展到包括内科、儿科在内的临床各个学科。在 ICU 中,IAH 及 ACS 的发生率分别为 35% 及 5%,其中 ACS 的死亡率达 38%~71%;创伤后腹腔填塞伤员中,ACS 的发生率为 15%,死亡率达 62.5%。世界 ACS 学会(World Society of the Abdominal Compartment Syndrome,WSACS)2006 年公布了相关诊断标准:IAH 为持续的或反复的病理性腹腔内压力(IAP)≥1.6 kPa(12 mmHg)。IAH 分为 4 级:Ⅰ级,IAP 1.6~2 kPa(12~15 mmHg);Ⅱ级,IAP 2.13~

2.67 kPa(16~20 mmHg);Ⅲ级,IAP 2.8~3.33 kPa(21~25 mmHg);Ⅳ级,IAP>3.33 kPa(25 mmHg)。IAP 检测时应完全仰卧位,腹肌松弛,传感器零点位于腋中线水平并于呼气末测量其值。间接 IAP 测量的参考标准是排空膀胱后注入 25 ml 无菌盐水的测量值。ACS 时 IAP 持续>2.67 kPa(20 mmHg)并且伴随进行性器官功能障碍/衰竭。ACS 分为原发性、继发性及再发性 3 型。原发性 ACS 是指与腹盆腔区域的损伤或疾病相关,通常需要早期外科或放射介入干预;继发性 ACS 是指非源自腹盆腔区域;再发性 ACS 指原发或继发性 ACS 经治疗缓解后再次发生 ACS。

在治疗方面,Meldrum 等报道了 ACS 4 级治疗方案,分级治疗的基础是 IAP 的测定和器官功能衰竭并发症,具体为:Ⅰ级,IAP 为 1.33~2 kPa(10~15 mmHg),采取维持有效血容量的保守治疗;Ⅱ级,IAP 为 2.13~3.33 kPa(16~25 mmHg),应行积极的液体复苏以维持心排出量;Ⅲ级,IAP 为 3.47~4.67 kPa(26~35 mmHg),可行各种腹腔减压术;Ⅳ级,IAP>4.67 kPa(35 mmHg),肠道毛细血管通透性受到损害,可能存在显著的腹腔内缺血,所有的伤员均存在呼吸、心血管和肾功能障碍,应采取标准的开腹减压术。另外,外科减压的适应证是机体发生病理生理改变,而不只是一些测量指标。如存在腹腔高压时,即使同时存在肺、心血管或肾功能衰竭,也应行腹腔减压术;当存在肠道缺血表现时,即使还没发生 IAH,也应行标准减压术;IAH 和进行性高碳酸血症、肺功能衰竭是进行急诊腹腔减压的主要适应证。

腹腔灌注压(abdominal perfusion pressure,APP)指平均动脉压(mean arterial pressure,MAP)与 IAP 之差,APP 值降低不仅显示 IAP 的严重程度而且反映腹部血流量不足。APP 的重要性已经受到越来越多的重视。有研究表明,液体复苏监测 APP 要比单纯 IAP 监测更重要。在适当复苏后 APP 仍然低,应当考虑使用去甲肾上腺素等血管活性药物以使 APP≥8 kPa(60 mmHg),特别是后负荷低伴有脓毒性休克的伤员。IAH 伤员经复苏 3 d 后 APP 仍<8 kPa(60 mmHg),则预示伤员死亡可能性极大。

三、肾功能监测

创伤伤员尤其是严重多发伤伤员容易发生急性肾损伤(acute kidney injury,AKI)和急性肾功能衰竭(acute renal failure,ARF)。ARF 是创伤的严重并发症,往往容易进展为多器官功能障碍综合征,以老年创伤伤员容易诱发。ARF 时肾功能在短时间(数小时或数天)内迅速减退,导致水潴留、氮质血症、电解质及酸碱平衡紊乱等急性尿毒症综合征。临床常见少尿(尿量<400 ml/d)、无尿(尿量<50 ml/d),亦可见非少尿(尿量>400 ml/d,甚至可超过 1 000 ml/d)。ARF 时血肌酐和尿素氮进行性升高是其显著特点。习惯上将其临床过程分为少尿期、多尿期和恢复期。

(一)少尿期

尿量<400 ml/d 或 17 ml/h,为少尿期。持续无尿者预后较差,并应除外肾梗阻和双侧肾皮质坏死。少尿期一般持续 1~2 周。少尿期越长,并发症越多,预后越差。此期由于水电解质、酸碱平衡紊乱和氮质代谢产物的潴留,可出现以下表现。

1.尿的变化　①尿色深而混浊,尿蛋白常为阳性,有数量不等的红细胞、白细胞、上皮细胞和颗粒管型,偶可见到粗大的上皮细胞管型(称肾功能衰竭管型)。严重挤压伤或大量肌肉损伤者可有肌红蛋白尿及肌红蛋白管型。②尿比重低,常固定于 1.010~1.012(早期可达 1.018),这是肾小管重吸收功能受损害,不能浓缩尿液所致。③尿钠增高。正常尿钠<30 mmol/L(多数为 10~20 mmol/L),急性肾小管坏死(acute tubular necrosis,ATN)时尿钠>30 mmol/L(多数为 40~60 mmol/L 或更高)。④尿中尿素氮和肌酐浓度降低(正常尿尿素氮>15 g/L,ATN 时常<10 g/L;正常尿肌酐>1 g/L)。尿尿素氮/血尿素氮比值<10,尿肌酐/血肌酐比值常降至 10 左右(其他原因的少尿均>20)。⑤尿渗透压降低,常<350 mmol/L,尿渗透压/血渗透压<1.1。⑥肾功能衰竭指数(RFI)=尿钠÷(尿肌酐÷血肌酐),其值>2(其他原因的少尿<1)。⑦滤过钠排泄分数(FENa)=(尿钠÷血钠)÷(尿肌酐÷血肌酐)×100%,其值>1% 为 ATN、非少尿型 ATN 及尿路梗阻,<1% 为肾前性氮质血症及急性肾小球肾炎。

2.水平衡调节　①水肿,主要是排尿减少而摄入水量过多所致,产生稀释性低钠血症和高血容量,严重者致水中毒,可因心力衰竭、肺水肿、脑水肿等而死亡。②高血压和心力衰竭是少尿期常见的并发症。病程中组织分解代谢增加,内生水代谢生成增多亦为引起水平衡失调的原因之一。

3.电解质紊乱 常见以下类型。①高钾血症:是 ARF 最严重的并发症,是起病第 1 周最常见的死亡原因。感染、创伤、溶血、肌肉损伤、高分解代谢状态、酸中毒,热量供应不足,使钾从细胞内逸出;富含钾的食物、药物的摄入及输入库存血等,也会增加钾的入量,而肾小球滤过率(GFR)极度降低,钾的排泄障碍。故少尿数日后,即可出现高钾血症。临床主要表现为心脏症状,如心率缓慢、心律失常(包括传导阻滞),严重时可导致心搏骤停;肌肉神经症状,如四肢乏力、感觉异常、肌腱反射消失、弛缓性瘫痪等。②高镁血症:由镁的排泄障碍所致,其表现与高钾血症相似。③低钠血症:可分为两型。稀释性低钠血症,体内钠总量正常,是体内水过多或钠分布异常所致。其特点是体重增加,皮肤不皱缩,血压正常,血液稀释,重者可发生惊厥和昏迷。缺钠性低钠血症,体内钠总量减少,常因呕吐、腹泻等丢失钠。其特点为恶心、呕吐、厌食、体重减轻、血压下降、脱水貌、痛性肌痉挛与血液浓缩等。④低氯血症:其原因主要为随尿排出,呕吐时随胃酸丧失。长期限盐亦是原因之一。⑤高磷血症与低钙血症:由于肾排磷功能受损,常有高磷血症,尤其是广泛组织创伤、横纹肌溶解等高分解代谢的伤员。高磷血症使肾生成 $1,25-(OH)_2D_3$ 及骨骼对甲状旁腺素的钙动员作用减弱,因而,低钙血症也很常见。

4.代谢性酸中毒 主要原因是酸性代谢产物排不出去及肾小管产氨,排泄 H^+ 功能丧失。一般少尿期第 3~4 天便可出现代谢性酸中毒。伤员疲倦、嗜睡,深而快的呼吸,食欲减退、恶心、呕吐、腹痛,甚至昏迷。

5.氮质血症 少尿期血肌酐每日上升 5~10 mg/L,血尿素氮每日升高 100~200 mg/L,因此伤员少尿 3~5 d 便可出现尿毒症。而在高分解代谢的伤员,如高热、败血症和严重创伤时,其血肌酐和尿素氮升高更快,分别可高达每日 20 mg/L 和 300 mg/L,病情更为严重。在横纹肌溶解所致的 ARF 伤员,其血肌酐每日升高的速度更快,且与血尿素氮的升高不成比例,因为横纹肌溶解所释放的大量肌酸经非酶水解成为肌酐。尿毒症可引起各个器官系统的症状,但最常见或较早出现的是食欲减退、恶心、呕吐、嗜睡或烦躁不安、抽搐、昏迷等,并可有皮肤瘙痒、呼吸带尿臭味、贫血与出血倾向等。

6.并发感染 感染是 ARF 最常见的并发症,30%~70% 的伤员有明显的感染出现。可能与机体抵抗力降低,细胞免疫功能受损及单核-巨噬细胞系统功能低下,正常解剖屏障的破坏和不恰当地使用抗生素有关。常见的感染部位是呼吸道、泌尿道或伤口,感染常导致败血症进而死亡。

少尿期多死于高血钾、急性肺水肿、脑水肿或感染。

(二)多尿期

每日尿量达 2.5 L 称多尿。ARF 伤员尿量超过 400 ml/d,提示病程已进入多尿期,这是肾功能开始恢复的信号。尿量常逐日增加,在尿量达到 500 ml/d 后,尿量增加的速度更快,经 5~7 d 达到多尿高峰,甚至每日尿量可达 3 000~5 000 ml。多尿期一般为 1~3 周。多尿期多尿的原因:①少尿期积蓄的尿素等引起渗透性利尿;②肾小管重吸收功能不全;④少尿期积蓄的水肿液;④不适当地补液。

应注意的是,多尿期开始的 3~5 d,尿量虽逐渐增加,但由于 GFR 仍较低,且由于氮质分解代谢增加,伤员尿毒症及酸中毒症状仍继续存在;当 GFR 增加时,这些指标(如肌酐、BUN)可迅速下降,但不是很快地恢复到正常水平。当 BUN 降至正常时,也仅意味着 30% 的肾功能得以恢复。随着尿量的增加,伤员的水肿消退,血压、BUN、肌酐及血钾逐渐趋于正常,尿毒症及酸中毒症状随之消除。多尿期 4~5 d 后,由于大量水分,钾、钠的丢失,伤员可发生脱水、低血钾、低血钠。伤员出现四肢麻木、恶心、肌无力,甚至瘫痪,腹胀、肠鸣音及肌腱反射减弱,心电图出现典型的低血钾表现。应注意加强监测。

(三)恢复期

以尿检查恢复和 BUN、血肌酐恢复正常为标志。肾小管浓缩功能恢复较慢,尿比重持续低下可达数月至半年。大部分伤员肾功能可恢复到正常水平,只有少数伤员可遗留永久性肾功能损害。近年来,随着对 ARF 的认识普遍提高及早期合理治疗(如早期合理使用利尿剂和血管扩张剂),通过对有原发病的伤员严密观察,发现了不少非少尿型 ARF9(占 ARF 的 30%~40%),其尿量常 >600 ml/d。

虽可有各种病因,但较常由肾中毒引起。尿量虽不少,但 BUN 和肌酐却逐渐增加,并出现尿毒症症状,只是程度较轻,持续的时间也较短。严重并发症较少,预后较好。这是因为伤员仍保存了部分肾小管功能,而且 GFR 也较高。本型常没有明显的多尿期,当伤员 GFR 增加,血肌酐和 BUN 不再继续上升时,即表示本病已开始恢复。

（周光居 张 茂）

参考文献

[1]吴孟超,吴在德. 黄家驷外科学[M].7 版.北京:人民卫生出版社,2008.

[2]王正刚,张连阳.腹腔间隙综合征治疗进展[J].创伤外科杂志,2012,14(3):277-280.

[3]LEENEN L P. Abdominal trauma:from operative to nonoperative management[J]. Injury,2009,40(Suppl 4):S62-S68.

[4]NAIR S C,DARGAUD Y,CHITLUR M,et al. Tests of global haemostasis and their applications in bleeding disorders[J]. Haemophilia,2010,16(Suppl 5):85-92.

[5]WALSH M,THOMAS S G,HOWARD J C,et al. Blood component therapy in trauma guided with the utilization of the perfusionist and thromboelastography[J]. J Extra Corpor Technol,2011,43(3):162-167.

[6]Pediatric Guidelines Sub-Committee for the World Society of the Abdominal Compartment Syndrome. Intra-abdominal hypertension and the abdominal compartment syndrome:updated consensus definitions and clinical practice guidelines from the World Society of the Abdominal Compartment Syndrome[J]. Intensive Care Med,2013,39(7):1190-1206.

[7]PODOLL A S,KOZAR R,HOLCOMB J B,et al. Incidence and outcome of early acute kidney injury in critically-ill trauma patients[J]. PLoS One,2013,8(10):1-5.

[8]MEDH A,SUBRAMANIAN A,PANDEY R M,et al. Incidence,clinical predictors and outcome of acute renal failure among North Indian trauma patients[J]. J Emerg Trauma Shock,2013,6(1):21-28.

[9]SKINNER D L,HARDCASTLE T C,RODSETH R N,et al. The incidence and outcomes of acute kidney injury amongst patients admitted to a level Ⅰ trauma unit[J]. Injury,2014,45(1):259-264.

第十七章

腹部战创伤麻醉

根据世界卫生组织(World Health Organization,WHO)统计,创伤是全球各地 15~44 岁人群死亡的首要原因;到 2020 年,创伤将成为所有年龄组中死亡和丧失功能的第三大原因。全球创伤发病率的不断递增,促使人们对创伤预防及其救治实践的高度重视。创伤救治体系包含着一系列不间断的治疗措施,包括院外和医院救治人员的共同努力,以及在各个救治时期医疗专家的密切配合。实施完整的创伤救治措施的"体系"可改善救治结果。

随着麻醉学科的发展,国内外麻醉医生都会涉及从院前急救、急诊科复苏处理,以及延续到手术室直至重症治疗病房等各个环节的创伤伤员的救治。有关腹部战创伤伤员麻醉的主要内容,包括术前评估、术中麻醉处理、麻醉后管理及相关并发症防治。

因腹部创伤而需要急诊手术的伤员,病情严重程度很不一致,麻醉处理的难度也各不相同,处理得当与否直接关系治疗效果。严重外伤或复合伤伤员需要立即进行麻醉和手术,更有些伤员在院外或急诊室即要求麻醉人员处理各种紧急情况,其中主要为呼吸、循环、镇痛和麻醉方面。为此,首先要了解严重创伤的特点和病理生理变化,其次是掌握紧急气道和循环处理措施,最后是选择合适的麻醉方法和药物,以及预防和治疗术中和术后的并发症。

战创伤伤员总的麻醉处理类似于平时创伤伤员,但是,在制订战创伤救治计划时必须考虑诸多因素。必须考虑环境因素,如极端温度、可利用的水源、沙尘污染、持续电供缺乏以及其他方面的问题。后勤供应链可能很长,并且在军事冲突早期阶段可能不能满足供给需求。所装备的器材,如抽吸式吸引器或便携式呼吸机等,可能不同于平时使用,因此装备前培训至关重要。

第一节　术前评估和麻醉前准备

一、术前评估

战创伤伤员因手术紧迫,术前不可能获得详细的病情资料。但通常情况下,手术也应在充分体液复苏后进行。若病情稳定可以允许同选择性手术一样,做充分的术前评估和必要的检查。对创伤患者的早期评估和处理可按照美国外科医生学会制定的高级创伤生命支持(advanced trauma life support,ATLS)指南进行,其步骤包括首次评估、复苏与急救、二次评估、持续监测和再评估、专科治疗。大批战伤伤员到达时,检伤分类是救治的首要任务。一般将伤员分为 4 类:轻伤、延期处理、立即救治和期待治疗(即将死亡)。多发伤伤员的检伤分类和复苏需要同时进行。

(一)创伤情况

创伤情况包括受伤程度和范围、预计手术时间、失血量、最初复苏方法和效果以及气道情况。有些检查对麻醉尤其重要,如腹部外伤合并脑外伤伤员头颅 CT 能显示有无颅内高压和颅底骨折,颈部侧位片可显示有无颈椎骨折和皮下气肿,胸部 X 射线片提示有无肋骨骨折、气胸、血胸、纵隔增宽、气管位移、纵隔积气和皮下气肿,了解这些常可避免麻醉处理中的困境。

(二)出血程度的估计

休克体征包括面色苍白、心率增快、低血压、四肢厥冷、烦躁、呼吸增快、中心静脉压降低和少尿。尤其当存在严重发绀时,表明伤员失血已达40%以上。一般讲症状和体征能反映失血程度。美国医学会根据症状和体征把失血程度分成4期(表17-1)。但对老年或原有贫血者,或经长时间转运或用过镇静剂的伤员,虽然出血程度较轻,也可出现同样的体征。此外,有些伤员虽然血容量正常,但由于脊髓损伤、心脏压塞或气胸,症状和体征严重。腹部钝挫伤伤员,如出现低血压、苍白和心率增快,肯定有大量出血。

估计出血的其他方法,如根据创面大小和深度用手或拳头试验进行估计,一只手面积的表面外伤或一拳大的深部外伤,失血量相当于血容量的10%。

表 17-1　失血程度分期

临床表现	分期			
	I	II	III	IV
失血量/ml	<750	750～1 500	1 500～2 000	>2 000
失血容量	<15%	15%～30%	30%～40%	>40%
脉搏/(次/分)	>100	>100	>120	>140
血压	正常或升高	降低	降低	明显降低
周围循环	正常	较差	差	严重障碍
呼吸频率/(次/分)	14～20	20～30	30～40	>40
尿量/(ml/h)	>30	20～30	5～15	无尿
中枢神经系统	轻度烦躁	中度烦躁	定向障碍	嗜睡,神志不清
输液补充	晶体	晶体	晶体或胶体 输血	晶体或胶体 输血

(三)一般情况

一般情况包括年龄、体重,以估计输液量和用药量。了解最后一次进食时间和性质及急诊化验等,以估计创伤伤员麻醉时可能发生的各种危险并设法预防。

(四)合并存在的疾病

麻醉手术的危险与伤员潜在的疾病有关。创伤死亡率5.3%,合并其他疾病的伤员死亡率为7.2%,尤其是合并心血管、神经和血液病的创伤伤员死亡率高于10%。此外,老年创伤伤员、多发性创伤和持续性低血压伤员发生严重并发症者,预后也较差。对合并心血管疾病的老年伤员做肺动脉压监测有利于指导输血、输液和血管活性药物的使用。

合并呼吸系统疾病的肺部创伤伤员及肺损伤伤员,除麻醉处理应特别重视外,主要考虑手术后呼吸机支持及脱机困难。使用支气管扩张剂如 β 肾上腺素受体激动剂和氨茶碱,或对可逆性阻塞性通气障碍伤员使用激素,有利于撤离机械通气。

创伤伤员偶尔合并糖尿病、甲状腺疾病或其他内分泌疾病。创伤和手术应激可导致不可控制的高血糖甚至酮症酸中毒,应密切监测血糖、电解质和酸碱平衡,并适当处理。

二、麻醉前准备与紧急处理

麻醉前准备与紧急处理主要包括建立通畅的呼吸道,供氧,动、静脉穿刺置管,输血、输液及其他麻醉前准备。

(一)气道处理

腹部战创伤伤员都应被视为饱胃,发生误吸的可能性很大。这类伤员往往同时伴有低血容量,难以耐受快速诱导插管。若伴有颈椎损伤,插管时还可能造成颈髓损伤。尽管有如此多的危险,但避免缺氧无论何时都是应该首先考虑的问题。

许多外伤伤员可因气道梗阻引起严重缺氧而在数分钟内死亡。因此,对下列伤员的气道处理应采取紧急措施:①意识丧失后舌根下垂所致的气道梗阻;②因呕吐物、异物或其他碎片等误吸引起的气道阻塞;③合并口腔外伤,如双侧下颌骨骨折所致的急性软组织水肿或出血引起的气道梗阻;④合并胸部创伤呼吸急促的伤员;⑤休克或烦躁需要镇静剂的伤员。首先应迅速建立通畅的呼吸道,以便充分供氧,否则将会因严重缺氧而导致心搏骤停、脑水肿、颅内压增高而死亡。

解除气道梗阻包括清洁口腔,吸出血块或呕吐物,结扎口腔内活动性出血点,头部后仰和托起下颌骨以及放置咽喉通气道等,从而使气道保持通畅。这些方法适用于能保持自主呼吸的伤员。有声音嘶哑、喘鸣、颈部挫伤或穿透伤、脑脊液外溢、X射线片显示有气管移位、颈椎不稳定、面部骨折和气管异物的伤员,气道处理十分复杂,必须小心。直接喉镜明视下经口腔气管内插管是紧急情况下确保气道通畅的首选方法,操作时尽可能稳定好头颈位置(防颈椎损伤),并适当压迫环状软骨防止空气进入胃里和胃内容物反流。对预计插管有困难或伤员病情一时难以耐受诱导插管的伤员,用面罩和皮囊做控制呼吸也是解除缺氧的好办法。

对于各种原因无法采用经口气管内插管而又必须实施紧急气道处理的伤员,则应立即采用气道喷射通气或紧急环甲膜切开术。用14号静脉注射针经环甲膜插入气管内实施喷射通气(30~50次/分)。气道喷射通气不仅可保证多数伤员的氧合和通气功能,同时也为以后的气管插管或气管切开赢得了时间。事实上,需要紧急气管切开的机会甚少,应尽可能做气管插管,然后行气管切开。一旦气道建立,即应做气管内吸引,清除呕吐物、血液、黏液或其他异物,保证气道既可充分供氧,又可防止反流和误吸引起的肺损害。对颅内高压者应用过度通气降低颅内压,当气道梗阻解除和充分供氧后,缺氧仍未见改善者应考虑缺氧由其他因素引起,如血气胸、心脏压塞、心脏直接损伤及严重脑外伤等。有血气胸者应立即做胸腔引流以保证肺扩张,其他胸部外伤如气管撕裂、食管破裂、肺撕裂伤、大血管损伤等均应考虑,并需做急诊开胸手术。

对于情况不是很紧急,有自主呼吸的伤员,为保证气道通畅也可选用下列方法:清醒、合作的伤员可采用经鼻腔盲插管,但机会甚少。因即使对可能存在颈椎损伤的伤员,只要固定好头颈位置,直接经口气管内插管也是安全的。其他还有纤维光导支气管镜、逆行气管插管术等。

休克或严重创伤伤员,一般不需任何药物即可完成插管,或谨慎使用肌松药或少量芬太尼(1~2 μg/kg)。

所有的插管辅助用药都应通过静脉注射。无静脉通道又必须立即插管的伤员,也可肌内注射氯胺酮和琥珀胆碱。另一较好的方法,特别是对于儿童,是将药物和液体通过16或18号针头直接输入胫骨近端的骨髓腔中。

(二)循环管理

严重腹部创伤伴休克伤员早期最突出的矛盾为血容量不足。血容量不足也是造成全身性生理紊乱的主要原因。纠正低血容量,维持循环稳定必须与呼吸衰竭同时处理。快速有效地恢复循环,保证组织供氧,防止低血压所致的脑缺氧、心搏骤停和肾功能损害是创伤后休克早期复苏的基本目标。

1. 液体复苏　战创伤伤员往往伴有低血容量,而麻醉药物又可加重"功能性"的容量不足。液体复苏的首要条件是建立静脉通道,当情况紧急,一时又无法开通静脉时,也可直接通过穿刺针将液体输入骨髓腔,当伤员是儿童时这种方法尤为适用。此外,在条件允许时尽可能建立中心静脉通道。伤员扎有止血带时不可立即松开,须待监测和补液开始后才视情况松开。

战创伤伤员的液体治疗应按以下 3 个步骤进行。首先需要解决的是恢复伤员的循环容量,以往健康的战创伤伤员,直接死于贫血的可能性极小,多数死于低血容量性休克;其次是恢复伤员的血液携氧能力,即输注红细胞;第三是维持伤员的凝血功能,可输注血小板、新鲜冰冻血浆或其他血液成分。

在液体复苏过程中,需注意以下几点:①常常低估了血液丢失的实际容量;②外科手术操作时,组织液丧失量每小时 4~8 ml/kg;③若用晶体液复苏,用量应是丢失血容量的 2~3 倍;④多数麻醉药可使血管内腔增加,即扩大了"功能性"容量;⑤血红蛋白应维持在 70 g/L 以上;⑥大量用晶体液复苏可引起稀释性血小板减少,血小板计数应维持在 $60×10^9$/L 以上;⑦多数创伤伤员在到达医院时处于低温状态,若大量使用未经加温的液体复苏,则对预后可能造成不良影响。

失血性休克时应用胶体液还是晶体液始终是有争议的问题,但这种争论可能是没有必要的,因为两种处理方法均不能完全适合于所有的临床情况。休克的主要问题是有效循环容量的缺失,容量替代治疗是否成功首先取决于快速、充足的替代治疗,其次才是选择哪种溶液。目前的趋势是,复苏时容量补充倾向于胶体和晶体液的联合使用,晶体、胶体按 2∶1 的比例输注。

高渗盐水可以快速恢复伤员血压,但作用持续时间较短,可以与胶体液一起使用。高渗盐水可能比较适合脑外伤伤员。

2. 输血　在腹部严重创伤抢救中,大量输血是十分常见的,对其所带来的各种严重并发症应予重视。失血 5 000 ml 以上将导致血小板和凝血因子丧失,出现凝血功能障碍时,应补充冰冻血浆、血小板等血液成分。大量输血治疗还可引起电解质和酸碱失衡,故应常规做血气分析和生化测定。在大量输血和抢救期间,血钾的变化很大,须加强监测。由于应激反应儿茶酚胺大量释放,在入院时常伴有低血钾,但大量输血时可产生严重高血钾,只有当输血速度超过 100 ml/min 时才有可能产生低钙血症以及枸橼酸中毒。腹腔内出血的伤员在紧急情况下可采用自体血回输。

关于输血的指征目前的倾向是伤员可以耐受更低的血细胞比容(hematocrit,Hct)。以往的观点是Hct 应维持在 28%~30% 以保持充分的氧供。目前认为,如果伤员可以耐受,Hct 在 18%~22% 也是可以接受的。但对怀孕、老年、严重休克后的伤员应维持 Hct 于何种水平尚待研究。

pH 值是判断循环状态的较好指标。若 pH 值下降,$PaCO_2$ 正常或偏低,可认为是循环容量不足的表现。低血容量引起的低血液灌流所致的代谢性酸中毒可通过输液治疗进行纠正,当通气合适而 pH 值<7.2 时,应同时补充碳酸氢钠。晚期和严重出血性休克伤员,常因存在代谢性酸中毒而需补充碱性药物。但是由于呼吸的代偿作用,战创伤伤员中只有 1/3 的人 pH 值降低,另外 2/3 的 pH 值正常或增高。因此,在初期进行休克治疗时无须常规使用碳酸氢钠,因碱血症将会引起氧离曲线左移,而损害组织的氧合作用,同时也可能因加重低血钙而不利于心脏功能,只有当血气分析证实有严重酸中毒时,才需使用碱性药物纠正。

维持血流动力学稳定,并使脉搏恢复至正常范围,中心静脉压(central venous pressure,CVP)达0.8~1.2 kPa(6~9 mmHg),每小时尿量达 1 ml/kg 时,说明输液已充分,达到了恢复正常血容量的目标。当出血止住后,氧耗恢复到高于正常水平被认为是最好的复苏终点指标,充分的氧供,氧耗增加以偿还"氧债"有利于提高危重伤员的生存率。

3. 血管活性药物　对低血容量性休克使用血管收缩药物以代替补充血容量是绝对禁忌的。当血压很低或测不到,而又不能及时大量快速补充液体时,为了暂时升高血压,维持心、脑血液灌流,以防心搏骤停,可以少量使用血管活性药物。其中最常用的药物是多巴胺,它可增强心肌收缩力,提高心排血量及使外周血管阻力增加,血压上升。一般剂量为每分钟 5~10 μg/kg。

总之,术前应尽量在有限时间内使伤员情况纠正到能耐受麻醉和手术的程度。然而腹部严重出血,出血速度超过每分钟 150 ml 者,可在 20 min 内丧失 50% 以上的血容量。出血量达每分钟 30~

150 ml 持续 30 min 亦可发生生命危险。即使<30 ml/min,出血持续 1 h 以上者也可危及生命。在这种情况下手术止血是使伤员获得生存的唯一机会,切忌拘泥于抗休克而延误手术时机,故应有充分的思想、技术和物质准备。

（毛庆祥 闫 红）

第二节 腹部战创伤常用麻醉技术

腹部战创伤伤员的麻醉可根据创伤部位、手术性质和伤员情况选用椎管内麻醉或全身麻醉。一般说来,不能绝对地肯定某一麻醉药或麻醉技术较其他药物或方法优越,麻醉方法的选择决定于:①伤员的健康状况;②创伤范围和手术方法;③对某些麻醉药物是否存在禁忌;④麻醉医生的经验和理论水平。

一、椎管内麻醉

椎管内麻醉系将局部麻醉药注入椎管内的不同腔隙,使脊神经所支配的相应区域产生麻醉作用,包括蛛网膜下腔阻滞麻醉和连续硬膜外阻滞麻醉两种方法。

对一些腹部创伤范围小,失血少的伤员,椎管内麻醉有一定的优点,如降低交感神经张力,减轻应激反应,减少术中出血和术后深静脉血栓形成,伤员在手术期间保持清醒状态,有利于神经和意识的判断以及有助于术后镇痛等。至于是否选用椎管内麻醉,麻醉医生则应根据手术要求和所选麻醉方法的禁忌证(腰麻和硬膜外均有各自的禁忌证)决定。原则上对于循环不稳定、有意识障碍、呼吸困难、凝血功能差、穿刺部位感染、菌血症以及合并多发伤的伤员,忌用椎管内麻醉。

由于蛛网膜下腔阻滞对血压影响较大,且麻醉维持时间不受控制,目前临床上单独使用蛛网膜下腔阻滞较少,因此以下重点介绍连续硬膜外阻滞麻醉。

(一)穿刺技术

1.穿刺前准备 硬膜外阻滞的局部麻醉药用量较大,为预防中毒反应,麻醉前可给予巴比妥类或苯二氮䓬类药物;对阻滞平面高、范围大或迷走神经兴奋型伤员,应同时加用阿托品,以防心率减慢;术前有剧烈疼痛者适量使用镇痛药。

硬膜外穿刺用具包括连续硬膜外穿刺针及硬膜外导管各 1 根,15 G 粗注射针头 1 枚(供穿刺皮肤用),内径小的玻璃接管 1 个(用以观察硬膜外负压),5 ml 和 20 ml 注射器各 1 副,50 ml 的药杯两只,无菌单两块,纱布钳 1 把,纱布及棉球数个。以上物品用包扎布包好,进行高压蒸汽灭菌。目前有硬膜外一次性穿刺包可供选用。此外,为了防治全脊髓麻醉,须备好气管插管装置、给氧设备及其他急救用品。

2.穿刺体位及穿刺部位 穿刺体位有侧卧位及坐位两种,临床上主要采用侧卧位,具体要求与蛛网膜阻滞法相同。穿刺点应根据手术部位选定,一般取支配手术范围中央的相应棘突间隙。通常上肢穿刺点在 $T_{3\sim4}$ 棘突间隙,上腹部手术在 $T_{8\sim10}$ 棘突间隙,中腹部手术在 $T_{9\sim11}$ 棘突间隙,下腹部手术在 $T_{12}\sim L_2$ 棘突间隙,下肢手术在 $L_{3\sim4}$ 棘突间隙,会阴部手术在 $L_{4\sim5}$ 间隙,也可用骶管麻醉。确定棘突间隙,一般参考体表解剖标志。如颈部明显突出的棘突,为 C_7 棘突;两侧肩胛冈连线交于 T_3 棘突;两侧肩胛下角连线交于 T_7 棘突;两侧髂嵴最高点连线交于 L_4 棘突或 $L_{3\sim4}$ 棘突间隙。

3.穿刺方法 硬膜外间隙穿刺术有直入法和旁入法两种。颈椎、胸椎上段及腰椎的棘突相互平行,多主张用直入法;胸椎的中下段棘突呈叠瓦状,间隙狭窄,穿刺困难时可用旁入法。老年人棘上韧带钙化、脊柱弯曲受限制者,一般宜用旁入法。直入法、旁入法的穿刺手法同蛛网膜下腔阻滞的穿刺手法,针尖所经的组织层次也与脊髓麻醉时一样,如穿透黄韧带有阻力骤失感,即提示已进入硬膜外间隙。

穿刺针到达黄韧带后,根据阻力突然消失、负压出现以及无脑脊液流出等现象,即可判断穿刺针已进入硬膜外间隙。临床上一般穿刺到黄韧带时,阻力增大有韧感,此时可将针芯取下,用一湿润的空注射器与穿刺针衔接,当推动注射器芯时即感到有弹回的阻力感,此后边进针边推动注射器芯试探阻力,一旦突破黄韧带则阻力消失,犹如"落空感",同时注液毫无阻力,表示针尖已进入硬膜外间隙。临床上也常用负压法来判断硬膜外间隙,即抵达黄韧带后,拔出针芯,于针尾置一滴液体(悬滴法)或于针尾置一盛有液体的玻璃接管(玻璃法),当针尖穿透黄韧带而进入硬膜外间隙时,悬滴(或管内液体)被吸入,此种负压现象于颈胸段穿刺时比腰段清楚。除上述两项指标外,临床上还有多种辅助试验方法,用以确定硬膜外间隙,包括气泡外溢试验(将空气快速注入,如针尖在硬膜外间隙,可见多个气泡外溢)、抽吸试验(硬膜外间隙抽吸无脑脊液)、正压气囊试验(正压气囊进入硬膜外间隙而塌陷)及置管试验(在硬膜外间隙置管无阻力)。试验用药也可初步判断是否在硬膜外间隙。

确定针尖已进入硬膜外间隙后,即可经针蒂插入硬膜外导管。插管时应先测量皮肤至硬膜外间隙的距离,然后即行置管,导管再进入硬膜外腔3～5 cm,然后边拔针边固定导管,直至将针退出皮肤,在拔针过程中不要随意改变针尖的斜口方向,以防斜口割断导管。针拔出后,调整后导管在硬膜外的长度,然后在导管尾端接上注射器,注入少许生理盐水,如无阻力,并回吸无血或脑脊液,即可固定导管。置管过程中如伤员出现肢体异感或弹跳,提示导管已偏于一侧而刺激脊神经根,为避免脊神经损害,应将穿刺针与导管一并拔出,重新穿刺置管。如需将导管退出重插,则须将导管与穿刺针一并拔出。如导管内有全血流出,经冲洗无效后,应考虑另换间隙穿刺。

(二)硬膜外阻滞的常用药物

用于硬膜外阻滞的局部麻醉药应该具备弥散性强、穿透性强、毒性小,且起效时间短、维持时间长等特点。目前常用的局部麻醉药有利多卡因、丁卡因及布比卡因。利多卡因作用快,5～12 min 即可发挥作用,在组织内浸透扩散能力强,所以阻滞完善,效果好,常用1%～2%浓度,作用持续时间为1.5 h,成年人一次最大用量为400 mg。丁卡因常用浓度为0.25%～0.33%,10～15 min 起效,维持时间达3～4 h,一次最大用量为60 mg。布比卡因常用浓度为0.50%～0.75%,4～10 min 起效,可维持4～6 h,但肌肉松弛效果只有0.75%的溶液才满意。

罗哌卡因是第一个纯镜像体长效酰胺类局部麻醉药。罗哌卡因和布比卡因于硬膜外阻滞所产生的感觉神经阻滞是近似的,而对运动神经的阻滞前者不仅起效慢、强度差且有效时间也短。其毒性低,所以在外科手术时为了增强对运动神经的阻滞作用,可将其浓度提高到1%,总剂量可用至150～200 mg,10～20 min 起效,持续时间为4～6 h。鉴于罗哌卡因这种明显的感觉-运动阻滞分离特点,临床上常用罗哌卡因硬膜外阻滞做术后镇痛。常用浓度为0.2%,总剂量可用至12～28 mg/h。

局部麻醉药中常加用肾上腺素,以减慢其吸收,延长作用时间。肾上腺素的浓度,应以达到局部轻度血管收缩而无明显全身反应为原则。一般浓度为1∶200 000,即20 ml 药液中可加0.1%肾上腺素0.1 ml,高血压伤员应酌减。

决定硬膜外阻滞范围的最主要因素是药物的容量,而决定阻滞深度及作用持续时间的主要因素则是药物的浓度。根据穿刺部位和手术要求的不同,应对局部麻醉药的浓度做不同的选择。以利多卡因为例,用于腹部手术时,为达到腹肌松弛要求,需用1.5%～2%浓度。此外,浓度的选择与伤员全身情况有关,健壮伤员所需的浓度宜偏高,虚弱或年老伤员所用的浓度要偏低。

为了取长补短,临床上常将长效和短效局部麻醉药配成混合液,以达到起效快而维持时间长的目的。常用的配伍是1%利多卡因和0.15%丁卡因混合液,内加1∶200 000 肾上腺素。

穿刺置管成功后,即应注入试验剂量3～5 ml,目的在于排除误入蛛网膜下腔的可能。此外,从试验剂量所出现的阻滞范围及血压波动幅度,可了解伤员对药物的耐受性以指导继续用药的剂量。观察5～10 min 后,如无蛛网膜下腔阻滞征象,可每隔5 min 注入3～5 ml 麻醉药,直至阻滞范围满足手术要求为止;也可根据临床经验一次性注入预定量,用药的总和即首次总量(包括试验剂量),也称初量,一般需 15~20 ml,之后每 40~60 min 给予 5~10 ml 或追加首次用量的 1/3~1/2,直至手术结束。

二、全身麻醉

将麻醉药物经呼吸道吸入或经静脉、肌肉注射入人体内,产生中枢神经系统的抑制,临床表现为神志消失、全身的痛觉丧失、遗忘、反射抑制和一定程度肌肉松弛的方法称为全身麻醉。对中枢神经系统抑制的程度与血药浓度有关,并且可以调控。这种抑制是可逆的,当药物被代谢或从体内排出后,伤员的神志和各种反射逐渐恢复。

(一)全身麻醉药物

全身麻醉药物分为吸入麻醉药、静脉麻醉药和肌肉松弛药。

1. 常用吸入麻醉药　吸入麻醉药是指通过呼吸道吸入气体或挥发出来的气体后经肺泡毛细血管进入人体内并产生全身麻醉作用的药物。一般用于全身麻醉的维持。

(1)氟烷

1)优点及适应证　①无燃烧、爆炸性,可使用电灼及电刀的手术;②麻醉效能强,适用于各科手术,尤其适用于出血较多需行控制性降压者;③对气道无刺激,诱导和苏醒迅速,适用于吸入诱导,尤其适用于小儿的麻醉诱导;④有扩张支气管作用,对哮喘、慢性支气管炎或湿肺患者有利;⑤不升高血糖,因此适用于糖尿病患者的麻醉;⑥术后恶心、呕吐发生率低。

2)缺点及注意事项　①因有较强的呼吸、循环抑制作用,因此对于心功能不全、休克患者及中毒性心肌损害患者禁用;②使心肌对肾上腺素的敏感性增高,需并用肾上腺素者禁用;③安全范围小,须有精确的挥发器;④镇痛作用弱,最好并用其他镇痛药;⑤肌松作用不充分,需要肌松的,最好与肌松剂合用;⑥对橡胶、金属有腐蚀作用;⑦可发生严重肝损害,所以急慢性肝病患者禁用;⑧对子宫有松弛作用,剖宫产术禁用。由于氟烷麻醉有以上缺点,目前已不主张单独使用。近年来使用精确的环路外挥发器,并与其他麻醉药(如氧化亚氮、其他静脉麻醉药或麻醉性镇痛药)复合应用,以减少氟烷的用量和浓度,故氟烷仍在临床上继续应用,尤其是对小儿。

(2)异氟烷

1)优点及适应证　①麻醉诱导及苏醒快,无致吐作用;②无燃烧、爆炸危险;③循环稳定;④肌松良好;⑤扩张冠状动脉,有利于心肌缺血的患者;⑥对颅内压无明显的升高作用,适合于神经外科手术的麻醉。异氟烷对老年人、冠心病患者影响较小,对此类患者可以应用。由于不引起抽搐,故可用于癫痫患者。在临床麻醉深度对颅内压影响不大,可用于颅内压增高患者。此外,低浓度的异氟烷吸入还可用于 ICU 患者的镇静。

2)缺点及禁忌证　①价格高;②有刺激性气味,影响小儿的诱导;③增加心率;④因增加子宫出血,故不适合产科手术。

(3)氧化亚氮

1)优点　①只要不缺氧,氧化亚氮并无毒性;②麻醉诱导及苏醒迅速;③镇痛效果强;④对气道黏膜无刺激;⑤无燃烧性。

2)适应证　①与其他吸入麻醉药、肌松药复合可用于各类手术的麻醉;②对循环功能影响小,可用于严重休克或重危患者;③分娩镇痛。

3)缺点　①麻醉作用弱,使用高浓度时易产生缺氧;②体内有大的闭合空腔时,引起其容积增大。

4)禁忌证　①肠梗阻、空气栓塞、气胸等患者;②能增加空气栓塞可能的手术,如体外循环或部分体外循环的患者;③麻醉装置的氧化亚氮流量计、氧流量计不准确时禁用。

(4)七氟烷

1)优点　诱导迅速,无刺激性气味,麻醉深度易掌握。

2)适应证　凡需要全身麻醉的患者皆可应用。

3)缺点　遇碱石灰不稳定。

4)禁忌证 ①1个月内施用吸入全身麻醉,有肝损害者;②本人或家属对卤化麻醉药有过敏或有恶性高热因素者;③肾功差者慎用。

(5)地氟烷

1)优点及适应证 ①血、组织溶解度低,麻醉诱导及苏醒快;②在体内生物转化少,对机体影响小;③对循环功能干扰小,更适用于心血管手术麻醉;④神经肌肉阻滞作用较其他氟化烷类吸入麻醉药强。

2)缺点及禁忌证 ①沸点低,室温下蒸气压高,需用特殊电子装置控制温度的蒸发器;②有刺激气味;③药效低,价格昂贵。

2. 常用静脉麻醉药 对于严重腹部战创伤伤员,静脉麻醉药物的治疗指数非常低。同样的伤员,如果是受伤(尤其是摩托车事故)后,其所谓的"安全"诱导剂量也会造成致命性危险;对于病情稳定的战创伤伤员,麻醉诱导与一般选择性手术伤员无明显区别,而对低血容量的多发伤伤员则要警惕,详见表17-2。

表 17-2 常用的创伤麻醉诱导药物

药物	标准剂量	创伤剂量	BP	CPP
硫喷妥钠	3~5 mg/kg	0.5~2 mg/kg	降低	降低或稳定
依托咪酯	0.2~0.3 mg/kg	0.1~0.2 mg/kg	稳定	增加
氯胺酮	1~2 mg/kg	0.5~1 mg/kg	稳定	稳定或降低
异丙酚	1.5~2.5 mg/kg	0.5~1 mg/kg	降低	降低或稳定
咪唑安定	0.1~0.2 mg/kg	0.05~0.1 mg/kg	稳定	稳定或降低
芬太尼	3~10 μg/kg	1~3 μg/kg	稳定	稳定
舒芬太尼	0.5~1 μg/kg	0.1~0.5 μg/kg	稳定	稳定

注:收缩压<8 kPa(60 mmHg)的昏迷伤员,不需给予诱导剂

(1)硫喷妥钠 可降低脑氧代谢率(cerebral metabolic rate of oxygen,$CMRO_2$)、脑血流量(cerebral blood flow,CBF)、颅内压(intracranial pressure,ICP),适用于颅脑创伤而血容量基本正常和循环功能稳定的伤员。但该药能使心肌抑制和血管扩张而致低血压,故宜小剂量分次静脉注射。

(2)依托咪酯 对心血管影响轻微,能降低$CMRO_2$、CBF、ICP和增加脑灌注压(cerebral perfusion pressure,CPP),因此适用于休克或循环功能不稳定的创伤伤员,或伴有颅脑外伤的多发伤伤员。依托咪酯的不良反应(包括注射部位刺激痛和肌痉挛),可以通过静脉注射利多卡因、小剂量咪唑安定(1~2 mg)和快速起效肌松剂来减轻或缓和。虽有单次静脉注射依托咪酯后肾上腺皮质功能抑制的报道,但这种抑制作用的时间短,不完全,临床意义尚存在争论。

(3)氯胺酮 该药一方面因促进神经末梢去甲肾上腺素的释放引起收缩压增高和心率增快,另一方面其对心脏具有直接的抑制作用。对重度休克伤员可因使心肌收缩力降低而致血压下降,以及增加$CMRO_2$、CBF、ICP,故不适用于颅脑外伤或伴有高血压、心肌损伤的创伤伤员。

(4)异丙酚 其心肌抑制作用与硫喷妥钠相似,因此应减少剂量,谨慎使用。该药可降低$CMRO_2$、CBF、ICP。

(5)咪唑安定 小剂量(1~2 mg静脉注射)咪唑安定能提供良好的镇静、遗忘和抗焦虑作用,对心血管功能影响轻微。但对于严重休克或老年伤员心血管抑制作用则十分明显。小剂量分次静脉注射常用于清醒性镇静,包括清醒气管内插管。该药能使ICP降低。

(6)芬太尼 芬太尼对血流动力学的作用较小,与催眠性诱导剂结合使用有协同作用。对高交感张力的伤员,该药可使心率减慢和血压下降。给予芬太尼一个负荷剂量后,以每分0.02~0.1 μg/kg静脉注射,可获得稳定的血浆(镇痛)浓度,并使吸入麻醉剂MAC降低约50%。

(7)舒芬太尼 起效和消除与芬太尼相比更快,静脉滴注的剂量为每分钟0.003~0.01 μg/kg。

（8）瑞芬太尼　注射后起效迅速,药效消失快,是真正的短效阿片类药。由于其独特的药代动力学特点,瑞芬太尼更适用于静脉输注。其缺点是手术结束停止输注后没有镇痛效应,需加用其他镇痛药。

3. 肌肉松弛药　司可林(琥珀胆碱)目前依然是起效最快(<1 min)、作用时间最短(5～10 min)的去极化神经肌肉阻滞药。这种特性使其广泛应用于麻醉快速诱导中。尽管应用琥珀胆碱在"既不能插管,又不能通气"情况下可能使伤员在发生明显低氧前恢复自主呼吸,但是这对于创伤伤员紧急气管插管可能并非有益。麻醉医生不应依赖自主呼吸的及时恢复来再次处理困难气道管理问题,而应该坚持努力地建立确切的气道,包括在其他可能的措施都用尽时所采用的环甲膜切开术。

应用琥珀胆碱可能出现几种不良后果。一般情况下可能使血钾浓度升高0.5～1 mmol/L,但是在某些伤员血钾浓度可能上升5 mmol/L以上。高血钾反应通常见于烧伤伤员以及继发于直接创伤、去神经、肢体固定等肌肉病理学改变的伤员。这些伤员在创伤后最初24 h内不会出现高钾血症,琥珀胆碱可安全地应用于急性气道处理。危险伤员是在创伤之前存在潜在的病理学变化的伤员,或者创伤后数周至数月需要接受后续手术治疗的伤员。

琥珀胆碱可引起眼内压增高,因此对合并有眼部创伤的伤员必须谨慎。琥珀胆碱也可导致ICP升高,因此其在脑创伤中的应用仍有争议。然而,在上述两种情况下,缺氧和高碳酸血症可能造成的损害与该药物引起的短暂性压力增高所造成的损害相同。因此,如果琥珀胆碱的应用能够使气管插管更为迅速,那么其益处可能大于其风险。麻醉医生必须针对每例伤员个体情况并根据其中枢神经损伤的程度、完成气管插管所需时间以及发生缺氧的可能性等来权衡琥珀胆碱的使用。

琥珀胆碱的替代药物为非去极化神经肌肉阻滞剂米库氯铵(0.15～0.25 mg/kg),它具有选择性高、短效及作用后恢复快的特点。米库氯铵可引起组胺释放,导致血压一过性降低、心动过速或支气管痉挛,若降低给药速度可减轻症状。其他非去极化肌松剂有罗库溴铵(0.9～1.2 mg/kg)、顺苯磺酸阿曲库铵(0.15～0.2 mg/kg)和维库溴铵(0.1～0.2 mg/kg)。这些药物没有明显的心血管毒性作用,能够给予大剂量药物以达到迅速(1～2 min)全身松弛作用。当采用这种剂量时,不论罗库溴铵还是维库溴铵,其作用维持时间均长达1～2 h,其临床重要性在于:如果镇静不足很有可能引起伤员术中知晓,或者干扰后续神经学评价。令人兴奋的是罗库溴铵的拮抗剂舒更葡糖(Sugammadex)已用于临床。

临床上常有一些特殊情况,在气管插管期间需要维持伤员的自主通气,以便更好地进行插管操作。如果伤员能够暂时维持气道通畅,而又具有施行人工气道的明确指征(例如气管穿通伤),则可用氯胺酮或吸入七氟烷并采取环状软骨压迫手法实施慢诱导(slow induction),这样既能够确保气管内插管,又不会影响伤员的安全。

（二）气管内插管

气管内插管(endotracheal intubation)是将特制的气管导管经口腔或鼻腔插入伤员的气管内。气管内插管术是麻醉医生必须熟练掌握的基础操作技能,也是临床麻醉的重要组成部分。其目的在于:①麻醉期间保持伤员的呼吸道通畅,防止异物进入呼吸道,及时吸出气管内分泌物或血液;②进行有效的人工或机械通气,防止伤员缺氧和二氧化碳蓄积;③构成紧闭的呼吸回路,便于吸入全身麻醉药的应用。

一般而言,麻醉医生在急救部应与在手术室一样坚持同一个监测标准,包括心电图、血压、氧饱和度以及呼气末二氧化碳分压等。适当的设备,包括氧气源、面罩-活瓣-皮囊装置、机械呼吸机、负压吸引器、一套可选的喉镜片、气管内导管、处理困难插管的用具等,应该备用于可能需要紧急气管插管的任何位置,包括急救部。

根据导管置入途径可将气管内插管分为经口腔、鼻腔或气管造口3种情况,根据对声门的显露情况又可将其分为明视插管法或盲探插管法。

1. 明视插管法　指借助喉镜在直视下暴露声门,将导管经口腔或鼻腔插入气管内的操作过程。这是临床麻醉中最常用的气管插管方法,具体操作步骤如下:①伤员头后仰,操作者以双手将下颌向前、向上托起以使口张开,或以右手拇指推移下颌以使口腔张开,在不能确保安全的情况下,操作者不宜用手指直接在牙列之间扳动,以防手指遭意外伤害。②左手持喉镜由上、下牙列之间放入口腔,顺舌背沿中线将喉镜片缓慢滑向深处,同时将喉镜柄向前上方提起(切勿以上牙列门齿为支点撬动),可见到腭垂(悬雍垂)、咽后壁,直到看见会厌。③挑起会厌以显露声门,采用弯镜片插管时通常应将镜片前端置于会厌与舌根交界处(会厌谷),用力向前上方提起,即可使舌骨会厌韧带紧张,会厌翘起紧贴喉镜片,使声门显露,采用直镜片插管时则应将镜片前端放于会厌下方并将其直接挑起,以使声门显露。④以右手拇指、示指及中指如持笔式持住导管的中、上段,由口右角进入口腔,在操作者的目视下利用导管的斜面接近声门,准确轻巧地将导管前端插入声门。借助管芯插管时,助手此时应协助将管芯拔除,然后将导管插入气管内。导管插入气管的深度成人为 4 ~ 5 cm,导管前端至中切牙的距离为 18 ~ 22 cm。⑤插管完毕,要对导管是否已进入气管内进行确认后再行导管固定。临床上有许多种确认方法,如:按压胸部时,导管口有气流;人工通气时,可见双侧胸廓对称起伏,听诊双肺可闻及清晰的肺泡呼吸音;采用透明塑料导管时,吸气时因气体低于体温而使管壁清亮,呼气时可见明显的"白雾"样变化;伤员如有自主呼吸,接麻醉机后可见呼吸囊随呼吸而胀缩;接 CO_2 变色管出现颜色改变,或接呼气末二氧化碳分压($ETCO_2$)监测探头有波形或数值显示。

2. 盲探插管法 指操作者在不能直视的情况下,通过伤员呼吸气流的方向与强弱变化探测声门所在,并由此置入气管导管的过程。主要适用于存在张口或仰头受限、声门显露困难的伤员。随着医疗条件的改善,目前可在纤维支气管镜或纤维喉镜等医疗器械的引导下实施气管插管,单纯手工操作的盲探插管法有逐渐被淘汰的趋势。具体操作步骤:①插管时必须保留自主呼吸,以便根据呼出气流的强弱来判断导管前进的方向。②操作前以 1% 丁卡因做鼻腔内表面麻醉,并滴入 3% 麻黄碱使鼻腔黏膜的血管收缩,以扩大鼻腔容积,并可减少黏膜出血机会。③选用合适管径的气管导管和置入导管的鼻腔,右手持管经鼻腔底部插入导管。通过鼻后孔时可遇阻力,应轻柔操作,缓慢通过。若阻力过大,常提示导管较粗,应及时更换。切勿强行或使用暴力通过而造成损伤或出血,影响操作。④导管通过鼻后孔后,继续插管过程中边前进边侧耳听或利用面颊感觉呼出气流的强弱,同时左手调整伤员头部位置,以寻找呼吸气流最强的位置(有条件时,可在导管上连接 $ETCO_2$ 监测探头并通过其波形辨别)。⑤在呼气(声门张开)时将导管迅速推进,如进入声门则感到推进阻力减小,管内呼出气流亦极其明显,有时伤员有咳嗽反射,接上麻醉机可见呼吸囊随伤员呼吸而胀缩,表明导管插入气管内。导管推进后呼出气流或 $ETCO_2$ 监测波形消失,为插入食管的表现,应将导管退至鼻咽部,将头部稍仰使导管尖端向上翘起,以便对准声门利于插入。

气管内插管可利用的特别设备取决于麻醉医生的经验与习惯,大部分特殊设备的效用更多地取决于以往的经验,而不是这个设备的本质特征。但是,以下这些器材因为其在帮助困难气道处理中常受到赞许而值得关注。

弹性树胶探条(gum elastic bougie),也称为气管插管芯,是一种廉价和容易掌握的用于困难气道的辅助器具。通过直接喉镜将探条经过声带置入,然后将气管导管套在探条外并向前滑入气管内。放置探条比直接气管内插管更容易,既因为它的直径较小,又因为有经验的操作者即便在声门不能充分显露可见的情况下,也能够感觉到它进入气管。将探条在会厌下置入并且轻柔地向前推进。若遇到阻力,将其抽回,略微旋转再前进。在这种情况下,麻醉医生可以在盲探的情况下"触诊"喉部,直到探条进入气管。这种探条也可用于间接视频喉镜系统如 Glide Scope,尤其适用于急诊室,因为在不能确定颈椎是否损伤的情况下不能采用"嗅花位"(sniffing position)。Glide Scope 可以提供更好的操作视野(以 Cormack 评分为基础)和便于佩戴颈圈的伤员安全插管。

食管联合导管(esophageal combitube),在院前救治环境中,当气管插管失败时可将其作为一种备用器具使用。在美国许多司法管辖区,其被批准为气道救援装置用于快速气道插管失败的情况。由于该联合导管的置入与食管损伤相关,因此其使用多限制在紧急情况下。

喉罩(laryngeal mask airway,LMA)被推荐用于困难气道伤员处理流程中。当怀疑创伤伤员插管困难时,喉罩可以作为插管引导工具。气管导管可以通过喉罩的管腔盲探式地置入气管内,或者使用纤维光学支气管镜通过喉罩引导气管导管。在创伤伤员存在困难气道的情况下,只要没有大的解剖损伤或口腔和喉腔出血,喉罩是一合适的急救装置。在临床实践中,喉罩最常用作紧急气管切开术的过渡性措施,因为与环甲膜切开术相比,喉罩具有更多的可控制条件。

三、术中麻醉管理及注意事项

腹部战创伤包括开放伤和闭合伤两类,均有手术探查指征。伴内出血者,手术治疗越早越好,不宜过分强调血压正常再实施麻醉和手术。

(一)椎管内麻醉

硬膜外间隙注入局部麻醉药 $5 \sim 10$ min 内,在穿刺部位上下各 2、3 节段的皮肤支配区可出现感觉迟钝;20 min 内阻滞范围可扩大到所预期的范围,麻醉也趋完全。针刺皮肤测痛可得知阻滞的范围和效果。除感觉神经被阻滞外,交感神经、运动神经也被阻滞,由此可引起一系列生理改变。同脊髓麻醉一样,最常见的是血压下降、呼吸抑制和恶心呕吐。因此术中应注意麻醉平面,密切观察病情变化,及时进行处理。

1. **血压下降和心率缓慢** 阻滞平面超过 T_4 后,常出现血压下降,多数于注药后 $15 \sim 30$ min 发生,同时伴心率缓慢,严重者可因脑供血不足而出现恶心呕吐、面色苍白、躁动不安等症状。这类血压下降主要由交感神经节前神经纤维被阻滞,使小动脉扩张,周围阻力下降,加之血液淤积于外周血管系,静脉回心血量减少,心排血量下降而造成。心率缓慢是由于交感神经部分被阻滞,迷走神经相对亢进所致。血压下降的程度,主要取决于阻滞平面的高低,但与伤员心血管功能代偿状态以及是否伴有高血压、血容量不足或酸中毒等情况有密切关系。处理上应首先考虑补充血容量,如果无效可给予血管活性药物(麻黄碱、间羟胺等),直到血压回升为止。对心率缓慢者可考虑静脉注射阿托品 $0.25 \sim 0.3$ mg 以降低迷走神经张力。

2. **呼吸抑制** 因胸段脊神经阻滞引起肋间肌麻痹,可出现呼吸抑制,表现为胸式呼吸微弱,腹式呼吸增强,严重时潮气量减少,咳嗽无力,不能发声,甚至发绀,应迅速有效吸氧。如果发生全脊髓麻醉而引起呼吸停止,血压骤降或心搏骤停,应立即施行气管内插管人工呼吸、维持循环等措施进行抢救。

3. **恶心呕吐** 诱因有三:①血压骤降,脑供血骤减,兴奋呕吐中枢;②迷走神经功能亢进,胃肠蠕动增加;③手术牵引内脏器官。一旦出现恶心呕吐,应检查是否有麻醉平面过高及血压下降,并采取相应措施;或暂停手术以减少迷走神经刺激;或施行内脏神经阻滞,一般多能收到良好效果。若仍不能制止呕吐,可考虑使用异丙嗪或氟哌啶等药物止吐。

对于呼吸循环不稳定的腹部外伤伤员禁忌椎管内麻醉,它可能会导致一些椎管内的严重并发症,如局部麻醉药中毒、全脊髓麻醉,甚至心搏骤停。事实上,在第一次世界大战中,对于伤员较多采用神经阻滞,造成很多严重并发症,以至于美军海军上将戈登·泰勒先生宣称在他所了解的伤情中,椎管内麻醉是"安乐死的最佳形式"。

(二)全身麻醉

腹部战创伤伤员全身麻醉管理总的原则见表17-3。

1. **全身麻醉诱导**

(1)避免低血压 麻醉过程中多种因素可以导致诱导期低血压,包括:①内源性儿茶酚胺受到抑制;②某些诱导药物的直接心肌抑制作用和(或)血管扩张作用,可引发低血压;③启动正压通气模式可降低 $PaCO_2$,导致心排血量降低。

"在'二战'中,更多的士兵是死于硫喷妥钠而不是子弹。"这是 Dr. Harford 在日本偷袭珍珠港事件后,关于麻醉药物硫喷妥钠发表的一个引人注目的负面批评。严重创伤伤员不应该接受丙泊酚、硫喷妥钠及其他负性肌力或血管扩张药物进行诱导。

对于昏迷或严重休克伤员,尤其是那些入院时心搏呼吸骤停者,麻醉诱导时仅仅需要氧供以及肌松剂,在伤员的血压和心率回升之前不需要使用其他麻醉药物。对于清醒的伴有明显低血容量的腹部创伤伤员,麻醉诱导通常使用依托咪酯 $0.1 \sim 0.2$ mg/kg,因为硫喷妥钠和异丙酚可能会造成更加严重的低血压。

表 17-3 腹部创伤的全身麻醉管理原则

1. 恢复和维持正常的血流动力学 　a. 对于低血压者,先补液,后用升压药 　b. 经常评估酸碱度、血细胞比容、尿量 　c. 如果血压平稳,追加额外的麻醉药物 2. 最大限度地使手术野充分暴露,并尽量减轻肠道水肿 　a. 根据需要限制液体 　b. 外科医生控制失血,以便追加麻醉药物 　c. 肌肉松弛最佳化 　d. 鼻胃管胃肠减压 　e. 避免使用 N_2O 3. 限制性低温 　a. 监测核心体温 　b. 加温静脉输注的液体和血液 　c. 保持伤员的覆盖并使房间温暖(>28 ℃) 　d. 应用加温毯	4. 控制失血和防止凝血功能障碍 　a. 如果失血过多,建议外科医生停下来,先行填塞 　b. 定期监测血细胞比容、离子钙以及凝血功能 　c. 注意补钙(由于大量输血,血袋中的枸橼酸盐使钙降低) 　d. 有临床指征时输注血浆、血小板、冷沉淀和凝血因子Ⅶa 5. 防止其他系统并发症 　a. 监测颅内压,维持脑灌注压>9 kPa(70 mmHg) 　b. 监测气道峰压和潮气量,警惕气胸 　c. 测量尿量 　d. 监测外周脉搏

(2)防止胃内容物误吸　对腹部创伤伤员应总是看作饱胃并且在诱导麻醉时具有发生误吸的危险。其原因包括在受伤前进食或流质饮食,吞下口腔或鼻腔受伤流出的血液,与创伤应激有关的胃排空延迟,以及腹部 CT 扫描时服用液状造影剂等。如果时间允许和伤员能够合作,可在麻醉诱导之前给创伤伤员应用非粒子抗酸剂。

在紧急气道处理期间从伤员失去保护性气道反射开始直至气管导管插入和气囊充气被确认为止应持续进行环状软骨压迫(Sellick 手法)。在紧急情况下进行气道插管应当不断使用环状软骨压迫手法。Sellick 手法包括抬举伤员下巴(不得移动颈椎),然后将环状软骨推向后方以使食管关闭等操作步骤。虽然环状软骨压迫在关闭食管方面的价值尚有争议,但是它没有操作成本并且可能提供间接帮助。喉的后移可能改善气管插管操作的视野,而且在气管插管期间对喉的触诊可以提示其是否存在解剖学上异常并尽早指导正确地置入气管导管。然而最近的一些证据认为,环状软骨压迫可能会使30%以上的伤员喉镜视野受到影响。如果遇到这种情况,操作者应提示适当放松环状软骨压迫程度。

在快速顺序诱导麻醉的传统定义中,在药物应用到气管插管之间是要避免进行任何通气操作的,可能是因为正压通气可能迫使气体进入伤员的胃部而引起反流和误吸。环状软骨压迫的适当应用可以防止空气进入食管的推断并不十分明确。实际上,在 Sellick 的原始论文中提到给伴有饱胃的伤员进行环状软骨压迫期间是应用了通气的。此外,创伤伤员耗氧量的增加使伤员随时需要预氧合,但是有些创伤伤员由于面部创伤、呼吸动作减弱或者躁动等影响而可能难以预氧合,可能出现氧饱和度迅速下降。如果证实气管插管具有困难,则在整个诱导期间应给予正压通气,以提供最大可能的氧气储备,并缓解缺氧症状。

2. 全身麻醉维持　重复剂量或长期输注依托咪酯会引起肾上腺皮质功能抑制,应避免重复或长期使用。低血容量伤员用阿片类药和肌松药维持麻醉。因吗啡和哌替啶均具有组胺释放作用,故常选用芬太尼。芬太尼对心血管功能差的伤员能提供良好镇痛作用,对血流动力学影响较小。但有轻度扩张周围静脉作用,所以开始应用剂量宜小(2～10 μg/kg)。若能耐受上述剂量,追加时则可适当增量,每20～40 min 追加 1 次(25～50 μg),最大量不超过 25～50 μg/kg。此法能达到良好止痛效果,长时间手术中使用大剂量者,手术结束时可用纳洛酮(0.1～0.4 mg)对抗,以减少术后呼吸抑制。近年来对术中"知觉"问题进一步重视,可用地西泮、咪唑安定或异丙酚预防术中知晓。

吸入麻醉剂一般用于全身麻醉维持，N_2O 有加重气胸或腹部肠腔积气的危险，且其与阿片类药物合用时可降低心排血量，不宜常规应用于腹部创伤伤员，尤其不适用于急性多发伤伤员。七氟醚起效和苏醒迅速，对气道无刺激作用，可用于麻醉诱导。地氟醚血气分配系数最低（0.42），并且在体内几乎无代谢（0.02%），尤其适用于长时间手术的麻醉维持。恩氟烷有一定的肾毒性，对于长时间手术或肾功能障碍的伤员，使用受限。异氟烷有较强的扩张外周血管作用，但对心排血量、心率和心律影响小。

肌松药常选用非去极化肌松药，如维库溴铵对心血管影响甚微，罗库溴铵的起效时间（3 倍 ED_{95} 剂量）接近琥珀胆碱，阿曲库铵有一定的组胺释放和降血压作用，潘库溴铵为长效肌松药，有使心率增快作用等。对于上运动神经元损伤和大面积烧伤伤员，琥珀胆碱因可引起高钾血症而忌用。若出现此情况，可静脉注射钙剂、糖、胰岛素，进行心肺复苏，等待血钾水平恢复正常。

3. 呼吸功能监测 呼吸功能是麻醉期间最容易和最先受到影响的重要功能之一。全身麻醉可引起不同程度的各种呼吸抑制甚至呼吸肌麻痹，椎管内阻滞麻醉对呼吸肌的影响也可引起严重的呼吸抑制，麻醉辅助用药、手术体位及并存的呼吸疾病，都是麻醉期间影响呼吸功能的重要因素。

（1）动脉血气分析 动脉血氧分压（PaO_2）、二氧化碳分压（$PaCO_2$）和血液 pH 值是判断呼吸功能正常与否的 3 项重要指标。

（2）自主呼吸状况 保持自主呼吸的伤员，应观察伤员呼吸运动的类型（胸式或腹式呼吸）、幅度、频率和节律。

（3）皮肤与黏膜色泽 观察口唇黏膜、皮肤及手术野出血的颜色，以判断是否有呼吸道梗阻、缺氧或二氧化碳蓄积。有条件时应常规使用 SpO_2 监测。缺氧时，因血红蛋白未能充分氧合，皮肤和黏膜有发绀表现。但在缺氧早期或严重贫血（Hb<50 g/L）时，难以观察到发绀现象。二氧化碳蓄积的早期，表现为呼吸深而快，血压升高，脉搏增快，面部潮红。严重二氧化碳蓄积时伴有缺氧，伤员的意识丧失，呼吸不规律，脉搏慢而弱，同时有心律失常和血压下降，最后发生呼吸、循环骤停。

（4）呼吸机参数 全身麻醉伤员应监测潮气量、每分通气量，有条件者可监测 $ETCO_2$，以保证伤员的通气功能正常。

4. 循环功能监测 循环系统的变化将直接影响伤员的安全和术后的恢复。麻醉期间引起循环障碍的可能原因包括外科疾病和并存疾病的病理改变，麻醉方法和麻醉药物的影响及其相互作用，手术对循环的影响等。应针对原因采取适当的预防措施，以免循环系统剧烈波动。

（1）生命体征记录 麻醉期间每隔 5～10 min 测定和记录一次血压、脉搏、呼吸等参数，并记录手术重要步骤及用药等。由于神经反射引起血压降低，故常伴有心动过缓。

（2）出血量、输液量、输血量 麻醉过程中出现血压降低、脉压小、心率增快、尿量减少等症状，是血容量不足的表现。当发生循环障碍时，应对血容量、心脏代偿功能和外周血管的舒缩状态做出正确判断，并进行有针对性的处理。麻醉期间维持有效血容量是非常重要的，血压降低往往与绝对或相对血容量不足有关，应根据术前心肾功能、脱水情况、术中失血及体液丢失量进行补充。

（3）血流动力学监测 建立必要的有创监测措施有助于临床判断。危重伤员或复杂手术应监测 CVP、肺毛细血管楔压（pulmonary capillary wedge pressure，PCWP）、脉搏指示连续心排血量（pulse indicator continuous cardiac output，PiCCO）、全身血管阻力（systemic vascular resistance，SVR）、每搏量变异（stroke volume variation，SVV），指导术中容量管理。

5. 麻醉深度 麻醉的深浅程度对循环的影响是多方面的。麻醉太浅可引起机体的应激反应，使血压升高，心率增快。麻醉过深既可抑制心肌收缩功能，又可使外周血管舒张，引起外周血管阻力降低和相对血容量不足，结果使血压降低。因此，根据病情和手术要求调节麻醉深度，对于维持循环稳定是非常重要的，必要时可应用血管活性药物来支持循环功能。

麻醉期间还应密切观察全身情况。非全身麻醉伤员应注意神志和表情的变化，严重低血压和缺氧可使伤员的表情淡漠和意识突然丧失。局部麻醉药产生毒性反应时，可出现精神兴奋症状，严重者可发生惊厥。

6. 体温监测 体温过高可使代谢增快，氧耗量增加，严重者可引起代谢性酸中毒和高热惊厥。体温降低时，伤员对麻醉的耐受能力也降低，容易发生麻醉过深而引起循环抑制，麻醉后苏醒时间延长。长时间手术、大量输血输液以及胸腔或腹腔冲洗等因素，可能使伤员体温明显下降。尤其是小儿的体温调节中枢发育尚未完善,保持体温的能力很差,其体温容易受麻醉及周围环境温度的影响。术中应监测中心体温,以监测食管或直肠温度为好。

(毛庆祥 闫 红)

第三节 麻醉后管理及并发症防治

一、麻醉后管理

腹部创伤伤员经过初期手术之后都应当给予一段时间的监测,并且在麻醉医生的密切参与下继续进行治疗,无论是在麻醉后恢复室(post anesthesia care unit,PACU)还是在重症监护病房(intensive care unit,ICU)。如前所述,必须明确创伤后复苏是否充分,第二次检查与诊断是否完成。特别是对于术前意识水平改变或有脑外伤其他依据的伤员,一般情况下应快速结束全身麻醉。根据术前基础状况,对精神状态发生改变的伤员应再次进行头颅CT扫描,并且寻找可能的代谢性紊乱或药物毒性反应。

(一)气管拔管

尽管术后必须尽早评价神经学功能,但是战创伤伤员并非必须做到术后早期拔管。由于可能合并中枢神经系统创伤、直接肺损伤或胸壁创伤、大量输血、上呼吸道水肿等因素,许多腹部战创伤伤员需要继续呼吸机支持。表17-4列出了紧急或急诊创伤手术后拔管的标准。如果伤员在满足这些标准方面存在任何疑问,恰当的方法是保留气管内插管并将伤员转入PACU或ICU。应当给予适量的镇痛药物,必要时镇静。12~24 h的支持治疗可确认伤员复苏治疗、手术修复、血流动力学、内环境是否有效或稳定。此时,多数伤员能顺利安全地拔管。不能拔管的伤员面临发生多器官系统衰竭(multiple organ system failure,MOSF)的高风险——创伤后急性呼吸窘迫综合征(acute respiratory distress syndrome,ARDS)的发生是其预兆,通常需要继续数天乃至数周的重症监护治疗。

表17-4 创伤伤员手术室和复苏室拔管标准

精神状态	呼吸力学
酸中毒得到纠正	足够的潮气量和呼吸频率
能遵医嘱活动	正常的运动力量
安静,无躁动	所需吸入氧分数<0.5
疼痛得到足够控制	全身稳定性
气道解剖特点和反应性	循环稳定
适当的咳嗽和呕吐反射	紧急返回手术室的可能性小
能够保护气道,避免误吸	体温正常,无脓毒症症状
无气道水肿和不稳定性	

(二)急性疼痛管理

伤员由于可能合并多部位损伤、长时间反复治疗、复杂的心理与情绪问题以及受伤前或继续药物滥用等因素,使临床医生在疼痛管理方面面临重大的挑战。由于腹部战创伤伤员涉及生理学的全部范畴,包括从健康的年轻伤员到虚弱的老年伤员,麻醉医生必须在较大需求范围内为战创伤伤员的疼痛治疗做好充分准备。

不同的伤员对于疼痛药物治疗的需求差异甚大,因此必须仔细调整镇痛药的用药,最好是在严密监测条件下进行,如 PACU。建议小剂量多次给予快速起效的静脉药物直至疼痛缓解。这种方法可使医生在开始应用长效药物或伤员自控镇痛之前确定伤员的基本需求量。镇痛药引起的反应性低血压最常见的预示是低血容量,应在进一步复苏的同时迅速查找是否存在隐匿性出血。

如果给伤员提供一个综合性情绪支持体系,则镇痛药的用量和需求时间都将降到最低限度。创伤,由于其突发性,使其带有强烈的心理消极作用,这种作用对大脑如何感知基于解剖的疼痛以及伤员的反应均产生明显的影响。受伤后,伤员可能有法律、财务和家庭方面的事务需要处理。若有专门顾问能够帮助伤员和家属处理这些问题,将极有利于伤员。麻醉医生能通过与伤员交流具体的伤情、恢复可能需要的时间以及整个病程中管理疼痛的计划等来给予伤员帮助。必要时,麻醉医生应建议伤员寻求咨询服务,并且应警惕任何创伤伤员发生创伤后应激障碍(post-traumatic stress disorder, PTSD)的可能性。如果 PTSD 影响伤员的恢复,那么富有经验的精神科医生或心理学家的及时介入是恰当的。

镇痛药物治疗的要求也受到伤员物理治疗计划的影响。一般情况下,创伤后伤员活动越多,肺部并发症、静脉血栓形成和褥疮的发生率越少。尽管在短时间内会感到疼痛,但伤员活动越早,其长期镇痛药需求量越低。研究已证实早期活动是伤员的"康复之路",而且有利于改善情绪状态。因此,镇痛的目标之一是为伤员提供足够的药物治疗,以促进物理疗法的进行。

通过硬膜外导管提供的区域镇痛应当适当考虑,因为该方法可避免全身应用麻醉性镇痛药,且有利于早期活动。研究证实,择期重大胸腹部手术后采用硬膜外镇痛伤员满意度高,并可改善肺功能;对于战创伤伤员也是如此。当伤员多个部位损伤,或者当骨折或开放伤口使穿刺置管有困难时,较少采用区域阻滞技术。

二、术后并发症及其防治

腹部战创伤伤员因麻醉及本身伤情的影响,常因低血容量导致组织血液灌流不足或凝血功能障碍,可并发低体温、ACS、DIC、血栓性并发症、呼吸功能不全及肾功能衰竭等并发症。

(一)低体温

低体温是指中心体温低于 35 ℃。轻度低体温为中心体温 32 ~ 35 ℃,中度低体温为 28 ~ 32 ℃,重度低体温为 28 ℃以下。多数伤员在送达手术室前已存在低体温,因此低体温对于创伤伤员而言几乎是不可避免的。同时,麻醉又可进一步损害伤员的体温调节机制,全身麻醉可降低体温阈值和减少皮肤血管收缩,肌松剂可抑制寒战反应等,所有这些均可使伤员在麻醉期间的体温进一步降低。

多年来人们对低体温的不良作用已有足够的了解和重视。通常认为低体温最主要的作用是引起外周血管收缩及诱发心律失常、心脏抑制、寒战,增加氧耗,增加血液黏稠度,影响微循环血液灌流,降低酶活性,影响出凝血机制等。有报道,创伤伤员如果中心体温低于 32 ℃,死亡率达 100%。因此,在休克伤员复苏时,为了避免低体温的发生,可采用多种措施如维持手术室环境温度>22 ℃,吸入气体加温和湿化,所用的复苏液体加温至 37 ℃,以及在手术床上放置加温毯等。

然而,低体温作为脑保护的措施已广泛应用于临床,在心脏和大血管手术、肝手术中低温保护作用更为人们熟知。新的研究显示,低体温能改善休克动物的存活率。当进行中度低温复苏时,即使不输液、不吸氧,休克动物的存活率亦有改善。Wladis 等报告,在失血性休克中,正常体温动物动脉血氧分压无明显变化,而低体温动物的 PaO_2 由 10 kPa(75 mmHg)上升至 6.67 kPa(125 mmHg)。Steizemann 等对创伤低体温进行的研究显示,创伤后低体温并不增高临床病死率。Meyer 等研究了休克复苏中中度低体温的作用,发现低体温可降低心脏的代谢需要,维持心血管功能和心肌血液灌流,同时还可避免失血性休克期间发生的心动过速反应、左心室功能降低和呼吸频率增加等。由于心排血量稳定和每搏量增加,在休克后期能维持心脏功能。在整个低体温过程中,尽管心率和呼吸频率过低,但心血管功能与基础比较改变不大。

对于休克到底应采用常温复苏还是低温复苏人们还有不同的看法,目前对低温休克复苏的研究尚处于初期阶段,有许多问题还待深入研究,如低体温的程度、低体温的持续时间等。

(二)腹腔间隙综合征

任何原因引起的腹内压增高所导致的心血管、肺、肾、胃肠以及颅脑等多器官系统的功能障碍称为腹腔间隙综合征(abdominal compartment syndrome,ACS)。及时发现和认识 ACS 的病因、临床表现并对其进行正确处理对于挽救患者生命至关重要。因此对相关病因的出现应首先考虑 ACS 的存在,并进行相应的减压处理。

实验和临床研究均已证实,腹腔内高压确实可单独作为多器官功能损害的致病因素,能导致胃肠道、心血管、肾、呼吸和中枢神经系统功能障碍。无论何种原因,只要引起腹内高压,如任何可能造成腹腔内或腹膜后大量渗出的病症、腹腔内填塞止血等均可引起腹腔内容量急剧增加,从而导致 ACS 的发生。在临床上外伤失血需要大量液体复苏或液体输入过多,尤其对晶体输液量大于 10 L 和输注红细胞大于 10 U 的患者更要注意 ACS 的发生。目前国内外学者注意到创伤后也会发生 ACS。创伤后并发 ACS 的机制尚不清楚,大多认为主要与血管渗漏、缺血-再灌注损伤、血管活性物质的释放及氧自由基等综合因素共同作用,从而导致内脏器官的水肿、细胞外液大量增加有关。尤其在需要大量液体复苏的患者,其血管通透性的增加以及内脏器官的严重水肿,均可引起腹内压的升高,最终发展成 ACS。

腹内压升高而产生的病理损害涉及多个系统和器官,通过直接和间接方式影响机体产生一系列的临床表现。比如:少尿或无尿(尿量<30 ml/h);呼吸困难、高碳酸血症、低氧血症,吸气压>3.92 kPa(40 cmH$_2$O),气道峰值压>3.92 kPa(40 cmH$_2$O),平均气道压升高;低血压需要药物维持。ACS 早期伤员出现呼吸困难、呼吸道阻力增加和高碳酸血症,尿量减少[<0.5 ml/(kg·h)],中心静脉压升高。后期体征包括严重的腹胀(腹壁顺应性降低、紧张度增加)、少尿或无尿、氮质血症、呼吸衰竭及心排血量减少。

测量腹内压是早期诊断 ACS 的重要途径,而且容易做到。一旦诊断为 ACS 就应给予确切有效的腹腔减压治疗。常用的减压治疗措施有腹腔穿刺引流和剖腹手术减压。应根据引起腹腔内高压的原因,选择合理的措施。

腹腔高压症是战创伤失血性休克伤员常见的临床救治困难之一,是一种危及生命的综合征。它的形成与影响因素诸多。创伤救治过程中麻醉医师在容量复苏、液体治疗种类、血液成分的匹配、机械通气参数的设置方面要予以关注和深入研究。这类伤员有可能再次或多次手术治疗,腹腔高压症的伤员常常处于病危状态,作为麻醉医生必须了解腹腔高压症及其相关知识,才能更好地处理麻醉风险,尽最大可能保障伤员安全。

(三)凝血障碍和弥散性血管内凝血

凝血障碍和弥散性血管内凝血(disseminated intravascular coagulation,DIC)可由循环中出现异常的磷脂如血小板因子Ⅲ、组织凝血激酶而激发。这些物质可因组织损伤、休克等被释放入血。DIC 时,血小板、纤维蛋白原、凝血因子Ⅴ和Ⅷ快速消耗,导致弥漫、不可控制的创面渗血,同时还可能伴有血管内血栓和器官缺血。

病因学资料对 DIC 诊断非常重要,诱发 DIC 的主要高危因素包括严重创伤、休克、感染(脓毒症)、大量输血、溶血等。以上述因素为基础,如果排除了"原发性低凝"的话,那么出血倾向应被高度怀疑为 DIC。此外,伴随出血还可以出现多个器官或系统的功能障碍,如少尿、黄疸、意识改变、呼吸衰竭、循环不稳定等,这些表现是 DIC 症状的一部分,但没有经验的医生却往往将其做其他解释。对疑似 DIC 的病例可按照下列步骤逐步给予证实或排除:①血小板和纤维蛋白原,反映了主要的凝血物质被消耗的情况,其重要性在于如果该两项检查正常则几乎可以自动排除 DIC 的可能,如果降低则继续下面的检查。②二聚体(D-dimer),是交联的纤维蛋白降解产物,反映了继凝血系统活化后纤溶系统的活化情况。如果 D-dimer 检查值升高,那么结合第①项检查 DIC 的诊断可以基本确立。但如果 D-dimer 正常,则应继续下面的检查。③纤维蛋白单体和纤维蛋白(原)裂解产物。纤维蛋白单体是纤维蛋白原分子被凝血酶裂解为纤维蛋白肽的产物,间接反映了凝血酶的活跃程度。纤维蛋白(原)裂解产物是纤维蛋白(原)被纤溶酶裂解的产物,间接反映了纤溶酶的活性,与 D-dimer 的意义相似但更敏感。DIC 伤员纤维蛋白单体和纤维蛋白(原)裂解产物应该全部升高,单一参数升高在 DIC 较罕见,主要提示第①项检查中血小板和纤维蛋白原降低的原因是非消耗性的可能性更大。此外,血标本涂片检查也有助于 DIC 诊断,50% 的 DIC 可以发现破碎的红细胞。

近年来人们认识到 DIC 是个连续的病理过程,在发生出血症状和以上血液学检查异常以前 DIC 已经持续存在,只是由于处在代偿阶段而没有明显表现。着眼于治疗,对 DIC 的诊断提前到代偿期显然是重要的。DIC 代偿期主要的表现是高凝,临床可能观察到部分伤员的血标本容易凝结或血管通路容易阻塞。但常用的血液学检查往往难以提供明确信息,如 PT 和 APTT 可以正常或缩短,血小板可以正常或降低,纤维蛋白原可以正常、降低或升高,D-dimer、纤维蛋白单体和纤维蛋白(原)裂解产物也均可正常或升高。因此,这些可用于典型 DIC 的经典检查对于代偿性 DIC 并没有大的诊断价值,而应该使用更微观的检测:①凝血酶–抗凝血酶复合物是活化的凝血酶与抗凝血酶不可逆的结合物,升高提示凝血酶活性增强。②凝血酶原片段 1+2 是凝血酶原经 Xa 因子裂解形成凝血酶过程中产生的分子片段,升高直接提示凝血酶产生增加。③纤溶酶–抗纤溶酶复合物是纤溶酶与其天然抑制物 α 抗纤溶酶结合的产物,升高提示纤溶活动增强。

上述检测是对凝血与纤溶过程分子水平的检测,能更精确和微观地反映血液的高凝状态。遗憾的是,目前普通的临床实验室还不能够常规进行这些检测,致使大部分 DIC 伤员失去早期诊断的时机。不过,另有学者提出 DIC 评分的方法,该方法摒弃了出血的 DIC 较晚的症状,以 APTT 延长、血小板下降和 D-dimer 升高为基础,虽不及检测那些分子物质敏感,但仍能使人们走出对 DIC 的传统认识而使 DIC 诊断提前了许多。由于这个评分有很强的可操作性,所以是值得推荐的。

治疗主要是输注浓缩血小板、新鲜冰冻血浆或者冷沉淀。此外还可考虑应用肝素,但对于外科伤员可能并不合适。

(四)血栓性并发症

血栓性并发症在症状不明显或不典型时很容易被忽视或误判,故首先应提高对腹部战创伤后发生血栓并发症的警觉性。研究者把具有发生血栓性并发症风险的疾病分为 3 类。显然,对高龄、合并多发骨折、神经损伤、瘫痪、制动等腹部战创伤伤员需要给予特别关注。

1. 血栓性疾病 以深静脉血栓(deep vein thrombosis, DVT)最常见,为此应该经常检查血小板,注意其变化趋势。要注意肢体有无不明原因的肿胀,经常测量肢体的周径并进行比较;详细和耐心地询问伤员的主观症状等,对可疑病例应该进行深入检查。

诊断 DVT 最可靠的方法是行静脉血管造影,但作为筛选检查,采用多普勒超声检查更可行。报道称,多普勒超声检查与静脉血管造影的符合率可达到 95%,基本可以替代造影术。但超声检查对盆腔和腹腔血管栓塞的诊断价值不大,仍需要通过血管造影或 CT、核磁检查协助诊断。

2. 肺栓塞 肺栓塞(pulmonary embolism, PE)最突出的症状是呼吸困难,但由于缺乏特异性而且危重伤员往往已并存心、肺损害,所以鉴别难度很大。PE 与 DVT 有密切关系,往往在 DVT 基础上发生,故所有发生 DVT 可能的伤员如果有突然出现或加重的难以解释的呼吸困难、咯血、胸痛等症状均要考虑到发生 PE 的可能性而必须给予进一步检查。

(1)床旁可利用的检查及其评价

1)动脉血气分析 是诊断 PE 的基本参数,主要表现为低氧血症和肺泡气–动脉血氧分压差 $P(A-a)O_2$ 扩大,但需要有基础值进行对照。

2)X 射线胸片检查 84% 的 PE 伤员有不同表现的胸片异常。其中,心影增大、局灶无血管区(Westermark 征)和楔形高密度影(Hampton 征)可以进一步支持 PE 诊断,但仍属于非特异性的表现。相比之下,正常胸片更能提示 PE 存在。

3)心电图检查 典型的表现是 $S_1Q_{III}T_{III}$、假性心肌梗死、右束支传导阻滞和电轴右偏。一旦出现常提示大面积肺栓塞,但原有心、肺疾病的伤员也需要有基础检查进行对照。

4)超声心动图检查 经食管超声心电图对涉及肺主动脉和右肺动脉的大块栓塞的敏感性和特异

性可以达到90%以上,但对左肺动脉和小血管的栓塞诊断能力较差。此外,经食管超声心电图还能够对右心扩大、三尖瓣反流、心内膜炎、心脏压塞等进行观察,也有助于对PE进行诊断或与其他病症相鉴别。

5)血液学检查 几乎所有PE伤员都会有D-dimer升高,不过不能用于确诊,因为特异性不高。但D-dimer却是一项很好的排除参数,D-dimer正常几乎可以排除PE存在的可能性。资料显示,D-dimer<500对PE的阴性预测率可达到94%,这类伤员不给予治疗3个月内发生PE的可能性只有1%。

(2)非床旁可利用的检查及其评价 几乎可以对所有伤员进行床旁检查,但由于特异性差往往难以用来确诊,能够协助确诊的较可靠的检查不能在床旁进行,故对重症伤员有较大风险。是否进行这些检查要考虑伤员的情况、已获资料的倾向性和借此进行诊断治疗的风险,以及医生的经验。这些检查及对其评价如下。

1)螺旋CT扫描 应将扫描层厚由标准的3 mm降至2 mm以提高显示精度。可以直接显示肺主动脉、叶动脉和段动脉的血栓,其敏感性为83%,特异性为84%,阳性预测值(positive predictive value)为91%,阴性预测值(negative predictive value)为88%。阴性扫描结果的阴性预测值为99%。

2)通气/灌注扫描 该项检查在高度疑似病例对PE的确诊率可达到96%,正常通气/灌注基本可以排除PE的可能性。

3)肺动脉造影 肺动脉造影是诊断PE的金标准,但也取决于影像的质量和检查者的经验,且有一定的风险,直接死亡率为0.5%。

虽然药物抗凝对所有以高凝为基础的凝血病是必要的基本治疗,但并非所有情况都可以使用。目前对合并神经系统损伤和眼损伤的伤员不主张进行全身抗凝治疗,尽管它们具有触发高凝的更大风险。除了药物抗凝以外,对血栓性并发症的预防还可以采用机械的方法,即逐级加压袜或间歇气动加压器。报道称,这些机械方法预防DVT的作用可以如同肝素抗凝一样有效,因此非常适合于需高度避免出血风险而不能全身使用抗凝治疗的伤员。下腔静脉(inferior vena cava,IVC)滤器也被用于一些特殊伤员的预防治疗,这种伤员主要涉及下肢、骨盆广泛损伤并有潜在内脏器官出血,而不宜使用全身抗凝和机械加压的治疗方法。

(五)急性呼吸窘迫综合征

术后发生的急性呼吸窘迫综合征(ARDS)是战创伤伤员的严重并发症之一。多发性创伤、严重创伤、低血压、入院1 h内输入全血1 500 ml以上、误吸、脂肪栓塞和DIC等因素均可导致ARDS。80%以上的复合伤伴有胸部外伤,大多数严重外伤伤员都有呼吸异常,呈现低氧血症和过度通气。据统计,因急性呼吸衰竭导致死亡者,占所有外伤后期死亡总数的1/3。而一旦发生急性呼吸衰竭,其病死率高达30%～50%,故应重视预防、早期诊断和正确处理。

ARDS是严重的急性肺损伤,是多器官功能障碍的肺部表现。它的预防措施与多器官功能衰竭相同(如减少或避免组织缺血)。ARDS的治疗以支持疗法为主,如采用保护性肺通气策略。

(六)急性肾功能衰竭

急性肾功能衰竭是外伤后的主要并发症之一,其病死率可达50%～90%。麻醉人员必须意识到严重外伤伤员发生肾功能衰竭的潜在危险性。创伤出血造成血容量不足和低氧血症,挤压伤引起的肌红蛋白增高,伴有肾、膀胱、尿道外伤的复合伤,麻醉手术对肾血液灌流和肾小球滤过率的影响,抗利尿激素和醛固酮分泌使肾小管再吸收增加以及抗生素的使用,均可能引起急性肾功能衰竭。初期肾功能衰竭是可逆的,迅速处理创伤性休克,可使肾功能衰竭发生率明显降低。急性肾功能衰竭常表现为少尿或无尿,但多尿性肾功能衰竭也并非少见。出现少尿时应首先排除血容量不足,不适当地使用利尿剂将进一步加重低血容量和肾功能衰竭。

(七)感染和多器官功能衰竭

创伤后几天或几星期内死亡者称为后期死亡,大约占所有创伤死亡的1/5,其中80%死于感染或多器官功能衰竭(multiple organ failure,MOF)。快速、完全的复苏有助于减少感染和多器官功能衰竭的发生,术后充分的代谢、营养支持可提高此类伤员的生存率。

随着全身炎症反应综合征(systemic inflammatory response syndrome,SIRS)概念的提出及对各种炎症介质、细胞因子、炎症细胞的深入研究,人们对多器官功能衰竭发病机制的认识也由 20 世纪 70 年代的损伤→感染→全身性感染→MOF,转变为损伤→机体应激反应→SIRS→多器官功能障碍综合征(multiple organ dysfunction symdrome,MODS)→MOF。临床治疗也有望从以往的以器官或系统为中心,转变为将伤员和疾病看作一个整体而进行整体性的治疗。治疗措施也将从过去单纯的支持治疗发展到将来的病因性治疗与支持性治疗相结合。然而,目前这一切还处于初期阶段。

(毛庆祥 闫 红)

参考文献

[1]王正国.外科学与野战外科学[M].北京:人民军医出版社,2007.

[2]SMITH C E. Trauma anesthesia[M]. New York:Cambridge University Press,2008.

[3]RONALA D,MILLER. Miller's anesthesia[M]. Philadelphia:Churchill Livingstone Press,2004.

[4]KOBAYASHI L,COSTANTINI T W. Hypovolemic shock resuscitation[J]. Surg Clin North Am,2012,92 (6):1403-1423.

[5]BAKER B C,BUCKENMAIER C,NARINE N,et al. Battlefield anesthesia:advances in patient care and pain management[J]. Anesthesiol Clin,2007,25(1):131-145.

[6]LEDGERWOOD A M,BLAISDELL W. Coagulation challenges after severe injury with hemorrhagic shock [J]. J Trauma Acute Care Surg,2012,72(6):1714-1718.

[7]HSU J M,PHAM T N. Damage control in the injured patient[J]. Int J Crit Illn Inj Sci,2011,1(1): 66-72.

[8]ELLARD L,DJAIANI G. Anaesthesia for vascular emergencies[J]. Anaesthesia,2013,68(Suppl 1): 72-83.

[9]CHERKAS D. Traumatic hemorrhagic shock:advances in fluid management[J]. Emerg Med Pract,2011, 13(11):1-19.

[10]KASHUK J L,MOORE E E,SAWYER M,et al. Postinjury coagulopathy management:goal directed resuscitation via thrombelastography[J]. Ann Surg,2010,251(4):604-614.

[11]BEEKLEY A C,STARNES B W,SEBESTA J A. Lessons learned from modern military surgery[J]. Surg Clin North Am,2007,87(1):157-184.

[12]WAIBEL B H,ROTONDO M F. Damage control in trauma and abdominal sepsis[J]. Crit Care Med, 2010,38(9 Suppl):S421-S430.

第十八章

腹部战创伤并发症

　　腹部战创伤的早期规范评估和及时处理可以提高创伤救治的成功率。反之,如果早期诊治不规范,以及腹部战创伤本身的严重性和复杂性,伤后则容易发生各种并发症。有些严重和复杂的并发症处理困难,影响伤员的伤后恢复过程,造成巨大痛苦和不良预后。

第一节　感染性并发症

一、腹腔脓肿

【概述】

　　腹部创伤后,腹腔内感染的液体聚集于腹腔内的某些间隙,逐渐被周围的纤维组织或内脏器官包裹而形成脓肿。脓肿可发生于腹腔内的任何间隙,多位于邻近病变器官的附近。腹腔脓肿的病原菌多来自胃肠道,以大肠杆菌为主,常有厌氧菌和其他革兰氏阴性杆菌的混合感染。腹腔脓肿位置隐蔽,诊断和治疗都较复杂,病程较长,对伤员的消耗和危险很大,是腹部创伤中难以处理的棘手问题之一。

　　腹部损伤后空腔器官的破裂未及时发现,腹部损伤污染手术后腹腔清洗不够彻底,肝胆胰等损伤后保守治疗或手术后出现胃肠道瘘、胆瘘、胰瘘、尿瘘等,腹腔内渗出的液体混杂细菌流向并积聚在腹腔内各间隙,均可造成不同部位的腹腔脓肿。严重创伤伤员,抗感染能力明显下降,或者伤前伤者体质差、免疫力低下等,还可以造成血源性感染。

【临床表现与诊断】

1. 临床表现

　　(1)全身表现　早期为细菌性毒血症的表现,即在康复过程中突然发生间歇或弛张型高热,有时是寒战、高热、食欲减退、脉率快或弱而无力,甚至血压下降,出现感染性休克的表现。

　　(2)腹部症状　由于腹腔脓肿占位,或继发的肠梗阻等,伤员出现腹痛、腹胀,在深呼吸和体位变动时加重,可牵涉至肩背部或后腰部。如膈肌受刺激,伤员可有频繁呃逆。出现胸膜反应时,伤员觉胸痛、气短,并有咳嗽。如果脓肿在盆腔,全身症状较轻而局部症状相对明显,可出现直肠和膀胱刺激征,表现为下腹部坠胀不适、里急后重、便意频数、粪便带有黏液,尿频、尿急甚至排尿困难。

（3）腹部体征 腹部压痛，较大的脓肿可扪及痛性包块。若脓肿表浅且严重，所在部位的皮肤可见可凹性水肿。盆腔脓肿时，直肠指诊常可触及向直肠内膨出的包块，有明显压痛。如为膈下脓肿，患侧的呼吸动度变小，肋间隙不如健侧明显，肝浊音界升高，患侧肺底部呼吸音减弱或消失。

（4）实验室检查 血白细胞计数升高及中性粒细胞比例增加，C反应蛋白增高，降钙素原增高。

（5）影像学和其他检查

1）X射线检查：约50%的膈下脓肿X射线检查可有阳性发现。前后和侧位拍片可发现病侧的膈肌运动消失或减弱，提示有膈下感染。还可发现病侧横膈抬高和肋膈角消失、肺野模糊，表示有反应性胸腔积液或肺不张。可以看到膈下有气液面，左膈下脓肿可见胃受压移位。

2）B型超声波检查：约80%的伤员可发现脓肿，每天的动态观察对诊断很有帮助，可作为首选的检查方法。B型超声波可明确脓腔的大小、部位、深度，又可进行引导下的穿刺脓液引流。

3）CT检查：是诊断腹腔脓肿的理想手段。95%的伤员CT可显示脓肿，并能明确定位，是必要的诊断方法。

4）穿刺抽脓：脓肿较大时可在B型超声波引导下穿刺，如抽吸出脓液即可确诊，但难以准确定位。脓液应送细菌学和药敏检查。如果穿刺未能抽吸到脓汁，并不能排除脓肿的诊断，可为脓腔不规则或脓液过于黏稠所致。

2. 诊断及鉴别诊断

（1）膈下脓肿 腹部内脏器官炎症病变经治疗后，或胃、脾切除后伤员体温下降，此后体温又重新上升，应考虑膈下感染可能。伤员常以弛张发热为主要症状，39 ℃上下，伴大量出汗、食欲缺乏、乏力、全身不适等中毒症状。患侧上腹部持续性钝痛，可向肩背部放射，深呼吸或咳嗽时加重，有时可伴有呃逆。体检时患侧上腹部或背部有深压痛、叩击痛，严重时出现局部皮肤凹陷性水肿。因胸膜腔反应性炎症，积液，患侧呼吸音减弱或消失，甚至可听到湿性啰音，白细胞计数及中性粒细胞比例增加。除临床表现外，常需通过辅助检查技术予以确诊。最常选用B型超声波检查。上腹部X射线片和胃肠钡餐检查有助于确定脓肿的部位。因10%~25%的脓腔内含有气体，故可见气液平面。其他的X射线征象有胃肠道移位、外来压迹、横膈抬高和肋膈角模糊、反应性胸腔积液等。CT能确定脓肿的部位、范围以及与毗邻器官的关系（图18-1）。B型超声波引导下行诊断性穿刺是膈下脓肿最简便的诊断方法。必要时，尚可置管引流。

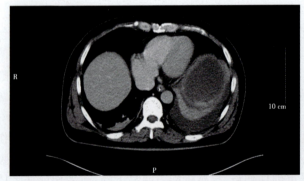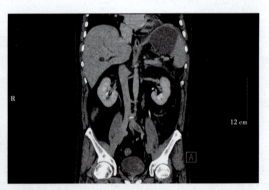

图18-1 左膈下脓肿
CT增强扫描示左膈下脾边缘，增强扫描环状强化，厚壁

（2）盆腔脓肿 盆腔腹膜的面积较小，吸收毒素的能力较差，因此，盆腔脓肿的全身症状较轻而局部症状却相对明显。在腹膜炎过程中或盆腔手术后，弛张发热不退，或下降后又升高，并出现直肠和膀胱刺激征，应想到盆腔脓肿形成。表现为下腹部坠胀不适，里急后重，便意频数，粪便带有黏液，尿频、尿急，甚至排尿困难，直肠指检可发现肛管括约肌松弛，直肠前壁膨隆、触痛。已婚妇女尚可经阴道做盆腔检查，以鉴别为盆腔炎性肿块还是脓肿。盆腔B型超声波检查有助于诊断，CT可明确脓肿的大小及范围（图18-2）。经直肠或阴道后穹隆穿刺抽到脓液便可确诊。

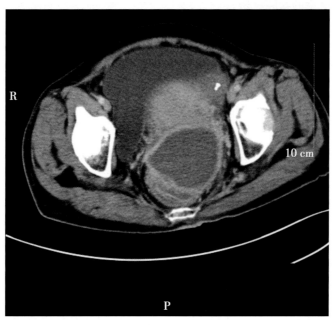

图 18-2　增强 CT 示子宫与直肠之间的囊状低密度灶,边缘强化

（3）肠间脓肿　腹膜炎后,脓液被肠管、肠系膜、网膜包裹,可形成单个或多个大小不等的脓肿,表现为低热、腹部隐痛,较大的脓肿可扪及痛性包块,并可伴有全身中毒症状。因炎症所致的肠粘连,有时可出现腹痛、腹胀等不完全性肠梗阻症状。腹部 X 射线片可发现肠壁间距增宽及肠积气。CT 可确定脓肿的部位及范围(图 18-3)。

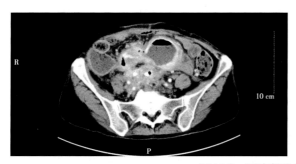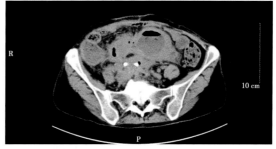

图 18-3　下腹部增强 CT 示肠间脓肿

【治疗】

1.膈下脓肿　在膈下脓肿形成的早期,通过抗生素和支持疗法,炎症大多可消退吸收。但在治疗数周后发热仍然不退、伤员体质消耗较大的情况下,宜及时引流。B 型超声波定位下穿刺引流对位置较浅、脓腔较小、脓液稀薄的膈下脓肿是一种简单而有效的治疗方法。对脓腔较大、脓壁较厚或呈多房性者仍宜行手术引流。

2.盆腔脓肿　经直肠前壁或阴道后穹隆切开,放置软硅胶管引流,同时应用抗生素、热水坐浴、会阴部理疗等治疗措施,促使炎症消退吸收。

3.肠间脓肿　多发性小脓肿经抗生素治疗常可自行吸收。较大的脓肿则需剖腹手术,吸尽脓液,清除脓壁,并用大量盐水或抗生素溶液冲洗、引流。

【预防】

腹腔脓肿至今仍有较高的病死率,故应注意预防。在全身支持治疗的同时,根据腹腔污染的情况,选用有效的抗生素。手术中应充分吸净腹腔渗出液或脓液,需要冲洗时应用大量等渗盐水冲洗后吸净。腹腔内如遗有创面或有吻合口漏可能,应放置引流管。麻醉恢复后,只要病情允许,尽早取半卧位,促使腹腔积液向低垂的盆腔积聚。

<h2 style="text-align:center">二、胃肠道瘘</h2>

【概述】

胃肠道瘘是指胃肠管之间、胃肠管与其他器官或者体表出现病理性通道,造成胃肠内容物流出胃肠腔,引起感染、体液丢失、营养不良和器官功能障碍等一系列病理生理改变。在腹部创伤伤员中以肠瘘多见,可分为外瘘和内瘘两类。外瘘即瘘管通向体表;内瘘即瘘管与另一空腔器官相通,如胃空肠瘘、胃结肠瘘、空肠膀胱瘘等。

腹部创伤往往损伤比较复杂,尤其当合并头部等其他部位损伤时,由于查体无法合作,或因其他损伤而掩盖腹部症状、体征,很容易延误腹部内脏器官损伤的诊断和治疗。胃肠道损伤开始时只是肠壁挫伤,但随着肠腔扩张、血供障碍等,可出现迟发性肠破裂。胃肠道损伤手术后,由于缝合技术不到位、营养不良、血供差等原因,可出现吻合口瘘。

【临床表现与诊断】

1. 临床表现　手术后肠外瘘可于手术 3～5 d 后出现症状,先有腹痛、腹胀及体温升高,继而出现局限性或弥漫性腹膜炎征象或腹内脓肿。术后 1 周左右,脓肿向切口或引流口穿破,创口内即可见脓液、消化液和气体排出。较小的肠外瘘可仅表现为经久不愈的感染性窦道,于窦道口间歇性地有肠内容物或气体排出。严重的肠外瘘可直接在创面观察到破裂的肠管和外翻的肠黏膜,即唇状瘘;或虽不能直接见到肠管,但有大量肠内容物流出,称为管状瘘。瘘口流出液对组织的消化和腐蚀,再加上感染的存在,可引起瘘口部位皮肤糜烂或出血。

肠外瘘发生后,由于消化液的大量丢失,伤员可出现明显的水、电解质紊乱及酸碱代谢失衡。由于机体处于应激状态,分解代谢加强,可出现负氮平衡和低蛋白血症。肠外瘘严重且病程长者,由于营养物质吸收障碍及大量含氮物质从瘘口丢失,伤员体重可明显下降,皮下脂肪消失或骨骼肌萎缩。

在肠外瘘发展期,可出现肠袢间脓肿、膈下脓肿或瘘口周围脓肿。由于这些感染常较隐蔽,且发热、白细胞计数增加、腹部胀痛等常被原发病或手术的创伤等所掩盖,因此很难在早期做出诊断及有效引流。

内瘘由于发生在胃肠管之间或胃肠管与其他器官之间,早期症状可以有不同的表现。较大的胃结肠瘘可致粪便逆流入胃腔而引起粪臭样嗳气和呕吐,且由于胃内食物未经消化吸收而直接流入结肠,伤员可出现腹泻、营养不良和消瘦等症状。肠道与肠道之间的内瘘症状可能不明显,也可出现腹泻、急性感染、营养障碍等症状。肠道与其他空腔器官之间的内瘘多数有明显症状,主要是肠内容物流入另一受累器官而引起严重感染的缘故。

2. 诊断与鉴别诊断　早期怀疑有胃肠道瘘,但未见有明确的肠液或气体从伤口溢出时,可口服亚甲蓝(美蓝),观察瘘管的分泌物有无染色。阳性结果能肯定胃肠道瘘的诊断,但阴性结果不能排除胃肠道瘘的存在。通过腹部立、卧位摄片检查了解有无肠梗阻,是否存在腹腔占位性病变。B 型超声波可以检查腹腔内有无脓肿及脓肿分布情况,了解有无胸腹水、有无腹腔实质器官的占位性病变等,必要时可行 B 型超声波引导下经皮穿刺引流。

消化道造影包括口服造影剂行全消化道造影、经腹壁瘘口行消化道造影,是诊断肠瘘的有效手段。常可明确是否存在肠瘘、肠瘘的部位与数量、瘘口的大小、瘘口与皮肤的距离、瘘口是否伴有脓腔以及瘘口的引流情况,同时还可明确瘘口远、近端肠管是否通畅。如果是唇状瘘,在明确瘘口近端肠管的情况后,还可经瘘口向远端肠管注入造影剂进行检查。对肠瘘伤员进行消化道造影检查,应注意造影剂的选择。一般不宜使用钡剂,因为钡剂不能吸收亦难以溶解,而且会造成钡剂存留在腹腔和瘘管内,形成异物,影响肠瘘的自愈;钡剂漏入腹腔或胸腔后引起的炎性反应也较剧烈。一般对早期肠外瘘伤员多使用 60% 泛影葡胺。将 60% 泛影葡胺 60～100 ml 直接口服或经胃管注入,多能清楚显示肠瘘情况。肠腔内和漏入腹腔的泛影葡胺均可很快吸收。不需要将 60% 泛影葡胺进一步稀释,否则

对于胰外瘘要了解瘘管与胰管及周围器官的关系,瘘管有无分叉,胰瘘引流是否通畅,并对端瘘和侧瘘进行区分。可行瘘管造影进行观察,对于瘘管造影不满意和胰腺假性囊肿的伤员需行 ERCP 检查。在进行 ERCP 检查的同时,对于近端胰管有狭窄的还可行内撑治疗,促进胰外瘘的自愈。在进行 ERCP 或瘘管造影时,应注意避免诱发胰腺炎,有报道在检查前后使用生长抑素及其类似物预防和治疗并发的胰腺炎。

【治疗】

胰瘘治愈的标准是胰液外漏停止,症状消失,伤员可进正常饮食并不再需要应用抗生素。胰外瘘的治疗原则首先是促进其自愈,在一定时间仍未能自愈者采取择期手术。

1. 维持内环境的稳态　胰外瘘伤员常见的水电解质失衡是低钾、低钠与脱水,主要与丢失过多和补充不足有关。尤其要注意的是低渗性脱水,由于伤员口渴感不明显,尿量无明显减少,但伴随着胰液丢失也会有钠的持续丢失,如果补充不足,就容易发生低渗性脱水。通过血生化检测,根据血钠浓度适量补充氯化钠,多可及时纠正。对于严重的低血钾可通过微量泵经腔静脉补充氯化钾来纠正。

2. 出血的处理　出血常见于胰十二指肠切除术或胰头部切除后的胰肠吻合口瘘,单纯的胰尾部瘘出血较少。出血的主要原因是漏出的胰液对胰腺及周围组织的消化腐蚀,特别是胶原酶等胰酶的激活是组织消化和出血的重要原因。因此,阻止了胰酶的激活,也就阻断了组织被消化及继之的出血过程。应设法通过生长抑素来抑制胰液的分泌,或设法分流胰液,避免与胆液和胃液混合。

引流不畅是胰外瘘出血的常见原因。很多伤员在被动的乳胶管引流改为主动的负压引流后,出血很快停止,其原因就是消化液被主动吸出后已无法再消化周围组织。必须指出的是,这种主动负压引流应该采用持续液体冲洗的双腔负压吸引管。如果使用单腔负压吸引导管,则因导管尖端容易吸附组织而失去引流的意义。

缝扎出血点。可在床旁直视下进行出血点的缝扎止血。出血量大,出血视野不清时应行剖腹止血术,对出血部位进行直接缝扎。如缝扎止血不满意,还可根据出血所在的部位结扎供应该部血运的血管。手术应尽可能简单,以止血为目的,可同时行胃造口,留待术后持续胃肠减压,以降低经鼻胃肠减压而发生肺部并发症的概率。可选择向上插管的空肠造口,以及时引流高位空肠的胰液和胆液,减少肠液反流后经瘘口的流量,最大限度地减少肠液内胰酶对吻合口周围组织的消化。选择向下插管的空肠造口,便于实施肠内营养支持。

促进局部凝血与血管收缩,包括全身使用止血药物、局部使用凝血酶制剂。使用去甲肾上腺素溶液冲洗局部出血部位,亦可能使部分伤员的出血停止。

3. 感染的预防与治疗　胰外瘘伤员有以下指标之一即可认为合并感染:①血细菌培养阳性;②直肠温度高于 38.5 ℃;③白细胞计数>12×10^9/L 或<3×10^9/L;④发生低血压需要血管活性药物支持;⑤尽管接受吸氧或机械通气,动脉血氧分压仍低于 8 kPa(60 mmHg)。胰外瘘合并感染较易认识,但处理起来却十分困难。首先必须解决引流的问题。胰液外溢后,胰酶被激活继而消化周围组织,如引流不畅,多可导致细菌的增殖而引起感染。一般使用多孔乳胶或橡胶管引流,但多数情况下引流仍不满意。建议使用双套管负压吸引,即持续冲洗双腔负压吸引管进行引流,能取得理想的效果。其实,一旦引流通畅,多数胰外瘘均可自愈。对合并局部感染的胰外瘘伤员,还应注意抗生素的合理应用。首先应行引流液或脓液的细菌培养与药敏试验。培养结果未出时可先经验性使用抗生素。一般感染的细菌多为革兰氏阴性菌和厌氧菌,开始可选用氨基糖苷类抗生素或头孢三代抗生素,同时组合抗厌氧菌的甲硝唑。待细菌培养结果出来后,根据药敏试验调整抗生素的使用。有时由于长时期应用抗生素,院内获得性感染反而成为主要问题,如肠道菌群失调所致的伪膜性肠炎和肺部感染,应注意避免。

4. 器官功能的支持　胰外瘘发生的早期,由于胰腺炎尚未完全缓解,局部和全身感染较重,伤员可能会伴有多器官功能不全,最常见的是呼吸功能不全和肾功能不全。应注意监测血氧分压的变化,及时行机械辅助呼吸;监测尿量及血肌酐、尿素氮水平,必要时行床旁持续肾替代治疗。

5. 营养支持　胰液外溢致胰酶丢失,伤员消化与吸收功能明显受到影响,因此,营养不良在胰外瘘伤员中十分普遍。而同时并存的感染会进一步加重营养不良。近期体重丢失超过原有体重的 15%

或白蛋白低于 30 g/L,即可诊断为营养不良。胰瘘早期可行全肠外营养支持,肠道功能恢复后应设法尽早恢复肠内营养支持。肠内营养给予的途径以经空肠给予为优,因其可避免对胰腺的进一步刺激。

6.抑制胰液的分泌 生长抑素可有效地抑制胰腺的外分泌与内分泌。生长抑素可迅速减少胰外瘘的漏出量,促进瘘口的愈合。生长抑素类似物奥曲肽的分子结构中的前 4 个氨基酸与生长抑素相当,也有生长抑素的类似作用,但半衰期长。文献研究表明,两者均具抑制胰腺外分泌、减少胰外瘘漏出量、促进胰瘘愈合的作用。

7.手术治疗 胰外瘘经有效的引流和相应的内科治疗后自愈率达75%。胰外瘘在实施上述治疗措施后仍未自愈者,可考虑行手术治疗。手术治疗方法包括手术切除胰尾、胰瘘内口与空肠的 Roux-en-Y 吻合术等。但在确定具体手术时机和手术方式时又因引起胰外瘘的原因、胰瘘的类型而有所不同。对于胰十二指肠切除术并发的胰肠吻合口瘘应遵循先引流等待其自行愈合,最后选择确定性手术的原则。对于胰腺外伤所致胰瘘的治疗则取决于胰瘘的类型,如为侧瘘多能自行愈合,如是端瘘则需手术治疗。在进行手术治疗时应行 ERCP 检查了解胰管走行。胰管近端通畅且位于胰尾部的胰外瘘最适于做胰尾切除术。胰管近端不通畅的胰尾瘘可行胰尾切除和胰腺空肠吻合术或胰瘘口空肠吻合术。位于胰头、胰颈或胰体的胰外瘘则应行空肠胰瘘口的 Roux-en-Y 吻合术。目前报道较多的治疗手段是经奥狄括约肌切开与胰管支撑引流的方法治疗胰外瘘,其原理是行胰管近端减压、破裂胰管支撑,最终促进胰外瘘自愈。

【预防】

胰腺外伤后胰瘘的发生率高达40%。由于外伤时胰腺组织质地多正常,因此包埋或吻合时多欠满意,易发生胰瘘,而且胰瘘的发生与胰腺外伤的程度无关。Nwariaku 的回顾性分析表明,胰腺外伤围术期应用奥曲肽也不能有效地预防胰瘘的发生。使用奥曲肽组胰瘘的发生率(48%)反而高于不使用奥曲肽组(40%),但差异无统计学意义。他也认为这可能与伤员的选择有关,即有可能发生胰瘘的伤员才加用奥曲肽,有必要进行双盲前瞻性的试验。Young 主张对不能排除有胰管损伤者应及时行适当的胰腺切除手术,对于无胰管损伤伤员行胰腺周围的引流即可。Farrell 经验表明胰腺刀刺伤较少合并胰管损伤,外引流就可以;而胰腺钝性损伤和枪弹伤多合并胰管的损伤,应行仔细探查,必要时行胰腺部分切除术。要想真正消灭胰瘘,最重要的是预防胰瘘的发生。通过努力,胰腺手术后胰瘘的发生率明显下降。由于胰瘘是胰腺手术后死亡的主要原因,因此胰十二指肠切除的死亡率也有了明显下降。胰腺外科的这一进步应归功于胰肠吻合技术的改进、纤维蛋白胶的辅助使用和围术期生长抑素及其类似物的使用。

通过改进术式和手术技巧预防胰瘘。胰十二指肠切除术在手术技巧上的改进主要有以下几个方面。一是主张行端侧吻合,即先行胰管空肠黏膜吻合,再行肠浆肌层与胰腺被膜的缝合。二是行胰腺端端吻合,先行胰腺断端与空肠断端的吻合,再使用空肠浆肌层折叠包埋胰腺断端并与胰腺被膜行间断缝合。三是在前者的基础上加胰管支撑,支撑管引出或不引出体外。四是使用间置失功能的空肠袢行胰腺空肠吻合,分流胰液与胆液,以免胰酶激活。具体吻合时又加用前述技术。胰腺部分切除中最常见的是胰体尾切除术,其次是胰腺体部或头部切除术。胰腺部分切除手术导致胰瘘的主要因素有:①年龄>65 岁;②胰管口径小;③胰腺实质松软或正常;④术中失血过多;⑤术前黄疸;⑥手术技巧,如手术时间过长;⑦壶腹部或十二指肠疾病。胰尾切除术是仅次于胰十二指肠切除术的常见胰腺手术,并发症依次是新发生的胰岛素依赖的糖尿病(8%)、胰瘘(5%)、腹腔内脓肿(4%)、小肠梗阻(4%)及术后出血(4%)。胰体尾切除术后胰外瘘的发生率一般在 14%~24%。很多方法用于预防胰腺残端瘘,如褥式缝合、结扎或不结扎主胰管及连续或间断缝合,电凝,大网膜片包裹,缝合器缝合及纤维蛋白胶黏合。较为简易实用也较为流行的方法是使用纤维蛋白胶来预防远端胰腺切除术并发的胰瘘。纤维蛋白胶是含有高浓度人纤维蛋白原、凝血酶和凝血因子Ⅶ的黏合剂。

围术期抑制胰腺外分泌。除了通过手术技巧来预防胰外瘘,再就是通过抑制胰腺外分泌的方法来预防胰外瘘的发生。如禁食、胃肠减压和胆管减压、使用生长抑素及其类似物,以期减少被手术所激活的胰酶对胰腺组织和吻合口的消化,最终防止胰瘘的发生。自然的生长抑素可充分抑制胰液的分泌,预防胰腺手术并发胰瘘的作用已获肯定,但其在临床的应用有一定的不足。一是其半衰期短,因此需要连续注射;二是停止使用后出现反跳;三是抑制胰岛素的分泌,偶可引起糖的不耐受。但其预防和治疗胰瘘的作用确实存在,为此人们尝试使用生长抑素类似物来预防胰外瘘。早年有报道表明,奥曲肽在胰腺围术期使用可减少胰外瘘的发生,且有半衰期长、临床易于使用的特点。但近来这一观点已受到质疑,以致有人开始怀疑其在肠外瘘和胰外瘘治疗中的使用。必须指出的是,迄今为止有关奥曲肽在消化道外瘘治疗中的作用研究有肯定亦有否定的结论,其中一些否定的结论甚至来自奥曲肽厂商支持的研究。但这些研究普遍存在着样本量小、消化道瘘类型多的特点,因此不能以单一的研究来推翻其在不同类型消化道瘘治疗中的作用。消化道瘘的预防与治疗应是集各种先进治疗手段的综合治疗,不能绝对地依赖于某个单一的治疗手段。可以肯定的是生长抑素及其类似物减少胰腺的外分泌量是不容置疑的,区别只是在于作用强度与半衰期的不同。胰瘘伤员由于胰液外溢可导致感染、出血、水及电解质失衡和营养不良,抑制胰腺的外分泌显然非常必要,而生长抑素及其类似物的预防作用也就在于此。

四、伤　口　感　染

【概述】

伤口感染目前仍然是术后常见的并发症之一,尤其在创伤伤员,由于大多属急诊手术,未能做充分的术前准备,或本身存在腹腔内及切口的污染,伤口感染的发生率要远远高于择期手术。伤口感染一旦发生,一方面增加伤员痛苦,延长住院时间;另一方面增加医疗费用,加重伤员负担,甚至引发医疗纠纷和医疗事故。目前在降低手术切口感染的一些方法上如手术室管理、杀菌消毒、隔离措施、抗生素的应用等不断规范化,手术技术不断提高,但切口感染率仍然比较高。

伤口感染的危险因素包括以下几个方面。

1.**年龄**　随着年龄的增大,手术部位感染有增加的趋势,尤其60岁以后感染率较高。

2.**营养状态**　严重的营养不良、免疫功能受损,会增加术后手术部位感染的可能,影响术后切口修复能力。伤员血红蛋白 <10 g/L 时发生切口感染的比例较高。低白蛋白血症(血中白蛋白 <34 mg/L)在手术部位感染伤员中较常见。术前通过营养支持来提高白蛋白水平可以降低术后并发症发生率,但单纯输注白蛋白则不能降低。

3.**高血糖**　术后血糖 >11.2 mmol/L 时,手术部位感染率上升。血糖应控制在 $5.6 \sim 11.2$ mmol/L。

4.**免疫抑制**　应用激素或免疫抑制剂、癌症、放射性或化学药物治疗的伤员,机体的免疫功能受抑制,容易并发伤口感染。

5.**慢性病或并发其他疾病**　如心肺疾病、尿毒症等均可以影响切口愈合。伤员手术前有 3 个及 3 个以上诊断者是手术部位感染的独立危险因素。

6.**其他因素**　其他部位有感染或细菌定植、手术未严格遵循无菌技术规范等。

【临床表现与诊断】

1.**切口浅部感染**　术后 30 d 内发生,仅累及皮肤及皮下组织的感染,并且至少具备下述情况之一者:①有疼痛、压痛、肿胀、红热的症状或体征之一;②切口浅层有脓性分泌物;③切口浅层分泌物培养出细菌。

2.**切口深部感染**　术后 30 d 内(如有人工植入物则术后 1 年内)发生,累及切口深部筋膜及肌层的感染,并至少具备下述情况之一者:①切口深部自行裂开或由医生主动打开,且具备体温高于38 ℃、局部疼痛或压痛之一的症状或体征;②从切口深部流出脓液;③临床或经手术或病理组织学或影像学诊断发现切口深部有脓肿。

【治疗】

加强营养支持,改善贫血及低蛋白血症状态。根据切口渗液细菌培养选用敏感抗生素。换药及局部充分引流。对于只有表面轻度红肿的早期切口感染,可以行表面酒精纱布湿敷,同时行红外线等物理治疗。对于已经有明显脓性液体渗出,甚至已经裂开的创口,则需尽早果断地敞开引流。如有植入物,尽量去除。近年来逐渐普及的创口负压引流技术使得创口感染的处理有了很大进步。有些缝线不需拆除,后期待创面清洁后则可行补片修补、植皮等手术,加快了创面及腹壁缺损的修复速度。

【预防】

严格手术室管理,包括对通风、清洁、人数、开关门次数、正确佩戴帽子口罩等都要严格要求。手术操作必须严格遵守无菌原则。切口缝合仔细可靠,不留无效腔。预防性使用抗生素:①术前 30 min 预防性使用;②超过 3 h 追加常规剂量;③二联或三联反而会增加感染发生率。必要时术后继续使用抗生素,并加强营养支持,尽早纠正贫血及低蛋白血症。

五、尿　瘘

【概述】

严重骨盆骨折伤员,常合并盆腔器官的损伤,其中膀胱、尿道及阴道损伤均比较常见。如果生殖道与泌尿器官之间形成异常通道,则称为尿瘘。尿瘘主要见于女性,包括膀胱阴道瘘、尿道阴道瘘、膀胱尿道阴道瘘、输尿管阴道瘘等。因尿液不能控制由阴道流出,使伤员因异常难闻的腥臊味而影响与周围人员接触,给伤员造成极大的精神及肉体上的痛苦。

【临床表现与诊断】

1.临床表现　尿瘘的主要症状是漏尿及漏尿后的并发症。

(1)漏尿　尿液不时地由阴道内流出。尿道阴道瘘,或尿道部分缺损、缺损位于尿道内口以下者,尿道内括约肌未受损伤,排尿功能尚可得到一定的控制,漏尿现象尚不严重。膀胱阴道瘘、膀胱尿道阴道瘘,瘘孔位于尿道内口及以上者,如瘘孔较大则尿液全部由阴道内漏出,伤员完全不能排尿。若瘘孔较小而周围有肉芽形成瓣状,伤员往往能控制一部分尿液,而当膀胱过度充盈时,才有溢尿现象。高位膀胱阴道瘘或膀胱宫颈(或子宫)瘘,平卧时漏尿,而站立时可暂无漏尿。输尿管阴道瘘漏尿的特点是伤员有漏尿,但同时能自行排尿,系因一侧输尿管被损伤,尿液流入阴道,另一侧正常输尿管将尿液输入膀胱而经尿道排出。如系双侧性输尿管损伤的输尿管阴道瘘,则完全失去膀胱定期排尿的功能,而只表现为阴道漏尿。一侧输尿管腹腔瘘,在未与阴道相通前,表现为发热、腹胀、腹水等,伤员可自行排尿;当瘘与阴道相通后,则阴道漏尿、发热,腹水随之消失。

(2)感染　外阴部、臀部、大腿内侧皮肤,由于长期受尿液的浸渍,发生不同程度的皮炎、皮疹和湿疹,造成局部刺痒与灼痛。如被搔破,则可引起继发感染,形成疖肿。尿瘘伤员有时可有不同程度的泌尿系统感染症状。如系输尿管瘘伴有局部输尿管狭窄以致肾盂扩张积水者,更易引起感染。有的先形成腹膜后尿外渗,并发感染,然后发生阴道漏尿。

(3)闭经　可能由于精神创伤,10%～15%的尿瘘伤员可有继发性闭经或月经稀少。

(4)精神痛苦　由于尿液不分昼夜、季节不断地自阴道内排出,沾湿衣裤、被褥,晚上不能安睡,白天又不便或不愿外出参加社会活动,影响学习和生产劳动;加以漏尿者有的并发阴道瘢痕狭窄或部分闭锁,丧失性生活及生育力,影响夫妇感情和家庭关系,给伤员带来极大的精神痛苦,以致精神抑郁、继发性闭经。

(5)辅助检查

1)亚甲蓝试验　目的在于检查肉眼难以辨认的膀胱阴道小瘘孔、多发性小瘘孔或瘢痕中瘘孔等,或鉴别膀胱阴道瘘与输尿管阴道瘘。伤员取膝胸卧位,通过尿道插入导尿管,将亚甲蓝稀释液(2 ml 亚甲蓝加入 100～200 ml 生理盐水中)注入膀胱内,夹住导尿管。注入过程中,提拉阴道后壁,观察阴道前壁、前穹隆及宫颈口有无蓝色液体流出。自阴道壁有蓝色液体流出者为膀胱阴道瘘,同时可知瘘孔数目及部位。自宫颈口或其裂伤中流出者,可为膀胱宫颈瘘或膀胱子宫瘘。如无蓝色液体流出,则应怀疑为输尿管瘘,此时可拔除导尿管。如蓝色液体迅速从尿道口溢出,进一步检测,排除输尿管阴道瘘,也应想到压力性尿失禁的可能性。

2)靛胭脂试验　目的在于诊断输尿管瘘。凡经亚甲蓝试验阴道无蓝色液体流出者,可静脉注入靛胭脂 5 ml,5 min 后观察阴道有无蓝色液体流出,有则可诊断输尿管阴道瘘。

3)膀胱镜检查　一般经上述检查可以查明瘘孔部位和大小、膀胱容量、黏膜情况等。高位者可借助于膀胱镜检查定位,并明确瘘孔与输尿管口的关系,作为修补时的参考。在有条件的单位,即使阴道内找到瘘孔,亦宜采用膀胱镜检查膀胱内瘘孔的情况。输尿管阴道瘘者,可在膀胱镜检查下逆行插入输尿管导管检查。顺利插入者,一般为健侧。而患侧则插入受阻,其受阻部位即瘘孔位置及与膀胱之距离。膀胱阴道瘘与输尿管阴道瘘并存时,通过膀胱镜检查及输尿管插管检查也多可明确诊断。膀胱镜检查找不到输尿管开口时,可做静脉肾盂造影。

4)静脉肾盂造影　有助于明确输尿管损伤的侧别、部位及肾功能情况,以及损伤侧输尿管有无狭窄、扩张或梗阻等状况。方法是静脉内注入泛影酸钠,行肾、输尿管、膀胱 X 射线摄片,根据显影情况做出诊断(图 18-6)。

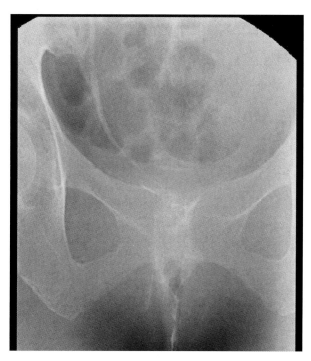

图 18-6　膀胱阴道瘘
静脉肾盂造影可见膀胱及下尿路造影剂外溢,并可见阴道区域显影

5)肾图　目的在于了解肾功能及上尿路通畅情况,如输尿管瘘所致狭窄或梗阻,可致患侧肾功能减退或肾萎缩、肾功能丧失。

2.诊断与鉴别诊断　根据上述症状、体征及辅助检查,创伤性尿瘘的诊断并不困难,但应与下列疾病相鉴别。

(1)输尿管开口异位　为先天性泌尿道畸形,输尿管开口多位于尿道、阴道、子宫、宫颈、前庭处。可单侧或双侧,以单侧较常见。多伴有重肾或双输尿管。临床特点为持续漏尿,同时有正常的分次排尿。静脉注射靛胭脂可确定异位输尿管口。

(2)尿失禁　张力性尿失禁伤员能正常排小便,仅在腹压加大时方有尿漏出。病史上常有诱发尿失禁的因素,如分娩、阴道或尿道手术、外伤等。检查时尿道、膀胱及输尿管均无瘘孔存在。充盈性尿失禁伤员仅在有尿意时,有少许尿从尿道口溢出,而不能自解小便,膀胱内可导出大量尿液。此类患者往往有其原发病的临床表现及有关神经系统的阳性体征。妇科检查无瘘孔存在。紧迫性尿失禁以中年妇女居多,排尿紧迫难以忍耐,有不能控制感觉,但排尿后感轻松。失禁流出的尿量较多,有的可将膀胱内的尿液完全排空。膀胱镜、膀胱压力测定均无逼尿肌异常收缩。

（3）女性尿道下裂 本病极为罕见。其临床表现有的出生后即尿失禁;有的婚后或分娩后出现尿失禁;有的伴有阴道发育不全、窄小,性交困难。本病易发生尿路感染。行导尿检查可明确诊断。

（4）结核性膀胱挛缩 严重膀胱挛缩,膀胱容量仅有10余毫升,日夜排尿,次数可达百余次或呈尿失禁现象。但本病有典型的结核病史,有较长期尿频、尿急、尿痛等症状。妇科检查未见瘘口。排泄性尿路造影和膀胱镜检查可见典型结核病变。

【治疗】

由于创伤性尿瘘往往都发生在骨盆骨折基础上,因此创伤早期处理重点为骨盆骨折及由此引起的血流动力学不稳定情况,比如采取各种方法稳定骨盆骨折,必要时采取介入或手术方法止血。待病情完全稳定、全身情况允许时,应尽可能进行必要的内固定手术。原则上尿瘘修补手术应尽早进行。

1.非手术治疗 创伤不久出现的膀胱阴道瘘,且瘘孔较小,可安置导尿管,持续开放;形成不久的输尿管阴道瘘,可试行膀胱镜插入输尿管导管。给予有效抗生素控制感染,则瘘孔有自然愈合的可能。

2.手术治疗 绝大多数瘘管需手术治疗。新鲜的创伤性瘘均应争取立即进行。化学性损伤致瘘或迟发性尿瘘一般应自瘘发生之日起,等待3~6个月进行,这时炎症消退,组织愈合力好。现在也有更快的处理方法,如瘘发生后即给予抗生素及泼尼松(5 mg/次,每日3次)10~20 d,然后行瘘修补获得满意效果。所以,可根据具体情况,不必一律等待3~6个月。

（1）手术途径的选择 手术途径选择要得当,宜根据瘘孔性质、部位、大小,技术熟练程度,辅助手术的选用及妇科或泌尿外科医生的习惯途径而定。就妇科医生而言,绝大多数膀胱瘘以经阴道途径为宜,输尿管瘘宜经腹途径。瘘孔周围组织充分游离,缝合时无张力,是保证修补手术成功极为重要的一环。经阴道修补时有两种分离阴道黏膜的方法。以往从瘘孔边缘2~3 mm向外分离阴道黏膜2 cm左右,称为离心分离法。10余年来,从瘘孔缘外2 cm左右做切口,向瘘孔分离至剩余2~3 mm,称为向心性分离法。这种分离法,阴道黏膜需进行翻转缝合。向心性分离可大大提高修补成功率,尤其是复杂困难的尿瘘。原因在于:阴道黏膜分离处组织健康无瘢痕,血运好,有利于切口愈合;翻转缝合替代部分膀胱壁,使缝合组织牵拉不紧,利于巨大瘘孔闭合;可完全避免瘘孔边缘输尿管开口损伤或缝孔;这种翻转缝合法之外侧缺损创面,还需另有周围组织填充覆盖,如填充侧、后壁健康阴道壁,或大、小阴唇皮瓣等,以利加固修补。

（2）辅助手术的选用 选择辅助手术有利于提高复杂困难尿瘘的成功率。辅助手术可分为两类:一类是扩大手术野,有助于暴露瘘孔,如会阴侧斜切开、耻骨联合切除术、耻骨支开窗术等;一类是自体组织或异体组织替代、填充加固缺损的瘘孔组织。自体带蒂组织有阴道壁、宫颈,大阴唇或小阴唇皮肤、股部皮肤、球海绵体肌脂肪垫,股薄肌,腹直肌前鞘,腹直肌瓣,腹膜,大网膜,子宫浆膜肌瓣,膀胱自体移植组织,乙状结肠等。异体组织有胎儿膀胱、羊膜及牛心包等。如何选用决定于瘘孔部位与性质:如低位瘘,多选阴道壁、大或小阴唇皮瓣;高位瘘,多选宫颈组织、腹膜、大网膜等;对膀胱尿道阴道瘘,还应加选球海绵体肌脂肪垫或腹直肌瓣等加固膀胱颈;阴道全缺损或瘢痕严重(瘢痕切除后),可选子宫浆膜肌瓣或乙状结肠。困难尿瘘及重建尿道者,一般需要行膀胱造瘘,以利于瘘孔愈合。

【预防】

阴部外伤或骨盆骨折均可损伤尿道和膀胱而形成尿瘘,伤后应常规检查生殖道、泌尿道有无损伤,避免漏诊。

（洪玉才 张 茂）

第二节　非感染性并发症

一、腹壁疝

【概述】

由于创伤本身或创伤后剖腹手术、感染等导致腹壁完整性破坏,腹部内脏器官经腹壁缺损突出于体表成为腹壁疝,以腹壁切口疝最多见。病因包括以下 6 个方面。

1.**腹壁切口感染**　切口感染可使部分腹壁组织坏死而形成薄弱区或缺损,这是腹壁切口疝发病最重要的原因之一。据统计,腹部手术后切口疝的发病率在 1% 以下,但如发生切口感染,发病率则高达 10%,伤口裂开者甚至可达 30%。此外,在不同原因引起的切口疝中,由感染引起者占总数的 50%。

2.**切口选择**　因为支配腹部肌肉的肋间神经走向的关系,做纵向切口时,除了中线切口和旁正中切口外,腹壁神经被广泛切断。因此,切口疝多见于采用纵向切口的腹部手术之后。切断 1~2 支腹壁神经者损害常不明显,但如切口长而切断 3 支以上,往往可导致切口内侧腹肌萎缩无力而诱发切口疝。尤其是下腹部做直切口时,因腹直肌鞘后鞘阙如而承受较大压力,更容易发生切口疝。此外,腹壁的肌肉(除外腹直肌)、腱膜、筋膜和腹直肌鞘的纤维基本都是横向走行,被纵向切口切断的这些组织在缝合时很容易顺纤维方向被缝线切割而出现裂口。即使当时已缝合,在尚未完全愈合之前,仍可导致腹壁局部抗力下降。腹直肌的强度也因腹部肋间神经被切断而受损害。腹白线组织较坚韧,如经此做正中切口不损伤腹壁神经,应无上述弊端;但其血供较差,且脐上段因两侧腹直肌内缘之间有一定距离而缺乏肌肉保护,故上腹部中线切口仍可以并发切口疝。但腹部创伤后施行剖腹探查手术,切口选择需满足快速、暴露好等要求,因此临床上仍选择纵切口,尤其以正中切口为主。

3.**手术操作**　粗糙而不规范的操作常是引起切口疝的原因。诸如大块结扎引起的组织坏死,止血不完全形成的血肿,缝合切口时未依次序分层缝合、错将不同的组织对合、强行拉拢创缘进行缝合致使创缘撕裂或血供受损、间断缝合的间距过大、连续缝合的缝线未抽紧、缝合的创缘之间夹有其他组织等错误操作。

4.**麻醉配合和手术后处理**　缝合腹部切口时要求有满意的腹肌松弛。麻醉过浅使创缘难以拉拢,内脏器官不能静置腹内而干扰手术进行,由此导致术者的被动和惊慌容易引发各种操作失误。切口缝合中不合适的气管内吸痰可引起强烈的咳嗽反应,从而使缝合或已缝合切口的内层裂开。手术后肠麻痹引起的腹胀、呼吸道感染所致的咳嗽,以及发生恶心呕吐时,腹肌的牵扯也是导致切口疝的可能诱因。

5.**创口愈合不良**　创口愈合不良是一个重要因素。导致创口愈合不良的原因很多,如切口内血肿形成、肥胖、老龄、营养不良、腹内压过高、腹水、腹壁相对薄弱,以及伴随疾病如糖尿病、器官功能不全或衰竭等。

6.**创伤本身直接导致的腹壁组织缺损**　腹壁严重挫伤时虽然皮肤完整性没有被破坏,但肌层、筋膜等已经撕裂,此后腹内组织逐渐由此处突出,最终形成腹壁疝。

【临床表现与诊断】

腹壁疝的主要症状是站立或用力时有腹壁膨隆,可以出现在原手术切口处,也可以是腹壁的其他部位。它们通常在平卧休息时缩小或消失,有时还需要用手助推才能复位。疝门较大时,还可伴有食欲减退、恶心、便秘、腹部隐痛、肠鸣音增多等表现。切口疝的疝囊可能并不完整,故疝内容物与附近组织发生粘连而表现为难复性疝者较多,有些还伴有不完全性肠梗阻。疝内容物为肠管时,可在肿块或膨隆处见到肠型和(或)肠蠕动波。肿块通常较为柔软,触按时常可感到或听到肠管内气体窜行的咕噜声。疝块复位后,一般可触及腹壁内层裂口的边缘,但腹壁神经损伤所致腹肌瘫痪引起的切口疝,腹壁虽有膨隆,疝块边界可能并不清楚,且无明确疝门可触到。切口疝的疝门通常较为宽松,故发生嵌顿者并不多见。腹部CT检查可见疝出到腹壁的肠管(图18-7)。

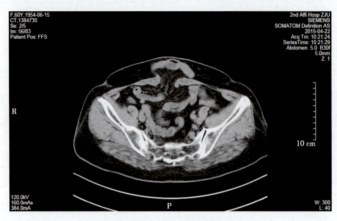

图18-7　CT示腹壁疝

【治疗】

腹壁疝一旦发生均不能自愈,因此需手术治疗。手术时应尽量切除原有瘢痕组织。显露疝门后,沿其边缘清楚地解剖出腹壁各层组织,并在各层次之间进行一定范围的游离,这样可以减少拉拢缝合时所产生的张力,有利于创缘的愈合。疝内容物回纳后,拉拢疝门边缘予以缝合,然后依次细致缝合腹壁其他各层次。各层缝合务必避免高张力,还应避免把不同性质的组织缝合在一起。低张缝合对修补缺损范围较小的切口疝是容易做到的,但对缺损范围较大的切口疝,往往较为困难。如在张力较大的情况下强行拉拢、勉强缝合,将导致复发,对此可使用疝补片进行无张力修补。对于一时不能接受手术的伤员,可暂用腹带或弹性绷带束缚腹部,同时积极创造手术条件。

【预防】

预防切口感染是降低切口疝发生率的最重要措施,同时积极治疗各种引起腹内压增高的疾病,如慢性咳嗽、便秘、前列腺肥大等;加强患者的营养支持,纠正贫血和低蛋白血症,改善伤员一般状况,提高愈合能力;对糖尿病、凝血机制障碍、呼吸功能障碍、肝功能障碍、肾功能障碍等影响组织愈合的并发症,应积极治疗;手术中严格外科手术原则,彻底止血,以免引起切口血肿,妨碍切口愈合。估计切口可能发生感染者,需做二期缝合。必要时采用减张缝合等。

(洪玉才　张　茂)

二、粘连性肠梗阻

【概述】

粘连性肠梗阻在腹部创伤伤员中比较常见,多见于腹部创伤并行剖腹手术后。粘连的产生是机体对创伤、缺血、感染、异物所做出的炎性反应。腹膜含有大量的吞噬细胞,当腹腔内有任何损害时,将释放大量细胞因子、介质出现炎性反应,局部将有水肿、充血,释放组胺、多种激肽与其他血管活性物质,大量纤维素渗出并沉积在浆膜面上形成网络状物,其中含有许多多核白细胞及其他炎症细胞,纤维网络使邻近的浆膜面黏合在一起,然后成纤维细胞呈现在其中。局部的炎性反应是否形成纤维性粘连的决定因素之一是局部纤维分解的速度,如纤维素性网络能被迅速吸收,纤维增生将停止而无粘连形成;反之,成纤维细胞将产生胶原束,成为纤维粘连的基础。同时,许多毛细血管伸入其中,成纤维细胞在胶原网中增殖,数周或数月后即形成粘连。

由于腹壁或腹部内脏器官组织损伤,或剖腹手术后,长时间在空气中暴露,滑石粉、淀粉、纱布、棉花、肠内容物、缝合材料以及其他异物等均能引起炎性反应,尤其合并其他部位损伤时,伤员可能术后长时间卧床,导致粘连的发生,从而使肠管的一部分与腹壁粘连固定,损伤部分肠管呈锐角扭折;粘连带压迫或缠绕肠管形成阻塞;粘连带的两端固定形成环孔,肠管从中通过而形成内疝;较长的一段肠管黏着成团,致使部分肠管变窄,或是相互黏着影响肠管正常蠕动,出现梗阻;肠管以黏着部为支点发生扭转;肠管黏着于远处腹壁或其他组织,受肠系膜长度的限制,或肠管另一端较固定(如回盲部),肠管呈牵拉性扭折而梗阻。

【临床表现与诊断】

粘连性肠梗阻的症状可以表现为完全性或不完全性梗阻,可以是单纯性也可以是绞窄性,与粘连的分类、产生梗阻的机制无关。开始时,多先有部分肠梗阻的症状,当肠内容物淤积或肠壁水肿后则出现完全性梗阻,非手术治疗后多能缓解,但也常有反复发作。粘连带、内疝或扭转引起的梗阻,则多是初次发作即呈完全性梗阻或绞窄性梗阻。

在有手术史的伤员,又系肠袢与切口黏着引起的肠梗阻,常可在切口的某一部分出现膨胀的肠型或肠袢,且可有压痛,当出现绞窄性肠梗阻时,则表现为腹膜炎的体征。

【治疗】

单纯性肠梗阻可先行非手术治疗,包括禁食、胃肠减压、抗炎等,尤其当前有肠外营养的支持,可维持伤员的营养与水、电解质平衡,生长抑素可减少胃肠液的分泌,减少肠腔内液体的积蓄,有利于症状的减轻与消除。近年来,肠梗阻导管的使用也使得部分单纯性肠梗阻伤员的症状得到明显改善。手术后早期发生的肠梗阻,多为炎症、纤维素性粘连所引起,在明确无绞窄的情况下,经非手术治疗后可望吸收,症状消除。

如果梗阻症状经非手术治疗后仍不缓解,或出现肠绞窄表现,则应进行手术探查。反复发作者可根据病情行择期手术治疗。在非手术治疗方法难以消除造成肠梗阻的粘连的条件下,手术仍是一种有效的方法,即使广泛的肠粘连,肠排列固定术也有着明确的预防再发的效果。

【预防】

腹部内脏器官损伤及手术是造成肠粘连的主要原因,需采用综合手段来防止粘连产生,概括起来有如下几种方法:①防止纤维素的沉积。例如以等渗盐水灌洗腹腔清除纤维素,腹腔内注入胰蛋白酶,应用透明质酸酶、链激酶、尿激酶等,但效果尚不肯定。②消除腹腔内炎症介质。当前认为细胞因子、介质参与了炎性反应。因此,在手术结束时,应用大量等渗盐水清洗腹腔,清除已产生的炎症介质及某些致炎物质,可减轻粘连与炎性反应。③清除手套上的淀粉、滑石粉,不遗留丝线头、纱布、棉花纤维、切除组织等异物于腹腔内,减少肉芽组织的产生。④注意无菌操作技术,减少炎性渗出;保护肠浆膜面,防止损伤与干燥;关腹前将大网膜辅置在切口下;及时治疗腹膜内炎性病变,防止炎症的扩散。⑤术后尽早恢复进食。近年的研究表明,禁食是出现肠麻痹的重要原因,因此尽可能早期进食,促进肠蠕动的恢复。⑥术后早期活动。对于多发伤伤员,由于其他部位严重损伤,可能需要长期卧床,但仍需帮助伤员尽早活动,以免肠粘连的加重及固定。

(洪玉才　张　茂)

三、腹腔间隙综合征

【概述】

腹腔作为一个单独的腔室,如果压力急剧升高将导致一系列病理生理改变。严重创伤性失血性休克、烧伤、腹部创伤等在救治过程中常出现腹腔高压症(intra-abdominal hypertension,IAH),甚至发生腹腔间隙综合征(abdominal compartment syndrome,ACS),出现多器官功能障碍。在ICU中,IAH和ACS的发生率分别为35%及5%。

2001年召开了世界首届ACS大会,迄今已5届;2004年成立了世界ACS协会(World Society of the ACS,WSACS),并建立了专业网站(www.wsacs.org),提出以促进研究、加快教育及改善IAH/ACS伤员的生存为协会宗旨,在其主导下,近年来在IAH/ACS的多个方面取得显著进展:①就腹腔内压力(intra-abdominal pressure,IAP)、腹腔灌注压(abdominal perfusion pressure,APP)、IAH及其分级、ACS及其分类等定义达成共识,提出了IAH/ACS的诊断和治疗推荐方案,并为多数研究者采用。②建立了国际研究协作组、教育课程,开展了10项多中心的IAH/ACS研究,在WSACS网站上发布了IAP监测、IAH/ACS诊断、内科和外科治疗的图解。③IAH/ACS早期干预显著改善生存率,从最初很少测量IAP,到IAP被确认为继体温、血压、心率、呼吸及氧饱和度之后危重伤员的第6生命体征;ACS死亡率从最初的100%降到20%~50%;腹腔暂时性关闭术后的早期确定性筋膜关闭率从最初的低于50%上升到80%~90%。

1. IAH/ACS常用概念

(1)IAP IAP是密闭腹腔内稳定状态下的压力,由腹壁弹性与腹腔内容物共同决定,正常时IAP维持在负压或0 mmHg(1 mmHg≈0.133 kPa)左右,危重症者多为0.67~0.93 kPa(5~7 mmHg)。IAP随呼吸而变化,吸气时上升(膈肌收缩),呼气时下降(膈肌松弛)。根据IAP,世界ACS协会将IAH分为4级:Ⅰ级,IAP为1.6~2 kPa(12~15 mmHg);Ⅱ级,IAP为2.13~2.67 kPa(16~20 mmHg);Ⅲ级,IAP为2.8~3.33 kPa(21~25 mmHg);Ⅳ级,IAP>3.33 kPa(25 mmHg)。

(2)APP APP较IAP更能准确反映腹部内脏器官血液灌流,APP值=平均动脉压(mean arterial pressure,MAP)-IAP,正常时APP>8 kPa(60 mmHg)。因此IAH/ACS伤员治疗时应维持APP在6.67~8 kPa(50~60 mmHg)或以上,以保持腹部内脏器官的血液灌流。

(3)IAH 持续或反复的病理性IAP≥1.6 kPa(12 mmHg)。

(4)ACS IAP持续>2.67 kPa(20 mmHg),伴随新发器官功能障碍或衰竭,伴或不伴APP<8 kPa(60 mmHg)。

(5)创伤后原发性ACS 与腹腔、盆腔区域的损伤或损伤后感染、腹腔填塞等因素相关者称为创伤后原发性ACS(postinjury primary ACS),如创伤导致腹腔内或腹膜后大量出血、损害控制性手术中敷料填塞止血、肠道损伤后腹腔内感染等,通常需要早期外科或放射介入干预。在20世纪90年代后,以前在手术室大量出血而死亡的严重腹部创伤伤员,通过填塞腹腔等损害控制技术获救,创伤后原发性ACS逐渐凸显。创伤后原发性IAH/ACS的危险因素包括严重创伤、腹壁血管损伤、腹腔填塞、重度休克、过量液体复苏等。原发性ACS紧急转运到手术室和输入超过3 000 ml的晶体液高度预示ACS的可能。

(6)创伤后继发性ACS 非腹腔、盆腔区域的创伤或感染所致者称创伤后继发性ACS(postinjury secondary ACS),如肢体毁损伤伴严重失血性休克、伴脓毒性休克的创伤后感染、大面积烧伤等情况下,伤员经大量液体复苏后出现的IAH/ACS。随着创伤救治体系的发展和救治策略的进展,进入21世纪后,创伤后继发性ACS增加明显,主要见于创伤后早期、休克复苏后最初数小时内。其危险因素包括超过3 000 ml的晶体液输入、超过3单位的洗涤红细胞和创伤后6 h内的紧急手术等,独立的预测因素包括超过7 500 ml的晶体液复苏,与复苏液体量相比相对少的尿量(<150 ml/h)。临床医生应充分认识到大量输入晶体液可能导致继发性ACS的灾难性后果,在严重创伤救治中争取更早期控制出血、限制性使用晶体液、确定性止血后再充分复苏、谨慎地预防性应用开放腹腔策略等,从而降低创伤后继发性ACS的发生率。

(7)创伤后再发性ACS 创伤后原发或继发性ACS,经手术或非手术治疗缓解后再次发生ACS者称创伤后再发性ACS(postinjury recurrent ACS)。

2. 病因 IAP的决定因素是腹壁顺应性和腹腔内容物。

(1)腹壁顺应性降低 除腹部多次手术史、放射性治疗、腹壁严重烧伤和过紧束腹带等可影响腹壁顺应性外,严重战创伤后多种因素可导致腹壁顺应性下降,包括:①急性呼吸功能衰竭,尤其是在气道压增高的情况下;②严重创伤及烧伤,创伤、出血、烧伤和脓毒症等所致休克和复苏状态被认为可导致全身缺血-再灌注损伤,在影响腹腔内容物(腹水、肠道水肿)的同时,可因腹壁广泛的肌肉和皮下水肿导致顺应性下降;③体位因素,俯卧体位或头高位;④高体重指数,中心型肥胖。另外,剖腹术治疗某些原发的外科急症时,强行关闭腹腔也是术后进行性 IAH/ACS 的危险因素,尤其是一期关闭筋膜层的伤员。

(2)腹腔内容物增加 腹腔内容物增加常见于腹腔填塞、肠道梗阻、大量腹腔出血、缺血-再灌注损伤引起的局部缺血。据估计,肠道正常占 58% 左右的腹腔容积,但在病理状态下可上升到 90%。广泛分离、长时间手术、大量液体复苏、术后腹水和腹腔内血液的累积(除非引流)等,可导致术后早期 IAH。

(3)毛细血管渗漏与液体复苏 严重失血性休克或脓毒性休克等状态下常需要大量液体复苏,由于腹腔内毛细血管渗漏(capillary leak),主要与血管渗漏、缺血-再灌注损伤、血管活性动物质的释放及氧自由基等综合因素共同作用,从而导致内脏器官的水肿、细胞外液大量增加,引起 IAH,甚至 ACS。危险因素包括酸中毒(pH 值<7.2)、低血压、低体温(中心体温<33 ℃)、大量输血(24 h 输血量超过 10 单位)、凝血功能障碍、大量液体复苏治疗(24 h 液体量大于 5 000 ml)、肾功能障碍、严重低蛋白血症(血浆清蛋白<20 g/L)等。超过体表面积 30% 的烧伤是 IAH 的危险因素,超过体表面积 50% 的烧伤是 ACS 的危险因素,吸入性烧伤也是 ACS 的危险因素。

3.病理生理 IAH 可导致机体各个器官、系统的损害,任何严重创伤伤员出现一个或多个器官损害均应测量 IAP,评估是否发生 IAH/ACS,采用 MODS 评分、SOFA 评分等,定期监测内脏器官功能和 IAP。

(1)心血管系统 心率、血管外肺水、每搏量变异(stroke volume variation,SVV)、脉压、肺动脉压、全身血管抵抗、中心静脉压增加或升高,心排血量、左心室顺应性、左心室区域性室壁运动下降,胸内血容量指数、球末舒张血容量指数、右心室舒张期末容积指数不变或下降,静脉血栓发生率增加。

(2)呼吸系统 胸腔内压、胸膜压、PEEP、气道峰压、高碳酸血症、无效腔通气、肺内分流、活化的肺中性粒细胞、肺炎症浸润、肺泡性水肿、压迫性肺膨胀不全等增加或升高。功能残气量、总肺容量、胸腔气道压、动态顺应性、固定呼吸系统顺应性、固定的胸壁顺应性、PaO_2、PaO_2/FiO_2 下降,机械通气延长或脱机困难。

(3)腹壁及腹部内脏器官 腹部伤口并发症和切口疝增加,腹壁顺应性和腹直肌鞘血流量下降。腹部内脏器官受压,腹腔灌注压、腹腔血流量、肠系膜上动脉血流量、腹部内脏器官血流量下降,多器官功能衰竭发生率、内脏器官出血增加。胃肠道黏膜血流量、黏膜内 pH 值下降,肠内营养耐受性降低,肠道通透性、细菌移位率、胃肠道溃疡出血或再出血、腹膜粘连增加或发生;肝动脉血流量、门静脉血流量、乳酸清除率、葡萄糖代谢、线粒体功能和吲哚菁绿血浆清除率下降。肾小管功能障碍,肾血管抵抗、肾静脉受压、输尿管受压、抗利尿激素升高;肾血流量、肾灌注压、滤过梯度、肾小球滤过率、尿量下降。

【临床表现与诊断】

1.临床表现

(1)IAH/ACS 的临床表现 除引起 IAH/ACS 病因的临床表现外,IAH/ACS 伤员出现明显腹胀,腹壁张力增高,肠鸣音减弱或消失;低氧血症,高碳酸血症,吸气压峰值升高;心搏、呼吸加快,心排血量减少;少尿甚至无尿,水钠潴留;代谢性酸中毒及颅内压升高等。

(2)IAH/ACS 的 CT 表现 除腹内积血(液)、腹膜后隙积血和胰腺炎等原发腹腔内疾病或创伤后改变外,IAH/ACS 伤员在腹内压升高时,CT 检查还可出现以下 7 个方面的影像学改变:①肝内下腔静脉上段狭窄,指两个或 3 个连续 CT 层面上出现小于 3 mm 的裂隙样征象。Patel 等认为下腔静脉或肾静脉塌陷的 CT 征象对诊断 ACS 并不敏感,甚至无效。Matsumoto 等用肾静脉水平下腔静脉最大横径/前后径的比值表示扁平率,比率小于 4 定义为扁平下腔静脉(FVC),提出用 FVC 来预测钝性躯干伤伤员血流动力学恶化的情况。FVC 是否可应用于 ACS 的预警,需要进一步的探索研究。②圆腹征,指腹腔前后径/横径>0.80,测量层面是经左肾静脉与主动脉交叉层面,测量时排除皮下脂肪。③肾受压或移位。④小肠或大肠肠壁厚度≥3 mm。⑤腹内实质性器官受压或移位,轮廓畸形。⑥双侧腹股沟疝。⑦膈肌上抬,膈肌顶到达或超过第10胸椎体。但腹围与腹内压力相关性很差,因而CT的阳性征象仅是诊断IAH/ACS的补充,绝不能替代IAP的监测,腹围与CT前后径比率的关系有待进一步研究。

2.诊断及鉴别诊断 根据存在IAH/ACS的危险因素、临床表现和内脏器官功能,结合IAP测量可诊断IAH/ACS。

IAP的测量是诊断和处理IAH/ACS的基础,动态的IAP监测是高危伤员的标准监测项目之一。IAP指导下的损害控制性复苏,有助于降低严重创伤后失血性休克过度复苏所致的继发性ACS发生率。IAP指导下的IAH/ACS处理策略显著改善了伤员生存率。IAP测量技术有:①直接测量法,如经腹膜透析管或腹腔镜等方法测量。②间接测量法,如经膀胱、胃、结肠或子宫等放置导管测量。膀胱为一间位器官,壁柔软。膀胱内压(intravesical pressure,IVP)在0~9.33 kPa(0~70 mmHg)范围内,IVP与IAP直接测量值相关性高,且IVP测定技术简便、安全、易行,故被认为是IAP测定的"金标准"。但其禁用于膀胱损伤,膀胱挛缩、神经源性膀胱和尿道阻塞等情况也可影响IVP与IAP的相关性。

(1)IVP测量方法 平卧位、呼气末、腹肌松弛时,排空尿液后注入25 ml(20 kg体重以内的儿童,注水量为1 ml/kg)室温的盐水,稳定30 s后,尿管中的尿柱高度即为IVP,单位为mmHg(1 mmHg≈1.36 cmH$_2$O)。通常第一次测量后3 min重复测量,取两次平均值。现已有多种商品化的IVP监测系统,如AbViser® 自动阀腹内压监测系统、Foleymanomenter™或Uno-Meter Abdo-Pressure™、Bard® 腹内压监测装置等。虽然连续股静脉压(femoral venous pressure,FVP)监测有助于减少护理工作量,但FVP与CVP和IAP的相关性存在争议。没有IAH的情况下,FVP可用于评估伤员的液体状态;但存在IAH时,IAP可显著影响FVP,FVP与WSACS推荐的IVP之间的换算仍待确定。

(2)影响IVP测量的因素 体位、体重指数及呼吸等影响IAP的测量。为降低机械通气相关性肺炎和皮肤压力性溃疡发生率,ICU伤员多维持30°~45°的头高半卧位。一组580例伤员的测量数据显示,30°、45°的头高位分别使IAP升高0.29 kPa(2.2 mmHg)和0.67 kPa(5 mmHg)。也有研究发现,当IAP在2.67 kPa(20 mmHg)以上时,这种影响明显减小,15°时0.03 kPa(0.2 mmHg),30°时0.36 kPa(2.7 mmHg),提示ACS伤员可以采用半卧位测量IAP;普通人群IAP为0.67~0.93 kPa(5~7 mmHg),肥胖伤员IAP可明显升高,病理性肥胖者可达2.13 kPa(16 mmHg),此时IAP的升高还可能与糖尿病、肺动脉高压、低通气状态和静脉阻塞等有关。用力呼气将增高IAP,呼气末正压通气(positive end-expiratory pressure,PEEP)与IAP的关系尚不清楚,多数认为没有影响,两项研究发现PEEP显著增加了IAP,分别为0.39 kPa(2.93 mmHg)和0.67 kPa(5 mmHg)。

(3)监测IAP的指征 不推荐所有入住ICU的伤员都监测IAP,入住ICU、出现新发或进行性器官功能衰竭时应评估IAH/ACS危险性;两个以上危险因素时应测量IAP;存在IAH时,应动态测量IAP。所谓危险因素包括:①腹壁顺应性下降或消失,包括ARDS、胸腔内压升高时、腹部手术后、严重创伤或腹部烧伤、头高30°以上或肥胖伤员;②胃肠道内容物增加时,如胃无力、肠麻痹和假性结肠梗阻等;③腹腔内容物增加时,包括腹腔内积血、积气,或腹水等;④毛细血管渗漏综合征时,包括低血压、酸中毒、低体温、凝血功能障碍、大量液体复苏、大量输血、无尿、脓毒症及损害控制性剖腹术后等。推荐每4 h 1次的间断测量;出现内脏器官损害后,应1次/h。

【治疗】

伴有IAH/ACS的伤员可能是临床医生面对的最复杂病情之一。IAH/ACS的治疗主要分为非手术治疗及手术治疗两大类。通常先行非手术治疗,无效后再行切开减压术。但也有部分学者提出,不应等待出现器官功能衰竭的ACS阶段,而应在IAH阶段行"预防性"手术,这样有助于提高伤员生存率。

1.非手术治疗 同其他重症伤员一样,IAH/ACS伤员治疗策略包括血流动力学监测、机械通气、合理的液体复苏与血管活性药物、强化营养支持、有针对性的抗生素治疗和控制血糖等。针对 IAH/ ACS 的非手术治疗包括以下 4 个方面。

（1）增加腹壁顺应性　对于 IAH/ACS 伤员，必须尽可能地增加腹壁顺应性。疼痛或焦虑会造成腹肌紧张，腹壁顺应性减低，致 IAP 进一步升高，故危重伤员应避免胸腹带约束过紧，尤其应避免勉强关闭腹部切口，腹部烧伤伤员应切除焦痂。

伤员体位的改变也能改变腹壁顺应性。与仰卧位相比，半卧位虽能降低通气相关肺炎的危险，但却显著升高 IAP；当头部抬高角度>20°时，IAP 升高的幅度≥0.27 kPa（2 mmHg）；俯卧位也可显著升高 IAP。反 Trendelenburg 体位既维持头部抬高姿势，又避免腹壁紧张。

有作者提出，在上述措施不能使 IAP 降至目标值时，可以短期（24～48 h）使用神经肌肉阻滞。

IAP>3.33 kPa（25 mmHg）或 APP<6.67 kPa（50 mmHg）时，镇静、镇痛、调整体位或应用神经肌肉阻滞不能改善严重 IAH 伤员的腹壁顺应性，此类伤员应当考虑手术治疗。

（2）排空胃肠道内容　过量液体、气体等积聚于空腔器官将显著升高 IAP。应首先考虑安置鼻胃管、鼻肠管、肛管等排空胃肠道内容物；减少或间断给予肠内营养；甲氧氯普胺、红霉素用于改善肠麻痹时肠道动力；急性结肠假性梗阻症（Ogilvie 综合征）伤员可考虑静脉注射新斯的明排空结肠，必要时可经肠镜减压；如果存在低位梗阻，必须考虑手术解除梗阻。但上述方法尚缺乏前瞻性研究证据。

（3）排空腹腔占位损害　腹腔积血、腹水、腹腔脓肿、腹膜后血肿甚至游离气体都能成为占位性损害并导致 IAP 升高。现代影像学检查可明确显示这些病理改变，有助于临床医生决策。腹部创伤、凝血功能障碍或创伤后大量复苏等导致腹腔积血、积脓或积液，导致 IAH/ACS 时，应考虑超声或 CT 引导下经皮穿刺引流减压。不能引流的占位如实体肿瘤则必须采用手术治疗。

（4）优化液体复苏　液体复苏是危重伤员恢复低血容量、改善器官血液灌流的必要措施，但输入过量液体与 IAH/ACS 的发生密切相关。对于存在 IAH/ACS 危险因素的伤员，应严格监测输液量，避免过量输液；IAH 伤员以高渗晶体液或胶体液为主的复苏可能有助于延缓继发性 ACS 的进程。近年采用高渗盐水或者胶体液复苏似乎能降低 IAH/ACS 并发症的发生率，但仍存在争议。IAH 伴少尿或无尿的伤员可行持续性或间歇性血液滤过；利尿或肾替代治疗（renal replacement therapy，RRT）净超滤有助于移除过多的液体，减轻第三间隙水肿，但尚无足够的证据推荐使用。

2. 手术治疗　当非手术治疗无效时必须尽快手术治疗。1997 年 Mayberry 和 Ivatury 首先提出不关闭筋膜层的腹腔开放对于降低 IAP 和减少内脏器官功能障碍的意义。开放腹腔（open abdomen，OA）手术已有 20 余年历史，这一用于挽救危重症伤员生命的术式自出现起就争论不断，主要的反对观点包括：①ACS 等伤员即使施行了剖腹减压术，死亡率仍达 50% 左右；②暴露的腹腔将导致额外的液体丢失、感染、肠瘘、疝等严重并发症；③需要再次或多次外科手术治疗；④被称为护理人员的噩梦，费用高，住院时间长。但另一方面，开放腹腔手术可有效降低死亡率和早期术后并发症发生率，是外科热点之一，其手术技术自 20 世纪 90 年代中期以来取得了显著进展，且逐渐统一到以负压封闭引流为主的相关术式上来，已经开发出 ABThera™ 腹腔开放手术系统等成套装置。这些方法可显著避免原有开放腹腔技术的不足，使大多数伤员可以在 2～3 周内完成确定性腹腔关闭，从而使开放腹腔手术逐渐成熟。一篇综述统计的截至 2011 年报道的较大宗病例总数已近 5 248 例。合理应用这一技术必将提高腹部外科危重症伤员的救治水平。开放腹腔治疗的适应证、暂时性腹腔关闭手术方法、术后处理及确定性腹腔关闭方法等已基本确立。

（1）OA 概念　OA 手术是指剖腹手术完成腹腔内操作后，腹壁各层不采用常规的分层缝合关闭方法，而是用皮肤或人工材料实施暂时性腹腔关闭（temporary abdominal closure，TAC）的一种有计划的外科手术。

开放腹腔，并不是将腹部内脏器官暴露于空气中，腹壁各层仍需要用皮肤或人工材料实施 TAC。由于是暂时性关闭腹腔，通常需要再次手术确定性关闭腹腔，或者需要再次剖腹手术，其手术技术除要求达到开放腹腔的目的外，还应该兼顾重建腹壁屏障，避免腹腔污染；便于引流及量化腹腔渗出液；便于再次进入腹腔；腹壁各层组织损伤轻；腹壁筋膜层及皮肤回缩少。

各种 TAC 材料和技术要便于外科医生快速、方便地应用，以及取出和再安置，这些材料包括商品化的或外科医生自己设计的。理想的覆盖物或 TAC 装置应具备以下条件:①无菌包装,容易获得,使用安全;②组织相容性好,且有抗感染作用;③利于容纳腹部内脏器官,避免污染;④避免损伤筋膜层边缘,防止腹壁回缩;⑤护理工作量小。临床曾经使用过的材料包括肠外营养或腹膜透析所用的 3 L 袋,各类手术敷料,聚丙烯网(Marlex 网片)、Wittmann 补片、膨化聚四氟乙烯(ePTFE)补片、聚丙烯与膨体聚四氟乙烯复合网片等不可吸收网片,羟乙酸乳酸聚酯(Vicry1)网片、聚乙醇酸(Dexon)网片等可吸收网片,以及负压封闭引流关闭系统等。

(2)OA 适应证 ①急性胰腺炎、坏死性筋膜炎、化脓性腹部感染等腹膜炎。②腹部创伤,行损害控制性剖腹术或腹壁毁损伤。笔者近期应用负压封闭辅助的暂时性腹腔关闭方法成功救治 1 例爆炸致腹壁全层 1/3 缺损、肠道 10 余处破裂严重污染的伤员,60 d 即能站立行走。③肠系膜缺血,肠管循环难以确定,需要计划性再探查者。④原发性或继发性 IAH/ACS,对于 IAP>2.67 kPa(20 mmHg)、伴随有新发内脏器官功能障碍者,可行腹腔扩容术或减压术,应特别注意区分 IAH 与 ACS,出现典型的心肺和腹部内脏器官功能障碍是非常晚期的表现,手术减压应在此阶段前进行。

(3)OA 手术关键技术 需要行开放腹腔手术的伤员生命体征常常不稳定,甚至不能搬运到手术室,可能需要在 ICU 的病床上进行开腹腹腔手术。但手术室能提供所需的更好设备、吸引、人员和无菌条件等,在手术室内行开放腹腔手术要优于在 ICU。

手术时机的把握非常重要,最近的研究甚至认为,预防性开腹能成倍地提高 IAH/ACS 伤员的存活率,开放腹腔已经成为治疗干预手段而不只是 ACS 产生后的腹部管理方法。Mentula 等提出,外科医生基于临床判断,对于高危伤员(重症胰腺炎、动脉瘤修补术)不行一期关闭腹腔,而是让腹腔敞开,直接采用 TAC,达到防止 IAH/ACS 发生的目的。

为确保减压满意,切口应足够大,切口的选择根据之前有无剖腹史而定。以前曾有剖腹史的伤员出现 ACS 后,应完全敞开原切口,视需要决定是否延长切口;初次手术者多选用腹部正中切口,从剑突直达耻骨联合。选用正中切口还有利于二期确定性腹壁重建时采用腹直肌鞘推徙技术。急性胰腺炎后继发性 ACS 伤员可采用双侧肋缘下横切口。

TAC 手术的基本方法是,剖腹,敞开原本封闭的腹腔,然后采取多种腹腔扩容的 TAC 技术关腹。这种方法可立即起到减压作用,IAH 产生的病理生理表现在短时间内即可得到改善。腹腔扩容术(intra-abdominal volume increment,IAVI)是指腹部手术完成腹腔内手术操作后,腹壁各层不采用常规的分层缝合关闭方法,而是用皮肤或人工材料实施暂时性腹腔关闭的一种有计划的外科手术,也称腹腔减压术(decompression surgery,DS)。ACS 伤员经其他方法治疗无效时应行手术治疗,有多个 IAH/ACS 危险因素存在的伤员行剖腹手术时应预防性减压。常用的暂时性腹腔关闭手术方式包括以下 3 类。

1)皮肤关闭技术(skin closure technique) 使用皮肤或其他材料保持腹壁的完整性,主要包括单纯皮肤连续缝合、连续巾钳夹闭、筒仓技术(silo technique)、3 L 袋和硅胶膜片等。皮肤关闭技术迅速、廉价,容易实施,但可能增加皮肤坏死、腹腔污染、腹水渗漏和内脏器官脱出,不能阻止腹壁回缩,ACS 发生率达 13%~36%,早期筋膜关闭率<30%,肠瘘发生率差异较大(0~14.4%),故这些技术主要应用于 TAC 技术发展的早期阶段,现已少用。综合 10 篇文献的 549 例伤员,死亡率 17.0%~58.4%,3 篇报道的肠瘘发生率平均为 7.41%。

2)筋膜关闭技术(fascial closure technique,FCT) 使用插入移植材料,将其缝合于筋膜层,主要包括各种可吸收网片和不可吸收网片。为避免腹腔高压,常常使用多余的材料使腹壁尽量松弛,术后再逐渐收紧,其最大的优点是达到了可逆性无张力的 TAC,便于再次探查,特别适用于 1 周内开放腹腔关闭可能性较小的情况。但此类技术不能排出腹腔内渗出液,不利于伤口引流,可能导致复发性腹腔高压症及伤口周围浸渍;使用不可吸收网片后肠瘘发生率较高(6%~18%),甚至达 75%;不能预防内脏器官与腹前壁的粘连,一期关闭率较低;且所用材料日趋昂贵,国内能获得的装置不多。目前使用较多的仍然是 Wittmann 补片,其两片材料间使用类似尼龙搭扣的方法,5 篇文献共 365 例伤员的死亡率为 7.7%~67.0%,肠瘘发生率平均为 1.3%,一期筋膜关闭率为 78%~100%。

3)负压封闭引流技术 将大网膜置于切口下覆盖肠道,衬或不衬薄膜,将聚乙烯醇-明胶海绵复合材料修剪成与切口相适大小及形状,与腹壁肌层缝合一周,充分地容纳腹部内脏器官,提供生理环境,避免肠道干燥;重建屏障,防止内脏器官机械性损伤,避免腹腔污染;引流腹腔渗液,降低并维持一定腹内压;用生物透性膜粘贴封闭泡沫材料及整个创面(其边缘超过切口皮肤 3~4 cm);硅胶管连接 6~8 kPa(45~60 mmHg)负压。负压封闭引流系统用生物透性膜封闭,使腹腔与外界隔开,可显著扩大腹腔容积,降低腹腔内压,并可防止细菌入侵,不需要常规换药,显著降低了术后护理工作量。由于持续负压状态,利于炎症和水肿的消退,且可使切口相互靠拢有利于伤口愈合,是目前应用最多的技术,可选用多种商品化的腹腔开放性治疗系统。笔者 2008 年以来引用 VSD 辅助技术施行开放腹腔手术治疗 20 例伤员,效果满意,12 例 5~9 d 内确定性一期重建腹壁完整性,8 例 2 周后植皮覆盖创面,形成计划性腹疝。总结 20 篇文献 1 744 例应用负压封闭引流的开放腹腔手术病例,死亡率 17%~60%,平均肠瘘发生率 7.26%。

(4)OA 术后处理 开放腹腔在显著提高 IAH/ACS 生存率的同时,也带来了许多新的挑战,包括腹腔感染、再次进腹困难、腹膜粘连、筋膜回缩和巨大切口疝等。腹腔开放的时间越长,潜在并发症发生机会越大。对于严重 ACS 伤员扩容减压还意味着腹腔乃至全身器官的缺血-再灌注损伤。笔者采用失血性休克、门静脉不全性阻断后复苏的方法建立继发性 ACS 模型,证实了 IAH 阶段预防性开放腹腔治疗对于器官功能的保护作用。术后应监测 IAP,争取在 7~10 d 内实施一期确定性腹壁重建。OA 手术后主要分为以下 3 个阶段。

1)急性期 指术后 24~72 h。应用开放腹腔手术的均属危重症伤员,故处理的重点首先是复苏维持血流动力学稳定,监测并维护心、肺、肾、凝血等主要系统功能,尽快逆转低血容量,防治低体温、凝血功能障碍和酸中毒等严重创伤后致命性三联征。

2)中间期 指术后 72 h~10 d。应明确开放腹腔手术的有效性,针对不同的应用目的,观察腹膜炎、腹内感染的控制,肠道血供障碍的临床表现,监测腹腔内压力等。继发性 ACS 伤员应注意限制复苏液体,避免肠道水肿等,促进腹腔内压力下降,达成早期(最初 7 d 内)关闭腹腔的目标。在腹腔开放手术时为避免腹腔高压,常常使用多余的材料使腹壁尽量松弛,随着内脏器官水肿的缓解,可以通过每 1~2 d 切除覆盖物中间部分、再缝合材料逐渐收紧的方法,使腹壁筋膜层逐渐接近,避免回缩,直至筋膜仅距离 2~4 cm 时实施筋膜一期关闭。另外,严重创伤伤员还应遵循损害控制原则,积极处理出血、遗漏的损伤及各种创伤或手术后并发症,实施有计划的分期手术。

3)重建期 指术后 10 d 至最后完全修复。开放腹腔手术只是一种治疗手段,最终仍然需要确定性腹壁关闭。腹腔开放的时间越长,潜在并发症的机会越大,可能的并发症包括出血、感染、复发性 ACS、再灌注综合征、肠瘘、筋膜回缩和计划性腹疝等。从应用开放腹腔手术开始,确定性关腹的条件包括:①腹腔内压力<2 kPa(15 mmHg),持续 48 h;②可以不使用减张缝合关闭伤口;③无局部感染现象;④近期内不需要再次腹部手术。1~2 周内具备以上条件者可直接关腹;2 周后无法满足上述条件者,应持续负压吸引,促进肉芽组织生长,形成冻结腹腔(frozen abdomen),然后在肉芽上植皮,早期覆盖内脏器官,这样有助于更早逆转代谢状态和降低瘘的危险,形成的腹部计划性疝需 6~12 个月后确定性重建腹壁。鉴于开放腹腔术后形成计划性腹疝伤员的特殊性,在行确定性关闭腹腔手术之前,伤员出院后应坚持适度体力活动,如步行锻炼等,恢复主要器官功能,但应避免举重、跑步等剧烈活动;过度肥胖将影响确定性关腹,故应平衡、健康饮食,避免体重过度增加,并保持与外科医生的联系。

由于历史的原因,让腹腔处于"开放"状态被认为是外科技术上的失败,这种思维导致外科医生在救治危重伤员时坚持到最后才行开放腹腔手术。此时,系膜血管床的酸性代谢产物释放后出现的酸中毒和严重的低血液灌流,可导致腹腔压力急剧下降,从而并发再灌注综合征(reperfusion syndrome)。开放腹腔手术可能是一部分危重伤员获救的唯一希望,包括预防性和治疗性应用,正确、合理选择这一手术方式和相关技术,有望进一步提高外科危重伤的救治水平。

在 ICU 中,ACS 死亡率为 38%~72%。据 Regner 统计,6 篇文献共 399 例创伤伤员应用开放腹腔手术,损害控制外科生存率为 65%~90%;915 例腹腔间隙综合征行开放腹腔手术的死亡率为 43%~75%;493 例急诊普通外科手术中行开放腹腔手术,其中胰腺炎生存率为 25%~70%,穿孔等导致的腹腔感染生存率为 53%~73%。

【预防】

ACS 重在预防。对于创伤导致的腹腔内或腹膜后大量出血,应积极采用介入治疗及手术方法控制出血,损害控制性手术中敷料填塞止血应采用暂时性腹腔关闭技术,避免 IAP 急剧升高,肠道损伤后腹腔内感染应及时引流感染灶。对于肢体毁损伤伴严重失血性休克、伴脓毒性休克的创伤后感染、大面积烧伤等需要大量液体复苏者,应充分认识到大量输入晶体液可能导致继发性 ACS 的灾难性后果,在严重创伤救治中争取更早期控制出血、限制性使用晶体液、确定性止血后再充分复苏、谨慎地预防性应用开放腹腔策略等,从而降低创伤后 ACS 的发生率。对于开放腹腔的伤员,应积极评估,争取早期确定性重建腹壁,但应避免强行关闭腹壁筋膜层等导致再发性 ACS。

(张连阳 张 晔)

四、胰腺假性囊肿

【概述】

胰腺外伤后胰腺实质或胰管破裂,外渗的胰液被胰腺周围组织包裹,形成无上皮组织内衬的囊肿,称为胰腺假性囊肿。假性囊肿可位于胰腺实质内,但更常见位于胰腺与周围器官之间的潜在间隙。囊液内含有高浓度的胰酶,包括淀粉酶、脂肪酶和酪蛋白酶。只要假性囊肿与胰管相通,胰腺假性囊肿就会持续存在。如果囊肿与胰管之间的通路因钙化等原因阻塞,囊肿内的液体可吸收,假性囊肿就可随之消失。

【临床表现与诊断】

1. 临床表现

(1)囊内高压症状 表现为上腹胀满感、持续性疼痛,可涉及季肋、腰背部。

(2)囊肿压迫症状 压迫胃及十二指肠引起胃排空功能障碍,位于胰头部的假性囊肿可压迫胆总管下端而出现黄疸。

(3)感染症状 囊内的感染可引起发热、疼痛和包块肿大。

(4)消耗性症状 急、慢性炎症所致的消耗可使伤员明显消瘦、体重下降等。

(5)并发症 假性囊肿有时破裂引起急性弥漫性腹膜炎,或者引起胰源性腹水;有时侵蚀血管引起囊内大出血,囊内出血偶尔可经胰管进入消化道。

(6)体格检查 根据囊肿所在部位和大小,体检时可有不同的发现。小的胰腺假性囊肿常不易触碰到,大的囊肿常可以在上腹部触及其颈部,边界清晰,表面光滑,移动度小,有时可检出囊性感,深压时往往有压痛。如继发感染,则有触痛或腹膜刺激征。

(7)辅助检查 胰腺假性囊肿的实验室检查并不特异。大多数有血清淀粉酶的升高,少数伤员有肝功能的异常。尽管通过临床表现和实验室检查可以怀疑胰腺假性囊肿,但需要影像学检查来确诊。CT 在首次确定有无胰腺假性囊肿的诊断中非常重要,B 超在诊断假性囊肿中的作用与 CT 相似,在其以后的随访中可使用 B 超观察囊肿大小的变化。

2. 诊断及鉴别诊断 临床上遇到曾有上腹损伤或急慢性胰腺炎,出现上腹疼痛、饱满、包块,伴胃肠道功能障碍的患者,体检时能触到上腹圆形或椭圆形肿物,边界不清,较固定,呈囊性感,有深压痛,就应想到有胰腺囊肿的可能,经胃肠道造影、B 型超声波检查即可做出诊断。

胰腺假性囊肿须与胰腺脓肿和急性胰腺蜂窝织炎鉴别。伴随脓肿的患者常有感染表现。偶尔,假性囊肿可表现为体重下降、黄疸和触及无痛性肿大的胆囊,此种情况常首先考虑为胰腺癌。CT 扫描显示病变为液性,提示为胰腺囊肿,可做出正确诊断。增生性囊肿,还有胰腺囊腺瘤或囊腺癌,约占胰腺囊性病变的 5%,术前应与胰腺假性囊肿鉴别。其确切的鉴别诊断主要依靠活检。

【治疗】

胰腺假性囊肿的治疗应由囊肿的自然病程决定。既往文献报道认为,只有 25% 的假性囊肿可以自行消失。假性囊肿的大小也曾是决定伤员是否需要外科手术的因素之一，大多数专家建议直径大于>6 cm 的假性囊肿需手术治疗。CT 为追踪假性囊肿精确的自然病程提供了理想工具。Yeo 等根据 75 例伤员治疗的结果，认为无论囊肿大小如何，只要无症状均可通过非手术方法治疗。只有在持续腹痛、囊肿不断增大或出现并发症时才考虑手术治疗。

当前认为，囊肿的治疗策略是由临床的综合情况来决定的，如有无临床症状、囊肿的存在时间与大小及有无并发症等。伤员无并发症又能经口摄食即可允许其出院。出院后每月复查 CT 或 B 型超声波来分析囊肿的大小、稳定性及回声的变化。如假性囊肿尚伴有疼痛或早期饱胀感，伤员无法经口摄食时也无法出院，伤员就应继续住院治疗并接受全肠道外营养，同时观察囊肿大小与症状的变化。症状持续、无法经口进食及有囊肿相关的并发症，均需要进一步的介入治疗。但一般应观察 6 周以后再决定手术与否，以期囊肿自行缓解或消失，同时要保证满意的内引流效果。

手术治疗的选择包括内引流、囊肿切除、外引流、经皮或内镜技术。对无并发症的假性囊肿伤员目前均倾向于内引流术。囊肿的内引流方法有 3 种，即空肠囊肿 Roux-en-Y 吻合、囊肿胃吻合、囊肿十二指肠吻合。空肠囊肿吻合是最有效和最常用的引流方法，特别适用于位于横结肠基底部的囊肿或非胃后壁的囊肿。当囊肿位于胃后壁时可行囊肿胃吻合术。如果可行，较之于囊肿空肠吻合术，囊肿胃吻合术在技术上较为简单省时。内引流的最后选择就是囊肿十二指肠吻合术。但这一术式受一定限制，仅用于十二指肠周边 1 cm 内且位于胰头的胰腺假性囊肿。囊肿十二指肠吻合有形成十二指肠瘘的危险。该术式与囊肿胃吻合术相似，即首先切开十二指肠侧壁，在十二指肠的内侧与囊肿之间通过吻合建立一引流通道。大多数手术治疗的胰腺假性囊肿是通过囊肿空肠和囊肿十二指肠吻合进行内引流的。胰腺囊肿的切除术仅适用于少数伤员，通常限于胰尾切除术以治疗位于胰尾的假性囊肿。无论是否同时行脾切除术，这时进行胰尾切除术都有一定难度，因为胰周和囊肿可能有一定的炎症。囊肿切除后，如果近端胰管有梗阻，需要通过残端胰腺空肠吻合术引流残端。通过手术进行囊肿的外引流主要适用于下列情况：伴有囊肿感染；伤员病情不稳定，不能接受复杂的外科手术；囊肿壁薄，尚未纤维化，即囊肿壁不成熟；无法进行安全的内引流术。外引流后会形成胰外瘘，但经治疗后多可自行愈合。如胰外瘘持续存在，则需要择期手术治疗。

近年来，囊肿的非手术引流疗法开始流行。有经皮引流和经内镜引流两种方式。目前，最常用的是经皮导管引流术。一般使用套管针穿刺技术或导丝引导技术（Seldinger 法）。在穿刺针进入囊肿后抽尽囊液，然后在囊肿内置入 7～16 F 的导管并留置，每日多次用少量生理盐水冲洗囊肿。置管引流的时间持续几天至几个月不等。研究表明，瘘管造影显示与胰管相通的囊肿置管引流的时间较长。近来有数个报告提出，要小心使用经皮置管引流术。内镜法治疗胰腺假性囊肿有两种方法。一种方法是使用胃镜或小肠镜找到突入胃或十二指肠腔内的囊肿，通过在肠腔和囊肿之间建立内支撑的方法抽吸、引流囊肿。可以在 3 周后经导管注入黏合剂，以促进胰瘘的闭合。另外一种新的方法是经腺管开口置入导管，以达引流囊肿和支撑破裂胰管从而促进胰管闭合的目的，但有待于更多病例证实其疗效。

【预防】

正确有效地治疗原发病（急性及慢性胰腺炎、胰腺外伤、胰腺肿瘤、寄生虫等），防止胰腺实质或胰管破裂而引起的胰液、血液和坏死组织等包裹，是预防胰腺假性囊肿的关键。

（洪玉才　张　茂）

五、酸碱平衡紊乱的防治原则

【概述】

各种重症战创伤伤员均可发生酸碱平衡紊乱，而严重酸碱平衡紊乱又可加重各器官功能的损害，有时可成为伤员致死的直接原因。因此，及时、正确地识别和处理酸碱平衡紊乱，对于提高重症战创伤伤员的救治水平意义甚大。酸碱平衡紊乱的防治原则是：①积极治疗原发疾病,消除致病因素,针对不同的原发病因采取积极的治疗措施。例如,应尽快控制肺部感染,通畅气道;休克者应尽快纠正休克;呕吐、腹泻者尽快控制呕吐与腹泻,纠正低氧血症,低氧本身常与呼吸性酸碱平衡紊乱同时存在,而严重低氧血症又可损害各器官,引起代谢性酸中毒;②针对不同酸碱平衡紊乱类型及 pH 值,确定补碱性或酸性药物;③兼顾水、电解质紊乱的纠正,因为酸碱平衡紊乱常与水、电解质紊乱同时存在,且相互影响、相互加重;④维护肺、肾等主要酸碱调节器官功能。

【处理原则】

1. 酸中毒的处理原则 呼吸性酸中毒原则上无须补碱性药物。主要是积极治疗呼吸道感染,通畅气道,消除潴留的二氧化碳。只要 $PaCO_2$ 下降,pH 值可随之趋向正常。但是当 pH 值<7.2 时,为了减轻酸血症对机体的损害,可以适当补 5% $NaHCO_3$,一次量为 40~60 ml,以后再根据动脉血气分析结果酌情补充。只要将 pH 值升至 7.2 以上即可。因为在 pH 值<7.2 时,酸血症对机体有四大危害作用:①心肌收缩力下降,使心力衰竭不易纠正;②心室颤动阈下降,易引起心室颤动,再加上酸血症伴高钾血症存在,更容易引起心室颤动;③外周血管对心血管活性药物敏感性下降,一旦发生休克,不易纠正;④支气管对支气管解痉药物的敏感性下降,气道痉挛不易解除,二氧化碳潴留得不到纠正。鉴于上述情况,在 pH 值<7.2 时应补碱性药物。但切记,酸血症对机体产生危害的 pH 值是在 7.2 以下。呼吸性酸中毒合并代谢性酸中毒时,由于同时存在代谢性酸中毒,补碱性药物的量可适当加大,但必须要在 pH 值<7.2 时,一次补 5% $NaHCO_3$ 的量控制在 80~100 ml 即可,以后再根据动脉血气分析结果酌情处理。

目前临床上常用的"补充 $NaHCO_3$ 的计算公式",对于单纯性呼吸性酸中毒并不适合。因为呼吸性酸中毒时,PCO_2 原发升高,血中 HCO_3^- 代偿性升高,且常>24 mmol/L(正常 HCO_3^-),故无法使用。而对于轻度呼吸性酸中毒合并严重代谢性酸中毒患者,血中 HCO_3^-<24 mmol/L 时,可酌情使用。其计算公式为:[正常 HCO_3^-(24 mmol/L)-实测 HCO_3^-]×0.2×体重(kg)= 需补充 HCO_3^- 量(mmol)。计算出 HCO_3^- 量(mmol),再按 1 g $NaHCO_3$ 相当于 12 mmol HCO_3^- 折合成 5% $NaHCO_3$,即 1.66 ml 5% $NaHCO_3$ = 1 mmol HCO_3^-。一般首先用计算量的 1/3~1/2,于 2~3 h 内静脉滴注,以后再根据动脉血气分析结果酌定。

补碱性药物应注意几个问题:①肺源性心脏病患者呼吸功能严重损害、气道不通畅时,大量补碳酸氢钠,非但起不到升高 pH 值、纠正酸中毒的目的,反而加重二氧化碳潴留。②由于正常脑脊液较动脉血偏酸,呼吸性酸中毒时脑脊液 PCO_2 迅速升高,脑脊液 PCO_2>$PaCO_2$。二氧化碳极易透过血-脑屏障进入脑脊液,大量补 $NaHCO_3$ 后,产生的二氧化碳大量透过血-脑脊液屏障进入脑脊液,使脑组织的酸中毒更明显,加重脑组织损害,可导致肺源性心脏病患者肺性脑病的发生、发展。③严重呼吸性酸中毒患者常伴有严重低氧血症,可产生大量血乳酸。当低氧血症纠正后,乳酸的氧化代谢可产生等量 HCO_3^-,大量 HCO_3^- 入血,再加上血-脑屏障存在,脑脊液 pH 值仍呈酸性,继续通气过度引起呼吸性碱中毒,若补 $NaHCO_3$ 过量易引起严重碱中毒而危及生命。④$NaHCO_3$ 补充过量可引起高钠血症与体液负荷过重,这对心力衰竭及肾功能损害患者,可引起肺水肿及脑水肿等严重后果。

2. 碱中毒的处理原则 轻度碱中毒对于危重病患者来说并无严重的不良后果,但是严重碱中毒,特别是伴有严重缺氧时可成为危重病患者直接致死的原因。通常,代谢性碱中毒大部分是医源性因素引起的,临床上应注意预防。而对于呼吸性碱中毒则无须特殊处理。但应注意以下两点:①此型失衡常伴有缺氧,因此处理此型失衡应在治疗原发疾病的同时,注意纠正缺氧;②此型失衡也可见于原有呼吸性酸中毒治疗后,特别是机械通气治疗时二氧化碳排出过快,即二氧化碳排出后碱中毒(高碳酸血症后碱中毒,post hypercapnic alkalosis)。因此,在危重病患者治疗中应注意二氧化碳不要排出过多。

临床上实际需要用药物纠正的碱中毒,仅见于代谢性碱中毒或碱血症严重且伴有代谢性碱中毒的混合性酸碱平衡紊乱。①氯化钾。补充氯化钾既是纠正代谢性碱中毒,又是预防代谢性碱中毒最常用的有效措施。口服和静脉滴注均可。肺源性心脏病患者只要尿量在 500 ml 以上,常规补氯化钾每日 3~4.5 g。一旦发生低钾碱中毒,宜用静脉补氯化钾,500 ml 液体中加 10% 氯化钾 15 ml。②盐酸精氨酸。使用盐酸精氨酸纠正碱中毒的主要机制是其中的盐酸(HCl)发挥了作用。10 g 盐酸精氨酸含有 48 mmol H^+ 和 Cl^-。使用方法为:10～20 g 盐酸精氨酸加入 5% 或 10% 葡萄糖液 500 ml 中,静脉滴注。③醋氮酰胺(乙酰唑胺)。此药是碳酸酐酶抑制剂,主要作用于远端肾小管,使 H^+ 的生成和分泌减少,导致 H^+-Na^+ 交换减少,从而使尿液中排出 Na^+ 和 HCO_3^- 增多。同时也可增加排 K^+ 量,加重低钾血症。因此,在临床使用时注意补氯化钾。另外,也应注意到醋氮酰胺可以干扰红细胞内碳酸酐酶的活性,影响 $CO_2+H_2O \rightarrow H_2CO_3$,引起体内 CO_2 潴留加重。因此,在通气功能严重障碍、CO_2 潴留明显的危重病患者中,不宜使用醋氮酰胺。使用方法:醋氮酰胺每次 0.25 g,每天 1～2 次,连用 2 d 即可。④氯化铵(NH_4Cl)。在临床上常将氯化铵作为祛痰药使用。用于纠正碱中毒的机制是,此药进入体内后可产生 H^+,即 $NH_4Cl \rightarrow Cl^- + NH_4^+$,$2NH_4^+ + CO_2 \rightarrow CO(NH_2)_2 + 2H^+ + 2H_2O$,产生的 H^+ 可起到酸化体液、纠正碱中毒的作用。但 NH_4^+ 仅在肝内可与 CO_2 相结合转化为尿素,尿素从尿中排出。因此,当肝功能不好时忌用 NH_4Cl,以免血 NH_3 积聚,引起肝昏迷。使用方法:NH_4Cl 口服,每次 0.6 g,每天 3 次;也可使用 0.9% NH_4Cl 液 300 ml 缓慢静脉滴注。每 2% 氯化铵 100 ml 含 Cl^- 和 NH_4^+ 各 37.5 mmol。⑤稀盐酸。可从中心静脉缓慢滴注 0.1 mmol/L HCl,每次 500 ml。临床上也可用口服稀盐酸或胃蛋白酶合剂。

　　3. 混合性酸碱平衡紊乱的处理原则　治疗原发疾病,纠正原发酸碱平衡紊乱,维持 pH 值相对正常,不宜补过多的碱性或酸性药物。①积极地治疗原发疾病。混合性酸碱平衡紊乱常见于危重病患者,是危重病患者重要的并发症,有时可成为危重病患者致死的直接原因。原发疾病不解除,酸碱平衡紊乱很难纠正。因此,在危重病患者救治中一定要积极治疗原发疾病,同时兼顾混合性酸碱平衡紊乱的处理,特别要注意维护肺、肾等重要的酸碱调节器官的功能。②同时纠正 2 种或 3 种原发酸碱平衡紊乱。混合性酸碱平衡紊乱同时存在 2 种或 3 种原发酸碱平衡紊乱,因此在处理时应同时兼顾 2 种或 3 种原发酸碱平衡紊乱,针对不同原发失衡采取不同的治疗措施。例如,伴有呼吸性酸中毒的混合性酸碱平衡紊乱应注意尽快通畅气道,将潴留的 CO_2 排出,只要 $PaCO_2$ 下降了,pH 值随之趋向正常。不宜补过多的碱性药物,根据经验,只有当 pH 值<7.2 时,考虑一次补 5% $NaHCO_3$ 40～60 ml 即可;而对于伴有代谢性酸中毒的混合性酸碱平衡紊乱,应注意纠正缺氧、糖尿病及维护肾功能,必要时可补一些碱性药物。③维持 pH 值在相对正常范围,不宜补过多的酸性或碱性药物。混合性酸碱平衡紊乱患者,只要 pH 值在相对正常范围,就不必补碱性或酸性药物,仅需要积极地治疗原发疾病,原发疾病纠正了,混合性酸碱平衡紊乱就自行缓解。因为酸碱平衡紊乱对机体的损害主要是血 pH 值过度异常所致,补碱性药物或酸性药物只能纠正其 pH 值,并不能治疗原发疾病。④同时兼顾纠正电解质紊乱。混合性酸碱平衡紊乱常同时存在严重电解质紊乱,其中 HCO_3^- 和 Cl^- 变化与 CO_2 变化有关,无须特殊处理。临床上要重视对低 K^+、低 Na^+ 的纠正。对低钠血症,关键是注意预防。静脉补液时,每天注意常规补生理盐水 500 ml,然后再根据病情变化的情增加补 Na^+ 量。要牢记低钾碱中毒和碱中毒合并低钾这一规律。危重病患者在救治过程中,只要每日尿量在 500 ml 以上,可常规补氯化钾每日 3～6 g,多尿多补。但应注意,一旦危重病患者肾功能损害、每日尿量在 500 ml 以下,应停止补钾,以免引起高钾血症。要牢记"见尿补钾、多尿多补、少尿少补、无尿不补"的原则。⑤注意纠正低氧血症。危重病患者并发混合性酸碱平衡紊乱时,常存在低氧血症,特别是伴有呼吸性酸碱平衡紊乱的患者,常存在严重的低氧血症。缺氧不仅可以引起乳酸性酸中毒,更为重要的是缺氧可使肾、心、肝、肺等重要器官的损害加重。因此,对于伴有低氧血症的混合性酸碱平衡紊乱,救治中要常规氧疗,纠正其低氧血症。⑥维护肺、肾等主要酸碱调节器官功能。肺与肾是人体主要酸碱调节器官,维护两者的功能对于防治酸碱平衡紊乱极为重要。呼吸性酸碱平衡紊乱患者多见于肺损伤,而呼吸性酸碱平衡紊乱主要靠肾代偿,因此,此时维护肾功能显得尤为重要。临床上最常见的肺源性心脏病患者,多见于老年人。老年人肾功能本身有减退,再加上感染、缺氧,势必加重肾功能损害。因此,尽快控制感染,纠正缺氧,尽量少用或不用损害肾功能的药物,对于此类患者尤为重要。肾功能不全患者若伴发肺部感染,引起低氧,必会加重肾功能不全,因此,对于此类患者预防和治疗感染,特别是肺部感染,维护肺功能,纠正缺氧,显得尤为重要。

混合性酸碱平衡紊乱只有在以下两种情况时可适当补一些碱性或酸性药物。①补碱性药物的原则:当 pH 值<7.2 时,可在积极治疗原发病的同时适当补一些碱性药物,特别是混合性代谢性酸中毒时,高阴离子间隙(AG)代谢性酸中毒和高 Cl^- 性代谢性酸中毒复合,补碱量可适当多一些,每次以补 5% $NaHCO_3$ 150~250 ml 为宜;而呼吸性酸中毒合并代谢性酸中毒时,补碱量可酌情少一些,以每次补 5% $NaHCO_3$ 80~100 ml 为宜。最好在动脉血气监测下,酌情调整补碱量。只要 pH 值在 7.2 以上,就不必再补碱性药物。在此再次强调,酸血症对机体的损害是 pH 值 7.2 以下。②补酸性药物的原则:一般情况下,混合性酸碱平衡紊乱不必补酸性药物,即使是 pH 值升高较为明显的呼吸性碱中毒合并代谢性碱中毒。

但应注意以下 3 点:①对合并呼吸性碱中毒的混合性酸碱平衡紊乱中呼吸性碱中毒无须特殊处理,只要原发疾病纠正,呼吸性碱中毒自然好转;②对混合性酸碱平衡紊乱中代谢性碱中毒的处理应以预防为主,因为代谢性碱中毒绝大部分是医源性因素所造成的,其中包括慎用碱性药物、排钾利尿剂、糖皮质激素,注意补钾;③对于严重碱血症的混合性酸碱平衡紊乱,常见于呼吸性碱中毒合并代谢性碱中毒,应尽快将 pH 值降下来,可适当补盐酸精氨酸,一次以 10~20 g 加入 5%~10% 葡萄糖液中滴注和使用醋氮酰胺每次 0.25 g,每天 1~2 次,连用 2 d 即可。因为严重碱血症可直接引起患者死亡。

(洪玉才 张 茂)

参考文献

[1]任建安,黎介寿.肠瘘[J].中国实用外科杂志,2000,20(11):5-11.

[2]吴孟超,吴在德.黄家驷外科学[M].7 版.北京:人民卫生出版社,2008.

[3]张连阳.应重视开放腹腔手术[J].中华临床医师杂志(电子版),2012,6(21):6649-6651.

[4]中华医学会创伤学分会创伤急救与多发伤学组.创伤后腹腔高压症/腹腔间隙综合征诊治规范[J].中华创伤杂志,2012,28(11):961-964.

[5]张连阳."创伤后腹腔高压症/腹腔间隙综合征诊治规范"解读[J].中华创伤杂志,2012,28(11):965-968.

[6]FELICIANO D V,MATTOX K L,MOORE E E,et al. Trauma[M]. New York:The McGraw Hill Company,2013.

[7]SOLOMKIN J S,MAZUSKI J E,BRADLEY J S,et al. Diagnosis and management of complicated intra-abdominal infection in adults and children:guidelines by the surgical infection society and the infectious diseases society of america[J]. Clinical Infectious Diseases,2010,50(2):133-164.

[8]DIAZ J J,CULLINANE D C,KHWAJA K A,et al. Eastern Association for the Surgery of Trauma: management the open abdomen part III-review of " abdominal wall reconstruction"[J]. J Trauma Acute Care Surg,2013,75(3):376-386.

[9]WILSON K L,DAVIS M K,ROSSER J C,et al. A traumatic abdominal wall hernia repair:a laparoscopic approach[J]. JSLS,2012,16(2):287-291

[10]SCOZZARI G,AREZZO A,MORINO M. Enterovesical fistulas:diagnosis and management[J]. Techniques in Coloproctology,2010,14(4):293-300.

[11]PEARSON E G,ROLLINS M D,VOGLER S A,et al. Decompressive laparotomy for abdominal compartment syndrome in children:before it is too late[J]. J Pediatr Surg,2010,45(6):1324-1329.

[12]CHEATHAM M,SAFCSAK K R N. Is the evolving management of intra-abdominal hypertension and abdominal compartment syndrome improving survival? [J]. Crit Care Med,2010,38(2):402-407.

[13]DE WAELE J,DE LAET I. The waiting is over:the first clinical outcome study of the treatment of intra-abdominal hypertension has arrived! [J]. Crit Care Med,2010,38(2):692-693.

［14］DAVIES J,AGHAHOSEINI A,CRAWFORD J,et al. To close or not to close? Treatment of abdominal compartment syndrome by neuromuscular blockade without laparotomy［J］. Ann R Coll Surg Engl, 2010,92(7):W8-W9.

［15］MENTULA P,LEPPANIEMI A. Prophylactic open abdomen in patients with postoperative intra-abdominal hypertension［J］. Crit Care,2010,14(1):111.

［16］SETERNES A,MYHRE H O,DAHL T. Early results after treatment of open abdomen after aortic surgery with mesh traction and vacuum-assisted wound closure［J］. Eur J Vasc Endovasc Surg,2010,40 (1):60-64.

［17］DUCHESNE J C,HOWELL M P,ERIKSEN C,et al. Linea Alba Fasciotomy:a novel alternative in trauma patients with secondary abdominal compartment syndrome［J］. Am Surg,2010,76(3): 312-316.

［18］REGNER J L,KOBAYASHI L,COIMBRA R. Surgical strategies for management of the open abdomen ［J］. World J Surg,2012,36(3):497-510.

［19］DE WAELE J J,LEPPÄNIEMI A K. Temporary abdominal closure techniques［J］. Am Surg,2011,77 Suppl 1:S46-S50.

［20］BJöRCK M,D'AMOURS S K,HAMILTON A E. Closure of the open abdomen［J］. Am Surg,2011,77 Suppl 1:S58-S61.

第十九章

腹腔探查术

第一节　剖腹探查术

剖腹探查术(exploratory laparotomy)是腹部战创伤时挽救伤员生命的关键步骤。腹部战创伤剖腹探查术是基于非创伤性腹部疾病剖腹手术的认识进步而逐渐发展的。1988 年 Feliciano 提出对腹部穿透伤处理的探查、控制和确定性治疗三步骤,显著缩短了手术时间。1993 年 Rotondo 提出了严重腹部创伤高危伤员主动分期的损害控制手术策略,方法是:初次剖腹实施控制出血和污染的简明手术;然后将伤员送入 ICU,尽快充分复苏,纠正致命性三联征;在 1～3 d 伤员血流动力学稳定后,再回到手术室进行腹部战创伤的确定性手术处理。损害控制性剖腹术适用于全身严重多发伤、严重腹部血管伤、胰头伤、肝伤、肝后腔静脉伤、开放性骨盆骨折和广泛盆腔血肿破裂等严重腹部战创伤伤员。

与急腹症等疾病的剖腹探查术不同,腹部战创伤的剖腹手术包括:①暂时性控制出血或者确定性控制出血,以赢得有效复苏时间。暂时性控制出血包括在膈下、脾肾隐窝、左右髂窝等处填塞纱布等敷料,暂时性压迫出血部位止血;确定性控制出血包括损伤血管的结扎、实质性器官血管的控制,并清除腹腔积血等措施。②有序全面探查腹腔,以明确内脏器官损伤诊断,并控制胃肠道破裂等腹腔污染来源。③根据伤情和伤员残存生理功能储备,确定行损害控制性简明手术,或确定性损伤修复、重建。

无论是战时还是平时,腹部战创伤常常只是全身多发伤的一部分,不应把腹部战创伤作为孤立的、局部的病变来处理,详见本书第二十三章"腹部战创伤为主的多发伤"。除了气道问题、明显外出血、开放性或张力性气胸、进展迅速的颅脑损伤等需紧急处理的战创伤外,腹部战创伤的救治通常应放在优先地位。腹部战创伤的威胁首先是腹腔内大出血导致失血性休克对生命构成直接威胁,其次是消化道穿孔等导致腹腔感染所致的脓毒症等。及时实施剖腹探查术是成功救治、避免严重并发症的关键。

一、剖腹探查术适应证

虽然影像学等技术取得了显著进步,但腹部战创伤的诊断仍然依赖于剖腹探查术(或腹腔镜探查术),具体的手术方式和综合治疗方案在很大程度上也依赖于手术中探查的结果。尽管如此,在决定实施剖腹探查前仍应精确评估腹部战创伤伤情,慎重决定是否行剖腹探查术,并恰当选择剖腹探查术的时机、切口,完善相关术前准备。

除证实已死亡,为抢救生命,腹部战创伤剖腹手术无绝对禁忌证,火器伤、锐器伤等导致的腹部穿透伤原则上均应行剖腹探查手术。腹部钝性伤,如经 CT、B 型超声波等明确为肝、脾等脏器的浅表裂伤,腹腔内出血在 500 ml 以内,无腹膜刺激征等空腔器官破裂征象,或肾挫伤、稳定的腹膜后血肿,脉搏、血压平稳者,可暂时采用非手术治疗,并严密观察血流动力学、腹膜刺激征,动态行 CT、超声等检查。若病情恶化,或需大量输血(>2 000 ml)才能维持血压稳定者,应及早中转剖腹探查术。

腹部战创伤出现下列情况应剖腹探查:①有明确的腹膜刺激征。②战创伤并发休克,经积极治疗血压不升或伤员收缩压持续在 12 kPa(90 mmHg)以下;或伤员血压一度上升,随后又下降者;或持续低血压,难以用腹部以外的原因解释者。③伤道流血较多,或流出胃肠道内容物、胆汁、尿液者;或清创时发现伤口与腹腔相通者。④肠管经腹壁伤口脱出者。⑤腹部 X 射线片膈下有游离气体、腹内金属异物存留、腹腔穿刺或灌洗阳性、胃肠道出血、尿血等提示腹部内脏器官伤时。⑥腹壁穿透性损伤,或腹部、下胸部或腰腹部高速投射物贯通伤或非贯通伤。

合并脑、胸及肢体等损伤,当颅脑损伤严重恶化危及伤员生命时,如硬膜外血肿等,应先施行颅脑手术,然后再施行剖腹手术。合并胸内严重出血时,如胸腔大血管损伤、心脏损伤,则应先做胸内手术,然后再施行剖腹手术。合并四肢损伤等需要手术者,原则上应先施行剖腹探查以控制腹腔内出血,然后再对腹部以外的创伤进行手术处理。

二、剖腹探查术的手术原则和技术

(一)黄金时间内确定性处理

腹部战创伤伤员,不论是早期面临的失血性休克威胁,还是后期可能出现的感染并发症或器官功能损害,其根本原因均是战创伤后早期出血或污染未能及时控制所致。提高救治成功率、降低感染及内脏器官并发症发生率等的关键均是实施紧急手术控制出血和污染。腹部战创伤伤员一旦确定剖腹探查术,均应尽快实施,尤其是失血性休克伤员,在救治中应体现"时间就是生命"和"速度就是灵魂"的理念,并贯穿于诊断与治疗的全过程,包括快速检诊、快速伤情评估、快速通过和快速处理,力争在伤后黄金时间内实施确定性治疗。"如腹部创伤伴休克,应先补充血容量,一旦休克症状改善应立即剖腹探查"等观念是本末倒置,如果不及时控制出血,靠积极输液输血,可能丧失救治机会。对于腹腔内出血未控制的伤员,应遵循限制性复苏原则,复苏的首要步骤是控制出血,而不是输液提升血压。

(二)麻醉、体位及切口选择

1.麻醉　由于腹部战创伤伤员往往面临休克的威胁,常为饱胃状态下受伤手术,故宜选择气管插管全身麻醉,既能充分供氧,又能防止手术中发生误吸。合并气胸、胸部穿透伤者,麻醉前应先放置伤侧胸腔闭式引流,避免正压呼吸时发生张力性气胸。

2.体位　腹部战创伤时剖腹探查术一般采用平卧位。因可能存在下腔静脉损伤,应建立上肢、颈部等静脉通道。

3.切口选择　对于血流动力学不稳定的伤员,应快速完成皮肤消毒,范围包括从大腿上部到颈中部(甲状软骨)、两侧到手术台。铺单应完全暴露前胸腹壁,两侧至腋中线。对于穿透伤,应尽量显露各伤口以便探查伤道。当合并存在头、颈和更广泛的损伤时铺单范围可更大。

同时存在胸伤和腹部伤的伤员,如果先进腹,可以应用切断肋弓的胸腹联合切口探查胸腔,也可完成腹部手术关闭切口后,另做胸部切口探查胸腔;如果先进胸,在胸部出血控制、伤员血流动力学稳定后,先关闭胸部伤口后开腹。

腹部战创伤剖腹探查术是紧急手术,切口的选择首要考虑的是快速进入腹腔,同时兼顾切口对腹壁各层组织的损伤。腹部有穿透伤时,不可通过扩大伤口去探查腹腔,以免发生伤口愈合不良、感染、裂开和内脏器官脱出。

(1)正中切口　是腹部战创伤的首选切口。沿腹白线所做的切口,以脐为界可做上腹部或下腹部正中切口,需要时可从左侧绕过脐旁,亦可向剑突或向耻骨联合延伸。切口经过层次是皮肤、皮下筋膜、腹白线、腹横筋膜(与腹白线实际分不开)、腹膜外组织和腹膜壁层。其优点是经过层次少,能迅速切开和关闭切口,不伤及大的血管、神经,保持两侧腹直肌完整,出血少,能满足彻底探查腹腔内所有部位和处理损伤的需要,缝合容易。对于需要行损害控制性剖腹术、暂时性腹腔关闭的伤员,可充分降低腹腔压力,即使后期植皮形成计划性腹疝,也可实施两侧腹直肌推徙术完成腹壁确定性重建。但缺点是该切口处理脾等腹腔外侧器官损伤难度较大,可能需要延长切口或加行横向切口。另外,由于腹白线与腱膜、肌肉相比,血管已是末梢,血供较差,愈合能力较差,比正中旁切口容易裂开。

(2)旁正中切口 腹前正中线外侧1~3 cm,与中线平行,左、右、上、下腹均可做此切口。切开腹直肌前鞘后将腹直肌向外牵开,再切开腹直肌鞘后层、腹横筋膜、腹横外组织和腹膜壁层。下腹部的旁正中切口,向外牵开腹直肌后,由于在弓状线以下无腹直肌鞘后层,故即切开腹横筋膜、腹膜外组织和腹膜壁层。此切口对肌、神经和血管损伤较小,缝合后腹直肌位于腹直肌鞘前、后的切口之间,对切口有保护作用,腹直肌对腹内压也有对抗力。另外,切口直接于脐旁切开,不必如正中切口绕脐。

(3)经腹直肌切口 选择腹直肌体表投影的中点做与正中线平行的纵切口,左、右、上、下腹也均可做此切口,与旁正中切口不同的是,按腹直肌肌纤维束方向分开腹直肌。此切口切开较简便迅速(如直接分开腹直肌,不分离腱划)。较正中切口易于处理脾等腹腔外侧器官损伤。但由于纵向分开腹直肌,就使切口内侧部分腹直肌的血管、神经(至少损伤3支肋间神经分支)被损伤,有可能发生该部分肌瘫痪、坏死以致萎缩,愈合后影响腹壁的坚固性。如术前不确定损伤部位或器官具体在哪里,无法选择最佳手术切口,一般可先切开中腹部,根据探查情况,向上或向下延长切口。

肋缘下切口在腹部战创伤时可用于处理明确的肝、脾损伤,不属于剖腹探查的范畴。横切口由于不利于探查上下腹腔,不作为剖腹探查术的切口。

(三)术中处理

1.控制出血 清除腹腔积血后应首先控制出血,暂时性措施包括钳夹、填塞或压迫等方法,确定性措施包括血管结扎、实质性器官出血处理等。进腹后,腹腔内如有出血,则立即吸出积血,清除血凝块,迅速查明出血部位,并加以控制。根据手术前判断,最怀疑哪个器官出血就先探查哪个器官。若术前得不到任何提示,则先探查凝血块集中的区域。若打开腹腔后发现积血很多,且继续有活动性出血不易查明及控制,可用大纱垫填塞压住出血部位,吸净积血并做好显露准备后,逐步撤出纱垫,找到并用血管器械初步控制出血点,再继续解剖决定对策。如果进腹后大量血液涌出腹腔,应立即清除积血,快速用至少两个吸引器、勺、纱垫等清除。如果出血量大、鲜红,应自膈肌下缘压迫主动脉,但时间不应超过20~40 min。可经肝左外叶上方或经肝胃韧带(切开韧带,肝左叶牵向上、胃向下)直接显露腹主动脉。在打开一个知名动脉外周血肿前,应先控制动脉近端。静脉出血,肝、脾和肾的出血常可用几块大的纱布垫压迫控制出血。

出血量在400 ml以上,且在6 h内,吸出的血液应先存入预先准备好的血液回输机内,待确信无明显腹腔污染后,进行自体血回输。

2.内脏器官损伤探查 发现损伤、避免遗漏、恰当处理是腹部战创伤剖腹探查术的关键。应有序地检查全腹部内脏器官,明确损伤部位,控制出血和污染。根据术前初步定位,术中有重点地进行系统探查,一般均能及时发现腹部战创伤。

(1)探查顺序 出血控制后,或无腹腔内大出血时,应系统探查腹部内脏器官,可依次探查右上腹,左上腹,小肠及系膜、结肠及系膜,以及盆腔内各器官。探查顺序不必强求一律,但要求不遗漏伤情,又不重复翻动。可以从上腹部开始,先探查左侧膈肌、肝左叶、胃、脾、左肾、胰腺体尾部、结肠脾曲,必要时提起大网膜、切开其横结肠附着处探查小网膜囊、胰腺体部和尾部。继而探查右膈肌、右侧肝、胆囊、肝十二指肠韧带、十二指肠及胰头、右肾、结肠肝曲,必要时切开十二指肠外侧腹膜探查其后方及胰头后方。然后从屈氏韧带开始探查小肠及其系膜、盲肠、升结肠、横结肠及其系膜、降结肠、乙状结肠及其系膜、直肠和盆腔其他器官,肠道应正反探查各一遍。若腹部内脏器官未发现损伤部位,则应观察有无膜后器官损伤,包括胰十二指肠伤、肾外伤和腹膜后血管损伤。由于损伤常多发,故无论从何处开始,最终都必须完成系统的探查,绝不能满足于找到一两处损伤,因为任何遗漏都会导致功亏一篑的严重后果。

(2)出血部位探查　出血部位以肝、脾、肠系膜、肾、胰及腹膜后大血管等常见。实质性器官伤引起出血时,通常凝血块集中处就是出血部位。如左侧腹腔血凝块较多,应先探查脾有无损伤,再检查肝左叶,然后探查肝右叶。若腹腔的右侧血凝块多,则应先从肝开始检查。若发现后腹膜血肿,无继续扩大或搏动,则无须切开后腹膜,但疑有髂血管破裂或肾活动性出血、胰腺损伤时,则应切开后腹膜探查处理。可根据损伤器官和解剖关系等探查并立即用手指压迫暂时止血。

腹膜后血肿是否要探查视其部位、伴随损伤、血肿大小和全身情况等决定。穿透伤所致腹膜后血肿,常伴有器官和血管损伤,应常规切开血肿探查。钝性伤骨盆骨折所致腹膜后血肿,常由骨盆骨折致盆壁静脉丛状血管破裂出血及髓腔出血引起,腹膜后间隙血肿产生的压力使出血减少、自限,在固定骨盆后出血可自行停止,应避免探查导致出血,仅合并腹膜外直肠、膀胱破裂或股动脉搏动消失时予以探查。钝性伤双肾区腹膜后血肿,结合术前增强 CT 扫描有轻或中度肾挫伤,可不切开探查;如血肿张力大,有搏动或震颤,亦有大血管破损,可考虑切开血肿探查,并根据肾损伤、有无对侧肾决定处理方法。上腹部腹膜后血肿可能合并十二指肠、胰腺、腹主动脉、下腔静脉及其分支损伤,应积极探查。

(3)器官损伤探查　腹内有胃肠道内容物积聚和气体逸出者,应先探查胃肠道,然后再探查腹内各实质性器官。也可根据切开腹膜时所见决定探查顺序,如见到食物残渣先探查胃肠道,见到粪便先探查结直肠,见到胆汁先探查肝外胆管及十二指肠等。空腔器官损伤、破裂后,腹腔内常有积液,根据流出液性质,可迅速发现损伤处,如流出液中含有食物常为胃十二指肠伤,含有粪便样物多为末段回肠与结肠、直肠伤,含有胆汁可能为肝、胆或十二指肠伤,含有尿液则应探查输尿管与膀胱等。胰腺周围、间位结肠腹膜后、肠系膜缘、十二指肠旁的血肿可能隐藏着严重的、对生命有威胁的器官损伤,应切开探查避免遗漏。凡肠壁上和肠管旁的血肿均应切开探查,必要时切开结肠外侧腹膜将肠管翻转检查。胃肠道前壁穿破时,必须探查后壁。子弹、弹片造成的肠管伤每处必有两个破口(入口和出口),除非是切线伤或子弹(弹片)恰好落到肠腔里。因此,发现一侧肠壁有穿破时,必须注意探查另一侧肠壁。发现肠管穿孔时,可暂时用肠钳夹住避免更多肠内容物污染腹腔,然后继续系统探查,最后进行修补。

3. 实施损害控制简明手术　少数生理潜能临近或已达极限的伤员,虽然技术上能达到创伤一期修复和重建,但生理潜能临近耗竭,进行大而复杂的外科手术则超过伤员生理潜能极限,而增加死亡率时必须采取损害控制处理模式。损害控制处理模式主要适用于高能量躯干钝性创伤或多发性躯干穿透伤,包括严重肝及肝周血管伤、严重胰十二指肠伤等情况。

(1)控制出血　探查前的控制出血是为了明确器官损伤,实施损害控制策略的控制出血是导致出血的损伤的处理,应根据具体情况采取结扎、缝合、切除、固定、栓塞和填塞等方法控制出血。损伤血管结扎可能是唯一可选择的救命手术,损伤动脉结扎可带来缺血性损害。作为在面对严重生理紊乱和濒死时重要血管确定性修复的一种选择,腹部大血管非横断及血管壁失活的损伤可行血管壁修补。脾、肾等导致严重出血时,应该在损害控制剖腹术中切除。用大块无菌敷料或干净的织物填塞至创腔或创口内可有效控制严重肝损伤,尤其伴肝后腔静脉损伤等导致的严重出血。

(2)控制污染　目的是控制消化道、泌尿道和开放伤导致的污染,通常采用夹闭、结扎、缝合、引流、修补或外置等方法。

1)消化道损伤　胃及小肠损伤,为防止内容物溢出到腹腔,可缝合、结扎或钳夹破裂处,放置于腹腔外或腹腔内。结直肠损伤,为减少腹腔污染可行结肠外置或造口。十二指肠、胆管、胰腺损伤后可行外引流,或加填塞。胰管损伤可放置负压封闭引流。胆管损伤可造瘘引流。

2)泌尿道损伤　输尿管损伤不宜直接缝合,应插管引流。膀胱损伤一般可经尿道或耻骨上造瘘,膀胱广泛损伤时可行双侧输尿管插管。

4. 实施损伤器官确定性处理　根据腹腔损伤和伤员的全身情况,大多数腹部战创伤可按非损害控制方式处理。在剖腹探查术中明确各损伤器官情况后,对伤情做全面估计,再按轻重缓急逐一处理。原则上应先处理血管伤,后处理器官伤;先处理实质性器官损伤等导致的出血,后处理空腔器官损伤;空腔器官破裂伤,应先处理污染重的,如回肠末段和结直肠,后处理污染轻的损伤。如肝破裂出血时,以手指伸入小网膜孔,压迫肝十二指肠韧带止血,然后考虑将破裂的肝组织予以缝合或清创切除。脾破裂出血猛烈时,可先按压脾蒂暂时止血,然后将脾置于腹壁切口外,再视脾损伤具体情况做全脾或部分脾切除术及脾缝合修补术。小肠系膜血管损伤时,应将小肠外置,充分显露小肠系膜,可以按压肠系膜上动脉和肠系膜上静脉,以达到暂时止血的目的。肠系膜中、小血管破裂时,必要时可行肠系膜血管结扎或肠袢切除;小肠系膜两层之间有较大血肿时,应切开一侧浆膜,清除血块,处理破裂血管。

5. 冲洗腹腔留置引流 器官伤处理完毕后,应用大量加热至体温的等渗盐水冲洗腹腔,结肠等污染严重的损伤冲洗液用量应达 6 000 ~9 000 ml。应避免使用抗菌药物溶液、消毒液等冲洗。注意勿使膈下和盆腔积存液体。腹部战创伤剖腹探查术通常应留置引流物,尤其是以下情况:①肝、胆、胰、泌尿道损伤者;②十二指肠、结肠等空腔器官修补缝合后,有可能发生漏者;③局部已形成脓肿者。若估计引流物很多(如肠瘘、胆瘘、胰瘘),则需放置双套管或封闭负压引流。

6. 关闭切口 通常应分层缝合腹壁各层一期关闭切口,必要时减张缝合。腹部战创伤时需施行损害控制性剖腹术,或腹壁毁损无法一期关闭腹腔,或发生原发性或继发性腹腔高压症、腹腔间隙综合征时,需行暂时性腹腔关闭(temporary abdominal closure,TAC)。TAC 指剖腹探查术完成腹腔内操作后,腹壁各层不采用常规的分层缝合关闭方法,而是单纯采用皮肤或人工材料实施的简易腹腔关闭手术,包括以下 3 种方法。

(1)皮肤关闭技术(skin closure technique) 使用皮肤或其他材料保持腹壁的完整性。主要包括单纯皮肤连续缝合、连续巾钳夹闭、筒仓技术(silo technique)、3 L 袋和硅胶膜片等,迅速、廉价、容易实施,但可能增加皮肤坏死、腹腔污染、腹水渗漏和内脏器官脱出等风险,不能阻止腹壁回缩,ACS 发生率达 13%~36%,早期筋膜关闭率<30%,肠瘘发生率差异较大(0 ~14.4%),故这些技术主要应用于TAC 技术发展的早期阶段,现已少用。综合 10 篇文献的 549 例中,死亡率 17%~58.4%,3 篇报道肠瘘率平均为 7.41%。

(2)筋膜关闭技术(fascial closure technique,FCT) 使用插入移植材料与筋膜层缝合,主要包括使用各种可吸收网片和不可吸收网片。为避免腹腔高压,常常使用多余的材料使腹壁尽量松弛,术后再逐渐收紧,最大的优点是达到了可逆性无张力的 TAC,便于再次探查,特别适用于 1 周内开放腹腔关闭的可能性较小的情况。但此类技术不能排出腹腔内渗出液,不利于伤口引流,可能导致复发性腹腔高压症及伤口周围浸渍;使用不可吸收网片后肠瘘发生率较高(6%~18%),甚至达 75%;不能预防器官与腹前壁的粘连,一期关闭率较低;所用材料日趋昂贵,国内能获得的装置不多。目前使用较多的是 Wittmann 补片,其两片材料间使用类似尼龙搭扣的方法,5 篇文献共 365 例的死亡率为 7.7%~67%,肠瘘发生率平均为 1.3%,一期筋膜关闭率为 78%~100%。

(3)负压封闭引流技术 将大网膜置于切口下覆盖肠道,衬或不衬薄膜,将聚乙烯醇-明胶海绵复合材料修剪成与切口相适大小及形状,与腹壁肌层缝合一周,充分地容纳腹部内脏器官,提供生理环境,避免肠道干燥;重建屏障,防止内脏器官机械性损伤,避免腹腔污染;引流腹腔渗液,降低并维持一定腹内压;用生物透性膜粘贴封闭泡沫材料及整个创面(其边缘超过切口皮肤 3 ~4 cm);硅胶管连接负压[6 ~8 kPa(45 ~60 mmHg)]。负压封闭引流系统用生物透性膜封闭,使腹腔与外界隔开,可显著扩大腹腔容积,降低腹腔内压,并可防止细菌入侵,不需要常规换药,显著降低了术后护理工作量。由于持续负压状态,利于炎症和水肿的消退,且可使切口相互靠拢,有利于伤口愈合,是目前应用最多的技术。该技术可选用多种商品化的腹腔开放性治疗系统。笔者 2008 年以来引用 VSD 辅助技术施行开放腹腔手术治疗 20 例伤员,效果满意,12 例 5 ~9 d 内确定性一期重建腹壁完整性,8 例 2 周后植皮覆盖创面,形成计划性腹疝。总结 20 篇文献 1 744 例应用负压封闭引流的开放腹腔手术病例,死亡率 17%~60%,平均肠瘘发生率 7.26%。

三、剖腹探查术围术期处理

腹部战创伤属严重创伤,为在黄金时间内给以确定性处理,应尽量缩短院内术前时间,力争控制在 60 min 以内,严重者应在 30 min 以内。术后应严密观察,积极复苏,防治各种创伤或手术后并发症,实施计划性或非计划性手术。

(一)手术前准备

1. 急诊科或外科主要工作　医生应快速完成伤情评估,按照 CRASH PLAN 完成全身查体,避免漏诊威胁生命的损伤,根据腹部查体、腹腔穿刺和影像学检查确定腹部损伤情况。在穿透性腹部战创伤,有肠管网膜脱出而伤口较小时,不宜强力挤入腹腔,可以用清洁碗盆等覆盖送手术室;也不要强求伤口清洁,清除所有泥土杂屑,以免加重器官损伤和术后粘连;刺入物紧嵌于腹部伤口,也不宜术前勉强拔出,以防肠管破裂处开放污染腹腔,或引起大出血。决定行剖腹探查术的伤员应完成交叉配血,特别是有腹腔内出血的伤员配血量要充足。行 HIV 等病毒学检测,抽血查凝血功能、血常规、生化、肝功能、肾功能、血糖、心肌酶谱、淀粉酶等,伤情严重者不必等待检验结果。非紧急手术应给予术前抗菌药物,开放伤者给予破伤风抗毒血清(tetanus antitoxin,TAT)等。通知手术室麻醉科,内容包括初步诊断、生命体征、多长时间后到达及拟行手术名称,签署手术知情同意书。随伤员前往 CT 室、手术室。遇 3 人以上成批伤员救治时,应立即向医教部汇报。

护士应做好救治准备,如果知道伤员即将到达,应准备好复苏床位,通知外科医生提前到达急诊科。必要时气管插管,安置颈托、心电监测仪,建立静脉通道,采集血标本,备皮,放鼻胃管,尽量吸尽胃内容物,并观察胃内容物性质,留置导尿。电话通知有关科室,包括放射科 CT 室、输血科,并尽快办理入院手续,送伤员到病房或手术室。

2. 麻醉科手术室术前准备　严重战创伤救治麻醉所需的各种器械和仪器应保持良好状态,定位放置,确保随时取用,包括血液回输机、快速输血器、液体加温仪、恒温水浴箱、变温毯、暖风机和保温毯等。接急诊科、普通外科或创伤外科紧急手术电话时,立即询问清楚伤员性别、年龄和手术方式,并准备相关器械、药品。手术室巡回护士负责将手术室温度调控在 25～28 ℃。伤员到达手术室后快速完成 T、P、R、BP、ECG、SpO_2 等监护。尽快完成气管插管或气管切开,实施机械通气。有实质性器官损伤、出血性休克时,建立粗大口径外周静脉通道,或安置深静脉导管,可能为肝损伤、下腔静脉损伤等,须在上肢建立输液通道。有血气胸者机械通气前伤侧先安置胸腔闭式引流。安置导尿管。妥善保护骨折肢体、脊柱和骨盆。控制出血前注意限制性液体复苏,维持生命体征平稳。准备血液回输装置。

(二)手术后处理

1. 损害控制简明手术后　上述简明手术完成后,伤员送回 ICU,继续复苏,重点包括迅速恢复体温、纠正凝血障碍和酸中毒、呼吸支持等。并争取在 72 h 内进行再次手术完成确定性处理,包括去除填塞,探查忽略的较次要损伤,处理各种创伤或手术后并发症,实施有计划的分期手术。

2. 暂时性腹腔关闭术后　施行暂时性腹腔关闭术的伤员均属危重症,术后 24～72 h 处理的重点首先是复苏,维持血流动力学稳定,监测并维护心、肺、肾、凝血等主要系统功能,尽快逆转低血容量,防治低体温、凝血功能障碍和酸中毒等严重战创伤后致命性三联征。术后 72 h～10 d,应争取再次确定性手术和确定性腹壁重建,针对不同应用目的,观察腹内感染的控制、腹腔内压力监测等。1～2 周后无法满足确定性腹壁重建时,则应持续负压吸引促进肉芽组织生长,形成冻结腹腔(frozen abdomen),然后在肉芽上植皮。早期覆盖内脏器官,有助于更早逆转代谢状态和降低瘘的危险。形成的腹部计划性疝须在 6～12 个月后确定性重建腹壁。

3. 常规剖腹探查术后　应严密监护,维持血流动力学稳定,出血控制后应积极复苏,尽快到达复苏终点。纠正贫血,维持水及电解质平衡,维护心、肺、脑、肝、肾、凝血功能。根据器官损伤的严重程度和手术类型,严密观察病情变化,观察生命体征。

警惕剖腹探查术中可能遗漏的损伤,尽早发现、诊断并处理创伤和手术后并发症。对于未进行手术已发生感染并发症,或污染较重的穿透伤、结直肠损伤,术后应用抗菌药物治疗。在没有细菌培养及抗生素敏感试验结果时,应用广谱抗生素,待细菌培养及药物敏感结果报告后,可调整抗生素的类型和用量。管理好各种管道,确保固定在位、引流通畅,注意引流液的性质和量等,以判断有无继续出血、是否发生消化道瘘和感染等。

胃肠道损伤术后,待胃肠功能恢复后给予肠道营养。

对于多发伤伤员,根据多学科团队意见有计划处理其他各部位损伤。

4.剖腹探查术后并发症 不论是确定性手术后,还是损害控制性手术后,术后早期都应积极防治各种并发症。

(1)切口并发症 包括感染、裂开、血肿、愈合不良和切口疝等,应及时引流、缝合。若皮肤愈合尚可而筋膜层裂开,全身情况不允许,切口疝可留待以后处理。

(2)梗阻并发症 腹膜和腹部内脏器官所产生的粘连是剖腹手术不可避免的组织炎性反应的后果,是否发生梗阻"不可预测",可引起不全性或完全性肠梗阻。术后两周内肛门排气、进食后发生肠梗阻称为术后早期炎性肠梗阻,与肠壁水肿和渗出相关,同时兼有机械性与动力性梗阻。发生梗阻并发症应首选非手术治疗,留置鼻胃管或肠梗阻导管,维持水及电解质平衡,使用生长抑素减少消化液分泌,应用大承气汤等中药胃管内灌注等。如果发生绞窄,或不能除外内疝,则需手术治疗。

(3)腹腔内感染并发症 穿透性腹部战创伤或空腔器官破裂者,术后常发生膈下脓肿、肠间脓肿或盆腔脓肿,持续存在脓毒症状况,应根据CT、超声等辅助检查诊断,通过超声或CT引导下穿刺引流、切开引流等积极处理。

(4)暂时性腹腔关闭术后并发症 腹腔开放的时间越长,发生潜在并发症的机会越大。应尽量缩短暂时性腹腔关闭的时间,降低潜在并发症的风险。可能的并发症包括出血、感染、复发性腹腔间隙综合征、再灌注综合征、肠瘘、筋膜回缩和计划性腹疝等。

(张连阳 张 晔)

第二节 腹腔镜探查术

腹部战创伤的诊断,根据临床表现、体格检查,以及X射线、CT、超声、腹腔穿刺及各种实验室检查,有时仍然不能明确,临床上或扩大剖腹探查指征,约有20%的伤员做了不必要的剖腹探查术;或延误手术时间,导致严重并发症的发生。随着影像学技术发展带来的腹部伤情精确评估的进步,以及重症医学的进展等,高度怀疑腹部内脏器官损伤时"宁错勿遗漏"的积极剖腹探查策略受到越来越多的质疑。实际上,90多年前就提出了腹内出血的腹腔镜探查术(diagnostic laparoscopy),Gazzaniga也于40年前提出了近代腹部创伤的腹腔镜手术方法。近20年来腹腔镜技术得到了高速发展,已成为创伤伤员诊治中必须考虑的方法,成为腹部钝性伤的常用方法,甚至被作为腹部刺伤的标准治疗。虽然腔镜技术具有快速、精准和微创优势,但由于较高的误诊率、无法探查腹膜后器官损伤及气腹并发症等影响,以及缺乏大样本的循证医学证据、尚未建立相关关键技术体系等,与腹部疾病相比,腹腔镜技术在腹部创伤伤员中的应用显著滞后。

对腹部而言没有哪一项辅助检查是完美的,即使在现代影像学高度发展的今天,腹部仍然是诊断最后的黑箱,肠道(尤其是腹膜后结肠等部位)损伤漏诊或误诊率仍达30%~40%。剖腹或腹腔镜探查术被认为是降低腹部创伤后死亡率和并发症发生率的关键。血流动力学不稳定的穿透伤应紧急剖腹手术,稳定的右上腹、背部及季肋部枪弹伤可行影像学评估后决策,伤道仅限于肝可以考虑行非手术治疗;而前腹壁刺伤(从肋缘下到腹股沟韧带和双侧腋中线)应探查伤道,背部及季肋部刺伤,必要时应行动态检查、DPL或CT检查决定腔镜探查(图19-1)。钝性损伤则需基于体格检查、FAST、CT等判断(图 19-2),多发伤、血尿、骨盆骨折或不能解释的 Hct<35% 等应行 CT 检查。

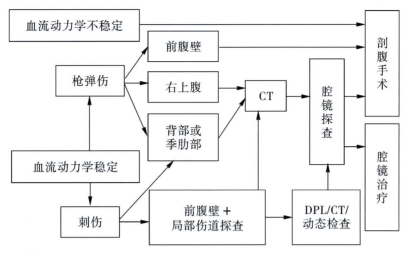

图 19-1　腹部穿透性损伤诊治流程

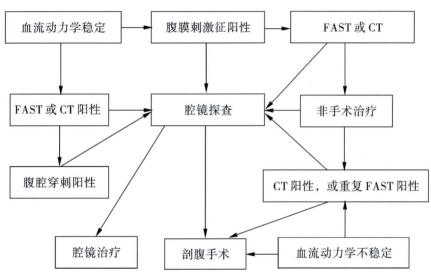

图 19-2　腹部钝性损伤诊疗流程

一、腹腔镜探查术适应证

(一)腹腔镜探查术的优势

1.**手术探查范围广**　腔镜下可以探查腹腔、盆腔,探查范围不局限在切口周围,并具有良好的光照,术中可录像,如实记录下术中发现。可获得与开腹手术几乎同样丰富的资料,观察角度独特,且可对部分开腹手术难以直视的器官进行观察。

2.**降低阴性剖腹探查率**　在腔镜直视下可清楚定位诊断腹部内脏器官损伤及损伤程度,避免遗漏内脏器官损伤,从而降低了阴性探查手术率,并减少了延误手术治疗的可能。

3.**有助于选择剖腹探查术切口**　对于显露困难、视野不佳或伤情复杂需中转剖腹的伤员,在腔镜协助下可选择理想的手术切口,为下一步的治疗提供依据,避免做盲目的大探查切口或延长改变切口,也降低了因为切口位置不当致手术难度增加的风险。

4.**诊疗一体化**　腔镜在探查中既可以做出明确的诊断,又可以做出相应的处理。降低了非治疗性剖腹或剖胸手术率,避免了一味保守治疗可能出现的意外及对病情的延误,又避免了盲目剖腹带来的额外创伤。部分伤员创伤诊断明确,符合非手术治疗的指征,但是残存的血液也容易导致感染及粘连。在这种情况下,腔镜探查可以取代剖腹探查清除积血。

5.微创优势　腹腔镜探查术对器官干扰小,创伤相对小,且较剖腹探查明显降低术后切口疼痛、切口裂开、切口感染、肠粘连等并发症的发生率。术后康复快,住院时间相对缩短。

(二)腹腔镜探查术适应证

2005年中华医学会外科学分会腹腔镜与内镜外科学组发布了《诊断性腹腔镜术常规》,其中适应证包括:①腹部伤口较小的开放性创伤,如刀刺伤;②单纯闭合性腹部创伤伤员,怀疑有实质性器官破裂但无明显失血性休克;③单纯闭合性腹部创伤的伤员,有腹膜炎体征,生命体征尚平稳,怀疑有空腔器官破裂但又难下决心是否剖腹探查;④病情变化不能用其他部位损伤解释,怀疑存在腹部内脏器官损伤;⑤多发伤,需先排除腹部内脏器官损伤再依次处理其他损伤者,可先行腹腔镜检查。但实际上,腹部创伤诊断性腹腔镜术适用于生命体征稳定(输液后稳定)的需行剖腹探查手术成年伤员。生命体征稳定指收缩压在12 kPa(90 mmHg)以上、输液量小于2 L和GCS>12。需行剖腹探查是指临床或辅助检查明确或高度怀疑腹部内脏器官损伤。

(三)腹腔镜探查术禁忌证

1.绝对禁忌证　①严重失血性休克提示腹部内脏器官损伤严重,短时间内出血凶猛,腔镜探查或处理速度慢,不能在黄金时间内给予确定性止血,可导致病情恶化,甚至危及生命;②颅脑创伤;③严重胸部创伤;④腹壁缺损;⑤心肺功能无法耐受气腹;⑥合并腹腔高压症或腹腔间隙综合征者。

2.相对禁忌证　①生命体征不稳定;②严重腹膜炎;③腹部枪伤或腹膜后损伤者;④有腹部手术史考虑存在腹腔粘连者;⑤腹部枪伤的破坏力较大,建议剖腹仔细探查,包括腹膜后器官。

(四)中转指征

经腹腔镜探查确定损伤器官及程度后,应遵循损害控制策略。探查、治疗若耗时过长,可导致出血量增多而影响预后。根据伤员全身情况、器官损伤严重程度、估计确定性手术操作时间、术者手术技术和救治条件等综合决定是腔镜下治疗或中转剖腹。探查性或治疗性腹腔镜手术中,切忌强行实施以威胁伤员生命为代价的微创手术,以下情况应果断中转剖腹:①置入套管时有大量血液喷出,判断腹腔内出血严重,腔镜下难以迅速有效控制出血,或有持续出血但5～10 min仍未明确来源者,或估计探查、控制耗时较长者;②肠胀气明显,腹内操作空间明显受限者;③腹腔污染严重,如结肠严重破裂者,或伤后12 h以上探查者,难以迅速控制污染、彻底冲洗者;④器官损伤部位腔镜下暴露不佳,如腹膜后器官、肝膈面或后面、胰腺损伤者;⑤腔镜下难以进行有效处理者,如肠道破裂范围大或多处破裂,2、3、4段十二指肠损伤,肝右后叶挫裂伤,胰颈部横断伤。

二、腹腔镜探查术的手术原则和技术

(一)挽救生命第一

腹部战创伤常伴有全身多发伤,必须对伤情做出准确判断,从整体利益出发,以抢救生命为主。如上所述,腹腔镜手术虽然具有诸多优势,但手术医师需具备较高的腔镜外科能力,腹腔镜手术团队和相关设备、器械需24 h在位,术前展开仪器设备和建立气腹过程均需要花费时间,建立气腹可能加重腹腔、胸腔内器官缺血,进一步升高颅内压等。故腹部战创伤伤员仅少数适合行腔镜探查手术,选择腔镜探查手术同样需要遵循剖腹探查术的挽救生命第一的原则:①黄金时间内确定性处理;②快速控制出血,腹腔镜手术对于出血迅猛的严重腹部内脏器官损伤或大血管破裂,不能如开腹手术一样直接用手压迫止血,因而难以迅速止血,故腹腔镜手术并不适用于所有腹部战创伤伤员;③全面探查,避免漏诊,是腹腔镜探查手术特别应关注的重点,尤其是小肠损伤;④实施损害控制简明手术,对多发伤、术中出现血流动力学不稳定的伤员,应控制手术时间在90 min以内。

严格掌握目前腔镜探查的应用原则是合理应用腔镜诊治的关键。应用原则是相对的,随着技术和水平的提高,其适应证及禁忌证在不断转变。但总体而言,腹腔镜在战创伤中的使用指征是"怀疑伤员有腹膜穿透伤的存在,而临床体格检查、辅助检查等又不足以明确诊断是否存在腹膜穿透"。应牢记,在血流动力学不稳定或者有明显器官损伤的伤员中,腔镜毫无应用价值。

腹部创伤的腹腔镜手术包括完全腹腔镜手术和腹腔镜辅助手术。腹腔镜辅助手术主要用于手术操作难度大、尚未熟练掌握腹腔镜手术技术的手术者。

(二)麻醉、体位及切口选择

腹部创伤的急诊腹腔镜检查,可以在急诊室、ICU 或手术室进行。应全面评估,尤其是肺功能和心血管功能。ASA Ⅰ ~ Ⅱ级伤员多能耐受体位及气腹的影响,ASA Ⅲ ~ Ⅳ级伤员则可能因气腹或体位导致严重并发症。手术中腹内压增高及头高位会影响静脉回流,可致血压下降,故应在麻醉诱导之前给伤员适当扩容,一般静脉输入 5 ~ 10 ml/kg 的晶体液。术前留置胃管、尿管,并给予预防感染、补液等治疗。

1. **麻醉**　选择气管插管的全身麻醉,可应用肌松药,既保证适当的通气和氧合、相当的麻醉深度和良好的肌松,又有利于控制膈肌的活动,便于手术操作。麻醉维持常为静吸复合麻醉。小剂量芬太尼可减少吸入麻醉药对心肌收缩的抑制作用。肌松药在不使腹内压过高的前提下可有助于达到较为理想的气腹。应随时注意气管内插管的位置,避免气腹后膈肌抬高导致气管插管移位而造成单肺通气。

2. **体位**　伤员取截石位或平卧位,根据损伤器官的不同,调整手术区域于较高位,如脾切除时采用右侧倾斜30° ~ 45°。刀刺伤的伤员则直接在腹壁伤口处置入 10 mm 套管,接气腹机建立气腹后,置入 10 mm 30° 腹腔镜探查。在 ICU 和复苏室床旁可不进行全身麻醉和气腹,而可进行"清醒"腹腔镜检查。

3. **套管、辅助切口和术者位置**　钝性伤者于脐下缘做 10 mm 弧形切口,穿刺 Veress 针,注入 CO_2,压力维持 1.07 ~ 1.33 kPa(8 ~ 10 mmHg),穿刺 10 mm 套管,置入 30°腹腔镜,确认膈肌完整后压力可上调到 1.6 ~ 2 kPa(12 ~ 15 mmHg)。穿透伤者可直接从伤口置入套管,或另做小切口置镜。根据腹壁及腹部内脏器官的受伤部位和程度,确定显示屏及术者位置,并置入辅助套管,通常在两侧腹直肌外侧置入两个 5 mm 套管。拟行脾切除时围绕左上腹安置 2 ~ 3 个套管,脐下为观察孔,剑突下、剑突与脐部连线中下 1/3 及左腋前线肋缘下分别置5、5 及 12 mm 套管。拟行肝手术时围绕右上腹安置 2 ~ 3 个套管。腔镜辅助手术根据切口做 5 ~ 7 cm 辅助切口,如脾切除时于剑突下做正中切口,用蓝蝶(Lap Disc)辅助操作。

(三)术中处理

1. **损伤探查**　先将腹腔内出血及肠液抽吸(必要时冲洗)干净,在腹腔内旋转 360°,以观察全腹情况,观察壁腹膜是否有伤口,然后逐一重点观察,推荐的标准检查程序为:①先将伤员置为反 Trendelenburg 位后,行上腹部检查;从左上腹始,观察左膈肌、脾、胃前壁;再到右上腹,观察肝、肝门、十二指肠,十二指肠有血肿、黄染或撕裂伤则行降段外侧腹膜切开完整探查十二指肠各段。②将伤员恢复到平卧位,探查小肠,两手持肠钳以每次前进 5 cm 的方式,正反两面做肠道及肠系膜的检查,要求从十二指肠空肠曲到回盲部、再从回盲部到十二指肠空肠曲检查两遍,必要时经小切口将小肠提出腹腔检查。同样探查盲肠到直肠两遍,遇到腹膜外的结肠疑似血肿或是受损时,可打开后腹膜分离出结肠探查。③取 Trendelenburg 位,将肠道往上腹部移转,探查盆腔,包括膀胱、直肠及女性生殖器官。④在大网膜及胃后壁疑似有受损时,再打开胃结肠韧带,探查小网膜囊内胃后壁、胰腺、横结肠及胰等。

腹腔内积血聚集的部位,常提示是出血部位。肠管或系膜血迹、结肠旁沟有少量积血提示少量腹腔内积血,观察中积血量不再增加,说明出血已经停止。建立气腹后见肠襻被血包围或浮在血中,结肠旁沟内积血厚度超出 3 cm,说明腹腔内有大量积血,需立即中转。发现肝裂伤可观察 3 ~ 5 min,甚至 30 min 以确定出血停止。脾破裂表现为覆盖脾的网膜被血液或血凝块顶起并呈蓝色,对小的或浅表的脾裂伤可观察 30 min,稳定的血肿则可不扰动。若仍未完全止血,应行经腹腔镜的网片包裹式脾修补术或脾切除术,或中转剖腹手术。如小网膜囊内有积液、腹腔脂肪坏死或皂化形成黄白斑块,则应中转手术;如发现胰腺表面血肿形成也必须中转手术,以探明损伤部位、程度,尤应探明主胰管有无断裂。

腹腔镜诊断性腹腔灌洗(laparoscopic diagnostic peritoneal lavage,L-DPL)技术在临床应用结合了诊断性腹腔镜的可视性和DPL的敏感性,进一步降低了诊断性腹腔镜的创伤漏诊率。

2.损伤处理 根据目标器官调整体位,显露器官和周围结构,通常采用由浅入深、从下而上的方法分离。遇有出血时,使用单极电凝、双极电凝、钛夹夹闭、缝扎、生物蛋白胶等方法止血。肠道裂伤行缝合、Endo-GIA修补,也可在腔镜下或经小切口提出腹腔行肠段切除吻合。行脾等器官切除时用钛夹、线扎、圈套器、电凝、双极电凝、超声刀(处理6 mm以内损伤)、Liga Sure(处理7 mm以内损伤)、Endo-GIA等处理血管。完成器官切除,将切除器官装入专用标本袋,扩大主操作孔至3 cm,或经辅助切口取出,缝合切口,重建气腹,冲洗腹腔,不论是否发现器官损伤,均需在手术部位或盆腔常规放置引流管。

尽管目前应用腹腔镜进行治疗的例数总体而言不多,但随着腹腔镜技术和设备的不断发展,应用例数必将大大增加。一组1 263例伤员采取了诊断性腹腔镜探查,其中597例发现损伤,145例进行了治疗性措施,治疗率为24.29%,其中最多的是膈肌修补(图19-3)。空腔器官损伤在腔镜下修补通常被认为是非常困难的。

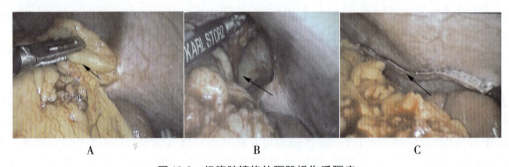

图19-3 经腹腔镜修补膈肌损伤后膈疝

伤员,女,31岁,因刀刺伤后胸腹部疼痛15 d入院,腹腔镜探查可见腹腔大网膜通过膈肌破口(箭头)疝入胸腔(A),还纳后可见膈肌破裂孔(B,箭头所示),C为腔镜下切割缝合器修补膈肌后所见(箭头所示)

部分镜下难以完成者可行手辅助腔镜手术(hand-assisted laparoscopic surgery,HALS)。手辅助腹腔镜手术具备了腹腔镜手术和剖腹手术两者的特点。手辅助腹腔镜较腹腔镜下脾切除术可明显缩短时间,降低中转开腹率,减少失血量,且手辅助腹腔镜并未增加术后肠梗阻发病率、住院时间和死亡率。但也有学者认为手辅助腹腔镜伤员并发症发生率明显高于开腹手术,包括切口感染、切口疝、切口裂开等。另外,手辅助腹腔镜手术时间也较直接剖腹手术伤员长。手辅助腹腔镜脾切除术指征包括:①单纯脾损伤经非手术治疗无效者;②术前CT证实脾损伤Buntain分级Ⅱ型以上或术中探查脾损伤Moore分级Ⅲ型以上者;③以脾损伤为主的多发伤,其他器官或组织损伤较轻者;④迟发性脾破裂。手术方法是在腹腔镜探查明确脾破裂诊断和受伤程度后,有手辅助腹腔镜手术适应证者,可迅速做小切口用手控制脾的出血,再建立气腹进行腹腔镜脾切除。除可用手直接控制脾蒂或压迫脾,能够迅速控制脾的进一步出血外,在手指引导下处理脾门、脾上极,可避免损伤胰尾等重要组织,由小切口取出脾也更方便。

由于建立气腹导致的腹内高压,可能给战创伤伤员带来进一步的损害,故免气腹的腔镜手术在腹部战创伤中可能具有潜在的应用价值。免气腹腹腔镜手术虽然消除了腹腔CO_2吸收引起的高碳酸血症、颅内压增高等并发症,但视野显露不如气腹腹腔镜手术,并可能导致手术时间延长。主要适用于合并有严重心肺疾病伤员及合并胸部创伤肺顺应性下降或其他因素所致不能耐受气腹和血流动力学改变的休克者等。

三、腹腔镜探查术围术期处理

为确保伤员安全和手术成功,术中应常规监测 ECG、BP、SpO_2、$ETCO_2$ 等,必要时可监测 CVP、体温、动脉血气分析和有创血压等。

(一)气腹并发症

气腹可升高颅内压,降低胸腔与腹腔器官的血流量,减少回心血量等,存在失血性休克时显著影响循环呼吸功能。气腹引起血流动力学波动的腹内压(IAP)阈值为 1.60 kPa(12 mmHg),2 kPa(15 mmHg)以上的 IAP 可影响呼吸和循环功能。合并膈肌裂伤、肝损伤等情况时,气腹则可导致张力性气胸、心包积气、误损伤和空气栓塞等,在压力作用下 CO_2 可从膈肌破孔中大量进入胸腔,压迫肺,影响呼吸,建立气腹后应先维持较低压力[1.07 kPa(8 mmHg)]、取较低气流量,确认无膈肌损伤、呼吸功能适应、血流动力学无显著波动后,可适当增加流量和气腹压力[1.6~2 kPa(12~15 mmHg)]。对伴有心脏疾病的伤员,建议采用更低的压力[1.07~1.33 kPa(8~10 mmHg)]。免气腹腹腔镜技术可避免此类气腹并发症,但其手术视野尚不及气腹,可用于膈肌破裂、大片肝撕裂伤及大量血腹伤员。

(二)体位影响

头高位时,心排血量明显下降,尤其对伴有缺血性心脏病的伤员,要尽量避免血流动力学的显著波动。头低位降低肺顺应性,尤其是对老年与过度肥胖的伤员,机械通气中可给予少许 PEEP。故在腹腔镜手术中应缓慢改变伤员的体位。

(三)漏诊

腹腔镜探查受其固有缺陷和局限性影响,缺乏触觉反馈,存在着相应的盲区,或出血多导致视野不佳,解剖关系不清楚等,漏诊率达 19%~40%,特别是小的空腔器官穿孔,是影响外科医师选择腹腔镜手术的最主要因素。转换腔镜套管位置、体位,反复、仔细、按标准化程序探查有助于减少盲区和漏诊,根据腹腔渗出量及性质判断可能受损的器官,有积血、血凝块或有肠内容物处常提示内脏器官的损伤部位。应注意穿透伤有时受损器官并非存在于刺口附近,尤应重视位置隐匿及腹膜后器官(如胃后壁、十二指肠、胆总管及胰腺等)的损伤。60% 的腹膜后器官损伤无法经腔镜下诊断和治疗,此难题可依托术前或术后 CT 检查、DSA 解决。

(四)出血及内脏器官损伤

出血及内脏器官损伤是腹腔镜探查术的主要并发症,也是中转剖腹的主要因素。内脏器官损伤发生率在 1%~77%,与医师操作技术水平有关。一些腔镜下外科技术的进步降低了内脏器官损伤的发生率,如采用处理脾动静脉的二级脾蒂离断术,可避免损伤胰尾、胃肠道等。

(五)术后并发症

腹腔镜手术除可发生切口感染、疝和肠粘连等剖腹手术常见并发症外,还可发生皮下和其他间隙气肿、戳孔出血、内脏器官或血管刺伤、气栓等腔镜手术独有并发症,应注意预防和积极处理。

腹腔战创伤的救治应遵循"挽救生命第一,保存功能第二,微创效果第三"的原则。腹腔镜的广角和多角度,可根据体位的调整直接观察到几乎所有腹部内脏器官表面,明确腹腔内出血量、肝脾等器官损伤严重度,明确腹膜、膈肌、胃肠道损伤等,降低阴性剖腹率,可指导剖腹手术切口选择,并能在腔镜下完成膈肌、胃、小肠、结肠、膀胱、胰、脾和肝等修补、止血、切除、吻合及造口手术。故近年来腔镜应用于腹部创伤达 13%~39%,Cherkasov 等更报道了 2 695 例腹部损伤伤员的 49% 采用腹腔镜手术,已成为血流动力学稳定伤员的常用方法,中转剖腹率仅 8.2%。但也应正视腔镜用于腹部创伤的局限性,如术前准备较费时,术中对出血、污染控制耗时费力,不利于紧急的严重战创伤救治。腹部战创伤中腔镜技术的使用率,尤其是治疗性腹腔镜手术,很大程度上与外科医师的腔镜技术水平有关。对血流动力学稳定的战创伤伤员进行腹腔镜治疗被广泛接受,但文献资料多为回顾性研究,样本量偏少,尚需前瞻性、多中心、大样本的随机临床研究证据确定腹腔镜手术在腹部战创伤救治中的最终地位。

（张连阳　张　晔）

参考文献

[1] 张连阳. 正确应用损害控制性剖腹术[J]. 创伤外科杂志, 2009, 11(1): 1-3.

[2] 张连阳. 腹腔扩容术在腹部外科的应用[J]. 中华消化外科杂志, 2011, 10(1): 6-8.

[3] 张连阳, 姚元章, 黄显凯, 等. 严重多发伤中漏诊肠道损伤的诊断和治疗[J]. 中华消化外科杂志, 2010, 9(2): 151-152.

[4] 李勇, 张连阳. 腔镜技术在胸、腹部创伤诊治中的应用[J]. 中国微创外科杂志, 2007, 7(5): 486-488.

[5] 赵长松, 彭德芳, 张伟, 等. 非气腹腹腔镜技术在腹部创伤中的应用[J]. 中国微创外科杂志, 2005, 5(4): 278-279.

[6] 邹衍泰. 腹腔镜技术在腹部创伤诊治中的应用[J]. 世界华人消化杂志, 2000, 8(11): 1261-1262.

[7] 姜鹏, 韩晓婷, 许崇良. 腹腔镜探查腹部外伤的应用体会[J]. 腹腔镜外科杂志, 2005, 10(5): 307-308.

[8] 祝智军, 李大伟, 郑蓉蓉. 手助腹腔镜脾切除术治疗外伤性脾破裂的临床应用[J]. 中国微创外科杂志, 2005, 5(1): 56-57.

[9] 严立俊, 汤利民, 王益强. 腹腔镜在肝损伤中的应用[J]. 中华创伤杂志, 2006, 22(1): 61-62.

[10] 中华医学会外科分会腹腔镜与内镜外科学组. 诊断性腹腔镜术常规[J]. 腹腔镜外科杂志, 2005, 10(5): 320.

[11] 中华医学会外科分会腹腔镜与内镜外科学组. 腹腔镜手术麻醉常规[J]. 腹腔镜外科杂志, 2005, 10(3): 192.

[12] AILAWADI G, YAHANDA A, DIMICK J B, et al. Hand-assisted laparoscopic splenectomy in patients with splenomegaly or prior upper abdominal operation[J]. Surgery, 2002, 132(4): 689-696.

[13] O'MALLEY E, BOYLE E, O'CALLAGHAN A, et al. Walsh role of laparoscopy in penetrating abdominal trauma: a systematic review[J]. World J Surg, 2013, 37(1): 113-122.

[14] REGNER J L, KOBAYASHI L, COIMBRA R. Surgical strategies for management of the open abdomen[J]. World J Surg, 2012, 36(3): 497-510.

[15] GAZZANIGA A B, STANTON W W, BARTLETT R H. Laparoscopy in the diagnosis of blunt and penetrating injuries to the abdomen[J]. Am J Surg, 1976, 131(3): 315-318.

[16] CHOL Y B, LIM K S. Therapeutic laparoscopy for abdominal trauma[J]. Surg Endosc, 2003, 17(3): 421-427.

[18] WEINBERG J A, MAGNOTTI L J, EDWARDS N M, et al. "Awake" laparoscopy for the evaluation of equivocal penetrating abdominal wounds[J]. Injury, 2007, 38(1): 60-64.

[19] CHERKASOV M, SITNIKOV V, SARKISYAN B, et al. Laparoscopy versus laparotomy in management of abdominal trauma[J]. Surg Endosc, 2008, 22(1): 228-231.

第二十章
腹壁及腹腔血管战创伤

第一节　腹壁战创伤

【概述】

　　腹壁是除腹部内脏器官外腹部的重要组成部分,主要由皮肤、皮下组织、肌层及筋膜构成。腹壁以腋后线为界,分为腹前外侧壁和腹后壁。腹部损伤必然存在腹壁损伤。腹部损伤根据皮肤的完整性分为闭合性损伤和开放性损伤,而根据腹壁与壁腹膜的完整性则可分为腹部钝性伤和穿透伤。单纯腹壁损伤的诊治相对容易,合并有腹部内脏器官的损伤往往比较复杂,而且容易漏诊。因此,医生在诊治腹壁损伤的过程中,应高度警惕或观察是否并存腹部内脏器官的损伤。

　　在历次主要战争中,腹部战创伤的发生率为5%~15%,其主要原因为枪弹伤和爆炸伤,主要为腹部穿透伤;而在和平时期,腹部损伤主要原因为交通伤、暴力打击、坠落伤等,主要为腹部钝性伤。从解剖上看,腹后壁肌肉相对发达,腹前外侧壁薄弱,所以腹部损伤伴随的腹壁损伤以腹前外侧壁损伤多见,后果也较严重。

　　类同腹部损伤的分类,腹壁损伤根据皮肤完整性可分为闭合性腹壁损伤和开放性腹壁损伤两类。闭合性腹壁损伤的病因包括:①交通伤,如腹部受到车辆撞击、挤压或碾压,安全带相关损伤等;②钝性暴力,包括拳打、脚踢、棍棒等直接打击腹部等;③爆炸气、液冲击波伤及腹部;④高空坠落、跌伤时腹部受到撞击等。开放性腹壁损伤多由利器(刀、剑、匕首等)、火器致伤,常伴腹部内脏器官损伤;而爆炸伤常导致腹壁撕裂并伴大面积缺损,伤情重且出血多,常有内脏器官脱出、损伤和严重腹腔污染等。

【临床表现与诊断】

　　1.临床表现

　　(1)腹壁擦伤　一般仅伤及皮肤,表现为局部红肿、渗血、擦伤痕迹和烧灼样疼痛,以腹外侧壁和腹后壁多见。

　　(2)腹壁挫伤　轻者仅伤及皮肤、皮下组织,重则累及腹壁全层,表现为局部疼痛、皮肤瘀斑、压痛或伴有波动感等。

　　(3)腹壁裂伤　轻者仅伤及皮肤、皮下组织,重则累及腹壁全层,甚至进入腹腔,表现为局部伤口流血、疼痛。

（4）腹直肌血肿或断裂 伤后立即出现腹痛、恶心、呕吐和腹膜刺激征，皮肤瘀斑，腹壁有压痛性、非搏动性包块，不随呼吸上下移动，常见于下腹部，有时可扪及腹直肌缺损。

（5）腹壁刺伤或枪弹伤 腹壁有伤道。刺伤伤缘整齐，伤道四周组织损伤较少，污染轻，压痛范围较局限。火器伤常有入口和出口，伤缘周围皮肤有灼伤、瘀血或组织坏死，组织挫伤和污染重，伤道内可有异物存留。腹壁血肿表现为不能移动的触痛性包块，腹肌收缩时仍可扪及。深达腹膜外的腹壁损伤，若形成腹膜外或腹膜后血肿，则有腹痛、腹胀、肠鸣音减弱或消失等麻痹性肠梗阻表现。若伤道有胆汁、肠内容物或尿液流出，则提示合并内脏器官损伤。

（6）腹壁皮肤撕脱伤 多见于腹外侧壁碾压伤。车轮致皮肤和皮下组织从深筋膜深面或浅面强行剥脱，同时伴有不同程度的软组织碾挫伤，可伴有内脏器官损伤和髋部骨折，局部创面出血和撕脱的大片污染皮瓣。

（7）腹壁皮肤潜行性剥脱伤 多见于儿童腹后壁碾压伤，通常合并有臀部皮肤的撕脱和骨盆骨折，局部皮肤擦伤、发黑和皮下波动感等，后期可伴严重感染。

2. 诊断与鉴别诊断 腹壁战创伤的诊断与鉴别诊断相对容易，对伤情判断的重点是排除腹部内脏器官损伤。单纯腹壁损伤伤员生命指征稳定，腹痛和压痛较轻，范围局限，无恶心、呕吐等消化道症状和腹膜刺激征，肠鸣音存在。但合并内脏器官损伤者，除具有腹壁损伤的各种表现外，还有诸如腹膜炎、失血性休克等表现。

开放性腹壁损伤者，局部有明显的出血、伤口或伤道，诊断时应注意了解伤道部位、方向、深度，流出物的量和性质。伤道造影有助于判断腹膜有无穿透。腹腔穿刺、腹腔灌洗有助于鉴别是否存在腹部内脏器官损伤。腹部CT、MRI、超声等影像学诊断方法有助于明确腹壁损伤情况，能显示腹壁血肿的位置、形态，腹壁肌肉、腹膜完整与否，是否有腹部内脏器官损伤等。必要时可行腹腔镜检查或剖腹探查。

【治疗】

腹壁钝性损伤如能排除腹部内脏器官损伤，可行非手术治疗，包括卧床休息、止血、镇痛等。局部擦伤在消毒后简易包扎即可。怀疑或确定有腹部内脏器官损伤的腹壁损伤和开放性腹壁损伤均应积极手术治疗。需注意的是，开放性腹壁损伤手术铺单时，为方便探查与外科处理，应尽量显露各伤口。

1. 腹直肌血肿 由于腹直肌鞘的限制和腹直肌收缩等作用，半环线以上的腹直肌血肿可自行停止出血，故可采用非手术治疗，包括加压包扎、早期冰敷、止血等。对于疼痛严重、穿刺抽吸后再加重的半环线以上腹直肌血肿，或半环线以下腹直肌鞘血肿，宜手术治疗，包括血肿清除、结扎止血或缝扎断裂肌肉等。

2. 开放性腹壁损伤 非穿透性腹壁开放伤，应行清创术，并根据伤后救治时间和伤口污染情况决定是否行一期缝合或延期缝合，必要时可放置引流。需注意的是，大片的腹壁撕裂需根据撕裂皮瓣污染情况和活性决定切除皮肤的范围和皮肤削薄、打孔植皮的处理方式，将其戳孔后再覆盖创面进行返植皮；而腹壁撕脱伤则清洗撕脱的皮瓣，皮肤削薄至皮肤真皮层，将皮肤打孔返植皮创面，外置负压腹壁材料进行引流，以做创面处理。腹后壁的皮肤潜行剥脱伤通常由于伤口与臀周开放创面相通，且皮肤挫伤严重，通常也要对剥脱的皮瓣进行返植皮处理。但上述损伤的处理过程中，若存在其他损伤则应同时注意损害控制原则，力求缩短手术时间。

穿透性腹壁伤，需另做切口行剖腹探查术，处理内脏器官伤后再对腹壁伤口进行清创处理。由于伤道周围组织已受到不同程度的损伤和污染，容易感染，故原则上腹部手术切口不采用原伤口进行腹腔探查或腹腔引流。围术期可经验性使用抗生素，待清创术留取污染组织标本做细菌学检查后选择敏感抗生素治疗。此外，伤员须常规注射破伤风抗毒素或破伤风免疫球蛋白。

3. 损伤后腹壁缺损

（1）一期关闭腹腔 严重腹壁损伤可致腹壁肌层，甚至全层缺损，或伴内脏器官脱出、腹壁疝形成等。为防止体液、体热丢失和降低肠瘘发生风险，应力求一期关闭腹腔。

1）单纯皮肤缝合 最为常用，对于腹壁缺损面积小、污染轻的腹部创面，应力争缝合皮肤以关闭腹腔,而肌层缺损可二期修复。若清创后皮肤不能直接缝合,可考虑局部转移皮瓣覆盖或采用下述负压封闭材料覆盖以关闭腹腔。

2)负压封闭技术　当皮肤缺损过大、污染严重或腹壁清创后皮肤不能缝合时,可采用负压封闭技术关闭腹腔。即采用带孔可接触肠管的生物修复材料(橡胶、聚丙烯、聚四氟乙烯等)填补伤口缺损,上覆负压封闭材料,进行创面封闭引流。注意材料修补时应无张力缝合或不缝合(材料足够大,以完全覆盖暴露的内脏器官,并至少超过缺损边缘5 cm),保护内脏器官免受侵蚀;待腹壁创面长出肉芽后再二期植皮修复,形成计划性腹壁疝,3~6个月后根据腹壁情况再行腹壁疝修补术。这种处理类似暂时性关腹术。

3)敷料填塞覆盖　仅在战场或现场条件受限,损害控制阶梯治疗时采用。损伤后用盐水大纱布覆盖创面,再覆盖干净敷料,粘贴固定。此时最好选用透明薄膜粘贴,完全覆盖敷料,以便于观察并防止体液过多丢失。

(2)二期腹壁缺损修复　因伤后腹壁组织炎症水肿,组织脆弱,局部污染严重或感染,或合并腹部内脏器官损伤,肌层缺损宜在内脏器官损伤确定性治疗、腹壁创面肉芽新鲜或腹壁创面植皮修复后3~6个月行二期修复。修复时间也不宜太晚,否则腹壁组织缺损可进一步增大,导致修复困难。组织缺损不多时,按腹壁解剖层次游离后分层缝合修复。组织缺损过多时,应选择修补材料行无张力缝合。此点的处理同腹壁疝治疗。

1)腹膜缺损　可选用自体组织(如大网膜、阔筋膜等)或人工补片(如聚四氟乙烯材料)修复缺损。聚四氟乙烯材料为非通透性补片,能与肠管直接接触,但抗张力强度较聚丙烯差,与组织相容缓慢,故一旦有血肿存在较易发生感染。为兼顾组织相容性和强度,美国强生公司生产了一种新型补片。该补片由氧化再生纤维素编织纤维、非吸收聚丙烯 Prolene 网片和聚二氧六环酮聚合物组成。补片的一面既可接触肠管,另一面又保持较强的抗张力强度,已在临床腹壁疝治疗中广泛应用。

2)腹壁肌层缺损　可选用自体组织(肌瓣、筋膜瓣)或人工补片修复缺损。如果累及肌肉及腱膜层的腹前壁缺损范围不大,可在双侧腹直肌区用腹直肌前鞘瓣翻转或腹直肌推移修复。腹直肌外缘缺损时,可用同侧腹直肌前鞘瓣向外翻转覆盖缺损区,并缝合于缺损区。腹直肌部位缺损时,则利用对侧腹直肌前鞘瓣翻转覆盖缺损区,并缝合于缺损区。然后缝合皮下组织及皮肤。如皮肤为瘢痕,应予以切除,直接缝合有困难时需做局部转移皮瓣移植。或用带蒂的髂胫束和阔筋膜张肌肌肉瓣,经筋膜肌肉瓣下潜行游离后,旋转向下腹壁缺损区域,用于修复。而应用于损伤后腹壁缺损修复的人工制品种类较多,过去的材料有的承受张力较小、组织相容性差,有的来源少、价格昂贵。如碳素纤维网、钽丝网,组织相容性差,异物反应较明显;聚酯纤维网易折碎,过于柔软以至于小片时不易放置平整。聚丙烯网片是目前广泛应用于修补腹壁缺损的人工材料,组织相容性好,不易感染,为单股细丝网片,每一结点并非交结而是压塑成型,可依据需要裁剪而不至于散开,软硬适度易操作,具有较好的弹性和自我塑型作用等,但不能与肠管接触。

二期腹壁缺损修复术后常规使用腹带,避免腹胀、便秘、咳嗽等腹内压增高因素。修补区域局部有积液应及时抽吸或引流。伤员卧床休息1周,半年内不做重体力劳动。

(谭　浩)

第二节　腹部大血管战创伤

一、腹部大血管战创伤概述

腹部大血管战创伤指的是战争因素或机械力导致腹部腹主动脉或下腔静脉及其重要属支发生的

损伤。此类患者伤情危重,半数以上在送达医院之前即死亡;而且多数患者伴有内脏器官损伤或污染,即使送达医院治疗,预后也往往不佳。因此,腹部大血管战创伤的救治对院前和院内急救能力提出了重大挑战。

虽然腹部大血管战创伤后果严重,但其发生率相较于四肢血管损伤发生率低。DeBakey 等报道第二次世界大战期间 2 471 例血管损伤伤员,仅 49 例(2%)为腹部血管损伤。Hughes 等报道朝鲜战争期间 304 例血管损伤伤员,有 7 例(2.3%)为腹部血管损伤。Rich 等对越南战争期间 1 000 例动脉损伤伤员进行回顾性分析,发现有腹部血管损伤者仅占 2.9%。非战争时期,腹部血管损伤约占全部血管损伤的 27%～33%。

外伤性血管损伤病因分为腹部穿透伤和腹部钝性伤。80%～90% 腹部大血管损伤为穿透伤。钝性血管损伤仅占 10%～20%,最多见于交通事故减速伤和挤压伤。近年来医院收治的腹部大血管损伤有增加趋势。这不仅与交通事故、城乡建设、城市暴力、工伤事故等因素相关,也与急救医学的发展密不可分。同时,随着以腔镜、介入治疗为代表的微创外科技术的发展,医源性腹部血管损伤的发生也有所增加。比如,腹腔镜手术中 Trocar 腹壁戳孔时所引起的腹腔内血管损伤。

由枪弹、霰弹和刀、斧、玻璃等所致腹部穿透伤,可造成血管破裂、贯穿或横断。低速武器或刀刃等造成的损伤一般局限于伤道、弹道周围组织;而爆炸伤、高速枪弹等引起的贯穿伤,由于瞬间强压力波作用的空间效应可造成更广泛的组织损伤,包括大血管血管壁缺损和破裂,甚至远隔部位组织损伤。

大血管损伤后主要表现为休克,腹腔内大出血,腹膜后、肠系膜根部或门静脉外周血肿,少数表现为假性动脉瘤形成、血栓形成、动静脉瘘。突发的减速伤、座位安全带损伤、骑跨伤、高空坠落伤、挤压伤等钝性损伤,因侧向移位或牵伸,血管壁上产生的应力变化可造成血管破裂,引起中肠固定部位、肠系膜上动脉起始部位甚至腹主动脉、下腔静脉、髂血管的撕裂伤;有时血管外膜尚完整,而管腔内膜受外力作用可破裂、脱落,引起管腔堵塞、血小板聚积、血栓形成等。未及时确诊治疗的大血管损伤或仅做填塞压迫止血者,后期可发生创伤性假性动脉瘤或动静脉瘘。假性动脉瘤除压迫症状外,一旦破裂可导致大出血死亡。肝动脉和门静脉间、主动脉和下腔静脉间的动静脉瘘如果发生,可产生腹水、充血性心力衰竭等严重生理紊乱。

伤后 1 h 为抢救的"黄金时间",应尽快将患者送达手术室进行确定性止血。救治关键是在心脏停搏前控制出血。在未控制出血时,此类伤员需进行限制性液体复苏。对于可疑的腹部大血管损伤伤员,应避免采用股静脉置管输液复苏,优选颈内静脉、锁骨下静脉置管,必要时可选择颈外静脉。对于双侧乳晕至大腿上方区域的贯穿伤伤员应高度警惕腹部损伤,对出现休克、进行性腹部膨胀者应高度怀疑有大血管损伤。腹腔穿刺或灌洗抽出不凝血,即可确定腹腔内出血。此时不宜再做更多辅助检查判断具体出血部位,应立即果断剖腹手术探查以控制出血。仅对血流动力学稳定伤员行 B 型超声波、CT 或血管造影等辅助检查。

多数腹腔出血在剖腹探查中能得以控制,少数需急诊行开胸术控制降主动脉。手术铺单应完全暴露前胸腹壁,两侧至腋中线。剖腹术选择正中切口,切口应足够大,通常从剑突至耻骨联合上方。开腹后常出现低血压,此时应加快输血、输液。进腹后,立即清除积血,移出内脏器官,依次探查腹腔 4 个象限。如伴实质性器官损伤,先用手压迫止血或用纱布填塞止血。一旦发现血管损伤,可采取指压法或带气囊导管迅速控制损伤血管近端,用无损伤血管钳控制破口远端,再根据损伤程度、部位及合并伤情况等决定下一步的处置方案。

腹部大血管损伤的治疗策略包括快速的结扎或缝扎止血、缝合修补、一期吻合、间置移植物吻合、转置、解剖外旁路术、自体静脉、聚四氯乙烯移植物、涤纶移植物、转流及血管介入、放射介入、支架和栓塞等。对其成功救治的关键在于快速并充分地显露损伤的血管,这些内容在后面的章节会逐步提及。

二、肠系膜上血管战创伤

【概述】

1. **应用解剖**　肠系膜上动脉在第 1 腰椎水平于腹腔动脉干下方 1～1.5 cm 处从腹主动脉发出,经过胰腺颈部下缘越过十二指肠水平部,进入小肠系膜内。肠系膜上动脉向右侧发出的分支动脉有胰十二指肠下动脉、中结肠动脉、右结肠动脉和回结肠动脉;向左侧分出 12～18 支空、回肠动脉,这些动脉的各级分支又彼此吻合,形成血管弓,并由最后一级动脉弓发出垂直的分支供应相应的肠段。肠系膜上静脉伴行于肠系膜上动脉的右侧,沿肠系膜上行,经十二指肠水平部的前面,在胰腺颈部的后方与脾静脉汇合,形成门静脉。

2. **病理生理**　肠系膜上血管损伤大部分由开放性或穿透性腹部损伤所致,常见的致伤因素为刀刺伤、枪弹伤、弹片伤等。但闭合性或钝性腹部损伤也可以引起肠系膜上血管损伤,尤其是在车祸伤时容易发生。交通事故减速伤时驾驶员腹部受到方向盘或安全带的挤压,肠系膜根部血管被挤压在脊柱上,可导致肠系膜血管的撕裂甚至断裂;有时血管外膜尚完整,而管腔内膜受外力作用可破裂、脱落,引起管腔堵塞、血小板聚积、血栓形成等。

【临床表现与诊断】

1. **休克**　由于肠系膜上血管损伤会导致极严重的大出血,伤员入院时大多已处于休克状态。伤员主要表现为四肢厥冷、脉搏细速、神志淡漠、面色苍白,腹腔内有大量不凝固的积血,严重者甚至血压不可测。

2. **肠系膜巨大血肿**　少部分患者的肠系膜和后腹膜尚未破损,大量出血被包裹在肠系膜内,开腹后即可在腹腔中部看到一个巨大的肠系膜血肿。肠系膜上动脉损伤引起的血肿往往呈进行性增大,表面张力较高,甚至可以扪及波动感。

3. **"黑肠征"**　由于肠系膜主干的破裂出血,大量鲜血都丢失在游离腹腔,使空、回肠失去供血,很快就出现缺血坏死。因此,有时一打开腹膜,就可以在中腹部看到大量发黑的肠管,此时手术者应该立即想到伤员有肠系膜上血管损伤的可能。

【治疗】

肠系膜上血管损伤后的出血十分迅猛,应争分夺秒实施抢救。手术进入腹腔后应立即控制出血。因为肠系膜组织十分脆弱,且血管在损伤后大多回缩,故不应盲目用血管钳去钳夹止血。安全的做法是立即用手指压迫或捏住出血点,然后吸去积血,充分显露出血部位,再根据局部损伤的情况决定具体的手术方式。

对于肠系膜上血管主干的损伤,必须进行修补或吻合,不能盲目结扎。一旦肠系膜上动脉主干被结扎,就会引起大面积的小肠坏死,最后被迫切除大量小肠,造成严重后果。根据肠系膜上动脉损伤部位的不同,显露肠系膜上动脉的方法也有所不同。如果损伤部位距离肠系膜上动脉起点 3 cm 以上,就可以直接游离暴露该段血管。如果损伤点位于胰腺后方,由于该处已接近腹主动脉,就应该同时显露腹主动脉和肠系膜上动脉的起始部。具体方法是:沿左结肠旁沟切开左侧后腹膜,并向内侧分离,将结肠脾曲和降结肠、胃、脾、胰腺体尾部均由左向内侧中线方向游离和牵拉,直至暴露出腹主动脉、肠系膜上动脉和腹腔干。

对于较小的裂伤伤口,可以用 5-0 或 6-0 的普理灵(Prolene)血管缝合线直接缝合裂口。而对于创口很大甚至血管完全断裂者,应该进行血管吻合。由于肠系膜上动脉分支很多,很难游离一段无张力的血管供吻合之用,多数情况下使吻合变得很困难。因此,应该尽可能地进行缝合修补手术。如果伤员已处于严重休克或者濒死状态,不允许进行长时间的手术,为了挽救生命,也可以先将损伤动脉结扎,以便迅速止血,尽快结束手术。这样有可能使伤员度过出血关,再经过抗休克、心肺复苏等处理,有机会得以存活。但是大部分存活伤员需要再次手术,切除坏死的肠管。近年来,有作者推荐在结扎动脉后,在肠系膜上动脉远端与腹主动脉之间做一个架桥旁路吻合,这样就能够解决小肠的供血问题。

治疗肠系膜上静脉损伤的方法和技术与肠系膜上动脉损伤者基本相同。由于静脉本身的解剖和功能特点,在修补肠系膜上静脉损伤时应该掌握下列几点:进针的针距不能过深,否则会引起吻合口的狭窄;修补或吻合时要保持血管内膜外翻,防止血栓形成;术后防治肠系膜上静脉血栓。如果伤口较大,而且不能很好地显露损伤部位,这时也可将肠系膜上静脉损害控制性结扎或缝扎。

三、肠系膜下血管战创伤

【概述】

1. 应用解剖　肠系膜下动脉在第3腰椎水平从腹主动脉前壁发出。肠系膜下动脉的分支有:①左结肠动脉。横行向左,分为升支和降支。升支与结肠中动脉的左支相吻合,形成 Riolan(里奥朗)动脉弓。降支与乙状结肠动脉的升支吻合。②乙状结肠动脉。一般分为1~4支,斜向左下方,分为升支和降支,互相吻合成为动脉弓。③直肠上动脉。为肠系膜下动脉的终末支,下行至第3骶椎处,其分支分布于直肠上、中段,与直肠下动脉和肛门动脉的分支相吻合。肠系膜下静脉由肠系膜下动脉诸分支的伴行静脉汇合而成,在后腹膜深面上行,于胰腺的后方汇入脾静脉。

2. 病理生理　肠系膜下血管损伤绝大部分由开放性或穿透性腹部损伤所致,常见的致伤因素为刀刺伤、枪弹伤、弹片伤等。闭合性或钝性腹部损伤鲜见。由于结肠 Riolan 动脉弓的存在以及直肠的双重血供,肠系膜下血管损伤不会导致左半结肠、直肠的缺血或静脉回流障碍,通常只会表现为失血性休克导致的供血区域肠缺血。

【临床表现与诊断】

1. 休克　由于肠系膜下血管损伤会导致极严重的大出血,伤员入院时大多已处于休克状态。伤员主要表现为四肢厥冷、脉搏细速、神志淡漠、面色苍白,腹腔内有大量不凝固的积血,严重者甚至血压不可测。

2. 肠系膜巨大血肿　少部分患者的肠系膜和后腹膜尚未破损,大量出血被包裹在肠系膜内,开腹后即可在腹腔中下部看到一个巨大的肠系膜血肿。由于肠系膜下动脉损伤引起的血肿往往呈进行性增大,所以表面张力较高,甚至可以扪及波动感。

【治疗】

肠系膜下血管损伤的治疗遵循腹部大血管损伤治疗原则,其方法相对简单。如前所述,由于结肠 Riolan 动脉弓的存在以及直肠的双重血供,肠系膜下血管损伤可直接结扎或缝扎而不会产生严重并发症。

四、门静脉及肝动脉战创伤

【概述】

1. 应用解剖　门静脉在肝十二指肠韧带处,位于肝动脉和胆总管后方。在肝十二指肠韧带游离缘,一般没有门静脉的属支。在十二指肠第一部后方,有来自胃、胰、十二指肠的静脉直接注入门静脉。在第一肝门的位置,门静脉分为粗短的右干和细长的左干,门静脉左干和右干分别发出1~3条小静脉至尾状叶,有部分患者的右前叶门静脉也直接从门静脉主干发出,或来自门静脉左干的横部。门静脉在胰颈后方约相当于第2腰椎高度,下腔静脉的前方,由肠系膜上静脉和脾静脉以直角汇成。肠系膜下静脉汇入脾静脉者占52.02%;肠系膜下静脉汇入肠系膜上静脉者占24.6%;或由脾静脉及肠系膜上、下静脉共同汇成门静脉,占13.29%。门静脉提供肝70%~80%的血供和50%的氧供。

肝动脉起源于腹腔干,由其分出左、右肝动脉供应左、右半肝。偶尔也可见起源于胃左动脉的动脉或起源于肠系膜上动脉的动脉。但也有2条动脉并存的情况,如起源于腹腔干动脉和起源于胃左动脉(25%),起源于腹腔动脉和起源于肠系膜上动脉(10%),而起源于胃左动脉和起源于肠系膜上动脉的 2 条动脉同时存在的情况比较少见。肝动脉提供肝 20%~30% 的血供和 50% 的氧供。

2.病理生理　肝门区门静脉和肝动脉的战创伤比较少见,反而是医源性损伤屡有报道。在 Medline 文献检索中门静脉损伤最早见于 1972 年 Dommergues 等的报道。其在婴幼儿肝针穿刺活检时发生门静脉损伤和胆漏的并发症。其后陆续有文章报道肝或胆管手术时发生医源性门静脉或肝动脉的损伤。同其他腹部血管损伤一样,肝门区门静脉和肝动脉的战创伤多见于腹部开放伤或穿透伤,致伤因素为刀刺伤、枪弹伤、弹片伤等。而上腹部的挤压伤、安全带损伤也可造成门静脉或肝动脉的撕裂伤。门静脉和肝动脉损伤后常出现腹腔大出血、合并邻近器官损伤的表现,患者死亡率和并发症发生率很高。

【临床表现与诊断】

1.休克　由于门静脉和肝动脉损伤会导致极严重的大出血,伤员入院时大多已处于休克状态。伤员主要表现为四肢厥冷、脉搏细速、神志淡漠、面色苍白,腹腔内有大量不凝固的积血,严重者甚至血压不可测。

2.肝十二指肠韧带血肿或撕裂　大量出血被包裹在小网膜内,开腹后即可在小网膜肝十二指肠韧带内看到一个大血肿。如果肝十二指肠韧带撕裂,可见撕裂的韧带边缘活动性出血,伴局部凝血块。

【治疗】

手术进腹后洗净腹腔积血并清除血凝块。发现肝门区血管损伤后,可立即将手指伸入文氏孔,拇指和示指压迫肝十二指肠韧带控制出血或无损伤血管钳钳夹止血,然后根据情况做具体手术方式选择。门静脉的损伤通常需修复,但由于大出血而十分困难。其成功治疗的关键在于大量输血复苏和局部快速和足够的手术显露。最优的显露是将结肠肝曲和松解的肠系膜根部、胰腺和十二指肠向中线翻转。门静脉侧方缝合修补是治疗首选方法,但对于血流动力学不稳定的伤员只能损害控制性结扎门静脉,待 24~48 h 后再行修复。

对于肝动脉损伤,如果患者失血性休克并不严重,可修补肝动脉或吻合肝动脉。但当肝门损伤只累及肝总动脉及其主要属支(未合并门静脉损伤)且修补困难时,可直接结扎止血。这种处置通常不会造成肝坏死。但对于存在肝硬化或其他肝病的伤员,结扎时需谨慎。因为这些患者肝功能储备有限,需要肝动脉的血供和氧供。故此类患者的肝动脉损伤应力求修复。同时有肝动脉和门静脉损伤的患者,其肝面临缺血坏死的可能性非常大,而且此类患者往往到达医院时就已死亡。故这类患者给外科医生手术选择的机会很少,建议结扎肝动脉、修补门静脉。

五、腹主动脉战创伤

【概述】

1.应用解剖　腹主动脉是人体的大动脉,直接延续于发自左心室的主动脉、胸主动脉,沿脊柱左侧下行,主要负责腹部内脏器官和腹壁的血供。其前为胰、左肾静脉、十二指肠升部及小肠系膜根,后为第 1~4 腰椎,右侧为下腔静脉,左侧为交感干腰部。3 条不成对脏支即腹腔干、肠系膜上动脉及肠系膜下动脉由其前壁发出,进入腹膜腔及其器官层次。其中前者达结肠上区,后二者达结肠下区。3 条成对脏支即肾动脉、肾上腺动脉和生殖腺动脉,由侧壁发出进入腹膜后间隙层次,均包被于肾被膜的后两层内。壁支进入腹后壁即腰部。

2.病理生理　腹主动脉损伤少见,但死亡率极高。战时腹主动脉的火器伤伤员几乎全部死亡。和平时期累及腹主动脉的损伤,在急救与转运条件很好的都市也有高达 80% 的现场死亡率,而送达医院的患者中超过 80% 也无法救治。平时常见的致伤原因为火器伤、刀刺伤、钝性伤等。致伤因素中,刀刺伤预后最好,而其他均不佳。

【临床表现与诊断】

1. **严重的休克**　由于腹主动脉损伤会导致极严重的大出血,伤员入院时大多已处于休克状态。伤员主要表现为四肢厥冷、脉搏细速、神志淡漠、面色苍白,腹腔内有大量不凝固的积血,严重者甚至血压不可测。

2. **后腹膜巨大血肿**　大量出血积聚在后腹膜,形成巨大血肿,使腹腔容积减少,并发腹腔高压或腹腔间隙综合征,患者出现腹部膨隆、无尿或少尿。

3. **腹主动脉假性动脉瘤形成**　部分腹壁钝性伤的患者可发生腹主动脉内膜撕裂,继而腹主动脉假性动脉瘤形成。中下腹局限性膨隆,可扪及搏动,闻及血管杂音。

【治疗】

腹主动脉损伤的患者应急诊开腹手术探查。迅速清除腹腔积血,查明出血情况。如果出血凶猛,可在膈肌脚压迫腹主动脉控制出血。

为取得血管出血的控制和显露损伤的血管,显露方式主要有以下3种:一是向右翻起所有左腹腔和腹膜后器官,包括脾、胃大弯、胰尾、左肾和左半结肠。这种操作的优点是能够看到自主动脉裂孔至主动脉分叉部位的所有腹主动脉。缺点是显露时间长和可能的内脏器官副损伤,副损伤包括脾、左肾和肾动脉,左肾向前翻起时引起左肾动脉的扭转。由于围绕腹腔干上方的主动脉周围有联系着脑脊髓神经节的致密腹腔神经丛和淋巴结构,横断膈肌角显露裂孔上方远端降主动脉是有益的。随着远端降主动脉和腹主动脉的显露,在腹腔干上阻断主动脉就非常容易。另一种显露方法是取较广泛的Kocher切口,向左翻起十二指肠和胰头,到达下腔静脉的左侧。这种操作可以显露腹腔干和肠系膜上动脉水平的腹主动脉。对主动脉裂孔至腹腔干水平的主动脉损伤还可以选择分离小网膜,向左牵开胃和食管,锐性分离腹腔干上方主动脉旁肌纤维可以获得与前述经左侧入路同样的显露,这种操作比经左侧入路控制血管更快捷。在这个部位的主动脉远端的控制相当困难,因为远端存在腹腔干和肠系膜上动脉。在一些确认为腹主动脉上段严重损伤的年轻患者,可能需结扎腹腔干以获得更多的空间,便于阻断和修补。

由于腹主动脉活动度差,损伤后几乎不能一期修补。因此小的侧面破孔可采用4-0丙纶缝线缝合或者用聚四氟乙烯(PTFE)补片修补,而最常用的修补方式是人工聚四氟乙烯血管端端移植。相比而言,钝性损伤造成典型的肾下主动脉内膜撕裂,并且容易显露。为避免以后的血管-肠道瘘,血管缝合后应该用大网膜包裹。对于腹主动脉假性动脉瘤形成者,既可通过心血管外科体外转流进行修补,也可通过血管介入放入支架的方式予以治疗,但术后需长期服用抗凝药物。

六、下腔静脉战创伤

【概述】

1. **应用解剖**　下腔静脉是人体最大的静脉,收集下肢、盆部和腹部的静脉血。下腔静脉由左、右髂总静脉汇合而成,汇合部位多在第5腰椎水平,少数平第4腰椎。下腔静脉位于脊柱的右前方,沿腹主动脉的右侧上行,经肝的腔静脉沟、穿膈的腔静脉孔,开口于右心房。下腔静脉的前面有肝、胰头、十二指肠水平部、右睾丸动脉及小肠系膜根越过,后面有膈肌脚、第1~4腰椎、腰交感干和腹主动脉的壁支。右侧与腰大肌、右肾、右肾上腺相邻,左侧为腹主动脉。下腔静脉的属支有髂总静脉、右睾丸静脉、肾静脉、右肾上腺静脉、肝静脉、膈下静脉和腰静脉,其中大部分属支与同名动脉伴行。

2. **病理生理**　下腔静脉损伤少见,但死亡率极高。战时下腔静脉的火器伤伤员几乎全部死亡。和平时期累及下腔静脉的损伤,在急救与转运条件很好的都市也有高达40%的现场死亡率,而送达医院的患者中超过50%也无法救治。平时常见的致伤原因为火器伤、刀刺伤、钝性伤等。创伤的部位以肾静脉平面以下者居多,约占75%,而肝后段损伤约占25%。肾静脉平面以上下腔静脉损伤处理非常困难,死亡率超过50%;而下段损伤的死亡率则在30%左右。下腔静脉损伤合并其他血管损伤和内脏器官损伤,则伤员死亡率更高。致伤因素中,刀刺伤预后最好,其他均不佳。

【临床表现与诊断】

1. **严重的休克**　由于下腔静脉损伤会导致极严重的大出血,伤员入院时大多已处于休克状态。伤员主要表现为四肢厥冷、脉搏细速、神志淡漠、面色苍白,腹腔内有大量不凝固的积血,严重者甚至血压不可测。

2. **后腹膜巨大血肿**　大量出血积聚在后腹膜,形成巨大血肿,使腹腔容积减少,并发腹腔高压或腹腔间隙综合征,患者出现腹部膨隆、无尿或少尿。

【治疗】

下腔静脉损伤患者表现为严重的失血性休克和腹腔大出血。腹腔大出血的诊断并不困难,难在下腔静脉损伤的定位诊断。此时患者不宜做过多检查,应积极剖腹探查。剖腹后迅速清除腹腔积血,查明出血原因。膈肌下阻断腹主动脉后仍有凶猛出血,提示下腔静脉损伤。处理原则:过去肾静脉平面以下的损伤常做下腔静脉结扎,但大多数引起长期的下肢水肿;肾静脉平面以上下腔静脉结扎,死亡率超过90%。目前结扎只用于生命体征不稳定、修复困难的肾静脉平面以下下腔静脉损伤,原则上应尽量修复下腔静脉。将结肠肝曲和松解的肠系膜根部、胰腺和十二指肠向中线翻转,充分显露下腔静脉,从侧方进行修补,也可利用补片修复、切除吻合和切除后自体或人造血管移植术等。

七、髂血管战创伤

【概述】

1. **应用解剖**　双侧髂动脉被认为是腹主动脉的终末支。腹主动脉在第4腰椎水平分为两支大动脉,即左右髂总动脉,为盆腔和下肢供血。髂总动脉在分成髂内动脉和髂外动脉之前通常并没有其他分支。髂外动脉是髂总动脉的自然延续,相比髂内动脉更为粗大,它沿着腰大肌内侧缘下行,经腹股沟血管间隙后侧到达腹股沟韧带,移行为股动脉。髂内动脉起源于髂总动脉分叉,长约4cm。有57%～77%的人髂内动脉末端分成两支主干,一支为前干,另一支为后干。前干分支供应膀胱、子宫、直肠、阴道,并通过闭孔动脉供应骨盆和周围肌肉。后干分支供应骨、肌肉和神经。在髂动脉旁伴行同名静脉。髂外静脉自腹股沟韧带深面股静脉起始,沿骨盆上口边缘上行到骶髂关节处与髂内静脉会合。右髂外静脉开始位于右髂外动脉的内侧,上行途中移行至动脉后方,而左髂外静脉全长均在动脉的内侧,熟悉这种解剖结构有利于手术显露。髂内静脉回流臀上静脉、臀下静脉、骶外侧静脉、骶中静脉和盆内静脉丛的血液。髂内、髂外静脉会合成髂总静脉,双侧髂总静脉在第5腰椎会合成下腔静脉。

2. **病理生理**　髂血管损伤致伤原因主要为下腹部或盆底穿透性损伤,如刺伤、枪弹伤或弹片伤等;也可来源于下腹部钝性损伤,特别是严重骨盆骨折,导致髂血管及其分支的撕裂或断裂,导致严重的出血。髂血管贯穿伤占所有血管损伤的7%～9%,死亡率达24%～38%。

【临床表现与诊断】

1. **休克**　由于髂血管损伤会导致极严重的大出血,伤员入院时大多已处于休克状态。伤员主要表现为四肢厥冷、脉搏细速、神志淡漠、面色苍白,腹腔内有大量不凝固的积血,严重者甚至血压不可测。

2. **后腹膜巨大血肿**　大量出血积聚在后腹膜,形成巨大血肿,使腹腔容积减少,并发腹腔高压或腹腔间隙综合征,患者出现腹部膨隆、无尿或少尿。

【治疗】

腹腔大出血的患者应积极剖腹探查。如果发现骨盆血肿搏动明显,进行性扩展,伤员表现为严重的低血容量性休克,考虑髂动脉损伤,应积极探查,修复血管。可游离腹主动脉下段及髂总动脉,在髂总动脉起始部及破口远端各安置无损伤血管钳控制出血。对更远端的损伤,甚至可通过腹股沟韧带上方横切口向下扩展显示出股动脉,这样更有利于显露和修复血管。大约60%的髂血管损伤可采用侧面修复或端端吻合一次性完成,约10%需做血管间置移植。在严重污染的伤口或髂总动脉损伤严重修复困难时可考虑结扎髂总动脉。因单纯结扎者截肢率高达50%,有学者主张同时行对侧股动脉与患侧股动脉间移植血管架桥转流术加患侧筋膜切开术。髂内动脉损伤可予结扎。髂静脉贯穿伤可引起大量活动性出血,失血量与髂动脉损伤相当,控制出血困难,尤其是其分叉部,此处应避免盲目钳夹,以免加重损伤。显露血管后,可用4-0或5-0普理灵缝线连续缝合修补。如果修复困难,可切断前方的髂动脉显露髂静脉,修复后再行髂动脉血管重建,恢复血流。

(谭 浩)

第三节 腹膜后血肿

【概述】

1.应用解剖 腹膜后腔指的是腹后壁腹膜与腹内筋膜之间的间隙。其上界为膈肌,经腰肋三角和后纵隔相通;下界为骶骨岬,与盆腹膜后腔相续;两侧向前外与腹膜外腔相通。腹部大血管走行在腹膜后腔或盆腹膜后腔,因此这些血管损伤可导致腹膜后腔或盆腹膜后腔积血,统称为腹膜后血肿。其出血量大,仍然是腹部创伤死亡的常见原因。一般认为,腹膜后血肿根据位置不同分为3型:中央型或1区血肿(结肠系膜上方和下方),侧方型或2区血肿(结肠旁沟),骨盆型或3区血肿(开始于骶骨岬并环绕整个骨盆)。中央型或1区血肿根据结肠系膜分为上下两个亚区。结肠系膜上区的动脉包括肾上水平的腹主动脉、腹腔干和肠系膜上动脉近端,静脉包括肝下静脉、下腔静脉、门静脉和肠系膜上静脉近端。结肠系膜下区的动脉包括肾下腹主动脉、肾动脉和肠系膜下动脉近端,静脉包括下腔静脉、肾静脉和肠系膜下静脉近端。侧方型或2区血肿主要来自于肾血管的损伤。骨盆型或3区血肿主要为骨盆损伤导致相应的血管损伤形成的血肿。

2.病理生理 腹膜后腔是一个巨大腔隙,是创伤后隐匿性大出血需警惕的部位之一。中央型或1区血肿,是核心区血管损伤,出血凶猛,损伤区解剖结构由于血肿波及,术野不清;如果为战伤,则损伤层面多,血管多,后果也非常严重。侧方型或2区血肿,由于肾包膜的完整性,肾的出血多数有自限性。骨盆型或3区血肿多数为骨盆骨折断端出血,少数为动脉性出血。后腹膜血肿增大可渗出少许血液至腹腔;而后腹膜如有破损,则腹腔积血将明显增多,表现为血腹。

【临床表现与诊断】

后腹膜血肿是腹腔血管损伤的结果,其临床表现如同前面章节所述。随着血肿量的增加,可表现为休克、髂腰部瘀斑、腹部膨隆、少尿或无尿。腹腔诊断性穿刺可抽出不凝血。腹腔CT扫描检查可发现后腹膜增厚,增加扫描可发现造影剂漏入后腹膜腔或肠系膜内。剖腹探查时,可发现腹腔积血和后腹膜血肿。

【治疗】

创伤情况下首要的目标是控制出血。在没有彻底控制血管的情况下,处理进行性血肿非常困难。在伤员血流动力学不稳定情况下,特别是伤员就诊时有极度的低血压或者在手术室发生呼吸心搏骤停者,有理由进行紧急的左前侧剖胸术并使用十字动脉夹。如果伤员就诊时处于一定程度血流动力学稳定的状态,但在剖腹术过程中出现失代偿,可以使用手指在主动脉裂孔处压迫腹主动脉,或使用主动脉压迫器或者血管钳控制主动脉。尽量在控制损伤血管远、近端前提下,方可探查血肿,修补或修复损伤的血管。

对于1区的血肿,因为可能存在严重的隐匿性血管损伤,都需要进行探查。横结肠系膜上区血肿的探查,显露的最好途径是将左侧内脏器官向中线翻转。首先切开左侧结肠Toldt筋膜的无血管带和侧方脾的附着,然后将左侧结肠、脾、胰腺的尾部和体部以及胃向中线翻转。完整的左侧内脏器官翻转操作可显露出腹主动脉及其大部分分支,包括腹腔干、肠系膜上动脉、左肾动脉和左髂动脉。而探查横结肠系膜下区血肿时,如果发现的血肿大部分位于小肠系膜左侧,可能遇到了肾下腹主动脉损伤,可通过正中入路显露,即从左侧切开小肠系膜,向上向右翻转小肠予以显露。在控制肾下腹主动脉时常见的误区是损伤左肾静脉和下腔静脉。如果探查横结肠系膜下区的血肿时发现血肿大部分位于右侧,并从后方推挤升结肠,应考虑下腔静脉损伤,可通过右侧内脏器官向中线翻转予以显露。

侧方型或 2 区血肿,因为后腹膜具有广泛的填塞作用,如果肾功能尚可,可不进行探查。但对于该区进行性血肿或者穿透性损伤引起的血肿应积极探查。此时的重点是肾功能的保护或挽救肾。

骨盆型或 3 区血肿的治疗尤其存在争议。对于该区非进行性血肿大多认为可以密切观察。这是因为后腹膜具有广泛的填塞作用。但对于钝性创伤和穿透伤引起的进行性 3 区血肿,识别和处理继发于骨盆骨折的动脉和静脉出血非常困难。一般认为,穿透伤导致该区血肿且伴有休克者,应积极探查髂血管并予以修复。此时的显露最好通过向上翻转小肠,将盲肠和升结肠或者乙状结肠向内侧翻转,然后切开后腹膜,在主动脉分叉水平控制髂总动脉近端。在腹股沟韧带水平对髂外动脉的远端进行控制。如果进入血肿之后仍然难以控制,填塞可以暂时控制局面,直至能够对伤员进行进一步的抢救和开始实施另外的诊断和治疗方案。但对于骨盆骨折引起的腹膜后血肿,目前多选择利用动脉造影术和动脉出血点栓塞术等介入放射学来控制出血。当然,也有学者主张用后腹膜纱布填塞或双侧髂内动脉结扎的方法来减少出血。

(谭　浩)

第四节　腹腔金属异物

【概述】

腹腔金属异物存留在平时十分少见,一般见于有意或无意吞食金属异物致腹腔消化道异物存留,罕见肛门置入金属异物致腹腔结直肠异物存留。另外,腹腔金属异物存留也偶见于一些医源性损害,包括诸如介入类金属器物折断并遗留体内的医疗不良事件,或开腹手术器物遗留腹腔导致的医疗事故等。而腹部创伤导致的腹腔异物存留无疑只存在于腹部穿透伤,可见于高空坠落金属异物刺入腹腔、暴力袭击时匕首等金属异物存留腹腔以及偶见的腹部火枪伤时弹头存留腹腔等。不同于和平年代,腹腔金属异物存留在战争时期却十分常见,其常常伴随腹部穿透伤。此时各种弹头、弹片或爆炸碎物均可穿透腹壁,存留腹腔。因此,根据病因不同,腹腔金属异物存留的临床表现也各不相同,治疗方式、方法也可选择。

如上所述,腹腔金属异物的病因包括异物经口或肛门进入腹腔消化道、腹部穿透伤金属异物存留腹腔。因此,根据金属异物存留位置是否在消化道内,分为消化道内异物、消化道外异物。而根据腹部损伤原因又可分为腹部穿透伤异物和非腹部穿透伤异物。非腹部穿透伤致消化道异物发生占位效应,可引起消化道的梗阻,若为金属锐物可刺破或划破消化道引发穿孔,形成消化道外异物,导致弥漫性腹膜炎。非腹部穿透伤致消化道外异物常常为医源性损伤,如开腹手术器物遗留腹腔、腹腔镜胆囊切除术时钛夹坠入胆总管,由于金属的化学腐蚀作用,金属异物可损害邻近器官、血管与神经,导致消化道穿孔、出血、梗阻、腹腔出血和弥漫性或局限性腹膜炎。腹部穿透伤导致的金属异物存留多伴有腹部内脏器官的损伤,尤其是消化道的损伤。无疑,其必然伴有消化道的穿孔、断裂、出血、弥漫性腹膜炎。如果进入腹腔的弹片损伤大血管,将导致致死性的腹腔大出血。

【临床表现与诊断】

1. 临床表现

(1)消化道梗阻表现　上消化道梗阻表现为恶心、呕吐、上腹部疼痛,低钾低氯酸中毒;肠梗阻表现为腹痛、腹胀、肛门停止排气排便,可见肠形与肠蠕动波,可闻及高调肠鸣音、气过水声等,腹部膨隆、压痛,后期可出现肌紧张、反跳痛等腹膜炎体征。

（2）消化道穿孔表现 腹痛、腹胀,可见腹部膨隆、压痛、肌紧张、反跳痛等腹膜炎体征。

（3）消化道出血表现 腹痛、腹胀,可出现上消化道出血、肛门便血等临床症状。

（4）腹腔出血 腹痛,腹部饱满、压痛,轻度肌紧张和反跳痛,腹腔穿刺可抽出不凝血。可伴有全身皮肤、黏膜苍白,贫血貌,脉速,血压低等全身休克表现。

（5）金属中毒表现 火器性金属异物多为铜、铅、铝、钢等材料,在体内长期存留可导致金属中毒,属于腹腔金属异物的晚期并发症。目前报道较多的是铅对人体的慢性毒性作用,这与铅既用于军用制式枪弹也用于民用霰弹有关。可表现为腹痛、腹泻、呕吐、大便呈黑色,头痛、头晕、失眠,甚至烦躁、昏迷,心悸、面色苍白、贫血,血管痉挛,肝肾损害等非特异性临床症状。

（6）腹腔脓肿 子弹、弹片夹杂污染物置入体内,长期存留时可在金属异物周围发生腹腔脓肿,引起腹部不适、畏寒发热等临床表现。

2.诊断与鉴别诊断 详细的病史追问诊断价值很大,尤其是经口吞食金属异物者。结合消化道损伤的临床表现、腹膜炎体征或腹腔出血的临床表现,再通过腹部 X 射线检查,金属异物存留的诊断比较容易。多层螺旋 CT 及增强扫描对于金属异物性质、位置及毗邻结构诊断价值更高,对于生命体征稳定的患者应予以优先选择。不管 X 射线检查还是 CT 检查,医疗人员均应标记伤口,特别针对腹部火器伤伤员。对于急诊伤员,抽血化验时白细胞计数可能正常,后期可升高,血沉加快,C 反应蛋白增加。对于腹腔长期存留金属异物的伤员,则应检测血铜、血铅浓度,排除有无金属中毒现象。

【治疗】

对于腹腔金属异物的治疗通常主张予以手术取出。但位置深,直径小于 1 cm,数量少,不靠近血管、神经,未引起相关症状的金属异物,考虑到手术损伤大,患者获利少时可不处理。对体积小、形态规则、表面光滑的异物均应选择保守方法治疗,予以半流质饮食,适当对症处理,嘱伤员大量吞服半生熟含纤维素多的蔬菜,一日多次,促进肠蠕动以利于异物排出,同时 X 射线复查了解异物移动情况。但所有腹腔金属异物存留的患者均考虑为开放性损伤,应常规注射破伤风抗毒素或免疫球蛋白,预防性使用抗生素治疗。

对于有消化道梗阻、穿孔、出血,腹腔出血和金属中毒表现的患者均应积极手术治疗。事实上很多腹部穿透伤的急诊手术并不以取出金属异物为第一目的,只是在剖腹探查处理内脏器官、血管损伤中附带取出异物。上消化道的金属异物如果边缘不锋利,直径小于 1 cm,考虑不会划伤食管者可在胃镜辅助下取出异物,而乙状结肠和直肠的金属异物如边缘不锐利,直径小于 2 cm,可在全身麻醉肛门松弛后肠镜辅助取出。但所有内镜取出金属异物后,均应复查消化道,观察黏膜有无破损及出血,并在接下来的 1 周内密切观察有无消化道出血或穿孔征象。而对于非腹部穿透伤腹腔消化道异物伤员,异物边缘锐利、形态异常、直径大于 1 cm 者,应进行消化道切开探查、异物取出手术。近年来腹腔镜微创技术广泛应用,在消化道切开异物取出术中也有不少尝试,但一般用于异物较小、数目单一的病例或腹部穿透伤后生命体征稳定、金属异物术前精确定位均在表浅位置且数目很少的病例。而对于伴内脏器官、血管损伤的金属异物存留病例,多采用传统开腹手术,在积极处理内脏器官损伤的同时取出异物。金属异物取出成功的关键在于术中的精确异物定位。通常术中要使用 C 臂 X 射线机,有条件的还可使用 G 臂 X 射线机,通过反复 X 射线透视,明确金属异物位置。对于靠近大血管旁的金属异物取出要尤其慎重,只有在做好血管阻断准备后方可取出异物,以避免术中大出血或反复手术牵拉暴露操作过程中金属异物进入血管游走致术区异物消失而不知所措。此类患者也可在一站式杂交手术室完成手术,即在血管腔内预置阻塞球囊或防脱滤网,再行常规手术,从而安全地进行异物取出、血管手术。战争条件下,腹部的手术一般采取损害控制策略,在控制出血和清除污染后,异物的取出不做要求,能取则取,其治疗可放在后方医院进行。

（谭　浩）

参考文献

［1］赵彬,李兵仓.火器伤后遗留的金属异物对人体危害的研究进展［J］.解放军医学杂志,2002,27（12）:1123-1124.

［2］尹立伟,杨军,陈鹤英.腹腔金属异物的准确定位是手术成功的关键［J］.临床误诊误治,2005,18（6）:456.

［3］孙昌勤,陈建勋.胆总管金属异物一例［J］.中华肝胆外科杂志,2005,11（10）:664.

［4］刘良骏.消化道金属异物 X 线分析与治疗选择［J］.中国厂矿医学,1999,12（3）:234-235.

［5］贺祥,张和平,任学群,等.介入法取出胃内金属异物 30 例［J］.介入放射学杂志,2013,22（4）:328-330.

［6］王韬,李英才,张连阳,等.64 层螺旋 CT 对深部金属异物的诊断价值［J］.中华创伤杂志,2010,26（5）:472-473.

［7］汪文杰,鲁厚清,邵仁德.老年人胃内金属异物致消化道大出血死亡一例［J］.中华老年医学杂志,2013,32（1）:103.

［8］周毅,王江,王宏波.腹腔镜联合 C 臂机行腹腔内金属异物取出一例［J］.临床外科杂志,2011,19（6）:407.

［9］张伟国,安伟德,邓中慧,等.生物补片在感染性腹壁缺损中的临床应用［J］.中华疝和腹壁外科杂志（电子版）,2013,7（2）:160-162.

［10］李金松,刘昶,纪艳超.组织结构分离技术在疝外科中的临床应用［J］.国际外科学杂志,2012,39（9）:605-608.

［11］李基业.生物补片在疝和腹壁外科的应用［J］.中国实用外科杂志,2012,32（6）:435-438.

［12］丁长青,张成彬,史志卫,等.外伤性腹壁疝的 CT 与 MRI 诊断价值［J］.中华临床医师杂志（电子版）,2012,6（15）:4545-4546.

［13］卢绮萍,吴在德.创伤性腹部大血管损伤［J］.腹部外科,2001,14（2）:126-128.

［14］王正国.创伤学基础与临床［M］.武汉:湖北科学技术出版社,2006.

［16］MARCUCCI L,MORITZ M J,CHEN H.避免外科常见错误［M］.吴涛,译.北京:人民卫生出版社,2007.

［17］MISRA S,JAIN V,AHMAD F,et al. Metallic sewing needle ingestion presenting as acute abdomen［J］. Niger J Clin Pract,2013,16（4）:540-543.

［18］DUTTA S,SANJAY P,JONES M L. Diagnosis and treatment of giant lateral abdominal wall haematoma after blunt trauma:a case report［J］. Cases J,2009（12）:9358.

［19］DENNIS R W,MARSHALL A,DESHMUKH H. Abdominal wall injuries occurring after blunt trauma: incidence and grading system［J］. Am J Surg,2009,197（3）:413-417.

［20］KULVATUNYOU N,ALBRECHT R M,BENDER J S. Seatbelt triad:severe abdominal wall disruption, hollow viscus injury,and major vascular injury［J］. Am Surg,2011,77（5）:534-538.

第二十一章
腹部消化系统战创伤

第一节 胃战创伤

【概述】

1. 概念及流行病学资料 胃创伤性破裂平时较少见。文献报道,在穿透性腹部损伤中,胃损伤占19%;而在腹部钝性损伤中,胃损伤发生率<1%。胃创伤多发生于上腹穿透性损伤,以刀刺伤和枪弹伤较多见,也常发生于工伤及交通事故损伤中。胃创伤性破裂多损伤严重,病情紧急,症状和体征较明显,就诊较早。在钝性损伤中,损伤部位多位于上腹部和(或)左季肋区。但在穿透性损伤中,多种不同部位损伤均有可能导致胃损伤。胃创伤性破裂部位以胃前壁最多。由于胃壁血供丰富,破裂时多伴有不同程度出血,而且多流入腹腔,流入胃内造成胃腔积血者相对少见。胃创伤性破裂者常伴随腹内其他器官损伤,并发症发生率及死亡率均较高,其中以合并肝、脾、胰和膈肌损伤者较为多见。

2. 致伤机制 胃饥饿时体积较小,大部分被胸廓所遮挡、保护,受伤机会少。但在饱餐后,胃腔充满、膨胀,不能受到胸廓保护,因而受伤机会大大增加。胃壁肌肉厚实且具有一定的活动性和顺应性,因此,腹部闭合性损伤时穿孔发生率较低,多表现为挫伤,而在开放性损伤时胃损伤发生率较高。胃壁血供丰富,损伤后出血量大,易发生出血性休克。胃内容物化学刺激性强,流入腹腔后易引起较重的弥漫性腹膜炎表现。

腹部闭合性损伤时胃损伤较为少见,在不同年龄的伤员,胃破裂的类型有所不同。成年人胃钝性损伤多发生在胃小弯侧和前壁。在儿童,胃大弯侧则是最为常见的破裂部位。穿透伤时,与致伤原因、致伤方向、致伤物速度等有关。

3. 解剖与病理生理 胃的近端为贲门,与食管相连;远端为幽门,延续为十二指肠。胃可分为胃底、胃体和胃窦3个部分。贲门水平线向上的部分为胃底,胃远端位于幽门近端7~8 cm范围内的部分为胃窦,胃底和胃窦之间的部分为胃体。在幽门的表面有一条幽门静脉,为幽门管的标志。

胃前后壁的腹膜在胃大小弯处融合成为韧带,与邻近的器官相连。贲门部与膈肌之间以胃膈韧带相连;胃小弯与肝之间以肝胃韧带相连,肝胃韧带又称为小网膜;胃大弯上部与脾之间以脾胃韧带相连,胃大弯下部与横结肠之间以胃结肠韧带相连。

胃的动脉血供主要有胃左动脉、胃右动脉和胃网膜动脉,均来自腹腔动脉及其分支。胃左动脉来自腹腔动脉干,分为前后两支沿胃小弯前后侧向下与来自肝动脉的胃右动脉吻合,形成胃小弯动脉弓。胃右动脉来自肝动脉,向下行至胃小弯处亦分为前后两支,与胃左动脉相吻合。胃大弯侧的动脉弓由胃网膜左右动脉及胃短动脉组成。胃短动脉来自脾动脉,有 4~5 支,经脾胃韧带至胃大弯上部。胃网膜左动脉起自脾动脉,在胃结肠韧带内沿胃大弯向右下行走;胃网膜右动脉起自胃十二指肠动脉,沿胃大弯向左与胃网膜左动脉相吻合。吻合部位的血管较少,又称为无血管区。胃十二指肠动脉来自肝动脉。胃大弯的动脉弓分出大量分支至胃的前后壁,这些分支在胃壁内有广泛的吻合交通,因而胃壁的血供非常丰富。

胃壁自内向外分为黏膜层、黏膜下层、肌层和浆膜层。胃黏膜层含有丰富的腺体。胃体部、底部黏膜的腺体主要由主细胞、壁细胞和黏液细胞组成,主细胞分泌胃蛋白酶原,壁细胞分泌胃酸,黏液细胞分泌黏液。每天胃分泌的胃液总量可达 2 500~3 000 ml。

【临床表现与诊断】

1. 临床表现　胃创伤性破裂的临床表现受致伤原因、损伤机制、空胃或饱餐后破裂、损伤严重程度、伤后就医时间、合并伤的类型及程度等多种因素影响。主要临床表现有胃壁破裂出血导致休克、胃内容物流入腹腔刺激腹膜引起的症状和体征等。

(1)休克　胃壁血供丰富,破裂后多伴随活动性出血,且伤员常合并腹部其他器官损伤,因此伤员多合并失血性休克;合并其他部位严重创伤的伤员,还可出现创伤性休克。体格检查可见神志淡漠、皮肤黏膜苍白、血压下降、心率增快等休克表现。

(2)腹部体征　胃创伤性破裂后因强酸性胃内容物流入腹腔,刺激腹膜,多有腹膜炎体征。一般而言,进餐后破裂者有剧烈全腹疼痛,呕吐血性胃内容物。若是发生在上腹部的穿透性损伤,有时候伤口可见混浊液体外溢。体格检查有腹式呼吸减弱或消失,腹部压痛、反跳痛,腹肌紧张,肠鸣音减弱或消失等腹膜炎体征。若合并膈肌损伤,还可表现为呼吸急促和呼吸困难。

创伤后早期伤员体温多不升高或降低。若未得到及时有效处理,随着时间延长,因胃内容物进入腹腔引发感染,可出现体温升高。

(3)辅助检查

1)X 射线　在钝性腹部损伤伤员,若胸腹部 X 射线检查发现膈下有游离气体,对胃创伤性破裂的诊断有肯定价值。在穿透性损伤,气体可从伤口进入腹腔而造成假阳性。但疑有胃创伤性破裂时仍应常规做胸腹部 X 射线检查,了解有无膈肌损伤。

2)超声波　超声波检查直接诊断胃破裂价值不大,但可发现腹腔积液。在胃后壁损伤、腹部症状较轻的伤员,若超声波检查发现腹腔积液,应考虑胃损伤的可能。

3)计算机体层扫描　计算机体层扫描(computer tomography,CT)对腹部实质性器官损伤有较大诊断价值,但对胃破裂敏感性较低,可用于了解是否同时合并存在肝、脾、肾、胰腺等实质性器官损伤。

4)腹腔穿刺　腹腔穿刺若抽出混浊液带有胃内容物或酸臭味液体,则可明确诊断。若高度怀疑,但腹腔穿刺为阴性时,可反复多次进行。

2. 诊断及鉴别诊断　仔细采集病史,分析伤员致伤原因、受伤机制,根据伤员症状、体格检查,并结合辅助检查,多可得到诊断。穿透性胃破裂,根据致伤原因、机制和腹腔渗出物性状,诊断较为容易。但应注意,有时小的破裂或后壁破裂易被遗漏,应仔细检查。钝性胃损伤,因常合并肝、脾等实质性器官损伤,外科医生常易于满足于肝、脾破裂的诊断而疏于进一步仔细检查,易导致遗漏胃破裂。对有以下临床表现者,应考虑胃创伤的可能:①下胸部或腹部外伤后腹痛剧烈,呕吐血性胃内容物;②腹部穿透性损伤伤口有酸臭味混浊液或食物残渣外溢;③体格检查发现有肝浊音界缩小或消失、腹肌紧张、移动性浊音阳性、肠鸣音减弱或消失等腹膜刺激征;④X 射线检查发现膈下有游离气体;⑤腹腔穿刺抽出混浊液带有胃内容物或酸臭味液体。

近年来,腹腔镜技术开始应用于腹部损伤的诊断与治疗。对腹部钝性损伤,症状、体征不典型的伤员,采用腹腔镜进行探查,有助于明确诊断。

【治疗】

1. 术前处理　注意全身情况,尽可能维持生命体征稳定。输血、输液,积极抗休克治疗,保持循环稳定;检查有无合并其他器官的严重损伤,尤其是胸外伤、呼吸道阻塞等。留置鼻胃管,持续胃肠减压。尽可能在术前即开始应用抗生素。如手术时间长,可在术中再用 一个剂量。一般采用广谱抗生素,待术后再根据细菌培养结果选用敏感抗生素。

2.手术治疗 手术治疗原则为止血、处理损伤部位和减少腹腔污染。

(1)剖腹探查 一般采用全身麻醉,能取得满意的腹肌松弛,易于探查腹腔内损伤。多采用上腹部正中切口或腹直肌旁正中切口。手术应遵循全面、有效和简捷的原则。进入腹腔后,首先应注意检查腹腔内有无活动性出血和积血的主要部位。将腹腔内的积血吸净,清除血凝块,清除流入腹腔的胃内容物,然后全面探查腹腔。应对胃从贲门至幽门部及胃旁器官(如肝、脾、膈肌、肠管)顺序进行仔细探查。

发现胃网膜血管破裂大出血时应先予缝扎;合并肝、脾破裂有活动性出血时,用纱布填塞胃破裂口,修补肝或脾破裂后再处理胃破裂。胃损伤多见于胃底和贲门部。必须强调应不满足于胃前壁破裂的发现。文献报道胃两处以上破裂超过50%,胃前后壁均有破裂亦很常见。因此,术中务必仔细探查胃的各部,以免遗漏多发性胃破裂及不全性胃破裂。发现胃前壁破裂必须探查后壁,尤其是穿透性损伤,探查后壁又必须切开胃结肠韧带仔细探查,大弯侧有破口必须探查小弯侧。应切开胃结肠韧带,将胃大弯向上翻开,仔细检查胃后壁、胃大小弯网膜附着处等,以免遗漏其下的穿孔。

同时,还应该注意对腹部内脏器官及膈肌做全面的检查,以防遗漏其他器官的伴发损伤。胃损伤时合并膈肌损伤的比例较高,而腹部超声、X射线和CT等检查均很难直接诊断膈肌损伤。即使在术中,膈肌损伤也必须在直视下才能发现,用手触摸很难发现膈肌的细小损伤。探查过程中必须直视下对膈肌进行仔细检查。对穿透性损伤者,必须找出伤道的全过程,以防遗漏远隔伤道入口部位的损伤。

(2)胃破裂缝合修补术 适用于小的胃破裂。清创、止血后,修整创口周围,去除坏死、不健康的组织后,再缝合修补胃破裂口。第一层用可吸收线做全层连续缝合,第二层用不吸收线做浆肌层间断缝合。

胃底部和胃体部的裂伤可以纵向缝合,也可以横向缝合,一般不会引起狭窄。胃幽门部破裂时,则应遵循纵切横缝的原则,以防止手术后幽门狭窄。缝合时如张力大,应做 Kocher 切口,即切开十二指肠外侧腹膜,松解十二指肠降段,减轻胃缝合的张力。同时应做幽门成形术扩大幽门管,防止术后发生胃潴留。

(3)胃部分切除术 对多发性全层胃破裂,或广泛严重损毁性撕裂伤,局部修复困难,或缝合后血液循环不良或可能发生狭窄时,可考虑做胃部分切除术。对创伤性胃横断者,一般在修整断端后,行胃对端吻合术。胃损伤手术处理后,应留置胃管或做胃造瘘术,用于术后降低胃腔内压力,以利于胃损伤愈合。还可做空肠造瘘用作术后肠道营养治疗。

(4)胃破裂疝入胸腔的处理 胃损伤合并膈肌损伤时,胃常可疝入胸腔,这是一种特殊类型的损伤。手术治疗首先考虑手术入路。一般而言,经胸腔手术更容易处理膈肌损伤和胃内容物对胸腔的污染,但不能处理可能存在的腹部损伤,因此多经腹部入路手术。若能明确腹部无其他器官损伤,也可考虑经胸腔入路手术。无论何种入路,均应该放置胸腔引流管。

3.并发症和术后处理 胃破裂术后并发症多与穿透性损伤和伴发内脏器官损伤有关。胃创伤性破裂合并膈肌损伤时,术后易发生胸腔积液、脓胸等。

(1)一般处理 维持生命体征稳定和水、电解质平衡,加强抗感染治疗。

(2)营养支持治疗 胃损伤手术后恢复及禁食时间较长,维持足够的营养非常重要。行空肠造瘘的伤员,术后早期可经造瘘做肠减压,肠功能恢复后开始行肠内营养,效果优于全胃肠外营养。未行空肠造瘘的伤员,可采用全胃肠外营养,应注意提供足够的热量、蛋白质、电解质、维生素和微量元素,以补充机体需要,促进损伤愈合。

(3)抑制胃酸分泌 胃损伤后应常规应用抑制胃酸分泌药物,以促进损伤愈合。

(4)充分的胃肠减压 术后应注意保持鼻胃管或胃造瘘管通畅有效,减少胃内容物对损伤处的刺激,以利于损伤愈合。

(李占飞)

第二节　十二指肠战创伤

【概述】

1. 概念及流行病学资料　十二指肠损伤发生率较低,占腹部损伤的 2.5%~5%。近年来,随着社会经济发展,道路交通伤、工伤、高处坠落伤、地震等意外灾害事故和爆炸等公共安全事故引起的创伤呈增多趋势。以上创伤多为高能量损伤,常易引起十二指肠损伤,应引起创伤外科和腹部外科医生高度注意。尤其是腹膜后十二指肠损伤由于位置隐蔽,早期无明显症状,外科医生普遍对其认识不足,甚至在手术中亦常被遗漏,因而误诊、漏诊率极高。在腹部创伤的临床工作中,应提高对十二指肠损伤的认识,减少误诊、漏诊,降低其并发症的发生率。

2. 致伤机制　腹部钝性损伤导致十二指肠损伤的发生率较低,其损伤机制可能有:①十二指肠活动度小,当暴力突然从前腹壁向后挤压时,可直接造成其损伤;②暴力将腹壁挤向脊柱时,十二指肠第二、三段和胰头被推向脊柱右侧,第一、四段和胰体尾被推向脊柱左侧,形成一种剪应力,由于此时幽门和十二指肠曲突然收缩、关闭,使十二指肠呈闭袢型,腔内压力急剧升高,导致其破裂和(或)胰腺损伤;③撞击时十二指肠游离和固定交界处可发生撕裂,并形成剪应力,导致十二指肠横断伤;④第 2 腰椎骨折时,也可自后方损伤十二指肠。

3. 病理生理　十二指肠位于幽门与空肠之间,紧贴于胰头的右侧。可分为 4 段:第一段又称为球部,其走行方向向后,有腹膜覆盖,较为游离活动。第二段又称为降部,向下行走,其内侧面与胰头紧密相连,胆总管和胰管开口在其内侧壁中点的乳头,此点距幽门 8~12 cm。降部的前外侧有腹膜覆盖,后方为疏松的结缔组织,与下腔静脉相邻。第三段又称为横部,自降部转向内侧横行,从椎体右侧行至左侧,这一部分位于腹膜后,其上方与胰腺的钩突相连,其远端肠壁的前方有肠系膜上血管跨过。第四段又称为升部,它先向上行,然后呈锐角急转向前下与空肠相连,此处称为十二指肠空肠曲。在右膈肌脚处有纤维肌肉索带样组织与十二指肠空肠曲相连,称为屈氏韧带或十二指肠悬韧带。

十二指肠的血液供应来自胰十二指肠前、后动脉弓。胰十二指肠前动脉弓在胰腺前方,由来自胃十二指肠动脉的胰十二指肠上前动脉与来自肠系膜上动脉的胰十二指肠下前动脉吻合而成,位于胰头与十二指肠之间的沟内,分出多个分支进入胰头与十二指肠壁内。胰十二指肠后动脉弓由来自胃十二指肠动脉的胰十二指肠上后动脉与来自肠系膜上动脉的胰十二指肠下后动脉吻合而成。这两个动脉弓构成腹腔动脉与肠系膜上动脉之间的侧支循环。十二指肠的静脉与动脉伴行,回流至肠系膜上静脉而进入门静脉。

十二指肠黏膜可分泌碱性的十二指肠液,参与消化功能。由于其解剖上的特殊性,十二指肠是胃液、胆汁、胰液汇合之地,每天通过这里的消化液达 8 000~10 000 ml,且腐蚀性强,因而十二指肠损伤有其特殊的临床特点和重要性。

【临床表现与诊断】

十二指肠损伤最常见的部位是第二、三段,位于腹膜外。在损伤早期多无明显症状。以后十二指肠内容物流至腹膜后间隙疏松结缔组织,并扩散而引起严重的腹膜后感染,扩散到肾周围、右下腹及盆腔,此时可逐渐出现右上腹和腰背部疼痛,向右肩和右侧睾丸放射,但无明显腹膜刺激征。常伴有恶心、呕吐、腹痛、腹胀,呕吐血性液体。

1. 十二指肠损伤的特点　由于十二指肠的解剖生理特点,胃液、胆汁、胰液和它本身分泌的消化液进入肠腔内,每日通过的消化液达 8 000 ml 以上。因此,一旦发生十二指肠损伤,伤情多严重、复杂,不易愈合。

(1)多合并其他器官损伤　十二指肠周围解剖关系复杂,邻近胰腺、胆管、肝、右肾、门静脉、下腔静脉等重要器官、血管,因此十二指肠损伤时,多合并其他器官损伤。

（2）引起严重弥漫性腹膜炎　十二指肠内容物量非常大，且含有大量消化酶，具有强烈的刺激作用。当十二指肠损伤时，其内容物进入腹腔和腹膜后间隙，会引起急性弥漫性腹膜炎，导致腹腔内和腹膜后组织广泛炎症、渗出，从而引起严重后果。

（3）诊断困难，误诊、漏诊率高　由于十二指肠位置深而隐蔽，同时多合并其他器官损伤，常为其他器官损伤所掩盖；医生受经验限制，常满足于其他器官损伤的诊断而未进一步仔细探查，从而遗漏。即使是手术中，漏诊率亦高达25%。随着受伤时间的延长，十二指肠损伤一旦漏诊、误诊，处理延迟，外科手术修复变得更加困难，病死率和术后并发症发生率也会明显上升。

（4）并发症多，死亡率高　早年文献报道死亡率为14%～80%，近年国内文献报道死亡率降至5%～10%。

2. 十二指肠损伤的分级　对器官损伤分类的目的主要是便于判断预后和选择治疗方式。目前普遍接受的是Moore分级法，将十二指肠损伤分为4级。

Ⅰ级：十二指肠挫伤，十二指肠壁血肿或浆膜撕裂，无穿孔及胰腺损伤。

Ⅱ级：十二指肠破裂或穿孔，无胰腺损伤。

Ⅲ级：任何类型的十二指肠损伤，同时伴有范围较小的胰腺损伤，如胰腺挫伤、血肿或边缘裂伤，但未损伤胰腺导管。

Ⅳ级：十二指肠损伤合并严重胰腺损伤，如胰腺横断伤、广泛挫伤或胰头部多发性裂伤及出血。

3. 诊断与鉴别诊断　开放性十二指肠损伤，伤口内多有胆汁样内容物流出，剖腹探查时沿伤道方向对十二指肠进行检查，诊断多不困难。

闭合性十二指肠损伤，若为腹膜内型，临床症状较为典型，有弥漫性腹膜炎表现，有剧烈腹痛，呈持续性并进行性加重，并呕吐血性内容物。体格检查可见板状腹，全腹部压痛、反跳痛、肌紧张，以上腹部最为明显。腹腔穿刺常为阳性。X射线检查可见膈下游离气体。

闭合性腹膜后十二指肠损伤，其早期症状和体征多不明显，诊断较为困难，甚至手术中亦难以做出正确诊断。原因为：①十二指肠损伤发生率相对较低，因此外科医生常由于经验不足或警惕不够而忽视。②十二指肠解剖位置较为特殊，临床表现无特异性。尤其是腹膜后部分损伤时，即使是手术中，也容易遗漏。③十二指肠损伤多合并邻近器官损伤，容易被邻近器官损伤或合并的其他部位损伤的临床表现所掩盖，而致漏诊或延迟诊断。

闭合性腹膜后十二指肠损伤的主要临床表现为右上腹或右腰部疼痛和压痛。部分伤员伤后早期无明显症状，数日后由于十二指肠液向腹膜后间隙扩散，引起弥漫性腹膜后炎症，从而引起腹痛加重，并可出现右侧腰大肌内缘明显压痛。部分伤员因脊神经根受十二指肠液化学性刺激，可出现肩部、会阴部、大腿内侧或右侧睾丸疼痛。腹膜后间隙的积液渗透到腹膜腔时，则出现典型的腹膜炎表现。

辅助检查方法有腹腔穿刺或灌洗、血清淀粉酶测定、X射线检查、B型超声波和腹部CT检查。其中腹腔穿刺或灌洗对腹部内脏器官损伤具有较高的诊断意义，但在腹膜后器官损伤多为阴性，对于腹膜后十二指肠损伤的诊断意义不大。血清淀粉酶测定的诊断价值看法不一。腹部平片中十二指肠损伤的特征影像为在右肾上方或腰大肌周围有气体影，腰大肌阴影模糊或右肾及右侧腰大肌阴影消失。B型超声波和CT检查有助于发现腹腔和腹膜后间隙积液、血肿。

总而言之，以上辅助检查对闭合性十二指肠损伤的诊断价值有限。十二指肠损伤的诊断主要有赖于术前详细了解受伤史和致伤机制，仔细检查腹部体征，术中仔细探查，提高对十二指肠损伤的认识和警惕性，发现可疑指征时应及时切开后腹膜探查十二指肠。

术中对有以下情况者应切开后腹膜探查十二指肠：①腹腔内有黄绿色胆汁；②十二指肠表面、后腹膜及横结肠系膜根部肿胀、瘀斑、脂肪坏死、腹膜后蜂窝织炎；③十二指肠侧方有胆汁染色，局部有积气或捻发感；④腹膜后有肠内容物、胆汁等；⑤肝下、横结肠系膜根部以上的后腹膜巨大血肿；⑥从胃管注入亚甲蓝稀释液后，十二指肠周围出现蓝色者。以上是避免术中漏诊的有效方法。

【治疗】

1. 一般治疗　早期应迅速建立静脉输液通道，及时输血、输液，积极抗休克治疗，保持血流动力学稳定。维护生命体征,注意处理合并存在的其他重要器官损伤。

存在十二指肠损伤者,其体液丢失量大,休克往往较为严重。因此,应注意监测中心静脉压、每小时尿量,输液时应注意补充充足的胶体,以利于纠正休克。

2.手术治疗　诊断或怀疑十二指肠损伤者,或已明确存在腹腔内其他器官损伤需手术者,均应尽早行剖腹探查。其术前准备及术中探查顺序与胃损伤中所述基本相同。

十二指肠损伤的手术方式,应根据其损伤部位、范围、程度、类型,是否合并胰腺损伤,以及伤员的全身情况等综合考虑。应以简单、有效、尽量少干扰十二指肠正常生理为原则。一般有以下几种。

(1)单纯缝合术　适用于伤后时间短、破口不大、创缘整齐、血运良好,缝合无张力,估计缝合后不会发生十二指肠瘘或狭窄者。第一层用1号丝线做全层间断缝合,第二层做伦勃特缝合。缝合口方向应与十二指肠纵轴方向垂直,以防止术后发生肠腔狭窄。缝合后再分离一条带蒂的大网膜覆盖固定。为保证十二指肠破裂口顺利愈合,同时应行胃造瘘术,并行空肠造瘘,备作术后肠道营养之用。

(2)十二指肠破裂置管造瘘术　适用于十二指肠前壁小裂口,可用14~16号导尿管经裂口插入达裂口远侧的十二指肠腔内,破口处肠壁做荷包缝合固定导管,缝合处以大网膜覆盖,再将导管自腹壁戳口引出。其他处理与单纯缝合术相同。

(3)十二指肠壁缺损修补术　外伤引起十二指肠壁缺损时,因十二指肠内侧与胰腺紧密相连、固定,难以拉拢对合;且十二指肠腔内含有大量的胆汁和胰液,腐蚀性强,而且十二指肠蠕动强,腔内压力高;同时,十二指肠壁的血液供应为末梢动脉,损伤后易发生血供障碍。由于以上原因,十二指肠壁缺损行缝合修补术后易发生瘘而导致严重后果。修补十二指肠壁缺损主要有以下几种方法。

1)空肠袢或浆膜覆盖术　将十二指肠破口做初步修整,取一段近端空肠袢通过横结肠系膜切口拖至结肠上方,以空肠袢的一侧覆盖于十二指肠破口处的表面,将空肠袢与十二指肠壁缝合、固定。空肠袢的近远端之间做侧侧吻合。

2)空肠Y形吻合覆盖术　于屈氏韧带以下15~20 cm处横断空肠。在横结肠系膜上做切口,远端肠袢经此切口拖至横结肠上方,将其侧面覆盖于十二指肠缺损部缝合固定,再将空肠近端与远端做端侧吻合。Y形空肠袢活动度大,可修补十二指肠各个部位的缺损。

3)十二指肠缺损处与空肠吻合术　此术式可用于十二指肠第二、三段巨大缺损的处理。将损伤肠段修整并适当游离,于横结肠系膜做切口。选择一段空肠上段的肠袢,经横结肠系膜切口提至横结肠上方,与十二指肠缺损处做侧侧吻合。也可采用Roux-en-Y法行空肠与十二指肠缺损吻合。

4)小肠带蒂浆肌层片移植修补术　根据十二指肠壁缺损处的大小,选取一段相应的末段回肠,保留系膜血管,游离血管蒂,在其系膜对侧剖开,剥除黏膜层,修剪成比十二指肠缺损稍大的带血管蒂的浆肌层片。于横结肠系膜做切口,将带蒂浆肌层片经此切口提至横结肠上方。将浆肌层片置于十二指肠缺损处缝合修补。以带血管蒂的浆肌层片移植修补十二指肠损伤时,应注意其面积应大于十二指肠壁的缺损面积,以防止愈合后浆肌层片收缩引起十二指肠狭窄。

(4)十二指肠憩室化手术　适用于十二指肠严重损伤或合并胰头严重损伤而无胰管损伤者,或胰腺损伤轻,但手术时间超过伤后24 h者。手术方法为:修补十二指肠损伤,切除胃窦行胃空肠吻合,切断迷走神经干,行十二指肠残端造瘘、胆总管造瘘,并充分引流腹腔。此手术的目的是将消化液自损伤区转流,以利于损伤愈合。

(5)胰十二指肠切除术　此手术为切除胰头和十二指肠,重建胃肠、胆肠和胰肠通道。手术指征为:①十二指肠广泛撕裂,无法修复;②胰头碎裂,主胰管损伤,难以控制的大出血;③胆总管和主胰管撕脱;④胰头和十二指肠严重损伤影响血供,组织失去活力。此手术创伤大,危险性大,死亡率高,应慎重应用。

(6)附加的十二指肠减压术　十二指肠损伤缝合、吻合、修补后,一般需行附加十二指肠腔内减压术,以降低十二指肠腔内压力,减少胆汁、胰液和胃液对损伤处的腐蚀作用,有利于损伤愈合。主要方法如下。

1)胃造瘘术:一般于胃体部前壁胃大、小弯中点处造瘘。先于预定造瘘处做一个荷包缝合,与荷包缝合的中央做切口放入导管,收紧荷包缝合线使浆膜内翻紧贴导管。于第一个荷包缝合外1~

1.5 cm处再做一荷包缝合并收紧缝合线结扎。于切口左侧腹壁戳口引出造瘘管,造瘘周围的胃壁与腹壁戳口周围的腹膜固定缝合3～4针,注意缝合应无张力。

2)空肠造瘘术:可做一个空肠造瘘,向远端顺置导管以用作肠道营养。也可做两个空肠造瘘,一个逆行将导管放到十二指肠损伤附近用作减压,另一个用于肠道营养。造瘘部位位于空肠对系膜缘,操作方法与胃造瘘相似。

近年来有学者将负压封闭引流(vacuum sealing drainage,VSD)技术应用于十二指肠损伤和十二指肠瘘的手术治疗,取得良好的效果,其优点为:①持续负压引流可加速组织水肿消退,避免了消化液对局部组织器官的侵蚀,减少了继发腹腔或腹膜后感染;②减少十二指肠瘘时消化液对组织的侵蚀,促进肉芽组织生长,利于瘘管闭合,缩短病程;③VSD可保持5～10 d不需要更换敷料,减轻了频繁换药给伤员带来的痛苦及医护人员的工作量。

十二指肠损伤使用VSD时应注意:①调整负压为13.33～26.67 kPa(100～200 mmHg)进行低负压引流,若负压>26.67 kPa(200 mmHg),可能引起出血,或吸破缝合或吻合口;②引流物黏稠、坏死组织多时,应及时更换,防止引流管堵塞,以保证引流效果。

3.十二指肠损伤的并发症及术后处理 由于其解剖生理特点,十二指肠损伤后的并发症发生率较高。常见的并发症有再出血、十二指肠瘘、腹膜后间隙感染、急性胰腺炎、腹腔及膈下感染等。这些并发症一旦出现,治疗困难,死亡率很高,因而术中、术后应尽可能预防其发生,并尽量早期发现、及时处理。

(1)一般处理 十二指肠损伤多合并其他器官损伤,休克和低氧血症发生率很高。术后及时有效地进行休克复苏,充分供氧,维持生命体征稳定和水、电解质平衡,加强抗感染治疗。

(2)营养支持治疗 十二指肠损伤手术后恢复及禁食时间较长,维持足够的营养非常重要。行空肠造瘘的伤员,术后早期可经造瘘做肠减压,肠功能恢复后开始行肠内营养,效果优于全胃肠外营养。未行空肠造瘘的伤员,可采用全胃肠外营养,应注意提供足够的热量、蛋白质、电解质、维生素和微量元素,以补充机体需要,促进损伤愈合。

(3)抑制胃肠道分泌 十二指肠损伤后应常规应用抑制胃酸分泌药物,以促进损伤愈合。若出现十二指肠瘘,尚需应用生长抑素,减少消化液分泌。

(4)充分的十二指肠减压 无论应用何种术式治疗十二指肠损伤,手术中必须放置十二指肠内减压管,术后应注意保持减压管通畅有效。

(5)通畅腹腔引流 术后应注意保持腹腔引流管通畅,引流管留置3～7 d,当引流量少于50 ml/d,且未发现胆汁样成分、新鲜血性成分时可考虑拔除。一旦发生十二指肠瘘,可及早发现并经引流管进行冲洗、引流。

(李占飞)

第三节　胰腺战创伤

【概述】

1.概念及流行病学资料 胰腺位于上腹部腹膜后,受到良好的保护,故损伤机会较少,仅占腹部损伤的2%～5%。近年来由于高速交通工具及现代化工业的迅速发展,胰腺损伤日趋增多。胰腺损伤(injury of the pancreas)分非穿透性(钝性)损伤和穿透性(利器或锐器)损伤。钝性损伤占腹部损伤的1%～2%。胰腺钝性伤主要见于撞击伤和挤压伤,如交通伤等,暴力直接作用于上腹部,在外力较大时,特别是在伤者无防备的情况下,腹壁肌肉无自卫性收缩时,暴力可直接作用于胰腺,致使胰腺被挤压于脊柱上而受损。汽车驾驶员在撞车或紧急刹车时,上腹部在无防备的情况下撞在方向盘上,是常见的胰腺钝性伤致伤形式。胰腺钝性伤常伴发肝(36%)、脾(30%)、肾(18%)、结肠(18%)及大血管损伤。穿透性损伤多见于战伤,为高速子弹、爆炸物、刀或其他利器直接损伤,造成胰腺断裂、组织缺损等,同时胰腺的其他部位可因冲击、振动等而致严重的挫伤,出血明显。胰腺穿透伤常伴有胃(54%)、肝(49%)及肾(44%)的损伤。胰腺损伤后由于症状和体征往往被其他器官的损伤所掩盖,故早期诊断较困难,许多病例需要手术探查才能明确诊断。胰腺损伤可发生胰瘘、创伤性胰腺炎、败血症、出血等并发症,并发症发生率为19%~55%。胰腺损伤死亡率较高,为20%~35%,死亡原因主要是难以控制的大出血所造成的休克、败血症和多器官功能衰竭。

2.致伤机制

(1)非穿透性(钝性)损伤　这种损伤平时较多见,是因钝性暴力突然作用于上腹部,如汽车撞伤、各种类型的上腹部挤压伤、牲畜踢伤、牛角顶伤、建筑工人从高处跌下合并腹部其他器官损伤,跌倒撞于台角或椅角上所致的损伤及其他类似的钝力损伤等,将胰腺挤压在脊柱上,而发生胰腺挫裂伤或撕裂伤。常见典型为驾驶汽车突然碰撞或刹车,胰腺被挤压于方向盘与脊柱之间,又位于腹膜后,移动度极小,当上腹部受到外力挤压或较大冲击力瞬时作用时,腹壁肌肉不能防卫收缩,力量直接作用于胰腺或由于对冲力,使胰腺撞击坚硬的脊柱而受到损伤。胰腺损伤的类型有:①外力直接作用于脊柱右侧,可使胰头部损伤,常伴有肝损伤,胆总管、胃十二指肠动脉撕裂伤。②外力直接作用于上腹正中,可致胰腺完全或不完全横断,胰腺裂伤部位可在其背侧或腹侧,而另一面可完整。这种损伤无合并伤。③外力直接作用于脊柱左侧,可致胰尾部挫伤或撕裂伤。这种损伤常合并脾损伤。

非穿透性胰腺损伤,腹部皮肤完全无缺损,但可有挫伤或血肿、皮下瘀血等。胰腺局部有水肿、出血、包膜破裂或包膜下血肿,胰腺腺体破裂或胰管断裂,胰管断裂的部位多在胰体和胰尾部,多为横断伤,也可合并其他器官损伤。

(2)穿透性(利器或锐器)损伤　这种损伤战争时期多见,为上腹部或腰部被高速子弹、爆炸投射物、刺刀及其他利器损伤的结果。高能弹头的冲击可引起胰腺组织的炸裂伤,高速弹片的穿透伤可致胰腺组织严重挫伤,多块弹片可造成胰腺组织的碎裂伤,刀刺伤可造成胰腺的撕裂或切割伤。

【临床表现与诊断】

1.病史　钝性暴力直接作用上腹部,上腹部或腰部被利器或锐器损伤。

2.临床表现

(1)不同损伤的临床表现

1)轻度胰腺损伤:大多数症状轻微,仅有上腹部不适或轻度腹膜刺激症状,而数周或数月后形成胰腺假性囊肿,出现上腹肿块或消化道压迫症状。

2)严重胰腺损伤:可引起休克或虚脱,继而因出血、胰液外溢出现腹膜刺激征或弥漫性腹膜炎等表现。待休克纠正后,伤员常诉上腹部剧烈疼痛。若胰液或血液外漏至网膜囊刺激膈肌,则可出现肩部及肩胛部放射痛。腹腔出血或漏(渗)液较多时,腹部可有移动性浊音。腹胀、恶心、呕吐、呃逆也是常见的伴发症状。有些严重胰腺损伤最初无明显症状,其原因是:①胰腺位于腹膜后,当腹膜后间隙化学性液体或炎症尚未波及壁腹膜时,可无定位的腹膜刺激征;②胰腺损伤可暂时抑制胰腺外分泌或内分泌;③单发胰腺损伤时胰酶缺乏激活剂,故对周围组织刺激不明显。

3)穿透性胰腺损伤:根据锐器进出口的部位和方向,推测胰腺有无损伤。如伤后虽无严重出血但有明显休克现象,则应考虑到胰腺损伤,这种损伤往往伴有其他器官的损伤,须在手术探查时方能明确诊断。

(2)辅助检查

1)一般检查:血液检查白细胞计数明显升高,血红蛋白和红细胞则可因失血而下降。血清淀粉酶的测定值多在伤后12~24 h明显升高,一般在伤后48 h常可下降至正常。血清淀粉酶持续升高,多为假性囊肿已形成的表现。尿淀粉酶测定值在伤后12~24 h后可逐渐升高,尿中淀粉酶升高晚于血清淀粉酶升高,但持续时间较血清淀粉酶长。腹腔穿刺液淀粉酶测定:当严重胰腺损伤伴有胰管破裂时,往往在伤后24 h腹腔穿刺液呈血性,淀粉酶升高,可高于血清淀粉酶值。

2)X射线检查:X射线平片一般无特异表现,有时可在十二指肠曲出现气体。胰腺水肿、出血和胰液外漏等均可引起反射性肠淤积,以围绕胰腺的十二指肠、胃、上段空肠和横结肠为明显,偶尔还可出现结肠阻断征(colon cut-off sign)。

3)超声检查:B型超声波检查可发现胰腺轮廓、密度高低变化,胰周积液及胰腺血肿。

4)CT扫描:表现为外伤性假囊肿或胰腺断裂或胰腺血肿形成密度增高的局部肿块,多数病例合并有左肾前筋膜增厚。注意,外伤和CT扫描间隔的时间很重要。外伤后立即做CT检查可能无异常发现或变化轻微,在外伤后24 h才出现肯定的阳性CT表现。

2. 诊断与鉴别诊断 必要时进行剖腹探查术,这是早期诊断胰腺损伤的可靠方法,同时还可探查其他器官,排除任何损伤。术中探查时须仔细检查十二指肠降段外侧、横结肠系膜根部、空肠曲韧带附近有无水肿、血肿、胆汁黄染、渗漏气体等。小网膜、十二指肠系膜根部、胰腺周围之腹膜后血肿是胰腺损伤的重要体征。

【治疗】

临床上怀疑有胰腺损伤时,除对无腹膜刺激征的伤情较轻的伤员可保守治疗外,凡有明显腹膜刺激征者,需积极手术探查。术前纠正休克,补充血容量,纠正水和电解质失衡及酸碱平衡紊乱,并给予广谱抗生素预防败血症及腹腔感染。手术处理的原则为妥善止血,充分引流,保存胰腺功能,不同部位损伤用不同的方法处理。

1. 剖腹探查术 对于是否有胰腺损伤或胰腺损伤的部位、程度,术前多难以做出诊断和准确估计。因此,除伤情较轻又无明显腹膜刺激征的伤员可行保守治疗外,凡高度怀疑有胰腺损伤又有明显腹膜刺激征,而伤员的情况又不允许做过多的检查和观察等待,或已明确腹部有其他器官损伤者,均应积极地施行剖腹探查术。下列情况提示有胰腺损伤可能:①胰腺或胰周有血肿、瘀斑、水肿等;②大网膜或肠系膜上有脂肪坏死皂化斑;③腹腔内有棕色液体或血性液体而未发现出血来源;④空肠起始部系膜根部或横结肠系膜根部血肿;⑤右侧腹膜后十二指肠旁血肿、组织水肿明显或见局部胆汁黄染及积气等。

胰腺探查方法包括:①打开小网膜囊,探查胰腺表面全貌;②切开十二指肠降段外侧后腹膜(Kocher切口),必要时将右半结肠向内侧翻转至肠系膜血管起始部,显露十二指肠的第一、二、三段和胰头后方,直至腹主动脉及左肾前方;③切断Treitz韧带,可探查十二指肠第三段远端及第四段。

应注意主胰管有无损伤、断裂。在探查中凡见下述情况之一者,可认为有主胰管损伤:①胰腺完全横断;②在胰腺断裂面可清楚见到主胰管裂伤或断裂;③胰腺断裂、撕裂直径>胰腺的1/2,特别是在胰颈、胰体中上部断裂;④胰腺中心部较大的穿透伤。

2. 止血 胰腺损伤最常见的并发症是术后继发出血,因而手术时对每个出血点必须严密止血。胰腺的出血点不能钳夹止血,也不能做大块结扎,必须用不吸收的细线做多个间断与创面平行的褥式浅缝合,缝线打结也不能过紧,否则结扎线往往易使胰腺组织裂伤;深缝扎易误伤大的胰管而导致并发症,应注意避免。小的出血点可用电凝止血,对渗出有时用纱布压迫也可止血。如果胰腺破碎成数块,必须把胰腺碎块切除止血,并用引流管引流胰腺手术区。

3. 切除失去生机的胰腺组织 彻底清创以及尽可能多地保留胰腺功能在术中必须兼顾,若清创不彻底,遗留已失去生机的胰腺组织,术后可能发生胰瘘、胰周脓肿等并发症。当胰腺损伤严重,需切除部分胰腺时,应考虑到胰腺内、外分泌功能的保护。一般认为切除70%~80%(限于肠系膜上血管左侧),不致发生内、外分泌功能不足。更多的胰腺切除(包括肠系膜上血管右侧的胰腺组织),则可伴发暂时性或永久性胰腺功能不全。当两者不能充分兼顾时,彻底清创和切除已失去生机的胰腺组织,对于防止术后发生致命的胰瘘和胰周脓肿等并发症更为重要。较多的胰腺切除术后早期应给予适量的胰岛素,以防剩余的少量胰岛细胞大量分泌胰岛素而导致变性。

4. 胰周充分引流 严重的胰腺损伤,大量胰液、十二指肠液等可致腹腔及腹膜后严重渗出和炎症,术后发生腹腔积液、继发感染和胰瘘。另外,手术可能遗漏的小的胰腺裂伤也常导致胰瘘、胰腺假性囊肿或脓肿等严重并发症。因此,充分有效的腹腔及胰周间隙引流,是保证胰腺损伤治疗效果、防治并发症的关键措施之一。引流虽不能防止胰瘘，但可以减少胰液在胰周的积聚，减轻胰液对自身组织的消化腐蚀，可以预防腹腔内的严重感染及胰周脓肿和胰腺囊肿的发生，并可使小的胰瘘早日封闭，免除再次手术。根据胰腺损伤的部位、程度及所采用的术式，可应用一根或多根引流管。负压封闭引流可使胰周液体积聚减为最少，有效地减少了胰瘘和感染并发症。引流要求通畅，持续吸收 10 d 左右。如引流液内含有淀粉酶，引流管应久置，直到引流液内及血、尿淀粉酶正常为止。

5. 胆管引流 严重胰腺损伤手术后，为防止胆汁逆流于胰管内激活胰酶，诱发外伤性胰腺炎，可行胆总管 T 管引流术，使大部分胆汁经旁路引出体外，减少胰液的分泌，有利于胰腺损伤的愈合。

6. 正确处理其他器官和血管合并伤 胰腺损伤常合并有肝、脾、空腔器官及大血管的损伤(如门静脉、肠系膜上静脉、脾静脉、下腔静脉及肝动脉等)，手术时首先进行快速有效的止血，行损伤血管的结扎或修补、肝脾破裂的修补或切除等。然后处理对于腹腔污染较重的空腔器官破裂，最后再处理胰腺损伤。

7. 胰腺不同部位损伤的处理 胰腺损伤的处理比较复杂，手术的具体方法应根据伤员的全身情况，损伤的部位、程度，是否伴有胰管破裂或合并十二指肠损伤等因素决定。

(1)胰腺挫伤 胰腺包膜完整，仅有挫伤者仅做引流即可。如有血肿则须切开包膜探查出血来源。胰腺包膜破裂，胰腺有裂伤但不伴有主胰管的损伤，可用不吸收缝线浅层褥式缝合后充分引流。

(2)胰腺断裂伤

1)胰尾部断裂伤：胰尾部断裂伤可行胰腺远端切除，近侧胰腺残端仔细清创，止血后胰腺上下缘用丝线间断褥式缝合。如伴有脾损伤，将脾、胰尾一并切除，再进行引流。

2)胰颈、体部断裂伤：可根据胰腺损伤的手术原则选用不同的手术方法。①胰腺远侧段切除，近侧段胰腺断面切成鱼嘴状便于缝合胰残面，近侧段胰管双重结扎，残面用丝线间断或连续缝合；②胰腺远侧及脾切除，胰腺近侧端与空肠 Roux-en-Y 式吻合术；③近段胰腺断端缝合，远段胰腺与空肠端端 Roux-en-Y 式吻合术；④利用一段带血管弓的空肠与胰腺远段吻合，远段空肠与胰腺近端吻合，再行空肠-空肠端侧吻合；⑤用空肠袢与胰尾部进行端端吻合，再与胰头部进行端侧吻合，再行空肠-空肠端侧吻合。

(3)胰头部损伤 单纯胰头部损伤较少见，多伴有十二指肠损伤。根据损伤的程度不同有以下几种处理方法：①胰头部如仅为浅表性挫伤或损伤未累及胰管，且不伴有其他器官损伤，则可在小网膜腔或胰头部做引流，一般几周后可自行愈合；②胰管部分破裂，可在胰管内放置支架，缝合胰管和胰腺被膜；③胰头部挫裂伤，可采用挫裂伤处伤口与空肠 Roux-en-Y 式吻合术；④胰头部严重碎裂伤伴有胰管损伤而未累及十二指肠时，可行胰头部切除术。在切除胰头部时，须在十二指肠内侧保留一部分胰腺组织，以保证十二指肠的血液供应，否则会发生十二指肠坏死。将近端胰管结扎，远端胰腺与空肠做端对端 Roux-en-Y 式吻合术。

(4)胰头、十二指肠合并伤 胰头挫伤合并十二指肠单纯轻度裂伤，行十二指肠修补术及胰头附近放置引流。十二指肠损伤行修补加十二指肠改道术。严重者行胰十二指肠切除术。

8. 术后处理

(1)保持呼吸道通畅，充分给氧 因严重胰腺损伤或伴多发损伤易延误治疗时间，易发生呼吸功能不全。

(2)加强支持疗法 术后不宜过早进食，需经静脉补充新鲜血、血浆、白蛋白、能量合剂等，并注意维持水、电解质及酸碱平衡。

(3)抗生素应用 术后用大量广谱抗生素预防和控制感染。

(4)应用抑制胰酶分泌药物 常用 5-Fu 500 mg 加入 10% 葡萄糖液 500 ml 静脉滴注，每日 1 次，共 5~7 d。也可用抑肽酶 8 万~10 万单位静脉滴注，每日 1 次。

(5)正确处理腹腔引流管 术后要保持引流充分，防止引流管扭曲、受压，一般术后 7~10 d 拔除。

(黄显凯)

第四节 肝战创伤

【概述】

1. **概念及流行病学资料** 肝损伤(injury of the liver)占整个腹部损伤的 20%~25%,且常合并其他器官的损伤。肝钝性伤是指在交通事故、挤压、爆震或高处坠落等情况下,腹部、右下胸部或腰背部受到直接钝性外力作用,致使肝受到冲击或遭到间接对冲力量作用而破裂,占肝损伤的 65%。腹部钝性伤会导致广泛的肝实质破裂,主要为星状破裂和广泛而跨解剖分界的破裂,即使没有严重的合并伤,往往也会危及生命。肝穿透伤多由锐器刺伤、枪弹和弹片贯穿胸腹壁而导致,占腹部损伤的 28%~36%,占肝损伤的 35%。肝损伤后的主要危险在于出血性休克、胆汁性腹膜炎和继发感染,如不能得到及时治疗后果极为严重,故肝损伤的早期诊断和及时治疗对其预后极为重要。

2. **致伤机制** 肝损伤致伤原因多为利器伤、挤压、撞击、坠落以及碰伤。肝损伤早期的主要症状是腹腔内出血,继而可出现感染。肝损伤可分为 5 类:①急剧大出血,来不及抢救,死于现场或抢救手术前;②呈明显腹腔内出血,临床上出现低血压、休克,经输液、输血有所恢复,但瞬间再度陷入休克,系各种类型的撕裂伤所致;③轻度切割伤,出血不多,有的经保守治疗可自行止血;④延迟性出血(肝包膜下血肿或中央实质破裂),在伤后多日,突然发生腹腔内大出血或胆管出血;⑤因首次手术处理不当,被迫施行再次、多次手术。

3. **肝损伤的分级** 美国创伤外科学会器官损伤分级将肝损伤分为 6 级。Ⅰ~Ⅳ级为肝包膜下血肿和被膜撕裂(依血肿大小、肝实质撕裂深度划分);Ⅴ级为肝实质断裂>50%,并有近肝静脉(即肝后下腔静脉和主肝静脉)损伤;Ⅵ级为肝血管撕脱。

【临床表现与诊断】

1. **病史** 对于腹部穿透伤,根据伤口的部位及伤道的方向,诊断肝损伤多无困难。钝性肝损伤常见于交通事故、建筑物倒塌、高处坠下、严重的挤压伤等。

2. **临床表现**

(1)**症状和体征** 主诉右上腹部疼痛,有时向右肩部放射,口渴、恶心或呕吐。腹部触诊时有明显的压痛、反跳痛、腹肌紧张及叩痛等。如果伤员同时有内出血,表现为颜面苍白,血压下降,脉率增快,腹部有移动性浊音。最后确定诊断的关键是腹腔穿刺。一般肝损伤在右下腹穿刺,可抽到不凝血液,必要时可在右上腹或右下腹反复穿刺,一般可获得 80%~100% 的阳性结果。

肝损伤的临床表现按损伤类型和严重程度而有所差异。

1)**真性肝裂伤** 轻微损伤出血量少并能自止,腹部体征也较轻。严重损伤有大量出血而致休克。伤员面色苍白,手足厥冷,出冷汗,脉搏细速,继而血压下降。如合并胆管断裂,则胆汁和血液刺激腹膜,引起腹痛、腹肌紧张、压痛和反跳痛。有时胆汁刺激膈肌出现呃逆和肩部牵涉痛。

2)**肝包膜下裂伤** 多数有包膜下血肿。受伤不重时临床表现不典型,仅有肝区或右上腹胀痛,右上腹压痛,肝区叩痛,有时可扪及有触痛的肝。无出血性休克和明显的腹膜刺激征。若继发感染则形成脓肿。由于继续出血,包膜下血肿逐渐增大,张力增高,数小时或数日后可破裂,出现真性肝裂伤的一系列症状和体征。

3)**中央型肝裂伤** 在深部形成血肿,症状表现也不典型。如同时有肝内胆管裂伤,血液流入胆管和十二指肠,表现为阵发性胆绞痛和上消化道出血。

(2)**辅助检查**

1)**实验室检查** 白细胞计数可有轻度升高,红细胞、血红蛋白、血细胞比容均有下降。

2)**X 射线检查** 可见肝阴影增大,右侧膈肌抬高,活动受限。

3)**B 型超声波检查** 超声检查是重要的诊断方法,肝挫伤表现为局限性增强回声,边界欠清楚,内部回声分布不均匀。肝包膜下血肿表现为肝增大,肝边缘处可见液性暗区或低回声区。肝断裂伤表现为条状不规则性液性暗区,裂口表浅者仅可见肝包膜回声中断或不规则。对于表浅的肝裂伤,尤其是裂口位于膈顶部者,超声不易显示裂口的直接征象,而仅见腹腔积血时,应建议 CT 扫描。

4)CT 扫描 CT 检查具有高度敏感性和特异性。急性包膜下血肿在横断面 CT 平扫上表现为新月形或双凸透镜状高密度影,边界清楚。肝实质内血肿多表现为境界模糊的圆形、卵圆形影或不规则形高密度影,比正常肝实质密度高,边界模糊,随时间延长,其密度可逐渐降低。肝实质断离或肝实质梗死分别表现为单一或多发的线样、不规则形或扇形的低密度区,边缘模糊,增强后一般不出现强化表现。

5)血管造影 如病情许可,采用选择性腹腔动脉造影或下腔静脉造影。选择性肝动脉造影检查对肝损伤的诊断与治疗有重要意义,它能明确肝内血管损伤的部位和程度。肝血管破裂表现为造影剂外溢。血管断裂或闭塞还可表现为肝实质呈尖端指向肝门的楔形充盈缺损。肝实质断裂或有血肿时,可见充盈缺损和裂缝或血管受压移位。对于重危伤员不宜采用此法。但近年来杂交手术室的应用大大提高了此检查的适应证。

6)腹腔穿刺 肝损伤时腹腔穿刺阳性率达 89%~95%,当抽出 0.1 ml 不凝固血液时,即有诊断价值。但有时可出现假阳性,为避免这种情况,应做连续的不同部位的穿刺。包膜下血肿时则可阴性。若腹腔穿刺尚不能诊断而临床怀疑腹部内脏器官损伤,可行腹腔灌洗(DPL)。

7)剖腹探查 为一紧急检查方法。一旦疑有肝损伤,特别是经大量输血而不能维持血压的内出血伤员,应立即进行手术探查。

2. 诊断及鉴别诊断 对疑有肝损伤的伤员,诊断上需注意以下一些问题。钝性腹部损伤伤员,若诊断尚未明确,应在短期内以认真负责的精神,反复多次做腹部检查,除了一般的生命体征外,注意腹胀、移动性浊音、肠蠕动音、贫血、外周血管充盈状态的改变并详加记录。表浅的肝裂伤,出血可能自行停止,出血量亦不大,故伤员可能暂时恢复,腹部体征亦较轻微;但如果伤及肝内的小肝管,胆汁不断流进腹膜腔内,则随后造成胆汁性腹膜炎;由于胆汁的刺激,腹膜腔内大量渗血,形成大量的胆汁性腹水。小的腹部刺伤,诊断其是否伤及肝或其他腹部内脏器官伤可能有困难,若伤员无腹膜炎或内出血的症状,为确定是否需做手术探查,可用一导管放入伤道内,注入 30~50 ml 的造影剂,做伤道造影照片。如果伤道未入腹腔内,可在密切的观察下暂缓剖腹手术。对肝损伤伤员应注意有无其他器官的合并伤。应特别注意胸部伤、心脏挫伤、心脏压塞、腹部内脏器官伤等。对于合并伤,应根据轻重缓急,加以适当的处理。肝包膜下破裂及包膜下血肿的临床表现可能不很典型。此情况多发生于右上腹的直接撞击伤,如见于汽车方向盘所造成的腹部伤。有时伤情并不很重,临床症状亦常有一些特点:①在较轻的损伤后有较轻但持续的上腹痛;②右上腹部中等度的压痛、肌紧张和反跳痛;③腹腔穿刺可能无血液;④经过一般处理休息后,情况可能一度好转;⑤多数伤员于数小时或数天后,肝血肿增大或穿破至腹腔内;⑤血肿的部位多发生于肝右叶的前外侧,临床上可摸到右上腹部的触痛性包块。

【治疗】

当机立断进行急诊手术止血,是治愈严重肝破裂的唯一方法。对不典型病例,可在严密观察下,边进行诊断边进行非手术治疗,一旦确立诊断,即行手术。术前抗休克非常重要,手术中要判明伤情(损伤性质、类型、范围和出血来源)并正确选择手术术式。

1. 手术治疗 手术适应证包括:①经输血、输液 800~1 000 ml 血流动力学仍不稳定;②合并腹内其他器官伤;③有腹膜炎表现;④血肿出血量超过 250 ml;⑤检查发现血肿进行性增大;⑥非手术治疗中血流动力学突然发生改变;⑦血肿继发感染而形成脓肿。

(1)剖腹探查 查明伤情需迅速确切,为此,应做到:①腹部切口足够大,以能目击全肝、探查、游离右半肝和在第二肝门处预计能缝合自如为度,但不开胸。②要有 3 个助手医生,第二、三助手分别站在术者、第一助手和麻醉架之间,便于用宽大拉钩,向右上、左上方向拉开切口,以显露最理想的手术野。③由第一助手持吸引器,切忌术者自己持多孔小口径吸引器,因速度太慢,吸孔易被血块堵住,耽误时间,不能迅速显露手术野。④如撕裂伤位于第二肝门旁或肝后面,需先剪断镰状韧带,才可用手探查,切忌用手强拉、强拖损伤右半肝,人为地加重撕裂深广度。⑤如在吸除积血过程中,仍剧烈出血,无法辨明肝损伤病情,估计很有可能属大血管干损伤,术者应在第一肝门区,迅速用宽萨钳,或用手捏住整个肝十二指肠韧带,暂时(可达20 min)阻断门脉和肝动脉血流,以利探查。如在正确阻断第一肝门后,出血依然不止,可考虑系肝静脉或其重要支损伤,应迅速显露第二肝门,以纱布条压紧撕裂处以暂时止血。

探查肝的常规顺序是:镰状韧带右侧肝膈面、脏面(包括胆囊),第二肝门区,右半肝的后膈面,左外叶,第一肝门(包括管道结构),尾叶,最后轻抬右半肝探查其深面。

(2)手术方法　入腹后迅速清除局部血块及积血,明确腹部内脏器官损伤情况后,对肝损伤用盐水纱布垫填塞伤处暂时止血。如出血多可暂时用左手拇指和示指捏住肝十二指肠韧带中的肝动脉和门静脉,也可采用细尿管、乳胶管或套有橡皮管的弯肠钳等扎住或夹住肝蒂,做暂时性肝门血流阻断以控制出血。阻断的时间,在常温下一般为15~20 min。在暂时止血情况下,应立即采取有效的止血方法。当肝创面出血用局部压迫和阻断肝门都不能有效控制时,应怀疑有主肝静脉或肝后下腔静脉破裂。根据肝损伤的部位、程度及病理分型,采用不同的处理方法,临床上并无一种标准术式能适用于多种多样的肝破裂,但是有3条原则必须遵循,即彻底清创、完全止血和充分引流,以达到一个目的,即永久止血而不带来并发症。常用术式的选择和要点如下。

1)缝合止血法　单纯缝合术适用于深度不超过3 cm的切割伤和肝边缘的缺损伤。通常采用不吸收线做间断或褥式对合缝合,要点是线宜粗、针宜大,做兜底缝合而不留无效腔;打结时用力均匀,谨防撕裂。星状撕裂伤,伤线相距宽、张力大以及跨叶段的深度裂伤,特别在右半肝,即使伤缘平整,也不应采用此法。缝合旁边置放引流。

2)清创性切除术　指清除外伤造成的失去活力、脱落、毁损的肝组织,并直接在创面上止血。多应用于周围型肝损伤,适用于各种类型的撕裂伤。首先是清创,彻底切除失活或行将失活的全部肝组织碎片、碎块。以色泽、是否有活动性出血和主要血供干支是否保存,来判明有无失活,必要时可做一小切口看是否出血来判定。凡已结扎支干血管的,必须切除其所供应的远侧肝支。有时只有取除全部异物、组织碎块,特别是清除撕裂伤处的凝血块后,才能发现伤口深处的活动性出血点。其次是止血,采用三保险:①创面上的血管断端应个别结扎或缝扎。不能用密集对端缝合的方法止血,那是不可靠的,且易留无效腔及继发感染。有时需拭去凝血块后,从出血点找出缩入肝实质的血管断端,予以结扎。②创面敞开,做交锁褥式缝合。③再以大网膜做覆盖缝合。绝对不用纱布块做填塞止血,海绵填塞限于小创面。再次是引流,常规采用双腔负压持续吸引引流,以排出胆汁和渗血,但不必切开胆总管置"T"形管引流。

3)非典型肝切除　适用于肝门裂伤或肝多发性裂伤等造成的部分肝组织坏死,且无法止血时。方法是在肝门血流阻断后,迅速以指捏法或钝性分离法离断受损的肝组织,肝实质内的管道分别结扎,肝断面可予缝合或大网膜覆盖,留置双套管负压引流。但大范围的非典型切除,特别在右半肝,因有可能遗留失去血供的肝组织,术后坏死脱落,引发大出血,切忌施行。

4)肝动脉结扎　适用于广泛性肝包膜下血肿、肝创面弥漫性出血、凝血机制障碍时。但对大块的失活肝组织、肝静脉或肝后下腔静脉损伤无效。结扎肝动脉时,应争取选择性地结扎肝左或肝右动脉,尽量避免结扎肝固有动脉。在肝动脉结扎后,对创面仍须做同样的清创止血,以处理失活组织和同时存在的门脉、肝静脉系统的出血。

5)填塞止血法　当采用缝合、肝动脉结扎、热盐水纱布垫压迫等方法处理仍有较广泛渗血或出血时,伤员情况比较危急,可用大块明胶海绵、止血粉或可溶纱布等填入创面压迫止血。如仍未能满意止血,可再填入大纱条或纱布垫加压止血。术后使用预防性抗生素和止血剂,待情况稳定3~5 d后在手术室分次将纱布垫或纱条取出。填塞止血是一种应急办法,只能在各种止血措施都无效时使用,因它易继发感染引起继发性出血或胆瘘等严重并发症。

6)典型性肝切除　可能会牺牲过多健康的肝组织,且手术复杂,仅用于严重肝破裂或贯通伤。生命体征平稳,无凝血障碍,则可根据损伤范围及程度,行肝叶、半肝或肝三叶切除。适用于:①局限于一侧肝的严重撕裂,清创无法保证止血;②毁损累及整叶、整半肝;③一侧的大血管分支和肝胆管离断;④清创和肝动脉结扎后仍继续出血;⑤较大的肝静脉撕裂。施行肝切除的条件是足量备血、麻醉师和手术者熟练,助手配合默契。要点是:宜用手指法离断肝实质,遇到血管应随时逐一钳夹后切断结扎,不做集束结扎;切半肝线应偏离解剖学上的肝中裂线,向切除侧后退 1~1.5 cm,以避免损伤肝中静脉,并留有足够的肝组织做褥式缝合;切右半肝时谨防撕裂肝短静脉引起出血。

7) 合并门静脉损伤的处理　这类损伤出血严重,如处理不及时多因大出血死亡。一般来说,门静脉主干损伤后应力争修补或门静脉吻合,静脉壁缺损较大者应做血管移植。若修复门静脉困难很大,在肝动脉供血正常的情况下,可结扎门静脉主干,近端做门腔静脉吻合术。

8) 肝静脉和肝后下腔静脉损伤的处理　肝静脉与肝后下腔静脉损伤是肝损伤最危险的合并伤,常因大量失血或空气栓塞使伤员伤后早期死亡,约占肝损伤的 10%,死亡率高达 30%~100%。术中阻断肝门入肝血流后,肝后方、小网膜腔、肝创面仍然出血不止者,应考虑为近肝静脉损伤。在血源困难、技术条件不具备、术野显露不良的情况下,切忌强行翻动肝探查出血处,以免造成更大的血管撕裂伤。可根据情况采用直视下缝合修补损伤处、阻断全肝血流缝合修补损伤处、腔静脉内分流后缝合修补损伤处等方法。

9) 肝贯穿伤的处理　如非线形损伤,可用导管经入口或出口放入伤道吸引或用生理盐水冲洗,清除血块、异物和碎落的肝组织。若出血已止,伤口一般不必缝合,在进出口附近安置引流即可。如伤道内有较大无效腔和活动性出血,应切开清创、止血和引流。

2. 非手术治疗　钝性伤伤员血流动力学稳定者 50% 以上可安全地施行非手术治疗,尤其是儿童,指征包括:①神志清醒,有条件严密观察病情变化和重复检查;②无中、重度的休克表现,血流动力学较稳定或经补液治疗后便趋稳定;③CT 扫描提示 Ⅰ~Ⅱ 级肝损伤,腹腔内游离液体少;④无明显的腹膜刺激征,或仅限于右上腹,无其他腹部内脏器官损伤的证据;⑤在观察期间,血红蛋白 24 h 内不低于 90 g/L,输血量不超过 4 个单位,凝血功能正常。对采用非手术治疗的伤员,应连续监测血流动力学的稳定性,如连续观察发现其血细胞比容降低,应立即再做 CT 扫描评价肝损伤是否恶化。如 CT 证实肝损伤已加重,且表现出血流动力学不稳定,则应毫不延误地进行手术治疗。另一方面,如伤员的血流动力学仍然稳定,首先考虑采用选择性肝血管造影,旨在栓塞出血的血管。若血管栓塞治疗仍不能止血,也应立即果断施行剖腹探查。

3. 肝损伤并发症及其处理

(1) 出血　早期出血多与止血不彻底有关,后期出血则分为感染及组织坏死引起的继发性出血。多见于填塞止血或裂伤较深而缝合后留有残腔引流不畅的病例。也可由凝血功能障碍造成。对出血少者可给以新鲜血、维生素 K 等,出血量大者需再次手术。

(2) 肝脓肿　产生肝脓肿的原因:①肝损伤缝合时留有残腔,由于坏死组织、血块、胆汁等感染所致;②无生机的肝组织未能清除或清除不彻底;③创面止血和断裂小胆管处理不完善,以致术后继续渗血及漏胆汁;④肝深部裂伤清创后引流不畅。一旦发现肝脓肿应在 B 型超声波引导下穿刺抽脓或切开引流。

(3) 腹腔感染　由于腹内渗血、胆汁引流不畅或止血不完全继续出血,断裂胆管结扎不全,漏胆汁或残留失去生机的肝组织继发感染所造成。故手术彻底清创坏死组织、血块、胆汁,妥善止血,术后保证引流通畅,合理应用抗生素及改善全身情况具有重要意义。

(4) 胆瘘　多由裂伤深处较大肝内胆管未予结扎,或填塞过程中肝管被压迫坏死所致。小的胆瘘经引流多能自愈,大的胆瘘经久不愈者应手术治疗。

(5) 胆管出血　可发生在肝损伤后数天至数月,出血常来自肝内血肿或局部坏死,血肿或坏死组织液化后穿破肝内胆管而引起。胆管出血发生后常需再次手术,分别进行血肿切开止血、肝动脉结扎或肝叶切除术。

(6) 肺、胸腔感染　伤员有胸腹外伤或行胸腹联合切口,术后应协助、鼓励、指导伤员咳痰,以免发生肺不张、肺部感染等并发症。胸腔穿刺引流应经常注意是否通畅,当证实引流管不起作用时应及时拔除,如有胸腔积液应及时穿刺抽出,以免感染形成脓胸。

(黄显凯)

第五节　肝外胆管战创伤

【概述】

1.概念及流行病学资料　肝外胆管损伤一般分为胆囊损伤和胆管损伤。钝性伤可见于撞击、挤压、交通事故、爆震或高处坠落等情况,腹部因直接钝性外力产生冲击或遭到间接对冲力量作用而破裂;或由快速减速产生强大的剪应力所致,胆囊可从肝胆囊床上撕脱等。穿透性损伤多由于枪弹、弹片贯穿腹壁造成损伤或由锐器直接刺伤。胆囊的解剖位置相对较表浅,胆囊内有胆汁呈膨胀状,易被伤及;而肝外胆管的位置深在隐蔽,直径小,很少被损伤。

2.致伤机制　外伤所致的胆管损伤比较少见,致伤原因多为上腹部的辗轧伤、踢伤、打伤等钝性创伤,或为戳伤、子弹伤等利器穿透伤。胆管损伤时往往伴有其他内脏器官损伤,特别是肝的破裂或肝门区其他结构的损伤,也可能伴有胃和十二指肠、胰腺、右肾等损伤。特别是胰头后方的胆管、胰管与十二指肠交界部位的复合性损伤,伤情极为隐蔽,术中务必仔细探查。偶尔,胆管损伤由折断的肋骨引起。创伤性胆管损伤中胆囊比胆管更易受累,而且大多数损伤为锐性穿通伤,钝性损伤少见。

3.病理生理　受损的胆管可以完全断裂或部分缺损,也可仅被血管钳压榨或被缝扎因而出现胆漏发生炎症和纤维化,最后引起胆管狭窄或闭塞。狭窄或闭塞的胆管近端发生扩张,管壁增厚;远端管壁也可增厚,但管腔缩小甚至闭塞。胆管狭窄或闭塞后胆汁排出受阻,胆管内压力升高,胆汁淤积,如持续时间较长,肝细胞将受到不可逆性损害;胆汁淤积亦可继发革兰氏阴性肠道杆菌感染,引起胆管炎的反复发作,其结果将加重肝细胞的损害,引起肝硬化。在伴有胆外漏者,肝损害虽可较轻,但常可继发腹腔感染或胆汁经常大量丧失而引起消化和吸收方面的问题。

(1)胆囊损伤

1)胆囊破裂　这是最常见的损伤,常由直接创伤所致。如枪弹伤、刀刺伤、交通事故或直接打击,表现为胆囊壁的穿孔和裂伤。充满胆汁的胆囊更易破裂。

2)胆囊撕裂　快速减速伤可以产生强大的剪应力,以至于将充满胆汁的胆囊从肝胆囊床上撕下。如果完全撕脱,胆囊将由胆囊管及胆囊动脉悬吊在胆囊床上。

3)胆囊挫伤　直接钝性挤压伤可引起胆囊壁挫伤,表现为瘀斑,或者产生的血液充满整个囊腔。轻微挫裂伤可自愈,但是严重的胆囊壁创伤性血肿可以影响局部血供,从而产生延迟性胆囊破裂。

4)胆囊炎　胆囊内出血积聚在胆囊内,阻塞胆囊管,从而引起急性胆囊炎。

(2)胆管损伤　肝外胆管损伤发生率依次为胆总管、右侧肝管、左侧肝管。肝门部胆总管弯曲而富有弹性,一旦发生减速伤或右上腹压迫伤,引起肝在腹内突然活动,即在位置相对固定的胰腺上方产生一个剪应力,因此在钝性损伤中胆总管胰十二指肠结合部破裂最多见。根据受伤程度分为以下类型。

1)胆管挫伤　为非全层损伤,无胆汁渗漏。

2)简单胆管损伤　伤口长度小于管壁周径50%的切线伤。

3)复杂胆管损伤　包括伤口长度大于管壁周径50%的切线伤、胆管壁的节段性缺损、胆管的完全贯通伤。

【临床表现与诊断】

1.临床表现　胆管破裂的主要表现是胆汁外溢,伤后早期伤口流出胆汁或是胆汁性腹膜炎,都是胆管损伤的标志。但是外伤常为多发伤,特别是钝性腹部挫伤,胆管损伤的表现常被休克、腹内出血、腹膜炎或骨折等显著症状所掩盖。有时胆管胰腺段损伤,胆汁溢入后腹膜,腹腔内没有游离胆汁,更易在探查手术时被遗漏。David报道,钝性肝外胆管损伤病例中,50%以上在手术探查中都有漏诊情况,甚至造成多次手术。所以,在腹部外伤手术探查中对肝内、外胆管的损伤,甚至是肝外胆管的小裂伤或十二指肠后壁的裂伤等,即使在多发伤的复杂情况下,只要病情允许,都应认真进行检查。

胆管损伤的后期症状,根据胆管损伤部位、程度和合并伤不同而不同。但总的表现是胆管感染、胆管狭窄、梗阻性黄疸或胆管瘘等,在其他伤得到治疗后,胆管外伤的症状相对显现和突出,诊断也较易明确。

2. 诊断及鉴别诊断　由于胆管损伤往往同时合并其他内脏器官损伤,多数伤员均因其他实质性器官的破裂出血或空腔器官的穿破性腹膜炎而有相应的症状表现和需行紧急剖腹探查,其正确诊断与鉴别诊断往往是在术中发现有胆管损伤时方能确立,很少在手术前能做出单纯胆管损伤之诊断。实际上,钝性腹部外伤时对有否胆管损伤的诊断是极其困难的。一般说来,因腹部遭受严重损伤而有内出血或腹膜炎症状者,均应立即施行剖腹探查术,故术前的确切诊断在临床上并无太大的实际意义。但如损伤为穿透性而有胆汁溢出,诊断属肯定性的,则应马上手术。术中应进行全面和仔细的探查,确定损伤的类型和并发症,以指导术式的正确选择。

从损伤胆管中溢出的未浓缩胆汁对腹膜的化学性刺激较小,临床症状轻微,缺乏典型的腹部体征;而由胆囊溢出的浓缩胆汁造成的腹痛起初剧烈,但数小时后可因大网膜的包裹局限等原因而有所减轻,故伤员经常被延迟到受伤后几天,甚至于几周后至出现发热、黄疸、腹水、陶土样便等症状时才被诊断。

(1)钝性伤　单独肝外胆管损伤发生的情况虽然较少见,但也最容易造成临床上的漏诊或误诊。因此,伤员有腹部外伤史,又高度怀疑肝外胆管损伤时,应及早进行腹部 CT、B 型超声、ERCP 等辅助检查,及早明确诊断。

胆管挫伤可因瘢痕收缩,引起迟发性胆管狭窄,行 CT、ERCP、PTC、磁共振胆胰管造影等检查常可发现胆总管中下段狭窄闭塞。若能结合外伤史,多可明确诊断。

(2)穿透伤　常合并有腹内其他器官损伤,临床表现主要为腹痛、腹膜炎、休克等。腹腔穿刺、DPL 可见胆汁样液体,但并无特异性,因肝、十二指肠损伤也有胆汁外溢,如无胆汁也不能否定诊断。通常在术中确诊。

【治疗】

创伤性肝外胆管损伤伤员的外科治疗直接、首要目的是终止并发腹内损伤所致的出血,然后修复损伤的胆管。探查术中出血一旦得到控制,应仔细探查胆囊、胆总管。所有肝门、十二指肠旁、肝十二指肠韧带浆膜下的瘀血、小血肿,都应想到肝外胆管损伤的可能,将血肿剪开,吸净积血后再探查。有时为利于探查,还需剪开十二指肠外侧腹膜将胰头向前内侧翻转。如果发现肝十二指肠韧带有胆汁污染的情况,往往说明肝外胆管损伤;若探查未见损伤,可应用水溶性造影剂行术中胆管造影。明确诊断后,根据损伤的部位、性质决定治疗方式。

1. 胆囊损伤的治疗　一般采用胆囊切除术,有时也行胆囊造瘘术、胆囊修补术。不论采用哪种手术方式,都应常规在肝下置腹腔引流管。胆囊壁上的缝线可能引起继发性胆囊结石,并且缝合处可能发生胆漏,因此胆囊切除术是最佳治疗方式。但在以下情况不宜采用:①多发性创伤具有严重凝血功能障碍或有肝硬化的伤员;②胆囊损伤小,但合并多发伤导致休克,血流动力学不稳定者;③胆囊轻度损伤的伤员。

2. 胆管损伤的治疗　胆管损伤修复术的选择主要依据伤员的全身情况而定,修复损伤胆管、内支撑、胆管减压引流是处理成功的三要素。发现损伤后,对于血流动力学稳定、术野清洁的伤员在术中即可行决定性手术治疗。而伤员一般情况差、受伤时间长、腹腔污染重或技术力量不足以完成一期缝合术时,最好先行近端胆管外引流,延期二次手术。勉强行一期修补往往造成严重的并发症。

(1)小于管壁周径 50% 的胆管裂伤　治疗应包括缝合损伤的管壁、放置"T"形管以及外引流。"T"形管放置时应在损伤处的上部或下部重做切口,将"T"形管的长臂置于缝合处以做支撑。"T"形管一般放置 6 个月至 1 年。虽然没有明确的证据表明胆管损伤修复术后必须放置"T"形管,但由于术后胆管水肿造成胆管引流不畅,而"T"形管可以减轻胆系压力。此外,"T"形管可为术后胆总管造影提供方便。因此,胆管损伤修补术的伤员应常规置"T"形管。当遇到胆管很细的情况时,尿管可代替

"T"形管。

胆管部分断裂或缺损不大,尚有连接者可酌情选用脐静脉、胆囊、带血管蒂的胃浆肌瓣或空肠片修复,并加用内支撑。由于胆管口径细,需细针细线细致缝合,内支撑需3~6个月,局部感染重、胆漏时间长者可延长支撑时间。

(2)复杂性胆管损伤 一般采用胆肠吻合和外引流术。胆管壁部分缺损、贯通伤、管壁裂伤超过50%的伤员行原位缝合或原位吻合,远期胆管狭窄发生率仅为5%,效果较佳。

1)胆肠吻合术基本原则:①彻底清创;②仔细解剖;③无张力重建;④黏膜对黏膜的单层吻合;⑤置入支撑管并引流。

2)胆肠吻合术方式:一般有以下4种。①肝管空肠吻合和胆囊切除术,适用于肝总管复杂损伤。如果肝总管广泛损伤,必须用钝性手法解剖分离肝实质,暴露辨认出左侧肝管及右侧肝管。缝合左、右侧肝管形成共同通道,再与空肠吻合。②胆总管空肠吻合术,适用于复杂的胆总管损伤,效果确定,目前使用最多。无论是胆总管空肠吻合术还是肝管空肠吻合术,Roux-en-Y式吻合都是最佳选择。通常采用5-0缝线单层吻合。随着吻合技术的提高,吻合口漏已少见。③胆总管十二指肠吻合术,常用于远端胆总管损伤,然而这种方法通常不被提倡。若发生胆汁渗出,可以造成严重的十二指肠侧壁漏。而且遇到胆总管细小或变异时,操作更加困难。④胆囊空肠吻合和胆总管结扎术,远端胆总管损伤时可应用,但不提倡。因为在结扎胆总管时有时会粗心地将正常的胆囊管结扎,造成无功能吻合,而且术中一般不易发现。待术后发生黄疸需再次手术时,手术将更加复杂。

(黄显凯)

第六节　脾战创伤

【概述】

1. 概念及流行病学资料 脾是一个血液供应丰富、质地脆弱的实质性器官。脾钝性伤多见于平时,由于腹部、左下胸部或腰背部直接受到钝性外力的撞击、挤压、暴力打击、高处坠落等原因致使脾受到冲击或遭到间接对冲力量作用而破裂。另外,冲击伤(气浪或水波)或汽车安全带综合征等,受伤部位虽在左肩、右腹、足和臀部等,但其形成的冲击外力可传导至脾致其损伤。在腹部钝性伤中,脾破裂发生率居腹部内脏器官损伤之首位,为40%~50%。脾破裂可发生在多发伤或复合伤中,其伤情多严重复杂,常伴危及生命的大出血、休克、心搏骤停以及其他严重的生理功能紊乱等。脾钝性伤的死亡率为5%~15%,合并其他器官损伤者为15%~40%。脾穿透伤多见于战时火器伤,如枪弹和弹片贯穿胸腹壁而损伤脾,或由于锐器刺伤,占腹部内脏器官伤的3.9%~8%,若及时手术则死亡率低于1%。

2. 致伤机制 根据脾损伤的病因不同可分为:①外伤性脾破裂,较常见,均有明确的外伤史,裂伤的部位以脾的外侧凸面为多,也可在内侧脾门处,主要取决于暴力作用的方向和部位。②自发性脾破裂,极少见,且主要发生在病理性脾大的脾。常见于血吸虫病、疟疾、黑热病、传染性单核细胞增多症、淋巴瘤等。③医源性脾损伤,近年来并不少见,主要为手术操作粗暴或器械使用不当所致,多见于胃、胰腺、左肾及贲门等手术操作。

3. 病理生理 根据脾损伤的范围和程度可分为:①真性脾破裂,临床上最多见,为脾实质和被膜同时破裂。单纯撕裂时出血速度较慢,粉碎性损伤可迅速出现失血性休克。②被膜下破裂,只是脾实质破裂,而脾包膜完整,形成脾包膜下血肿。受脾被膜的限制,临床上常无明显内出血的表现,不易被发现。但如包膜下压力继续增大,或轻微外伤,致使包膜破裂,形成血腹,临床上称为二期脾破裂。这种情况多发生在外伤后1~2周,应予警惕。但也有一些脾包膜下血肿,包膜未破,机化后可形成纤维化瘢痕或假性囊肿。③中央型破裂,此型临床上较少见,系脾实质中央部分破裂出血,周围脾实质及被膜完整。这种破裂如果出血量较少,则临床上无任何症状。若损伤范围大,出血较多,可将周围脾实质撑开而形成被膜下血肿,一旦有外力影响,可导致被膜裂开而形成真性破裂。脾裂伤大多为与脾轴呈垂直关系的段间破裂,因此损伤脾门的大血管较少见,即使有出血,大多不与段间血管相连,短时间内即可自行停止。如果脾裂伤的裂口与长轴平行,可损伤脾的段间血管,就会大量失血。

脾损伤分级:Ⅰ级,脾被膜下破裂或被膜及实质轻度损伤,手术所见脾裂伤长度≤5 cm,深度≤1 cm。Ⅱ级,脾裂伤总长度>5 cm,深度>1 cm,但脾门未累及,或脾段血管受损。Ⅲ级,脾破裂伤及脾门或脾部分离断,脾叶血管受损。Ⅳ级,脾广泛破裂,或脾蒂、脾动静脉主干受损。

【临床表现与诊断】

凡是腹部伤或邻近脾的胸腹部钝性伤,都应想到有脾损伤的可能,特别是左季肋部或左上腹部伤、左下部肋骨骨折,伴腹腔内出血或失血性休克者。脾损伤的临床表现取决于脾损伤的范围和程度,亦即损伤后出血的速度和数量。但在有合并伤时,尤其是腹部以外器官损伤时,脾损伤的临床表现可暂时被掩盖,临床上应高度重视,避免误诊发生。

1.**病史** 对脾损伤来讲,主要应询问创伤病史,尤其是近期有无受伤史,并询问有无与脾大有关的病史。

2.**症状与体征** 脾破裂伤员多有自发性左上腹疼痛及压痛,并向左肩部放射,并可见左上腹有创伤的痕迹,如皮肤擦伤甚至皮下血肿。除合并有颅脑损伤意识不清外,几乎全部脾损伤患者均有不同程度的腹痛,被膜下或实质内血肿只表现为脾区疼痛、脾大或左上腹肿块,而无腹内出血和腹膜炎表现。若疼痛逐渐加剧,应警惕被膜下可能还在继续出血,有可能因脾被膜张力过大而突然破裂,继而出现急性腹痛和腹腔内出血症状。腹腔积血和脾损伤时可出现左肩部疼痛,即 Kehr 征。随着腹腔内失血量的增加,可出现不同程度的休克,恶心、呕吐、脉速、面色苍白、腹胀、腹肌紧张及压痛明显等。若脾破裂的裂口在脾蒂的大血管或脾实质全层裂开,此时出血量大而迅速,很快就会发生低血容量性休克,伤情十分危急,若不能及时抢救,则可能发生死亡。一些脾破裂裂口较小,在入院时出血多能自止,为破裂处血管自行栓塞所致。此时仍不能放松严密观察。

由于血液对腹膜的刺激而有腹痛,上腹部为甚。早期仅有腹部压痛、腹肌紧张,后因腹腔积血量逐渐增加而出现全腹压痛、反跳痛、腹肌紧张,但以左上腹部为明显。脾区叩诊可有固定扩大的实音,当右侧卧位时叩诊左侧腰部为实音。部分伤员在锁骨上两横指处用手压左侧胸锁乳突肌后缘,可引起伤处有剧痛。又因血液积聚在直肠膀胱陷窝,直肠指诊常有饱满感。

3.**辅助检查**

(1)**实验室检查** ①红细胞计数、血红蛋白、血细胞比容可出现进行性下降;②胰淀粉酶测定及尿常规检查有助于鉴别是否合并胰腺及肾损伤。

(2)**腹部 X 射线平片** X 射线检查可显示肋骨骨折(左第 9~10 肋);左膈肌升高,运动受限(透视时);脾阴影扩大,胃泡向内移位,胃大弯呈锯齿状;结肠脾曲受压、下降移位等。

(3)**诊断性腹腔穿刺及灌洗** 腹腔穿刺多选择左下腹,抽出暗红色不凝固血液有诊断价值。腹腔穿刺灌洗(DPL)时灌洗液红细胞>0.1×10^{12}/L 有诊断价值,诊断准确率达90%以上。检查方法:伤员仰卧,排空膀胱尿液,在脐下三指处选择穿刺点。在局部麻醉药内加入少许肾上腺素使血管收缩。套管进入腹腔后即拔出针芯,将可弯曲的导管插入并指向盆腔。如发现有血液,即可确定手术指征。若未抽出血液,即注入生理盐水 1 000 ml,然后触摸腹部并将手术台倾斜,使液体分布于腹腔。继而将盐水收集至瓶内,取其中 50 ml 为一单位冲洗液。①若有明显血性着色,说明一单位冲洗液中含 25 ml 血液,需行手术探查;②如灌洗液着色,用笔写在纸上的字迹刚可看出,认为是弱阳性。一单位冲洗液中含 0.5~15 ml 的血液定为弱阳性。应严密观察病情变化,在观察中疑有明显出血时,可再次灌洗。

(4)**B 型超声检查** 超声检查可及时诊断脾损伤的程度,估计腹腔内出血量。超声显像一般不易显示脾损伤破裂口,但可根据脾血肿及腹腔内积血,并结合外伤史判断脾损伤的存在。脾破裂表现为脾包膜回声明显不规则或连续性中断,局部回声模糊,或有局限性无回声区,严重破裂者脾失去正常轮廓。脾实质内血肿表现为实质内有圆形或不规则形无回声或低回声区,且有杂乱的分隔光带及网眼,血肿边缘多不整,无囊壁回声。脾包膜下血肿表现为脾实质边缘与包膜之间出现条带状或梭形无回声区或低回声区。腹腔大量积血可探及无回声区。脾损伤的 B 型超声波图像特征为:①包膜下出血时脾被膜完整,呈连续的环光带,包膜内为暗回声区,有散在光点;②真性脾破裂时脾被膜连续性中断,脾实质中暗区,边缘光点反射稍强,可见脾实质裂口,腹腔内有暗区存在,并随体位改变而变化;③中央型脾破裂可见脾实质内边缘欠清晰的无回声区;④若为陈旧性被膜下血肿,则其 B 型超声波图像示脾被膜完整,由于机化的纤维组织增生,在暗区内可见浮动的光带。B 型超声波影像可显示出腹腔内 100 ml 以上的积液或血液。

(5)CT 检查 这是一种非侵袭性检查方法,对脾轮廓显示优良,边界清晰,特别对脾包膜下血肿或脾实质损伤有特殊的诊断意义。CT 平扫和增强扫描诊断脾损伤的敏感性和准确性达 95%。脾内血肿表现为稍高密度和等密度影,呈圆形或不规则形。对于等密度血肿应做增强扫描才能显示,因为正常脾实质增强后出现明显强化,而血肿则无强化呈低密度影,两者存在明显密度差异。脾撕裂表现为脾边缘裂缝,外形不完整或模糊,脾周血凝块的发现可准确地诊断脾撕裂的存在。脾包膜下血肿可见沿脾边缘呈圆形突出的等密度或稍高于脾密度的阴影,多需增强扫描才能识别,当初次 CT 扫描阴性时应密切观察,并定期做 CT 复查,以避免遗漏延迟性脾破裂的诊断。

(6)选择性腹腔动脉造影 这是一种侵入性检查,具有高度的特异性及准确性。该检查对脾损伤的诊断率可高达 100%。因其有一定危险性,故仅用于难以确诊的病例。脾包膜下血肿表现为脾影增大,脾实质受压,脾内血管拉直。脾破裂时影像学表现为动脉断裂、移位,血肿区血管消失。明确为脾破裂出血,即可同时行脾动脉栓塞术,以达到止血的目的。较大的血肿可显示半月状阴影。如有活动性出血,可见造影剂渗漏,但此时不宜经导管行脾动脉栓塞,因术后有形成脓肿的危险。

(7)腹腔镜检查 随着在临床的广泛应用,目前腹腔镜已成为临床很多疾病检查、治疗的重要手段。当腹腔内有多发性损伤或伤员处于昏迷状态而诊断难以明确时,可借助腹腔镜以明确诊断和治疗。

【治疗】

近年来,随着免疫学的进展,已认识到脾是体内具有多种功能的器官,尤其是具有强大的免疫功能,是人体免疫系统的重要组成部分,在体液免疫和细胞免疫中起着重要作用。脾是产生调理素(opsonin)、白细胞激活因子(tuftsin,也称"血清吞噬作用激素")和备解素(properdin)的重要器官,能有效地滤过和清除侵入血液循环的病原体。脾切除后人体免疫系统功能的完整性遭到破坏,对病菌的抵抗能力必然下降,容易发生严重感染。既往认为治疗脾破裂的首选方法是全脾切除术,随着脾切除后暴发性感染发生增多,脾全切除这一传统的观念受到了强有力的挑战。虽然目前脾破裂仍以手术方法为主,但手术方式有很大的改进,总的趋势是保留脾的外科治疗。

1.非手术治疗 早年脾外伤非手术治疗的死亡率几乎达 100%。近些年来,由于各种辅助检查的应用及监测,成人或儿童中恰当选择的伤员非手术治疗成功率超过 90%。对那些病情平稳、伤后血流动力学稳定、无腹部内脏器官合并伤的伤员,可暂不急于手术,同时严密观察病情变化,持续胃肠减压、输血、输液,应用止血药物及抗生素,卧床休息 2～3 周,复查 B 型超声波、X 射线腹部照片检查及腹部 CT 检查,直至病情稳定。若在严密观察过程中发现有严重并发症发生及病情加重,应及时手术治疗。

(1)非手术治疗适应证 ①血流动力学稳定,是最重要的指标。输血在 400 ml 以内,其他适应证可以适当放宽;②AIS 分级标准为 Ⅰ～Ⅱ 级;③B 型超声波和 CT 监测血肿未扩大,腹腔内游离液体少,或脾动脉造影无或有极少量造影剂外溢;④诊断明确的单纯脾外伤,排除腹腔内其他器官损伤;⑤排除病理性脾,无凝血功能障碍;⑥伤员年龄在 50 岁以下;⑦具备随时中转手术治疗的条件;⑧具有重症监护病房(ICU)或相应监护条件。

(2)治疗方法 ①有效监测,脉搏应不超过 100 次/min,收缩压不低于 12 kPa(90 mmHg),尿量不少于 30 ml/h,中心静脉压应维持在正常范围内,动态检测血常规、血电解质、肾功能及凝血功能,定期复查 B 型超声波、CT,必要时可行脾动脉造影检查。②一般治疗,如绝对卧床,限制活动;禁饮食,腹胀明显者应持续胃肠减压,48 h 后逐渐恢复饮食;积极治疗咳嗽等腹压增加症状;维持水、电解质和酸碱平衡;输血量 24 h 内一般不应超过 400 ml;应用广谱抗生素预防感染;应用 H_2 受体阻滞剂预防应激性溃疡。③止血药物的应用,给予止血敏、止血芳酸、立止血等。④脾动脉栓塞,可大大减少脾血液灌流量,但胃短动脉、胃左动脉及胃网膜左动脉分支的侧支循环仍能保留脾的血供,从而保留脾的功能。超选择性脾动脉造影时根据造影剂外溢阴影大小判断损伤程度,根据损伤的程度和范围可决定脾动脉主干栓塞或部分脾栓塞。栓塞材料包括明胶海绵、硅橡胶、不锈钢圈、组织黏合剂、无水乙醇、自身凝血块等,其中明胶海绵最为常用。脾动脉主干栓塞止血更确切有效。

(3)中转手术指征　①腹痛程度加剧,范围扩大,出现腹膜刺激征者;②输血量 24 h 内超过 40 ml/kg,血流动力学指标仍不能稳定者;③监测过程中血细胞比容稳定 24 h 后又下降 6% 以上或降至 25% 者,输血 800 ml 不能迅速纠正者;④监护期间发现合并有腹腔内其他器官损伤者。

(4)非手术治疗可能发生的并发症　①继发性出血:多由于选择病例不当和观察过程不严密。再出血一般发生在伤后 2 周左右。②脾囊肿:脾被膜下血肿机化后形成假囊肿。囊肿小者可自行吸收,囊肿大者需手术行脾部分切除或全脾切除术。③脾脓肿:因脾损伤后血肿感染所致。

2. 手术治疗　脾损伤可分为 4 种类型,各类型所采用的处理方式不同。①Ⅰ型:局限性包膜破裂或包膜下血肿,无脾实质损伤或腹腔其他器官损伤,可严密观察病情发展,直至病情稳定。②Ⅱ型:包膜和脾实质都有破裂,但未延伸至脾门,也没有大血管损伤。在病情观察中,血流动力学不稳定的伤员应考虑手术探查。③Ⅲ型:脾外伤深达脾门或深入脾实质且涉及大血管,应急症手术探查。④Ⅳ型:脾破碎成块状或与脾蒂分离,应紧急手术。对于脾损伤诊断明确,腹部症状、体征明显,而不能排除腹内其他器官如肝、结肠、小肠等的损伤者,即使无低血容量的临床表现,亦应及时手术探查。单纯脾破裂手术并发症的死亡率为 2.5%,脾破裂合并其他器官损伤手术并发症的死亡率为 50%,由此说明不能忽视其他器官合并伤。

(1)脾修补术　脾损伤的裂隙大多与脾纵轴垂直,与脾髓内的大血管呈平行走向,一般很少伤及段间血管主干。因此,只要不是脾横断伤,血液供应尚好,均可行脾修补术。缝合脾的材料及技术操作要求较严格。一般是用能吸收的铬制肠线,2-0 或 4-0 均可,缝线要光滑柔软,以免损伤其他器官。也有的学者用尼龙或涤纶薄条包绕脾或用肠线组成网罩套在脾局部或全脾以减少出血,有一定效果。

手术时应使腹肌充分松弛,脾显露良好,否则极易使脾再次受损或出血。清除创面积血和血块,直视下寻找脾损伤的裂口并控制脾蒂。尽可能把脾挽出切口,仔细检查损伤情况,并清除创腔内的血凝块和失活的脾组织。缝合要求:缝合要多连带健康组织,用"U"形缝合法,线结松紧适度,以闭合裂隙即可,防止撕裂或勒断脾组织。进出针距应离创缘 1 cm,缝线应贯穿彻底,消灭残腔,防止积血。深入脾实质的活动出血点可电灼或填塞带蒂大网膜、明胶海绵等止血材料再缝合。

对于脾包膜撕裂及脾实质表浅裂伤,可用带蒂的网膜片或腹膜裁片覆盖,用 4-0 肠线缝合,也可用纤维蛋白黏合剂黏合创腔,不需缝合。脾创伤修补缝合后,经彻底检查无再出血和遗漏的创伤,即可关闭腹腔。但有脾实质广泛损伤、脾蒂断裂及修补后仍继续出血的病例,不适于脾修补术。

(2)脾部分切除术　包括脾段、半脾和脾次全切除术。主要用于严重局限性脾破裂。无法修补缝合,或损伤脾叶的主要动脉,无法保留的无血供的脾,均需进行脾部分切除术。一般认为残脾保留量应不低于正常脾的 30%~50%,最少不得低于 25%,保留部分的脾组织要求血供良好。方法:进腹后首先清除脾周围的血凝块,游离脾并移至切口外。暂时控制脾蒂血管,彻底清除失活的脾组织碎块,创面彻底止血并结扎相应区域的脾外血管,检查破碎脾组织的血供。无血供的脾组织可用电灼切除,用 2-0、4-0 铬制肠线缝合创面。创缘缝线出血时,可加一层脾包膜连续缝合。针眼的出血点用纤维蛋白黏合剂覆盖即可止血。一般均再选用大网膜覆盖创面,术后置引流管。脾横向裂伤超过脾节段时,多数采用不规则脾部分切除术。

(3)局部物理或生物胶止血术　此种方法用于脾组织脆性很高,无法行缝合修补者。纤维蛋白黏合剂用于黏合脾的裂口,可将破裂的脾修复成一完整的器官,并有效止血。纤维蛋白黏合剂由两部分组成:①人体纤维蛋白原+抑肽酶溶液(牛血清制剂)→纤维蛋白(不稳定);②冻干凝血酶(牛血清制备)+氯化钙溶液(40 mmol/L)→激活纤维蛋白稳定因子Ⅳ、Ⅴ。用法:黏合组织时创面要干燥,两组已制备的溶液分别用两个注射器各取等量滴在干燥创面上,即刻形成乳白色膜片的网状结构,并立即用双手将创面对拢固定,加压3 min,创面即黏合,2 h达到最大黏度。通常1 ml纤维蛋白黏合剂可黏合6 cm²的创面。

(4)脾动脉结扎术 这是一种保留脾的止血方法。脾的血供主要来源于脾动脉,结扎脾动脉后脾的出血可得以有效地控制,但应保留脾的侧支循环。对于脾纵向裂伤,涉及叶间或段间血管,但出血量不大,或脾轻度裂伤合并脾动脉的损伤,且脾仍有一定的侧支循环等可进行脾动脉结扎术。若脾上极损伤,还应结扎胃短动脉。脾下极的损伤,还应结扎胃网膜左动脉,才能确切地止血。

(5)脾切除术 紧急脾切除术是控制脾损伤并大出血的有效方法。脾切除的指征:①全脾破裂,脾组织碎裂;②脾蒂离断,脾组织供血完全中断;③有威胁生命的合并损伤;④病理性脾破裂;⑤保留脾手术失败者;⑥医源性脾损伤,经各种保脾手术而失败者。方法:剖腹后迅速清除腹腔内血凝块,术者左手指持夹脾蒂,右手将脾托出切口外,脾窝内垫盐水纱布垫压迫止血后分别结扎脾周围韧带,分离脾蒂时用3把长弯血管钳夹住脾蒂,在靠脾门的血管钳近端切断脾蒂,妥善处理脾蒂血管。脾蒂处理完毕,还应检查几处容易发生出血和渗血的区域。胃短血管单纯结扎不够可靠,还应做缝合结扎。术后因胃扩张,胃泡膨胀,可使单纯结扎线滑脱出血。胰尾也是术后易发生出血处,尤其是当胰尾损伤时,术中可能已经止血,但术后血压上升又可继发出血,或因小胰管渗漏胰液而导致继发性出血。脾床的剥离面或损伤创面渗血在脾切除时常见,可用热盐水纱布压迫止血。出血点可用丝线缝扎止血,亦可用电灼直接止血。顽固的片状渗血,用纤维蛋白黏合剂覆盖,有良好的止血效果。术中常规放置腹腔引流管,引流管应置于左膈下,可在术后24~48 h拔除。术后应严密观察血压、脉搏的变化,注意膈下引流管引流量、色泽,严密观察病情变化,警惕继发性出血及各种并发症的发生。

(6)自体脾移植 适用于脾破碎无法修补者,其方法可根据情况选择。脾组织移植可分为网膜囊内、脾床内、腹膜皱褶内、腹直肌内等多种类型,甚至有脾细胞门静脉或肝内注射。其中网膜囊内移植最为常用,方法是:将切下的脾切成一定大小的薄片,一般为2 cm×2 cm×0.5 cm,固定于网膜血管丰富区,再将网膜游离缘折叠制成网膜囊,周边缝合数针。脾片一次可用5~6块或更多,一般认为移植正常脾的1/4以上方能有效。

(黄显凯)

第七节 小肠及其系膜战创伤

【概述】

1. 概念及流行病学资料 小肠及其系膜在腹腔中分布广,容积大,相对表浅,又无骨骼保护,因此腹部穿透伤或钝性伤时都容易受累。小肠及其系膜战创伤占腹部战创伤的20%~30%。和平时期,腹部钝性伤中5%~15%为小肠损伤;战争时期腹部枪伤中,小肠损伤的发生率超过80%,刀伤中小肠损伤占30%。

2. 致伤机制 小肠穿透性损伤大部分由各种投射物及刀刃等锐器所致。撞击、碾压等钝性伤,当暴力直接撞击腹部中央时,小肠中段易被挤压于脊柱上而破裂。坠落和摔跌等钝性伤,以剪切和撕扯形式的强大间接暴力,常引起相对固定的肠段,如空肠起始段和回肠末段的损伤。腹腔手术、腹腔镜手术或腹壁窦道扩创等手术操作也可能伤及小肠。吞服钢针、铁钉等锐利异物也可导致小肠损伤,但较少见。

3. 病理生理 小肠损伤中以回肠损伤占大多数,与回肠较长及在腹腔内占体积较大有关。小肠损伤主要包括5种类型。

（1）挫伤　包括浆膜挫伤、浆肌层挫伤、肠壁全层挫伤和系膜挫伤。

（2）血肿　可发生在浆膜下、肌层内、黏膜下及系膜中。小血肿可不引起临床症状,大的血肿可导致肠梗阻、破裂出血或继发穿孔。

（3）小肠不完全性撕裂　浆膜肌层撕裂,但黏膜完整,可由裂口疝出,常出现延迟性肠穿孔。

（4）小肠破裂　即小肠全层撕裂,肠内容物外溢至腹腔。破裂口可从 0.5 cm 到小肠完全横断。

（5）小肠系膜撕裂　单纯系膜撕裂较少见,常合并小肠及其他腹部内脏器官损伤。系膜撕裂多伴系膜血管损伤,可引起肠管血运障碍、腹腔内出血等。

小肠损伤分级见表 21-1。

表 21-1　小肠损伤分级

级别	损伤
I	轻挫伤或血肿,无肠壁坏死;肠壁不完全性撕裂
II	破裂口小于肠周径的 50%
III	破裂口大于肠周径的 50%,但肠管没有横断
IV	小肠横断
V	小肠横断伴有肠段缺损,或肠段坏死

【临床表现与诊断】

1.临床表现　小肠损伤的临床表现取决于损伤的程度、合并器官损伤的情况以及伤后就诊时间等因素。腹痛是最早出现的症状,早期局限于受伤部位或受伤小肠所在的部位,如果肠内容物外溢可出现全腹疼痛,常伴恶心、呕吐和腹胀。一部分伤员腹痛可有数分钟到数小时的暂时缓解或消失,即所谓"间歇期"。穿透性损伤伤道可见肠内容物漏出。

查体有腹部压痛、反跳痛及腹肌紧张,程度则取决于小肠损伤、内容物外溢多少以及腹内其他器官损伤的程度。伤后早期肠鸣音消失或减弱,不久即可恢复,若不恢复说明腹腔损伤严重,或存在腹膜炎。肝浊音界消失或缩小。

单纯性小肠及其系膜损伤,如能及时诊断、早期手术,大多预后良好,少数可出现腹腔内感染、肠瘘、肠梗阻和短肠综合征等并发症。

2.诊断与鉴别诊断　根据腹部损伤史,结合伤后临床表现,诊断多无困难。如果合并伤的伤情严重,如合并颅脑损伤、四肢大血管损伤、严重的多发性骨折等,小肠伤常易被忽略,尤其是意识丧失的颅脑损伤及休克伤员,腹部体征较少,又无法询问病史,常易漏诊。腹腔诊断性穿刺或腹腔灌洗有助于诊断。腹部立位或侧卧位 X 射线片可出现气腹征象。

【治疗】

小肠及其系膜损伤,一经确诊即应采取手术治疗。应行持续胃肠减压,输液纠正水、电解质失衡,补充血容量。及时交叉配血,应用广谱抗生素,做好术前准备。

1.探查　探查要求系统有序、全面仔细,小肠的探查应自上而下或自下而上,逐段检查。切开腹膜时若有气体逸出,提示有空腔器官破裂。若有绿色清淡的溢液,可能为上段空肠破裂;而有粪臭的黄色混浊溢液,则可能是下段回肠破裂。如肠内容物从肠裂口不断外溢,可先用组织钳夹闭,大的裂口可先用肠钳阻断。每段小肠及系膜由术者与助手分别两面查看,对可疑之处可使肠段充盈,并适当挤压,以免遗漏。对小肠的起始与终末端、有粘连的肠段、系膜缘有血肿处要特别注意。在腹部枪伤伤员,发现奇数肠穿孔,提示可能有遗漏肠损伤,或者弹丸在肠腔内。凡探查发现邻近肠壁的血肿,必须打开血肿探查肠壁的完整性,预防遗漏浆膜下肠穿孔。有系膜损伤时,应判断相应肠祥的血运。

2. 处理

(1) 小肠损伤 小肠的血运良好，愈合能力强，允许做相当部分的切除，预后常较好。处理方式根据其损伤程度、数目、相隔距离及部位而定。小肠破裂后常有较严重的腹腔污染，处理肠道损伤后宜冲洗腹腔，必要时留置腹腔引流。

1) 肠壁挫伤 肌层及小肠全层的挫伤，虽无穿破但必须处理。小的挫伤或肠管横向挫伤，可做浆肌层缝合包埋挫伤处。大片状挫伤，包埋缝合可致肠管狭窄或横阻时，需行肠切除术。

2) 小肠不完全性撕裂 可直接缝合撕裂处。大的撕裂或纵向撕裂修补后易致肠管狭窄时，应行切除吻合。

3) 肠壁血肿 应切开探查，清除血肿、止血后缝合浆肌层。

4) 小肠破裂 多数破裂可做双层修补。下列情况下应考虑行小肠切除吻合术：①无法修补的小肠撕裂或断裂伤；②邻近的多发性小肠多处撕裂伤，或修补缝合后易致狭窄梗阻者；③多个破裂虽不太集中，但分别修补费时较久，且切除肠段不长，术后不致发生营养障碍者。拟切除大段小肠时，应注意避免短肠综合征的发生。

(2) 小肠系膜损伤 应根据具体情况决定，处理时既要妥善止血，又要避免缝扎尚未受累的血管。系膜挫伤及系膜撕裂伤无系膜血管出血者，可不必处理；肠系膜小血肿，无增大趋势，对应肠管无梗死征象的可不做处理；若血肿位于肠管边，应切开血肿探查有无肠壁损伤；大的血肿，应切开清除积血并彻底止血；肠系膜撕裂、出血，应及时止血。下列情况应行肠切除：①系膜损伤，小肠血供障碍者；②小肠系膜缘破裂，修补缝合困难者；③肠系膜与肠管剥脱超过3 cm者；④严重挫伤合并系膜血管损伤者。

手术后保持胃肠减压通畅、持续，无休克者取半卧位，给予足量和有针对性的抗生素，维持水、电解质平衡，并给予营养支持治疗。

小肠损伤若及时行确定性处理，则一般预后较好。如果延误诊断，则可能发生腹腔内脓肿、肠瘘、伤口感染等严重并发症。

(张连阳)

第八节 结肠战创伤

【概述】

1. **概念及流行病学资料** 结肠损伤多数为穿透伤，包括火器伤、刺伤等，占腹部战创伤的10%~22%。

2. **致伤机制** 结肠损伤主要包括穿透伤和钝性伤。

(1) 穿透伤 主要包括火器伤、冷兵器伤、咬伤和其他刺伤，可导致机体组织的撕裂、断裂、毁损和挫伤等损伤。腹部穿透伤不仅有皮肤完整性的破坏，还存在腹膜破裂，常伴内脏器官损伤。临床上伤情紧急，可根据伤口及受伤时姿势推测伤道，多需紧急剖腹探查。

(2) 钝性伤 主要包括交通伤、坠落伤、冲击伤和故意伤害致伤。腹部钝性伤包括全部闭合伤及开放伤中腹膜完整者，强调腹膜腔完整。临床上钝性伤伤情变化大，致伤范围可很广泛，多发伤、多部位伤常见，早期诊断困难，常见漏诊或延误诊断的情况，延误治疗可导致严重后果。

3. **病理生理**

(1) 结肠损伤特点 结肠损伤有以下特点：①结肠中充满粪便，细菌含量高，每克干粪中含大肠杆菌10^6~10^8、厌氧菌10^{11}~10^{12}，故结肠损伤后易发生严重感染。George将粪便污染分为3度：轻度，指粪便仅污染损伤局部；中度，指有较多粪便污染，但局限于腹部的一个象限；重度，指大量粪便污染并超过一个象限。②结肠壁薄,血液供应较小肠差,伤口愈合能力较差。③升、降结肠后壁位于腹膜后,损伤后早期症状不明显,易漏诊,而致严重腹膜后感染。④结肠损伤合并伤多,穿透伤多。

(2)结肠损伤分类 按部位分右半结肠损伤和左半结肠损伤,最常见的损伤部位是横结肠,其次是升结肠和盲肠。按损伤与腹膜的关系分为腹腔内损伤和腹膜外损伤。按照结肠的损伤程度将结肠损伤区分为毁损伤和非毁损伤。

1)毁损伤 指裂伤超过50%周径、节段性肠壁缺损或系膜区血管等需行节段性切除者,通常是高能量枪弹损伤所致,偶尔为钝性伤所致。

2)非毁损伤 指肠壁挫伤、血肿,或裂伤未超过50%周径者,清创后能一期修补,通常是刺伤等低能量损伤所致。

(3)结肠损伤分级 AIS-2005、器官损伤分级的结肠损伤严重程度分级及ICD-10见表21-2。

表21-2 结肠损伤分级

伤 情	AIS-2005	脏器损伤分级(OIS)
血肿:不影响血供的挫伤或血肿	2	I
裂伤:肠壁部分裂伤,无穿孔	2	I
裂伤:<50%周径	2	II
裂伤:≥50%周径,但未横断	3	III
裂伤:结肠横断	4	IV
裂伤:结肠横断伴节段性组织丢失	4	V
血管:节段失血供	4	V

注:同一器官多处损伤增加一级。依据准确的尸检、手术或放射学检查来确定

【临床表现与诊断】

1.临床表现 取决于结肠损伤部位是在腹腔内或腹膜外,粪便漏出量、积聚范围,以及合并伤情况等。

(1)腹腔内结肠破裂 主要临床表现有腹痛、腹胀、压痛、腹肌紧张、反跳痛、肠鸣音消失等腹膜炎症状和体征,远端结肠损伤伤员常有便血症状。直肠指检指套染血,粪便潜血阳性,诊断性腹腔灌洗液呈混浊粪样液体。

(2)腹膜外结肠破裂 缺乏特异性临床表现,伤员可主诉后腰痛、腹胀,腹膜刺激征不明显,而腰部压痛明显。诊断性腹腔灌洗可呈阴性。

虽然创伤救治体系和救治技术不断进步,但结肠损伤后并发症发生率仍达15%~50%,包括各种感染并发症、结肠瘘和各种造口并发症等。

2.诊断及鉴别诊断 结肠损伤的确诊多在剖腹探查术中做出,穿透伤入院后多立即剖腹探查,故诊断不难。但一旦漏诊可导致灾难性后果。诊断策略见图21-1。

钝性伤由于结肠内容物对腹膜无剧烈化学刺激,且流动性小,扩散慢,故早期症状局限而隐蔽,早期诊断困难,至腹腔或严重腹膜后感染出现时,诊断则较容易,但已丧失早期治疗的机会。应重视致伤机制,腹部交通伤多为高能量损伤所致,对于钝性伤应充分考虑伤情的复杂性,如碾压导致的骨盆前后环骨折者应高度怀疑肠道损伤。重视伤后临床症状,特别是持续高热、肠道梗阻等肠道损伤后的直接或间接症状,腹痛、发热等症状常常在肠道蠕动恢复后出现,但进食、排气排便等均不能完全除外肠道损伤。体格检查应全面仔细,注意伤口位置、腹部膨隆、腹膜刺激征,注意肝浊音区、肝脾肾区叩击痛和肠鸣音情况。重视腹腔穿刺和诊断性腹腔灌洗。重视腹部X射线、B型超声波和CT等辅助检查的应用。胃肠道造影是有效方法,但怀疑胃十二指肠或结肠损伤者,禁忌行钡餐或钡灌肠检查,以免钡剂漏至腹腔无法清除、吸收而增加感染的危险,应强调用可吸收的碘剂。没有哪一项辅助检查是

完美的,对于伤后或手术后持续发热的严重脓毒血症伤员,在用肺部等其他部位感染无法解释时,即使诊断性腹腔灌洗和腹部 CT 扫描阴性,仍应动态评估仔细除外腹腔内感染。

(1)漏诊相关因素 结肠损伤的术前早期诊断仍然是临床面临的严峻挑战,与下列因素有关:①结肠内容物对腹膜无剧烈化学刺激,且流动性小,扩散慢,故早期症状局限而隐蔽;②损伤腹膜后部分则临床表现更为隐匿;③与颅脑、胸部和骨关节损伤基本可以以 CT 等现代影像学诊断技术为金标准不同,腹部损伤,尤其是空腔器官损伤,迄今为止仍然缺乏敏感性和特异性均令人满意的影像学诊断手段;④和平时期以钝性伤多见,临床表现不典型时是否剖腹探查常常困扰外科医生;⑤缺乏整体观念,非创伤或普通外科医生对本科损伤更为重视和熟悉,常易忽视不明显的结肠损伤;⑥伤情危重,血流动力学状态不稳定时,救治的重点是确定性止血手术、复苏以挽救生命,导致在急诊科最初评估时间缩短,或无时间或无机会行全面检查或影像学检查;⑦意识障碍,包括颅脑损伤、醉酒、中毒或药物滥用等情况,有报道创伤漏诊伤员中 63.5% 存在意识障碍;⑧致伤机制和病史不详,如被发现"躺在地上"而送至医院,或因颌面部损伤无法交流等。

(2)诊断依据 结肠损伤的确诊多在剖腹术中做出,穿透性结肠损伤入院后多立即剖腹探查,应充分考虑到伤道的各种可能,避免漏诊。钝性结肠损伤常至腹腔或严重腹膜后感染出现时才确诊,但已丧失早期治疗的机会。应仔细询问病史,注意伤后腹痛、便血情况等。查体时注意有无腹膜刺激征、肝浊音界改变等,直肠指诊时指套有血迹提示结肠损伤。腹部平片部分可见膈下游离气体,但禁忌行钡灌肠检查。腹腔穿刺、DPL 和腹腔镜检查有助于诊断。腹膜后损伤伤员 B 型超声波、CT 可显示腹膜后结肠外积液、积气,腰大肌阴影模糊。乙状结肠镜检查可据伤情决定在检查室或手术室进行,但由于常未行肠道准备、观察死角的存在等,乙状结肠镜仍可能遗漏隐匿性的损伤。结肠损伤常合并泌尿生殖系统损伤,应常规导尿、阴道指诊等,必要时应行尿道造影等明确。

(3)剖腹探查 对疑有结肠损伤者,应及时剖腹探查,及早控制污染,在重度感染形成前处理,并避免漏诊。手术中,发现破裂结肠伤口时应首先夹闭、缝合或吻合器钉合等,避免进一步出血和污染。

【治疗】

伤员到达急诊室后应按高级创伤生命支持(advanced trauma life support,ATLS)评价,首先评估气道、呼吸和循环功能,在评估对生命威胁不大的结肠损伤前应开始液体复苏和处理所有威胁生命的损伤。

结肠损伤本身多不会致死,其主要死因是粪便污染所致的感染并发症,治疗的关键是早期确定性手术。术前应积极抗休克,应用广谱抗生素等;术中根据伤员全身情况、是否休克、损伤部位和时间、腹腔污染情况及治疗条件等综合决定手术方式(图 21-1),对于伴酸中毒、凝血功能障碍者应遵循包括手术止血和暂时性钉合损伤肠道等损害控制外科策略直到酸中毒和凝血功能障碍纠正,并用 6 000～9 000 ml 温盐水冲洗腹腔,留置引流;术后注意防治感染并发症等。

1. 探查 结肠位于腹腔的四周,探查要求照明良好、腹壁肌肉松弛。强调全面、有序地探查全结肠,对任何小的肠壁血肿,均应仔细探查;腹腔内污染物的多少不能反映有无结肠损伤,有时即使存在结肠破裂,若粪便干结,腹腔内污染也不严重;尤其要注意肝曲、脾曲和结肠的腹膜后部分,若这些部位有血肿,应切开后腹膜探查;如发现升结肠或降结肠前壁有伤口,应探查后壁。

2. 处理 结肠损伤的手术方式种类较多,结肠损伤范围是决定手术方式的最重要因素。和平时期的结肠损伤处理以一期修复为主,左右侧结肠损伤的处理也趋于一致。但切忌盲目追求一期手术,应综合考虑伤员的具体情况、治疗条件等。对结肠损伤污染的腹壁伤口,经清创后最好敞开,待 4～5 d 后延期缝合。

(1)一期手术 Sasaki 提出所有结肠损伤均可一期修补或切除吻合,不必考虑其他伴随危险因素,为多数临床研究结果支持。液体复苏和麻醉技术的进步、抗生素的应用和缩短受伤到确定性治疗的时间等都有助于一期手术的应用。一期手术的优点是不需再次手术,住院时间短,术后并发症少。

1)一期修补术 一期修补手术已成为结肠非毁损伤、和平时期结肠损伤治疗的主要术式。手术方式包括局部有限清创后缝合关闭破裂处,也可采用带蒂肠浆肌片贴敷修补。适应证包括:①钝性外伤引起的单纯结肠损伤;②伤后 6 ~ 8 h 以内施行确定性手术;③术前无休克,腹内出血量少于1 000 ml;④轻度腹腔污染;⑤无其他器官损伤;⑥无广泛腹壁组织缺损;⑦年龄<60 岁。但腹腔内及腹膜后间隙的严重粪便污染、合并严重伤、肠壁广泛撕裂和血管伤,以及伤员全身情况差者应避免一期手术。

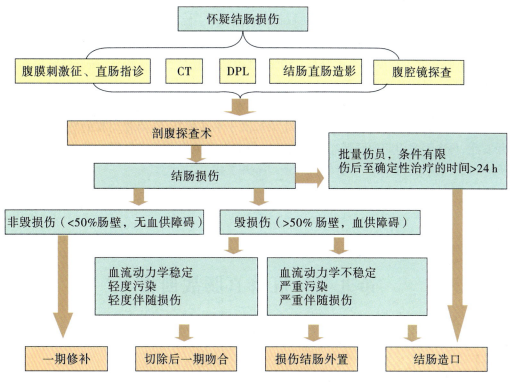

图 21-1　结肠战创伤诊治策略

笔者通常将结肠损伤修补或吻合后置于腹膜外,达到一期手术目的,又规避了一旦漏导致腹膜炎的严重后果,适用于升结肠、降结肠或乙状结肠损伤,可延长伤后选择一期手术的时间。

2)一期切除吻合术　适用于损伤结肠超过周径25%、贯通伤、有肠壁缺损、邻近的多处损伤,以及火器伤等情况,但要求血流动力学稳定、没有严重的腹腔污染。切除毁损肠段,一期回肠与结肠吻合,或结肠与结肠吻合。

(2)分期手术　包括结肠造口和损伤肠道腹壁外外置,是降低结肠损伤病死率的简单、可靠和安全的经典术式,但常规分期手术的原则已被摒弃。

1)肠造口术　虽然结肠损伤应常规造口的原则已被摒弃,但仍是结肠损伤常用的手术方法之一。主要适用于枪弹等高能量损伤、腹腔污染严重、局部损伤重、休克时间长及伤后确定性手术时间延迟者,或因严重失血性休克、多发伤等需采用损害控制外科策略者等。通过粪便转流保证损伤修复处愈合,减轻腹腔内感染,避免术后修补处或吻合口瘘等。

结肠造口有 4 种术式:单腔造口、标准式袢式造口、远端肠道关闭近端造口和双腔造口。应用方式包括损伤处修补或切除吻合后近端保护性造口、损伤肠管外置造口、切除损伤肠段后双腔造口、切除损伤肠段后近端造口远端关闭等。应根据损伤的部位、损伤严重程度、腹腔污染程度等选择,通常选用较游离的右侧横结肠和乙状结肠做造口。近端保护性造口适用于结肠修补或切除吻合可能不可靠,而又无法外置者,尤其是升结肠、降结肠等固定部位的肠袢。严重的右半结肠毁损伤有时可采用损伤结肠切除、远端回肠及结肠断端双腔造口。

标准式袢式造口操作及还纳均容易,但可能存在转流不全。在结肠近端和远端造口间,间隔一段皮肤以确保完全转流的原则,至今仍为多数外科医生接受。有学者用一棒状物将袢式造口结肠抬高出皮面,经钡餐证实可完全转流,具有手术容易、回纳简单等优点;支撑棒应在7~14 d后拔取,避免造口肠段缩回腹腔发生粪便性腹膜炎。

2)损伤结肠外置术 对修补和吻合存在疑虑时,可将损伤结肠袢外置5~10 d,待愈合后再回纳腹腔。外置术手术操作简单,不必行广泛的解剖分离,特别对危重伤员争取抢救时间有益。缺点是住院时间长,并发症多,需再次手术,有些部位如升结肠、肝曲外置困难等。适应证包括:①有广泛的肠壁损伤时;②结肠袢活力存在疑问时;③修补困难或修补后可能瘘者;④伴有严重的多发伤。

手术方式有修补后外置术和损伤肠袢直接外置术两种。修补后外置术即使修补失败,也不会造成腹腔内感染,可使60%以上的伤员避免结肠造口,外置7~14 d后若损伤处愈合则还纳入腹腔,裂开则改为造口。外置并发症发生率达36%~50%,其中肠梗阻占21%。因此,所有结肠损伤均做外置的观点早已被抛弃,目前外置术应用已日渐减少。

由于结肠造口术、抗生素的应用、早期确定性手术等,近年来单纯结肠损伤病死率已降至4%~10%。采用造口术的结肠损伤伤员并发症发生率远高于单纯修补,除两者均有的感染并发症外,还包括造口并发症、再次手术引起的肠粘连等并发症。所有结肠损伤术后应加强抗感染,做好结肠外置和造口的护理,积极防治各种感染、结肠外置和造口等并发症。

(张连阳)

第九节 肛管直肠战创伤

【概述】

1.概念及流行病学资料 肛管直肠战创伤包括腹膜内段直肠、腹膜外段直肠和肛管损伤。由于有骨盆保护,直肠肛管损伤较少见。一旦发生,常伴其他脏器损伤或骨折,可造成肛管和直肠狭窄或肛门失禁等并发症。

2.致伤机制 除与小肠、结肠相同的致伤机制外,直肠肛管战创伤还常见由撞击或碾压导致骨盆骨折引起的继发性损伤。

3.病理生理

(1)肛管直肠战创伤的特点 肛管直肠战创伤具有以下特点:①直肠内粪便成形,细菌含量多,损伤后污染严重;②直肠周围为疏松结缔组织,易发生严重感染并发症;③直肠损伤常伴其他器官损伤,如骨盆骨折、后尿道断裂等;④肛管直肠战创伤发生率低,临床医生多经验不足,易误诊、漏诊。如果诊断和治疗不及时或不恰当,可能发生严重的感染并发症。由于第二次世界大战以后转流性结肠造口等处理原则的确立,肛管直肠战创伤的手术病死率已降至5.7%~16.7%,但并发症发生率仍达28.6%~75%。

(2)肛管直肠战创伤的分类 按解剖部位肛管直肠战创伤可分为3类:①腹膜内直肠损伤;②腹膜外直肠损伤,指腹膜反折以下、肛提肌以上的直肠损伤;③肛提肌以下的肛管损伤,包括括约肌及其周围皮肤的损伤,常合并会阴部撕裂伤、阴道损伤等。

AIS-2005、器官损伤分级的直肠损伤严重程度分级及ICD-10见表21-3。

表 21-3 直肠损伤分级

伤 情	AIS-2005	脏器损伤分级(OIS)
血肿:不影响血供的挫伤或血肿	2	I
裂伤:肠壁部分裂伤,无穿孔	2	I
裂伤:≤50%周径	2	II
裂伤:>50%周径	3	III
裂伤:全层裂伤,扩展至会阴	4	IV
血管:节段失血供	5	V

注:同一器官多处损伤增加一级。依据准确的尸检、剖腹探查手术或放射学检查来确定

【临床表现与诊断】

1.临床表现 直肠腹膜内段破裂的临床表现同腹膜内结肠损伤。腹膜反折以下直肠损伤后腹痛不明显,可无腹膜炎表现。直肠损伤主要表现为肛门出血,会阴部、肛门或下腹部疼痛,或里急后重、肛门坠胀等,有时直肠出血或局部疼痛是唯一症状。若损伤同时累及膀胱、尿道,尿液和粪便即会互相沟通而排出。

2.并发症 如果诊断和治疗不及时或不恰当,肛管直肠战创伤可能发生严重的感染并发症,并发症发生率为28.6%~75%。早期并发症包括肛管直肠周围脓肿、出血、直肠瘘、直肠阴道瘘、直肠尿道瘘等,后期并发症包括肛管直肠狭窄、肛门失禁等。

(1)肛管直肠周围脓肿 占早期并发症的46%,分肛提肌上的骨盆直肠间隙脓肿、直肠后间隙脓肿、直肠壁内脓肿,肛提肌下的坐骨直肠窝脓肿、肛周脓肿等。脓肿的发生与受伤至确定性手术的时间、手术方式正确与否、引流是否充分等有关。肛管直肠周围脓肿一旦形成应及时引流;若形成直肠周围瘘,应治愈后再还纳造口。

(2)肛管直肠狭窄 在腹膜外直肠火器伤时发生率高达32%,主要为直肠壁毁损伤、继发严重感染、纤维组织增生及去功能性造口后无粪便通过等所致。狭窄长度短于2.5 cm的为环形狭窄,超过2.5 cm的为管状狭窄。对可能发生的低位直肠及肛管狭窄,应在感染控制后定期扩张,持续半年。严重狭窄者应在创伤愈合后3~6个月行手术治疗。肛管狭窄可行放射切口瘢痕松解术、V-Y皮瓣肛门成形术、纵切横缝术等;直肠环形狭窄可行经肛管瘢痕切开缝合术、经尾骨直肠后纵切横缝术;直肠管状狭窄必要时可行狭窄段切除,直肠端端吻合术等;若肛管直肠狭窄形成完全梗阻,不能用以上方法治疗时,则结肠造口为永久性。

(3)创伤性肛门失禁 主要为括约肌断裂、毁损所致。括约肌断裂者可在感染控制3~6个月后行括约肌修补术、会阴修补术等;括约肌毁损而无直肠缺损者可行肛门括约肌重建术,包括股薄肌移植、臀大肌移植、掌长肌移植等。

3.诊断及鉴别诊断 腹膜内直肠损伤诊断不难。肛管损伤部位表浅,诊断容易,但应判断是仅为肛管撕裂伤,还是合并有括约肌损伤。腹膜外直肠损伤的诊断则不容易,凡下腹部、臀部、骶尾部、肛门周围及会阴部有外伤史,出现便血、腹痛、肛门坠胀、发热、血尿或尿液从肛门流出等症状,或剖腹术中直肠周围、腹膜外血肿形成等,均应考虑直肠损伤的可能。应常规进行肛管直肠指检,检查肛门括约肌的松紧度、有无破裂口及指套是否染血,男性伤员应检查前列腺,放置尿管;女性伤员应行阴道检查。

疑有直肠损伤者,即使指检为阴性,也应行直肠乙状结肠镜检查,可据伤情在检查室或手术室进行。X射线骨盆摄片有助于了解有无骨盆骨折和异物存留。肛管直肠腔内超声对判断括约肌损伤有重要价值。肛管直肠战创伤诊治策略见图21-2。

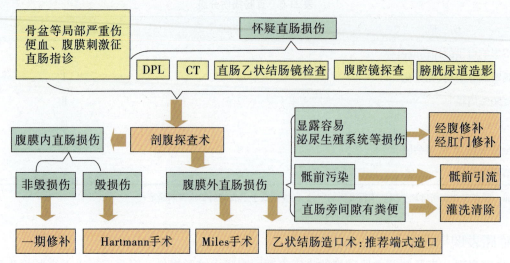

图 21-2　肛管直肠战创伤诊治策略

（三）治疗

除浅表的肛管皮肤撕裂伤、单纯直肠黏膜损伤可行非手术治疗外,其余肛管直肠损伤均应手术治疗,避免或控制严重感染的发生。手术方式包括转流性结肠造口、直肠伤口修补、骶前引流、远侧直肠灌洗,可单用或合用上述几种方法。应根据损伤原因、部位、伤情、就诊时间等综合选择手术方式。

术前疑有直肠损伤者,手术应取截石位,便于术中行直肠乙状结肠镜检查,以及远侧直肠灌洗、骶前引流等。

1. 腹膜内直肠损伤　伤口较小时可双层修补,然后近侧结肠去功能性造口;肠段损伤重,如毁损伤等应切除损伤段,远端关闭,近端提出腹壁造口,即 Hartmann 手术;若损伤时间短,直肠空虚,损伤肠壁无明显炎症改变,可行一期修补。

2. 腹膜外直肠损伤

（1）去功能性乙状结肠造口术　去功能性乙状结肠造口是直肠损伤治疗的基本原则,可根据具体情况选择应用以下 5 种方式。

1）标准式袢式造口　与端式造口相比,具有操作容易、还纳简单的优点,但若提出的结肠系膜缘未高出皮肤,可能出现转流不彻底的情况。

2）远端肠道关闭法袢式造口　通过关闭袢式结肠造口的远侧端,达到完全转流,具备标准式袢式造口操作简单、快速、还纳容易等优点。

3）双腔造口　即近端端式造口、远端黏膜瘘法,用于需切除一段乙状结肠者。

4）Hartmann 手术　即近端端式造口、远端关闭于腹腔内。用于乙状结肠和（或）直肠有严重、广泛的损伤,修补有危险,可能发生盆腔并发症者。切除过多则二期还纳时较困难。

5）经腹会阴直肠肛管切除、乙状结肠造口　用于腹膜外直肠肛管严重毁损伤时。

结肠造口常在术后 3～6 个月还纳。由于损伤伤员多较年轻,身体条件较炎症性或癌性结肠疾病为好,有学者提出可早期（伤后 15 d 内）还纳结肠造口,以缩短住院时间、减少费用、减少造口护理的需要,消除造口带来的心理、社会及经济上的问题。其适应证包括:①初次手术无严重并发症,术后恢复好,全身情况较好者;②无腹壁切口感染,无开放的会阴部伤口存在;③钡灌肠等证实直肠远侧伤口已愈合。

（2）直肠伤口修补　腹膜内段直肠损伤应修补或切除,但腹膜外段损伤由于显露损伤困难,需游离大部分直肠,技术上有时难以达到,并可能增加感染并发症。伤口修补的适应证包括:①容易显露的损伤处;②在暴露探查周围器官如膀胱、髂内血管、阴道时,同时发现的损伤;③伴泌尿生殖系统损伤时,应修补以避免直肠尿道瘘、直肠阴道瘘发生。

对于经腹途径难以显露的伤口,则不强求直接修补。只要转流彻底、感染得到控制,未经修补的直肠损伤,除毁损伤外,一般都能自行愈合。

对腹膜外直肠损伤应慎重选用一期修补,适应证仅为术前已行肠道准备的盆腔、会阴盆底手术中意外损伤者,并且术后应严格控制饮食。

(3)骶前引流　骶前引流用于直肠腹膜外伤口已经腹修补者、形成肛提肌上方的直肠周围感染或脓肿时。常不需切除尾骨,一般不做预防性引流。

(4)远侧直肠灌洗　理论上远侧直肠灌洗可减少直肠内细菌的数量,但可能因灌洗液沿伤道流入直肠周围间隙,造成直肠周围甚至骨盆骨折部位的感染,故应慎用。事实上多数直肠损伤者直肠相对空虚,取截石位时大多数粪便可手法掏出,常不需直肠灌洗。如果发现直肠旁间隙有粪便,应设法清除。

3.肛管损伤　浅小的外伤只需单纯清创缝合。损伤大而深,累及括约肌和直肠者,应行乙状结肠造口。应仔细清创,注意保留尚未累及的括约肌,并修复损伤的直肠和括约肌,以期尽量保存肛管直肠的功能。对括约肌损伤应分期手术,即先去功能性乙状结肠造口;肛管及括约肌损伤处清创后修补,或在感染控制后(1~2个月后)修补,同时肛管成形;之后2~3个月还纳造口。伤口愈合后应定期扩张肛管和直肠,防止狭窄。肛管、肛门括约肌、腹膜外直肠严重毁损伤时行经腹会阴直肠切除、乙状结肠造口术。

肛管直肠战创伤术后应加强抗感染、保持引流管通畅及局部伤口处理等。若发生肛管直肠狭窄可给予扩张、狭窄成形、狭窄切除等处理,出现肛门失禁应行括约肌修复、生物反馈及括约肌移植等治疗。

（张连阳）

参考文献

[1]张连阳,姚元章,黄显凯,等.严重多发伤中漏诊肠道损伤的诊断和治疗[J].中华消化外科杂志,2010,9(2):151-152.

[2]张连阳,孙士锦,谭浩,等.腹膜外外置术治疗结肠损伤24例[J].解放军医学杂志,2011,36(5):520-522.

[3]张连阳.结直肠损伤[J].创伤外科杂志,2012,14(3):287-289.

[4]张连阳,王韬,李英才,等.结直肠损伤诊断治疗策略[J].创伤外科杂志,2008,10(4):295-297.

[5]黄显凯,王韬,李英才,等.闭合性腹部创伤并肠管损伤347例诊治分析[J].解放军医药杂志,2013,25(7):10-12.

[6]黄显凯.做好严重创伤早期救治的几个关键环节[J].创伤外科杂志,2012,14(3):196-198.

[7]戴洪山,王新波,李维勤,等.创伤性十二指肠损伤临床特点及救治:附19例报告[J].中国实用外科杂志,2013,33(2):153,158.

[8]薛仲英,张耀民,张晓峰.胃损伤术后上消化道大出血2例报告[J].中国实用外科杂志,2011,31(7):639.

[9]张连阳.重视负压封闭引流在腹部外科中的应用[J].创伤外科杂志,2012,14(5):389-391.

[10]向江侠,高劲谋,胡平,等.116例胸腹联合伤临床诊治分析[J].重庆医学,2013,42(4):405-406,409.

[11]STUHLFAUT J W,ANDERSON S W,SOTO J A. Blunt abdominal trauma:current imaging techniques and CT findings in patients with solid organ,bowel,and mesenteric injury[J]. Semin Ultrasound CT MR,2007,28(2):115-129.

[12]CODNER P A. Enteral nutrition in the critically ill patient[J]. Surg Clin North Am,2012,92(6):1485-1501.

[13] RAJU G S. Gastrointestinal perforations: role of endoscopic closure[J]. Curr Opin Gastroenterol,2011, 27(5):418-422.

[14] HANNA W C,FERRI L E,FATA P,et al. The current status of traumatic diaphragmatic injury: lessons learned from 105 patients over 13 years[J]. Ann Thorac Surg,2008,85(3):1044-1048.

[15] HANNA W C,FERRI L E. Acute traumatic diaphragmatic injury[J]. Thorac Surg Clin,2009,19(4): 485-489.

[16] HEYN J, LADURNER R, OZIMEK A, et al. Diagnosis and pre-operative management of multiple injured patients with explorative laparotomy because of blunt abdominal trauma[J]. Eur J Med Res, 2008,13(11):517-524.

[17] HARDCASTLE T C. Unusual management of a complex pancreaticoduodenal injury: case report and brief literature review[J]. J Trauma,2009,68(2):E42-E43.

[18] CHEN Z B,ZHANG Y,LIANG Z Y,et al. Incidence of unexplained intra-abdominal free fluid in patients with blunt abdominal trauma[J]. Hepatobiliary Pancreat Dis Int,2009,8(6):597-601.

[19] GIRGIN S,GEDIK E,YAĝMUR Y,et al. Management of duodenal injury: our experience and the value of tube duodenostomy[J]. Ulus Travma Acil Cerrahi Derg,2009,15(5):467-472.

第二十二章
泌尿生殖系统战创伤

泌尿生殖系统损伤在野战条件下较平时更为常见。野战条件下，因救治条件有限，常会发生大量失血造成失血性休克；感染出现早，原因复杂且程度较重，因而加重损伤且较易发生多器官功能衰竭。因其解剖特点，泌尿系统损伤常有合并伤，如肾损伤多伴有腹部内脏器官伤，膀胱尿道伤多合并有骨盆、直肠伤等，这些特点为泌尿系统损伤的诊治带来一定困难。随着腔道泌尿外科学和临床新技术的不断采用，因医疗措施不当造成的医源性泌尿生殖系统损伤也越来越多地受到临床医生的重视。在进行泌尿生殖系统创伤救治时，要根据泌尿系统损伤的救治原则，结合致伤原因和伤情特点，争取快速、全面地做出早期诊断，采取适时有效的救治措施，最大限度地保存组织器官及其功能，防治并发症。

第一节 肾 战 创 伤

【概述】

1. **概念及流行病学资料** 肾所处的解剖位置较深，受到周围组织结构、器官及脂肪囊的保护，同时它还有一定的活动范围，因而可在一定程度上避开直接暴力伤。但由于战时多为火器、弹片及冲击波致伤，肾损伤较平时多见。

2. **致伤机制** 战时火器伤及其他锐利武器刺戳所致的穿透性肾损伤较多见，且多合并胸腹部内脏器官及脊椎损伤；直接暴力对上腹部、腰部的撞击和挤压，高处坠跌等减速运动的间接暴力作用，以及身体突然猛烈转动、搬运重物等肌肉强烈收缩所致的钝性肾损伤，在战时亦不少见。

随着军事科技的发展，一些高科技武器对肾的损害应该引起重视。海湾战争、伊拉克战争中美军使用的贫铀弹就是代表之一。溶解的铀一旦进入血液，其90%以上都可经肾随尿在24~48 h内排出体外，其余10%的贫铀将留在体内，最终沉积于骨、肺、肝、肾、脂肪和肌肉中。研究表明，最易受高剂量铀损伤的器官是肾，铀酰-碳酸盐复合物被肾中的尿酸分解，形成的产物是造成肾损伤的主要因素。一些受到贫铀污染的海湾战争退伍军人诊断出肾疾病，主要是多尿症、血管球性肾炎、狼疮性肾病和肾功能衰竭等，贫铀可能是主要原因。

3. **病理生理** 穿透性肾损伤若系锐器刺伤，视锐器的大小和刺伤的深度，可发生不同程度的肾实质、肾血管和集合系统损伤；若系高速投射物直接致伤，肾常呈碎裂性损伤。若伤道从肾旁经过，根据肾距伤道的远近，可发生肾破裂、靶裂，大小不等的血肿和出血点等间接性损伤，甚至能使远离伤道

1~2 cm 的肾组织的生理功能受到不同程度的影响。钝性肾损伤的病理改变亦因暴力的性质和强度而异。肾损伤的部位多自外向内,肾实质裂伤多数情况下起自肾皮质边缘,随损伤程度的增加,可深入髓质层乃至集合系统。突然猛烈的减速伤易造成肾血管损伤,轻则肾动脉内膜被撕裂并导致肾动脉血栓形成,重则使肾动、静脉破裂或断裂,肾盂破裂。持久尿外渗可形成尿性囊肿;血肿和尿外渗引起组织纤维化,压迫肾盂输尿管交界部可导致肾积水;穿透性肾损伤偶可发生动静脉瘘或假性动脉瘤;部分肾实质缺血或肾蒂周围纤维化压迫肾动脉,可引起肾血管性高血压。野战条件下由于失血性休克、感染的影响,微循环血液灌流不良,在严重战创伤情况下更易发生急性肾功能衰竭等器官功能不全。

4. 分类

(1)按损伤性质分类

1)肾挫伤 约占全部肾损伤的85%。肾实质有局限性毛细血管破裂或小的裂伤,肾包膜未破裂,可有包膜下小血肿,肾盂及肾盏正常(图22-1)。这是最轻微也是较常见的一种肾损伤,可有镜下血尿或轻微肉眼血尿,影像学检查常无异常发现,非手术治疗可治愈且无后遗症。

2)肾挫裂伤 分为不完全性肾挫裂伤和完全性肾挫裂伤,约占肾损伤的10%。不完全性肾挫裂伤是指肾实质裂伤累及肾包膜或集合系统,有包膜下血肿,无尿外渗(图22-2)。这类损伤亦较轻,常不需手术治疗。完全性肾挫裂伤是指裂伤贯穿整个肾实质,可以累及肾包膜及集合系统(图22-3),肾包膜破裂形成肾周血肿,集合系统破裂则有尿外渗,有明显的肉眼血尿,腰部可触及肿块,常需手术治疗。

3)肾碎裂伤 约占肾损伤的3%。肾实质有多处裂伤,使肾实质破碎成多块,有严重的肾周血肿及尿外渗,需紧急手术治疗(图22-4)。

4)肾蒂伤 约占肾损伤的2%。肾蒂,肾动、静脉主干或分支血管撕裂或断裂(图22-5)。此类损伤最为严重,有严重内出血,需紧急手术治疗。

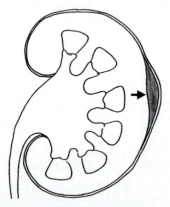 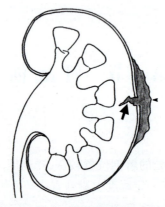 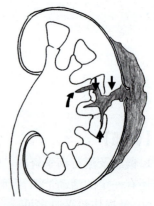

图22-1 肾挫伤(肾包膜下血肿)　图22-2 不完全性肾挫裂伤　图22-3 完全性肾挫裂伤

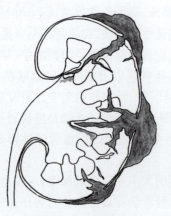 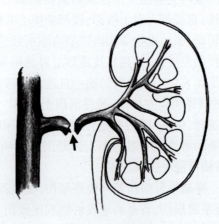

图22-4 肾碎裂伤　　　　图22-5 肾蒂伤

（2）按损伤程度分类

1）轻型肾损伤　包括肾挫伤、肾轻度挫裂伤、包膜下血肿。此型损伤出血少,无尿外渗,无须手术治疗,愈合后无后遗症,肾功能亦无损害。

2）中型肾损伤　伤及肾实质深层或延及集合系统,有肾外周血肿或尿外渗,出血较多。对此型肾损伤是否应立即进行手术治疗尚有不同意见。

3）重型肾损伤　包括肾碎裂伤及肾蒂伤,损伤可引起致命性出血,须紧急手术治疗。

（3）美国创伤外科协会器官外伤委员会制定的分级方法

肾损伤Ⅰ级:肾挫伤或包膜下血肿(图 22-6)。

肾损伤Ⅱ级:肾外周血肿局限在腹膜后或肾皮质裂伤<1 cm,无尿外渗(图 22-7)。

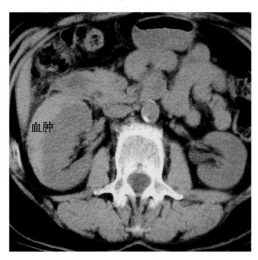

图 22-6　肾损伤Ⅰ级

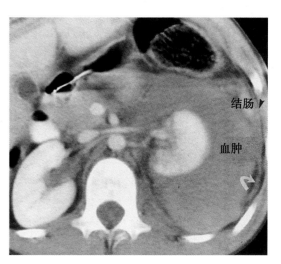

图 22-7　肾损伤Ⅱ级

肾损伤Ⅲ级:肾皮质裂伤>1 cm,无尿外渗(图 22-8)。

肾损伤Ⅳ级:肾实质裂伤超过皮髓交界处,并进入集合系统,肾段动静脉损伤(图 22-9)。

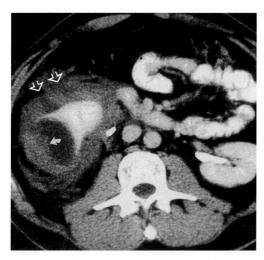

图 22-8　肾损伤Ⅲ级

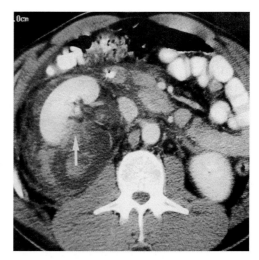

图 22-9　肾损伤Ⅳ级

肾损伤Ⅴ级:肾碎裂伤,肾蒂撕裂,肾动脉血栓形成(图 22-10)。

【临床表现与诊断】

1.临床表现　在野战条件下,肾损伤的早期诊断应强调外伤史及临床表现,仔细检查全身及局部伤情,而不应依赖某些特殊检查。肾损伤的早期诊断中,应注意常合并严重腹部伤的伤情特点,以免漏诊和误诊,延误救治时机。

（1）血尿 为肾损伤的最常见和最重要症状，多为肉眼血尿，少数为镜下血尿。血尿的严重程度不能完全反映肾损伤程度。有时虽然血尿轻微却系严重肾损伤，如输尿管离断、血凝块阻塞输尿管、严重的肾盂破裂、肾蒂伤或伤员处于休克无尿状态。要注意询问伤者伤后的排尿情况，必要时行导尿检查。

（2）疼痛 多数伤员有伤侧腰部或上腹部疼痛，多为肾包膜内压力增高或血、尿外渗的结果。严重者有腰肌紧张或强直，血尿伴血块可出现肾绞痛，合并腹部内脏器官伤可有腹膜刺激征。

（3）腰部肿块 由肾周血肿和（或）尿外渗引起。出血及尿外渗加重时，肿块可进行性增大。

（4）血压下降甚至休克 为肾损伤及出血的严重表现，可为创伤性休克、出血性休克；合并感染时，可为感染性休克

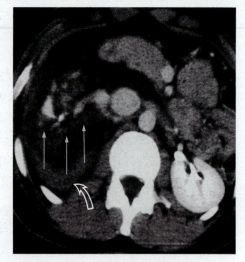

图 22-10　肾损伤Ⅴ级

引起。其发生及严重程度常取决于受伤程度、出血量及有无其他器官合并伤。在野战条件下，休克对全身重要器官的损害会更加严重，甚至可较早出现心、脑、肺、肾等重要器官的损害。

（5）合并伤 以腹部内脏器官多见，其中肝、脾伤最常见，消化道损伤也较常见；其次为骨骼及脑、胸部损伤。野战条件下，肾损伤常合并腹部内脏器官损伤，注意避免漏诊及误诊。

2. 辅助检查

（1）超声检查 超声检查可辨认肾结构的改变及异常体液的积聚，对肾裂伤、碎裂伤、肾周血肿、尿外渗及肾内血肿等均有肯定的诊断价值。超声检查快速、简便、安全、无创伤；可做床旁检查及定期复查，能判明肾的损伤程度；器械轻便，操作简易，在野战条件下可作为肾损伤的首选检查。肾损伤时常出现以下超声声像图：①肾周围出现液性无回声区；②伤侧肾影增大；③肾包膜中断；④肾实质回声不均；⑤集合系统移位等。

（2）腹部 X 射线片 腹部平片对轻型肾损伤常无重要发现。但在中型及重型肾损伤，则可见伤侧肾影模糊不清、膈肌升高、肠袢阴影向对侧移位，腰大肌影不清晰，脊柱向伤侧弯曲及合并下位肋骨或腰椎横突骨折等征象。若为火器伤，还可了解有无金属异物及其部位；如腹部空腔器官有破裂，可见膈下游离气体。

（3）静脉肾盂造影

1）适应证 ①腹部或腰部穿通伤；②肾钝性损伤伴肉眼血尿；③肾钝性损伤伴血尿及休克；④收缩压低于 12 kPa（90 mmHg）。如伤员无休克或休克已经纠正，应尽快实施静脉肾盂造影检查。常规造影剂量常受到肾血流量减少及肾功能受损的影响，宜采用大剂量静脉肾盂造影。

2）影像学表现 ①功能及形态均正常，见于轻型肾损伤；②显影浅淡或延迟显影，示肾损伤后功能受到暂时性抑制；③造影剂外溢，见于肾深度裂伤，有肾盂或肾盏破裂；④肾盂、肾盏、输尿管内充盈缺损，多因肾深度裂伤，集合系统内有血块积聚；⑤伤肾不显影，除应考虑伤后肾功能受到严重抑制外，应结合临床表现，考虑有无肾碎裂伤、肾血管损伤、肾动脉栓塞的可能性。此外，静脉尿路造影尚能提供对侧肾功能形态及有无病变等情况。

（4）CT 检查 CT 检查是目前最能正确判断肾损伤程度的检查方法，准确性达到 98% 以上。CT检查结果上能准确地观察到不同程度的肾裂伤、肾内及肾周围的血肿，对肾挫伤也能做出准确判断；行增强扫描可显示双侧肾功能，并能同时发现腹腔其他器官损伤，且省时、无创伤，尤适用于伤情严重者。有条件者应行此项检查。

（5）肾动脉造影或选择性肾动脉造影 肾动脉造影不仅可以明确肾损伤的范围和程度，还可行选择性肾动脉栓塞以达到治疗目的（图 22-11）。由于操作较复杂，有一定危险性，一般不列为常规检查。

3. 诊断及鉴别诊断

（1）早期诊断 有腰部外伤史，特别是肾区直接受到刺戳、打击或撞击，发生腰部疼痛、肌肉紧张

的伤员,均应考虑肾损伤的可能性,应及时肉眼或显微镜检查有无血尿。伤后有尿潴留者应导尿检查。若出现血尿,一般可明确肾损伤的诊断,但无血尿也不能除外肾外伤。如系穿透伤,根据伤道的部位、深度、走行方向和血尿症状,肾损伤基本可以确立。肾火器伤大都合并胸腹其他器官伤,应注意同时予以检出,避免漏诊,延误救治。肾损伤后发生休克与否,与损伤程度、出血量多少、伤员体质及是否并发其他内脏器官伤有关;创伤后严重疼痛、感染等,也可以造成休克。如伤后立即出现休克或迅速转入严重休克,则表明有大出血和(或)合并其他内脏器官伤,应迅速处理,决不可盲目等待或观察,以致失去抢救时机。对于出现腰部肿块的伤员,应密切观察肿块的发展情况。伤侧腰部或侧腹部出现肿块,往往肾损伤较重,肿块大小视出血量及尿外渗情况而异。若伤后肾区肿块不断增大,早期出现严重休克,血红蛋白值迅速下降,则提示有肾大血管伤或肾碎裂伤,应果断手术处理。

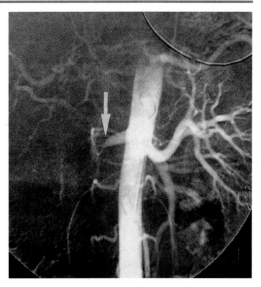

图 22-11　肾动脉造影(箭头所指为肾动脉栓塞部位)

(2)损伤程度和范围的判断　在伤情允许的情况下,应进行必要的特殊检查,确定肾损伤的程度和范围,以确定合理的治疗措施。

【治疗】

钝性肾损伤的治疗原则是以非手术治疗为主,最大限度地保留肾功能,减少并发症,必要时及时施行手术治疗;穿透性肾损伤则应及时手术探查,处理肾损伤及合并伤。对肾裂伤的治疗虽有争议,但还是以非手术治疗为宜,必要时择期手术,以更好地保留肾功能。

1.急救　战场急救是肾损伤救治的重要环节。野战条件下肾损伤的伤情一般较平时为重,若系肾蒂伤或肾碎裂伤,特别是肾穿透伤、火器伤,常合并腹部内脏器官伤,伤情复杂,休克及感染发生率高,若处理不当,将直接威胁伤员生命或影响肾功能。急救首先是抗休克处理,就诊时无论有无休克,均需迅速建立有效的输液通道,必要时做上腔静脉置管或大隐静脉切开,快速输血、输液,补充有效循环血量。在抗休克过程中,尽快判明肾损伤及其他内脏器官损伤的情况,以便按轻重缓急正确处理。

2.非手术治疗　绝对卧床休息 2 周,注意监测生命体征、尿色、腰部肿块的变化,定期复查血红蛋白,同时明确是否存在合并伤。积极抗休克治疗,补充血容量,保持足够的尿量,维持水、电解质平衡。在感染性休克救治中,应注意血管活性药物的使用。去甲肾上腺素引起血管收缩的同时可以降低肾和其他内脏器官的血流量,从而影响内脏器官功能。这一矛盾限制了去甲肾上腺素的使用。近来研究表明,要保持足够的动脉压>10.67 kPa(80 mmHg)以维持器官灌注压,去甲肾上腺素等血管活性药物的使用是必要的。在感染性休克时,血管床舒张,去甲肾上腺素可以快速增加内脏器官血流量。临床研究表明,去甲肾上腺素可以增加肾血流量,提高肾小球滤过率,从而增加尿量,保护肾功能和促进肾功能恢复。其他还包括应用止血药,预防性应用抗生素,适当给予止痛药物。

对于伤后动静脉瘘、小动脉瘤所致的持续性、延迟性、复发性严重血尿,也可用自体血凝块或明胶海绵行超选择性肾动脉分支栓塞术,达到止血目的。对血尿较重,肾损伤范围局限,血流动力学指标平稳,肾功能储备低下的伤员,还可以行超选择性肾段或肾段以下动脉栓塞治疗(图 22-12)。

在非手术治疗过程中,应严密观察血尿及病情变化,注意肾区是否出现肿块,及时发现继发性出血或继发性感染;定期行 B 型超声波检查及静脉尿路造影,以便确定是否需外科处理。下床活动后仍应强调2~3 个月内不参加剧烈活动。

目前一致认为,对轻型肾损伤(挫伤、浅度裂伤及包膜下血肿),均可用非手术疗法治愈,少有并发症。对于中型肾损伤,肾实质深层裂伤但尚未延及集合系统者(有肾周血肿,但肾盂肾盏尚未破裂,无尿外渗),采用非手术疗法或早期手术探查,尚有争论。主张早期手术者认为,这类伤员在非手术治疗下常有继发性大出血及继发性感染,愈合后后遗症亦较多,一旦非手术治疗失败再行手术,肾切除率很高,而早期手术修复破裂更能有效地保存肾,缩短治愈期限。主张先行非手术治疗者则认为,这类伤员肾裂伤的组织血运并未被破坏,肾本身有完整的凝血功能,愈合力强,绝大多数可在非手术治疗下痊愈,而手术探查可能增加切肾率。据统计,这类伤员采用非手术治疗时有5%~10%的病例无效,故在非手术治疗期间,更应密切观察病情发展,以便对无效者及时改用手术治疗。

3. 手术治疗

(1)手术适应证

1)钝性肾损伤 非手术治疗中出现下列情形之一者应考虑手术治疗:经积极抗休克治疗而无法纠正的失血性休克,主要见于肾碎裂伤、肾蒂伤等;腰部肿块增大,提示大量出血和(或)尿外渗,见于严重的肾碎裂及肾盂破裂;出现高热、腰痛加重等,提示发生感染者;可疑合并

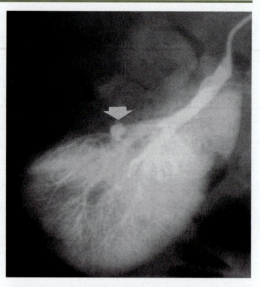

图22-12 超选择性肾动脉栓塞(箭头所指为栓塞部位)

腹腔其他器官的严重损伤;由肾内动脉瘤、动静脉瘘所致肉眼持续性或复发性血尿,可行选择性肾动脉栓塞或手术治疗。

2)穿透性肾损伤 原则上均应行手术探查,特别是火器伤、贯通伤及经腹前壁锐器刺入发生的肾损伤,均应手术治疗,因为这类损伤多伴有胸或腹部其他器官伤,且感染的发生率较高。经背部刺伤肾者,若戳口较小,创缘整齐,经检查又未发现明显尿外渗及集合系统损伤,则可在密切观察下行非手术治疗。

(2)手术注意事项

1)切口选择 术前确诊无腹部内脏器官损伤,对侧肾完好,手术目的仅单纯处理伤肾或只切开引流者,可经腰切口,否则以经腹切口为宜。

2)手术要点 取腹正中切口或旁正中切口,严重肾出血者,首先处理伤肾;反之,则先处理腹腔内其他内脏器官损伤。处理肾时,在未切开肾周筋膜前,应先显露肠系膜根部及后腹膜,沿肠系膜下动脉之上方腹主动脉旁切开后腹膜,控制伤肾的肾动脉,控制出血后,打开肾周筋膜,清除肾周血肿、外渗尿液、骨折片及已游离的坏死组织,然后仔细检查伤肾,决定伤肾的手术方式。无论施行何种手术,术毕均应引流肾周及肾窝,使尿外渗及残存积血得以排出,减少感染的机会。一般用烟卷引流2~3 d即可达到效果。

(3)手术方式

1)肾裂伤修补术 适用于肾裂伤范围比较局限,整个肾血运无障碍者。如创缘整齐,可直接对拢缝合。不整齐的创缘应稍行修剪。肾实质的出血点应用细丝线缝扎止血,用可吸收性缝线严密缝合肾盂或肾盏裂口,再缝合肾实质及肾包膜。肾实质对拢缝合有困难者,不可勉强拉拢,以免撕裂肾,可用吸收性明胶海绵、带蒂大网膜、肌肉糜或肾周脂肪充填后再缝合,其上可用腹膜覆盖固定。根据情况决定是否行暂时性肾或肾盂造口引流。

2)肾套包术 适用于肾有多处裂伤,修补有困难,但整个肾血运尚正常者,或双侧肾同时受伤,无法修补而又需保存者,或孤立肾的挫裂伤等。应用自体带蒂大网膜包裹肾最好,既有止血作用,又不会产生瘢痕牵缩造成肾缺血。亦可用羊膜或可吸收性缝线编织成网套套包肾。

3)肾部分切除术 适用于损伤限于肾上极或下极又无法修补者。部分切除后,肾断面应用肾包膜或游离腹膜覆盖,以促进其愈合,预防切面继发性出血。

4)肾血管修补或肾血管重建术 如有肾蒂血管撕裂、断裂、内膜损伤、血栓形成等情况,可酌情修补血管、血管重建,或行肾自体移植术。

5)肾切除术 应严格掌握手术指征,有下列情况者,可考虑行伤肾切除术:肾严重碎裂伤,确实无

法修补者;严重肾血管损伤,无法修补或重建者;肾内血管已有广泛血栓形成,肾血运障碍无法恢复者;肾损伤后感染、坏死及继发性大出血者。枪伤等高速投射物所致肾损伤,因伤肾失活组织多,后期很容易发生感染、坏死,若对侧肾完好,宜行肾切除术。

6)单纯肾周引流术　仅适用于以下两类情况:肾广泛裂伤,又处于战时设备及血源不足情况之下,无法施行较复杂手术者,在肾大出血点缝扎后,以长纱布条填塞肾创口止血,待出血停止后逐渐松动拔出,具有引流作用,待伤员度过危险期后,对伤肾做进一步处理;肾损伤并有尿外渗,创口污染严重或已并发感染者。手术方法是用一张宽大的凡士林纱布铺在肾表面,再于创口内填塞长纱布条,以达到压迫止血及伤口引流的目的。引流时间至少在5~7 d,然后逐日松动拔出。

【预后】

轻型肾损伤愈合后,肾形态和功能可完全恢复正常。中型及重型肾损伤经修复愈合后,可出现的后遗症有肾盏变形、肾积水、肾周及肾内钙化、肾结石、肾囊肿、肾盂肾炎、瘢痕肾、肾周尿性囊肿、肾性高血压等。这些并发症常常在肾受伤后1年内发生。伤后6周,如出现反复血尿即应考虑到肾动静脉瘘的可能。

(王洛夫)

第二节　输尿管战创伤

【概述】

1.概念及流行病学资料　战时输尿管损伤多为外暴力致伤,可分为穿透性损伤及钝性损伤两类。前者多见于火器伤或锐器刺戳伤,后者多系输尿管受巨大暴力撞压于脊柱横突所致直接压或腰部突然过度伸展致输尿管撕裂或断离。两者均多伴有其他腹部内脏器官损伤,特别是穿透性损伤。据统计,合并伤中以小肠伤最多见,其次为结肠伤,亦可合并肝、脾、胰及肾损伤和腹部血管伤。

在战伤中,输尿管损伤的发生率很低,早期诊断也较困难。这是因为:①输尿管细长而柔软,有一定的活动性,且深居腹膜后,受到周围组织和器官的良好保护,外伤暴力一般很难造成输尿管损伤;②战时所见的输尿管损伤,特别是火器伤及穿刺伤,几乎都是多内脏器官伤,伤后常缺乏输尿管损伤的特殊临床表现,而被其他严重腹部内脏器官伤的症状所遮盖;③平时输尿管损伤多见于医源性损伤,如盆腔手术、输尿管镜操作等。输尿管损伤的后果极为严重,诊断治疗不及时,轻者可毁损伤侧肾,重者可危及生命。早期诊断、及时治疗对挽救肾、减少并发症和降低死亡率都有重要意义,战时各级军医均应努力提高输尿管损伤的早期诊断率。

2.损伤机制　输尿管损伤致伤机制包括:①穿透伤直接损伤输尿管;②身体突然过度伸展,可发生肾盂输尿管连接部撕裂;③脊柱横突及椎体的骨折片引起输尿管间接损伤;④放射性损伤,可使输尿管管壁水肿、出血、坏死形成尿瘘或纤维瘢痕组织形成,造成输尿管梗阻。

3.病理生理　输尿管损伤约2/3发生于腰段,1/3发生于盆段。依据损伤程度可分为挫伤、破裂、断裂和缺损。输尿管破裂或断裂后,尿外渗于周围组织内,发生疏松结缔组织炎,继而感染、坏死、化脓。尿液进入腹腔引起弥漫性腹膜炎,严重者可发生脓毒血症。晚期可形成输尿管瘘或输尿管假性囊肿。伤后狭窄或闭锁,引起上段输尿管及肾积水,继发感染后造成积脓,最终导致肾功能毁损。

【临床表现与诊断】

1.临床表现

(1)尿漏或尿外渗　可在早期出现伤口漏尿、腹腔积尿、阴道漏尿及腰部包块,也可在损伤后2~3周出现输尿管阴道瘘等。

(2)感染症状　尿液外渗可继发感染,引起体温升高、腰痛;尿液进入腹腔,可出现尿性腹膜炎。

（3）无尿 多为双侧输尿管同时损伤所致。

（4）梗阻症状 受伤后炎症、水肿、粘连导致输尿管狭窄,引起伤侧输尿管梗阻,表现为患侧腰部胀痛,久则发生肾积水并影响伤侧肾功能。

（5）血尿 较为少见,且血尿轻微,多为镜下血尿。

2.诊断与鉴别诊断

（1）影像学检查 有以下情况者,应疑有输尿管损伤,并及时进行静脉尿路造影、B型超声波检查、核素肾图检查或膀胱镜逆行尿路造影检查,以便确立诊断:①穿透伤根据弹道或刺戳伤方向,有可能伤及输尿管者;②伤口漏尿或侧腰腹部、髂腹部有逐渐增大的肿块者;③腹部创伤后有腹膜刺激症状,腹部转移性浊音阳性,腹腔穿刺抽出血性尿液者(注意送检尿素含量)。以上是术前诊断输尿管损伤的关键性方法。

（2）伤情观察 伤员如出现下列现象仍应抓紧时间确诊,及时处理:①穿透性损伤伤口持续漏尿者;②伤后早期出现同侧肾区发胀、疼痛,并逐日加重,可触及同侧肾,或髂腰部出现浸润性肿胀或包块,或同时有寒战、高热等感染症状者。确诊的方法主要为泌尿系统检查。B型超声波为首选方法,可见伤侧肾盂扩张,沿扩张的肾盂输尿管向下探查,可确定输尿管损伤的部位;静脉尿路造影可见伤侧尿路积水、肾功能减退或不显影;膀胱镜逆行尿路造影时,输尿管插管在损伤部位受阻,造影剂停滞于损伤部位之下或造影剂外溢;放射性核素肾图检查,显示伤侧尿路急性梗阻。

（3）术中观察 对腹部外伤手术探查时,发现腹腔内有血性尿液积聚于手术野或盆底部,或见有液体不断由某处溢出,或沿输尿管有囊性肿块,应彻底探查尿路。可从静脉注入靛胭脂40 mg,数分钟之内若见伤口某处有蓝色尿液溢出,可判断为输尿管创伤并明确其部位。当疑有输尿管损伤时,亦可切开后腹膜,显露输尿管探查证实。如有必要,可切开膀胱(低位手术切口),或切开肾盂(高位切口),或直接在手术野范围内切开输尿管,插管后注入靛胭脂寻找输尿管损伤部位,并可注入造影剂做术中造影。

早期诊断是正确处理输尿管损伤的关键环节。由于输尿管解剖位置深在,多合并其他器官损伤,且缺乏特异性的损伤表现,其伤情往往被其他合并伤掩盖,在战时处置伤员时极易造成漏诊。各级医护人员处理复杂伤情时应提高对输尿管损伤的警惕性,严密观察伤情,注意手术探查时的可疑征象,结合影像学检查,对输尿管损伤做出早期诊断和及时处理,以免延误伤情,造成严重后果。

【治疗】

治疗目的为恢复正常排尿通路,保护患侧肾功能。应根据输尿管损伤的部位和程度,采取正确及时的治疗措施。

1.急救 单纯输尿管损伤一般并不构成对生命的威胁。但在战伤时,合并其他器官损伤的输尿管损伤,则应首先处理其他器官伤,纠正休克、脱水、失血等,并应用抗生素预防感染。

2.一期修复

（1）处理要点 伤后24 h内确诊的输尿管损伤,应尽可能完成一期修复,以恢复正常的排尿通路和保护肾。但必须是在先处理头、胸、腹部内脏器官损伤之后,伤员情况允许时,再处理输尿管损伤;否则,仍以行暂时性肾盂或输尿管造口术为安全。一期修复包括清创、恢复输尿管的连续性、输尿管支架的应用和彻底引流尿外渗。

（2）手术方式

1)输尿管破裂者 可行破裂修补术。将破裂口稍行修剪,先在输尿管内置入双"J"形导管。双"J"形导管的一端置入肾盂内,另一端置入膀胱内,再用4-0或5-0可吸收缝线横向缝合破裂口,在其旁放置烟卷引流。双"J"形导管留置7~10 d后经膀胱镜取出。

2)输尿管断裂者 若断裂位于输尿管中上段,在将输尿管两断端挫伤部分修剪后行端端吻合术。两断端应修剪成斜形或半鱼口形吻合,以避免吻合口狭窄。注意保持吻合口无张力,必要时可将肾向下游离,使吻合口松弛。输尿管内应置支架管。需用4-0或5-0可吸收缝线全层严密吻合,防止吻合口渗尿。输尿管下端断裂者,做端端吻合术有困难,可行输尿管膀胱吻合术。

3.延期修复

（1）处理要点　超过 24 h 的输尿管损伤，因局部组织水肿，广泛尿外渗或伤口污染，一期修复有困难，手术易失败，应先行暂时性肾盂或肾造口术，等待 2～3 个月，待局部炎症消退、瘢痕软化后再行手术修复。

（2）手术方式

1）输尿管中上段损伤　局部瘢痕切除后，两断端能拉拢，张力不大者，行端端吻合术。

2）输尿管下段损伤　缺损范围不长者，行输尿管膀胱吻合术；缺损范围过长，在 10 cm 以内者，可行输尿管膀胱壁瓣吻合术。

3）输尿管中段或下段外伤　缺损范围大，既不能行端端吻合术，也不能行输尿管膀胱壁瓣吻合术者，可行代输尿管手术（带系膜回肠或阑尾、大隐静脉或人工材料）或上尿流改道，即把患侧输尿管和健侧输尿管行端侧吻合术。上述手术困难者，可行自体肾移植术。

对受伤时间已久，伤侧肾已有严重积水、感染，或肾功能已经丧失，无望恢复者，在查明对侧肾功能正常后，可行肾切除术。

（王洛夫）

第三节　膀胱战创伤

【概述】

1.概念及流行病学资料　膀胱系盆腔器官之一，位于腹膜外，前方为耻骨，后方男性为直肠，女性为子宫。膀胱的前上及顶部有腹膜遮盖。正常膀胱的容量为 400～500 ml，其形状及位置，随储尿的多少而变化很大。排空的膀胱完全在耻骨联合以下，受到骨盆的良好保护，不易被直接暴力致伤。充盈的膀胱可高出耻骨联合，过度充盈的膀胱，其顶部甚至可平脐，其肌壁随充盈度的增加而变薄且张力增大，易遭直接暴力损伤。骨折骨刺可刺破膀胱，临床上 10%～15% 骨盆骨折患者合并明显的膀胱损伤。

2.致伤机制　膀胱损伤可为穿透性或钝性。穿透性损伤战时以火器伤多见，其次为锐器刺戳伤，常合并盆腔器官、腹腔器官及会阴软组织伤，尤以合并肠管损伤多见，亦可合并骨盆骨折，伤情严重，伤道多有污染。平时多见于锐器刺伤。钝性损伤常见于下腹部，膀胱区骨盆的撞击伤及挤压伤，枪弹或炸弹等爆炸时的气浪冲击亦可发生膀胱冲击伤。钝性损伤多发生于膀胱充盈时，多合并骨盆骨折。另外，膀胱镜检查、尿道扩张、膀胱腔内手术和下腹部剖宫产、腹股沟疝手术等造成的医源性损伤在平时并不少见。

3.病理生理　膀胱损伤，可分为挫伤、穿孔和破裂 3 种类型。膀胱战伤多为膀胱破裂。按膀胱破裂部位与腹膜的关系，膀胱破裂又分为以下 3 类。

（1）腹膜内膀胱破裂　约占 62%。多发生于膀胱充盈时，腹壁受到暴力冲击，膀胱内压力过高所致，也可为锐器、弹片直接致伤，其破裂部位均在有腹膜覆盖的膀胱顶部。由于大量尿液进入腹腔，可迅速发生弥漫性腹膜炎。未发生感染前，腹膜刺激症状较轻；发生细菌感染后，则有严重的腹膜刺激症状。由于大量进入腹腔的尿液迅速被腹膜吸收，故伤后短时间内血中尿素氮即可明显升高，这有助于腹膜内膀胱破裂的诊断。

（2）腹膜外膀胱破裂　约占 25%。多由骨盆骨折断端刺破所致，破裂处多位于膀胱的前壁、侧壁或靠近膀胱颈。尿液经破口外溢，与血液混合积聚于膀胱周围盆腔蜂窝组织内。若继发感染，可引起严重的盆腔蜂窝织炎和全身感染。

（3）混合型膀胱破裂　即同时有腹膜内和腹膜外膀胱破裂，约占 13%。多由火器伤及锐器刺戳伤所致,常合并腹腔及盆腔其他器官损伤,伤情多较复杂而严重。

【临床表现与诊断】

战时膀胱损伤诊断并不困难。早期诊断、及时治疗对预防并发症及减少后遗症极其重要。诊断主要依据外伤史、临床表现、导尿检查及膀胱造影。

1.**临床表现** 膀胱破裂可因损伤程度不同而产生休克、腹痛、排尿困难和血尿等症状。凡有下腹部、臀部、会阴部创伤,特别是有骨盆骨折时,均应考虑有膀胱损伤的可能。典型症状是伤后不能排尿,下腹剧烈疼痛。体检膀胱空虚,下腹有剧烈压痛及腹肌紧张。膀胱穿透性损伤,膀胱损伤与直肠或阴道相贯通,则有血性尿液自伤口溢出,或自肛门排出、阴道流出。膀胱破裂伤后休克发生率较高,严重休克者应高度注意有无其他器官伤及盆腔大血管损伤。

2.**导尿检查及膀胱注水试验** 若导尿管插入顺利,能导出大量清亮尿液,可基本排除膀胱破裂。若不能导出尿液或仅导出少量血性尿液,多表示有膀胱破裂。此时可做膀胱注水试验:由导尿管注入无菌等渗盐水 200~300 ml,保留 5~10 min 后将其抽出,如抽出量明显少于注入量,提示有膀胱破裂。需注意,少数情况下膀胱并未破裂而因导尿管插入位置不当,注水试验可出现假阳性。如后尿道破裂或断裂时,导尿管经破裂处插至膀胱外,注入的等渗盐水渗于膀胱周围蜂窝组织内而无法抽出,出现假阳性;或膀胱虽未破裂,导尿管已插入膀胱内,但管端侧孔被血块阻塞形成活瓣状梗阻或导尿管插入过深发生扭折,能注入等渗盐水而不能抽出,也可出现假阳性。但出现上述情况时,膀胱均有明显的胀感,甚至可在耻骨上区触到膨胀的膀胱。导尿检查及膀胱注水试验简便易行,在战时无其他诊断条件时,不失为一种有效的检查方法。

3.**膀胱造影检查** 此项检查对膀胱破裂的诊断最为可靠,在导尿检查的基础上进行。经导尿管注入 10% 泛影葡胺 200~300 ml 后行前后位动态观察或摄片。造影剂外溢是膀胱破裂最典型的 X 射线征象,若无造影剂外溢而又高度怀疑有膀胱破裂时,可再次注入造影剂 150 ml 后摄片观察。若膀胱形态正常,边缘整齐,无造影剂外溢,则可排除膀胱破裂。根据造影剂外溢的部位,可明确膀胱破裂的类型:腹膜外膀胱破裂可见膀胱周围有不规则的造影剂外溢现象;腹膜内膀胱破裂,造影剂进入腹腔并积存于肠袢之间,形成腹腔内散在的不规则造影剂阴影。

4.**CT 及 MRI** 临床应用价值低于膀胱造影,不推荐使用。但伤员合并其他伤需行 CT 或 MRI 检查,有时可发现膀胱破口或难以解释的腹部积液,应想到膀胱破裂可能。

5.**静脉尿路造影(IVU)** 在考虑合并有肾或输尿管损伤时,行 IVU 检查,同时观察膀胱区有无造影剂外渗,可辅助诊断。

【治疗】

1.**急救及全身治疗** 战时膀胱伤多为膀胱破裂,或穿透性损伤,或伴有骨盆骨折,伤情多较重,常伴有休克。急救应积极抗休克,有穿透伤口者,应用敷料覆盖,骨盆用三角巾或多头带环形包扎固定,可留置导尿管,大剂量广谱抗生素静脉滴注防治感染,用仰卧位尽早后送。

2.**手术治疗** 通常情况下,膀胱破裂需常规手术探查修补,腹膜外膀胱外放置橡皮管引流。也可在密切观察下留置尿管保守治疗。虽然有人主张对较小的腹膜外膀胱破裂,无明显尿外渗者采用非手术治疗,留置气囊导尿管充分引流膀胱,7~10 d 后拔除,但战时膀胱破裂,均应行手术探查及治疗。手术治疗包括探查、修补、引流尿外渗及膀胱造口。

(1)探查 一般取下腹正中直切口。如能肯定为腹膜外膀胱破裂且无腹腔其他内脏器官伤,可不必切开腹膜,否则均应切开腹膜进行探查,尤其是火器伤。无论贯通伤或非贯通伤,除投射物弹片、枪弹等停留于膀胱内或为切线伤外,膀胱应有两处裂口,均应探查清楚。

有膀胱后壁裂伤者,应仔细探查有无直肠肛管伤,在女性应注意有无子宫及其附件、阴道损伤。对腹膜内膀胱破裂,探查时应首先将腹腔内的尿液吸尽,再探查腹部内脏器官有无损伤并对发现的损伤做相应处理,在缝合腹膜切口关闭腹腔后,修补膀胱破口。对腹膜外膀胱破裂,探查时应清除膀胱内及膀胱周围的血块,取出游离的骨片或其他异物,然后修补膀胱。

(2)修补 无论腹膜内破裂或腹膜外破裂,在修补裂口前,均应将腹膜膀胱反折向上推开,充分游离膀胱破口,剪除裂口周围挫伤组织,使创缘平整。膀胱后壁或侧壁裂伤,用可吸收性缝线全层间断或连续缝合修补裂伤。膀胱前壁裂伤,则先用可吸收性缝线全层缝合修补裂伤,再用细丝线缝合膀胱浆肌层加固。

(3)引流尿外渗 尿外渗必须彻底引流。如系腹膜内膀胱破裂,在吸尽腹腔内的尿液后,可用温热等渗盐水清洗腹腔。腹腔污染不重者,腹腔内可不必放置引流;若污染严重或已有感染迹象,可于盆腔内置一烟卷引流或潘氏引流,术后24~48 h拔除。腹膜外膀胱破裂者,应置烟卷引流于耻骨后间隙内,术后72 h拔除。

(4)膀胱造口 战伤膀胱破裂,修补后均应行耻骨上膀胱造口,以保证膀胱内尿液引流通畅并便于后送处理。膀胱造口管应妥善固定,避免过早滑脱。耻骨上膀胱造口一般于手术后10~14 d关闭,自行排尿。

3.合并伤的处理 膀胱破裂最常见的合并伤是骨盆骨折、直肠损伤和女性的阴道损伤。对于骨盆环稳定性未受破坏的单发性或双处骨折,一般不需特殊治疗。对粉碎性、多发混合性伴有骨盆环稳定性遭破坏的骨折,应行相应的牵引、固定或骨盆悬吊。合并直肠损伤,则应充分游离各自的裂伤,并分别修整和修补之,同时行结肠造口和膀胱造口,待伤口愈合良好,排尿排便恢复正常后,关闭结肠造口和膀胱造口。膀胱与阴道有贯通伤时应将膀胱壁与阴道壁充分游离,分别修补缝合裂伤,以防止发生膀胱阴道瘘。

(张克勤)

第四节 男性尿道战创伤

【概述】

1.概念及流行病学资料 男性尿道由尿生殖膈分为前后两部分。前尿道位于会阴部,有尿道海绵体组织,亦称海绵体部尿道;后尿道位于盆腔内,又分为前列腺部尿道及膜部尿道。前列腺部尿道被前列腺包绕,膜部尿道穿过尿生殖膈,周围有尿道外括约肌。由于上述解剖位置上的差异,前后尿道伤的致伤原因、临床表现和救治原则均不尽相同。一般来讲,单纯前尿道损伤伤情较轻;而后尿道损伤伤情多较严重,出血多,休克发生率高,可发生严重的并发症和后遗症。

2.致伤机制

(1)尿道外暴力钝性损伤 最常见者为会阴部骑跨伤所致的球部尿道损伤及骨盆骨折所致的后尿道损伤。球部尿道位于会阴部耻骨联合下缘之下方,当伤员自高处跌下或摔倒时,会阴部若骑跨于硬物之上,可使球部尿道被挤压于硬物与耻骨联合下缘之间而发生损伤。会阴部踢伤亦可发生球部尿道损伤。由于骨盆骨折而发生的尿道损伤几乎都是后尿道损伤。其致伤机制少数为骨折断端直接刺伤后尿道,如耻骨支、坐骨支骨折断端直接刺伤前列腺部尿道。但最常见者,系骨盆骨折变形后引起的后尿道撕裂伤。前列腺部尿道由耻骨前列腺韧带固定于耻骨联合后下方,膜部尿道穿过并固定于尿生殖膈。当骨盆骨折导致骨盆环变形时,耻骨前列腺韧带受到急剧的牵拉而被撕裂,或连同前列腺突然移位,致使前列腺尿道与膜部尿道交接处撕裂或断裂;或骨折使尿生殖膈撕裂,致使穿过其中的膜部尿道断裂或撕裂。膜部尿道损伤可延及球部尿道。

(2)尿道外暴力穿透性损伤 见于火器伤及刀器伤。此类尿道损伤伤情复杂,常并发会阴软组织及阴茎、阴囊、肛门、直肠等损伤或缺失,治疗较困难。

(3)尿道内暴力损伤 多为医源性损伤,常见于膀胱镜检查或经尿道操作如尿道扩张等,在球膜部造成尿道假道或穿孔,严重者可形成尿道直肠瘘。留置导尿时导尿管气囊段未插到膀胱就充盈气囊或气囊未抽尽就强行拔出气囊导尿管,或尖锐湿疣电灼时,均有可能发生尿道损伤。

(4)非暴力性尿道损伤 较为少见,常见原因有化学药物烧伤、热灼伤、放射线损伤等。

3.病理生理 按损伤程度,尿道损伤分为3种类型,即挫伤、破裂和断裂。挫伤为尿道黏膜或黏膜下损伤,战伤少见;破裂为尿道全层部分断裂,尚有部分尿道完整而保持连续性;断裂为伤处完全离断,有时尚可发生尿道缺损,常见于火器伤。

按伤后病理过程,尿道损伤分为3个阶段,即外伤期、炎症期和狭窄期。钝性尿道损伤伤后72 h以内为外伤期,局部病变以出血、尿外渗、组织破损为主;钝性尿道损伤超过72 h,或穿透性尿道损伤虽未超过72 h,但已有感染迹象,则进入炎症期,此时局部已出现炎症性病变,组织水肿,或已继发细菌感染;尿道损伤3周后,损伤部位炎症逐渐消退,代之以纤维组织增生,形成瘢痕,导致尿道狭窄,称为狭窄期,是损伤后极易形成的病变。治疗尿道损伤必须了解这3个不同阶段的病理变化规律和特点。

尿外渗及血肿是尿道损伤后局部的重要病理改变。尿道破裂或断裂后,损伤部位可形成血肿,尿液及血液经破损的尿道渗至周围组织内,形成尿外渗。尿外渗及血肿的部位、范围和蔓延方向,与尿道损伤的部位和局部解剖有密切的关系。限制尿外渗部位和蔓延方向的筋膜有:①阴茎筋膜(Buck筋膜);②会阴浅筋膜(Colles筋膜);③腹壁浅筋膜深层(Scarpa膜);④尿生殖膈;⑤膀胱直肠筋膜(Denonvillier膜)。会阴浅筋膜远端附着于腹股沟部,近侧与腹壁浅筋膜的深层汇合,会阴浅筋膜与尿生殖膈间的间隙,称会阴浅袋。

球部尿道损伤后尿外渗先聚积于会阴浅袋内,使阴囊肿胀。若继续发展,可沿会阴浅筋膜蔓延,使会阴、阴茎肿胀,并可沿腹壁浅筋膜深层,向上蔓延至腹壁,但于腹股沟处受阻。由于尿生殖膈的限制,尿外渗不进入盆腔。后尿道损伤后尿外渗聚积于前列腺和膀胱周围。尿生殖膈完整时,尿外渗不进入会阴浅袋内;若已破损,阴囊、会阴部亦可出现尿外渗。

【临床表现与诊断】

1.临床表现 凡有骨盆骨折伤、会阴骑跨伤、会阴部火器或其他刃器所致的穿透性损伤,伤后有尿道口流血、排尿困难及尿潴留者,均应考虑有尿道损伤。尿道损伤的诊断应注意明确以下问题:①确定尿道损伤的部位;②估计尿道损伤的程度;③有无其他器官合并伤。

(1)症状和体征

1)休克 单纯的骑跨伤可没有休克症状,严重的尿道损伤,特别是骨盆骨折或合并其他内脏器官损伤者,常发生休克。

2)尿道滴血及血尿 为前尿道损伤最常见的症状;后尿道损伤若无尿生殖膈破裂,也可于排尿后或排尿时尿道滴血。

3)局部疼痛及压痛 排尿时可向阴茎头或会阴部放射。

4)排尿困难及尿潴留 发生尿潴留时可在耻骨上扪及胀满的膀胱。

5)会阴部血肿及瘀斑 伤处皮下瘀斑形成。后尿道损伤血肿一般位于耻骨后膀胱及前列腺周围,严重者引起下腹部腹膜外血肿而隆起,有尿生殖膈破裂者血肿可蔓延至坐骨直肠窝甚至会阴部。

6)尿外渗 前尿道损伤如阴茎浅筋膜完整,尿外渗局限于阴茎;如阴茎深筋膜破裂而会阴浅筋膜完整,尿外渗至阴囊或腹前壁;后尿道破裂尿外渗在尿生殖膈以上,积聚于前列腺和膀胱周围。严重的尿外渗可造成膀胱周围、会阴部等严重感染及中毒症状。

(2)辅助检查

1)直肠指检 直肠指检有助于确定尿道损伤部位、程度以及是否合并直肠肛门损伤等,必须常规进行。后尿道断裂时前列腺向上移位,有浮动感。若前列腺仍较固定,提示尿道未完全断裂。指套染有血迹或有血性尿液溢出时,说明直肠亦有损伤或膀胱尿道直肠间有贯通伤。

2)诊断性导尿 诊断性导尿是诊断尿道损伤的重要措施之一,也是尿道损伤急诊处理的有效办法。有指征时应在严格无菌操作下轻柔地试插导尿管。如导尿成功,说明尿道没有完全断裂或断端没有移位,此时留置尿管即成为主要治疗措施;如导尿不成功,提示尿道完全断裂或有断端移位,此时不应盲目插放尿管,以免加重损伤和出血。

3）尿道造影　有助于确定尿道损伤部位及程度。取稀释之静脉造影剂做逆行尿道造影,尿道显影且无造影剂外溢,提示挫伤或部分裂伤;尿道显影并有造影剂外溢,提示部分破裂;造影剂未进入近端尿道而大量外溢,提示严重破裂或断裂。

4）骨盆 X 射线摄片　可疑骨盆骨折者应行骨盆平片检查,以确定有无骨折及损伤程度。

5）超声检查　超声检查在尿道损伤的急症诊治工作中不是常规检查方法,仅用于评价盆腔内血肿范围、膀胱的位置高低和膀胱是否充盈等情况。特别在进行耻骨上膀胱穿刺造瘘前,对了解膀胱充盈度和位置有较大价值。

6）膀胱尿道镜检查　是诊断后尿道损伤的直观方法。单纯的急症诊断性膀胱尿道镜检查尽量不做,应同时做好窥镜下尿道会师术的准备,可以考虑用更有优势的输尿管镜检查尿道。女性尿道短,不适合尿道造影检查,尿道镜更适合女性尿道损伤的检查。

2.诊断与鉴别诊断　根据前述临床表现一般不难做出诊断。尿道损伤,特别是骨盆骨折引起的后尿道损伤,应注意与骨盆骨折合并腹膜外膀胱破裂相鉴别。导尿检查及膀胱注水试验是鉴别诊断的重要手段。

【治疗】

1.急救及全身治疗　包括防治休克、防治感染及预防并发症。对危及生命的并发症应优先处理,及时建立输液通道,镇静止痛。合并骨盆骨折者,应用三角巾或多头带环形包扎固定后以仰卧位后送。尿潴留严重,膀胱胀满者,应行耻骨上膀胱穿刺排尿或耻骨上膀胱穿刺造口引流尿液,以解除尿潴留,防止尿外渗继续扩大,并迅速后送做进一步处理。应用广谱抗生素防治感染。对威胁生命的合并伤,如血气胸、颅脑伤、腹部内脏器官伤、盆腔大出血等,应先予处理,待伤员情况稳定后再处理尿道损伤。

2.局部治疗　局部治疗应包括:①恢复尿道的连续性;②引流膀胱内尿液;③彻底引流尿外渗。

尿道黏膜损伤无排尿困难者,仅口服抗生素预防感染;有排尿困难者,留置导尿 2～3 周;插尿管失败者,可行单纯的膀胱造瘘引流。一般伤后 1 周即可治愈。

穿透性损伤或钝性损伤已超过 72 h 者,不应行尿道修复手术,仅行耻骨上膀胱造口及尿外渗引流术,2～3 个月后再行二期尿道手术。

钝性损伤尿道破裂或断裂者,若在损伤期内(伤后 72 h 以内)入院,应积极设法恢复尿道的连续性,可根据以下不同情况进行局部治疗。

(1)球部尿道破裂和断裂　轻度破裂,尿道周围无明显尿外渗及血肿,如能插入导尿管,则留置1～2 周后拔除,以后再根据情况进行间断尿道扩张术。凡导尿失败或损伤处已有血肿及尿外渗者,均应行尿道修补术(尿道破裂)或端端吻合术(尿道断裂)。尿外渗部位做广泛切开引流术。

(2)后尿道破裂　如能插入导尿管,则留置 2～3 周。导尿失败者,行耻骨上膀胱造口加尿道会师牵引术。通过尿道会师法置 18 号气囊导管于尿道内,扩充气囊(25～30 ml),沿尿道方向牵引气囊导尿管使与躯干成 45°角,使前尿道保持伸直状态,避免阴茎阴囊交接处尿道受压,牵引力为 0.45～0.5 kg,3 d 后逐渐减轻重量,至 1 周时解除牵引,留置导尿管再保持 2～3 周,以后根据排尿情况,辅以尿道扩张术治疗,可收到较好的效果。

(3)后尿道断裂　这类损伤多系严重骨盆骨折所致,一般伤情均较严重,不但休克发生率高,而且因尿道完全离断,部位很深,早期处理远较其他类型尿道损伤困难,迄今国内外尚无统一的处理模式,应根据具体情况采用合理的处理方法。如伤员一般情况允许,骨盆环稳定,医院具备完成手术的技术条件,可施行尿道端端吻合术。若无上述条件,以行尿道会师牵引术为宜。伤情危重,有严重合并伤者,以单纯耻骨上膀胱造口为宜,待情况好转后再处理尿道。

后尿道损伤尿外渗于前列腺及膀胱周围蜂窝组织内,因此,在行上述手术后,均应于耻骨后间隙内置烟卷式引流。引流物一般在 3～4 d 后拔除。

3.合并伤的治疗　尿道损伤可并发其他内脏器官伤,其处理原则是:威胁生命的严重出血和内脏器官伤,应先予处理;如仅肢体骨折或其他部位软组织伤,则先行简单包扎固定,及时处理尿道损伤后,再进一步处理。骨盆骨折、盆腔内大出血，以及肛门直肠伤，是后尿道损伤最常见的合并伤，须积极进行处理。

4.并发症及后遗症 早期并发症为创伤性和出血性休克；感染为另一严重早期并发症，可导致局部化脓、坏死，尿瘘形成，盆腔脓肿等，严重时可导致败血症甚至死亡。晚期并发症为尿道狭窄、勃起功能障碍及尿失禁等。

（张克勤）

第五节　男性外生殖器战创伤

一、阴茎伤

【概述】

直接受到暴力（如打击、骑跨、被踢、挤压等）时，阴茎被挤压于体外硬物或耻骨弓之间，易损伤，严重者可发生阴茎折断。锐器切割以穿透性伤多见，可为刀割伤、刺伤或火器伤。若为火器伤，则可致阴茎缺失，创面破碎，多并发阴囊、尿道、会阴、肛门、大腿内侧软组织伤，亦可并发骨盆骨折和大腿高位贯通伤。阴茎血管丰富，可因海绵体损伤发生严重出血导致休克；阴茎、阴囊皮肤松弛，易发生大面积皮肤撕脱。

阴茎损伤按有无皮肤损伤，可分为钝性损伤和穿透性损伤两种类型。其中钝性损伤主要包括阴茎挫伤、阴茎折断、阴茎绞窄伤、阴茎脱位伤等，穿透性损伤主要包括阴茎离断伤、阴茎皮肤损伤等。

【临床表现与诊断】

阴茎损伤随外力作用方向、作用力大小和损伤类型而各有特点，主要的临床表现包括疼痛、肿胀、局部出血、尿血、排尿障碍、皮肤缺损等，严重者可出现休克表现。

阴茎伤可表现为皮肤撕脱、阴茎筋膜及海绵体外露或阴茎断裂、海绵体出血或远端完全离断、缺损；合并尿道损伤时，表现为尿道流血、排尿疼痛或排尿困难。阴茎战伤诊断并不困难，但应仔细检查阴茎损伤的程度，并注意并发伤的诊断。

B型超声波可确定阴茎白膜缺损及阴茎折断者的破裂位置。阴茎海绵体造影可见海绵体白膜损伤处有造影剂外溢。但该检查为有创检查，且由于造影剂外渗，可引起严重的海绵体纤维化，及一定的假阴性率和假阳性率，现已少用。

【治疗】

1.急救及全身治疗 阵地急救应立即对创口加压包扎止血。若阴茎已离断而尚有足够残端，可于阴茎根部结扎止血，后送时定时松解。止痛、抗休克，并应用广谱抗生素防治感染。

2.初期治疗 阴茎火器伤伤情多较复杂，初期处理应行暂时性耻骨上膀胱造口术，以引流尿液。伴尿道伤者，若条件允许，应行尿道修补吻合，并行耻骨上膀胱造口术。阴茎有丰富的血液循环，伤后愈合力强，因此，初期处理时应尽可能保留有生机的组织，特别要尽量避免过多切除海绵体，以利二期整复治疗。

（1）阴茎皮肤破损 可在清创后行一期缝合。

（2）阴茎皮肤撕脱 缺损较少时，可利用包皮的伸展性修补创面；如阴茎皮肤呈套筒状撕脱并大范围缺损，阴囊完整者，清创后可将阴茎埋藏于阴囊皮下，露出阴茎头，日后行二期手术，将阴茎伸直；如阴囊皮肤也已破损，可在无毛区切取中厚皮片游离植皮，皮片于阴茎背侧缝合，于过伸位固定，以防阴茎发生弯曲畸形。

（3）海绵体损伤 应仔细检查其内有无细小异物并予以清除。仅海绵体破裂而无缺损者，可用3-0可吸收缝线将白膜间断缝合；海绵体大部离断者，亦应保留阴茎，做海绵体对位缝合。

（4）阴茎完全离断 在战时情况下，如远端已缺失或严重毁损，或因战地条件污染严重，多不宜行再植手术,可分别结扎阴茎背动静脉,修平阴茎海绵体残端后,对位缝合白膜,阴茎皮肤经修整后间断缝合以覆盖创面,尿道残端外置于阴茎断端前端并与皮肤做对位缝合,形成新的尿道外口;若阴茎残端很短,尿道口无法原位缝合于阴茎残端上者,可做会阴部尿道造口。

3.后期治疗　后期治疗一般在初期治疗后 1～3 个月内进行。治疗目的是尽量恢复阴茎的长度和勃起时的伸直度,以便恢复其功能。阴茎埋藏于阴囊皮下者,于初期处理 1 个月后行二期阴囊皮肤分离成形术。若阴茎残端过短需恢复其长度,则应在初期处理 3 个月后行阴茎再造术。

二、阴囊损伤

【概述】

战时阴囊伤可分钝性伤及穿透伤两类。钝性伤多为跌伤、骑跨伤、踢伤、挤压伤或硬器击伤所致;穿透伤战时多为火器伤,其他为锐器切割、刺戳伤等。

【临床表现与诊断】

阴囊钝性伤可为挫伤、阴囊血肿或鞘膜积血。挫伤后阴囊皮肤瘀斑,轻微肿胀;阴囊血肿发生于阴囊壁软组织内,可大可小;鞘膜积血系血液积聚于鞘膜囊内,多发生于壁层鞘膜破裂时,睾丸损伤亦易发生鞘膜积血。阴囊穿透伤可为单纯撕裂伤或撕脱伤,严重者可致阴囊皮肤破碎、缺损,并可使阴囊内容物裸露或破损、缺失;穿透伤污染多较严重,伤口内常有布片、泥土、弹片等异物残留。

阴囊损伤的诊断并不困难,穿透伤时,应注意损伤的范围和程度,以及有无合并伤。对钝性伤发生鞘膜积血者,必须查明有无睾丸损伤。单纯依靠临床表现及穿刺抽血多不易明确诊断。B 型超声波检查对睾丸损伤及其程度有很高的准确性,凡有阴囊血肿或鞘膜积血者,均应常规检查。有条件者,可作 ^{99m}Tc 睾丸扫描,亦可获得睾丸破裂的明确诊断。

【治疗】

1.急救及全身治疗　阵地急救时,应立即给以强有力的镇痛剂,防止出现休克。对穿透伤应用大块敷料覆盖包扎,丁字带压迫以减轻或制止出血。应用抗生素及注射破伤风抗毒素血清。

2.初期治疗

(1)单纯阴囊挫伤或阴囊血肿　主要措施包括:①损伤较轻者卧床休息,抬高阴囊;②局部冰敷;③止痛及预防性应用抗生素;④血肿明显者行血肿切开引流。

(2)阴囊穿透伤　主要措施包括:①严格局部消毒、清创,清除异物及失去活力的组织;②还纳及固定阴囊内容物,防止睾丸扭转;③预防性应用抗生素、破伤风抗毒血清;④阴囊内容物未受损伤,而阴囊壁缺损过大,无法原位缝合遮盖阴囊内容物时,若撕脱的阴囊壁仍存活力,可做阴囊皮肤游离原位植皮,重建阴囊,或利用股内侧皮肤转移皮瓣形成阴囊;⑤条件不允许时,亦可将带有精索血运的睾丸暂埋藏于大腿内侧皮下组织内,3～6 周后再转移大腿内侧皮肤及睾丸,做阴囊成形术。

(3)鞘膜积血　一定要在明确有无睾丸损伤之后,进行相应治疗。在排除了睾丸创伤之后,对积血不多、鞘膜腔内压力不高者,可采用间断穿刺排血并待其吸收。血肿较大、压力较高、伤后时间较长、血肿机化不能抽出者,应切开排血。鞘膜积血有感染迹象时,亦应切开引流。鞘膜积血有睾丸破裂者,无论积血多少,均应切开、修补睾丸。

3.后期治疗　阴囊损伤后,若初期处理鞘膜积血不彻底,发生鞘膜增厚、硬化者,后期可做鞘膜切除术。发生外伤性睾丸炎或伤后睾丸萎缩,疼痛严重者,可考虑行睾丸摘除术。初期处理时,因阴囊缺损而将睾丸暂时埋藏于大腿根部者,应行阴囊成形术。

三、睾丸损伤

【概述】

睾丸钝性伤系指阴囊皮肤未破裂者;反之,则为穿透伤。钝性伤多由直接暴力所致,可发生挫伤、裂伤或碎裂伤；穿透伤由锐器、子弹、弹片等直接伤造成，可造成睾丸组织缺损，严重者可伤及睾丸动脉，引起出血和巨大血肿，导致睾丸萎缩或坏死等。

【临床表现及诊断】

1.挫伤　多由直接踢、挤压或高处坠落骑跨等所造成。多有阴囊血斑、睾丸肿胀，因白膜的限制，内压过高，睾丸疼痛加重，甚至可引起休克，伤员常有恶心、呕吐。体检时可触及坚硬的睾丸，压痛明显。

2.破裂或碎裂　可以是穿透性，也可以是钝性损伤，导致阴囊瘀血、肿胀。睾丸白膜破损，睾丸组织外露。白膜的破裂可仅为小裂口，亦可有多处裂伤。钝性伤者，多有鞘膜积血。伤员疼痛症状严重，甚至可引起昏厥。并发鞘膜积血者，往往鞘膜腔压力甚高。体检时阴囊触痛明显，可触及肿块，睾丸轮廓不清。B型超声波对睾丸破裂、血肿的诊断具有决定性作用。这类损伤可导致创伤性睾丸炎，是外伤后睾丸萎缩的重要原因。

3.睾丸脱位　见于睾丸钝性伤。睾丸遭受直接钝性暴力时，被挤压到阴囊以外的部位，可脱位于腹股沟管、股管、腹腔或会阴部皮下组织。临床表现是阴囊空虚而在上述部位可触到有触痛的椭圆形肿块。

4.睾丸扭转　外伤性睾丸扭转较少见，系因外伤后精索发生扭转，致使睾丸血运受阻，首先出现血液回流受阻，继而发生梗死。伤员在睾丸受伤后立即发生睾丸剧痛，继而睾丸肿胀、恶心、呕吐，在诊断上应特别提高警惕，彩色超声多普勒检查可见精索血流信号减少或消失。

彩色超声检查，受损睾丸无固定形态，内部回声不均，睾丸白膜线连续性中断，其裂口深入睾丸实质深部，部分睾丸完全离断。残存睾丸实质内部彩色血流分布稀少，走行紊乱，阻力指数明显高于健侧。放射性核素睾丸扫描，睾丸破裂时可见睾丸图像缺损，诊断准确率达100%。CT检查，睾丸失去正常的卵圆形结构，白膜连续性中断，睾丸组织突出或睾丸断片分离，睾丸实质中散在分布不规则的低密度影。如睾丸广泛裂伤，形成多发断片，则漂浮于大量阴囊血肿中。

【治疗】

1.急救　主要措施包括：①镇静镇痛，睾丸托带固定，局部冷敷，以减少睾丸出血、降低张力；②积极止血、抗休克；③大剂量使用抗生素及预防性使用破伤风抗毒素；④清创时尽可能保留有活力的组织，修复缝合破裂的白膜。只有当精索动脉断裂或睾丸破裂严重时才行睾丸切除。

2.睾丸挫伤　单纯挫伤无鞘膜积血或积血不多者，可应用提睾带，局部冷敷；鞘膜积血较重者，应切开阴囊壁减压；挫伤的睾丸肿、硬，张力过高者，应切开白膜减压。切开后，膨出于切口外的睾丸组织应予切除，然后再缝合白膜。

3.睾丸破裂及碎裂　均应手术治疗。小的裂伤可缝合白膜裂伤进行修补；裂伤较大，或睾丸一侧破损较重，可做睾丸部分切除，但应尽量保存睾丸组织。清创切除部分睾丸后，睾丸创面可关闭缝合，白膜缺损较大者，可用鞘膜片覆盖；睾丸完全碎裂，血供已完全丧失者，可行睾丸切除。

4.睾丸脱位　浅部脱位（位于腹股沟皮下、阴茎根部、会阴部）可用手法复位于阴囊内，深部脱位（腹股沟管内、股管内、腹腔内）则应尽早手术复位。手术复位时，应注意睾丸血液循环及精索位置，复位后应做睾丸固定。

5.睾丸扭转　发生在6h以内者，可试行手法复位，采用顺时针或逆时针方向旋转睾丸的方法。随睾丸转动，如疼痛减轻，说明复位方向正确；若随睾丸转动疼痛加重，说明复位方向错误，应向反方向复位。手法复位后，仍应密切注意睾丸血运是否恢复；扭转超过6h，或局部红肿，睾丸肿、硬，均应行开放手术复位；扭转时间超过24h，睾丸已失去生机者，应手术切除。

（张克勤）

第六节　女性尿道及生殖器战创伤

【概述】

女性尿道及生殖器战创伤包括尿道、阴道、子宫及其附件和外阴部伤,可由火器伤、锐器伤直接造成,亦可由骨盆骨折引起。单一器官损伤很少见,多为尿道、膀胱、生殖器官、直肠等多发伤。

女性尿道伤的病理类型有撕裂、破裂、断裂、撕脱、部分或完全缺损。生殖器伤则以阴道破裂、子宫破裂及外阴撕裂较常见。

女性尿道及生殖器伤,特别是多发伤,出血严重,休克发生率高,易发生严重并发症及后遗症,诸如尿道狭窄、闭锁,尿失禁,阴道狭窄、闭锁,膀胱阴道瘘,直肠阴道瘘,骨盆畸形等,处理十分困难。

【临床表现与诊断】

1. 外伤史及症状　有下腹、会阴穿透伤,骨盆骨折者,应怀疑生殖器及尿道伤。尿道及阴道出血是重要临床表现,部分伤员有尿潴留或阴道漏尿。

2. 体格检查　阴道撕裂伤伤口常不规则,前壁伤易并发膀胱及尿道破裂;后壁伤常并发肛管直肠破裂,严重者可撕裂肛门括约肌或为阴道直肠贯通伤;骨盆骨折刺伤阴道者,阴道内可能触到骨折断端;常规行直肠指检有助于直肠伤的诊断;子宫破裂有严重内出血,伤后阴道流血不严重,而休克重,有腹膜刺激症状及内出血表现者,应行腹腔穿刺检查以助诊断。

3. 导尿或尿道探子检查　疑有尿道损伤者,可见导尿管或探子经尿道伤部进入阴道,或插入后行阴道前壁触诊,能触到导尿管或探子;阴道伤与膀胱相通者,导尿管放入膀胱后,注入无菌等渗盐水,可发现阴道内漏尿的部位。

4. X 射线检查　有骨盆骨折者,应行骨盆正、侧位 X 射线摄片检查。

【治疗】

1. 急救及全身治疗　阵地急救应给以有效的镇静止痛药物。阴道伤及尿道伤出血严重,应给予有效的填塞或压迫止血,会阴包扎"丁"字带。有骨盆骨折者,应妥善包扎固定以备后送。不能排尿者,应留置导尿管。全身治疗应积极防治休克及抗感染。

2. 初期治疗

(1)女性尿道伤的治疗　女性尿道短而直,创伤后若初期处理不当,极易发生尿失禁,尿道狭窄、闭锁,或尿道阴道瘘等严重后遗症。故十分强调创伤后早期修复,保持尿道的有效长度、张力及正常解剖位置。

1)单纯尿道撕脱伤、尿道回缩者　在彻底清洗创口、清除异物后,将尿道口牵出,用丝线固定缝合于原位,并缝合阴道撕裂伤,留置导尿管。术后按期拆线,导尿管留置 1~2 周后拔除,多能治愈。

2)尿道破裂或断裂者　应力争一期修补吻合,行耻骨上造口引流尿液。

3)尿道与阴道伤相贯通者　应分别修补缝合,缝合时注意两侧位置,应交错开,置于不同高度,以减少术后发生尿道阴道瘘的可能。术后 2 周,能自行排尿后再关闭耻骨上膀胱造口。

(2)女性生殖器伤的治疗　外阴裂伤在彻底清创、止血后,对位缝合。阴道血运丰富,愈合力强,故阴道裂伤后,应尽可能进行一期缝合。清创时应尽量保留阴道壁,以避免日后发生阴道缩窄。阴道破裂伤与腹腔相通者,应行剖腹探查,然后再修补阴道裂伤。阴道后壁伤与直肠肛管贯通者,亦应分别修补,并行乙状结肠造口。子宫破裂伤应及时行剖腹探查术。无明显感染者,可用可吸收性缝线修补裂伤,保留子宫。裂伤范围广泛或已有感染者,应行子宫切除术。

3. 后期治疗　后期治疗主要是对伤后后遗症的治疗。尿道狭窄轻者可行间断尿道扩张术;狭窄严重或尿道闭塞者,可行尿道内切开或瘢痕切除对端吻合;形成尿道阴道瘘者,择期行瘘管切除,分别修补尿道及阴道;尿道短缩而发生尿失禁者,可酌情行尿道延长及悬吊术。尿道长段缺损的治疗很困难,可利用膀胱壁肌瓣行尿道再造术;阴道缩窄者,行阴道整形术。

(张克勤)

参考文献

[1]吴阶平. 吴阶平泌尿外科学[M]. 济南:山东科学技术出版社,2004.

[2]黎鳌,盛志勇,王正国. 现代战伤外科学[M]. 北京:人民军医出版社,1998.

[3]盛志勇,王正国. 高原战创伤基础与临床[M]. 北京:人民军医出版社,2004.

[4]WEIN A J,KAVOUSSI L R,NOVICK A C,et al. 坎贝尔-沃尔什泌尿外科学[M]. 9 版. 郭应禄,周利群,译. 北京:北京大学医学出版社,2009.

[5]那彦群,郭震华. 实用泌尿外科学. 北京:人民卫生出版社,2009.

[6]ANDREW P W. Interventional radiology in renal trauma[J]. Trauma,2011,13(4):282-293.

[7]KARAGUZEL E,KUTLU O,OZGUR GK. Bilateral renal subcapsular haematoma subsequent to vigorous exercise without direct trauma[J]. Emerg Med J,2011,28:891.

[8]SHIBER J,FONTANE E. Bilateral traumatic renal artery dissection[J]. Trauma,2012,14(4):355-358.

[9]DAVID J G B,MARTINDALE A D. Urinary tract trauma-diagnosis and management[J]. Trauma,2008,10(1):5-11.

[10]FANNING D M,FORDE J C,MOHAN P. A simple football injury leading to a grade 4 renal trauma[J]. BMJ Case Reports,2012,2012(10):4959.

[11]DEEM S,PATRICK S,CHRIS S. Ureteral perigraft fistula[J]. Vascular and Endovascular Surgery,2007,41(4):352-354.

[12]BROWN J G,MARTINDALE D,et al. Urinary tract trauma-diagnosis and management[J]. Trauma,2008:10(1):5-11.

[13]ALONSO R C,NACENTA S B,MARTINEZ P D,et al. Kidney in danger:CT findings of blunt and penetrating renal trauma[J]. RadioGraphics,2009,29(7):2033-2053.

[14]JAMES M F M,MICHEN W L,JOUBERT I A,et al. Resuscitation with hydroxyethyl starch improves renal function and lactate clearance in penetrating trauma in a randomized controlled study:the FIRST trial(Fluids in Resuscitation of Severe Trauma)[J]. Br J Anaesth,2011,107(5):693-702.

[15]JOSEFIN A,IRMA M,ANNA R,et al. Loss of size selectivity of the glomerular filtration barrier in rats following laparotomy and muscle trauma[J]. Am J Physiol Renal Physiol,2009,297(3):F577-F582.

[16]SAHOO M R,NAYAK A K,NAYAK T K,et al. Fracture penis:a case more heard about than seen in general surgical practice[J]. BMJ Case Reports,2013,2013:bcr2013009442.

[17]HEDAYATI V,SELLARS M E,SHARMA D M,et al. Contrast-enhanced ultrasound in testicular trauma:role in directing exploration,debridement and organ salvage[J]. Br J Radiol,2012,85(1011):e65-e68.

[18]KWONG T,LARNER T. A rare and unusual case of urethral bleeding[J]. BMJ Case Reports,2012,2012:bcr20126155.

[19]KATHPALIA R,GOEL A,MANDAL S,et al. Bulbous urethral stricture:a rare and grave complication of suprapubic catheterisation[J]. BMJ Case Reports,2012,2012:bcr2012006905.

第二十三章

腹部战创伤为主的多发伤

多发伤(multiple injury)是指机体在单一机械致伤因素作用下,同时或相继遭受两个或两个以上解剖部位的损伤,其中一处损伤即使单独存在也可危及生命或肢体。以腹部战创伤为主的多发伤是指多个部位损伤中腹部损伤最重(AIS 评分最高),或腹部损伤是失血性休克、脓毒性休克的主要原因,或其对救治策略、结局影响最大。根据欧洲创伤数据库统计数据,在 1987—2007 年期间近 14 万例病例中,孤立的腹部战创伤与其他各部位损伤相比,死亡率低于颅脑损伤、胸部损伤(分别为 5.3%、15.3% 和 7%);但一旦合并多发伤,合并腹部损伤的多发伤则是合并颅脑、胸部等其他各部位损伤的多发伤中死亡率最高(分别为 36.3%、32.4% 和 29.6%)的种类。以腹部战创伤为主的多发伤多数需要针对腹部战创伤的紧急手术,腹部战创伤与其他部位的战创伤在伤情评估、救治策略等方面可能产生多重矛盾,应引起临床医生的高度重视。

第一节　腹部战创伤为主的多发伤伤情评估

一、现场伤情评估

战创伤发生后战现场救治要求首先将伤员转移到安全区域,然后进行紧急救命处理,包括保持气道通畅、维持呼吸功能和维持循环功能等,之后进行神经系统损伤和功能评估、全身检查等。战时应尽快后送至野战医疗所等;和平时期在联系医疗单位,并简要汇报受伤史、生命体征、初步诊断和现场情况后,快速、安全地将伤员转运到医疗单位,其时间一般应控制在 30 min 以内。由于时间和条件有限,现场伤情评估多根据呼吸、脉搏、血压和意识等生理参数做出评分,也可以按照明显的解剖学损伤或致伤机制进行评估。

(一)生理状况标准

在战现场急救人员首先通过检查战创伤伤员的生命体征和评估其意识水平做出快速而精确的鉴别。如果发现伤员有以下情况即需转送到二级或三级救治机构或创伤中心:①格拉斯哥昏迷评分(Glasgow coma score,GCS)<14 分(表 23-1);②收缩压<12 kPa(90 mmHg);③呼吸频率<10 次/分或者>29 次/分(1 岁以下婴幼儿呼吸频率<20 次/分)。

GCS 是一种从大脑功能的角度来评价损伤程度的方法。由 Teasdale 和 Jennett 首创于 1974 年,最初被用来评价脑损伤的预后,以后逐渐被应用到许多评分系统中。它对弥漫性和局灶性损伤的预测结果可靠,现场 GCS 在评价预后的准确性上不如入院后 GCS。GCS 以睁眼、言语和运动反应 3 项指标的 15 项检查结果来判断伤员的伤情严重程度,按睁眼、语言和运动 3 项分别的分值相加计分,最低 3 分,最高 15 分。注意运动评分左右侧可能不同,用较高的分值进行评分。凡评分低于 8 分者,预后不良;5~7 分者,预后恶劣;低于 4 分者,罕有存活。

表 23-1　格拉斯哥昏迷评分

分值	睁眼	语言	运动
6	–	–	按吩咐动作
5	–	正常交谈	对疼痛刺激定位反应
4	自发睁眼	言语错乱	对疼痛刺激屈曲反应
3	语言吩咐睁眼	只能说出(不适当)单词	异常屈曲(去皮质状态)
2	疼痛刺激睁眼	只能发音	异常伸展(去脑状态)
1	无睁眼	无发音	无反应

(二)解剖学标准

当生理学参数达不到前述的生理学标准,伤员又可能存在严重战创伤时,需要在野战医疗所或医疗单位进行处理。如果存在以下解剖学损伤,则应紧急后送或转运至医疗单位:①所有的头部、颈部、躯干、四肢肘部及膝部近端的穿透性损伤;②连枷胸;③两处或多处的近端长骨骨折;④挤压伤、撕脱伤或肢体毁损性损伤;⑤肢体截断至腕关节及踝关节;⑥骨盆骨折;⑦开放性或凹陷性颅骨骨折;⑧截瘫。

(三)致伤机制标准

某个伤员虽然没有达到生理学标准或解剖学标准,但是可能仍然存在严重但较为隐匿的损伤。在现场检伤时,如果致伤机制存在以下情况,应把伤员转送至野战医疗所或医疗单位:①坠落,成人坠落高度>6 m,年龄<15 岁儿童坠落高度>3 m 或为儿童身高的 2~3 倍;②高危汽车碰撞,侵入乘客位置>30 cm 或任何位置>45 cm,从汽车中抛出(部分或完全),在同一客舱内有乘客死亡,交通工具的监控数据符合高危损伤;③汽车把步行/骑自行车者抛出,碾过,或有严重的撞击(速度>20 km/h);④摩托车碰撞速度>20 km/h。

对于腹部钝性伤应充分考虑到伤情的复杂性,发生前方撞击时,司机腹部抵于方向盘,常导致十二指肠、胰腺的损伤;碾压导致的骨盆前后环骨折者应高度怀疑肠道、膀胱和后尿道等损伤。对于腹部穿透伤应仔细分析伤道的各种可能,男性乳头平面以下的刀刺伤均可能伤及腹部内脏器官。

达到致伤机制标准而没有达到生理学与解剖学标准的患者不需要转送到最高级别的创伤中心,可以就近送往医疗单位。在评估时,伤员的血流动力学稳定,GCS>14,没有解剖学上严重损伤的证据,这些伤员需要进一步评估,但不需要立即由急救人员转送医疗单位。如果在最初的医院评估中有严重损伤,这些伤员就可能要转送到较高级别的创伤中心进行处理。

(四)特殊的考虑

急救人员必须识别一个没有达到生理学、解剖学或损伤机制标准的伤员,他们是否有潜在的未知情况和伴随的因素,这些情况会导致他们引发严重的伤害。存在这些潜在因素的伤员可能需要迅速转运至医疗单位处理。

此时的重点是,尽管应用了生理、解剖和损伤机制的标准进行评价,伤员看上去并没有实质性的损害,但要识别哪些伤者会由于伴随疾病而发生具有严重伤害的危险,因而需要高水平的创伤治疗。下列情形需转送到野战医疗所或医疗单位:①年龄,成人>55 岁,儿童<15 岁;②抗凝治疗,或凝血功能

障碍;③烧伤,没有合并其他创伤机制检伤分类到烧伤机构,合并其他创伤机制检伤分类到创伤中心;④时间敏感性的肢体损伤;⑤终末期肾病需要透析;⑥妊娠>20周;⑦经急救人员判断的。

二、院内伤情评估

在不影响结局的前提下尽早确诊是多发伤伤情评估的基本原则。如稳定性骨盆骨折不需紧急处理,可数天后摄片确诊;不稳定性骨盆骨折则需要紧急控制出血和处理伴随的盆腔器官损伤,应紧急影像学评估处理等。标准化、高效率的评估策略是提高多发伤救治时效性的关键,超过60%的漏诊是能避免的,可以采取以下4种策略。

(一)CRASH PLAN系统评估

由于多发伤可能从头到脚,查体和辅助检查不可能面面俱到,故应有的放矢、重点突出。公认的系统性检诊程序是"CRASH PLAN"。

1. C(cardiac) 指心脏及循环系统,包括检查血压、脉搏、心率。注意有无心脏压塞的Beck三联征,即颈静脉怒张、心音遥远、血压下降。

2. R(respiration) 指胸部及呼吸系统。注意有无呼吸困难、气管偏移、胸部伤口、反常呼吸、皮下气肿及压痛,检查叩诊音和呼吸音,以及胸腔穿刺,必要时应行X射线、心脏超声和CT等检查。

3. A(abdomen) 指腹部。腹部是多发伤中最易发生漏诊的部位。

(1)症状 实质性器官损伤根据血流动力学变化、CT和超声等动态检查,多数能确诊,而肠道损伤仍是全身内脏器官中最易漏诊、误诊的。为避免漏诊肠道损伤,应重视伤后临床症状,如持续高热、肠道梗阻等,腹痛、发热等症状常常在肠道蠕动恢复后出现,但进食、排气排便等均不能完全除外肠道损伤,本章作者曾经收治过3例结肠近横断损伤后仍可进食排便的病例。

(2)体征 应注意伤口位置、腹部膨隆、腹膜刺激征,注意肝浊音区、肝脾肾区叩击痛和肠鸣音情况。腹部钝性伤后颈部皮下气肿可能是结肠系膜缘或腹膜外部分破裂,气体经腹膜后间隙、纵隔到达颈部,对于无颈胸部损伤的伤员出现的颈部皮下气肿,应考虑腹部腹膜外肠道损伤的可能。应注意腹部创伤后约40%的伤员缺乏腹膜炎体征,且如果伤员不清醒、中毒和高位脊髓损伤等均可缺乏腹部感觉。对于主观性较强的腹膜刺激征而言,笔者提出"多次、多人检查"的原则,提高其客观性。相对而言,引流管流出肠液、粪水样物则容易诊断。笔者曾收治1例胸部刀刺伤漏诊脾曲结肠损伤24 d的病例,在基层医院剖腹术后3 d就拔出腹腔引流管的教训非常深刻,应强调引流管均应"放过肠道危险期",而不仅仅是没有出血危险。

(3)腹腔穿刺和诊断性腹腔灌洗 肠道损伤可出现穿刺液为脓性、穿刺液淀粉酶升高或穿刺抽出气体。虽然随着多层螺旋CT的应用诊断性腹腔灌洗(diagnostic peritoneal lavage,DPL)已很少应用,但在多发伤,尤其是合并颅脑损伤、其他伤情相对稳定时(如在创伤病房或ICU期间),诊断性腹腔灌洗仍是除外肠道损伤的有效方法,应注意诊断性腹腔灌洗敏感性高,特异性差,不能作为指导手术的唯一依据。

影像学检查见后述。对腹部而言没有哪一项辅助检查是完美的,对于伤后或手术后积极复苏仍无法稳定血流动力学,或持续发热的严重脓毒血症伤员在用肺部等其他部位感染无法解释时,阴性的诊断性腹腔灌洗和腹部CT扫描都不应成为阻止外科医生进行剖腹探查术的依据。

4. S(spine) 指脊柱。注意有无脊柱畸形、压痛及叩击痛,是否存在四肢感觉、运动障碍,可行X射线、CT和MRI等检查。

5. H(head) 指头部。注意意识状况,检查有无伤口及血肿、凹陷,注意肢体肌力、肌张力、生理反射和病理反射的情况,检查12对脑神经并进行GCS评分,疑颅脑损伤时应行头颅CT检查。

6. P(pelvis) 指骨盆。应避免行骨盆挤压、分离试验,怀疑骨盆骨折应行X射线和CT检查。

7. L(limbs) 指肢体。常规行视、触、动、量检查,必要时行X射线等检查。

8. A(arteries) 指动脉。主要是外周动脉搏动和损伤情况,可行超声多普勒、CT血管造影或DSA

等检查。

9. N(nerves) 指神经。注意检查四肢和躯干的感觉、运动情况。

(二)影像学检查精确评估

现代影像学的发展为多发伤救治奠定了坚实的基础,恰当地运用影像学技术能从根本上降低延迟诊断和漏诊的风险,磁共振、CT、放射性核素扫描能将其他检查漏诊的骨折发现率提高25%。应重视腹部X射线、B型超声波和CT等辅助检查的应用,胃肠道造影是有效方法,但如果远端通畅,造影可能是阴性结果。另外,怀疑胃十二指肠或结肠损伤者,禁忌行钡餐或钡灌肠检查,以免钡剂漏至腹腔无法清除、吸收而增加感染的危险,而应使用可吸收的碘剂造影。

多层螺旋CT更是多发伤伤情评估的革命性进步,能在极短时间内(亚毫米全身扫描15 s)、用单一检查方法(不必再分别行超声检查、普通X射线摄片)和单一检查体位完成多部位多系统检查。第三军医大学大坪医院全军战创伤中心一组284例多发伤中247例行64层螺旋CT检查,平均费时8.4 min,显著缩短院内术前时间,尤其在腹部内脏器官损伤、骨折等诊断方面有显著优势,推荐在生命体征平稳的多发伤伤员中普遍使用。多层螺旋CT能准确诊断实质性器官损伤,定量腹腔积液量、血肿大小和发现活动性出血,并评估腹膜后情况,肠道损伤的CT征象包括腔外积气、系膜增厚呈条索状、肠壁增厚和肠道不连续等;缺乏游离液体是除外空腔器官损伤的可靠标志。

(三)复苏无效时重点评估

创伤复苏是一个有序、全面寻找血流动力学不稳定原因的过程,虽然休克存在几种类型,但多发伤伤员的休克通常由出血导致血容量不足所造成。失血的根源可能非常明显,如股动脉撕裂;也可能很隐蔽,如骨盆骨折造成的腹膜后出血。

对于复苏无效的病例,时间就是生命,在全身暴露排除外出血后,复苏甚至剖腹手术后失血体征无明显改善,伤员面色苍白、大汗、心动过速、呼吸加快、脉压缩小、低血压和尿量减少等,静脉补液无反应和不能维持生命体征稳定等都提示有继续失血。内出血最可能发生在几个体腔中的一个,如胸腔、腹腔、腹膜后。通常应重点检查下列5个部位。

1. **胸部损伤** 是否存在延迟性胸腔出血,有无心脏压塞等。可以通过拍摄胸部X射线平片、CT检查,或是安放胸腔闭式引流管观察引流情况来判断。一般早期出血超过1 000 ml,或者有连续活动性出血应该进行剖胸探查术。

2. **腹腔内损伤** 腹腔内是最常见的活动性出血部位,动态床旁腹腔穿刺、诊断性腹腔灌洗、超声检查有助于明确肝、脾及胃肠道等是否存在持续出血。

3. **腹膜后损伤** 是否存在腹膜后血管、器官损伤导致血肿。这是最难发现和控制出血的腔隙。

4. **下肢长骨骨折** 可能因为昏迷或脊髓损伤无感觉而无症状,应对照检查两侧肢体。

5. **骨盆骨折** 骨盆骨折通常是腹膜后血肿的原因。

罕见情况下,低血压和血流动力学不稳定不是由出血造成的,而是由高位脊髓损伤导致的神经源性休克引起,伤员通常表现为低血压和心动过缓。

(四)多次动态检查,全面评估

以腹部战创伤为主的多发伤尤其重视多次动态评估。

1. **初次评估** 重点是气道、呼吸和循环等威胁生命的损伤,重点在颅脑、颈、胸及腹部的检查。

2. **二次评估** 在气道、呼吸及循环等情况处理后进行,每一寸皮肤都应看到,每一主要骨骼都应摸到。通过检查表面伤口、触诊骨结构、检查骨盆稳定性和触诊脊柱,包括最初的放射检查和实验室检查,以明确身体各部位明显的、需要急诊手术的损伤。腹部创伤是最易漏诊的类型,肠道损伤较实质性器官损伤诊断更困难,至今尚无确定性诊断的影像学方法。由于内容物呈固体或半固体,流动性差,pH值接近7.4,理化刺激轻,结肠穿孔后腹膜刺激征常不明显,故结肠(尤其是腹膜后结肠)损伤常延迟诊断。故强调多人、多途径、多时相检查腹部非常重要。

3. **三次评估** 紧急手术后转ICU或外科病房后应从头到脚(head to toe)检查,常能发现在急诊室内遗漏的微小损伤(有时是大损伤)。临床上小的骨折或韧带损伤常是长期功能障碍的重要原因。

（张连阳　张　晔）

第二节　腹部战创伤为主的多发伤紧急救治

多发伤的组织器官损伤范围广,伤情复杂严重,内环境紊乱严重,免疫功能明显抑制,而且各种并发症发生率高,因此死亡率极高。多发伤常需进行手术治疗,尤其在合并腹部战创伤时,但是由于损伤的部位和严重程度不同,处理重点和先后次序也不一样,特别是严重多发伤时,经常几个部位的损伤都很严重,此时在处理顺序上就很难抉择。另外,多发伤的救治往往是同时处理多种多处损伤,参与的人员、使用的设备和药品都很多,经常会造成场面的混乱,影响救治过程。

现代战创伤救治包括现场急救、伤员转运、院内救治以及创伤救治信息管理系统等。多发伤救治涉及多个专业,成立专业的创伤救治中心是提高救治水平的基础,现场救治技术、先进的生命支持系统、快速转运、医院创伤救治能力建设等都是获得最佳结果的关键。多发伤救治可以分为现场救治和院内救治两个阶段。

不论是在现场或院内,首先接触伤员的医生应按 ABC 原则快速评估伤情,即评价气道(airway)和(或)颈椎、呼吸(breathing)、循环(circulation),一旦需要应立即采取气管插管等挽救生命的措施。在救治过程中伤员出现任何生理指标的恶化,都应立即再次评价 ABC。

一、腹部战创伤为主多发伤的损害控制策略

近 20 余年来,多发伤伤员的院内救治发生了本质性的改变,由多学科医生组成的团队全程负责其急诊复苏、紧急手术、ICU 复苏、稳定后的确定性手术的整体化救治,甚至包括早期康复治疗,已逐渐成为新的标准模式。对于非高危的多发伤伤员行早期整体救治、确定性手术是最佳的治疗方案,而对于濒危伤员初次手术应遵循损害控制策略。损害控制策略是 20 世纪 80 年代首先针对严重腹部战创伤提出的,目的是防治低体温、凝血功能障碍和代谢性酸中毒构成的致命性三联征(the triad of death)。

随着损害控制技术的进步和效果的显现,在大多数类型的严重创伤救治中遵循损害控制策略已经被广泛接受。损害控制的应用范围从早期的腹部创伤扩展到外周血管、胸部、颅脑及骨关节损伤等,提出了损害控制性开颅术、损害控制性剖腹术、损害控制性骨科等概念;应用技术从单纯的主动计划性分期手术以减少手术带来的二次打击,扩展到液体复苏、机械通气等各种可能应用不当带来二次打击的救治措施,也提出了一系列新的概念,如损害控制性复苏、损伤控制性机械通气等。

(一)严重多发伤损害控制概念

创伤尤其是严重多发伤并发休克后,出现严重生理功能紊乱和机体代谢功能失调,伤员出现低体温、凝血功能障碍和代谢性酸中毒构成的致命性三联征,机体处于生理极限状态,伤员面临着出现严重并发症和死亡的危险。①低体温(hypothermia),指机体中心温度低于 35 ℃,大多数创伤伤员离开手术室都有低体温,严重创伤伤员低体温占 66%;②凝血功能障碍(coagulopathy),约 90% 的创伤伤员处于高凝状态,约 10% 发生凝血功能障碍,主要是严重创伤者发生凝血病,创伤后早期凝血病是死亡的独立预测因子;③代谢性酸中毒(metabolic acidosis),指严重创伤早期血液 pH 值<7.25,出现代谢性酸中毒和碱缺乏是创伤伤员预后不良的预测指标。

1.严重多发伤损害控制定义　损害控制是针对严重创伤伤员进行阶段性修复的外科策略,旨在避免由于体温不升、凝血病、酸中毒互相促进形成致命性三联征而引起的不可逆的生理损伤。创伤伤

员发生多器官功能障碍综合征(multiple organ dysfunction syndrome,MODS)的"二次打击"机制有助于了解损害控制的原理。"第一次打击"代表损伤的类型和严重度及生物学反应,第一次打击诱导炎性反应。"第二次打击"代表治疗的类型和结果,依赖于第一次打击的严重度,第二次打击使伤员向有害的结局发展。损害控制是通过减轻由创伤导致的第一次打击和救治过程中的第二次打击的强度,调节创伤后炎性反应,选择最适合伤员的方式行恰当的外科干预,实现提高救治成功率的目标。

损害控制可以开始于受伤现场、急诊科或手术室,对于需要采取损害控制策略的伤员越早开始效果越好,应避免在手术中无法稳定生命体征时才决定采用损害控制。经典的损害控制程序通常包括3个不同的阶段:①第一次简明手术,包括判断损伤程度、控制出血和预防污染;②转运到ICU进行复苏、升温、纠正酸中毒和凝血功能障碍;③计划性再次手术,通常在24～48 h内回到手术室,给予损伤器官确定性的处理修复。

2.严重多发伤损害控制适应证 大多数严重战创伤伤员可按非损害控制方式处理,并不需要采取损害控制及计划再手术模式处理。只有那些少数生理潜能临近或已达极限的伤员,虽然技术上能达到创伤一期修复和重建,但生理潜能临近耗竭,进行大而复杂的外科手术则超过伤员生理潜能极限,必须采取损害控制处理模式。损害控制主要适用于高能量躯干钝性创伤或多发性躯干穿透伤,具体适应证包括:①严重器官损伤伴大血管损伤,如胸部心脏血管伤、严重肝及肝周血管伤、骨盆血肿破裂和开放性骨盆骨折;②严重器官损伤,如严重胰十二指肠伤等;③严重多发伤,损伤严重度评分(injury severity score,ISS)≥25;④严重失血,估计失血量>4 L,收缩压<9.33 kPa(70 mmHg)等血流动力学不稳定体征,或输血量>10单位,或手术室内血液置换>4 L,或所有手术室内液体置换>10 L;⑤出现致命性三联征,体温<34 ℃,pH值<7.1,碱剩余>14,凝血功能障碍;⑥估计手术时间>90 min。

(二)以腹部战创伤为主多发伤的损害控制策略

以腹部战创伤为主多发伤的救治面临重重矛盾,包括现场和院内救治两个阶段。如现场需要紧急处理创伤导致的致命威胁,包括气道梗阻、血气胸、休克等;同时还要避免各种救治措施带来的损害或影响,如输液带来的现场滞留,转运途中的生命威胁,以及批量伤员的分拣不当等。这些矛盾的恰当处理,目标都是减轻严重创伤和医疗救治措施可能带来的病理生理改变,避免机体陷于濒临死亡状态,都属于损害控制的范畴。

1.以腹部战创伤为主多发伤的战现场救治原则 首先应遵循基本生命支持(basic life support,BLS)原则,采用非侵入性干预,如包扎伤口、压迫止血、固定、骨折夹板固定、给氧及徒手心肺复苏(CPR)等。有条件时应由受过专门训练的人员实施高级生命支持(advanced life support,ALS),包括气管插管、静脉输液、药物应用、胸腔穿刺引流等侵入性操作。

限于现场或转运途中人员、设备、耗材及药品等条件,以腹部战创伤为主多发伤的现场救治在伤情评估、紧急救治等方面不可能达到院内救治的水平,可以认为现场救治水平是相对较低的。多发伤院外救治的时效性体现在"快速"与"安全"的对立统一,是"抢了就跑"还是"就地救治再转运"一直是争论的焦点,也涉及院外救治多大程度上起到院内救治的作用。院外高级生命支持可以减轻创伤后病理生理变化,尽量保证伤员在运送途中病情相对稳定,以提高生存率;但另一方面,现场高级生命支持花费的时间将会有所延长,增加了运送伤员至医院的时间。同时,高级生命支持的实施受承担院前急救人员的素质、估计转运时间等影响,尚无任何一项具体的高级生命支持被证明在院前急救中对严重创伤伤员有益,但毫无疑问,现场高级生命支持将延迟到达医院的时间,如现场建立静脉通道需2～12 min或者更长时间。10 min内完成清除阻塞气道的口咽部异物、加压包扎制止外出血、肢体骨折简单固定、建立静脉通道等几乎不可能。

虽然有学者认为早期插管及高质量的院外救护是入院后ICU并发症发生率下降的主要原因,但多数学者支持"抢了就跑",在现场完成基本生命支持后,即"铂金十分钟"内在现场按气道、呼吸和循环功能支持(ABC法则)处理,稳定病情后,就快速转运,急救人员每5 min就应自问"为什么还在这里"。气管插管、胸腔闭式引流的院外应用指征应更严格掌握。甚至有学者提出无论是否可能威胁伤员生命,快速转运至医院都优于院外治疗。转运的方法应根据病情、到医疗单位的距离、现场情况、交通条件和气候等综合决定,力争不超过 15 min。

2. 腹部战创伤为主多发伤院内早期救治中的损害控制　腹部战创伤为主多发伤院内救治由于涉及多部位、多学科,难度大,损害控制策略的提出是近 10 年救治成功率提高的关键环节,除遵循腹部、胸部及骨关节损伤的损害控制原则外,还应认识到某些多发伤的特殊性。如肺损伤合并长骨损伤时,髓内容物的暴露和操作可能使脂肪从骨折部位释放入循环,最终脂肪栓塞肺和其他重要部位,应用髓内针的手术固定会有更高的肺并发症发生率,而外固定和预防性机械通气会减少术后并发症和肺衰竭的发生率。脑损伤合并骨损伤时,应通过控制血压、抬高头部、高通气和脱水等,使脑灌注压保持在 8~9.33 kPa(60~70 mmHg),确保充足的脑氧供,然后再施行骨折固定处理等。

(1)缩短院内术前时间　救治速度是多发伤救治的灵魂,"黄金时间"的概念要求缩短受伤到确定性手术的时间。在缩短院外救治时间的基础上,提高院内的救治速度是提高多发伤救治水平的关键。国内外多家单位的实践证明,由专业化的创伤外科或类似的急诊外科,或有较多处置经验的较大科室的多学科团队负责多发伤伤员的治疗,具有明显优势。第三军医大学大坪医院制定了严重创伤救治绿色通道的规范,2006—2008 年救治 145 例严重创伤伤员,伤员到达医院至手术开始的时间从 82.6 min 缩短到 48.6 min,救治成功率为 95.79%。理想的院内紧急术前时间应控制在 30 min 以内。

应注意在多发伤救治中检查永远不应影响复苏,在病情汇报或电话联系中应遵循"45 s"原则,即在 45 s 内简要描述受伤机制、发现或怀疑的损伤、生命体征和已给予的治疗及反应等。

(2)缩短手术时间　严重多发伤救治应遵循损害控制策略,其中心环节是缩短手术时间,如对于腹部内脏器官损伤,应用填塞处理肝损伤,全脾切除处理脾损伤,采用结扎、外置、造口处理肠道损伤,以及简易关腹等;对于骨关节损伤,可行早期临时或确定性外固定,或留待二次手术处理。对于严重多发伤,实施损害控制策略时,首次控制出血、污染和降低压力的损害控制性简明手术的手术时间应控制在 90 min 以内。

(3)缩短复苏时间　实施紧急损害控制手术后多发伤伤员常进入 ICU 救治,监护治疗的重点是尽快逆转低血容量,纠正低体温,防治凝血功能障碍,纠正代谢性酸中毒。应通过多学科协作处理,以血乳酸、碱剩余等为复苏终点,在 24 h 内达到复苏终点,将可能的并发症控制到最少,以便积极进行二次确定性手术。由于初次手术血管痉挛、低血液灌流,以及术后温度升高、缺血-再灌注损伤,送到 ICU 的损害控制伤员可能再次发生活动性出血,也可能为初次手术时未发现的血管突然出血,应及时发现,并与凝血功能障碍导致的出血相鉴别。

二、腹部战创伤为主多发伤的救治技术

(一)腹部战创伤为主多发伤的现场气道控制

多发伤急救的前提是确保气道通畅和维持足够的氧供。急性缺氧是即刻危及生命的最危险因素,如果存在,应尽快确保气道充分开放。应注意,现场救治过程中只有经过培训的医疗人员才能实施口腔内气管插管。紧急气道处理的目的是确保充分氧供和通气,防止伤员发生误吸和气道梗阻。

1. 维持呼吸道通畅　首先是伤员平卧、头后仰或托下颌给氧,必要时面罩辅助呼吸。清除口腔内异物、血凝块或呕吐物,控制口腔内活动性出血。可临时放置口或鼻咽通气道、喉罩或喉旁通道,维持一个暂时的开放性气道。

2. 喉罩导气管　为最初和气道急救的气管内插管的替代方法,是现场急救的另一选择。喉罩导气管包括一个可膨胀的"V"形罩、末端是一个大口径的导管,可盲插进入喉。辅助通气过程中,应用相对容易,将胃吸入减至最小风险,但不能预防气管内吸入血液或呕吐物。

3. 紧急气管内插管　气管内插管(endotracheal intubation)可为气道通畅、供氧、呼吸道吸引和防止误吸等提供条件,包括经口和经鼻,是气道控制措施的金标准,但这一技术依赖于操作者技术和伤员的因素。适用于:①即将发生气道梗阻者,如颌面部损伤、面部烧伤和吸入性损伤等;②胸部或神经系统损伤继发呼吸衰竭者;③心脏或呼吸骤停有复苏性外科手术需要者;④GCS 评分<9 者;⑤需要进

一步检查的不合作者。

紧急气管插管应仔细检查气道通气情况,确定最佳的插管方法,并按饱胃伤员处理,疑有颈椎骨折者应避免颈部过度伸展。若插管失败应遵循困难气道处理的原则和方法。为防止气管插管加重损伤,与常规气管插管相比,需要更多辅助人员,如颈椎损伤者要3人分别负责通气、压迫环状软骨和稳定颈椎于直线位。多发伤伤员常有气胸或血气胸,应先行胸腔闭式引流再气管插管。如果存在脑脊液鼻漏等怀疑颅底骨折者禁忌经鼻气管插管。必要时可在手指引导下气管内插管,主要用于完全昏迷的伤员,术者的手指沿着舌根部至会厌并向前提起,以使导管进入气管内,操作者存在受咬伤的风险。在一些特殊状况下,无法放置喉镜时,可能是开放气道的合适方法。

气管插管常见并发症有插管操作引起的口腔、咽、声门、气管损伤,血压升高,心跳增快或减慢,心律失常等,导管留置中的导管阻塞、导管误入一侧总支气管或食管、异物吸入等,以及拔管后咽喉疼痛、声带麻痹、误吸,甚至气管狭窄等,应注意预防和及时处理。

(二)腹部战创伤为主多发伤的现场循环功能维持

创伤后持续出血可导致伤员休克,严重者可致伤员在数分钟至数小时内死亡。在活动性出血仍存在的情况下,早期容量复苏面临棘手难题,确定性止血与充分复苏之间的矛盾是损害控制的重要内容。

1. 外出血控制 循环功能维持的首要措施是控制外出血。出血的伤口应先压迫或在建立静脉通道时压迫,肢体损伤的外出血通常采用直接压迫和抬高患肢高于心脏的办法。对于明显出血的伤员应充分暴露,快速评价,尤其是仰卧时的背部,可用戴手套的手检查胸腹背部、腿的背侧以及头部,注意床单和担架的帆布,被血液浸透的绷带无须去除,而是需要更多纱布进一步包扎。止血带适合于用直接压迫、抬高患肢和包扎无法控制的威胁肢体或生命的出血。

2. 静脉通道建立 如果存在严重低血压,在可能的情况下,现场救治时多发伤伤员应建立2条静脉通道(如14 G或16 G)。但多数研究均表明静脉通道建立置管过程在现场需要另加12 min时间。不建立静脉通道复苏的益处是避免现场滞留、遵循限制性复苏原则,但限制性复苏延迟了有效循环血容量恢复,持续影响组织供氧,可能加重创伤后组织器官低血液灌流缺氧性损伤,是不得已的措施。急救人员应平衡建立通道花费的时间和通过静脉复苏带来的益处之间的矛盾,不能浪费时间,对大多数伤员,在现场和转运过程中穿刺应不多于2次。

3. 限制性液体复苏 现场救治时如果存在体腔内活动性出血,积极补液的结果常常是短暂地血压升高,紧接着出血增加,再次低血压,补充更多的液体,导致血红蛋白下降、凝血因子水平下降、体温过低、电解质平衡紊乱等。从损害控制的角度出发,对于非控制性出血伤员应避免积极、正压、过度的复苏,以提高伤员的抢救成功率。

限制性复苏的方法是仅将血压维持在重要器官缺血阈值之上(允许性低血压),可最大限度发挥机体自主止血功能并提高长期存活率;另一方面也应避免复苏不够,严重低血压导致的重要器官、组织持续低灌注压的危险。现场急救人员应判断液体复苏的效果,可以参照的限制复苏标准是:①维持收缩压10.66~12 kPa(80~90 mmHg)、平均动脉压6.67~8 kPa(50~60 mmHg),老年人或高血压伤员收缩压在13.33 kPa(100 mmHg);②心率<120次/分;③氧饱和度>96%;④意识清楚,能准确听从指令(存在颅脑损伤时例外)。

复苏的液体多选择等渗晶体液,高级创伤生命支持指南推荐生理盐水基础上加林格液,以避免由输注大量盐水导致的高氯性酸中毒。多数现场救治时无条件应用血液制品。

(三)腹部战创伤为主多发伤现场救治中的骨折固定

在任何情况下,没有神经系统症状而可能存在脊柱损伤的伤员可通过恰当固定脊柱获得最大益处;如果存在神经系统症状,损伤已经存在,则院外急救中的手法操作一般不会加重损伤。

1. 颈椎固定 判断颈椎不能移动常是根据致伤机制判断,而不是出现脊髓损伤的症状和体征后才采用。颈段脊髓不能移动是在怀疑存在损伤时,而不是确定有损伤时。院前救治过程中,下列情况是应用颈托的指征:①受伤后出现颈部疼痛,或有颈部压痛的伤员;②难以判断是否存在颈部压痛或疼痛时,如因颅脑损伤、中毒或酗酒等致意识障碍、精神改变;③存在头、胸损伤的多发伤。应注意,颈托要求大小合适、直硬,软的垫圈仅能保暖而不能保护颈髓;颈托并不能单独为转运提供足够的稳定性,必须同时固定头部才能确保作用的伤员,通常需要另外在背部放置硬板和在一侧采用稳定的方式;儿童伤员需要采取特殊步骤(如肩下垫一毛巾圈)最大限度地固定头部位置(如预防屈曲)。

2. 胸、腰椎固定　任何脊柱骨折的现场救治和转运对预后都非常重要。在严重多发伤急救时急救人员应警惕脊柱损伤的可能,对于昏迷伤员可能需依赖病理反射和肌张力检查确定是否存在脊髓损伤。应采用滚木样或滚动法翻转伤员,望诊和触诊脊柱,有无皮肤擦伤、压痛,是否存在棘突骨折或棘突间隙增宽。转运途中切忌因过屈、过伸或旋转等异常活动而引起或加重脊髓损伤。基本的做法是将伤员放置在一长的硬板上"平板搬运",保持头颈部与整个身体的一致移动,保持脊柱的稳定。

3. 四肢骨折固定　四肢骨折的固定不但可减轻疼痛、避免加重血管神经损伤,以及减少失血,还可减少疼痛引起的儿茶酚胺释放所致外周血管收缩和疼痛增加心肌氧需要而导致心动过缓。固定的方法包括夹板、牵引、牵引夹板,应注意对开放性损伤出血的控制;股骨髁上骨折的牵引可能导致远侧骨折碎片向后侧移位而影响腘血管,应注意确定骨折移位和关节移位已解剖纠正,以免应用夹板压迫和牵引力量进一步影响邻近的血管、神经和韧带,皮肤可能受压而出现坏死。成角的四肢骨折需要认真评价远端神经肌肉的状况,并将肢体制动置于最舒适的位置后转运。生命体征不稳定的合并四肢骨折的伤员固定对于循环稳定至关重要,移动骨折端可能会进一步加重出血,尤其是骨盆和股骨骨折。

(四)腹部战创伤为主多发伤的现场救治和转运中镇痛

疼痛可引起儿茶酚胺释放,导致外周和内脏器官血管收缩,加重低血容量的病理生理反应。对于创伤伤员应及时给予镇痛,避免剧痛带来的进一步的病理生理变化,也是严重创伤后损害控制的策略之一。现场和转运途中镇痛的方法包括:解释伤情,舒缓情绪;夹板固定骨折;给予短效的胃肠外镇痛剂(吗啡类药品),由于周围血液灌流下降时肌肉吸收不可靠,不推荐肌内注射,而采用静脉内给予。但应认识到镇痛剂可能带来的低血压、呼吸抑制、精神状态改变和体格检查结果的模糊性等,如脑损伤时给予鸦片可导致反应水平下降和改变瞳孔体征,使判断神经功能困难,应用吗啡类药品可能影响腹部体征的判断等。

(五)腹部战创伤为主多发伤的损害控制性初次手术

初次手术是损害控制策略的首要关键技术,有时甚至是唯一的技术,如腹部创伤的损害控制多数仅与救治的初期有关,有时无确定性修复阶段。初次手术期间损害控制技术的常见错误包括延迟决定采用损害控制策略,与麻醉师、护士和重症监护队伍的沟通差,未监测术中温度,在急诊科或手术室未监测血气,液体复苏的容量监测不充分,外科医生过于自信等。在行损害控制的初次手术前应通知手术室提前完成有关准备:①手术间加温到27 ℃;②做好大量失血的救治准备,如复苏液体、血液回收机、启动特殊供血机制等;③在切开腹部之前准备好填塞纱布;④准备好两套吸引器,但在剖腹术的早期避免使用吸引器;⑤在手术控制出血前应限制性复苏。

1. 腹部战创伤的损害控制性初次手术

(1)控制出血　控制活动性出血是损害控制性剖腹术的首要目标。通过正中切口或两侧肋缘下切口进腹。根据具体情况采取结扎、缝合、切除、固定、栓塞和填塞等方法控制出血。损伤血管结扎可能是唯一可选择的救命手术,损伤动脉结扎可带来缺血性损害。

如果出血量巨大,则用手移除较大血凝块后快速填塞全部4个象限,应配备血液回收机最大限度收集和回输自体血。在填塞的同时应判断最明显损伤的部位。腹膜一旦打开,可能导致急剧和严重的低血压。如果在填塞后伤员仍有严重低血压,就应当着手控制主动脉血流,方法是快速在膈裂孔位置用拇、示指压迫或用手直接压向脊柱阻断主动脉。在主动脉阻断和腹内填塞双重作用下,大多数明显出血可得以暂时的控制,然后从最不可能大出血的区域开始依次移除填塞物,确定并快速处理各种损伤导致的出血。具体方法包括:①肝损伤,控制肝出血的方法包括电凝、生物蛋白胶等局部应用、清创性肝部分切除、缝扎止血和肝动脉结扎等。对于严重肝损伤,尤其伴肝后腔静脉损伤等导致的严重出血应果断用大块无菌敷料或干净的织物填塞至创腔或创口内。②脾、肾损伤,应采用简捷的脾、肾切除术。③知名血管损伤可采用快速的动、静脉缝合。复杂动脉损伤的确定性修复应当延迟,仅在确信能快速置修复补片,且确认无肠道损伤时进行。腹主动脉、肠系膜上动脉、髂总或髂外动脉可采用旁路手术方法。④非动脉源性出血,包括静脉渗出或凝血功能紊乱引起者,首选填塞法。

(2)控制污染 控制污染是损害控制性剖腹术的第二目标,但不包括胃肠道连续性的重建和修复。目的是控制消化道、泌尿道和开放伤导致的污染,通常采用夹闭、结扎、缝合、引流、修补或外置等方法。具体方法:①胃肠道损伤,胃及小肠损伤时为防止内容物溢出到腹腔,可缝合、结扎或钳夹破裂处,放置于腹腔外或腹腔内;结直肠损伤时为减少腹腔污染可行结肠外置或造口。②胆胰管损伤,可行外引流,或加填塞,胰管损伤可放置负压封闭引流,胆管损伤可造瘘引流。③泌尿道损伤,输尿管损伤应插管引流,膀胱损伤一般可经尿道或耻骨上造瘘,膀胱广泛损伤时可行双侧输尿管插管。

(3)暂时性腹部切口关闭 为预防腹腔间隙综合征和便于二期确定性手术,损害控制剖腹术时常规关腹既无必要,又浪费时间,通常采用简明方法行暂时性腹腔关闭(temporary abdominal closure,TAC),目的是限制和保护腹部内脏器官,腹腔扩容防治腹腔间隙综合征,控制腹部分泌,保持填塞区域的压力,防止体液和体热丢失,并为最终关腹奠定基础。尚无公认的暂时性腹部关闭方法,多数推荐采用负压封闭引流系统等假体植入于腹壁筋膜间的方法。Fabian 提出了三阶段治疗技术:在初次手术时植入假体,14~21 d 后植皮形成计划性腹疝,6~12 个月后行确定性重建。缝合在筋膜层的假体材料分为不吸收和可吸收两种,前者包括橡胶、聚丙烯、聚四氟乙烯、Wittmann 补片等,也有波哥大(Bogota)袋、膀胱冲洗袋、X 射线盒盖的报道;后者如聚乙醇酸、聚乙醇 910 网。负压封闭引流(vacuum sealing drainage,VSD)技术辅助的切口关闭方法是将无菌塑料膜衬于腹膜下、内脏器官表面,周围不与腹膜缝合(便于渗出引流),超出切口 5 cm;根据切口大小将具有极强的吸附性和透水性的多聚乙烯醇明胶海绵泡沫材料置于塑料膜表面,四周与前鞘或白线缝合,包埋于海绵中的多侧孔引流管从切口上下方引出;清洁切口周围皮肤,擦干,用具有良好透氧和透湿性的生物透性膜覆盖达到密封;引流管维持 8~10.66 kPa 的负压,持续 24 h 负压吸引(图 23-1)。该法使用生物透性膜封闭,使腹腔与外界隔开,可防止细菌入侵,不需要常规换药;可维持有效引流 5~7 d,无须更换;持续负压有利于腹腔渗液的引流及炎症和水肿的消退;可使切口相互靠拢,有利于伤口愈合。

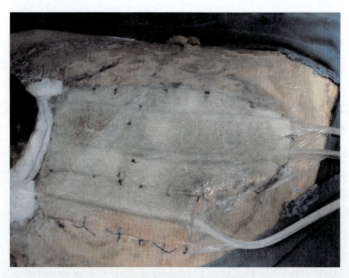

图 23-1 负压封闭法暂时关闭腹部切口

其他方法包括单纯皮肤缝合法、单纯筋膜缝合法或纱布填塞法等,由于腹腔扩容不足够、不能防止体热丢失、不能有效保护腹部内脏器官等,逐渐被废弃。

2.其他部位损伤的损害控制性初次手术 损害控制策略也用于面临死亡威胁的胸部、颅脑、四肢和骨盆损伤伤员,其具体技术与腹部损害控制不同。

（1）胸腔内损伤的损害控制性初次手术　需要初期手术时行确定性修补，首先应气管插管或切口等确保气道通畅，安置胸腔闭式引流导管，建立大口径的静脉通道，备血液回收装置，行配血和交叉配血。视情况可实施急诊室剖胸探查术（emergency department thoracotomy，EDT），主要用于血流动力学不稳定的穿透性胸部损伤，目的是解除心脏压塞、控制胸腔内出血、控制巨大空气栓塞或支气管胸膜瘘、胸内心脏按压等。暂时性胸腔关闭一般不采用，以避免胸壁血管的出血。可将胸廓、肌肉和皮肤用连续交锁缝合一层关闭。对于应激扩张的心脏可用"Bogota 袋"行暂时性覆盖，以免产生过度的胸腔压力。

（2）颅脑损伤的损害控制性初次手术　损害控制性神经外科（damage control neurosurgery，DCNS）初次手术包括颅内出血控制、颅内血肿清除、颅脑损伤伤口早期手术清创等，预防性或治疗性去骨瓣术用于大脑水肿存在或可能加重时。对于有明显的颅内血肿、处于昏迷状态、瞳孔散大、GCS 评分低的情况，应争取紧急开颅手术。非神经外科医生缺乏神经外科手术经验，担心无法控制的脑肿胀或出血，急性硬膜下血肿等手术难度较大，但对于硬膜外血肿则应积极手术。应注意，即使是脑内血肿的部分清除，也可能是挽救生命的操作，应避免不清除血肿就向上级医院转运。快速开颅术是指没有电动工具（开颅器）时由非神经外科医生进行的快速打开颅骨的操作，在血肿上方行颅骨钻孔，然后咬骨钳扩大开口，可用于引流硬膜外血肿等。

（3）四肢损伤的损害控制性初次手术　存在以下状况时应行损害控制：①ISS>20 的多发伤；②同时合并 AIS>2 的胸部损伤；③ISS>40，未合并胸部损伤；④胸部 X 射线片提示双侧肺挫伤；⑤最初平均肺动脉压>3.2 kPa（24 mmHg），在插置髓内钉过程中肺动脉压升高>0.8 kPa（6 mmHg）。初次手术的时间应控制在 6 h 内，目的是不稳定骨折的早期暂时性固定和出血控制。对于四肢骨折最普通的是暂时应用外支架固定骨折，简便、省时，可在急诊室或 ICU 完成；股骨干骨折处理的金标准是髓内针，其愈合率达到了 99%，但其是否导致脂肪栓塞综合征和 ARDS 等肺部并发症仍有争议。二次手术的时间是在伤后第 6~8 天，避开严重的创伤后炎性反应阶段，降低 ARDS 等器官功能障碍。

（4）伴血流动力学不稳定骨盆骨折的损害控制性初次手术　可采用单纯的外固定支架，通过外压减少骨盆容积暂时性控制出血，同样可以重建稳定性和骨断面接触，有利于血液凝固；在使用外固定后仍然持续出血的伤员可行骨盆填塞；也可行盆腔动脉血管造影和栓塞；怀疑有严重骨盆骨折伴腹膜外血肿时，若需要剖腹探查则切口下缘应限制在脐下缘，以保持腹膜完整性，对潜在的巨大盆腔血肿持续压迫。

（5）外周血管损伤的损害控制性初次手术　四肢动脉干结扎可导致骨筋膜隔室综合征（osteofascial compartment syndrome；或称筋膜间隔综合征，fascial compartment syndrome）、截肢。颈内动脉结扎可带来偏瘫的危险，应高度警惕。作为在面对严重生理紊乱和濒死时重要血管确定性修复的一种选择，胸腹及四肢大血管非横断及血管壁失活的损伤可行血管壁修补。

（六）腹部战创伤为主多发伤的损害控制性复苏

随着损害控制概念的推广，ICU 中进行复苏的严重战创伤伤员和不稳定伤员增加。这些伤员对 ICU 队伍是巨大挑战，从本质而言损害控制的重症监护与其他高质量的重症监护完全一致，强调多学科优化创伤伤员处理，同时处理多种生理紊乱，争取在数十小时内达到最好的恢复，将可能的并发症控制到最少。

损害控制伤员在手术时决定采取损害控制策略时，应在到达 ICU 之前通知 ICU，描述创伤的细节、初期复苏和外科干预措施，以便 ICU 根据伤员情况准备一间室温较高的独立房间，准备机械通气和透析治疗等特殊设备，通知血库可能需要的血液制品。送达 ICU 后，外科医生应与 ICU 医生讨论酸中毒、凝血功能紊乱和低体温的程度并制订相应措施，包括讨论是否需要行动脉造影处理活动性出血。

在到达 ICU 后，应重新评估，证实气道、呼吸和循环功能，在转运中不稳定或发生严重事件的伤员到达 ICU 后应立即处理。

ICU 复苏的根本原则是提供最佳恢复的生理支持，中心是逆转低血容量，确保足够的心排血量和氧输送以纠正代谢性酸中毒、凝血病和低体温。

1.纠正低体温 保持室温>28 ℃是升高体温的重要方法,在多床位的 ICU 困难,但在单床位的 ICU 相对容易。遮盖或保护伤员,减少对流、传导和辐射导致的热量丢失,并避免不必要的暴露。移去任何湿的床单和衣物,保持伤员干燥,以减少蒸发导致的热量丢失。通气的伤员应注意气体湿化和加温,这时加温的水浴增湿器比加热和湿气交换装置更有效。采用强力空气加热设备、加温水毯或辐射加热器等外源性装置主动加热,或使用预先加温的液体、高容量液体加温(如快速输液系统)、胃灌洗、膀胱灌洗、腹腔和胸腔灌洗等内源性复温方法。所有输入的液体都应加温,市场上有数种设备提供连续的液体加温,包括低的和高的流量,高流量液体加温器能够以 0.5 ~ 1.5 L/min 的速度将液体从 4 ℃升至体温。

2.纠正凝血功能障碍 应动态监测凝血功能,血栓弹力描计仪评价从最初的血小板纤维蛋白结合到血凝块溶解全过程,大约 20 min,在 ICU 和手术室非常实用。活化凝血时间(activated coagulation time,ACT)被用于总体凝血状态的评价,升高的 ACT(检查仅需数分钟)是凝血系统功能储备接近耗尽的客观指标。没有适用于所有创伤伤员的纠正凝血病的简单策略。除纠正低体温、维持有效的循环血量和组织氧合外,输新鲜冰冻血浆(fresh frozen plasma,FFP)、血小板、凝血因子等是关键,应注意补充钙和维生素 K 等。

长距离地来回运送血液制品不利于创伤伤员救治。区域性的"创伤血液计划"有助于实施损害控制时和 ICU 救治中能及时获得所需血液制品,只需电话联系即可快速将血液和血液制品送到手术室。较大的创伤中心应储备有 10 单位的 O 型血、不需要交叉配血的浓缩红细胞(packed red blood cell,PRBC)、6 单位的血小板和 4 单位的已溶解的新鲜冰冻血浆。

无偿献血和成分输血的增加,使全血的获得非常有限。但如果可能,损害控制伤员应接受能获得的最新鲜的全血。

在大量输血和损害控制策略时,应输入血小板、新鲜冰冻血浆和冷沉淀,保持血小板>100×10⁹/L 是安全的,输入 7 单位浓缩红细胞后,应输入血小板和新鲜冰冻血浆,三者的输注比例是 1∶1∶1。血液制品应持续输入直到 PT 和 APTT 达到拟控制时间的 1.25 倍,血小板>100×10⁹/L,纤维蛋白原 >1 g/L。

3.纠正酸中毒 低灌流状态代谢性酸中毒治疗的基本原则是扩容,提高血细胞比容和血红蛋白浓度,提高动脉氧分压和碱储备。包括控制出血,有效的输血和输液,使心脏指数>3.5 L/min、血细胞比容>0.35。提高吸入氧浓度,采用呼气末正压通气,减少肺内分流,使 SaO_2>0.94。血管活性药物和碳酸氢钠应尽量不用。出现急性肾功能衰竭者早期应用血液净化可能有益于更快地纠正酸中毒,尤其是使用碳酸氢钠透析液时。

4.循环和呼吸功能支持 通过生命体征、尿量、血乳酸、碱缺乏、混合静脉血氧饱和度和胃黏膜 pH 值等监测,尽快恢复血容量,维持血流动力学稳定。对那些需要机械通气的伤员,给予不引起进一步损伤的充分氧化的损害控制性机械通气。

(七)腹部战创伤为主多发伤的损害控制再次手术

如果伤员的代谢性酸中毒、低温、凝血功能障碍得到纠正,生命体征平稳,治疗进入第三阶段,对伤员行确定性手术,包括针对出血、遗漏的损伤及各种创伤或手术后并发症的处理,以及有计划的分期手术,腹部手术多在 24 ~48 h 内进行,在 72 h 后再回手术室的伤员会有更高的脓肿发生率(脓肿率)和死亡率。骨关节损伤手术则可延至 10 d 后。

1.积极控制出血 多发伤伤员损害控制简明手术后在 ICU 期间出血的机制包括:①初次手术时因血管痉挛、低血液灌流等未发现的血管损伤,因复苏体温升高、缺血-再灌注损伤而引起活动性出血;②初次手术未行确定性处理的部位出血;③由于大量失血导致持续的血小板和凝血因子丢失所致消耗性凝血功能障碍;④复苏输入的大量晶体、胶体溶液,包括不含血小板和凝血因子的浓缩红细胞,导致凝血因子和血小板稀释;⑤低体温、酸中毒、低钙血症、凝血因子合成减少等导致的凝血功能障碍。

早期诊断是救治的关键,应动态检查凝血功能,血栓弹力描计仪可评价从最初的血小板纤维蛋白结合到血凝块溶解全过程,大约 20 min,在 ICU 期间非常实用。应针对每名多发伤伤员的具体情况制定纠正凝血病的策略,除纠正低体温、维持有效的循环血量和组织氧合外,输新鲜冰冻血浆、血小板、凝血因子等是关键,应注意补充钙和维生素 K 等。在发生凝血功能障碍不能解释的出血时,应积极给予外科处理,第三军医大学大坪医院全军战创伤中心 2006—2008 年的 168 例多发伤中有 14 例发生出血,包括:①胸部钝性伤行胸腔闭式引流后考虑胸腔进行性出血,引流总量>1 500 ml,或连续 4 h 引流量>200 ml/h,行剖胸探查肋间血管缝扎、肺裂伤缝合或部分切除术;②腹部进行性出血,虽经积极复苏,但血流动力学仍不稳定,腹腔穿刺、床旁超声检查等有阳性发现者,行剖腹探查肝清创性切除、肠系膜血管缝扎、肝动脉栓塞术等;③骨盆碾压伤致阴道撕裂出血,给予纱布填塞;④骨盆骨折致腹膜后血肿进行性增大者,行外支架固定术。

2. 遗漏损伤的处理 多发伤致伤能量大,由于血流动力学不稳定需要紧急救命处理,在急诊科或手术室常发生检查不全面、遗漏损伤的情况,在 ICU 期间生命体征稳定后应行全面的体格检查和放射学检查等,避免遗漏损伤(有时甚至是严重的损伤),即使是小的骨折或韧带损伤也常导致长期功能障碍。常见的遗漏损伤包括肠道损伤、骨折、韧带损伤、胸腔出血等,特别应注意的是肠道损伤早期可能因症状、体征轻微而被忽视,待肠蠕动恢复后、腹腔或腹膜后严重感染时诊断则已丧失早期治疗机会。笔者曾收治 3 例基层医院早期漏诊的伤员,教训深刻,分别是刀刺伤剖腹术后漏诊结肠脾曲损伤14 d、坠落伤骨盆骨折漏诊直肠损伤 7 d、交通事故伤回肠穿孔漏诊 3 d。应强调根据致伤机制警惕腹部内脏器官损伤的可能,动态体格检查、反复应用 CT 或超声检查等。

3. 创伤或手术并发症的外科处理 多发伤紧急救治后常见腹腔间隙综合征(abdominal compartment syndrome,ACS)、消化性溃疡、深静脉血栓、ARDS、医院内感染及胸腹部并发症等,其中主要涉及外科处理的并发症如下。

(1)腹腔间隙综合征 常因腹腔内出血、大量失血大量液体复苏后或腹腔内严重感染致腹部内脏器官水肿等引起,可导致腹部扩张、需要增加机械通气压、颅内压增加、进行性少尿,甚至无尿、心排血量下降和低血压等。对于此类伤员应常规动态监测膀胱内压力,早期诊断。可采用切口负压封闭法简易关闭,扩大腹腔容积,7~10 d 压力降低后确定性关腹;对清创性肝切除、填塞止血术后仍有出血者,可采用腹腔穿刺置管减压、肝动脉栓塞止血。由于此阶段生理紊乱重,应继续采取损害控制策略,选用简单、有效的措施降低腹腔内压力,改善内脏器官血液灌流、心功能和机械通气。

(2)消化性溃疡 早期纠正内脏器官缺血缺氧性损害、预防性应用质子泵抑制剂等可显著降低应激性溃疡的发生率。多发伤等危重伤员一旦发生应激性溃疡大出血,提示预后不良,手术与否常难以决断,甚至胃镜检查也无法进行。应首选胃镜介入止血,也可果断在进入死亡三角前手术止血。

(3)医院内感染 由于大量失血、皮肤或空腔器官损伤、大量导管插置等,ICU 期间的多发伤伤员是医院内感染的高发人群,应注意以下几点:对于污染或感染,手术中"超量"(数十升)接近体温的盐水冲洗是防止感染的第一步,也是最重要的一步,将污染"稀释"到最低程度,并注意清除严重污染、无生机的组织,此类清创性手术可以在紧急手术时实施,也可在 ICU 期间实施;对于局限性的感染灶应果断采取外科处理,如行腹腔脓肿穿刺引流术;对于高度怀疑腹腔感染、漏诊肠道损伤、持续高热等严重脓毒症伤员,笔者认为"阴性的影像学检查(CT、超声等)不能除外腹腔感染",应积极除外以避免灾难性后果。

4. 计划性分期手术的实施 多发伤伤员损害控制简明手术、ICU 复苏后的计划性分期手术分两个阶段:①早期计划性手术,24~48 h 后实施,成功复苏,纠正凝血功能障碍、低体温和酸中毒后,包括再次探查、损伤器官的确定性处理、骨牵引等;②后期计划性手术,7~14 d 实施,生命体征稳定、SIRS 缓解、组织水肿减轻、开放伤口愈合后,包括骨折钢板或髓内钉内固定术、硬膜下积液颅骨钻孔引流、凝固性血胸清除等。

(张连阳 张 晔)

参考文献

[1] 张连阳. 多发伤的紧急伤情评估策略[J]. 创伤外科杂志,2010,12(1):1-3.

[2] 张连阳. 重视多发伤的精确伤情评估[J]. 重庆医学,2010,39(9):1025-1026.

[3] 张连阳. 重视严重创伤院内救治质量控制[J]. 第三军医大学学报,2010,32(23):2475-2477.

[4] 张连阳. 创伤救治损害控制中应避免的错误[J]. 创伤外科杂志,2011,13(2):100-102.

[5] 张连阳. 论严重创伤急救中的多学科团队模式[J]. 中华创伤杂志,2011,27(5):385-387.

[6] 张连阳,谭浩,姚元章,等. 多发伤后严重腹腔感染42例报道[J]. 创伤外科杂志,2010,12(4):293-296.

[7] 张连阳,姚元章,黄显凯,等. 严重多发伤ICU期间的外科救治策略[J]. 中国急救复苏与灾害医学杂志,2010,5(8):703-706.

[8] D'ALLEYRAND J C,DUTTON R P,POLLAK A N. Extrapolation of battlefield resuscitative care to the civilian setting[J]. J Surg Orthopaedic Advances,2010,19(1):62-69.

[9] BELMONT P J,SCHOENFELD A J,GOODMAN G. Epidemiology of combat wounds in operation Iraqi freedom and operation enduring freedom:orthopaedic burden of disease[J]. J Surg Orthopaedic Advances,2010,19(1):2-7.

[10] GOVENDER M,MADIBA T E. Current management of large bowel injuries and factors influencing outcome[J]. Injury,2010,41(1):58-63.

[11] CHO S D,KIRALY L N,FLAHERTY S F,et al. Management of colonic injuries in the combat theater[J]. Dis Colon Rectum,2010,53(5):728-734.

[12] LUSTENBERGER T,TALVING P,KOBAYASHI L,et al. Early coagulopathy after isolated severe traumatic brain injury:relationship with hypoperfusion challenged[J]. J Trauma,2010,69(6):1410-1414.

第二十四章

腹部战创伤护理

第一节 腹部战创伤护理评估

腹部由于缺乏骨骼保护其内的器官,极易受伤。腹部战创伤早期常引起致命的大出血、多个器官损伤,晚期常并发严重感染、休克和多器官功能衰竭,致死率和致残率都很高。未被发现的腹部创伤一直是可预防的死亡原因之一。大部分医护人员认为腹部创伤很容易被发现,事实上,腹部损伤可能是隐匿的,并且创伤伤员常因乙醇中毒、意识或神经受损以及相邻组织受损而不易准确评估。因此,需要医护人员密切观察、系统评估腹部创伤伤员,以早期诊断和干预。腹部战创伤护理评估主要是通过初级评估、再次评估尽可能全面搜集伤员伤情伤势的数据,结合损伤机制、腹部损伤体格检查以及影像学和实验室检查结果,指导伤员的医疗护理决策。

一、初级评估

1. **遵循 ABC 原则** 快速评估、迅速处理危及生命的损伤是战创伤伤员获得良好预后的关键。腹部创伤之急救和其他部位损伤的急救一样,应立即治疗和稳定危及生命的损伤。即使在有穿刺伤的时候,也必须遵循 ABC 原则,即气道(A)、呼吸(B)、循环(C)。积极采取开放气道、气管插管、吸氧、呼吸支持、止血、建立血管通路、补液等措施确保通畅的气道、有效的呼吸型态、良好的循环状态,进一步行心脏功能监测和脉搏血氧饱和度测量。

2. **护理注意事项** 护理人员应时刻准备好气管插管和机械通气相关物品,方便紧急情况下随时取用,准备好性能完好的气管内吸引装备于床旁。血流动力学稳定的伤员取半坐位,双手抬高过头部,使肺能得到充分的扩展。调整静脉液体输注方案,保持收缩压在 12 ~ 13.33 kPa(90 ~ 100 mmHg)。在手术修补损伤前,激进的液体补充疗法将增加出血的危险。如果怀疑颈椎受伤,应保持身体呈直线,采用颈托等措施防止颈部弯曲和过度伸展。

3. **警惕腹腔出血** 虽然腹部评估并不是初级评估的一部分,但是需要紧急手术的腹部损伤必须及早辨别。在初级评估中,要早期了解腹部钝性伤伤员潜藏的出血部位。因腹部内空腔在积存大量出血之后,才会产生填塞作用。即使伤员腹部存在有意义的出血,但外观上可无任何的变化。因此,任何伤员只要有直接的躯干钝挫伤或穿刺伤,都要考虑到腹部内脏器官或血管受损的可能。

二、再次评估

(一)腹部评估概述

复苏阶段的第二步是一个简短、系统的再次评估。从头到脚评估,明确有无其他损伤。腹部评估作为再次评估的一部分,在危及生命的损伤处理之后实施。其时间早晚取决于伤员受伤的机制、位置和血流动力学状态。当评估一个穿刺伤合并低血压的伤员时,若其穿刺伤远离腹部,正式的腹部评估则应延缓到出血被有效控制后进行。

在这个阶段,医护人员根据受伤情况采用视、触、叩、听等方法进一步检查伤员,测量生命体征,完善神经系统检查,安置胃管和导尿管。必要时实施床边超声、CT、腹腔穿刺、胸腹部 X 射线片、血清淀粉酶、腹腔镜检查,帮助判断受损部位。护理人员通过现场目击者或急救人员了解创伤事件的有关信息,例如受伤机制、现场环境、急救措施及伤员的反应。如果伤员意识清醒,护理评估还包括伤员提供的信息,如伤员的主诉、疾病史、手术史、药物史、过敏史、最后的进餐时间以及使用的药物或乙醇等信息。

(二)腹部损伤体格检查

腹部损伤根据腹壁是否有开放性伤口分为钝挫伤和穿透伤。钝挫伤常因坠落、暴力所致,由直接挤压或速度快速变化时的剪应力引起。常见的穿透伤有枪伤和刺伤,枪伤时子弹的速度和碎片常引起多器官受损,刺伤通常损伤范围较枪伤局限。如腹部外伤导致肝、脾、胰、肾等实质器官损坏,可发生大出血;而胃肠空腔器官损坏则腹膜炎明显。对伤员进行系统、反复的体格检查,就是通过视、触、叩、听等方法评估伤员的钝挫伤或穿刺伤的部位和严重程度。

体格检查贯穿整个治疗阶段,实施时应考虑伤员的血流动力学状态。如果伤员情况稳定,则实施视、触、叩、听检查;血流动力学不稳定的腹部穿透伤伤员,可进行视诊和听诊检查,时间不能过长,及时实施有效干预更重要。腹痛是腹部损伤的主要症状之一。在叩诊、触诊前,询问伤员腹痛的区域,最后进行检查;如果腹痛剧烈,则不予以叩、触诊检查,可借助超声和 CT 进行评估。

1. 视诊　充分暴露伤员,观察和记录腹部外观的异常。①首先注意下胸壁是否完整。如下胸壁肋骨骨折、胸壁不完整可能存在肝、脾或膈肌损伤。②观察腹壁是否有擦伤、挫伤、撕裂伤、异物嵌入、腹腔内容物外露,以及安全带印记和手术瘢痕等。③腹部轮廓通常平坦或微圆,肥胖伤员或孕妇可凸起。腹部创伤后由于空腔器官穿孔、肝脾破裂或腹部血液供应减少,血液、其他液体或气体积聚致腹部膨隆。腹部膨隆合并肠鸣音消失,提示可能存在肠梗阻、腹膜炎或腹腔内大出血。④腹肌紧张提示腹腔组织器官损伤。当伤员存在腹膜后损伤时,腹肌紧张可能不明显或不存在。⑤注意观察腹部皮肤颜色变化等体征。腹膜后器官组织损伤后数小时至数天不等,可出现脐周皮下瘀斑(Cullen 征)或侧腰瘀斑(Grey Turner 征)。

2. 听诊　腹部听诊主要用来观察肠鸣音和血管杂音。为避免声音的频率受叩诊和触诊的影响,听诊在叩诊和触诊前实施,需要听诊胸部和腹部 4 个象限。听诊往往因现场复苏抢救等操作的噪声干扰而变得困难。肠鸣音消失是腹腔内损伤早期体征,肠穿孔、细菌扩散、腹腔积血、化学刺激等都可导致肠鸣音消失。若没有伤到腹部内脏器官,但损伤到相邻结构,如肋骨、脊柱或骨盆,也可能产生肠麻痹。所以,肠鸣音不是诊断腹部损伤的特异性指标。当肠鸣音出现在异常部位时,护士应提高警惕,如出现在胸腔,提示可能存在膈肌撕裂。护士应仔细听诊是否存在血管杂音,尤其是在肾动脉、腹主动脉和髂动脉的部位,血管杂音提示可能存在动脉损伤或血管瘤。

3. 叩诊　叩诊可辨别内脏器官中气体、液体或组织的构成情况。在腹腔,空腔器官呈鼓音,如胃或肠道;实质或液体填充的器官呈浊音,如肝、充盈的膀胱等。出现以下情况则属异常:①轻叩痛提示腹膜炎症。②在左腰存在固定浊音区,或左侧卧位右腰存在移动性浊音区(Ballance 征),提示可能存在脾周血肿或脾损伤。如果腹部 4 个象限均呈浊音提示腹部有移动的液体。③浊音不随体位改变提示存在腹膜后血肿。④含气器官区域呈浊音提示血液或液体积聚。⑤实质器官浊音消失提示肠道穿孔。

4. 触诊　触诊开始于伤员未诉疼痛的腹部区域,由浅到深。压痛是反映腹内损伤最常见和最可靠的体征。轻触即引起局部疼痛,提示该部位有损伤。腹壁损伤产生局部压痛,肌肉紧张时触痛更明显。深部触诊引起压痛、肌紧张和反跳痛与腹膜刺激有关。

腹部压痛、肌肉紧张、腹胀以及腹膜刺激体征表明可能有内脏器官破裂。右上象限压痛和肌肉紧张或右侧下端6根肋骨区压痛提示可能存在肝损伤。右上象限腹部压痛也可能是十二指肠或胆囊损伤的体征。左上象限腹部压痛可能提示脾、胃或胰腺损伤。下腹或耻骨上不适可能由结肠、膀胱或尿道损伤引起,或可能与骨盆骨折有关。

伤员可有牵扯痛,其中最常见的是 Kehr 征,即脾破裂后血液刺激膈肌引起左肩疼痛。右肩疼痛往往反映肝损伤。伤员必须在平躺位或头低脚高位(trendelenburg position),以引起这种肩部疼痛。通过直肠指诊可判断是否存在肠道、尿道或骨盆损伤,指诊带血表明下消化道可能存在损伤。

(何海燕　曾登芬　梁泽平)

第二节　腹部战创伤护理监测

系统评估战创伤伤员对于认识危及生命的损伤,判断整体伤情,确定救治的先后顺序非常重要。初级评估和再次评估完成后,护士在后续治疗的持续评估中发挥着至关重要的作用。腹部损伤的伤员可能不会表现出明显的出血体征和症状。护士细心观察,常常能发现伤员脉搏、血压、尿量、意识、皮肤黏膜的微小变化。在这个过程中,需要综合分析,判断伤员生命体征和其他监测指标的趋势,以及时发现病情变化。

一、出血监测

所有腹部战创伤伤员都有出血的可能性。伤员存在体液不足的危险,导致低血容量和组织血液灌流减少。护理人员需要持续监测出血的体征和症状,例如心动过速、低血压、皮肤苍白、意识水平改变、腹痛或腹胀加剧、少尿、低氧血症;监测 Hb 和 Hct 水平,记录每小时尿量等;协助医生及时处理失血,适当补液,维持伤员的有效循环血容量。

二、低体温监测

低体温是指人体中心体温低于 35 ℃。严重创伤或大手术后伤员常出现低体温,严重度与术前创伤评分和休克状态呈正相关。低体温与酸中毒、凝血功能障碍合称为创伤伤员的致命性三联征。如不及时纠正,将会显著提高伤员死亡率。因此,监测创伤伤员体温,积极防治低体温具有重要意义。严重创伤伤员通常置入肺动脉导管以指导复苏,而这也可用于评价复温效果。在战创伤伤员的转运途中,应注意对伤员保温。在伤员复苏过程中注意加温技术的应用以预防低体温的发生,如加盖被子,使用复温毯、暖风机、加热毯等,必要时静脉输注液体加温等。

三、血流动力学监测

血流动力学监测取决于伤员的生理和临床需求,它包括各种非侵入性和侵入性监测,有助于评估循环和组织氧合情况。如果伤者病情不复杂,情况稳定,可进行心脏功能、脉搏血氧饱和度、中心静脉压(central venous pressure,CVP)和动脉血压监测。如果需要加大监测力度,则进行肺动脉置管(PA)

或中心静脉置管监测中心静脉血氧饱和度($ScvO_2$),或应用脉搏指示连续心排血量(pulse indicator continuous cardiac output,PiCCO)监测技术对血流动力学进行监测。

1.中心静脉压 中心静脉压(CVP)是指右心房或上下腔静脉近右心房处的压力,正常值为 0.49~1.18 kPa(5~12 cmH_2O)。CVP 监测用于伤员体液量发生明显改变的时候,可早期发现由出血引起的伤员液体容量改变。影响 CVP 的因素包括血容量、血管阻力、机械通气、体位、胸内压、呼吸运动等。例如,机械正压通气会导致胸内压和肺容积的改变,间接影响 CVP。在测量机械通气伤员的 CVP 时,应注意不同通气模式、PEEP 值及呼吸频率对 CVP 测量值的影响。CVP 降低提示存在血容量或血管内容量不足、血管扩张,CVP 增高提示液体量过剩或心功能不全、血管收缩、心脏压塞、肺动脉高压、机械通气和高呼气末正压等。

2.动脉血压 动脉置管用于连续监测动脉血压。①平均动脉压(MAP)是临床最常用的参数,用于评估当前血压是否能满足充分的组织血液灌流。对于战创伤伤员,体液容量、心排血量、组织血液灌流不足时需要进行动脉压监测。当 MAP 高于 8 kPa(60 mmHg)时,能满足冠状动脉、脑和肾血液灌流的需要。动脉置管对于机械通气和血流动力学不稳定伤员的管理也非常有用,可以满足频繁采取动脉血行血气分析、正性肌力或血管活性药物使用后效果评估的需要。②肺动脉置管用于评价和诊断心脏疾病、休克和其他引起心排血量或体液容量改变的情况。在战创伤伤员中,主要用于休克、脓毒血症、多器官功能障碍综合征(MODS)和急性呼吸窘迫综合征(ARDS)。肺动脉血压、肺毛细血管楔压、心输出监测在指导创伤伤员液体补充、药物治疗、治疗效果评估方面非常重要。

3.静脉血氧饱和度 混合静脉血氧饱和度(SvO_2)与 $ScvO_2$ 监测用于机体氧供需潜在不平衡的伤员,例如合并或不合并严重呼吸功能障碍的创伤休克伤员。二者能反映经组织耗氧后回心和肺的血液的氧气含量。

(1)SvO_2 指肺动脉血中的血氧饱和度,需要实施肺动脉置管。当 SvO_2 为 60%~80% 时,说明组织氧供耗平衡;<60%,反映全身组织氧合受到威胁;<50%,表明组织缺氧严重;>80%,提示氧利用不充分。SvO_2 受心排血量、血红蛋白、SaO_2 及氧耗量 4 个因素影响。护士在监护过程中,如果 SvO_2 变化超过 10%,持续 10 min 以上,要立即寻找原因。参考血红蛋白、心排血量等指标,检查氧气供应设备是否完好等,综合判断 SvO_2 变化的准确程度。

(2)$ScvO_2$ 监测 是通过中心静脉导管测量上腔静脉或右心房的血氧饱和度。$ScvO_2$ 与 SvO_2 有一定的相关性,由于不需要放置漂浮导管,在临床上更具可操作性。虽然测出的 $ScvO_2$ 值要比 SvO_2 值高 5%~15%,但它们的变化趋势是相同的,均可以反映组织血液灌流状态。

4.腹腔内压 严重创伤性失血性休克、烧伤、腹部创伤等在救治过程中常出现腹腔高压症(intra-abdominal hypertension,IAH),甚至发生腹腔间隙综合征(abdominal compartment syndrome,ACS),出现多器官功能障碍。IAH 分为 4 级:Ⅰ级,IAP 1.6~2 kPa(12~15 mmHg);Ⅱ级,IAP 2.13~2.67 kPa(16~20 mmHg);Ⅲ级,IAP 2.8~3.33 kPa(21~25 mmHg);Ⅳ级,IAP>3.33 kPa(25 mmHg)。在 ICU 中,IAH 和 ACS 的发生率分别为 35% 和 5%,ACS 的死亡率为 38%~72%。IAP 测量是诊断和处理 IAH/ACS 的基础。

IAP 监测一般采用经膀胱间接测量法。膀胱为一间位器官,壁柔软;膀胱内压力与 IAP 直接测量值相关性高,且 IVP 测定技术简便、安全、易行,故被认为是 IAP 测定的"金标准"。但其禁用于膀胱损伤者。测量操作要求:伤员平卧位、呼气末、腹肌松弛时,排空尿液后注入 25 ml(20 kg 体重以内儿童,注水量为 1 ml/kg)室温的盐水,稳定 30 s 后,以髂嵴水平的腋中线为零点,尿管中的尿柱高度即为 IVP,单位为 cmH_2O。通常第一次测量 3 min 后重复测量,取两次平均值。

(何海燕 曾登芬 梁泽平)

第三节　腹部创伤护理干预

一、腹部创伤护理常规

1.妥善固定　腹部钝伤的伤员,在X射线片排除脊柱损伤前,保持颈部和脊柱制动。不移动刺入腹部的异物,可用纱布、胶带或其他材料妥善固定异物。在固定的过程中,牢记不能移动异物,移动即意味着对内部组织的损伤。固定的过程至少两人参与,一人用手把持异物于原位,另一位则用材料进行固定。

2.积极复苏　建立两条大号(14或16号)静脉通道,根据医嘱输入乳酸盐林格溶液或生理盐水溶液,必要时输血。静脉通道一般建立在上肢,避免腹部脉管系统损伤,液体积聚在腹腔。实施大容量复苏时,先输入加温的等渗晶体溶液;输入2~3 L晶体液后,应考虑输注血液。所有输入伤员体内的液体,包括血液,条件允许的话都应加温。复苏过程中紧急输血的情况下,可输入人工胶体或特定血型的血液,直到得到交叉配血结果。在血型检测或交叉配血结果出来之前,可用O型血。男性应该输注Rh阳性血,而女孩和育龄妇女应尽量输注Rh阴性血,以有效避免Rh-D抗体的形成,以免今后孕娩过程中发生胎儿或新生儿溶血。此外,可用气压抗休克裤治疗出血导致的严重低血压伤员。尽管其应用存在争议,但其可以减少腹腔内出血。

3.疼痛管理　反复评估伤员的疼痛,如疼痛位置、程度、性质等是否有变化。在不镇静的情况下,把疼痛控制在伤员可接受的范围内。这样伤员可以回答医护人员的提问,不影响身体检查。通常情况下,静脉使用镇痛药物,如吗啡,能充分镇痛而不镇静。

4.留置导尿　在不怀疑有尿道损伤的情况下,经尿道留置尿管。如怀疑尿道损伤,例如有肉眼血尿,或直肠指检发现前列腺位置上移、有浮动感,则禁止经尿道留置尿管。如要对伤员实施直肠指检,则待指检后再决定尿管置入方式;尿道损伤的伤员可实施耻骨上膀胱造瘘置入。留置尿管可减少尿液漏入腹腔或周围组织。观察尿管内尿液的性质和量,最开始的尿液可能是创伤事件前膀胱内的尿液,血尿有可能与尿管置入有关,测量并丢弃,留取随后的尿液标本化验。

5.胃肠减压　安置胃管进行胃肠减压,可减少呕吐,预防误吸,减少胃内容物进入肠道或污染腹腔,预防胃扩张刺激迷走神经引起心动过缓。留取胃内容物标本进行潜血试验等检查,帮助判断器官受损情形。假如有严重的颜面骨骨折或怀疑有颅骨基底部骨折,胃管的放置应经口腔置入,避免胃管经由筛板进入颅内。

6.抗感染　用无菌敷料覆盖腹部开放性伤口。如果腹部内容物脱出,用生理盐水浸湿的无菌敷料覆盖以保持湿润,不可将内容物推回腹腔。根据医嘱进行破伤风预防治疗。胃和肠道内容物漏入腹腔,会引起腹膜炎,并可能继发脓毒血症,要及时应用抗生素防治细菌感染。

7.营养支持　伤员的高代谢、高营养需求可通过全胃肠外营养途径或小口径的十二指肠营养导管实施肠内营养得到满足。十二指肠营养导管可在早期手术中或在床旁X射线引导下放置。

8.情感支持　对伤员和家属进行情感支持是护理干预的重要内容。创伤常使伤员及家属处于惊吓和焦虑中。实施急救时,如果伤员是清醒的,一定要反复解释,并给予安抚。还需要向伤员家属说明各种治疗方案的利弊,帮助其及时了解伤员的治疗近况。如果伤员家属想和医生沟通伤员疾病的进展情况,应通知相关医生。根据伤情,如果必须输血,须耐心讲解关于肝炎病毒和HIV传播风险的相关问题。

二、腹部损伤外科手术干预简述

腹部外伤造成的腹部内脏器官损伤不外乎出血与穿孔,治疗方式需要根据伤员临床情况和检查结果而定。有些腹部器官的特定损伤需要手术修补。护理人员要做好术前准备、术中配合与术后病情观察和康复指导。膈肌撕裂需要外科手术修补,防止以后发生内脏器官膈疝。食管损伤常需要在鼻胃管胃减压和抗生素治疗的同时行手术修复。胃损伤的治疗同食管损伤相似,如果损伤范围大则实施部分胃切除。肝损伤根据损伤的程度和出血量选择非手术或手术治疗。肝损伤可能导致蛋白代谢、血清葡萄糖水平、凝血功能、免疫功能、营养均衡性等一系列问题。脾损伤的治疗取决于伤员的年龄、病情稳定性、其他合并损伤以及脾损伤的类型。因为脾摘除将损坏伤员的免疫功能,只有在脾完全丧失血液供应,伤员血流动力学极不稳定,或脾被血液完全浸渍的情况下才考虑脾切除术。胰腺损伤的治疗取决于胰腺损伤的程度,保持胰周引流通畅非常必要,防止胰瘘的形成和胰酶对周围组织的损伤。小肠和大肠穿孔或撕裂需要手术探查和修补,术前、术后使用抗生素以预防脓毒血症。

(何海燕　曾登芬　梁泽平)

参考文献

[1]杨志焕,蒋耀光.实用战伤救治[M].北京:人民军医出版社,2008.

[2]冯奕敢.腹部创伤的救治及并发症的处理[J].临床医学,2011,31(5):12-13.

[3]杜鹃.野战护理手册[M].北京:人民军医出版社,2008.

[4]DANIS D M,BLANSFIELD J S,GERVASONI A A.临床创伤照护手册[M].王雪霞,邱文心,张玲华,译.台北:台湾爱思唯尔,2011.

[5]王新.急危重症护理观察抢救指南[M].北京:军事医学科学出版社,2009.

[6]王正国.外科学与野战外科学[M].北京:人民军医出版社,2007.

[7]黄显凯.加强胸腹部创伤的早期救治[J].中华创伤杂志,2004,9(20):513-515.

[8]李勇,张连阳.腔镜技术在胸、腹部创伤诊治中的应用[J].中国微创外科杂志,2007,7(5):486-487.

[9]谭清彦,王德昌.创伤后低体温与复温[J].中国现代医生,2007,45(1):56-58.

[10]滕玥,潘淑敏,侯明晓,等.PICCO监测在创伤性急性呼吸窘迫综合征治疗中的应用研究[J].临床急诊杂志,2013,14(11):514-517.

[11]张连阳.“创伤后腹腔高压症/腹腔间隙综合征诊治规范”解读[J].中华创伤杂志,2012,28(11):965-968.

[12]ROSE ANN O'SHEA. Principles and practice of trauma nursing[M]. London:Churchill Livingstone,2005.

[13]MCQUILLAN K A,MAKIC M B F,WHALEN E. Trauma nursing:from resuscitation through rehabilitation[M]. St Louis:Missouri,2009.

[14]GORECKI P J,COTTAM D,ANGUS L D,et al. Dignostic and therapeutic lap aroscopy for trauma a technique of safe and systematic exploration[J]. Sung Lapurosc Endosc Percutan Tech,2002,12(3):195-198.

[15]MOBBS R J,YANG M O. The dangers of diagnostic laparoscopy in the head injured patient[J]. J Clin Neurosci,2002,9(5):592-593.

[16]TSIKITIS V,BIFFL W L,MAJERIK S,et al. Selective clinical management of anterior abdominal stab wounds[J]. Jam Surg,2004,188:807-812.

[17]BLANK-REID C. Abdominal trauma:dealing with the danage[J]. Nursing,2007,37(Supple E D):4-6,8-9,11.

[18]ECKER T K L. Penetrating and blunt abdominal trauma[J]. Crit Care Nurs,2005,28(1):41-59.

[19]BLANK-REID C. A historical review of penetrating abdominal trauma[J]. Crit Care Nurs Clin North Am,2006,18(3):387-401.

[20]MOMMSEN P,RUSZKOW H,FROMKE C,et al. Effects of accidental hypothermia on posttraumatic complications and outcome in multiple trauma patients[J]. Injury,2013,44(1):86-90.

[21]BERBEN S A,KEMPS H H,VAN GRUNSVEN P M,et al. Guidline pain management for trauma patients in the chain of emergency care[J]. Ned Tijdschr Geneeskd,2011,155(18):A3100.

[22]DIJKSTRA B M,BERBEN S A,VAN DONGEN R T,et al. Review on pharmacological pain management in trauma patients in (pre-hospital) emergency medicine in the Netherlends[J]. Eur J Pain,2014,18(1):3-19.

[23]WEISSENFLUN G M,BRUNDAGE S I,SPAIN D A. Early enteral nutrition after abdominal trauma: effects on septic morbidity and practicality[J]. Nutr Clin Pract,2006,21(5):479-484.

第二十五章

胸腹部战创伤的手术配合与伤员的疼痛管理

第一节　胸腹部战创伤的手术配合

一、概　述

胸腹部战创伤(the chest and abdomen trauma)是指在战争过程中,穿透性损伤或钝性暴力伤致胸腹壁及膈肌破裂,累及膈肌毗邻的胸、腹两大体腔及其内脏器官者。胸腹部战创伤伤情复杂严重,诊治困难,而且病死率高。常累及膈肌和胸、腹两大体腔的多个内脏器官,易发生胸腹腔急性大出血、肺受压萎陷、纵隔移位、呼吸及循环功能障碍、组织低灌流,其伤情发展迅速,常危及生命。据第二次世界大战以来的一般资料统计,严重胸腹部联合伤致伤动力经胸腔至腹腔,死亡率高达20%。腹部损伤合并下胸部损伤病死率为13%,严重并发症发生率27%~43%。

平时胸部创伤多见于工矿、交通、建筑等事故或自然灾害。战时胸部创伤发生率较高,据统计在第二次世界大战中占各种损伤的80%,目前也是战伤死亡的主要原因,阵地上因胸部创伤死亡者可高达25%。腹部创伤无论在平时和战时都是较为常见的严重创伤,在平时占各种损伤的0.4%~1.8%,在战时占5%~8%,在中越边境对越自卫反击战中为4%。胸腹部战创伤伤员伤情复杂,病情危重,往往需要立即送往手术室进行急诊手术,争分夺秒地抢救伤员生命。

胸腹部战创伤的手术特点和护理要求如下。

第一,胸腹部战创伤伤员的伤情往往危及生命,其死亡率与伤后至确定性手术时间有密切关系。随着时间的延迟,死亡率明显上升,故要降低死亡率,首先要尽力缩短伤后至确定性手术时间,因此要求手术医生和手术室护士争分夺秒展开手术。

第二,胸腹部战创伤大都同时累及多个内脏器官,伤因、伤情、伤势的复杂程度和严重程度,决定了手术的复杂性和难度,手术时间长,伤员手术率高,要求手术室护士必须全身心投入伤员的抢救工作中。需要长时间、高频率不间断地工作,围绕手术的顺利进行,要做好术前环境及手术物品、仪器等的准备,术中麻醉配合及各项护理技术操作,观察伤情变化,术后器械清洗、保养、消毒,环境物理消毒,手术间整理等,工作量大而且琐碎。

第三,战创伤时通常是在短时间内出现成批伤员,大量伤员同时需要救治。此时要求手术室护士随时待命,接到任务后在最短的时间(15~20 min)内到达手术室,配合手术医生进行伤员的救治和手术开展工作。

第四,胸腹部战创伤伤员病情复杂多变,随时可能出现意外情况。此时要求手术室护士必须全面掌握各项操作技能,如输液、输血、观察各种病情变化等;熟练掌握各专科操作技术,能配合各专科手术的开展;熟悉各类抢救物品和麻醉物品,熟悉各种手术器械、仪器的使用和消毒,配合麻醉医生和手术医生及时有效地开展抢救工作。

二、术前护理

(一)术前访视及心理支持

手术室巡回护士负责伤员的术前访视工作。根据手术室制定的"手术伤员术前访视及评估记录单"上的内容了解伤员的身体状况、肢体活动情况、药物过敏史、手术史、静脉穿刺区域皮肤血管情况及伤员术前心理活动,提供正确的心理疏导,消除术前紧张和恐惧心理,增加伤员手术信心,建立伤员和手术人员之间的信任感和亲切感。发放《致手术人员的一封信》,告知伤员及家属术前、术中及术后的注意事项,建立良好的医护沟通桥梁,取得伤员和家属的信任,积极配合手术。胸腹部战创伤伤员大都是急诊伤员,伤员对突然的变故打击没有心理准备,入院时都表现出慌乱、恐惧甚至烦躁,有的甚至拒绝治疗。手术室护士应对伤员主动热情,使伤员有一种安全感及依赖感,减少慌乱情绪,积极配合手术治疗。

(二)术前评估

手术室巡回护士根据收集到的资料信息,对手术伤员和相关事务做出大概推断,从而为护理活动提供基本依据。评估内容包括手术伤员的生理状况、心理状况、营养状况、社会地位、文化教育程度、术前各种辅助检查结果等各方面的资料,从而更好地确认伤员的伤情及耐受情况,以帮助其达到最佳健康状况;同时充分评估和了解手术医生的手术操作习惯及特殊物品的使用,以便能更准确地配合手术医生。

(三)手术间准备

手术间结构和布局合理,仪器设备先进、齐全且保证均处于功能状态,以确保伤员手术的安全有效开展。野战条件下,手术室可用手术车、卫生帐篷、方舱及医院船设置。手术设备要求小型化、智能化、便携式和多功能,能够根据战时情况的变化适应战场要求,安全、高效、快速地完成手术任务。

(四)手术室护士准备

手术室护士准备工作包括:①接到手术通知后,手术室护士应在第一时间了解伤员的伤情及诊断,了解伤员的姓名、性别、年龄、手术部位及拟行的手术方式和手术名称。②迅速做好术前的各项准备工作,除手术间的常规物品外,还应立即准备手术所需要的器械、敷料、急救药品、抢救物品、心脏按压包、气管切开包、除颤仪、自体血回收机、清创车、加压输液装置等。③伤员进入手术室后,医生和护士积极与护送人员进行病情的交接,立即行心电监护,密切观察伤员的生命体征、意识情况、静脉通道,是否留置尿管、鼻胃管、引流管、气管管道等。④保持呼吸道通畅和有效呼吸,避免呛咳,防止误吸和呕吐,迅速选择大血管建立1~2条静脉通道,并妥善固定,控制输液(血)速度。若穿刺困难,立即协助医生做静脉切开。⑤根据麻醉医生医嘱及时供应所需药品、物品,协助麻醉医生做好术前麻醉工作,连接吸引装置,便于麻醉医生随时使用,同时连接两个吸引装置,及时更换,防止发生逆流。⑥危重创伤伤员体液及血液丢失较多,创伤暴露时间长,热量丢失较多,中心温度往往低于周围环境温度,使用加温输液装置和暖风机提高伤员中心温度,维持术中正常体温。使用加温输液装置减少伤员热量损失,使用暖风机等,防止危重伤员术中低温的发生。⑦检查敷料包是否正确、有效,指示带变色是否达到灭菌要求,以及包装是否完整、干燥。依次打开敷料包,取出包内指示卡,检查指示卡变色是否达到要求。根据手术要求添加物品,如手术器械、一次性物品等。

（五）物品准备

1. 胸部手术

（1）器械、敷料准备　常规开胸器械包与胸科敷料包,胸科敷料衣,电锯1套,肺叶自动拉钩1套,食管拉钩1套,洗手盆,无菌灯柄。

（2）一次性物品准备　23、11号手术刀片,1、4、7、10号丝线,手术薄膜,各型号无菌手套,大、小纱布,吸引器(头),导尿包,胸外科缝针,电刀,系肠带,胸腔闭式引流管,水封瓶,各型号手术敷贴。

（3）特殊物品准备　各型号切割缝合器及吻合器,侧卧位体位垫,防压溃疡贴。

2. 腹部手术

（1）器械、敷料准备　常规开腹器械包与开腹辅料包,敷料衣,自动拉钩1套,洗手盆,无菌灯柄。

（2）一次性物品准备　23、11号手术刀片,1、4、7、10号丝线,各型号无菌手套,大、小纱布,吸引器(头),无菌棉球,液状石蜡棉球,普外科缝针(肝胆科缝针),电刀,单腔引流管,无菌引流袋,无菌棉垫,手术敷贴。

（3）特殊物品准备　深部组织器械(或肝胆专用器械),各型号切割缝合器及吻合器,三叶拉钩(或肝胆专用拉钩)1套,8、10号橡胶红尿管,0号丝线,系肠带,体位软垫。

3. 胸腹联合切口手术

（1）器械、辅料准备　胸科敷料包,胸科敷料衣,单包中单,单包手术衣,胸科器械,深部组织器械,洗手盆,无菌灯柄。

（2）一次性物品准备　23、11号手术刀片,1、4、7、10号丝线,各型号无菌手套,大、小纱布,吸引器(头),无菌棉球,液状石蜡棉球,普外科缝针(肝胆科缝针),电刀,手术薄膜,胸腔闭式引流管,水封瓶,单腔引流管,无菌引流袋,棉垫,手术敷贴。

（3）特殊物品准备　自动拉钩1套,食管拉钩1套。

（六）麻醉方式及物品准备

1. 麻醉方式　气管插管+全身静脉复合麻醉。

2. 物品准备　全身麻醉物品1套(气管导管、喉镜、牙垫、吸痰管、麻醉和急救药品等),深静脉穿刺包1套,气管切开包1套。

三、术 中 护 理

（一）手术体位

手术体位是指术中伤员的位式,由伤员的卧姿、体位垫的使用、手术床的操作3个部分组成。正确的手术体位可获得良好的术野显露(尤其是深部手术),防止神经、肢体等意外损伤的发生,缩短手术时间;反之则可造成手术操作困难,可能导致重要器官的损伤、术中出血或神经损伤,导致机体功能障碍。

1. 手术体位安置原则

手术体位安置原则包括:①患者安全舒适,骨隆突处衬软垫或防褥疮(压疮)垫,防止压伤;在摩擦较大的部位,衬以棉垫、油纱,减小剪应力。②充分暴露手术部位,保持手术体位固定,防止术中移位影响手术。③保持呼吸道通畅,呼吸运动不受限。④大血管、神经不能受压,保持静脉血液回流良好,肢体固定时要加以衬垫,不可过紧。⑤上肢外展不得超过90°,以免损伤臂丛神经;保护下肢腓总神经,腓总神经不可受压。⑥如无必要,四肢不可过分牵拉,以防脱位或骨折。⑦安置体位时,告知麻醉医生做好相应准备;移位时动作轻缓,用力协调一致,防止体位性低血压或血压骤然升高以及颈椎脱位等严重意外的发生。

2. 常用的手术体位

（1）仰卧位(图25-1)　是最常见的手术体位。

1）适用范围　适用于纵劈胸骨行纵隔或心脏手术及一般腹部手术等。

2)安置方法　伤员仰卧于手术床上,头枕下垫啫喱头圈,双上肢自然放于身体两侧,压手单平整固定肘关节部位,腰部保持正常生理曲度。双下肢自然伸直,双膝下放一软垫,以免双下肢伸直时间过长引起神经损伤,约束带轻轻固定于膝部。

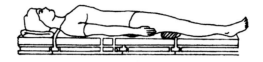

图 25-1　仰卧位

(2)侧卧位(图 25-2)

1)适用范围　适用于肺、食管、侧胸壁手术等。

2)安置方法　伤员健侧卧位,与床面成 90°角,两手臂向前伸展放于双层托手架上,腋下垫一腋垫,距腋窝 10 cm,防止上臂受压损伤腋神经。头下垫一 25 cm 高的枕垫,使下臂三角肌群留有空隙,防止三角肌受压引起挤压综合征,两侧用挡板固定。下腿伸直,上腿屈膝 90°,以利于固定和放松腹部,两腿之间垫一软枕,保护膝部和骨隆突处,约束带固定于髋部。

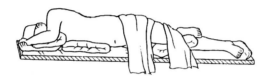

图 25-2　侧卧位

(3)半侧卧位

1)适用范围　适用于胸腹部联合切口的手术。

2)安置方法　术侧向上,身体呈半侧卧位(30°~45°),腋下垫一腋垫,双上肢向前放置于双层托手架上,约束带固定;下侧下肢伸直,上侧下肢屈曲 90°自然放松,两膝下放一软垫;2 个挡板均放于伤员腹侧的胸部及下腹部,保持体位不移动;伤员背侧的腰部、臀部各垫一沙袋固定,约束带固定髋部。

(二)手术野皮肤消毒及铺单

1.消毒原则

消毒原则包括:①充分暴露消毒区。尽量将伤员衣物脱去,充分暴露消毒范围,以免影响消毒效果。②消毒顺序以切口为中心,由内向外,从上到下。若为感染伤口则应由外向内。已接触边缘的消毒纱布,不得返回中央涂擦。

2.消毒方法

消毒方法包括:①巡回护士检查皮肤清洁与备皮情况,如油垢、污垢较多或有胶布痕迹,应及时擦净。②洗手护士将盛有消毒液的治疗碗及消毒钳递与手术医生。③手术医生夹取消毒纱布,按顺序涂擦皮肤一遍,更换消毒钳后再涂擦皮肤一遍。

3.消毒范围

(1)胸部手术　侧卧位时前后过腋中线,上至锁骨及上臂上 1/3,下过肋缘;仰卧位时前后过腋中线,上至锁骨及上臂,下过脐平行线。

(2)腹部手术　上腹部手术时上至乳头,下至耻骨联合,两侧至腋中线;下腹部手术时上至剑突,下至大腿上 1/3,两侧至腋中线。

4.手术切口铺巾

(1)腹部手术

1)用物准备　剖腹包,剖腹衣。

2)方法　洗手护士消毒洗手,穿戴好无菌手术衣及无菌手套后和手术医生共同完成。洗手护士折叠好4张无菌治疗巾,每张折边1/4,第1、2、3张无菌治疗巾的反折边朝向手术医生,第4张无菌治疗巾的反折边朝向洗手护士自己,依次铺于手术切口的上方、对侧、下方及近侧(上对下同原则),无菌治疗巾的交接处用布巾钳夹住避免发生移动,头腹部、托盘上各铺一张中单,对准手术切口铺大洞单(双层)(图25-3)。

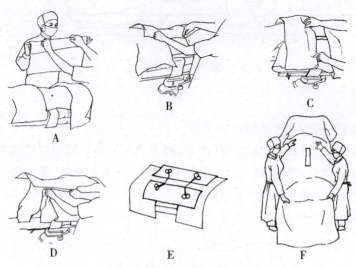

图25-3 腹部手术铺巾

A. 第1张无菌治疗巾铺于手术切口的上方;B. 第2张无菌治疗巾铺于手术切口的对侧;C. 第3张无菌治疗巾铺于手术切口的下方;D. 第4张无菌治疗巾铺于手术切口的近侧;E. 固定无菌治疗巾的交接处;F. 对准手术切口铺大洞单

(2)胸部手术

1)用物准备 胸科包、胸科衣。

2)方法 在左右两侧腋中线下各塞一张对折中单,按照上对下同原则铺放无菌治疗巾,洗手护士协助手术医生铺放无菌手术薄膜于手术切口皮肤上,保证无菌治疗巾的4个交界处均覆盖在手术薄膜下,头端铺放一张中单,遮盖住头架及托手板,腹部及托盘上铺放一张中单,两张对折中单铺放在手术切口两侧,头端再铺放一张中单,腹部及托盘上再铺放两张中单。

3)注意事项 头端应盖过麻醉架,两侧和足端应垂下超过手术床边缘30 cm以上。铺单前应确定好手术切口位置,准确铺放,铺单后如需调整移动,只能将手术铺单从手术区由内向外移动,不可由外向内移动污染手术区。手术铺单应保证在4层或以上,如铺单层数不足,应立即加铺手术单。手术铺单如被液体浸湿即失去保护功能,应立即加盖无菌手术单。

(三)手术安全核查

巡回护士、手术医生及麻醉医生认真落实与实施手术安全核查制度,确保手术伤员的姓名、年龄、性别、手术部位、拟施手术方式等信息正确,尤其是昏迷伤员,向其家属(或单位负责人)或接诊医生详细查对伤员各项信息,确保手术伤员安全。创伤伤员往往病情严重,手术室护士、手术医生及麻醉医生实施安全核查时,要充分估计伤员的受伤状况、手术时间、术中失血量、麻醉和手术可能存在的风险、手术及麻醉的关注点等,及时联系输血科准备相应的血液制品,通知上级医生做好应急准备。

(四)麻醉护理

1. 建立输液通道 快速建立2~3条静脉通道,用16~18号静脉留置针穿刺,必要时进行深静脉穿刺或颈静脉穿刺,以保证术中补充液体、输血、麻醉及抢救药物的输入。①疑有腹部内脏器官破裂出血患者,不宜选择下肢静脉,因为经其补充的液体可通过破裂静脉漏入腹腔而达不到复苏目的,应选择肘正中静脉、头静脉、贵要静脉等。②胸腹部创伤伴有多发性骨折患者应避开伤残肢体,根据易固定、易观察、易抢救、不影响手术的原则选择静脉穿刺,尽量选择上肢。对于四肢骨折患者,可选择深静脉置管,如锁骨下静脉置管等,并固定骨折处,保证检查、治疗、操作方便。

2.协助麻醉医生工作　①连接吸引装置,确认吸引通畅有效后,将吸引端放置于伤员头侧,便于麻醉医生随时使用。检查伤员有无牙齿松动及义齿,约束固定伤员,导尿管及各种引流管安放在合适位置。根据麻醉医生医嘱进行麻醉诱导,诱导时密切观察伤员生命体征,调节输液速度,及时更换液体。②协助麻醉医生摆放麻醉体位,进行气管插管,密切观察插管情况,随时做好抢救准备。③应用加温措施,使用输液加温装置、暖风机、变温毯等,防止术中伤员低体温的发生。

(五)术中配合要点

术中配合要点包括:①规范护理操作,落实伤员安全目标各项护理措施,有效规避护理风险,维护手术间环境和秩序,保护伤员隐私,避免各种意外的发生。②手术开台后,巡回护士协助手术医生穿戴手术衣,正确连接吸引器、电刀等,调节术中所需仪器设备,安排人员合理就位。与手术医生及麻醉医生密切配合,保证输液、输血通畅,及时执行术中医嘱,并进行核对,防止差错事故的发生。③完整、有效地填写各类手术记录单,坚守岗位,不可擅自离开手术间,随时提供手术所需物品。密切观察伤员生命体征、伤员病情变化、手术进展及伤员术中皮肤受压情况等,与手术医生和麻醉医生密切配合,及时沟通交流,充分估计术中可能发生的意外情况,做好抢救准备,并及时有效地配合抢救工作的开展。④洗手护士提前 20 min 洗手消毒,穿手术衣,戴无菌手套,检查无菌台上所有器械和物品。整理无菌台,检查手术器械,与巡回护士共同清点器械、纱垫、缝针等,并由巡回护士记录。⑤手术过程中密切观察手术进程及需要,主动灵活地传递所需的手术器械、敷料及手术缝针等,密切配合手术医生共同完成手术。严格无菌技术操作,保持无菌台及手术区域的清洁、整齐和干燥,发现有违反无菌操作要求的人员,及时纠正。妥善保管术中切下的标本组织,防止遗失,术毕及时将手术标本放入标本袋内。⑥保持术野、手术台面及手术托盘的整洁和干燥。器械使用后及时收回,擦拭干净器械上残留的血迹。器械及物品按顺序排放整齐。用于术中污染部位的器械要分开放置,以免污染扩大。⑦胸腹部战创伤伤员往往伴有大量失血,因此输血是胸腹部创伤外科急救的重要措施之一。随着自体血回收技术的不断发展,自体血回收不但解决了当今社会血源严重不足的问题,同时减少了输入异体血制品而引起的并发症和传染病,因此在胸腹部创伤手术配合中,要求手术室护士熟练操作自体血回收机,正确判断伤员使用自体血回收机的适应证及禁忌证,严格掌握无菌技术操作,输入自体回收血液制品时密切观察伤员各项生命体征,减少自体血液制品输入过程中的不良反应。⑧随时注意手术进展情况,若发生抢救情况,应沉着冷静地配合手术医生及巡回护士做好伤员的抢救工作。

四、术 后 护 理

(一)麻醉恢复室护理

麻醉恢复室的护理包括:①手术结束后,伤员通常会被送至麻醉恢复室进行麻醉恢复,麻醉护士根据伤员手术时间、手术类型、伤员个体情况进行呼吸机参数调节,在伤员未恢复自主呼吸前将伤员气管及口腔内的痰液及分泌物吸尽,减少清醒后吸痰给伤员带来的不适。②战创伤伤员由于创伤重,实施的手术较大,往往会伴随剧烈的难以忍受的手术切口疼痛,疼痛是舒适护理需求最迫切的问题,所以应根据麻醉医生医嘱和疼痛程度的评估,积极给予伤员止痛药物或术后镇痛泵,减轻或消除伤员的疼痛。③根据伤员手术的禁忌情况调节至伤员舒适体位,促进呼吸功能的恢复,降低机体的炎性反应,同时观察伤员尿管和引流管情况,尤其是男性伤员苏醒后自诉尿管带来的强烈刺激和不适时,麻醉护士应积极给予伤员语言支持,告知伤员尿管刺激的大概时间、拔管时间及留置尿管的必要性等,减少伤员的不舒适感,得到伤员的认可和理解。④术后伤员往往会出现低温寒战的表现,麻醉护士及时使用暖风机给伤员复温,使伤员在 5 ~ 10 min 迅速升高体温并维持,将麻醉恢复室温度维持在 25 ~ 27 ℃,将伤员的衣裤穿好,为伤员及时盖好被单,减少身体的暴露。⑤术中手术部位的暴露可导致伤员身体部分水分的丢失,大部分伤员在麻醉恢复室苏醒拔管后通常会诉口唇干燥,麻醉护士应准备 5% ~ 10% 葡萄糖水或灭菌注射用水 10 ~ 15 ml 为伤员湿润口唇,减少伤员口唇干燥带来的不适和烦躁。⑥密切观察伤员恢复期间的各项生命体征,麻醉护士根据麻醉恢复室转出标准决定是否将伤员送回病房。

(二)麻醉恢复室转出标准

1. **中枢神经系统** ①术前神志正常者意识恢复、神志清楚;②定向能力恢复(可辨认时间、地点);③肌张力恢复,能完成指令性动作,平卧抬头可持续 5 s 以上。

2. **呼吸系统** ①自主呼吸,并能保持气道通畅(不需口咽或鼻咽通气道);②咳嗽和吞咽等保护性反射恢复;③呼吸幅度正常,呼吸频率在 12~30 次/分(成人);④吸入空气条件下,$SpO_2 \geq 95\%$,$PaO_2 > 7.33$ kPa(70 mmHg);⑤呼气末 CO_2 浓度或 $PaCO_2$ 维持在术前正常范围。

3. **循环系统** ①血压、心率不超过术前值的±20% 并稳定 30 min 以上;②心电图波形与心律正常;③尿量在 25 ml/h 以上。

4. **无急性麻醉或手术并发症** ①无气胸;②无气道水肿;③无神经损伤;④无活动性出血;⑤无剧烈恶心、呕吐等。

5. **其他** 静脉应用麻醉性镇痛药或镇静药物后,观察时间>30 min,并且无异常反应。

(三)伤员转运的护理

手术结束,协助手术医生妥善包扎固定伤口,填写伤员的交接记录单,及时为伤员穿好衣物,盖好被单,保护切口和各种引流管,防止尿管和引流管意外拔出,待伤员清醒或病情稳定后与麻醉医生、手术医生根据伤员情况一起将伤员送回病房或 ICU。

护送伤员的过程中,随时观察伤员的生命体征,麻醉医生在伤员头端观察病情,包括伤员的颜面、口唇颜色、意识反应等,危重伤员携带便携式呼吸机和监测仪,巡回护士在输液侧观察伤员输液情况和保护伤员,手术医生则在对侧保护伤员。交接伤员时注意交接伤员的病情、出入量、手术时间、手术中出现的特殊情况、伤员的皮肤情况、输液通道和各种引流管等,做到现场详细交接,并在交接本上签名确认。

(四)手术间及手术器械处理

手术间及手术器械处理包括:①洗手护士术后及时清理手术器械和用物,防止遗留在手术间内,填写手术器械交接卡,将手术器械放入器械整理箱内并统一送至消毒供应中心进行清洗、打包和消毒。②计量尿液后将其放掉,并将尿量告知麻醉医生。用过的纱垫、废弃物等分别放入医用垃圾袋内,手术刀片、手术缝针等尖锐物品放入锐器收集盒内。包布、手术铺巾等布类敷料放入污物袋内并将袋口扎紧,由手术室专用通道运出。③术后及时还原物品,整理手术间,按照手术间布局图将各类物品归还原位,检查手术间内各种仪器设备是否完整,补充物品,及时检查物品的有效期,并按有效期的先后顺序进行摆放,做好手术间内电刀、变温毯、除颤仪等设备的使用登记。④若出现批量伤员或群发急症手术,根据伤员伤情评估安排手术顺序。需要安排连台手术时,及时安排人员对手术间及手术物品进行清洁处理,及时补充急救、抢救物品,同时安排医务人员立即到岗到位,准备连台手术相应物品。⑤若为特殊感染手术,在手术器械交接卡上注明感染类型,在手术间门外悬挂感染标识牌,手术间及手术器械按感染手术处理规定进行处理。

五、各类手术配合

(一)胸腔闭式引流术

1. **特殊物品** 胸腔闭式引流管、水封瓶。

2. **手术步骤及配合**

(1)胸壁做一胸壁小切口 递有齿镊,11 号刀片切开。

(2)分离肋间肌,戳破壁层胸膜进入胸腔 递中弯钳分离肌层,4 号刀柄戳破胸膜。

(3)修剪引流管前端呈鸭嘴状,侧面剪椭圆引流孔 2~3 个 递胸腔闭式引流管 1~2 根,线剪修剪引流管前端及侧孔。

（4）拖出引流管尾端至切口外　递大中弯钳钳夹引流管末端，拖出切口外。

（5）缝合固定引流管　递 10×34 三角针、4 号丝线固定引流管，连接水封瓶。

（6）包扎切口　递 75% 乙醇纱布消毒切口，递切口敷贴，覆盖切口。

（二）肺叶切除术

1. 特殊物品　肺叶拉钩、胸腔闭式引流瓶、胸腔闭式引流管、支气管残端闭合器。

2. 手术步骤及配合

（1）消毒、铺巾　递卵圆钳、安尔碘消毒纱布消毒皮肤，铺无菌手术巾，贴手术薄膜，用组织钳妥善固定吸引器、电刀等，安装无菌灯柄，根据手术区域调节好无影灯位置。

（2）取后外侧切口，切开皮肤及皮下组织　递 23 号手术刀片切皮，电刀切开皮下组织，干纱垫拭血。

（3）切开前锯肌、背阔肌，游离斜方肌并切断附着在棘突的筋膜　递甲状腺拉钩、中弯止血钳，电刀切断。

（4）拉起肩胛肌，洗手探查肋间隙　递开腹拉钩、生理盐水。

（5）切开肋间肌，撑开肋骨暴露胸腔　递电刀切开肋间肌，肺叶拉钩撑开肋骨。

（6）探查病变　递生理盐水给手术医生，浸湿双手进行探查。

（7）游离处理肺动脉　递长扁桃剪剪开肺动脉外侧薄膜，7 号丝线结扎两次，用扁桃剪剪断防止术后出血，周围组织用 4 号丝线结扎。

（8）处理肺静脉　递长平镊、长扁桃剪剪开肺静脉外侧薄膜，7 号丝线结扎两次，并用 6×14 圆针 4 号丝线缝扎，周围组织用 4 号丝线结扎。

（9）松解肺韧带　递肺叶钳、肺血管钳及长扁桃剪，4 号钳线结扎。

（10）处理支气管残端　递扁桃剪、长组织剪分离，递长弯钳夹住拟切除肺叶支气管，长平镊加持湿纱垫保护周围组织，11 号手术刀片切断，递支气管残端闭合器，组织钳加持 1/4 安尔碘小纱布消毒残端 2 遍，6×14 圆针 4 号丝线间断缝合，大纱垫包裹切下的肺叶组织放入弯盘中。

（11）冲洗胸腔，检查支气管残端是否漏气　递温热灭菌注射用水冲洗胸腔，麻醉医生膨胀术侧肺组织检查是否漏气，若漏气则用 6×14 圆针 4 号丝线缝扎。

（12）包埋支气管残端　递长平镊、长弯钳，将邻近的胸膜片或纵隔组织拉拢覆盖支气管残端，用 6×14 圆针 1 号丝线缝合。

（13）彻底止血，放置胸腔闭式引流管　电凝止血，递胸腔闭式引流管，75% 乙醇小纱布消毒皮肤，23 号刀片切开皮肤，10×34 三角针 7 号丝线固定。

（14）清点手术用物，逐层关闭手术切口　清点器械、敷料等数目，关闭手术切口，连接水封瓶，包扎手术切口。

（三）纵隔手术

1. 特殊物品　胸骨电锯、胸腔闭式引流管、骨蜡、胸骨钢丝。

2. 手术步骤及配合

（1）消毒、铺巾　递卵圆钳、安尔碘消毒纱布消毒皮肤，铺无菌手术巾，贴手术薄膜，用组织钳妥善固定吸引器、电刀等，安装无菌灯柄，根据手术区域调节好无影灯位置。

（2）切开皮肤及皮下组织　自胸骨切迹起沿前胸中线向下达剑突下方 4～5 cm 腹壁白线上段切开皮肤及皮下组织，递有齿镊、23 号手术刀片，电刀止血，干纱垫拭血。

（3）剥离胸骨甲状肌的胸骨附着处，紧贴胸骨后壁全长推开疏松结缔组织　递分离钳，撑开胸骨上窝肌肉组织，递骨膜剥离子游离胸骨后壁，直可可钳夹住剑突，递线剪剪开剑突软骨。

（4）纵向锯开胸骨　递胸骨电锯锯开胸骨，并将骨蜡涂在骨髓腔。

（5）显露胸腺、前纵隔及心包　递胸骨牵开器显露手术野，开胸后更换干净纱垫。

（6）向两侧剥离胸膜反折，显露胸腺　递长平镊、长弯止血钳、推钳钝性分离。

（7）提起胸腺下极，由下而上分离　递中弯止血钳或可可钳夹住提起胸腺，递长扁桃剪剥离，长弯止血钳钳夹住出血点，1号线结扎或电凝止血。

（8）分离胸腺上极，切除病变组织与部分胸腺组织（胸腺上极与正常组织相连）　递长平镊、长扁桃剪，8×20圆针1号丝线间断缝合胸腺断端。

（9）切断无名静脉分支　递分离钳分离分支血管，4号丝线分别结扎血管远、近端，6×14圆针1号丝线缝扎，长扁桃剪剪断。

（10）冲洗纵隔腔，彻底止血　递温热生理盐水冲洗纵隔腔，查找出血点，电凝止血。

（11）放置纵隔引流，连接水封瓶　递胸腔闭式引流管。给予伤员持续气道正压通气线剪剪侧孔，递75%乙醇小纱布消毒皮肤，于胸骨后放置引流，于剑突下、上腹壁另戳口引出体外，连接水封瓶。

（12）固定胸骨　递胸骨钢丝穿绕左、右胸骨片，递钢丝钳对合钢丝，麻醉医生做气管内加压通气，将肺组织充分膨胀。

（13）缝合肌肉、皮下组织和皮肤　递7号、4号、1号丝线或可吸收线间断缝合或连续缝合肌肉、皮下组织和皮肤。

（14）覆盖切口　递75%乙醇纱布消毒切口皮肤，纱布或敷贴覆盖切口。

（四）脾切除术

1. 特殊物品　自体血回收机、单腔引流管等。

2. 手术步骤及配合

（1）消毒、铺巾　递卵圆钳、碘伏消毒纱布消毒皮肤，铺无菌手术巾，用布巾钳妥善固定吸引器、电刀等，安装无菌灯炳，根据手术区域调节好无影灯位置。

（2）沿腹正中线切开皮肤及皮下组织　递23号手术刀片切开，干纱布拭血，小弯钳止血，1号丝线结扎出血点或电凝止血。递甲状腺拉钩牵拉暴露术野。

（3）切开腹白线及腹膜　递电刀切开腹白线，递23号刀柄将腹膜外脂肪推开，递中弯止血钳2把提起腹膜，递23号刀片切开腹膜一小口，组织剪或电刀扩大打开腹膜。

（4）探查腹腔　递洗手盆，内装生理盐水，湿手探查腹腔，更换深部手术器械及盐水大纱布，递腹腔自动拉钩牵开暴露术野。

（5）分离脾周围的粘连　递深部拉钩牵开暴露，递长平镊、长分离钳、长弯钳、长扁桃剪分离，4号丝线结扎止血或6×14、1/2弧度圆针缝扎止血，吸引器吸净渗血，盐水大纱布拭血。

（6）分离、切断脾胃韧带，打开小网膜囊，在胰尾上缘游离、结扎脾动脉　递长平镊、直角分离钳钳夹，长扁桃剪剪断，4号、7号丝线双重结扎。

（7）显露并剪断脾结肠韧带及脾肾韧带　递长弯钳、直角分离钳钳夹，长扁桃剪剪断，1号丝线结扎。

（8）游离脾，将脾托出腹部切口　递长平镊持热盐水纱布填塞脾床，以垫高脾和压迫止血。

（9）分离脾蒂并切断，切除脾　递长弯钳、中弯钳、直角分离钳钳住脾动脉、静脉及脾蒂，长扁桃剪剪断，7号丝线结扎，近侧断端用6×14、1/2弧度圆针贯穿缝扎。

（10）检查创面，彻底止血　递长平镊，取出填塞纱布，长弯钳钳夹出血点，1号丝线结扎或缝扎止血，少量渗血则更换热盐水纱布再次进行填塞压迫止血。

（11）冲洗腹腔，放置引流管　递温盐水冲洗腹腔，吸引器吸净冲洗水，干净大纱布拭干，安置单腔引流管。

（12）清点，关腹　清点器械、敷料、缝针等数目，更换干净的手术器械。

（13）缝合腹膜及腹白线　递中弯止血钳提起腹膜，用11×17、1/2弧度圆针7号丝线间断缝合。

（14）冲洗切口　递生理盐水冲洗，吸引器吸尽，更换干净大纱布垫。

（15）缝合皮下组织　递75%乙醇小纱布消毒皮肤，递小弯钳，用10×34、3/8弧度圆针1号丝线间断缝合，再次清点手术器械、敷料、缝针等数目。

（16）缝合皮肤　递有齿镊，用10×34、3/8弧度三角针1号丝线间断缝合。

（17）覆盖切口　递75%乙醇小纱布再次消毒皮肤,小纱布、棉垫或敷贴覆盖切口,连接引流管于引流袋。

（五）左半肝切除术

1.特殊物品　肝胆专用拉钩、肝胆专用器械、单腔引流管等。

2.手术步骤及配合

（1）消毒、铺巾、开腹　同脾切除术。

（2）充分暴露手术野　递肝胆专用拉钩固定于手术床沿做手术区域牵引。

（3）游离左半肝,将肝圆韧带、镰状韧带及左冠状韧带、左三角韧带离断　递长扁桃剪、直角分离钳钳夹,剪断后4号丝线或7号丝线结扎。

（4）显露肝门　分离肝动脉、门静脉分支及肝管、肝门的管道,分别结扎胆囊管和肝左动脉;递长扁桃剪、直角分离钳、长弯钳分离、剪断,用4号丝线结扎或6×14圆针1号丝线贯穿缝扎,吸引器吸引,湿盐水纱布拭血。

（5）阻断肝门,时间不超过20 min(必要时不超过30 min)　递血管吊带、直角钳阻断并记录阻断时间。

（6）切肝

1）沿预切线切开肝包膜、肝实质　递电刀切开肝包膜,分离肝实质。

2）切断左门静脉主干和左肝管　递长弯钳分离、钳夹,长扁桃剪剪断,4号线结扎。

3）切断肝左静脉　递长弯钳分离、钳夹,长扁桃剪剪断,4号线结扎。

4）完全切除左半肝　递长弯钳分离、钳夹,长扁桃剪剪断,4号线结扎,切下标本放入弯盘内。

5）肝创面止血　递长弯钳,7×28、3/8弧度圆针1号丝线连续缝合肝创面或用电凝止血。

6）肝面下放置引流管　递单腔引流管,引流管头端侧面交替剪3个侧孔,递75%乙醇小纱布消毒皮肤,安置引流管,连接引流袋,10×34三角针4号丝线固定。

（7）清点、关闭腹壁、覆盖切口　同脾切除术。

（六）肠切除术

1.特殊物品　荷包钳、荷包线、热盐水、闭合器、圆形吻合器等。

2.手术步骤及配合

（1）消毒、铺巾、开腹　同脾切除术。

（2）探查腹腔　递洗手盆,内装生理盐水,湿手探查腹腔,更换深部手术器械及盐水大纱布,递腹腔自动拉钩牵开暴露术野。

（3）松解肠粘连　递长平镊、长扁桃剪分离,长弯钳钳夹止血,1号丝线结扎止血。

（4）探查肠管有无血液循环障碍　递干净盐水纱布保护肠管,检查肠管。如发现肠管存在血液循环障碍,递热盐水纱布热敷。

（5）切除坏死肠管　递长平镊持盐水纱布保护肠管四周,递肠钳和可可钳各2把分别夹住需要切除肠管的远、近端,23号刀片切断,将刀片、手术钳及切下的肠管放入弯盘内,递碘伏消毒棉球消毒残端,或用闭合器、切割缝合器切断肠管,2个断端分别用荷包线缝合。

（6）肠吻合　递6×14圆针,1号丝线在肠管断端两侧浆肌层缝标志牵引线2针,间断缝合后壁及前壁或用圆形吻合器恢复肠管的连续性。

（7）缝合　缝合肠系膜裂孔,回纳肠管至腹腔,除去肠钳、纱垫等,递6×14圆针1号丝线间断缝合。

（8）清点、关闭腹壁、覆盖切口　同脾切除术。

（七）胃穿孔修补术

1.特殊物品　自动拉钩、无菌棉球等。

2.手术步骤及配合

（1）消毒、铺巾、开腹　同脾切除术。

（2）探查腹腔　递洗手盆,内装生理盐水,湿手探查腹腔,更换深部手术器械及盐水大纱布,递腹腔自动拉钩,牵开暴露术野。

（3）吸尽腹腔内胃内容物及腹腔渗出液　递吸引器(套上吸引器套管)。

（4）探查胃穿孔部位　接触过穿孔部位渗出液的器械及辅料均视为污染,放入弯盘内。

（5）修补穿孔部位　递长平镊、持针器、6×14圆针,1号丝线间断全层缝合穿孔部位。

（6）冲洗腹腔　递温热生理盐水冲洗腹腔,吸引器吸尽腹腔液体。

（7）清点、关闭腹壁、覆盖切口　同脾切除术。

（八）腹腔镜手术配合

随着电子学和光学技术的进步,微创外科技术迅速发展,腹腔镜技术在普外科、妇产科、泌尿外科等学科领域得到广泛应用,并取得了良好的效果。腹腔镜手术能减少切口创伤,减少术中对其他器官的损伤和干扰,减少腹腔粘连,缩短手术时间,大大缩短伤员术后卧床时间和住院时间,得到伤员和手术医生的广泛认同。国内外文献显示,腹腔镜手术在胸腹部创伤手术中也得到广泛应用,但应注意严格把握适应证。

1. 适应证　①单纯闭合性胸腹部创伤,无重度休克表现;②伤口较小的开放性胸腹部创伤(枪伤或刺伤);③有胸腹部钝性或锐性创伤史,存在无法用其他部位解释的血流动力学改变;④胸腹部内脏器官损伤程度难以判断,对是否立即行开胸(腹)探查难以决断;⑤骨盆骨折不能排除盆腔器官损伤等。

2. 禁忌证　①重度休克;②严重颅脑损伤,呼吸道梗阻;③已明确诊断为严重腹部内脏器官损伤,须行手术剖腹处理;④腹壁缺损较大的开放性腹部损伤;⑤有多次腹部手术史、感染史,考虑腹腔内粘连严重;⑥腹胀明显,凝血功能明显异常,有重要器官严重功能不全等。

3. 腹腔镜下右半结肠切除术

（1）特殊物品　腹腔镜摄像系统、二氧化碳气腹系统、腹腔镜器械[包括气腹针、穿刺套管(5 mm、10 mm、12 mm)、抓钳、分离钳、电凝钩、双极电凝、血管夹钳、钛夹钳、组织剪、腔内直线形切割缝合器、爪形拉钩、持针器、腔内吸引器、直角分离钳、肠钳、钛夹 Hem-o-lok 聚合物夹、标本袋、30°腔镜镜头、无菌保护套、超声刀、闭合器、圆形吻合器、推结器等]、普通外科常规手术器械包及敷料包、洗手盆、常规一次性物品、单腔引流管等。

（2）麻醉方式　全身麻醉。

（3）手术体位　平卧位或改良截石位(挂腿架平手术床缘,头低15°~30°,略向右侧)。

（4）手术步骤及配合

1）消毒、铺巾　递卵圆钳、碘伏消毒纱布消毒皮肤,铺无菌手术巾,妥善固定吸引器、电凝、光源线、气腹线等。

2）准备腔镜物品　连接、检查、调节腹腔镜摄像系统、二氧化碳气腹系统及电凝等。

3）脐孔内下缘切开一小口　递11号尖刀片,小弯钳1把,干纱垫拭血。

4）提起脐孔周围腹壁组织,于脐孔切口插入气腹针,建立二氧化碳气腹　递布巾钳2把提起腹壁。递气腹针插入,连接二氧化碳气腹管。

5）左、右脐旁腹直肌外缘行5 mm切口、左下腹5 mm切口　递11号手术刀片,5 mm、10 mm及12 mm穿刺套管。

6）探查腹腔　递抓钳、超声刀及腔内持针器,缝合肝圆韧带。

7）分离阑尾系膜和小肠系膜　递超声刀或电凝钩分离,钛夹钳钳夹血管。

8）分离结肠肝曲　递超声刀分离。

9）切断回肠断端,放置吻合器蘑菇头　递荷包钳钳夹回肠断端,递荷包线缝合,液状石蜡棉球润滑吻合器蘑菇头。

10）横结肠与回肠进行端侧吻合　递吻合器进行吻合。

11）关闭横结肠残端　递闭合器,关闭横结肠,取出切除肠管。

12）关闭肠系膜裂孔　递 6×14 圆针 1 号丝线间断缝合。

13）清点物品，冲洗腹腔，关闭切口　递温热无菌注射用水冲洗腹腔，11×17 圆针 7 号丝线缝合。

14）彻底止血，放置引流管，递生理盐水纱垫　递线剪剪引流管侧孔，75% 乙醇小纱布消毒皮肤，10×34 三角针 4 号丝线固定引流管。

15）清点，检查腹腔镜器械及常规手术器械、敷料等，常规逐层缝合切口，清点手术用物，10×34 三角针 1 号丝线，覆盖手术敷贴，连接引流袋。

（甘晓琴　陈　娴）

第二节　胸腹部战创伤伤员的疼痛管理

交通伤中胸部创伤在战时占伤员总数的 7%～12%，战场死亡者中 25% 左右由胸部创伤所引起或与胸部创伤有关。所以，胸部创伤无论在战时或平时，无论其发生率及危害程度，在创伤中均占有十分重要的地位。腹部伤一般占全身各部位战伤的 5%～7%，以开放伤为主，小肠、大肠、肝受伤机会最多。现代战争中常见的胸腹部损伤原因包括烧伤、爆炸伤、火器穿通伤等，以上创伤均带来剧烈疼痛。美国军方对战伤镇痛非常重视，投入大量人力物力进行战伤新技术、新方法的研发，并建立了一整套战伤镇痛管理方法，如战场上单兵配备 10 mg 吗啡自动注射器，已开发出多种镇痛药物缓释剂（缓释吗啡、局部麻醉药缓释剂等）。相比之下，目前我军战伤镇痛方面的研究非常薄弱，军队配备的镇痛药物单一，仅为哌替啶片和注射剂，因此为部队提供一整套科学完善的镇痛管理方案，是我们亟待解决的问题。

一、胸腹部战创伤疼痛特点

战创伤伤员疼痛普遍存在。创伤无论是骨折、韧带损伤、神经损伤还是关节损伤等几乎毫无例外地造成肢体的疼痛，因此绝大多数战创伤伤员以疼痛为主诉。胸部创伤引起胸部剧烈疼痛，持续时间长，伤员不能有效地咳嗽、咳痰，致使通气功能降低，容易发生肺部感染、肺不张等，导致死亡率升高。胸部火器伤常导致胸壁结构及胸内器官离断、撕裂，迅速造成失血性休克、气道堵塞。广泛的肺损伤引起严重呼吸困难等。

1. 疼痛程度剧烈　大多数战创伤伤员的疼痛都在中度以上，甚至是重度。尤其在早期，如果没有制动等有效措施的干预，都会出现难以忍受的疼痛，严重影响生活质量。

2. 疼痛变化较大　创伤伊始伤员的疼痛往往特别剧烈，在有效措施的干预下，往往能在数天内得到缓解，疼痛的缓解与治疗的效果有着明显的关系。

3. 疼痛影响心理　伤员受伤往往具有非常大的偶然性，没有一个心理逐渐适应的过程。突然出现的剧烈疼痛，会导致伤员的心理变化，也可影响伤员对治疗、康复锻炼甚至二次手术的态度。

4. 疼痛康复相互制约　战创伤伤员术后的康复锻炼是整个治疗过程的重要环节，良好的康复锻炼可以减轻以至消除疼痛，而疼痛未加处理会降低伤员进行功能锻炼的依从性，结果康复锻炼不到位，使疼痛持续存在甚至加重，最终影响手术的治疗效果。

5. 术后疼痛雪上加霜　手术是对伤员的二次打击，因为伤员受伤时的疼痛经过制动和消炎治疗会有所缓解，如果接受手术治疗，就不可避免地会出现疼痛的二次高峰。倘若与伤员沟通不够或者术后镇痛效果不佳，就会让伤员产生病情加重的错觉，从而加重疼痛程度。

鉴于以上创伤后疼痛的特点，在应用麻醉性镇痛药物时应谨慎。无肺损伤的胸部创伤性疼痛，可以使用局部神经阻滞，加用口服非麻醉性镇痛药物；如果疼痛剧烈，可静脉注射吗啡 2.5～5 mg。肋骨骨折伤员如无手术指征，应尽早给予护板外固定。护板外固定可以明显减轻疼痛。对肋骨骨折超过 3

根者,应用持续硬膜外镇痛,尽可能减轻疼痛,以促进伤员尽早活动和进行肺功能锻炼。对严重呼吸困难者则应尽早行气管切开,呼吸机辅助呼吸,可应用麻醉性镇痛药物。

二、胸腹部战创伤疼痛对机体的危害

胸部创伤包括闭合伤、贯通伤及非贯通伤,可导致胸腔内大出血、胸膜腔开放、肋骨骨折、气管或支气管破裂、心脏穿透伤等严重不良后果。腹部战创伤常与枪弹和火器创伤相关,常有多发伤,伤情甚重,应对每一位重伤患者进行包括腹部的全身系统检查。

急性疼痛对于早期判断病情具有保护作用,但持久的剧烈疼痛对机体明显有害。严重的创伤疼痛不仅没有保护功能,还会导致异常的生理学反应,甚至产生精神上的损害,引起并发症。剧烈疼痛使交感神经系统兴奋,增加全身氧耗,致使心率增快、血管收缩、心脏负荷增加、心肌耗氧量增加,同时可能引起肺部并发症,如低氧血症、肺膨胀不全、肺感染及肺炎。而且,强烈的皮肤-内脏和内脏-内脏反射,可发生肠麻痹、肠梗阻、尿量减少,降低肌肉的新陈代谢,增加血栓形成的危险。强烈的损害性刺激传入,导致持久的血管过度收缩,导致胃肠蠕动的减少和胃肠功能恢复的延迟,有出现应激性消化道溃疡出血的风险。神经内分泌反应显著增加交感神经紧张性及引起分解代谢增加的激素,特别是儿茶酚胺,加重休克的恶性循环。

胸腹部战创伤疼痛对各个器官系统都会产生不良的影响,具体表现如下。

1.增加氧耗量　剧烈疼痛因交感神经系统的兴奋增加全身氧耗,致使心率增快、血管收缩、心脏负荷增加、心肌耗氧量增加,对缺血器官有不良影响。

2.对心血管功能的影响　心率增快、血管收缩、心脏负荷增加、心肌耗氧量增加,冠心病患者心肌缺血及心肌梗死的危险性增加。

3.对呼吸功能的影响　创伤后伤害性感受器的激活能触发多条有害脊髓反射弧,使膈神经兴奋的脊髓反射性抑制,引起创伤后肺功能降低。疼痛导致呼吸浅快、呼吸辅助肌僵硬,使通气量减少,无法有力地咳嗽,无法清除呼吸道分泌物,可能引起肺部并发症,如低氧血症、肺膨胀不全、肺感染及肺炎。

4.对胃肠运动功能的影响　强烈的皮肤-内脏和内脏-内脏反射,可发生肠麻痹、肠梗阻,导致胃肠蠕动的减少和胃肠功能恢复的延迟,有出现应激性消化道溃疡出血的风险。

5.对泌尿系统功能的影响　尿量减少和(或)尿道及膀胱肌运动力减弱,引起尿潴留。

6.对骨骼肌肉系统的影响　剧烈疼痛使交感神经兴奋、肌肉张力增加、肌肉痉挛,降低肌肉的新陈代谢,增加血栓形成的危险。

7.对神经内分泌系统的影响　神经内分泌反应显著增加交感神经紧张性,导致儿茶酚胺和分解代谢性激素的分泌增加,降低合成代谢性激素的分泌,加重休克的恶性循环。

8.对心理情绪的影响　可导致焦虑、恐惧、无助、忧郁、不满、过度敏感、挫折、沮丧等创伤后精神心理障碍,甚至引发家庭危机。

9.对睡眠的影响　创伤后睡眠障碍会产生心情和行为上的不良影响。

10.引起创伤后慢性疼痛　创伤后疼痛控制不佳以及术后疼痛的长期影响是发展为慢性疼痛的危险因素。术后长期疼痛(持续 1 年以上)是行为改变的风险因素。

三、胸腹部战创伤的镇痛

疼痛是判断内脏器官损伤部位、程度和病情发展的重要指标。战创伤伤员疼痛治疗的原则是既要达到满意的镇痛效果,又要最大限度地维持正常的生理功能,以确保伤员的生命安全。可根据伤员的危重情况、创伤部位、疼痛程度、设备条件、麻醉人员的经验等选择适当的镇痛药物和镇痛方法。

在明确诊断前禁用麻醉性镇痛药物,以免掩盖症状和体征造成误诊,耽误病情。确诊后需要手术者,术前可以使用吗啡、芬氟合剂等进行镇痛处理,也可使用局部神经阻滞治疗。对于无恶心、呕吐等胃肠道症状的单纯腹部软组织挫伤,可以使用非甾体药物。

(一)胸腹部战创伤镇痛的基本原则

1.快速准确判断病情　胸腹部战创伤多为复合伤,伤员往往伴有休克和呼吸功能障碍,必须早期重视循环和呼吸的复苏,在病情稳定和诊断明确的前提下,才可以开始镇痛治疗。对腹部闭合性损伤的伤员,疼痛往往是帮助诊断和观察病情进展与否的主要征象,过早给予镇痛治疗有时可延误诊断或造成误诊。

2.合理选择镇痛药物及方法　应根据对伤员的疼痛评估及疼痛记录合理选用镇痛药物。对严重胸腹部损伤进行镇痛治疗时应慎用强效麻醉性镇痛药,以免造成中枢性呼吸抑制。垂危和昏迷伤员禁用镇静、镇痛药,可使用局部神经阻滞、伤口局部麻醉药浸润、鼻饲二氢埃托啡等。

根据创伤的部位、疼痛的程度、伤员的全身状态、对镇痛药的反应以及不同镇痛药的药理学特点选用镇痛药。镇痛药的使用宜从小剂量开始,根据伤员的反应逐渐增加。给药途径宜先采用口服和肌内注射,效果不好者可改用静脉注射,也可应用"伤员自控镇痛"技术。对有剧烈疼痛的伤员,宜联用几种药物实施平衡镇痛,如口服非甾体抗炎药和神经安定药,静脉注射小剂量的阿片类药物,必要时再加用局部神经阻滞,不仅能收到良好的镇痛效果,而且还能减少药物用量,降低不良反应的发生率。

3.加强病因治疗　在镇痛治疗的同时,须尽快祛除致痛的病因,才能收到良好的镇痛效果。如骨折伤员,在应用镇痛药或局部神经阻滞后,应尽快进行骨折固定和伤口清创,避免反复大量应用强效镇痛药。

4.注意镇痛药物的不良反应　胸腹部战创伤伤员恢复时间长,往往需要较长时间应用镇痛药,应该考虑多次应用麻醉性镇痛药的毒性、耐药性和成瘾性,后期镇痛应使用长效药物剂型给药。战场救治时伤员多为非空腹,如何防止呕吐误吸是极其重要的问题。疼痛、恐惧、休克和药物的应用均可使胃排空时间延长,麻醉性镇痛药亦具有致呕吐作用,并抑制消化道的活动。因此宜将麻醉性镇痛药与镇吐药如氟哌利多、异丙嗪、甲氧氯普胺等联用。用药的伤员最好能保持意识清醒或处于浅睡眠状态,并应备有吸引装置。应用麻醉性镇痛药时,必须备好氧气、气管插管用具、简易人工呼吸器和面罩等,同时要备有拮抗药纳洛酮。用药前后需要密切观察伤员的神志、精神状态、血压、心率和呼吸(频率、幅度和方式),以及伤员主观阐述镇痛的效果,严格观察用药后不良反应,如恶心、呕吐、烦躁不安、出汗、心悸、头晕、头痛、嗜睡、欣快感和呼吸抑制的出现时间,并及时进行处理。

(二)战创伤疼痛评估

疼痛评估是有效疼痛管理的重要环节,疼痛评估的目的是更准确合理地进行镇痛治疗。疼痛是伤员的主观感受,疼痛强度的评估没有客观的指标,主要依靠伤员自己的评估。因此,疼痛评估方法宜简便易行,应根据伤员的情况选择适合的方法,并且要先教会伤员进行自我疼痛评估。疼痛评估时不仅要评估静息时的疼痛强度,也要评估在活动、咳嗽、深呼吸时的疼痛强度,以及疼痛对睡眠的影响情况。

1.单维度评估量表　单维度评估量表(unidimensional scale)有以下几种。

(1)数字等级评定量表(numerical rating scale,NRS)　用数字 0~10 标示疼痛的强度等级,0 为无痛,10 为最剧烈疼痛。1~3 为轻度疼痛(疼痛不影响工作、生活、睡眠),4~6 为中度疼痛(疼痛对工作、生活、睡眠有不同程度的影响),7 以上为重度疼痛(疼痛导致不能睡眠或从睡眠中痛醒)。此法适用于大部分伤员的疼痛评估。

(2)视觉模拟评分表(visual analogue scale,VAS)　在一条线段(约 10 cm)的两端分别用文字注明"不痛"和"剧痛",让伤员根据自己的痛觉在线上标记出疼痛程度。刻度较为抽象,标记时需要必要的感觉、运动及知觉能力。VAS 不适用于文化程度较低或认知损害者。

(3)Wong-Banker 面部表情量表(Wong-Banker faces scale)　该方法用 6 种面部表情从微笑至悲伤再到哭泣来表达疼痛程度。该量表适用于表达能力丧失者(图 25-4)。

(4)言语描述疼痛量表(verbal rating scale,VRS)　VRS 是最早应用于疼痛研究的量表。该量表由 McGill 疼痛量表节选而成,每个分级都有对疼痛程度的描述。0 表示无痛;1 表示轻度疼痛,可忍受,能正常生活、睡眠;2 表示中度疼痛,轻度影响睡眠,须用止痛药;3 表示重度疼痛,影响睡眠,须用麻醉止痛剂;4 表示疼痛剧烈,影响睡眠较重,并有其他症状;5 表示无法忍受,严重影响睡眠,并有其他症状。此量表容易被伤员理解,但精确度不够。

(5)疼痛尺 将视觉模拟评分表(VAS)、数字等级评定量表(NRS)、言语描述疼痛量表(VRS)及Wong-Banker 面部表情量表结合在一起,能弥补在实际应用中 VAS 和 VRS 的尺度难以掌握、描述抽象、个体理解随意性较大的不足,是一种较准确、易懂、使用方便的疼痛评估工具(图 25-5)。

图 25-4 Wong-Banker 面部表情量表

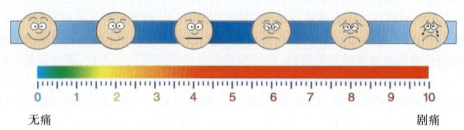

NRS 0:无痛;1~3:轻度疼痛(睡眠不受影响);4~6:中度疼痛(睡眠受影响);7~10:重度疼痛(严重影响睡眠)

图 25-5 疼痛尺

2.多维度评估量表 疼痛体验是一种多方面的、复杂的、综合的主观感受,任何一个单维度的评估量表都不可能综合测量疼痛体验的各个方面。多维度评估量表(multidimensional scale)能综合评估疼痛对伤员生活的多个方面的影响,例如情绪、精神、日常活动、人际关系、睡眠质量等。由于多维度评估工具需要更多的时间进行管理、完成、评分和解释,建议用于创伤术后伤病员。Melzaek 提出了简化的麦-吉疼痛问卷调查表(short-form of McGill pain questionnaire,SF-MPQ),该表由 11 个感觉类和4 个情感类对疼痛的描述词组成,每个描述词都让伤员进行强度等级排序:0 为无疼痛,1 为轻度疼痛,2 为中度疼痛,3 为严重疼痛。目前 SF-MPQ 对战创伤疼痛的评估尚缺乏研究数据。

3.疼痛评估的频率 疼痛评估的基本原则为动态评估、全面评估和综合评估。疼痛评估的频率应遵从以下约定:当疼痛评分≥7 时,每天评估 6 次;手术后 3 d 或疼痛评分≥4 分时,每天评估 4 次;连续 3 d 疼痛评分为 4 分以下者,每天评估 1 次。口服镇痛药后 1 h 进行一次疼痛评估,肌内注射或静脉注射镇痛药后 30 min 进行一次疼痛评估,以了解镇痛治疗效果,并根据疼痛程度酌情处理。

4.战创伤疼痛记录 对战创伤伤员的疼痛记录非常重要,但目前我军尚无统一格式。应逐渐推行在分类牌、伤票和野战病历上设立镇痛记录栏,记录内容包括伤员的疼痛部位、疼痛评分(VAS、VRS或 NRS),以及镇痛药的种类、方式、时间、剂量。每一级救治单位应在分类牌、伤票或野战病历的镇痛记录栏内进行记录,通过镇痛标志记录,使下一级救治单位了解伤员的镇痛史及目前伤员的疼痛程度,以便进行更合理的镇痛治疗。

(三)药物镇痛治疗原则

1.三阶梯镇痛原则及方案

(1)第一阶梯 轻度疼痛可使用非阿片类药物联合辅助药物。非阿片类药物多指 NSAID(非甾体抗炎药)。该药物为非处方药且对轻度疼痛有肯定疗效,并可增强第二阶梯及第三阶梯用药的效果。

(2)第二阶梯 中度疼痛可联合使用弱阿片类药物、非阿片类药物和辅助药物。首次使用弱阿片类药物加 NSAID 可产生良好的止疼效果。弱阿片类药物的安全使用剂量往往被有封顶效应的复合剂中其他 NSAID 剂量所限,故当疼痛不再能控制时应选用第三阶梯用药或用单一阿片制剂。

（3）第三阶梯　重度疼痛需要多种药物联合方能有效控制疼痛。一般联合应用强阿片类药物+非阿片类药物+辅助药物。强阿片类药物以吗啡为代表,常用药物有美菲康(吗啡缓释片)等。长期应用阿片类药物可引起欣快症和药物耐受。

2. 药物镇痛注意事项

（1）优先口服　口服用药可以缓解疼痛者尽量选择口服。

（2）按时给药　按照药物半衰期及作用时间,定时给药,而非疼痛发生后方才给药的按需给药。其目的是持续缓解疼痛。

（3）按阶梯给药　根据疼痛的轻、中、重度分别用第一、二、三阶梯药物。反对无计划用药及错误的处方搭配。要注意第一阶梯药物及第二阶梯药物的封顶效应。药物单用效果不佳时,可增加剂量或联合不同作用机制的药物。

（4）用药个体化　药物的选择,必须考虑主要用药、辅助用药和突发痛的处理。根据伤员疼痛强度、疼痛性质、对生活质量的影响及对药物的耐受性,个体化选择药物,确定剂量。强阿片类药物剂量无极限,不封顶。

（5）注意具体细节　使用镇痛药物应密切观察病情变化,认真评估,耐心滴定,及时恰当地预防、处理不良反应。目的是使伤员在获得良好镇痛效果的同时,使不良反应降到最低限度,从而提高伤员的生活质量。

四、战创伤镇痛药物治疗

所有战创伤伤员均应得到镇痛治疗减轻疼痛。可以采取随身携带镇痛药的方法,以便受伤后立即口服或注射镇痛药,从而增强持续作战能力。首选口服镇痛药有对乙酰氨基酚、美洛昔康、吗啡等,可迅速缓解疼痛。对于疼痛剧烈伤的员术前给予吗啡肌内注射和静脉用药,这种做法在国外已有被芬太尼口腔黏膜贴剂(oral transmucosal fentanyl citrate,OTFC)替代的趋势。神经阻滞镇痛可以减少全身药物不良反应,避免镇静、呼吸抑制、反流误吸等风险,是最有效的局部镇痛方法。

（一）药物种类

1. 非甾体抗炎药　非甾体抗炎药(nonsteroidal anti-inflammatory drug,NSAID)是一类具有解热、镇痛、抗炎、抗风湿作用的药物。主要作用机制是抑制环氧化酶(cyclo-oxygenase,COX)和前列腺素(prostaglandin,PG)的合成。对 COX-1 和 COX-2 作用的选择性是其发挥不同药理作用和引起不良反应的主要原因之一。原则上所有 NSAID 均可用于伤后轻、中度疼痛的镇痛,或在术前、手术结束后即刻使用作为多模式镇痛的组成部分。COX 抑制药均有"封顶"效应,故不应超量给药;此类药物的血浆蛋白结合率高,故不同时使用两种药物。COX 抑制药用于术后镇痛的主要指征:①中小手术后镇痛;②大手术与阿片类药物或曲马多联合或多模式镇痛,有显著减少阿片用量的作用;③大手术后PCA 停用后,残留痛的镇痛;④术前给药,发挥术前抗炎和抑制超敏作用(表 25-1、表 25-2)。

表 25-1　常用口服 NSAID

药物	每日最大剂量/mg	每次剂量/mg	每日次数
布洛芬	2 400~3 600	400~600	1~2
双氯芬酸	75~150	25~50	1~2
塞来昔布	200~400	100~200	1~2
美洛昔康	7.5~15	7.5~15	1
依托考昔	120	30~120	1

表25-2 注射用 NSAID

药物	剂量范围/mg	起效时间/min	维持时间/h	用法和用量
氯诺昔康	8～24	20	3～6	IV:8 mg/次,2～3 次/d,剂量≤24 mg/d
酮洛酸	30～120	50	4～6	IM/IV:开始 30 mg/次,以后 15～30 mg/6 h,剂量≤120 mg/d,连续用药≤2 d
氟比洛芬酯	50～200	15	8	IV:50 mg/次,3～4 次/d;也可首次剂量 50 mg,100～150 mg/d
帕瑞昔布钠	40～80	7～13	12	IM/IV:首次剂量 40 mg,随后 40 mg/12 h,连续用药≤3 d

IV:静脉注射;IM:肌内注射

2. 阿片类镇痛药 阿片类镇痛药又称麻醉性镇痛药,是治疗中、重度急性与慢性疼痛的最常用药物。通过结合于外周及中枢神经系统(脊髓及脑)的阿片受体而发挥镇痛作用。阿片类药物种类多样,根据镇痛强度的不同可分为强阿片药和弱阿片药。强阿片药包括吗啡、芬太尼、哌替啶、羟考酮、舒芬太尼,主要用于重度疼痛治疗。弱阿片药有可待因、双氢可待因、盐酸曲马多等,主要用于轻、中度疼痛镇痛。阿片类药物镇痛作用强,无器官毒性,无封顶效应,使用时应遵循能达到最大镇痛和不产生严重不良反应的原则。急性疼痛可给予短效制剂,如曲马多、即释吗啡等药物。对于病情稳定、需要长期镇痛的伤员,应给予硫酸吗啡缓释片、盐酸羟考酮缓释片、芬太尼贴剂等长效剂型,可避免镇痛不足或药物耐受等风险。阿片类药物的常见不良反应有恶心、呕吐及呼吸抑制、药物耐受和躯体依赖、镇静和认知功能障碍、体温下降等。长期使用阿片类镇痛药应特别注意这些不良反应并加以防范。

3. 抗惊厥类药物 神经病理性疼痛是战创伤后遗疼痛的重要特点,抗癫痫药可以明显减轻神经性疼痛。抗癫痫药通过抑制病灶过度放电的作用机制,或作用于病灶周围正常神经组织,以遏制异常放电的扩散,达到缓解疼痛的作用。卡马西平、加巴喷丁、普瑞巴林等药物通过增强钠离子通道或钙离子通道的非活动性,减轻动作电位重复放电的频率发挥作用。伤员服药时应注意预防出现嗜睡、头晕、复视、共济失调、眼球震颤、恶心和呕吐等不良反应。

4. 局部麻醉药 局部麻醉药用于术后镇痛,主要通过椎管内用药、区域神经丛或外周神经干阻滞及局部浸润等方法。局部麻醉药与阿片类药物联合应用,可增强镇痛作用并延长镇痛时间。临床上椎管内术后镇痛常合并使用局部麻醉药和阿片类药物,既发挥镇痛协同作用又可降低每种药物的毒性。区域神经丛、外周神经干阻滞及局部浸润时只使用局部麻醉药。常用于术后镇痛的局部麻醉药有利多卡因、氯普鲁卡因、布比卡因和罗哌卡因。罗哌卡因的显著特点是产生有效镇痛的药物浓度(0.062 5%～0.15%)仅对感觉神经纤维有阻滞作用,而对运动神经阻滞作用相对较弱,"动感分离"现象较布比卡因更明显,且毒性低于布比卡因和左旋布比卡因,是用于术后镇痛较理想的局部麻醉药。

5. 基因治疗 随着人类基因组的解密,通过检测基因型来决定使用药物的种类及剂量的治疗方法在其他医疗领域已有成功先例。在疼痛领域,已发现完全无痛觉感受的个体并对其变异基因进行定位(Nav1.7,SCN9A;一种电压门钠通道的 α 亚单位)。细胞色素 P450-2D6(CYP2D6)基因可能影响可待因的镇痛(其基因产物的酶是可待因转化为吗啡的关键),而目前的基因型鉴定可预测这一酶功能的缺失。μ 阿片受体基因(OPRM1)118A→G 变种存在于 17% 白种人及 49% 亚洲人种,被证明与 μ 受体表达及信号传递功能下调有关。尽管还无法做到针对基因型制订个体化的镇痛方案,但上述发现为这一设想带来了希望。

（二）药物选择及给药途径

1. 全身应用镇痛药物

（1）口服给药　适用于神志清醒、非胃肠手术和术后胃肠功能良好的伤员术后轻、中度疼痛的控制；也可在术后疼痛减轻后，以口服镇痛作为延续；用作其他给药途径的补充（如超前镇痛）或多模式镇痛的组成部分。口服给药有无创、使用方便的优点，但因肝-肠"首过效应"及有些药物可与胃肠道受体结合，生物利用度不一。药物起效较慢，调整剂量时既应考虑药物的血液达峰时间，又要参照血浆蛋白结合率和组织分布容积。术后重度恶心、呕吐和便秘者慎用，禁用于吞咽功能障碍（如颈部手术后）和肠梗阻伤员。

（2）肌内注射给药　肌内注射给药起效快于口服给药，但可出现注射痛，重复给药易出现镇痛盲区。

（3）静脉注射给药　药物血浆浓度峰谷比大，易出现镇痛盲区。对术后持续疼痛的伤员须按时给药。静脉炎、皮下渗漏为常见并发症。

2. 区域神经阻滞镇痛治疗

（1）外周神经阻滞　适用于相应神经丛、神经干支配区域的创伤后镇痛治疗。例如，肋间神经阻滞、椎旁神经阻滞等。由于伤员可保持清醒，故对呼吸、循环功能影响小。可使用导管留置持续给药，以获得长时间的镇痛效果。神经电刺激器和超声引导下的神经阻滞术可提高导管留置的精确性。

肋间神经阻滞或痛点阻滞治疗可起到较好的止痛效果。肋间神经阻滞可将 0.5% 或 1% 利多卡因 5 ml 注射于脊柱旁 5 cm 处的骨折肋骨的下缘，注射范围包括骨折肋骨上、下各 1 根肋骨。疼痛的减轻，不仅使伤员紧张的情绪得到舒缓，同时有利于患者呼吸、咳嗽、咳痰，预防肺部并发症的发生。

（2）椎旁间隙阻滞　椎旁间隙是脊椎旁一楔形间隙，脊神经从椎间孔发出穿过其附近，其边界为：后面为肋椎骨横突韧带的上面，侧面为肋间膜的后面，前面为壁层胸膜，内侧为椎体的后侧面、椎间盘和椎间孔，腰大肌的起始部位形成椎旁间隙的下界。椎旁胸神经阻滞不但阻滞肋间神经，而且阻滞肋间神经背侧支和交感神经链。由于椎旁间隙的延续性，在一个节段注药会同时阻滞多个皮肤节段，适用于胸腹部手术辅助镇痛。

3. 硬膜外腔阻滞镇痛

（1）单次硬膜外腔阻滞　适用于胸腹部及下肢术后疼痛的控制。临床实践表明，应用硬膜外腔镇痛，较口服或静脉给药镇痛效果明显，咳嗽、咳痰反应及血氧饱和度监测等明显改善，能尽早活动和进行肺功能锻炼。其优点还有不影响意识和病情观察，镇痛完善，不影响运动和其他感觉功能。腹部术后硬膜外镇痛虽然可能导致胸部和下肢血管代偿性收缩，但可改善肠道血流，有利于肠蠕动恢复和肠功能恢复。在下腹部和下肢手术时进行硬膜外腔镇痛，几乎可以完全阻断手术创伤引起的过高应激反应，并可降低深静脉血栓的发生率。

（2）患者自控镇痛　患者自控镇痛（patient controlled analgesia，PCA）具有起效较快、无镇痛盲区、血药浓度相对稳定、可及时控制突发痛及用药个体化、伤员满意度高、疗效与不良反应比值大等优点，是目前术后镇痛最常用和最理想的方法，适用于创伤后中到重度疼痛的镇痛治疗。研究表明，创伤后呼吸、循环系统的并发症都可能与创伤疼痛应激有关，持续硬膜外用药能减轻和（或）防止这种反应，可降低肺挫伤死亡率，缩短机械通气时间，是安全有效的镇痛方法。

4. 多模式镇痛

多模式镇痛（multimodal analgesia）即联合使用作用机制不同的镇痛药物或镇痛方法。由于作用机制不同而互补，镇痛作用相加或协同，同时每种药物的剂量减少，不良反应发生率相应降低，从而达到最大的效应/不良反应比。

目前，选择性 COX-2 抑制剂帕瑞昔布钠、罗哌卡因肋间神经阻滞及舒芬太尼经静脉患者自控镇痛的多模式镇痛，对于胸腹部手术伤员是一种安全有效的围术期镇痛方法。

胸腹部创伤后伤员正常和较深的呼吸可牵拉皮肤切口引起疼痛。为减轻疼痛，伤员常常通过收缩呼气肌（夹板效应）防止皮肤切口的牵张，从而限制吸气时对皮肤切口的牵拉，通过主动呼气可迅速减少吸气引起的切口牵张。在用力呼气前不能深吸气使咳嗽无力。夹板效应、主动呼气、咳嗽无力可导致分泌物无法排出、气道闭合和肺不张。尤其是在高海拔作战地区,空气中氧分压偏低,维持伤员的正常肺功能则更为重要。

研究表明,胸腹部手术的伤员采用多模式围术期镇痛,内分泌及代谢应激反应降低,蛋白丢失减少,插管期较短,疼痛评分较低,肠道功能恢复较早,围术期并发症发生率降低,住院时间缩短。它不仅可确保伤员感到舒适,还可以使呼吸功能尽早恢复正常(无主动式呼气或夹板效应),呼吸深,可咳嗽,早期离床,从而减少肺部并发症的发生。

(四)战创伤非药物镇痛治疗

临床实践证明,妥善的固定和非药物疗法能减轻胸腹部战创伤后疼痛程度,减少镇痛药用量,减轻围术期焦虑或改善伤员的整体感觉。另有研究指出,缓节律呼吸法可通过减轻肌肉收缩引起的疼痛及松弛紧张、焦虑的心理状态达到控制轻至中度术后疼痛的作用。这些方法包括骨折的妥善固定、温热等物理治疗、术后放松、想象、催眠和生物反馈技巧及音乐疗法等。

1. **妥善固定肋骨骨折** 肋骨骨折的妥善固定,可以明显减少止痛药物剂量,促进病情恢复。肋骨骨折在闭合性胸部创伤中最为常见,占创伤住院伤员的4%~12%,占闭合性胸部创伤的55%。对于无须手术治疗的肋骨骨折,采取简单有效的外固定必不可少,可以明显减少止痛药物剂量,促进病情恢复。既往常用的外固定方法有宽胶布粘贴、巾钳悬吊牵引、多头胸带或者弹性胸带包扎等。宽胶布粘贴对皮肤拉力较大,也不透气,容易出现皮肤过敏、水疱、糜烂等情况,目前临床很少使用。巾钳悬吊牵引是有创方法,稳定性差,需要长期卧床,不利于早期下床活动,可增加肺部感染的发病率。目前临床较多采用的是多头胸带或者弹性胸带包扎,这种方法不能克服胸壁内陷,限制了呼吸运动,固定是以牺牲胸腔容量和限制呼吸为代价,将加重通气障碍,并且因分泌物不易咳出,导致肺部感染和肺不张等并发症发生率显著增加。目前新型高分子材料制成的胸部护板外固定,通过将护板粘贴在肋骨骨折部位,起到局部胸壁固定作用,既对骨折断端制动从而达到止痛、恢复胸廓完整性的目的,又不限制胸廓的整体运动,是一种简单、有效的外固定方式,值得临床进一步研究和推广。

2. **物理治疗** 物理治疗可降低神经兴奋性,调节自主神经功能,缓解肌肉痉挛,促进血液循环,改善组织代谢,加速致痛物质的排泄,对消除或减轻炎症、创伤、肌肉痉挛、代谢、精神性疼痛均有明显疗效,对于创伤后疼痛及伤员恢复正常功能有较好作用。这些方法包括应用天然和人工的各种物理因素,如电、光、声、磁、冷、热、机械、按摩、运动、针灸等。常用的物理治疗有微波疗法、直流电疗法、直流电离子导入法、经皮神经电刺激、高频电超声、磁疗、红外线、激光、冲击波治疗等。

(1)中频脉冲治疗仪 根据传统中医经络学的基本原理,用电脑控制的脉冲电流刺激人体各穴位,从而产生针灸、热疗、电疗、磁疗的治疗效果,具有通经活络、调理气血、祛瘀止痛的功能。禁用于心脏部位、急性化脓性炎症、出血部位、有起搏器、治疗部位有较大金属异物者。

(2)热疗 加快炎性渗出液的吸收,有消炎作用,同时减轻炎性渗出液对深部组织的压迫刺激,减轻疼痛。温热可以减低肌纤维兴奋性,使肌张力下降,肌肉松弛,可缓解压力、放松精神、改善睡眠,还可改善血液循环和组织营养,促进组织再生。

(3)冷疗 冷疗可使毛细血管通透性降低,减轻充血及水肿,减慢神经传导速度,降低神经末梢敏感性,减轻疼痛。

3. **行为认知及心理支持疗法** 行为认知及心理支持疗法的目的在于改变伤员对自身疼痛的负面认识,增强其自信和自我控制感,减轻心理负担,从而提高痛阈,减轻疼痛。同时采取劝导、启发、鼓励、支持、同情、说服、消除疑虑、保证等方式,来帮助和指导伤员分析认识当前所面临的问题,使其发挥自己最大的潜力和优势,正确面对各种困难和心理压力,从而达到减轻疼痛的目的。

(1)认知行为疗法 目的在于改变伤员对自身疼痛的负面认识,增强其自信和自我控制感,减轻心理负担,从而提高痛阈,减轻疼痛。

(2)心理支持疗法 护士采取劝导、启发、鼓励、支持、同情、说服、消除疑虑、保证等方式,来帮助和指导伤员分析认识当前所面临的问题,使其发挥自己最大的潜力和优势,正确面对各种困难和心理压力,从而达到减轻疼痛的目的。

（3）分散注意力方法　分散注意力能提高痛阈,减轻或缓解疼痛。分散注意力的方法有两大类:一类是把注意力转移到外部环境,如听音乐、看电视、与家人或朋友聊天、听别人读书或通过其他娱乐消遣活动分散注意力;另一类是把注意力转移到体内,如在心里数数、给自己唱歌、做心算、祈祷或自言自语"我能对付",还有想象某些美好的故事、经历等。

以上这些方法可作为多模式镇痛的组成部分,只要伤员愿意接受,均可考虑实行。

五、战创伤疼痛管理

（一）伤病员疼痛知识宣教

疼痛教育是有效疼痛控制和疼痛评估的前提与保障,疼痛知识宣教要引起足够重视,全面的疼痛知识宣传教育可以改变伤员对疼痛的错误认知,帮助伤员正确认识疼痛并关注自身的疼痛,主动参与疼痛的评估与疼痛管理。只有医生、护士和伤员三方共同参与疼痛管理,才能达到最好的镇痛效果。

（二）成立专业化的疼痛管理小组

成立专业化的疼痛管理团队,重视护士的作用。数年前国外多数医院实行以麻醉医师为主导的疼痛管理模式(anesthesiologist based),但是仅有少部分伤员能受益于此疼痛管理模式。目前国际上的疼痛研究发生了两个转变:其一是从疼痛控制转变为疼痛管理,其二是专业的疼痛管理组成人员从以麻醉医师为主体的模式转向以护士为主体以麻醉医师为督导的急性疼痛管理(nurse-based, anesthesiologist-supervised APS)模式。这种疼痛管理模式目前被认为是最佳的术后疼痛管理模式。APS模式充分发挥了护士的作用,通过护士的精细观察,伤员的疼痛能够得到及时的处理和客观评价。国内的研究也证实了护士在疼痛管理中的重要作用,护士可以连续地、细致地观察伤员对疼痛的反应,护士还能通过应用非药物疼痛治疗方法配合镇痛药的使用,从而使伤员达到最佳的镇痛效果和最小的不良反应。

（三）全面的疼痛评估及个体化镇痛治疗

1. 准确的疼痛评估　首先应选择合适的疼痛评估方法,因为创伤的情景、病情各不相同,伤员个体差异较大,要根据伤员的具体情况选择容易理解的疼痛评估方法,进行准确的疼痛评估。

2. 积极主动的镇痛治疗　创伤后应该积极主动给予治痛,目前提倡超前镇痛。骨骼创伤后疼痛一般都在中度甚至会达到重度,且疼痛发生迅速,所以要尽早地采取有效干预措施,迅速减轻疼痛。根据疼痛的评估、创伤的严重程度、手术时间的长短、手术范围大小、疼痛的经历等预先制订术前、术中及术后的镇痛方案。

3. 个体化的治疗　主张根据伤员的具体伤情给予个体化镇痛治疗。可以使用PCA镇痛、口服药物镇痛、静脉药物镇痛、肌内注射药物镇痛,也可以联合不同的药物应用不同的方法进行多模式镇痛。推荐将作用机制不同的药物组合在一起,发挥镇痛的协同或者相加作用,降低单一用药的剂量和不良反应。不同伤员对疼痛和镇痛药物的反应存在个体差异,原则是应以最小的剂量达到最佳的镇痛效果。往往需要不断跟踪进行动态疼痛评估,及时调整镇痛的手段和用药的种类及剂量,最大限度地缓解疼痛。

（四）疼痛管理流程

任何管理都需要一套合理、有效、实用的操作流程,尤其是对急性创伤的伤员,一套完善的操作流程可以大大减轻伤员的痛苦,节省抢救时间与费用,更可能对创伤日后的康复有帮助。下列对疼痛管理的流程可做参考(图25-6)。

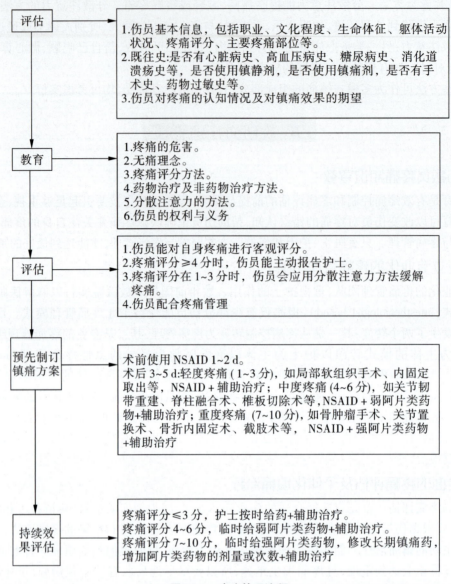

图 25-6 疼痛管理流程

（郭晓丽）

参考文献

[1]杨志焕,蒋耀光.实用战伤救治[M].北京:人民军医出版社,2008.

[2]冯奕敢.腹部创伤的救治及并发症的处理[J].临床医学,2011,31(5):12-13.

[3]杜鹃.野战护理手册[M].北京:人民军医出版社,2008.

[4]DANIS D M,BLANSFIELD J S,GERVASONI A A.临床创伤照护手册[M].王雪霞,邱文心,张玲华,
　译.台北:台湾爱思唯尔,2011.

[5]魏革,刘苏君,王方.手术室护理学[M].3版.北京:人民军医出版社,2014.

[6]曾俊,任辉.实用手术室护理学[M].北京:北京科学技术出版社,2007.

[7]周力,吴欣娟.安全手术体位图谱[M].北京:人民卫生出版社,2011.

[8]黄文霞,谭永琼.图解手术室护理学[M].北京:科学出版社,2011.

[9]贺吉群.图解内镜手术护理[M].长沙:湖南科学技术出版社,2012.

［10］王新. 急危重症护理观察抢救指南［M］. 北京:军事医学科学出版社,2009.

［11］王正国. 外科学与野战外科学［M］. 北京:人民军医出版社,2007.

［12］白晓霞,张健. 手术室优质护理服务指南［M］. 成都:四川科学技术出版社,2012.

［13］刘秋秋. 图解手术部标准工作流程［M］. 长沙:湖南科学技术出版社,2011.

［14］郑朝敏,甘晓琴,聂智容,等. 舒适护理在麻醉恢复室的应用［J］. 重庆医学,2012,41(33):3572-3573.

［15］郑彩娟. 血液回收机在腹部创伤中的应用及护理［J］. 全科医学临床与教育,2010,8(1):114-115.

［16］黄显凯. 加强胸腹部创伤的早期救治［J］. 中华创伤杂志,2004,9(20):513-515.

［17］王家辉,曾新中,李晓毅,等. 电视腹腔镜在胸腹部创伤中的应用［J］. 中华创伤杂志,2006,22(4):300.

［18］李勇,张连阳. 腔镜技术在胸、腹部创伤诊治中的应用［J］. 中国微创外科杂志,2007,7(5):486-487.

［19］王正国. 王正国创伤外科学［M］. 上海:上海科学技术出版社,2002.

［20］孙永海. 战伤镇痛管理体系的构建［J］. 军医进修学院学报,2009,30(2):122,137.

［21］李林,刁玉刚,张铁铮. 急性战创伤疼痛及围术期镇痛新进展［J］. 临床军医杂志,2013,41(10):1085-1087.

［22］何海燕,张连阳. 战伤急救技术研究进展［J］. 解放军医药杂志,2012,24(5):1-3.

［23］王希龙,姚元章,刘朝普,等. 223 例胸部创伤的院内早期救治［J］. 实用医学进修杂志,2009,37(1):37-40.

［24］李祥,俞文军,李富贵. 多模式镇痛应用于胸科手术的临床观察［J］. 青海医药杂志,2012,42(1):8-11.

［25］ROSE ANN O'SHEA. Principles and practice of trauma nursing［M］. London:Churchill Livingstone,2005.

［26］GORECKI P J,COTTAM D,ANGUS L D,et al. Diagnostic and therapeutic laparoscopy for trauma a technique of safe and systematic exploration［J］. Sung Laparosc Endosc Percutan Tech,2002,12(3):195-198.

［27］MOBBS R J,YANG M O. The dangers of diagnostic laparoscopy in the head in jured patient［J］. J Clin Neurosci,2002,9(5):592-593.

［28］TSIKITIS V,BIFFL W L,MAJERCIK S,et al. Selective clinical management of anterior abdominal stab wounds［J］. J Am surg,2004,188(6):807-812.

汉英对照索引

D

Other

英汉对照索引

D

E

R

S